实用临床急危重症诊治与护理

主　编　王晓云　宋　丹　刘菊红　岳天霞
　　　　王绪英　王晓东　任　蔚　张　翎

中国海洋大学出版社
·青岛·

图书在版编目(CIP)数据

实用临床急危重症诊治与护理/ 王晓云等主编. —
青岛:中国海洋大学出版社,2023.7
ISBN 978-7-5670-3560-7

Ⅰ.①实… Ⅱ.①王… Ⅲ.①急性病—诊疗②险症—
诊疗③急性病—护理④险症—护理 Ⅳ.①R459.7
②R472.2

中国国家版本馆 CIP 数据核字(2023)第 128881 号

出版发行	中国海洋大学出版社		
社 址	青岛市香港东路 23 号	邮政编码	266071
出 版 人	刘文菁		
网 址	http://pub.ouc.edu.cn		
电子信箱	369839221@qq.com		
订购电话	0532—82032573(传真)		
责任编辑	韩玉堂	电 话	0532—85902349
印 制	蓬莱利华印刷有限公司		
版 次	2023 年 7 月第 1 版		
印 次	2023 年 7 月第 1 次印刷		
成品尺寸	185 mm×260 mm		
印 张	34.5		
字 数	858 千		
印 数	1~1000		
定 价	198.00 元		

发现印装质量问题,请致电 0535—5651533,由印刷厂负责调换

前　言

　　急危重症医学是迅速发展起来的一门临床学科。该学科的兴起极大地提高了急危重症患者的抢救成功率。由于急危重症患者的病情危重且复杂多变、医护人员必须动态掌握患者病情变化,给予准确救护方案,并根据患者实际病情变化及时合理地调整救护方法。因此,急危重症的救护要求医护人员必须拥有高素质、高水平,必须要求参与急危重症救护的医护人员具备跨专业、多学科融合能力。为此,我们特组织在急危重症救护领域具有丰富经验的医护人员,在繁忙工作之余编写了本书。

　　本书内容涵盖了呼吸系统、循环系统、消化系统、泌尿系统疾病以及产科、儿科等各科常见急危重症的治疗及护理。对疾病的病因、临床表现、辅助检查、诊断与鉴别诊断、治疗,以及急危重症护理措施等进行了全面系统的阐述。本书力求定义准确、概念清楚、结构严谨、层次分明。希望本书能成为各级临床医生诊治急危重症患者的得力助手;衷心希望本书能对从事临床、教学和科研的医务人员在实际工作中有一定的帮助。

　　本书编写设置:主编王晓云编写了前言、第十二章第四节至第八节、第十二章第十一节至第十七节,共 63.79 千字;主编宋丹编写了第一章第十一节、第三章第三节至第四节、第五章第一节至第三节,共 33.48 千字;主编刘菊红编写了第五章第四节至第六节,共 105.39 千字;主编岳天霞编写了第一章第九节至第十节、第九章第一节,共 22.39 千字;主编王绪英编写了第一章第四节、第一章第十二节、第九章第二节,共 22.18 千字;主编王晓东编写了第八章,共 21.85 千字;主编任蔚编写了第四章,共 105.78 千字;主编张翎编写了第十一章第九节至第十一节,共 21.17 千字;副主编刘长红编写了第六章,共 21.25 千字;副主编王倩编写了第一章第五节、第二章第一节至第二节，共 12.13 千字；副主编陈芸编写了第十四章，共 84.47 千字；副主编杨世梅编写了第十三章，共 105.12 千字；副主编刘鹃编写了第十二章第十八节至第十九节，共 11.82 千字；副主编刘娜编写了第十一章第一节至第八节，共 52.69 千字；副主编马胜男编写了第三章第一节至第二节，共 11.37 千字；副主编李磊编写了第十章，共 104.28 千字；副主编赵清娟编写了第七章，共 11.33 千字；副主编迟佳鑫编写了第十二章第三节，共 5.31 千字；副主编曹俊杰编写了第十二章第一节至第二节，共 11.12 千字；副主编张利宏编写了第一章第一节至第三节、第一章第六节至第八节，共 32.87 千字；副主编肖丽红编写了第十一章第十二节，共 11.19 千字；剩余章节由副主编杨勇才、副主编潘虹、副主编郭晓菲、编委王谊、邓刚、相华、韦红梅编写。

本书在编写过程中，借鉴了诸多急危重症相关临床书籍与资料文献，在此对相关作者表示衷心的感谢。由于本书编写人员均身负临床一线救护工作，加之个人水平和能力有限，书中难免有不足之处，恳请广大读者见谅并给予指正，以便我们今后更好地总结经验，达到共同进步、提高医护人员临床救护水平的目的。

编者

2023 年 6 月

目　录

第一章　呼吸系统疾病诊治

第一节　重症肺炎

重症肺炎是由各种病原微生物所致的肺实质性炎症,进而造成严重血流感染。临床上伴有急性感染的症状,多见于老年人,青壮年也可发病。临床表现呼吸频率≥30 次/分钟,低氧血症,PaO_2/FiO_2＜300 mmHg[①],需要机械通气支持,肺部 X 线显示多个肺叶的浸润影,脓毒性休克,需要血管加压药物支持＞4 h 以上,少尿,病情严重者可出现弥散性血管内凝血、肾功能不全而死亡。参考肺炎的分类,重症肺炎也可分为重症社区获得性肺炎(SCAP)和重症医院获得性肺炎(SHAP),SHAP 又可分为两类,入院后 4 d 以内发生的肺炎称为早发型,5 d 或以上发生的肺炎称为迟发型,两种类型 SHAP 在病原菌分布、治疗和预后上均有明显的差异。

一、病因

重症肺炎最常见的致病菌为肺炎双球菌,其次为化脓性链球菌、金黄色葡萄球菌、绿脓杆菌、流感嗜血杆菌、厌氧菌等,还有少见的病毒,如流感病毒、鼻病毒等,这些病原体所分泌的内毒素造成血管舒缩功能障碍及神经反射调节异常,导致周围循环衰竭、血压下降、休克、细胞损伤和重要脏器功能损害等。

二、临床表现

1. 一般症状与体征

寒战,高热,但亦有体温不升者。可伴头痛,全身肌肉酸痛,口鼻周围出现疱疹。恶心、呕吐、腹胀、腹痛。体温在 39℃～41 ℃,脉搏细数,血压下降＜90/60 mmHg。神志模糊,烦躁不安,嗜睡,谵妄,抽搐和昏迷,四肢厥冷,出冷汗,少尿或无尿。

2. 呼吸系统

(1)咳嗽:咯痰、咯血:可为干咳、咯黏痰或脓性痰,有时咯铁锈痰或血痰,甚至咯血;伴发肺脓肿(厌氧菌感染)时可出现恶臭痰。

(2)胸痛:多为尖锐的刺痛,咳嗽吸气时加重。

(3)呼吸困难:表现为气促、进行性呼吸困难、呼吸窘迫等。

(4)体征:呼吸急促无力或为深大呼吸,呼吸频率＞30 次/分钟,鼻翼扇动,口唇及肢端发绀。肺病变部位语颤增强,叩诊浊音或实音,肺泡呼吸音减弱,可闻及干湿啰音。

3. 并发症

炎症反应进行性加重,可导致其他器官功能的损害。常并发脓毒症、脓毒性休克、MODS。

---

① 临床仍习惯用毫米汞柱(mmHg)作为血压或压力单位,1 mmHg≈0.133 kPa,1 kPa＝7.5 mmHg。全书同。

三、辅助检查

（一）血常规

血白细胞高达$(10\sim20)\times10^9/L$，中性粒细胞占 80% 以上，有核左移，并且出现中毒颗粒和核变性，甚至可有类白血病反应。

（二）X 线表现

早期表现为肺纹理增多，或局限性一个肺段的淡薄、较均匀阴影，以后迅速发展为肺段、肺叶炎症。不同类型的肺炎有不同的 X 线表现，应注意加以区别。

（三）痰液检查

使用抗生素前应当争取作痰培养，一般连送 3 次。留痰时应注意晨起漱口、刷牙、用力咳嗽，使深部支气管的分泌物能够咳出，以保证痰的质量。咳出的痰应立即送验，不应超过 2 h。

（四）动脉血气分析

由于肺部广泛炎症引起通气/血流比例失调，血气分析主要表现为动脉低氧血症和代谢性酸中毒，过度通气的患者可以出现呼吸性碱中毒，肺部病变进展迅速，造成通气量下降者也可出现呼吸性酸中毒。

四、诊断与鉴别诊断

（一）诊断

SCAP 作为肺炎的一个类型，诊断时应先判断是否符合肺炎标准，肺炎的诊断确立后需评估患者病情严重程度，以判断是否达到 SCAP 的标准，以进入 ICU 治疗。肺炎患者是否进入 ICU 治疗的标准仍没有统一。SCAP 的表现为：①意识障碍；②呼吸频率＞30 次/分钟；③PaO_2＜60 mmHg，氧合指数＜300 mmHg，需机械通气；④血压＜90/60 mmHg；⑤胸部 X 线片显示双侧或多肺叶受累，或入院48 h内病变扩大≥50%；⑥少尿，尿量＜20 mL/h，或＜80 mL/4 h，或急性肾衰竭需透析治疗。

（二）鉴别诊断

1.肺结核

与急性干酪性肺炎及大叶性肺炎的临床表现、X 线特征颇相似，但前者患者的病程较长，对一般抗生素无效，痰中可找到结核分枝杆菌，以资鉴别。

2.非感染性呼吸系统急症

由于本节主要讨论的是感染引起的重症肺炎，因此，在鉴别诊断时，亦需与一些非感染原因引起的呼吸系统急症进行鉴别，如吸入性损伤、非感染原因引起的急性呼吸窘迫综合征（ARDS）、急性放射性肺炎等。

五、治疗

（一）一般支持疗法

卧床休息，注意保暖，发热者可用冰袋敷前额或物理降温，有气急发绀等缺氧者应给予吸氧，咳嗽剧烈者可用镇咳祛痰药。

（二）抗感染治疗

尽早控制感染可预防休克的发生，在未查清病原体前，要根据临床表现判断最可能的病原,选择2～3种抗生素联合应用,然后根据痰培养和药敏结果选用敏感抗生素有针对性治疗。控制感染的原则是早期、足量和联合应用抗生素。尽可能静脉用药。若为肺炎链球菌,要选用大剂量青霉素,1 200万～2 400万 U/d 静脉点滴。应用一周左右病变多有明显吸收,病情严重者可适当延长用药时间或用氨基苷类,氟喹诺酮类抗生素。金黄色葡萄球菌对普通青霉素高度耐药,可选用苯唑西林,2.0～4.0 g,每4～6 h 一次,静脉滴注,或用头孢唑林4.0～6.0/d静脉滴注。也可加用红霉素、利福平等。如为革兰阴性杆菌或混合感染可选用下列抗生素:①三代头孢菌素如头孢噻肟、头孢曲松、头孢哌酮等;②新型青霉素类如氨苄西林-舒巴坦,泰门汀等;③氟喹诺酮类如环丙沙星、氧氟沙星等;④也可以选用广谱抗生素泰能,目前该药抗菌谱最广;⑤耐甲氧西林金黄色葡萄球菌(MRSA)感染首选万古霉素,2.0 g/d,分2次静脉滴注,使用中注意其肾毒性。

(三)抗休克

1.补充血容量

休克性肺炎主要是有效血容量不足,故必须迅速扩容纠正是治疗关键。一般选用低分子量右旋糖酐、平衡盐液、葡萄糖生理盐水;低蛋白血症者可选用血浆、清蛋白和全血。有酸中毒可加用5％碳酸氢钠。原则上先用低分子量右旋糖酐或平衡盐液,以迅速恢复组织灌注,在特殊情况下可输入血浆或清蛋白。输入速度应先快后慢,输液量应先多后少,力争在数小时内使微循环改善,休克状态逆转。

下列证据可反映血容量已补足:口唇血润,肢端温暖,收缩压>11.97 kPa(90 mmHg);脉压>3.9 kPa(30 mmHg),脉率<100 次/分钟,尿量>30 mL/h,血红蛋白和红细胞压积恢复至基础水平。年老体弱、心、肾功能不全者要酌减输液量。

2.血管活性物质的应用

(1)休克的早期或血容量一时未能补足时,输液中可加入适量间羟胺、去甲肾上腺素维持收缩压在 12～13.33 kPa(90～100 mmHg),去甲肾上腺素的剂量为 0.5～1 mg/100 mL,滴速为20 滴/分钟,常与酚妥拉明(苄胺唑啉)合用,间羟胺作用缓和持久,对肾血管收缩作用较轻,剂量为5～20 mg/100 mL,滴速为 20～40 滴/分钟。

(2)感染性休克的病理基础是小血管痉挛,而血管扩药剂则在补充血容量的情况下进行。常用的血管扩张药有以下几种。受体阻滞药:①酚妥拉明,用量 5～10 mg,加入 5％葡萄糖中缓慢静脉滴注;②β受体兴奋剂:多巴胺系体内合成去甲肾上腺素的前体,一般用量 2～15 μg/(kg·min),若滴速超过 20 μg/(kg·min)仍不能维持适当血压,可改用血管收缩药或其他药物合用;③胆碱能药物:常用的药物有山莨菪碱(654 -2),一般用量 0.5 mg/kg 静脉注射,必要时可重复,青光眼及排尿困难者禁用;④特异性阿片受体拮抗药:纳洛酮是通过阻滞休克时从垂体大量释放 β-内啡肽类物质的扩血管效应,改善低血压。一般使用 0.4～0.8 mg 静脉注射,必要时2～4 h重复1 次,继以 1.2 mg 置于 500 mL 液体中静脉滴注。

3.纠正水电解质和酸碱紊乱

经过上述抗休克处理后血压仍未回升时,要注意酸血症的存在,可用5％碳酸氢钠、氨丁三醇(三羟甲基氨基甲烷,THAM)、11.2％乳酸钠,肝功能障碍和高乳酸血者不宜用11.2％乳酸钠。

4.及早应用肾上腺皮质激素

休克性肺炎患者如无消化道出血等并发症,在有效抗感染基础上主张早期、大量短时间应用。常用甲泼尼龙 200～300 mg,地塞米松 10～30 mg/次,必要时 4～6 h 重复 1 次。

5.并发症的治疗

及时发现,积极处理并发症,如中毒性心肌炎、肺水肿、肾衰竭、呼吸衰竭、脓胸。

(四)纠正酸碱平衡紊乱

酸中毒首选 5% 碳酸氢钠静脉滴注,一般轻度酸中毒静脉滴注 250 mL,中度至重度者 500～900 mL。亦可根据血气结果灵活应用。

(五)应用血管活性药物

经过补充血容量、吸氧、纠正酸中毒等综合治疗后,如血压仍未回升,症状未见好转者可用血管活性药物。一般认为,若患者有皮肤湿冷、四肢温暖、冷汗少、尿量少等症状时以血管舒张为主,可选用收缩血管药物。可以使用间羟胺 10～40 mg 加 5% 葡萄糖(GS)250 mL 静脉滴注,也可加入多巴胺 40～80 mg 以改善血液量的重新分布。如患者全身发冷、面色苍白、少尿或无尿等以血管痉挛占优势时,可首选 α-受体阻滞剂酚妥拉明 5～10 mg 加 5%GS250 mL 静脉滴注。

近年来,国内外用纳洛酮治疗休克取得一定效果,该药为吗啡拮抗剂,可以阻滞 β-内啡肽等物质产生降压作用,还有稳定溶酶体、保护心肌等作用,在休克状态下一般使用 0.4～0.8 mg 静脉注射,也可置于 500 mL 液体中静脉滴注。

(六)抗胆碱能药物

常用的有山莨菪碱,一般用量为 10～20 mg 静脉注射,每半小时至 1 h 静脉推注一次,病情好转后逐渐延长给药时间。

(七)糖皮质激素的应用

在有效抗感染的基础上可以短期使用,可用琥珀酸氢化可的松或地塞米松,一般用 1～3 d,情况好转后迅速撤停。

(八)机械通气重症

肺炎患者不同器官功能损害机制各不相同,治疗各异,但核心问题是呼吸功能的支持。通过呼吸支持,有效纠正缺氧和酸中毒,是防止和治疗心、肾功能损害的基础。重症肺炎需要机械通气支持者从 58%～88%。机械通气的衔接有面罩和人工气道(气管插管与切开),我们认为衔接方式的选择重点应参考患者神志状态、呼吸道分泌物多少以及呼吸肌劳累程度等,在神志欠清,不能自主排痰和呼吸肌疲劳患者应采用气管插管。

(九)并发症的治疗

及时发现并发症如脓胸、中毒性心肌炎、肺水肿、呼吸衰竭、肾衰竭,应积极进行相应治疗。

(十)病情交代

(1)详细询问病史,有利于确定病因和病情判断。

(2)休克型肺炎急性起病,发展迅速,可因多种原因造成死亡,须向家属交代清楚。

(张利宏)

第二节 肺脓肿

肺脓肿是肺组织坏死形成的脓腔。临床特征为高热、咳嗽和咳大量脓臭痰。胸部 X 线显示一个或多个的含气液平的空洞,如多个直径小于 2 cm 的空洞则称为坏死性肺炎。多发生于壮年,男性多于女性。自抗生素广泛使用以来,本病的发生率已明显降低。

一、病因与发病机制

急性肺脓肿的感染细菌常为上呼吸道、口腔的定植菌。包括需氧、厌氧和兼性厌氧菌。90%的患者合并有厌氧菌感染,毒力较强的厌氧菌在部分患者可单独致病。常见的其他病原体包括金黄色葡萄球菌(金葡菌)、化脓性链球菌、肺炎克雷伯杆菌和铜绿假单胞菌。大肠埃希菌和流感嗜血杆菌也可引起坏死性肺炎。根据感染途径,肺脓肿可分为以下类型。

1. 吸入性肺脓肿

病原体经口、鼻、咽腔吸入致病,为肺脓肿发病的最主要原因。正常情况下,吸入物(如口腔、鼻、咽部手术后的血块;齿垢或呕吐物等)经气道黏液-纤毛运载系统、咳嗽反射和肺巨噬细胞可迅速清除。但当有意识障碍如在全身麻醉、酒醉、药物过量、癫痫、脑中风时,或由于受寒、过度疲劳、全身免疫力与气道防御清除功能降低,吸入的病原菌可致病。此外,还可由于扁桃体炎、鼻窦炎、齿槽脓溢或龋齿等脓性分泌物被吸入致病。本型常为单发性,其发生与支气管解剖及体位有关。由于右总支气管较陡直,且管径较粗,吸入性分泌物易吸入右肺,故右肺发病多于左肺。在仰卧时,好发于上叶后段或下叶背段,在坐位时,好发于下叶后基底段。右侧位时,好发于右上叶前段和后段形成的腋亚段。病原体多为厌氧菌。

2. 血源性肺脓肿

皮肤创伤感染、疖痈、骨髓炎、中耳炎、产后盆腔感染等所致的菌血症,菌栓经血行播散到肺,引起小血管栓塞、炎症和坏死而形成肺脓肿。静脉吸毒者如有右心细菌性心内膜炎,三尖瓣赘生物脱落阻塞肺小血管形成肺脓肿,常为双肺外野的多发性脓肿。病原菌以金葡菌、表皮葡萄球菌及链球菌为常见。

3. 继发性肺脓肿

在肺部其他疾病基础上,如某些细菌性肺炎(金葡菌、铜绿假单胞菌和肺炎克雷伯杆菌等)、支气管扩张、支气管囊肿、空洞性肺结核等产生继发感染而发病。支气管肺癌或误吸异物阻塞支气管,诱发引流支气管远端肺组织感染而形成肺脓肿。支气管异物阻塞是小儿肺脓肿的重要因素。亦有肺癌本身迅速增长,以致血供不足,发生中央性坏死伴发感染形成脓肿。肺部邻近器官感染病变如膈下脓肿、阿米巴肝脓肿扩散蔓延穿破膈肌进入肺部,引起肺脓肿。此外,肾周围脓肿、脊柱旁脓肿、食管穿孔等,穿破至肺亦可形成脓肿。

如急性肺脓肿治疗不彻底,或支气管引流不畅,导致大量坏死组织残留脓腔,炎症迁延 3 个月以上则称为慢性肺脓肿。

二、临床表现

吸入性肺脓肿患者多有齿、口、咽喉的感染灶,或上述降低呼吸道局部、全身抵抗力的诱因。起病急骤,患者畏寒、发热,体温多呈弛张热或(和)稽留热,达 39～40 ℃,全身关节及肌肉酸痛,乏力,胃纳差。伴咳嗽,随感染加重,痰量则逐渐增加。从干咳转为咳黏液痰或黏液脓痰。如感染不能及时控制，于发病后 10～14 d，咳嗽加剧，脓肿溃破入支气管，突然有大量脓痰及脓肿坏死组织咳出，痰量每日可达 300～500 mL。约 1/3 患者伴有不同程度的咯血，偶有中、大量咯血而突然窒息致死。伴随大量脓痰的咳出，全身中毒症状明显减轻，热度迅速下降。腐臭脓痰提示厌氧菌感染，但无臭痰液亦不能排除厌氧菌，因为如微嗜氧和厌氧链球菌感染并不产生腐臭痰。典型肺脓肿痰静置后可分三层，上层为黏液及泡沫，中层为浆液，下层为脓块及坏死组织。如炎症波及局部胸膜可引起胸痛；病变范围较大，可出现气急。肺脓肿破溃到胸膜腔，可出现突发性胸痛、气急，出现脓气胸。部分患者缓慢发病，仅有一般的呼吸道感染症状。血源性肺脓肿多先有原发病灶引起的畏寒、高热等全身脓毒血症的症状，经数日至两周才出现肺部症状，如咳嗽、咳痰等，通常痰量不多，极少咯血。慢性肺脓肿患者有慢性咳嗽、咳脓痰、反复咯血、继发感染和不规则发热等，常呈贫血、消瘦、慢性消耗病态。肺脓肿的体征与肺脓肿的大小和部位有关，病变较小或位于肺脏的深部，可无异常体征；病变较长，脓肿周围有大量炎症，叩诊呈浊音或实音，听诊呼吸音减低，有时可闻湿啰音；血源性肺脓肿体征常阴性；慢性者有杵状指（趾）。

三、辅助检查

1.实验室检查

（1）血常规：白细胞增多，中性粒细胞核左移。

（2）胸部影像学：右肺多于左肺，右上叶后段及下叶背段为肺脓肿好发部位。大多数肺脓肿具有典型的影像学表现，早期受累之肺段呈片状密度增高影，其边缘呈弧形外突，当脓腔形成后，于病变区出现密度减低区，逐渐形成明显的空洞影像，早期其内壁可不规则，其中可见液平面；慢性常表现有范围较广的炎性浸润和不同程度的纤维化，少数肺脓肿在 X 线上表现为致密肿块影，看不到脓腔或液平面。

CT 检查：CT 上也可见液-气平面或液-液平面。增强扫描：脓肿内低密度影，环壁轻度强化；多发性空洞且同侧肺门或纵隔内有淋巴结肿大。

（3）病原学：痰标本应进行革兰染色、培养和药物敏感试验，如怀疑结核应行抗酸杆菌染色和分枝杆菌培养，如怀疑寄生虫，应行痰找虫卵及寄生虫。胸腔积液和血液培养可获得肺脓肿的病原学诊断，也可经支气管镜保护性毛刷、肺泡灌洗获得标本进行病原的定量培养。

2.支气管镜检查

目前多于经正规治疗病情无改善或高度怀疑支气管内膜癌或异物时应用。

四、诊断与鉴别诊断

（1）依据发病急，高热伴畏寒，咳大量脓臭痰，结合胸部影像学发现空洞里有液-气平面，基本可诊断肺脓肿。

（2）对有些早期肺脓肿患者可无症状，胸部 X 线片对诊断很有帮助。

（3）所有肺脓肿应尽量得到病原学的诊断。肺脓肿应注意与细菌性肺炎、支气管肺癌、空洞性肺结核继发感染、肺囊肿继发感染相鉴别。

五、治疗

（一）抗菌药物治疗

急性吸入性肺脓肿多为厌氧菌感染，一般都对青霉素敏感，青霉素常为首选药物。仅脆弱拟杆菌对青霉素不敏感,但对林可霉素(洁霉素)、克林霉素(氯洁霉素)和甲硝唑敏感。青霉素剂量根据病情,轻症 120 万～240 万 U/d,严重者 1 000 万 U/d 分次静脉滴注。在有效抗生素治疗下,体温 3～10 d 可下降至正常。此时可将静脉给药转换为肌内注射。若青霉素疗效不佳,可用林可霉素 1.8～3.0 g/d 分次静脉滴注,或克林霉素 0.6～1.8 g/d,或甲硝唑 0.4 g,每日 3 次口服或静脉滴注。

血源性肺脓肿多为葡萄球菌和链球菌感染,可选用耐 β-内酰胺酶的青霉素类或头孢菌素,对 MRSA 则需用万古霉素或替考拉宁。如为阿米巴原虫感染,则用甲硝唑治疗。如为革兰阴性杆菌,则可选用第二、三代头孢菌素类,可联用氨基糖苷类抗生素。如庆大霉素(16 万～24 万 U/d)、阿米卡星(丁胺卡那霉素,0.4～0.6 g/d)、妥布霉素(160～240 mg/d)等。有条件时最好参考细菌培养和药敏试验结果调整和选择抗生素。抗生素疗程一般为 8～12 周,或直至临床症状完全消失,X 线片显示脓腔及炎性病变完全消散,仅残留条索状纤维阴影为止。

(二)脓液引流

祛痰药如氯化铵 0.3 g,鲜竹沥 10～15 mL,每日 3 次口服,可使痰液易咳出。痰浓稠者,可用气道湿化如蒸汽吸入,超声雾化吸入等以利痰液的引流。体位引流排脓是缩短病程、加速病灶愈合、提高治愈率的重要环节,对一般情况好、发热不高的患者,使脓肿部位处于高位,在患部轻拍,每日 2～3 次,每次 10～15 min。但对脓液甚多且身体虚弱者体位引流应慎重,以免大量脓痰涌出,不及时咳出而造成窒息。有明显痰液阻塞征象,可经纤支镜冲洗并吸引。贴近胸壁的巨大脓腔,可留置导管引流和冲洗。合并脓胸时应尽早胸腔抽液、引流。

(三)外科手术治疗

适应证有:①肺脓肿病程超过 3 个月,经内科治疗脓腔不缩小,或脓腔过大(>5 cm)估计不易闭合者;②大咯血经内科治疗无效或危及生命;③伴有支气管胸膜瘘或脓胸经抽吸、引流和冲洗疗效不佳者;④支气管阻塞疑为支气管肺癌者。

(张利宏)

第三节　胸腔积液

胸膜腔是位于肺和胸壁之间的一个潜在的腔隙。在正常情况下脏层胸膜和壁层胸膜表面上有一层很薄的液体,在呼吸运动时起润滑作用。胸膜腔和其中的液体并非处于静止状态,在每一次呼吸周期中胸膜腔的形状和压力均有很大变化,使胸膜腔液体持续滤出和吸收并处于动态平衡,任何因素使胸膜腔内液体形成过快或吸收过缓,即产生胸腔积液。

一、病因与发病机制

胸腔积液是常见的内科问题,肺、胸膜和肺外疾病均可引起。临床上常见的病因和发病机制如下所述。

1.胸膜毛细血管内静水压增高

如充血性心力衰竭、缩窄性心包炎、血容量增加、上腔静脉或奇静脉受阻,产生胸腔漏出液。

2.胸膜通透性增加

如胸膜炎症(肺结核、肺炎)、结缔组织病(系统性红斑狼疮、类风湿关节炎)、胸膜肿瘤(恶性肿瘤转移、间皮瘤)、肺梗死、膈下炎症(膈下脓肿、肝脓肿、急性胰腺炎)等,产生胸腔渗出液。

3.胸膜毛细血管内胶体渗透压降低

如低蛋白血症、肝硬化、肾病综合征、急性肾小球肾炎、黏液性水肿等,产生胸腔漏出液。

4.壁层胸膜淋巴引流障碍

癌性淋巴管阻塞、发育性淋巴管引流异常等,产生胸腔渗出液。

5.损伤

主动脉瘤破裂、食管破裂、胸导管破裂等,产生血胸、脓胸和乳糜胸。

二、临床表现

(一)症状

呼吸困难是最常见的症状,可伴有胸痛和咳嗽。呼吸困难与胸廓顺应性下降、患侧膈肌受压、纵隔移位、肺容量下降刺激神经反射有关。病因不同,其症状有所差别。结核性胸膜炎多见于青年人,常有发热、干咳、胸痛,随着胸腔积液量的增加胸痛可缓解,但可出现胸闷、气促;恶性胸腔积液多见于中年以上患者,一般无发热,胸部隐痛,伴有消瘦和呼吸道或原发部位肿瘤的症状,炎症积液多为渗出性,常伴有咳嗽、咳痰、胸痛及发热;心力衰竭所致胸腔积液多为漏出液,有心功能不全的其他表现;肝脓肿所伴右侧胸腔积液可为反应性胸膜炎,亦可为脓胸,多有发热和肝区疼痛。症状也与积液量有关,积液量少于 0.5~3 L 时,症状多不明显;大量积液时,心悸呼吸困难更加明显。

(二)体征

体征与积液量有关。少量积液可无明显体征,或可触及胸膜摩擦感及听到胸膜摩擦音。中至大量积液时,患侧胸廓饱满,触觉语颤减弱,局部叩诊呈浊音,呼吸音减低或消失。可伴有气管、纵隔向健侧移位。肺外疾病,如胰腺炎和类风湿关节炎等,引起胸腔积液多有原发病的体征。

三、辅助检查

1.实验室检查

实验室检查发现患者有胸腔积液时,均应行胸腔穿刺以明确胸水性质是漏出液还是渗出液,检查内容包括胸水外观、细胞数、病原体、葡萄糖、蛋白质、酶等。

2.特殊检查

(1)胸部 X 线片:少量积液仅有肋膈角消失;中等量积液在胸部 X 线片上显示密度均匀阴影,其上缘呈下凹弧形;大量积液时患侧全部为致密影,仅肺尖透亮,纵隔移位。肺底积液有时会被误认为膈肌抬高。有胸膜粘连时,胸液被包裹局限。

(2)超声波检查:有助于积液的定位,可鉴别胸膜增厚和实质性病变。

(3)胸部 CT 检查:其主要意义在于发现引起胸腔积液的病变。

四、诊断与鉴别诊断

(一)诊断

根据病史、临床表现及体征,结合胸部 X 线表现,一般可以做出胸腔积液诊断,但需进一步明确积液原因,进行胸腔积液的多项实验室检查,进行对因治疗。

(二)鉴别诊断

主要是引起胸腔积液的病因鉴别。

(1)结核性胸膜炎是最常见的病因,多有发热、盗汗等结核中毒症状,以年轻患者为多,结核菌素试验阳性,体检见胸腔积液体征,胸液呈草黄色,淋巴细胞为主,腺苷脱氨酶(ADA)活性明显高于其他原因所致的胸腔积液。

(2)恶性肿瘤:侵犯胸膜引起的胸腔积液多呈血性、大量、增长迅速,乳酸脱氢酶 >500 U/L,常由肺癌、乳腺癌转移至胸膜所致,结合胸液脱落细胞学检查、胸膜活检、胸部影像学检查、纤维支气管镜等,有助于证实诊断。

(3)化脓性胸膜炎:常表现为高热、消耗状态、胸胀痛,胸液中白细胞高达 10×10^9/L,LDH >500 U/L 和葡萄糖含量降低 <1.11 mmol/L。

(4)心、肝、肾或营养不良性疾病引起胸腔积液:胸水检查为漏出液,一般可有相关疾病的征象,诊断不难。

五、治疗

胸腔积液为胸部或全身疾病的一部分,病因治疗尤为重要。

(一)结核性胸膜炎

1.一般治疗

一般治疗包括休息、营养支持和对症治疗。

2.抽液治疗

由于结核性胸膜炎的胸腔积液蛋白含量高,容易引起胸膜粘连,原则上应尽快抽尽胸腔内积液。抽液还可以解除肺、心脏、血管受压,改善呼吸,使肺功能免受损伤。抽液后减轻毒性症状,体温下降,有助于使被压迫的肺迅速复张。大量胸腔积液者每周抽液 2～3 次,直至胸腔积液完全消失。首次抽液不超过 700 mL,以后每次抽液量不应超过 1 000 mL,过快、过多抽液可使胸腔压力骤降,发生复张后肺水肿或循环衰竭,表现为剧咳、气促、咳大量泡沫状痰,双肺满布湿啰音,PaO_2 下降,X 线显示肺水肿征,应立即吸氧,酌情应用糖皮质激素及利尿药,控制液体入量,严密检测病情与酸碱平衡,有时需气管插管机械通气。

若抽液时发生头晕、冷汗、心悸、面色苍白、脉细等表现应考虑"胸膜反应",应立即停止抽液,使患者平卧,必要时皮下注射 0.1% 肾上腺素 0.5 mL,密切观察病情,注意血压变化,防止休克。一般情况下,抽胸腔积液后没必要胸腔内注射抗结核药物,但可注入链霉素等防止胸膜粘连。

3.抗结核治疗

给予抗结核治疗。

4.糖皮质激素

此药疗效不肯定。有全身毒性症状严重、大量胸腔积液者,在抗结核药物治疗的同时,可尝试加用泼尼松 30 mg/d,分 3 次口服。待体温正常、全身毒性症状减轻、胸腔积液量明显减少时,即应逐渐减量以至停用。

停药速度不宜过快,否则易出现反跳现象,一般疗程 4～6 周。注意不良反应或结核播散,应慎重掌握适应证。

(二)类肺炎性胸腔积液和脓胸

前者一般积液量少，经有效的抗生素治疗后可吸收，积液多者应胸腔穿刺抽液，胸腔积液 pH＜7.2 时应肋间插管闭式引流。脓胸的治疗原则是控制感染、引流胸腔积液及促进肺复张，恢复肺功能。抗菌药物要足量，体温恢复正常后再持续用药 2 周以上，防止脓胸复发，急性期联合抗厌氧菌的药物，全身及胸腔内给药。引流是脓胸最基本的治疗方法，应反复抽脓或闭式引流。可用 2‰碳酸氢钠或生理盐水反复冲洗脓腔，然后注入适量抗生素及链激酶，使脓液稀释，便于引流。少数脓胸可采用肋间插管闭式引流。对有支气管胸膜瘘者不宜冲洗胸腔，以免细菌播散。慢性脓胸应改进原有的脓腔引流，也可考虑外科胸膜剥脱术等治疗。此外，一般支持治疗亦相当重要，应给予高能量、高蛋白及富含维生素的食物，纠正水、电解质紊乱及维持酸碱平衡，必要时可予少量多次输血。

(三)恶性胸腔积液

此症包括原发病和胸腔积液的治疗。例如，部分小细胞肺癌所致胸腔积液全身化疗有一定疗效，纵隔淋巴结有转移者可行局部放射治疗。胸腔积液多为晚期恶性肿瘤的常见并发症，其胸腔积液生长迅速，常因大量积液压迫引起严重呼吸困难，甚至导致死亡。常需反复胸腔穿刺抽液，但反复抽液可使蛋白丢失太多，效果不理想。可选择化学性胸膜固定术，在抽吸胸腔积液或胸腔插管引流后，胸腔内注入博来霉素、顺铂、丝裂霉素等抗肿瘤药物，也可注入胸膜粘连剂，如滑石粉等，可缓解胸腔积液的产生。也可胸腔内注入生物免疫调节剂，如短小棒状杆菌疫苗、白介素-2、干扰素、淋巴因子激活的杀伤细胞、肿瘤浸润性淋巴细胞等，可抑制恶性肿瘤细胞，增强淋巴细胞局部浸润及活性，并使胸膜粘连。此外，可胸腔内插管持续引流，目前多选用细管引流，具有创伤小、易固定、疗效好、可随时胸腔内注入药物等优点。对插管引流后肺仍不复张者，可行胸-腹腔分流术或胸膜切除术。虽经上述多种治疗，恶性胸腔积液的预后不良。

（张利宏）

第四节　肺栓塞

肺栓塞(PE)是以各种栓子阻塞肺动脉系统为其发病原因的一组疾病或临床综合征的总称，包括肺血栓栓塞症、脂肪栓塞综合征、羊水栓塞、空气栓塞等。肺血栓栓塞症(PTE)是来自深静脉或右心的血栓堵塞了肺动脉及其分支所致疾病，以肺循环和呼吸功能障碍为其主要临床和病理生理特征。PTE 占肺栓塞的绝大部分，通常在临床上所说的肺栓塞即指 PTE。引起 PTE 的血栓主要来源于深静脉血栓形成(DVT)，PTE 常为 DVT 的并发症。PTE 与 DVT 是静脉血栓栓塞症(VTE)的两种重要的临床表现形式。

一、病因

PTE 的危险因素包括任何可以导致静脉血液淤滞、静脉内皮损伤和血液高凝状态的因素，即 Virchow 三要素。这些因素单独存在或者相互作用，对于 DVT 和 PTE 的发生具有非常重要的意义。易发生 VTE 的危险因素包括原发性和继发性两类。

（一）原发性危险因素

由遗传变异引起,包括凝血、抗凝、纤溶在内的各种遗传性缺陷。如40岁以下的年轻患者无明显诱因出现或反复发生 VTE,或呈家族遗传倾向,应考虑到有无易栓症的可能性。

（二）继发性危险因素

由后天获得的多种病理生理异常所引起,包括骨折、创伤、手术、妊娠、产褥期、口服避孕药、激素替代治疗、恶性肿瘤和抗磷脂综合征等,其他重要的危险因素还包括神经系统病变或卒中后的肢体瘫痪、长期卧床、制动等。在临床上,可将上述危险因素按照强度分为高危、中危和低危因素。

即使积极地应用较完备的技术手段寻找危险因素,临床上仍有部分病例发病原因不明,称为特发性 VTE。这些患者可能存在某些潜在的异常病变(如恶性肿瘤)促进血栓的形成,应注意仔细筛查。

二、临床表现

小的肺血栓栓塞可无临床症状,邻近胸膜的小栓塞可引起胸膜性胸痛。典型的肺血栓栓塞表现为突发胸痛、咯血和呼吸困难。大块肺栓塞可出现缺血性胸痛。患者可以有焦虑、冷汗及晕厥等。大面积肺栓塞可引起休克、呼吸衰竭甚至猝死。反复发生的肺小动脉栓塞,以肺动脉高压为主要表现。

体检常见呼吸急促、发绀。肺部可出现细湿啰音或哮鸣音。可有胸膜摩擦音或胸腔积液体征。患者可有右心扩大、肺动脉瓣区第二心音亢进及分裂,奔马律及三尖瓣关闭不全的杂音。部分患者有下肢深静脉血栓形成的体征,表现为单侧肢体肿胀、压痛、皮温升高和患肢浅静脉充盈等,是诊断 PTE 的重要线索。

三、辅助检查

1. 一般检查

WBC、ESR 增加。LDH、CPK、AST 可升高。D-二聚体增高对肺栓塞诊断有一定的提示作用,但特异性差。D-二聚体正常往往可除外肺栓塞。

2. 动脉血气分析

可见低氧血症和呼吸性碱中毒。

3. 心电图

最常见的表现为胸前导联 ST-T 改变,以 $V_1 \sim V_4$ 明显。可见到电轴右偏、肺性 P 波、顺钟向转位和右束支传导阻滞等。可出现 S_I、Q_{III}、T_{III} 改变。

4. 影像学

胸部 X 线片表现多样,可正常或出现浸润影,可有局限性肺血减少的表现。肺梗死的典型 X 线形态为位于肺脏外周、底部与胸膜相接、顶部指向肺门的楔形影。大块肺栓塞时胸部 X 线片可出现肺动脉高压征象。UCG 可见右心室扩大、室间隔向左侧移位,左心室呈"D"形,舒张功能下降等表现。通过 UCG 可间接估测肺动脉压。放射性核素肺脏通气灌注显像是诊断肺栓塞无创、敏感性较高的方法,可发现亚段以上的 PTE。PTE 患者通气灌注显像的特点为通气显像正常或大致正常,而灌注显像呈放射性缺损区,或通气灌注不匹配。肺动脉造影是诊断 PTE 的金标准。但是随着 CT 技术的发展,CT 肺动脉成像(CT-PA)作为无创检查,其准确性和肺动脉造影相当。核素显像、静脉造影、血管超声及 MRI 等可用于下肢深静脉血栓形成的诊断,对 PTE 的诊断和治疗有重要参考价值。

四、鉴别诊断

1.肺炎

有部分 PTE 患者表现为咳嗽、咳少量白痰、低中度发热,同时有活动后气短,伴或不伴胸痛症状,化验血周围白细胞增多,胸部 X 线片有肺部浸润阴影,往往被误诊为上呼吸道感染或肺炎,但经抗感染治疗效果不好,症状迁延甚至加重。肺炎多有明显的受寒病史,急性起病,表现为寒战高热,之后发生胸痛,咳嗽,咳痰,痰量较多,可伴口唇疱疹;查体肺部呼吸音减弱,有湿性啰音及肺实变体征,痰涂片及培养可发现致病菌及抗感染治疗有效有别于 PTE。

2.心绞痛

急性 PTE 患者的主要症状为活动性呼吸困难,心电图可出现Ⅱ、Ⅲ、aVF 导联 ST 段及 T 波改变,甚至广泛性 T 波倒置或胸前导联呈"冠状 T",同时存在胸痛、气短,疼痛可以向肩背部放射,容易被误诊为冠心病、心绞痛。需要注意询问患者有无高血压、冠心病病史,并注意检查有无下肢静脉血栓的征象。

3.支气管哮喘

急性 PTE 发作时可表现为呼吸困难、发绀、两肺可闻及哮鸣音。支气管哮喘多有过敏史或慢性哮喘发作史,用支气管扩张药或糖皮质激素症状可缓解,病史和对治疗的反应有助于与 PTE 鉴别。

五、治疗

(一)一般治疗

胸痛严重者可以适当使用镇痛药物,但如果存在循环障碍,应避免应用具有血管扩张作用的阿片类制剂,如吗啡等;对于有焦虑和惊恐症状者应予安慰并可以适当使用镇静药;为预防肺内感染和治疗静脉炎可使用抗生素。存在发热、咳嗽等症状时可给予相应的对症治疗。

(二)呼吸循环支持治疗

1.呼吸支持治疗

对有低氧血症患者,可经鼻导管或面罩吸氧。吸氧后多数患者的血氧分压可以达到 10.7 kPa(80 mmHg)以上,因而很少需要进行机械通气。当合并严重呼吸衰竭时可使用经鼻(面)罩无创性机械通气或经气管插管机械通气。但注意应避免气管切开,以免在抗凝或溶栓过程中发生局部不易控制的大出血。

2.循环支持治疗

针对急性循环衰竭的治疗方法主要有扩容、应用正性肌力药物和血管活性药物。急性 PTE 时应用正性肌力药物可以使心排血量增加或体循环血压升高,同时也可增加右心室做功。临床上可以使用多巴胺、多巴酚丁胺和去甲肾上腺素治疗,三者通过不同的作用机制,可以达到升高血压,提高心排血量等作用。

(三)抗凝治疗

抗凝治疗的适应证是不伴血流动力学障碍的急性 PTE 和非近端肢体 DVT;进行溶栓治疗的 PTE,溶栓治疗后仍需序贯抗凝治疗以巩固加强溶栓效果避免栓塞复发;对于临床高度疑诊 PTE 者,如无抗凝治疗禁忌证,均应立即开始抗凝治疗,同时进行 PTE 确诊检查。

抗凝治疗的主要禁忌证:活动性出血(肺梗死引起的咯血不在此范畴时)、凝血机制障碍、严重的未控制的高血压、严重肝肾功能不全、近期手术史、妊娠头 3 个月以及产前 6 周、亚急性细菌性心内膜炎、心包渗出、动脉瘤等。当确诊有急性 PTE 时,上述情况大多属于相对禁忌证。目前抗凝治疗的药物主要有普通肝素、低分子肝素和华法林。

1. 普通肝素

用药原则应快速、足量和个体化。推荐采用持续静脉泵入法,首剂负荷量 80U/kg(或 2 000~5 000 U 静脉推注),继之以 18 U/(kg·h)速度泵入,然后根据 APTT 调整肝素剂量。也可使用皮下注射的方法,一般先予静脉注射负荷量 2 000~5 000 U,然后按 250 U/kg 剂量每 12 h 皮下注射 1 次。调节注射剂量使注射后 6~8 h 的 APTT 达到治疗水平。

肝素抗凝治疗在 APTT 达到正常对照值的 1.5 倍时称为肝素的起效阈值。达到正常对照值 1.5~2.5 倍时是肝素抗凝治疗的适当范围,若以减少出血危险为目的,将 APTT 维持在正常对照值 1.5 倍的低限治疗范围,将使复发性 VET 的危险性增加。因此,调整肝素剂量应尽量在正常对照值的 2.0 倍而不是 1.5 倍,特别是在治疗的初期尤应注意。溶栓治疗后,当 APTT 降至正常对照值的 2 倍时开始应用肝素抗凝,不须使用负荷剂量肝素。

肝素可能会引起血小板减少症(HIT),在使用肝素的第 3~5 天必须复查血小板计数。若较长时间使用肝素,尚应在第 7~10 天和第 14 天复查。HIT 很少于肝素治疗的 2 周后出现。若出现血小板迅速或持续降低达 30% 以上。或血小板计数小于 100×10^9/L,应停用肝素。一般在停用肝素后 10 d 内血小板开始逐渐恢复。

2. 低分子肝素(LMWH)

LMWH 应根据体重给药,每日 1~2 次,皮下注射。对于大多数病例,按体重给药是有效的,不须监测 APTT 和调整剂量,但对过度肥胖者或孕妇宜监测血浆抗 Xa 因子活性并据以调整剂量。

3. 华法林

在肝素治疗的第 1 d 应口服维生素 K 拮抗药华法林作为抗凝维持阶段的治疗。因华法林对已活化的凝血因子无效,起效慢,因此不适用于静脉血栓形成的急性期。初始剂量为 3.0~5.0 mg/d。由于华法林需要数天才能发挥全部作用,因此与肝素需至少重叠应用 4~5 d,当连续两天测定的国际标准化比率(INR)达到 2.5(2.0~3.0)时,即可停止使用肝素/低分子肝素,单独口服华法林治疗。应根据 INR 或 PT 调节华法林的剂量。在达到治疗水平前,应每日测定 INR,其后 2 周每周监测 2~3 次,以后根据 INR 的稳定情况每周监测 1 次或更少。若行长期治疗,约每 4 周测定 INR 并调整华法林剂量 1 次。

口服抗凝药的疗程应根据 PTE 的危险因素决定:低危人群指危险因素属一过性的(如手术创伤),在危险因素去除后继续抗凝 3 个月;中危人群指存在手术以外的危险因素或初次发病找不到明确的危险因素者,至少治疗 6 个月;高危人群指反复发生静脉血栓形成者或持续存在危险因素的患者,包括恶性肿瘤、易栓症、抗磷脂抗体综合征、慢性血栓栓塞性肺动脉高压者,应该长期甚至终身抗凝治疗,对放置下腔静脉滤器者终身抗凝。

(四)溶栓治疗

溶栓治疗主要适用于大面积 PTE 病例。对于次大面积 PTE,若无禁忌证可以进行溶栓。溶栓治疗的绝对禁忌证包括活动性内出血和近 2 个月内自发性颅内出血、颅内或脊柱创伤、手术。

相对禁忌证：10~14 d 内的大手术、分娩、器官活检或不能压迫部位的血管穿刺；2 个月之内的缺血性卒中；10 d 内的胃肠道出血；15 d 内的严重创伤；1 个月内的神经外科或眼科手术；难以控制的重度高血压［收缩压大于 24.0 kPa（180 mmHg），舒张压大于 14.7 kPa（110 mmHg）］；近期曾进行心肺复苏；血小板计数小于 100×10^9/L；妊娠；细菌性心内膜炎；严重的肝肾功能不全；糖尿病出血性视网膜病变；出血性疾病等。对于大面积 PTE，因其对生命的威胁极大，上述绝对禁忌证亦应视为相对禁忌证。溶栓治疗的时间窗为 14 d 以内。临床研究表明，症状发生 14 d 之内溶栓，其治疗效果好于 14 d 以上者，而且溶栓开始时间越早治疗效果越好。

目前临床上用于 PTE 溶栓治疗的药物主要有链激酶（SK）、尿激酶（UK）和重组组织型纤溶酶原激活剂（rt-PA）。目前推荐短疗程治疗，我国的 PTE 溶栓方案如下。①UK：负荷量 4 400 U/kg 静脉注射 10 min，继之以 2 200 U/（kg·h）持续静脉点滴 12 h；另可考虑 2 h 溶栓方案，即 2 万 U/kg 持续静脉点滴 2 h。②SK：负荷量 25 万 U 静脉注射 30 min，继之以 1 00 万 U/h 持续静脉点滴 24 h。SK 具有抗原性，故用药前需肌内注射苯海拉明或地塞米松，以防止变态反应。也可使用 1 50 万 U 静脉点滴 2 h。③rt-PA：50 mg 持续静脉滴注 2 h。

出血是溶栓治疗的主要并发症，可以发生在溶栓治疗过程中，也可以发生在溶栓治疗结束之后。因此，治疗期间要严密观察患者神志改变、生命体征变化以及脉搏血氧饱和度变化等，注意检查全身各部位包括皮下、消化道、牙龈、鼻腔等是否有出血征象，尤其需要注意曾经进行深部血管穿刺的部位是否有血肿形成。注意复查血常规、血小板计数，出现不明原因血红蛋白、红细胞下降时，要注意是否有出血并发症。溶栓药物治疗结束后每 2~4 h 测 1 次活化的部分凝血激酶时间（APTT），待其将至正常值的 2 倍以下时，开始使用肝素或 LWMH 抗凝治疗。

（五）介入治疗

介入治疗主要包括经导管吸栓碎栓术和下腔静脉滤器置入术。导管吸栓碎栓术的适应证为肺动脉主干或主要分支大面积 PTE 并存在以下情况者：溶栓和抗凝治疗禁忌证；经溶栓或积极的内科治疗无效。为防止下肢深静脉大块血栓再次脱落阻塞肺动脉，可于下腔静脉安装滤器。适用于下肢近端静脉血栓，而有抗凝治疗禁忌或出血并发症；经充分抗凝而仍反复发生 PTE；伴血流动力学变化的大面积 PTE；近端大块血栓溶栓治疗前；伴有肺动脉高压的慢性反复性 PTE；行肺动脉血栓切除术或肺动脉血栓内膜剥脱术的病例。

（王绪英）

第五节　肺不张

肺不张不是一个独立的疾病，而是多种胸部疾病的并发症。肺不张分为先天性和后天获得性两类。先天性肺不张是指胎儿出生时肺泡内无气体充盈，临床表现有不同程度呼吸困难、发绀。胸部 X 线片中双侧肺野呈弥散的粟粒状模糊阴影，有如毛玻璃状，胎儿可因严重缺氧死亡。后天获得性肺不张系指在生命的不同时期，由于各种不同原因引起肺萎陷，肺泡内无气体填充而形成的肺不张。本节主要论述后天获得性肺不张。肺不张系指肺脏部分的或局限于一侧的完全无气体进入而导致的肺萎陷。肺不张可发生在肺的一侧、一大叶、一段或亚段。

一、病因

粘连性肺不张有周围气道与肺泡的塌陷，可为弥散性、多灶性或叶、段肺不张，其机制尚未完全明确，可能与缺乏表面活性物质有关。压迫性肺不张系因肺组织受邻近的扩张性病变的推压所致，如肿瘤、肺气肿、肺大疱，而松弛性（被动性）肺不张由胸腔内积气、积液所致，常表现为圆形肺不张。盘状肺不张较为少见，其发生与横膈运动减弱或呼吸运动减弱有关。

（一）气道腔内堵塞

气管或支气管腔内梗阻为肺不张最常见的直接原因。梗阻的远侧肺组织气体被吸收，肺泡萎陷。梗阻物多为支气管癌或良性肿瘤、误吸的异物、痰栓、肉芽肿或结石等。

1.支气管管腔内肿瘤

除肺泡细胞癌外，支气管肺癌是引起肺不张最常见的原因。以鳞癌为最多见，也可见于大细胞癌、小细胞癌，少见于腺癌。其他肿瘤，如类癌、支气管腺瘤、多形性腺瘤等也可引起支气管腔内堵塞。造成肺不张的范围取决于堵塞的部位和发展速度，可由一个肺叶至一侧全肺不张。结节状或块状的肿瘤除引起远端肺不张外，常并发阻塞性肺炎。

2.吸入异物

吸入异物引起的肺不张最常见于婴幼儿，或带牙托的迟钝老人，或见于口含钉、针、麦秆之类物体工作的成年人。异物大多为食物，如花生米、瓜子、鱼刺或碎骨等；其他如假牙等物。其停留的部位常依异物的大小、形状和气道内气流的速度而定。较大的异物或在腔内存留较久的异物，使空气不能进入相应的肺内，当原有残气逐渐被吸收后，导致肺不张。误吸异物后引起突然的呛咳可为肺不张早期临床诊断的线索。但有时患者不能提供明确的吸入史，无症状期可以长短不一。

当因阻塞引起继发性感染时，出现发烧、咳痰，往往被误诊为气管炎或肺炎，而误漏异物吸入的诊断。异物吸入引起的体征变化不一。当其在管腔内呈瓣膜状时，出现哮鸣音，吸气时，气流通过，呼气时阻塞远端肺泡内的气体不能呼出，引起过度充气的局限性肺气肿，受损的肺过度充气，呼吸音降低，气管和心脏移向健侧。另一方面，当异物的瓣膜作用使气体易出而不易进时，肺不张很快形成，气管移向病侧。临床上见到的肺不张多属后一种情况。胸部X线透视或摄片有助于异物吸入的诊断。有些异物可随体位变动，因此，X线片呈不同定位征象。有时不张的肺掩盖了支气管内异物影像，需加深曝光摄片进行观察。

3.痰栓

支气管分泌的黏液不能及时排出而在腔内浓缩成块状将管腔堵塞，出现肺叶或肺段不张。例如支气管哮喘急性发作，气管切开，手术时过长时间的麻醉，术后卧床未保持适当的引流体位，特别是原有慢性呼吸道疾病、重度吸烟史，或急性呼吸道感染者，这些因素均可促使肺不张发生。当患者于术后 $24\sim48\,h$ 出现发热、气促、无效咳嗽时应警惕肺不张发生。不张的肺区叩诊呈浊音，呼吸音低钝。当有效地排除痰栓后，不张肺可很快复张。

4.肉芽肿

有些肉芽肿性疾病在支气管管腔内生长，形似肿块，引起管腔堵塞，其中以结核性肉芽肿最为常见。这类干酪性肉芽肿愈合后形成支气管内结石为肺不张少见的原因。

(二)压迫性肺不张

肺门、纵隔肿大的淋巴结,肺组织邻近的囊性或恶性肿瘤、血管瘤、心包积液等均可引起肺不张;如果正常胸腔的负压因胸腔内大量积液、积气而消失,则肺被压缩而导致压缩性肺不张,当这些压缩因素很快消失后,肺组织可以重新复张。

(三)肺组织弹性降低

肺组织非特异性炎症,引起支气管或肺结构破坏,支气管收缩狭窄。肺泡无气、皱缩、失去弹性、体积缩小,呈长期肺不张。例如右肺中叶综合征常为非特异性感染导致肺不张的结果。

(四)胸壁病变引起的肺不张

外伤引起多发性肋骨骨折,或因神经、呼吸肌麻痹无力引起呼吸障碍,也常为肺不张的原因。继发的呼吸道感染是其促进因素。一般为局限性,多发生于病侧的下叶,或呈盘状不张。

(五)肺组织代谢紊乱引起的肺不张

引起肺表面活性物质降低的各种因素均可导致肺不张。如成人呼吸窘迫综合征。

二、临床表现

肺不张的临床表现轻重不一,取决于不同的病因、肺不张的部位或范围以及有无并发症等。急性大面积的肺不张,或合并感染时,可出现咳嗽、喘鸣、咯血、脓痰、畏寒和发热,或因缺氧出现口唇、甲床发绀。病肺区叩诊浊音,呼吸音降低。吸气时,如果有少量空气进入肺不张区,可以听到干性或湿性啰音。上叶肺不张因邻近气管有时听到支气管肺泡呼吸音。过大的心脏或动脉瘤压迫引起的肺不张往往听到血管杂音。缓慢发生的肺不张,在无继发感染时,往往无临床症状或阳性体征,特别是当肺受累的范围小,或周围肺组织能有效地代偿膨胀时尤其如此。一般常见于右肺中叶不张。

三、辅助检查

胸部 X 线片检查对肺不张具有非常重要的诊断价值。表现为肺不张的直接 X 线征象和间接 X 线征象如下。

(一)肺不张的直接 X 线征象

1.密度增高

不张的肺组织透亮度降低,呈均匀致密的毛玻璃状。若肺叶不完全塌陷,尚有部分气体充盈于内时,其影像可能正常,或仅有密度增高。在肺不张的恢复期或伴有支气管扩张时,X 线影像欠均匀。

2.体积缩小

肺不张时一般在 X 线影像中可见到相应的肺叶体积缩小。但有时在亚段以下存在侧支通气,肺体积的缩小并不明显。

3.形态、轮廓或位置的改变

叶段肺不张一般呈钝三角形,宽而钝的面朝向肋膈胸膜面,尖端指向肺门,有扇形、三角形、带形、圆形等。

(二)肺不张的间接 X 线征象

(1)叶间裂向不张的肺侧移位。

(2)肺纹理的分布异常:由于肺体积缩小,病变区的支气管与血管纹理聚拢,而邻近肺代偿性膨胀,致使血管纹理稀疏,并向不张的肺叶弓形移位。

(3)肺门影缩小和消失,向不张的病侧移位,或与肺不张的致密影像融合。

(4)纵隔、心脏、气管向患侧移位。有时健侧肺疝向患侧,而出现纵隔疝。

(5)横膈升高,胸廓缩小,肋间隙变窄。除了上述的肺不张直接或间接 X 线征象,有时肺不张在胸部 X 线片上呈现的某些特征也可作为病原学诊断的参考。

四、诊断与鉴别诊断

(一)肺不张的诊断

肺不张的诊断主要靠胸部 X 线所见。病因需结合病史。由于痰栓或手术后排痰困难所导致的肺不张,在临床密切观察下即可发现。

(二)病因诊断

由于肺不张不是一个独立的疾病,而是多种胸部疾病的并发症。因此,不能仅满足于做出肺不张的诊断,而应力求明确病因。尤其应该首先排除肿瘤引起的肺不张。纤维支气管镜检查和选择性支气管造影有助于病因的诊断。①右上肺叶不张的肺裂呈反"S"形时常是肺癌的指征;②如纵隔向有大量胸腔积液的一侧移位,说明该侧存在着肺不张,这往往是肺癌的指征;③如不张的肺叶经支气管造影、电子计算机体层成像(CT)或纤维支气管镜等检查证明并无支气管阻塞,则肿瘤引起的肺不张基本上可以排除;④如果同时有多肺叶或多肺段发生不张,且这些不张的肺叶肺段的支气管开口并不是彼此相邻的,则肺不张由肺癌引起的可能性很小。

(三)鉴别诊断

1. 肺实变

X 线表现仅示肺叶或肺段的密度增高影,主要为实变而非萎陷,体积不缩小;无叶间裂、纵隔或肺门移位表现;邻近肺组织无代偿性肺气肿,实变阴影中可见气管充气相。

2. 包裹性胸腔积液

包裹性胸腔积液位于胸膜腔下后方和内侧的包裹性积液有时和下叶肺不张相似,位于横裂或斜裂下部的积液有时和右中叶或舌叶肺不张相似。进行不同体位的 X 线检查,注意有无胸膜增厚存在以及阴影和肺裂的关系对鉴别诊断有一定的帮助。如叶间包裹性积液,侧位片见叶间裂部位的梭形致密影,密度均匀,梭形影的两尖端与叶间裂相连。胸部 B 超检查有助于区别不张与积液。

3. 右中叶炎症

侧位相中叶体积不缩小,横膈和斜裂不移位。

五、治疗

肺不张的治疗依其不同的病因而采取不同的治疗手段。痰栓引起的肺不张,首先要有效地湿化呼吸道,在化痰的条件下,配合体位引流、拍背、深呼吸,加强肺叶的扩张,促使分泌物排出。如果 24 h 仍无效果,可行纤维支气管镜吸引。异物引起的肺不张,通过气管镜取出异物,如果异物在肺内存留过久,或因慢性炎症反应很难取出,必要时手术治疗。肿瘤引起的肺不张,依其细胞类型进行化疗、放疗或手术切除。由于支气管结核而引起的肺不张的治疗,除全身用抗结核治疗外,可配合局部喷吸抗结核药物。

(王　倩)

第六节　急性呼吸衰竭

急性呼吸衰竭是由各种肺内、肺外因素引起通气或换气功能严重损害,突然发生呼吸困难、发绀、躁狂、血压下降、心律失常等临床表现的疾病,如不及时抢救,会危及患者生命。

一、病因及发病机制

呼吸系统疾病如严重呼吸系统感染、急性呼吸道阻塞性病变、重度或危重哮喘、各种原因引起的急性肺水肿、肺血管疾病、胸廓外伤或手术损伤、自发性气胸和急剧增加的胸腔积液,导致肺通气或(和)换气障碍;急性颅内感染、颅脑外伤、脑血管病变(脑出血、脑梗死)等直接或间接抑制呼吸中枢;脊髓灰质炎、重症肌无力、有机磷中毒及颈椎外伤等可损伤神经-肌肉传导系统,引起通气不足。

上述各种原因均可造成急性呼吸衰竭。各种病因通过引起肺泡通气不足、弥散障碍、肺泡通气/血流比例失调、肺内动-静脉解剖分流增加和氧耗量增加五个主要机制,使通气和(或)换气过程发生障碍,导致呼吸衰竭。临床上呼吸衰竭往往是多种机制并存或随着病情的发展先后参与发挥作用。

二、临床表现

1.呼吸困难

呼吸困难是呼吸衰竭最早出现的症状。多数患者有明显的呼吸困难,可表现为频率、节律和幅度的改变。早期表现为呼吸频率增快,病情加重时出现呼吸困难,辅助呼吸肌活动加强,如三凹征。中枢性疾病或中枢神经抑制性药物所致的呼吸衰竭,表现为呼吸节律改变,如潮式呼吸、比奥呼吸等。

2.发绀

发绀是缺氧的典型表现。当动脉血氧饱和度(SaO_2)低于90%时,可在口唇、指甲出现发绀;另因发绀的程度与还原型血红蛋白含量相关,所以红细胞增多者发绀更明显,贫血者则发绀不明显或不出现;严重休克等原因引起末梢循环障碍的患者,即使动脉血氧分压尚正常,也可出现发绀,称作外周性发绀。而真正由于SaO_2降低引起的发绀,称作中央性发绀。发绀还受皮肤色素及心功能的影响。

3.精神神经症状

急性缺氧可出现精神错乱、躁狂、昏迷、抽搐等症状。如合并急性二氧化碳潴留,可出现嗜睡、淡漠、扑翼样震颤,以致呼吸骤停。

4.循环系统表现

多数患者有心动过速;严重低氧血症、酸中毒可引起心肌损害,亦可引起周围循环衰竭、血压下降、心律失常、心搏停止。

5.消化和泌尿系统表现

严重呼吸衰竭对肝、肾功能都有影响,部分病例可出现谷丙转氨酶与血浆尿素氮升高;个别病例可出现尿蛋白、红细胞和管型。因胃肠道黏膜屏障功能损伤,导致胃肠道黏膜充血水肿、糜烂渗血或应激性溃疡,引起上消化道出血。

三、辅助检查

1.动脉血气分析

动脉血气分析对于判断呼吸衰竭和酸碱失衡的严重程度及指导治疗具有重要意义。pH可反映机体的代偿状况,有助于对急性或慢性呼吸衰竭加以鉴别。当 $PaCO_2$ 升高、pH 正常时,称为代偿性呼吸性酸中毒,若 $PaCO_2$ 升高、pH<7.35,则称为失代偿性呼吸性酸中毒。需要指出,由于血气受年龄、海拔高度、氧疗等多种因素的影响,在具体分析时一定要结合临床情况。

2.肺功能检测

尽管在某些重症患者,肺功能检测受到限制,但通过肺功能的检测能判断通气功能障碍的性质(阻塞性、限制性或混合性)及是否合并有换气功能障碍,并对通气和换气功能障碍的严重程度进行判断。而呼吸肌功能测试能够提示呼吸肌无力的原因和严重程度。

3.胸部影像学检查

胸部影像学检查包括胸部 X 线、胸部 CT 和放射性核素肺通气或灌注扫描、肺血管造影等。

4.纤维支气管镜检查

对于明确大气道情况和取得病理学证据具有重要意义。

四、诊断与鉴别诊断

(一)诊断依据

(1)病史:有发生急性呼吸衰竭的疾病,如气道阻塞性疾病、肺水肿、胸廓及胸壁疾病、麻醉药过量等;有可能诱发急性呼吸衰竭的病因,如严重感染、腹膜炎、胰腺炎,以及重度创伤、大面积烧伤、大手术等。

(2)临床表现:低氧血症及 CO_2 潴留导致的临床表现,如呼吸困难、发绀、精神神经症状、心血管系统表现等。

(3)血气分析:呼吸衰竭的诊断主要依靠血气分析。

(4)肺功能、胸部影像学和纤维支气管镜等检查对于明确呼吸衰竭的原因至为重要。

(二)鉴别诊断

(1)急性呼吸衰竭应与急性呼吸功能不全相鉴别,后者血气分析结果有轻度异常而未达到呼吸衰竭诊断标准。

(2)急性呼吸衰竭应与急性代谢性酸中毒失代偿期相鉴别。急性酸中毒失代偿期如糖尿病酮症酸中毒等,临床上突出表现为呼吸加深、加快,与急性呼吸衰竭临床表现相似,但急性酸中毒除了有原发病的表现外,实验室检查示二氧化碳结合力下降,阴离子间隙增大,动脉氧分压正常等易和急性呼吸衰竭相鉴别。

五、治疗

呼吸衰竭治疗原则:加强呼吸支持,包括保持呼吸道通畅、纠正缺氧和改善通气等;呼吸衰竭病因和诱发因素的治疗;加强一般支持治疗和对其他重要脏器功能的监测与支持。

(一)保持呼吸道通畅

对任何类型的呼吸衰竭,保持呼吸道通畅是最基本、最首要的治疗措施。气道不畅使呼吸阻力增加,呼吸功消耗增多,会加重呼吸肌疲劳;气道阻塞致分泌物排出困难将加重感染,同时也可能发生肺不张,使气体交换面积减少;气道如发生急性完全阻塞,会发生窒息,在短时间内导致患者死亡。

保持气道通畅的方法主要有:①若患者昏迷应使其处于仰卧位,头后仰,托起下颌并将口打开;②清除气道内分泌物及异物;③若以上方法不能奏效,必要时应建立人工气道。人工气道的建立一般有三种方法:即简便人工气道、气管插管及气管切开,后两者属气管内导管。简便人工气道主要有口咽通气道、鼻咽通气道和喉罩,是气管内导管的临时替代方式,在病情危重不具备插管条件时应用,待病情允许后再行气管插管或切开。气管内导管是重建呼吸通道最可靠的方法。若患者有支气管痉挛,需积极使用支气管扩张药物,可选用β肾上腺素受体激动剂、抗胆碱药、糖皮质激素或茶碱类药物等。在急性呼吸衰竭时,主要经静脉给药。

(二)氧疗

通过增加吸入氧浓度来纠正患者缺氧状态的治疗方法即为氧疗。合理的氧疗还能减轻呼吸做功和减低缺氧性肺动脉高压,减轻右心负荷。对于急性呼吸衰竭患者,应给予氧疗。

1. 吸氧浓度

确定吸氧浓度的原则是保证 PaO_2 迅速提高到 60 mmHg 或脉搏容积血氧饱和度(SpO_2)达 90% 以上的前提下,尽量减低吸氧浓度。Ⅰ型呼吸衰竭的主要问题为氧合功能障碍而通气功能基本正常,较高浓度(>35%)给氧可以迅速缓解低氧血症而不会引起 CO_2 潴留。长时间的氧疗时应尽可能将吸入气中氧浓度分数(FiO_2)控制在 50% 以内,减少氧中毒发生机会。对于伴有高碳酸血症的急性呼吸衰竭,往往需要低浓度给氧。

2. 吸氧装置

(1)鼻导管或鼻塞:主要优点为简单、方便,不影响患者咳痰、进食。缺点为氧浓度不恒定,易受患者呼吸的影响;高流量时对局部黏膜有刺激,氧流量不能大于 7 L/min。吸入氧浓度与氧流量的关系:吸入氧浓度(%)=21+4×氧流量(L/min)。

(2)面罩:主要包括简单面罩、带储气囊无重复呼吸面罩和文丘里面罩,主要优点为吸氧浓度相对稳定,可按需调节,该方法对于鼻黏膜刺激小,缺点为在一定程度上影响患者咳痰、进食。

(三)增加通气量、改善 CO_2 潴留

1. 机械通气

当机体出现严重的通气和(或)换气功能障碍时,以人工辅助通气装置(呼吸机)来改善通气和(或)换气功能,即为机械通气。呼吸衰竭时应用机械通气能维持必要的肺泡通气量,降低 $PaCO_2$;改善肺的气体交换效能;使呼吸肌得以休息,有利于恢复呼吸肌功能;维护心血管功能稳定。

气管插管的指征因病而异。急性呼吸衰竭患者昏迷逐渐加深,呼吸不规则或出现暂停,呼吸道分泌物增多,咳嗽和吞咽反射明显减弱或消失时,应行气管插管使用机械通气。机械通气过程中应根据血气分析和临床资料调整呼吸机参数。

机械通气的主要并发症为通气过度,造成呼吸性碱中毒;通气不足,加重原有的呼吸性酸中毒和低氧血症;出现血压下降、心输出量下降、脉搏增快等循环功能障碍;气道压力过高或潮气量过大可致气压伤,如气胸、纵隔气肿或间质性肺气肿;人工气道长期存在,可并发呼吸机相关肺炎(VAP)。

近年来,无创正压通气(NIPPV)用于急性呼吸衰竭的治疗已取得了良好效果。经鼻/面罩行无创正压通气,无须建立有创人工气道,简便易行,与机械通气相关的严重并发症的发生率低。但患者应具备以下基本条件:①清醒能够合作;②血液动力学稳定;③不需要气管插管保护(即患者无误吸、严重消化道出血、气道分泌物过多且排痰不利等情况);④无影响使用鼻/面罩的面部创伤;⑤能够耐受鼻/面罩。

2.呼吸兴奋剂

呼吸兴奋剂的使用原则:必须保持气道通畅,否则会促发呼吸肌疲劳,并进而加重 CO_2 潴留;脑缺氧、水肿未纠正而出现频繁抽搐者慎用;患者的呼吸肌功能基本正常;不可突然停药。主要适用于以中枢抑制为主、通气量不足引起的呼吸衰竭,对以肺换气功能障碍为主所导致的呼吸衰竭患者,不宜使用。常用的药物有尼可刹米和洛贝林,用量过大可引起不良反应。近年来这两种药物在西方国家几乎已被淘汰,取而代之的有多沙普仑,该药对于镇静催眠药过量引起的呼吸抑制和 COPD 并发急性呼吸衰竭有显著的呼吸兴奋效果。

3.体外膜肺氧合(ECMO)

ECMO 是利用体外膜肺来提高 PaO_2 和(或)降低 $PaCO_2$,从而部分或完全替代肺功能。主要用于治疗患有极度严重但又潜在可逆的肺部疾患的患者。

(四)病因治疗

如前所述,引起急性呼吸衰竭的原发疾病多种多样,在解决呼吸衰竭本身造成危害的前提下,针对不同病因采取适当的治疗措施十分必要,也是治疗呼吸衰竭的根本所在。

(五)一般支持疗法

电解质紊乱和酸碱平衡失调的存在,可以进一步加重呼吸系统乃至其他系统器官的功能障碍,并可干扰呼吸衰竭的治疗效果,因此应及时加以纠正。加强液体管理,防止血容量不足和液体负荷过大,保证血细胞比容(Hct)在一定水平,对于维持氧输送能力和防止肺水过多具有重要意义。呼吸衰竭患者由于摄入不足或代谢失衡,往往存在营养不良,需保证充足的营养及热量供给。

(六)其他重要脏器功能的监测与支持

呼吸衰竭往往会累及其他重要脏器,因此应及时将重症患者转入 ICU,加强对重要脏器功能的监测与支持,预防和治疗肺动脉高压、肺源性心脏病、肺性脑病、肾功能不全、消化道功能障碍和 DIC 等。特别要注意防治多器官功能障碍综合征(MODS)。

(张利宏)

第七节 慢性呼吸衰竭

呼吸衰竭是各种原因引起的肺通气和(或)换气功能严重障碍,以致不能进行有效的气体交换,导致缺氧伴(或不伴)二氧化碳潴留,从而引起一系列生理功能和代谢紊乱的临床综合征。在海平大气压下,于静息条件下呼吸室内空气,并排除心内解剖分流和原发于心排血量降低等情况后,动脉血氧分压(PaO_2)低于 8 kPa(60 mmHg),或伴有二氧化碳分压($PaCO_2$)高于 6.65 kPa(50 mmHg),即为呼吸衰竭(简称呼衰)。

一、病因

慢性呼吸衰竭最常见的病因是支气管、肺疾病,如 COPD、重症肺结核、肺间质纤维化等,此外还有胸廓、神经肌肉病变及肺血管疾病,如脊椎畸形,广泛胸膜肥厚粘连、肺血管炎等。

二、临床表现

除引起慢性呼吸衰竭原发病的症状体征外,主要是缺氧和二氧化碳潴留引起的呼吸衰竭和多脏器功能紊乱的表现。

(一)呼吸困难

呼吸困难是临床最早出现的症状,主要表现在呼吸节律、频率和幅度的改变。COPD 所致的呼吸衰竭,开始只表现为呼吸费力伴呼气延长,严重时则为浅快呼吸,因辅助呼吸肌的参与可表现为点头或提肩样呼吸。并发肺性脑病、二氧化碳麻醉时,则出现呼吸浅表、缓慢甚至呼吸停止。

(二)发绀

发绀是缺氧的典型症状。由于缺氧使血红蛋白不能充分氧合,当动脉血氧饱和度<90%时,可在口唇、指端、耳垂、口腔黏膜等血流量较大的部位出现发绀。但因发绀主要取决于血液中还原血红蛋白的含量,故贫血患者即使血氧饱和度明显降低,也可无发绀表现,而 COPD 患者由于继发红细胞增多,即使血氧饱和度轻度减低也会有发绀出现。此外,发绀还受皮肤色素及心功能的影响。

(三)神经精神症状

缺氧和二氧化碳潴留均可引起精神症状。但因缺氧及二氧化碳潴留的程度、发生急缓及机体代偿能力的不同而表现不同。慢性缺氧多表现为记忆力减退,智力或定向力的障碍。急性严重缺氧可出现精神错乱、躁狂、昏迷、抽搐等症状。轻度二氧化碳潴留可表现为兴奋症状,如失眠、烦躁、夜间失眠而白天嗜睡,即昼睡夜醒;严重二氧化碳潴留可导致肺性脑病的发生,表现为神志淡漠、肌肉震颤、抽搐、昏睡甚至昏迷。肺性脑病是典型二氧化碳潴留的表现,在肺性脑病前期,即发生二氧化碳麻醉状态之前,切忌使用镇静、催眠药,以免加重二氧化碳潴留,诱发肺性脑病。

(四)血液循环系统

严重缺氧、酸中毒可引起心律失常、心肌损害、周围循环衰竭、血压下降。二氧化碳潴留可使外周浅表静脉充盈、皮肤红润、潮湿、多汗、血压升高,因脑血管扩张可产生搏动性头痛。COPD 因长期缺氧、二氧化碳潴留,可导致肺动脉高压,右心衰竭。严重缺氧可导致循环淤滞,诱发弥散性血管内凝血(DIC)。

(五)消化和泌尿系统

由于缺氧使胃肠道黏膜充血水肿、糜烂渗血,严重者可发生应激性溃疡引起上消化道出血。严重呼吸衰竭可引起肝、肾功能异常,出现丙氨酸氨基转移酶、血尿素氮升高。

三、辅助检查

(一)动脉血氧分压

正常值为 95~100 mmHg,低于 60 mmHg 时提示呼吸衰竭。

（二）动脉血二氧化碳分压

正常值为 35～45 mmHg，高于 50 mmHg 时提示呼吸衰竭。

（三）pH

正常值为 7.35～7.45，pH 降低提示酸中毒，pH 升高提示碱中毒，但不能说明是何种性质的酸碱中毒。

（四）二氧化碳结合力

正常值为 22～29 mmol/L，降低表示代谢性酸中毒或呼吸性碱中毒，升高表示代谢性碱中毒或呼吸性酸中毒。

四、诊断与鉴别诊断

（一）诊断

(1)根据病因、病史、诱因、临床表现及体征可临床诊断慢性呼吸衰竭。

(2)动脉血气分析对明确诊断、分型、指导治疗以及判断预后均有重要意义。根据动脉血气分析结果可将呼吸衰竭分为Ⅰ型呼吸衰竭和Ⅱ型呼吸衰竭（标准见实验室检查），吸 O_2 条件下，计算氧合指数＝PaO_2/FiO_2，＜300 mmHg，提示呼吸衰竭。

（二）鉴别诊断

临床需与其他表现为呼吸困难或伴低氧血症的情况相鉴别，如急性左心衰竭合并肺水肿，表现为呼吸困难且多伴有低氧血症；自发性气胸，表现为呼吸困难，常伴有低氧血症；重症代谢性酸中毒常出现深大呼吸，如糖尿病酮症酸中毒、尿毒症酸中毒等。

五、治疗

（一）保持气道通畅

保持气道通畅是纠正呼吸衰竭的重要措施。

1. 清除气道分泌物

鼓励患者咳嗽，对于无力咳痰或意识障碍者应加强呼吸道护理，帮助翻身拍背。

2. 稀释痰液、化痰祛痰

痰液黏稠不易咳出者给予口服化痰祛痰药（如强利痰灵片 1.0，每日 3 次；或盐酸氨溴索 15 mg，必要时用）或雾化吸入药物治疗。

3. 解痉平喘

对有气道痉挛者，可雾化吸入 β_2 受体激动剂或溴化异丙托品，口服氨茶碱（或静脉滴注）、舒喘灵、特布他林等。

4. 建立人工气道

经以上处理无效或病情危重者，应采用气管插管或气管切开，并给予机械通气辅助呼吸。机械通气的适应证：①意识障碍，呼吸不规则；②气道分泌物多而黏稠，不易排出；③严重低氧血症和（或）CO_2 潴留，危及生命［如 $PaO_2 \leqslant 6.0$ kPa（45 mmHg），$PaCO_2 \geqslant 9.3$ kPa（70 mmHg）］；④合并多器官功能障碍。在机械通气治疗过程中应密切观察病情，监测血压、心率，加强护理，随时吸痰，根据血气分析结果随时调整呼吸机治疗参数，预防并发症的发生。

（二）氧疗

吸氧是治疗呼吸衰竭必需的措施。

1.吸氧浓度

对于Ⅰ型呼吸衰竭，以缺氧为主，不伴有 CO_2 潴留，应吸入较高浓度（>35%）的氧，使 PaO_2 提高到 8.0 kPa（60 mmHg）或 SaO_2 在 90% 以上。对于既有缺氧又有 CO_2 潴留的Ⅱ型呼吸衰竭，则应持续低浓度吸氧（小于 35%）。因慢性呼吸衰竭失代偿者缺氧伴 CO_2 潴留是由通气不足所造成，由于 CO_2 潴留，其呼吸中枢化学感受器对二氧化碳反应性差，呼吸的维持主要靠低氧血症对颈动脉窦、主动脉体化学感受器的驱动作用。若吸入高浓度氧，首先 PaO_2 迅速上升，使外周化学感受器丧失低氧血症的刺激，解除了低氧性呼吸驱动从而抑制呼吸中枢。患者的呼吸变浅变慢，$PaCO_2$ 随之上升，严重时可陷入二氧化碳麻醉状态。

2.吸氧的装置

一般使用双腔鼻管、鼻导管或鼻塞吸氧，吸氧浓度%＝21＋4×吸入氧流量（L/min）。对于慢性Ⅱ型呼吸衰竭患者，长期家庭氧疗（1～2 L/min，每天 16 h 以上），有利于降低肺动脉压，改善呼吸困难和睡眠，增强活动能力和耐力，提高生活质量，延长患者的寿命。

（三）增加通气量、减少 CO_2 潴留

除治疗原发病、积极控制感染、通畅气道等治疗外，增加肺泡通气量是有效排出 CO_2 的关键。根据患者的具体情况，若有明显嗜睡，可给予呼吸兴奋剂，常用药物有尼可刹米与洛贝林[如 5% 或 10% 葡萄糖液 300 mL＋尼可刹米 0.375×（3～5）支，静脉滴注，每日 1～2 次]。通过刺激呼吸中枢和外周化学感受器，增加呼吸频率和潮气量以改善通气。需注意必须在气道通畅的基础上应用，且患者的呼吸肌功能基本正常，否则治疗无效且增加氧耗量和呼吸功，对脑缺氧、脑水肿、有频繁抽搐者慎用。主要适用于以中枢抑制为主、通气量不足引起的呼吸衰竭，对以肺炎、弥散性肺病变等以肺换气障碍为主的呼吸衰竭患者不宜应用。近年来尼可刹米与洛贝林这两种药物在西方国家几乎被多沙普仑取代，此药对镇静催眠药过量引起的呼吸抑制和 COPD 并发急性呼吸衰竭有显著的呼吸兴奋作用，对于慢性呼吸衰竭患者可口服呼吸兴奋剂阿米三嗪 50～100 mg，一日二次，该药通过刺激颈动脉体和主动脉体的化学感受器而兴奋呼吸中枢，从而增加通气量。

（四）水电解质紊乱和酸碱失衡的处理

多种因素均可导致慢性呼吸衰竭患者发生水、电解质紊乱和酸碱失衡。

（1）应根据患者心功能状态酌情补液。

（2）未经治疗的慢性呼吸衰竭失代偿的患者，常表现为单纯性呼酸或呼酸合并代谢性酸中毒，此时治疗的关键是改善通气，增加通气量，促进 CO_2 的排出，同时积极治疗代酸的病因，补碱不必太积极。如 pH 过低，可适当补碱，先一次给予 5% 碳酸氢钠 100～150 mL 静脉滴注，使 pH 升至 7.25 左右即可。因补碱过量有可能加重 CO_2 潴留。

（3）如经利尿剂、糖皮质激素等药物治疗，又未及时补钾、补氯，则易发生呼酸合并代谢性碱中毒，此时除积极改善通气外，应注意补充氯化钾，必要时（血 pH 值明显增高）可补盐酸精氨酸（10% 葡萄糖液 500 mL＋盐酸精氨酸 10～20 g），并根据血气分析结果决定是否重复应用。

（五）治疗原发病

呼吸道感染是呼吸衰竭最常见的诱因，故病因治疗首先是根据敏感致病菌选用有效抗生素，积极控制感染。

（张利宏）

第八节　支气管扩张症

支气管扩张是由多种病因所致的支气管及周围组织慢性炎症,导致管壁组织破坏,管腔不可逆性扩张。典型临床表现为慢性咳嗽、咳大量脓痰和反复咯血。随着疫苗的预防接种以及抗生素的应用,该病的发病率已明显降低。

一、病因

支气管扩张是许多原因导致的终末病理改变。所有支气管扩张患者,都应该寻找其潜在病因。大致分为 3 组。

(1)囊性肺纤维化:白种人较常见,中国人少见。

(2)与其他肺部疾病相关的支气管扩张:①感染后支气管扩张,继发于婴幼儿期严重的支气管肺感染,如麻疹、百日咳、流行性感冒等;继发于肺结核、吸入性肺炎后。②支气管机械性阻塞:管腔内异物或肿瘤以及管腔外淋巴结压迫。③先天和遗传因素:纤毛功能障碍,α_1糜蛋白酶缺乏,黄甲综合征。④自身免疫病:类风湿关节炎,干燥综合征,炎症性肠病。⑤免疫缺陷:低丙种球蛋白血症,IgG 亚型缺乏,移植后。⑥其他:变应性支气管肺曲霉菌病,弥漫性泛细支气管炎,反复胃内容物误吸。

(3)特发性支气管扩张。

二、临床表现

(1)慢性咳嗽、咳大量脓痰:咳嗽是支气管扩张最常见的症状,超过 90% 的患者可出现咳嗽。75%～100% 的患者可伴有每日咳痰,每日痰量数十毫升至数百毫升,体位改变时咳痰明显,痰液可为无色黏液痰或者黄绿色脓痰,有厌氧菌感染者痰有臭味。收集 24 h 痰量静置于容器中,数小时后痰液可分为 4 层:上层为泡沫,下悬脓性成分,中层为混浊黏液,下层为坏死组织沉淀物。患者容易反复继发急性感染,表现为咳嗽加重,痰量增加,伴或不伴发热。常常反复发生肺部感染,其特点是同一肺段反复发生肺炎并迁延不愈。可有慢性感染中毒症状,如发热、盗汗、食欲下降、消瘦、贫血等。

(2)反复咯血:患者反复咯血,可为痰中带血丝,也可表现为大咯血。部分患者以咯血为主要症状,咳嗽及咳痰不明显,称为干性支气管扩张。

(3)部分患者可有呼吸困难及活动耐力下降。呼吸困难程度常常与肺功能、影像上支气管扩张的程度及痰量相关。

(4)体检可发现肺部吸气相湿啰音,有时可闻及哮鸣音,部分患者有杵状指。

三、辅助检查

1.胸部 X 线检查

敏感性较差,早期或者轻度支气管扩张容易漏诊。

2.胸部 HRCT

是确诊支气管扩张的首选检查方法,其敏感性和特异性均为 90%。支气管扩张的 HRCT 特征性表现包括:支气管管腔扩张,支气管内径大于伴行肺动脉直径、严重时形成印戒征,或者支气管由中心向外周逐渐变细的特点消失。支气管壁增厚也是常见表现。囊性支气管扩张常常提示病情严重或者病程长。扩张的支气管内有时可充填分泌物形成"黏液栓"或者"树芽征"。

3.肺功能检查

肺功能改变与病变范围及性质有关,病变局限时肺功能可无明显改变,囊状支气管扩张对肺功能的影响比柱状支气管扩张更大。支气管扩张的肺功能损害主要表现为阻塞性通气功能障碍,FEV1、FEV1/FVC 比值和呼气峰流速降低,部分患者存在可逆性气流阻塞或者气道高反应。

4.支气管镜检查

支气管镜并非支气管扩张患者的常规检查,诊断价值有限,但可以明确有无支气管阻塞,如肿瘤、异物等,或者观察出血部位。经支气管镜获取下呼吸道标本对于明确感染的病原学有一定价值。

5.痰微生物检查

痰培养可以明确致病微生物,并对抗生素选择具有重要的指导意义。常见的病原菌为肺炎链球菌、流感嗜血杆菌、卡他莫拉菌、铜绿假单胞菌和金黄色葡萄球菌等。

6.其他检查

如临床怀疑自身免疫病,可进行类风湿因子、抗核抗体和抗中性粒细胞浆抗体(ANCA)以及其他抗体检测。汗液氯离子和囊性纤维跨膜传导调节因子(CFTR)基因突变分析对囊性肺纤维化具有诊断价值。血清免疫球蛋白(IgG、IgA、IgM)定量有助于诊断免疫缺陷,总 IgE 检测有助于筛查变应性支气管肺曲霉菌病。如果临床怀疑不动纤毛综合征,需进行鼻和支气管黏膜的电镜检查。

四、诊断与鉴别诊断

(一)诊断

根据患者有慢性咳嗽、大量脓痰、反复咯血的典型临床特征,以及肺部闻及固定而局限性的湿啰音,结合儿童时期有诱发支气管扩张的呼吸道病史,一般可作出初步临床诊断。胸部影像学检查和纤维支气管镜检查可进一步明确诊断。

(二)鉴别诊断

1.慢性支气管炎

慢性支气管炎中年以上患者多见,常于冬、春季节咳嗽、咳痰加重,痰量不多,为白色黏液样,脓痰少见,无反复咯血史,肺部啰音不固定。但少数慢性支气管炎晚期可并发支气管扩张。

2.肺脓肿

肺脓肿常无慢性咳嗽、咳痰病史,起病急,全身中毒症状明显,畏寒、高热、咳嗽、突然咳出大量脓臭痰,胸部 X 线片上有密度较高的炎症阴影,其中可见伴有液平面的空洞。有效抗生素治疗炎症可完全吸收消退。慢性肺脓肿有慢性病容,贫血、消瘦,虽也有反复咳脓痰及咯血,但其均有急性肺脓肿病史,X 线表现为厚壁空洞。

3.肺结核

肺结核病变好发于两肺上叶尖后段及下叶背段,常有低热、盗汗、疲乏、消瘦等全身中毒症状,早期患者咳嗽少,咳痰也不多,有空洞者痰常为黏液脓性或脓性,痰中常可找到抗酸杆菌。肺结核病灶纤维化,瘢痕形成牵拉局部支气管,可引起结核性、局灶性支气管扩张,其内的小血管可被破坏而引起反复咯血。结核性局灶性支气管扩张多在肺上野肺结核好发部位。多于肺上部 X 线检查时发现肺结核病灶,痰结核菌检查可做出诊断。

4.先天性肺囊肿

临床上含液性肺囊肿常无症状,如与支气管相通并发感染时,可有发热、咳嗽、咳痰及反复咯血。X 线检查肺部可见多个边界锐利的圆形或椭圆形阴影,壁较薄,周围肺组织无浸润病变。CT 扫描和支气管碘油造影可助鉴别。

5.弥散性泛细支气管炎

弥散性泛细支气管炎有慢性咳嗽、咳痰、活动时呼吸困难及慢性鼻窦炎,胸部 X 线片和 CT 上有弥散分布的边界不太清楚的小结节影,类风湿因子、抗结核抗体、冷凝集试验可阳性。确诊需病理学证实。大环内酯类抗生素持续治疗 2 个月以上有效。

五、治疗

1.病因治疗

针对基础病因进行治疗是治疗支气管扩张的重要环节。如变应性支气管肺曲霉菌病可使用皮质激素治疗,寻常型免疫缺陷综合征可以定期补充丙种球蛋白治疗,弥漫性泛细支气管炎可使用大环内酯类药物治疗。

2.对症及支持治疗

包括营养支持、康复治疗,显著低氧血症患者给予氧疗。对于常见的咳痰、咯血和呼吸困难等症状,可以给予祛痰剂、止血治疗和支气管扩张剂治疗。临床常用的祛痰药包括氯化铵、溴己新、氨溴索、乙酰半胱氨酸、羧甲司坦、桃金娘油等。对于呼吸困难或者气流阻塞的患者,可以使用 β_2 受体激动剂和抗胆碱能支气管扩张剂治疗。

3.抗生素的应用

支气管扩张患者容易继发支气管慢性感染和反复急性加重。急性感染期应给予抗生素治疗,重症患者可选择静脉用药,轻至中度患者可用口服制剂。如果没有既往的细菌学报告,初始治疗可选择阿莫西林(±克拉维酸)或者克拉霉素(在青霉素敏感的患者中应用)。在铜绿假单胞菌定植的患者中,应当使用有抗铜绿假单胞菌活性的药物。通过痰培养及药敏检测来指导抗生素选择。

4.抗炎症治疗

慢性气道炎症是支气管扩张症的重要发病机制之一。吸入糖皮质激素可能减轻气道炎症,改善痰液黏稠度和减少痰量,但目前无证据支持在支气管扩张症的患者中常规应用吸入糖皮质激素。大环内酯类药物具有抗炎作用,可以减轻气道黏液分泌,并且有助于破坏铜绿假单胞菌的生物膜。新一代大环内酯药,如阿奇霉素、克拉霉素和罗红霉素对于支气管扩张有一定疗效。

5.体位引流和物理治疗

体位引流是改善痰液引流简单、有效的办法。根据支气管扩张部位选择不同的体位,原则是将病变部位抬高,引流支气管开口向下,使痰液排出。一般每次引流 15～30 min,每日 2～3 次,饭前空腹时进行。

对于严重心脏疾病或者呼吸困难严重的患者不宜进行。可辅以祛痰药物,引流前给予支气管扩张剂或者盐水雾化吸入有助于排痰。

6.手术治疗

适用于局限性支气管扩张、经充分内科治疗仍然反复感染或者大咯血的患者。反复咯血或者大咯血也可以考虑支气管动脉造影及栓塞治疗。

7.预防感染

儿童接种麻疹和百日咳有助于减少支气管扩张症的发生。建议支气管扩张患者注射流感疫苗和肺炎球菌疫苗。含有多种常见呼吸道感染菌的口服疫苗(如泛福舒)可能有助于预防感染。

(张利宏)

第九节　重症支气管哮喘

重症支气管哮喘是指支气管哮喘严重持续发作,用一般支气管扩张药治疗 $12\sim24$ h 无效的哮喘。患者表现为端坐呼吸、大汗淋漓、"三凹征"、焦虑、烦躁、发绀等,易出现意识障碍、呼吸及循环衰竭、水及电解质平衡紊乱,进一步可危及生命,病死率高达 $1\%\sim3\%$ 。致死性哮喘可分为以下两种类型。①缓发持续型(致死哮喘Ⅰ型):多为慢性哮喘患者,发作开始时病情未必严重,轻、中度哮喘占 50% ,男性患者居多,因本人或家属忽视哮喘症状及严重性,或限于条件未能入院诊治,或由于治疗措施不力,患者长时间处于哮喘持续状态不能缓解,于数日内死于呼吸衰竭或各种合并症;②突发急进型(致死哮喘Ⅱ型):突然发作严重的气道阻塞,迅速出现昏迷、呼吸衰竭,甚至窒息,从发作至死亡的时间为 $0.5\sim3$ h,甚至更短。据统计,致死性哮喘中Ⅰ型占 $80\%\sim90\%$,Ⅱ型占 $10\%\sim20\%$ 。

一、病因

1.急性感染

急性感染包括细菌、病毒、真菌等各种病原体感染,均可使支气管哮喘加重,难以控制。

2.变应原或刺激性气体的持续存在

患者生活或工作环境中存在花粉、尘螨、动物羽毛、动物粪便、化学物品等变应原,不断进入患者体内,导致变态反应持续存在。

3.严重脱水

支气管哮喘患者张口呼吸和大量出汗,饮水过少,以致痰液黏稠形成痰栓阻塞小支气管。

4.酸中毒

患者长时间喘息,呼吸肌强烈收缩,无氧代谢增加,产生乳酸增多,可导致血 pH 下降。若呼吸衰竭,PaO_2 下降,可加重代谢性酸中毒。哮喘进一步加重可出现 CO_2 潴留,导致呼吸性酸中毒。酸中毒时,支气管解痉药物对支气管平滑肌的作用减弱。

5.心肺功能不全

可加重缺氧及 CO_2 潴留。

二、临床表现

大多数重症哮喘发作见于哮喘控制不好数天或数周的患者,仅少数患者于数小时甚至数分钟内哮喘突然发作,急剧加重。

(1)多有支气管哮喘反复发作史。少数既往无明确支气管哮喘病史者,需与心源性哮喘、大气道狭窄及其他原因引起的喘息鉴别。

(2)有重症支气管哮喘发作的诱发因素存在。

(3)症状和体征:哮喘严重发作且持续存在,端坐呼吸,可出现"三凹征",大汗淋漓,常有焦虑、烦躁,谈话一般只能说单字。严重时出现嗜睡或意识模糊。呼吸频率常在 30 次/分钟以上,危重患者呼吸微弱或呼吸节律异常。肺部可呈过度充气改变,类似肺气肿。双肺可闻及广泛哮鸣音,危重时呼吸音或哮鸣音可明显减弱或消失,表现为"沉默胸"。虽然重症哮喘患者喘息明显,但由于呼吸加深加快,一般无明显发绀,发绀的出现常提示极重度发作。并发气胸,可有气管偏移,患侧肺叩诊鼓音、语颤减弱及呼吸音减低,并发纵隔气肿时,胸骨上窝常可扪及皮下气肿改变。心率增快,多在 120/min 以上,但终末期重症哮喘常表现为心动过缓或心律失常,血压可下降,可出现奇脉,极重度患者奇脉消失。

三、实验室检查

1.肺功能

严重哮喘峰呼气流率(PEF)<50%,PEF<33%预计值提示为极重度发作。第 1 秒用力呼气量(FEV_1)常<25%预计值也提示哮喘严重发作。哮喘治疗时最好进行经常的、通常每天 1 次以上的 PEF 评估。

2.血气分析

重症哮喘 PaO_2 低于正常,但不一定出现呼吸衰竭。约 1/3 的患者病情进一步恶化,出现 I 型呼吸衰竭,PaO_2<60 mmHg,而 $PaCO_2$ 也常降低。极重度哮喘时发生 CO_2 潴留,表现为 II 型呼吸衰竭,$PaCO_2$>50 mmHg。尚未出现呼吸衰竭时,血 pH 即可下降至 7.35 以下,其原因可能为低氧条件下,呼吸肌强烈收缩产生酸性代谢产物增多。CO_2 潴留时,出现呼吸性酸中毒,血 pH 进一步下降。

3.心电图

重症哮喘可出现 Q-T 间期延长,常为危险的先兆,可用于识别和鉴别有高度猝死危险的哮喘患者。

4.胸部 X 线检查

胸部 X 线检查表现为双肺过度充气。胸部 X 线片可发现气胸、纵隔气肿、肺不张及肺实变等并发症及合并症。

四、诊断与鉴别诊断

对于有典型症状和体征的患者,除外其他疾病引起的喘息、气急、胸闷和咳嗽后,可作出临床诊断;对不典型病例,应作支气管舒张或激发试验,阳性者可确诊。

1.心源性哮喘

早期左心功能不全常出现夜间发作性呼吸困难,伴有呼气性喘鸣时症状酷似支气管哮喘。多发生于中老年人,多有高血压、冠状动脉粥样硬化性心脏病、风湿性心脏病等病史和体征,除常有阵发性夜间呼吸困难外,还可咳大量粉红色泡沫样痰,多呈端坐位,可有双肺底弥散性细湿啰音。少数缓慢发生的左侧心力衰竭表现为肺间质及支气管黏膜水肿,肺泡内无水肿液,患者可出现喘息及双肺哮鸣音,而双肺无湿啰音出现。心脏常有病理性杂音。胸部 X 线检查有心脏增大。鉴别困难时,可吸入选择性 β_2 受体兴奋药做诊断性治疗。

2.自发性气胸

在慢性阻塞性肺部疾病基础上出现的气胸,体征常不明显,而表现为突发性胸痛、气短。气胸起病急,部分患者出现呼气性哮鸣,尤其在健侧肺易出现,且双肺呼吸音强弱可无明显差别,叩诊双肺均呈鼓音,临床上容易与哮喘混淆。但气胸多伴随胸痛,气管向健侧偏移及语颤减弱有助于鉴别,可疑者及早做 X 线检查。

3.肺栓塞

该病患者多有长期卧床、下肢静脉炎或心脏病史,常突然发生呼吸困难、胸痛及咯血。肺动脉瓣第 2 音亢进。可有右侧心力衰竭表现。乳酸脱氢酶在发病 48 h 内增高。心电图表现为 $S_I Q_{III} T_{III}$,即 I 导联 S 波加深(>1.5 mm),III 导联出现深的 Q 波和 T 波倒置。胸部 X 线片可见尖端指向肺门的楔形密度增高影。肺部放射性核素灌注扫描及选择性肺动脉造影可以鉴别。

五、治疗

重症哮喘病情变化快,易发生呼吸衰竭而危及生命,应进行生命体征监护,并积极进行治疗。

(一)氧疗

危重哮喘应尽早进行氧疗,常规鼻导管给氧,吸入氧浓度以 $30\%\sim50\%$ 为宜,保持动脉血氧分压在 60 mmHg 以上,动脉血氧饱和度在 90% 以上。也可用面罩吸入。如有 CO_2 潴留时,勿给予高浓度的氧,以免引起“二氧化碳麻醉”。

(二)支气管扩张药

1.β_2 受体激动剂

β_2 受体激动剂是目前最为常用的支气管解痉药。它能选择性地与支气管 β_2 受体结合,从而舒张呼吸道平滑肌,部分 β_2 受体激动剂还能促进黏液分泌与纤毛清除功能。常见的不良反应主要是激动 β_1 受体所引起的肌肉震颤、心悸等,过量可致心律失常。

(1)吸入用药:可用定量气雾器(MDI)或普通雾化器吸入,危重患者使用 MDI 有困难时,可用雾化器吸入。选用短效 $\beta2$ 激动药如沙丁胺醇(Salbutamol,舒喘灵)、特布他林(Terbutalin,叔丁喘宁),使用 MDI 时每次吸入 $200\sim400$ μg,雾化器吸入时,根据病情轻重及之前已经使用的量酌情用 $3\sim10$ mg,加入到雾化罐内,将药物雾化后通过面罩吸入,吸入后 $5\sim10$ min 起效,$10\sim15$ min 作用达高峰。

(2)静脉滴注给药:沙丁胺醇或特布他林,$100\sim250$ μg/次,10 min 以上静脉注射完毕。也可静脉滴注 $2\sim8$ μg/min。

(3)皮下注射:对无高血压及心脏病的患者可用沙丁胺醇或特布他林 $0.25\sim0.5$ mg 皮下注射。

2.茶碱

重症哮喘患者体内儿茶酚胺已经大量释放,因此,β_2 受体激动药的作用有限。茶碱通过抑制磷酸二酯酶活性,减少环腺苷酸的水解而起作用,与儿茶酚胺无关,故重症哮喘时尤其适用。

常规使用的茶碱有氨茶碱和二羟丙茶碱(甘油茶碱,喘定),氨茶碱作用较强,但不良反应也较大,而二羟丙茶碱作用较弱,但其对心血管系统的不良反应仅为茶碱的1/10。一般首选氨茶碱,出现心率显著增快、兴奋及胃肠道不适等明显不良反应时,则使用二羟丙茶碱。在急性重症哮喘时需要静脉给药。氨茶碱静脉注射可导致心搏骤停,应尽量避免氨茶碱静脉注射,而采用静脉滴注给药。可先用氨茶碱 0.25 g 加入 25%葡萄糖注射液 100 mL 中,20～30 min 静脉滴注完,随后用 0.5g 加入 5%葡萄糖注射液 500 mL 中静脉滴注,以 0.8～1 mg/(kg・h) 的速度静脉滴注维持,24 h 总剂量<1.0 g。由于氨茶碱的药代动力学个体差异大,最好进行血药浓度监测,进行个体化给药,维持茶碱血药浓度在 10～15 μg/ mL。二羟丙茶碱 0.25～0.5 g＋5%葡萄糖注射液 250～500 mL 静脉滴注,每日总量<2.0 g。

3. 抗胆碱能药

能抑制气道平滑肌 M 受体,阻止胆碱能神经兴奋导致的气道平滑肌收缩,同时亦可抑制节后胆碱能神经兴奋引起的黏液过量分泌。由于全身应用抗胆碱能药物有明显的心血管和其他器官胆碱能受体的作用,故一般用于吸入治疗。常用异丙托溴铵 60～80 μg 雾化吸入,每日 3～4 次。亦可与 β_2 受体激动药联合吸入。

4. 糖皮质激素

能抑制气道炎症,舒张支气管。具体作用包括:①抑制炎症细胞在气道黏膜的迁移聚集;②抑制炎症细胞的活化和炎症介质的释放;③抑制转录因子的活化和细胞因子的生成;④减少微血管渗漏;⑤提高气道平滑肌 β_2 受体的反应性。目前认为激素是最有效的治疗气道非特异性炎症的药物。

急性重症哮喘使用 β_2 受体激动药和茶碱效果不佳,应静脉应用糖皮质激素。可选用氢化可的松琥珀酸钠 200～400 mg/d,因乙醇可能导致气道过敏反应而加重哮喘,应该避免应用以乙醇为溶剂的氢化可的松。地塞米松 10～60 mg/d 分次静脉注射或静脉滴注。甲泼尼龙(甲强龙)80～120 mg/d,分 2～3 次静脉注射或静脉滴注,不良反应少,大多数在 3～5 d 逐渐缓解,偶见精神兴奋或低钾血症。待紧急状态解除后,可在 2～3 d 逐渐减量至停药,以免停药后出现反跳现象。使用大剂量激素,大多数需 6 h 以上才能发挥作用。原已接受激素治疗,发生哮喘持续状态时,激素剂量还可增加。激素治疗失败,往往由于剂量过少和应用过晚。目前主张对于严重哮喘采用短疗程大剂量的突击疗法,比长疗程低剂量更安全。大剂量一般应用 1～3 d。如疗程超过 15 d 非但无用,反有危险。用药过程中注意低钾性代谢性碱中毒,以免加重缺氧。急性重症哮喘得到控制后应长期吸入糖皮质激素 1 年以上,少数患者可终身使用。它与茶碱类、儿茶酚胺类药物有协同作用,可与长效 β 受体激动药联合吸入。常规吸入二丙酸倍氯米松 700～800 μg/d,或丙酸氟替卡松(FP)250～500 μg/d,其他还有布地奈德(BUD),哮喘症状反复时吸入激素可酌情加量。长期吸入糖皮质激素需主要每次吸入后漱口,以避免药物残留在口腔及咽部引起念珠菌感染,一旦出现念珠菌感染,局部给药即可。常用的激素及长效 β-受体激动药复合制剂为舒利迭,内含沙美特罗/丙酸氟替卡松粉剂,规格有每吸 50 μg/250 μg 和50 μg/100 μg,研究表明沙美特罗和丙酸氟替卡松联合吸入改善肺功能的效果为 1＋1>2,高于单纯的叠加效果,故颇受推崇。

(三)补液及纠正电解质紊乱

重症哮喘患者由于摄入不足,多汗,呼吸道排出水分增加,加上茶碱的利尿作用,患者常有脱水,哮喘持续状态患者平均每千克体重血容量较正常人要少 7～8 mL。脱水可使痰液黏稠,形成痰栓阻塞小支气管。吸入空气湿度不够,或吸氧使分泌物更加干燥,会加重呼吸困难。脱水严重可成为哮喘致死原因之一,故补液很重要。一般用葡萄糖生理盐水（2∶1）2 000～4 000 mL/d静脉滴注,平喘药可加入其中。但对无脱水的哮喘患者应避免输入过多的液体,以免增加肺水肿的危险。吸氧及机械通气注意吸入气体湿化。在静脉补液同时尚需注意补充钾盐和钠盐,以保持电解质的平衡。

（四）纠正酸中毒

严重酸中毒时,支气管平滑肌对 β 受体激动药的反应性降低,不利于平喘治疗,并且氢离子进入细胞内,将大量钾离子置换到细胞外造成高钾血症,导致心律失常,甚至死亡,因此,应积极纠正酸中毒。重症哮喘呼吸肌强烈收缩,加上缺氧、酸性代谢产物增多,常有代谢性酸中毒,可用 5‰碳酸氢钠静脉滴注,首次剂量为 100～200 mL,需要时可每隔 0.5～1 h 用 50～100 mL。一般一日量＜400 mL。必须注意,这种补碱疗法并不是都适用于每个哮喘持续状态的患者,在病程中需要反复做血气分析、血 pH 及血离子测定,以指导诊断与治疗,以免引起碱中毒。极重度哮喘发生呼吸性酸中毒时,血 pH＜7.20,可酌情小剂量静脉滴注 5‰碳酸氢钠 40～60 mL,使血 pH 在 7.20 以上,重点应进行舒扩支气管治疗,必要时进行机械通气以排出 CO_2。

（岳天霞）

第十节　急性上气道阻塞

急性上气道阻塞是一种致命性急症,可发生于各年龄组,最常见于婴幼儿,需紧急处理。急性上气道阻塞是由多种原因造成的上气道变窄或堵塞而发生呼吸困难,引起严重缺氧和 CO_2 潴留及广泛的病理生理过程。最常见原因为异物吸入,也可由感染、创伤、肿瘤、出血或变态反应疾病等因素引起,病死率高。急性完全性上气道阻塞引起严重缺氧,在 2 min 内 SaO_2 可急剧下降到零,严重缺氧超过 4 min 即发生不可逆性脑损伤。

上气道阻塞分为完全性和不完全性阻塞两种;或可分为胸腔内及胸腔外上气道阻塞;或固定性和可变性上气道阻塞等。

本病需紧急抢救,一旦误诊,危及生命。急救措施主要以通畅气道为主,及时实施气管内插管或气管切开术。ICU 医生应尽可能掌握多种气道管理技术。

一、病因

急性上气道阻塞的原因有功能性和机械性。功能性因素包括 CNS 和神经肌肉功能障碍性疾患;机械性原因可能发生在管腔内、管壁或管腔外。

1. 异物

上气道异物阻塞在美国为前十六位事故死亡原因之一。可发生于进餐时误吸或误咽等。常见于儿童,也可发生于成人,主要为酒精、药物中毒出现意识障碍者的义齿脱落,及吞咽功能异常的神经肌肉疾患、精神障碍患者。异物堵塞的部位常在咽、喉部。儿童常把一些小东西放在口腔内不慎造成误吸,如硬币、小玩具、小装饰物、花生米及豆类等异物嵌顿于咽、喉部或引起喉痉挛、气道阻塞。由异物造成的阻塞可是部分性或完全性的。部分阻塞可有咳嗽、吸气性喘鸣、咽下困难和呼吸困难,如异物停留时间过长,出现炎症反应,局部肿胀时可使气道阻塞进一步加重;完全性气道阻塞则不能发音和呼吸,面色苍白、发绀、窒息。异物吸入常是6岁前儿童突然死亡的重要原因之一。

有人报道约60%成人气道异物死亡病例阻塞部位在声门下。约15%食物吸入致死者为患有多种疾病不能自理者,如脑血管疾病、帕金森综合征及智力迟钝等。一些质软、松脆的食物如香蕉、奶酪、燕麦片、花生酱等是造成上述患者气道阻塞的原因,这些软脆异物不易被取出,容易移行到下呼吸道。

2.感染

急性会厌炎、急性喉气管支气管炎、急性喉炎及麻疹喉炎、咽白喉是引起上气道阻塞的常见原因。因咽喉部较小,特别是儿童的喉腔较小,软组织疏松,罹患炎症时黏膜及黏膜下组织容易发生水肿致声门变窄、呼吸不畅。此外,细菌性气管炎、咽后蜂窝织炎或脓肿、扁桃体周围蜂窝织炎或脓肿、急性扁桃体炎及Ludwig咽峡炎等也可引起上气道阻塞。Ludwig咽峡炎指颌下腺周围、下颌及口腔底附近组织化脓性炎症,通常由链球菌感染所引起。

3.变态反应因素

变态反应性喉水肿、药物过敏及遗传性血管神经性水肿等均可造成严重的上气道阻塞。急性变态反应喉水肿最常见原因为进食水生动物、蜂毒、药物过敏,常引起声门上区的血管水肿。遗传性血管神经性水肿是常染色体显性遗传性疾病,轻微外伤、手术、情绪激动及感染等均可突然诱发喉部水肿伴皮肤荨麻疹、呼吸道及胃肠道黏膜下水肿。

4.气道损伤

气道损伤造成上气道狭窄、阻塞原因分为外部损伤和内部损伤。

(1)外部损伤:由车祸、切割伤、颈部钝器伤等引起咽、喉黏膜撕裂、水肿及喉内水肿、舌骨骨折、甲状软骨及环状软骨骨折、喉软骨损伤及移位,气管环分离等均可造成气道狭窄和阻塞。

(2)内部损伤:气道烧灼伤、吞服或吸入腐蚀剂等化学烧伤,机械操作如气管内插管操作不当所致的气道黏膜糜烂、水肿、喉黏膜撕裂和溃疡均可造成气道狭窄。在愈合过程中,由于组织粘连、瘢痕收缩,常遗留有气道狭窄。

二、临床表现

呼吸困难为其主要症状,吸气和呼气期均明显。常伴"三凹征",特殊的喘鸣音为上气道阻塞的特征性体征,在阻塞部位听诊最为明显,与支气管哮喘不同的是多不伴有双肺野的哮鸣音。

1.吸气期呼吸困难

吸气期呼吸困难是上气道阻塞的主要症状。声门是喉部最狭窄处,正常情况下,吸气时气流推声门斜面向下,但因声带外展,声门开大,故呼吸通畅。如喉黏膜充血肿胀严重时,声门变窄,则在吸气时气流将声带斜面推向内下,使已经变窄的声门更为狭窄,以致造成吸气期呼吸困难。呼气时肺部气流向上冲击声带,声门较吸气时稍大,空气尚能呼出,因此吸气困难较呼气困难更为显著。

此外,上气道阻塞患者的吸气期较呼气期延长,吸气深而慢,但呼吸频率无明显加快。症状较轻者,仅在活动时出现吸气期呼吸困难,缺氧症状不明显;如病变严重时,吸气期呼吸困难明显,缺氧症状显著,患者烦躁不安,不思饮食,不能入睡,面色发绀或苍白。

2.吸气期喘鸣音

吸气期喘鸣音是吸入空气通过狭窄声门时产生的喉鸣声。气道阻塞者,喉鸣声较小,重时喉鸣声较响。呼气时,声门较大故无此声。异物吸入造成的吸气期喉鸣,一旦自然消失或间断出现,则有可能异物进入下呼吸道。

3.吸气期软组织凹陷

吸气时空气不易进入肺内,胸腔内负压增高。此外由于胸部附加呼吸肌的代偿运动,胸腔扩张,因此胸廓及其周围软组织出现吸气时凹陷,其中以胸骨上窝处最为明显,病情重者,锁骨上窝和肋间隙处均可出现吸气期凹陷,即"三凹征"。上述体征在成人较明显。

4.声音嘶哑

多种原因引起上气道阻塞可出现声音嘶哑,甚至失音。

5.窒息

完全性上气道阻塞可突然窒息,患者躁动不安、呼吸费力、面色发绀、抽搐,如不采取紧急抢救措施,则呼吸心跳停止。婴幼儿不完全气道阻塞的体征较难识别,应注意孩子的哭声和发音,有的小儿咳嗽,拒食。类似的体征包括鼻翼煽动,胸骨上窝及肋间隙回缩,呼吸窘迫及发绀。

三、辅助检查

1.喉镜

间接喉镜适用于病情稳定且合作的患者,主要观察异物、咽后壁或喉部肿块及声门病变。直接喉镜及纤维喉镜可用于清醒、有自主呼吸者,可直接观察咽喉部异物、出血、外伤及肿物的位置、大小及性质,了解声带病变,还可以清除分泌物、血液,经喉镜取异物,行气管内插管。

2.纤维支气管镜

观察声门以下、气管内外伤、异物、肿瘤的大小、位置和性质,阻塞程度,亦可经纤维支气管镜取异物。

3.影像学检查

颈部 X 线软组织拍片对急性会厌炎、咽后壁脓肿、异物及其他气道外伤的诊断有重要意义,可提示咽下部异物、咽喉部肿物等存在的可能性。胸部 X 线通常不易发现病变。但高电压胸部 X 线片,尤其是气管体层摄影能确诊肿瘤造成气管狭窄,但易被忽视而误诊。CT 可了解气道阻塞处病变的大小、形态、气道狭窄的程度及与气道的关系。并对甲状腺、环状软骨及甲状软骨的外伤、肿瘤诊断有一定价值。

4.肺功能检查

对本病确诊非常有意义。流速容量环对上气道阻塞的诊断和分型有很大价值,据此本病分为三种类型。①固定型阻塞:由于病变部位僵硬固定,吸气和呼气相气流均受限,呼吸气相压力变化对其气道口径影响很小,用力呼气和吸气流速明显下降且程度相近,表现为流速恒定的平台,整个流速容量环几乎成为一个矩形,最大呼气中期流速与最大吸气中期流速比值近似1;②胸腔外可变型阻塞:用力吸气时,气道内压力明显低于大气压,跨壁压增加,使梗阻处气道口径进一步缩小,流速明显受阻而出现吸气平台,而呼气流速基本正常,最大呼气中期流速/最大吸气中期流速>1;③胸腔内可变型阻塞:用力呼气时,胸内压显著增加,明显超过气道内压,病变处气道口径更为狭窄,呼气流速明显受限显示呼气环平台段,吸气流速影响较小,最大呼气中期流速与最大吸气中期流速比值明显下降。

5. 磁共振（MRI）

对上气道阻塞异物、血肿、肿瘤等病因的确定有一定价值。

四、治疗

急性上气道阻塞发病较急，危及生命，必须认真对待，积极处理。视呼吸困难程度采取不同措施。治疗原则为维持生命体征、给予氧气吸入、建立人工气道和病因处理。所采取的措施包括：①立即给予氧气吸入；②用于建立人工气道的全部器械准备，包括吸引器、喉镜或气管镜、气管内插管套管及外科气管切开的手术器械等；③迅速建立静脉通路；④持续生命体征和 SaO_2 的监测；⑤在保证气道通畅的情况下运送患者或进行检查如 X 线检查。

（一）不完全上气道阻塞

对不完全上气道阻塞的患者，如病情稳定，轻度呼吸困难，在给予吸氧、静脉输液和 SaO_2 监测的情况下进行检查，可做喉镜、纤维支气管镜、颈部放射学检查及肺功能，明确病因，进行积极治疗。不完全急性上气道阻塞有可能在较短时间内缓解者，如急性喉炎、喉异物等，可积极治疗病因，并做好气管切开的准备，以便需要时施行之。如病情恶化，呼吸困难明显，可局麻或全麻下气管内插管或气管切开。对药物治疗无效，全身情况较差者亦早施行气管切开术，以免引起窒息及心力衰竭。如病情危重，应立即气管内插管或气管切开。

（二）完全上气道阻塞

对完全上气道阻塞者，应立即采取措施保持气道通畅，气管切开是最可靠的方法。入院前处理相当重要，救护人员立刻就地采取抢救措施，否则患者不能顺利到达医院。尤其是异物或食物误吸导致窒息，可以致命。抢救时，应在背部重击一掌，迫使阻塞在上气道的异物咳出，若仍无效，即应立于患者背后，以双手重力压击上腹部，以造成呼气气流，将异物冲出，此为海氏手法（海姆立克法冲击法）。必要时，紧急经鼻或经口气管内插管抢救成功率可达 90%。如无条件，甚至在无麻醉、不消毒情况下，可利用任何剪、刀施行紧急气管切开，或用 12～14 号针头经气管穿刺以解燃眉之急。气管切开术是抢救上气道阻塞的可靠方法。还可施行环甲膜切开术，呼吸困难缓解后，再行病因治疗。

（三）病因治疗

异物阻塞应在直接喉镜下取异物，在入院前可用手按压上腹部及胸部促进异物排出，但要注意防止肋骨骨折、呕吐及气压伤，操作手法应熟练轻柔，防止异物进一步嵌塞到下呼吸道。急性炎症应针对病因选用合适的抗生素，适时使用糖皮质激素（GCS），雾化吸入也可收到良好疗效。急性会厌炎发病急，成人病死率可达 6%～7%，应积极治疗，地塞米松静脉注射，儿童 0.5 mg/kg，氨苄西林 100 mg/kg。过敏反应性喉水肿可予肾上腺素 0.5～1 mg，氧气吸入，抗组胺药，GCS 和静脉输液。遗传性血管神经性水肿为缺乏补体 C_1 酯酶抑制剂，治疗可补充 C_1 酯酶抑制药，也可应用新鲜冰冻血浆。遗传性血管神经性水肿对肾上腺素无效。肿瘤患者要根据病情给予手术、放疗或化疗。阻塞后肺水肿与阻塞去除后气道压力突然降低有关，发生率约 11%，肺水肿常发生在解除阻塞数分钟内。治疗可给予吸氧、利尿药、吗啡及限制液体入量，严重者可予呼气末正压给氧。

（岳天霞）

第十一节 大咯血

通常大咯血是指 1 次咯血量超过 100 mL，或 24 h 内咯血量超过 600 mL 以上者。需要强调的是，对咯血患者病情严重程度的判断，不要过分拘泥于咯血量的多少，而应当结合患者的一般情况，包括营养状况、面色、脉搏、呼吸、血压以及有否发绀等，进行综合判断。对那些久病体衰或年迈咳嗽乏力者，即使是少量咯血亦可造成患者窒息死亡，故对这类患者亦应按照大咯血的救治原则进行救治。

一、病因

肺脏有两组血管，即肺循环和支气管循环。起于右心室动脉圆锥的肺动脉及其分支为低压系统，提供着肺脏约 95% 的血供。支气管动脉发自于主动脉，为高压系统，一般向肺脏提供约 5% 的血液，主要向气道和支撑结构供血。据统计，在大咯血患者当中 90% 的出血来自支气管循环，而出血来自肺循环者仅占 10% 左右。目前已知可引起咯血的疾病有近 100 种。

二、临床表现

反复咯血可长达数年或数十年，程度不等，从少量血痰到大量咯血不等，咯血量与病情严重程度有时不一致。有些患者平素无咳嗽、咳痰等呼吸道症状，以反复咯血为主要表现。

三、辅助检查

1. 胸部 X 线检查

胸部 X 线片对咯血的诊断意义重大，故应作为常规检查项目。要求多个体位投照，必要时还应加照前弓位、点片及断层片。胸部 X 线片上出现沿支气管分布的卷发状阴影，多提示支气管扩张；液平多见于肺脓肿；实质性病变多考虑肺部肿瘤。值得注意的是，在病灶大量出血时血液可被吸入邻近气道，此种吸入可导致肺泡充盈，形成血液吸入性肺炎。在早期易与肺部实质性病变相混淆，但血液吸入性肺炎常在 1 周内吸收，故再次摄片将有助于两者鉴别。

2. 痰液检查

通过痰涂片和培养，查找一般致病菌、结核菌、真菌、寄生虫卵及肿瘤细胞等。

3. 纤维支气管镜检查

可确定出血部位，窥见气管及四级以内支气管情况，如发现病变，可在病变部位取活检，或行细胞刷检查，行细菌学和细胞学检查，有助于咯血的病因诊断。

四、诊断

一般经过询问病史和体检以及上述各项检查之后，对大咯血的病因多可作出正确的诊断。咯血常为全身疾病临床表现的一部分，全面、细致的体格检查将有助于咯血的病因诊断。

五、治疗

（一）一般处理，绝对卧床休息

医护人员应指导患者取患侧卧位，并做好解释工作，消除患者的紧张和恐惧心理。咯血期间，应尽可能减少一些不必要的搬动，以免途中因颠簸加重出血、窒息致死。同时，还应鼓励患者咳出滞留在呼吸道的陈血,以免造成呼吸道阻塞和肺不张。如患者精神过度紧张,可用小剂量镇静剂。对频发或剧烈咳嗽者,可给予镇咳药。必要时可给予可待因口服。但对年老体弱患者,不宜服用镇咳药。对肺功能不全者,禁用吗啡、哌替啶,以免抑制咳嗽反射,造成窒息。

(二)止血治疗

1.药物止血

(1)垂体后叶素可直接作用于血管平滑肌,具有强烈的血管收缩作用。用药后由于肺小动脉的收缩,肺内血流量锐减,肺循环压力降低,从而有利于肺血管破裂处血凝块的形成,达到止血目的。对患有高血压、冠心病、动脉硬化、肺源性心脏病、心力衰竭以及妊娠患者,均应慎用或不用。

(2)血管扩张剂通过扩张肺血管,降低肺动脉压及肺动脉楔压(PACP);同时体循环血管阻力下降,回心血量减少,肺内血液分流到四肢及内脏循环当中,起到"内放血"的作用。造成肺动脉和支气管动脉压力降低,达到止血目的。对于使用垂体后叶素禁忌的高血压、冠心病、肺心病及妊娠等患者尤为适用。治疗中不良反应少,但为了防止直立性低血压及血压下降的发生,用药期间应卧床休息。对血容量不足患者,应在补足血容量的基础上再用此药。

(3)阿托品、山莨菪碱对大咯血患者亦有较好的止血效果。此外,亦有采用异山梨酯及氯丙嗪等治疗大咯血,并取得一定疗效。

(4)一般止血药主要通过改善凝血机制,加强毛细血管及血小板功能而起作用。

此外,尚有减少毛细血管渗漏的卡巴克络(安络血);参与凝血酶原合成的维生素 K;对抗肝素的鱼精蛋白以及中药云南白药、各种止血粉等。鉴于临床大咯血多是由于支气管或肺血管破裂所致,故上述药物一般只作为大咯血的辅助治疗药物。

2.支气管镜在大咯血治疗中的应用

对采用药物治疗效果不佳的顽固性大咯血患者,应及时进行纤维支气管镜检查。其目的:一是明确出血部位;二是清除气道内的陈血;三是配合血管收缩剂、凝血酶、气囊填塞等方法进行有效的止血。出血较多时,一般先采用硬质支气管镜清除积血,然后通过硬质支气管镜应用纤维支气管镜,找到出血部位进行止血。目前借助支气管镜采用的常用止血措施有:①支气管灌洗;②局部用药;③气囊填塞。

3.放射治疗

有文献报道,对不适合手术及支气管动脉栓塞的晚期肺癌及部分肺部曲菌感染引起大咯血患者,局限性放射治疗可能有效。推测放疗引起照射局部的血管外组织水肿,血管肿胀和坏死,造成血管栓塞和闭锁,起到止血效果。

(宋 丹)

第十二节 急性肺水肿

肺水肿是由多种原因引起肺内血管与肺组织之间液体交换功能紊乱,肺含水量增多,临床以突发性呼吸困难、咳嗽并咯粉红色泡沫痰、肺部弥散性湿性和干性啰音以及缺氧等为主要表现的综合征,是临床常见的急症之一。

一、病因

临床常见肺水肿的病因有心源性(如二尖瓣狭窄、高血压、心肌梗死、心律失常等引起急性左心力衰竭)和非心源性(如休克、创伤、感染等多种全身性疾病)因素导致肺毛细血管压升高和感染、理化因素、成人呼吸窘迫综合征等导致肺毛细血管壁和肺泡壁通透性增加。另外,血浆蛋白浓度降低而引起胶体渗透压下降后,在轻度液体负荷过量或肺毛细血管静水压轻度升高时,也可发生肺水肿。其他引起肺水肿的情况见于淋巴引流受阻如被肿瘤或矽肺所阻塞,引起间质水肿。临床上大量抽吸胸腔积液(气)时,由于突然迅速增加的负压,促使肺毛细血管内液外渗而发生肺水肿。

二、临床表现

1.间质水肿期

临床症状和体征不显著,患者稍感胸闷、气急、心跳较快,但肺部尚无啰音,呈轻度低氧血症。

2.肺泡水肿期

此期开始出现明显的缺氧症状,有严重的呼吸困难,阵阵剧咳,咳大量白色或粉红色泡沫痰。

两肺中、下部开始至全肺出现哮鸣音和湿啰音。血气分析可发现 PaO_2 下降,$PaCO_2$ 仍低于正常,呼吸性碱中毒。

3.休克期

严重缺氧,呼吸循环衰竭和代谢紊乱。此时有神志改变,皮肤苍白湿冷。血气分析有 PaO_2 显著下降,严重混合性酸中毒。

4.终末期

休克恶化,进入不可逆期,最终因多脏器功能障碍而死亡。

三、辅助检查

(一)X 线检查

胸部 X 线检查是诊断肺水肿的重要依据。

1.间质性肺水肿

肺纹理增多变粗,肺门边缘模糊不清,肺野透光度低而模糊,有 Ker-ley A 线和(或)B 线。

2.肺泡性肺水肿

分三型:①中央型(蝴蝶型)以肺门为中心呈蝴蝶型影,是肺水肿的典型 X 线表现;②弥散型,肺野广泛分布点片状阴影,可融合成大片;③局限型,呈大叶型分布的密度增高影。

(二)CT 检查

CT 具有较高的分辨率,良好的组织对比度,断层像又消除了组织结构重叠的影响。能清楚地显示肺水肿的分布方式,比普通 X 线检查能更及时地发现肺水肿的发生。

四、诊断

当肺水肿发展至显著的肺泡水肿时,患者有严重呼吸困难、端坐呼吸、咳白色或粉红色泡沫痰、双肺布满干性和湿性啰音,诊断并不十分困难。

为赢得治疗时机及早期发现肺水肿,有学者提出,细致观察病情,密切监测肺功能改变,结合 X 线表现,可提高早期诊断阳性率。

五、治疗

(一)纠正缺氧

及时高流量输氧(6～8 L/min),吸入氧浓度(FiO_2)＞50％或纯氧,维持氧分压在 8.0～9.33 kPa,必要时面罩加压或正压(0.53～1.06 kPa)给氧,或配合氧疗使用呼吸机。可使用消泡净加入吸氧器湿化瓶雾化吸入,以利于改善通气。

(二)降低肺毛细血管静水压

1.体位

取头高脚低位或半坐位,使回心血量减少,肺动脉压降低。必要时四肢加止血带,每 15 min 将止血带轮流放松,以保证肢体循环。

2.吗啡

5～10 mg 皮下或肌内注射。吗啡能扩张周围静脉、减少静脉回流量,吗啡的镇静作用,可消除患者的焦虑,使呼吸变慢变深。但有昏迷、休克、呼吸抑制或肺内感染者禁用。

3.血管扩张剂

扩张小血管,减轻心脏前、后负荷,减轻肺水肿。

方法:酚妥拉明,每次 10～20 mg 静脉注射,或 20～30 mg 加入 500 mL 液体静脉滴注;硝酸甘油片,0.3～0.6 mg 舌下含服;严重病例,硝普钠 50 mg 加入 500 mL 液体,1～2 $\mu g/(kg \cdot min)$ 的速度滴注。

4.利尿剂

快速作用的利尿剂可迅速减少血流量,降低肺动、静脉压,常用呋塞米 20～40 mg, 1～2 min 内缓慢注射;或依他尼酸钠 25～50 mg 稀释后静脉注射,必要时 2 h 后重复。心源性休克时不宜使用强利尿剂。

5.氨茶碱

氨茶碱有强心利尿作用,还能解除支气管痉挛,减轻呼吸困难。常用 0.25g 加入 20～40 mL 50％葡萄糖液中缓慢注射。

6.洋地黄苷

几乎适用于治疗所有急性肺水肿,但以心源性肺水肿最适宜。使用前必须了解是否用过洋地黄,避免造成洋地黄中毒。

(三)降低肺毛细血管和肺泡壁通透性

1.肾上腺皮质激素

肾上腺皮质激素有极强的抗感染作用,能降低微血管通透性,促进肺水肿吸收;对肺泡 Ⅱ 型细胞有保护作用,促进肺泡表面活性物质的合成和分泌,降低肺泡表面张力;解痉作用,抑制吸入性肺炎的炎性反应等。方法:地塞米松 10～20 mg 静脉注射或氢化可的松 300 mg 静脉滴注。

2.超氧化物歧化酶和前列环素类

动物实验中这两类药均能显著降低肺毛细血管通透性,减轻肺水肿,是治疗肺水肿很有希望的药物。目前尚处于临床试用阶段。

(四)莨菪类药疗法

自 20 世纪 70 年代应用莨菪类药治疗肺水肿,20 余年的实践证明,此法疗效高,安全性大。其治疗机制:①扩张小动脉和小静脉,使淤滞在肺内的血液转向体循环,发挥"内放血"的作用;②稳定生物膜,抑制花生四烯酸代谢物、氧自由基、溶酶体酶等多种生物活性物质的释放,降低微血管的通透性;③抑制大脑皮层,兴奋呼吸和循环中枢;④解除支气管平滑肌的痉挛,减少呼吸道大量分泌物的生成,改善肺通气和换气机能。

(王绪英)

第二章 循环系统疾病诊治

第一节 缩窄性心包炎

缩窄性心包炎是指心脏被致密厚实的纤维化或钙化心包所包围,使心室舒张期充盈受限而产生一系列循环障碍的疾病。缩窄性心包炎是疾病累及心包的最终表现。大约0.2%的开胸心脏手术病例发生缩窄性心包炎,在心脏手术后数周至数月发生。胸壁照射则可在数十年后发生心包缩窄。缩窄性心包炎在老年人少见,但一旦出现,预后不良。

一、病因

各种病因所引起的心包炎均可造成缩窄。在我国,结核性心包炎仍是缩窄性心包炎最常见的病因。细菌性心包炎,肿瘤性心包炎,尿毒症性心包炎,放射性、外伤和结缔组织疾病均可引起心包缩窄,急性非特异性心包炎引起心包缩窄的较为少见,但亦有原因不明者。老年人心脏肿瘤是常见病因。

二、临床表现

心包缩窄起病隐匿,可出现于急性心包炎后数月至数年,一般为2~4年,也可在急性心包炎发病后数天或数周内即发生。亦可无急性心包炎病史。症状与体征不相平行是其特点,往往体征较显著而症状相对较轻。

1. 症状

早期的症状和体征包括下肢水肿、腹部不适和肝淤血。当疾病发展至严重时,肝淤血加重可进展成显性黄疸、腹腔积液或全身水肿及出现心源性肝硬化。随着疾病进展,肺静脉压升高所致的症状和体征,如活动后气促、咳嗽及端坐呼吸等可能会出现。这个阶段,心房颤动和三尖瓣反流都会出现,使静脉压力升高进一步恶化。末期,慢性心排出量减少的症状显著,包括严重乏力、肌肉失用和体重下降。老年人的症状较隐匿,常感易疲乏,常无胸痛或呼吸困难。偶尔首发的症状为复发性胸腔积液、一过性脑缺血发作和昏厥。临床上,严重末期缩窄性心包炎可被误诊为各种原因的右侧心力衰竭和终末期原发肝病。当然,原发肝脏疾病时静脉压并不升高。

2. 体征

心包缩窄时最突出的体征是颈静脉怒张。体征有:①收缩压正常或降低,脉压变小,约1/3的患者出现奇脉。②颈静脉怒张,且因颈静脉压力增高,Kussmaul征常存在。③心脏查体可发现心尖冲动减弱或消失,心浊音界正常,心音减弱,可有第二心音分裂和心包叩击音。心包叩击音在约40%的患者可出现,在舒张早期于胸骨左缘或心尖最易听到,在第二心音后0.06~0.12 s出现,且音调相对较高,呈拍击样。心包叩击音反映心室舒张期充盈早期的突然终止。可也有继发性三尖瓣反流所致的收缩期杂音。晚期患者可出现心房纤颤。④肝大、腹腔积液及下肢水肿。

三、辅助检查

1.心电图

心包缩窄的患者心电图常有改变,窦性心律(多为窦性心动过速),约 1/3 伴有心房颤动,个别为心房扑动;QRS 波群低电压(尤其是肢导联)和非特异性 ST-T 改变。

2.胸部 X 线检查

心影大小和轮廓在正常范围内,但可能因合并心包积液而扩大;心影缩小者较少见,往往见于极慢性而压迫极严重病例。上腔静脉扩张常见,结核性缩窄时,胸部 X 线片可见心包钙化。有时可见胸腔积液。X 线透视可见心脏搏动减弱或消失。

3.超声心动图

超声心动图可见到心包增厚、钙化,舒张早期室间隔向左室侧移动,吸气时舒张早期跨二尖瓣流速(E)下降 25％以上。心室容量变小或无明显改变,室间隔矛盾运动,左室壁活动减弱等。若有心包钙化,则回声增强。

4.CT 和 MRI 检查

心包厚度以 CT 或 MRI 诊断最为可靠。正常心包仅 1 mm 厚。心电图同步心脏 CT 可测量其厚度范围为 1～1.5 mm,非心电图同步心脏 CT 可测量 2 mm 以下的厚度范围;心脏 MRI 可测量厚度在 3 mm 以上的心包。但心包增厚并不一定与缩窄性心包炎相关。还可见于心包钙化、心房扩大、心室呈管状变形、房室沟狭窄、腔静脉扩张等。

5.左、右心导管检查

左、右心导管检查示右心房、右心室、肺动脉楔压、左心室舒张压增高并趋于相等,约 20mmHg,左右心室充盈压基本相等,心排出量减低,右心房压力曲线呈 M 形或 W 形,a 波与 V 波几乎同等高度,有显著的 Y 倾斜。吸气后屏气时右心房压力曲线增高。因为左右心室充盈仅限于舒张早期,故左右心室舒张期压力曲线呈舒张早期下陷和舒张中晚期高原波形,又称"平方根"征。肺动脉、右心室收缩压常中度增高,为 30～45 mmHg。

四、诊断与鉴别诊断

典型缩窄性心包炎根据临床表现及实验室检查,诊断并不困难。当患者有肝大、腹腔积液、水肿、颈静脉怒张和静脉压显著增高,而无心脏扩大或心脏瓣膜杂音时,应考虑本病。

需与限制型心肌病、肝硬化、结核性腹膜炎、恶性肿瘤、充血性心力衰竭相鉴别。限制型心肌病的临床表现和血流动力学改变与本病很相似,难以区别,需做心内膜心肌活检或探查性胸腔切开术来鉴别。

五、治疗

(一)药物治疗

内科药物治疗为辅助治疗:①利尿药及限盐以缓解水肿,但水肿往往是难治性的;②心房颤动伴快速心室率时心率尽量控制在 80～90 次/分钟或以上,首选地高辛,次选 β 受体拮抗药和钙拮抗药,若为窦性心动过速,因其为代偿机制,故应避免使用 β 受体拮抗药。

(二)非药物治疗

尽早施行心包剥离切除术是治疗的关键,且应在心包钙化和心肌受累前进行,以避免发展为心源性恶病质、严重肝功能不全、心肌萎缩。有报道经中线胸骨切开或(和)心肺旁路功能恢复良好,长期存活率较高。病程较长、术前左心房直径超过或等于 4 cm,手术效果较差。术后约 75％患者可获得临床症状和血流动力学的改善。疑有结核者,术前应给予抗结核药物治疗 4～8 周,并在术后继续用药 1 年。

(王 倩)

第二节　缺血性心肌病

缺血性心肌病(ischemic cardiomyopathy,ICM)是冠心病的一种特殊类型或晚期阶段,是指由冠状动脉粥样硬化引起长期心肌缺血,导致心肌弥散性纤维化,形成与原发性扩张型心肌病类似的临床综合征,出现收缩或舒张功能失常,或两者兼有,但不能用冠状动脉病变程度和缺血来解释。1970 年 Burch 等首先将其命名为缺血性心肌病。

一、病因

冠状动脉粥样硬化性心脏病、先天性冠状动脉异常、冠状动脉微血管病变(继发糖尿病时)和冠状动脉栓塞导致心肌缺血造成心肌细胞坏死、心肌顿抑或心肌冬眠,继而心肌瘢痕形成,剩余的存活心肌必须超负荷工作,最终导致心室扩张和肥厚,从而产生收缩性或舒张性心力衰竭。交感神经和肾素-血管紧张素-醛固酮系统的激活是缺血性心肌病心力衰竭的重要发病机制。近年来发现,血管内皮细胞功能不全、心肌细胞凋亡、脂肪酸 β 氧化及葡萄糖氧化的异常和线粒体膜电位的变化在缺血性心肌病心力衰竭的发生、发展过程中起着重要的作用。

二、临床表现

根据 ICM 的临床表现不同,将其分为限制型 ICM 和扩张型 ICM。限制型 ICM 属于本病的早期阶段,患者心肌虽有广泛纤维化,但心肌收缩功能尚好,心脏扩大尚不明显,临床上心绞痛已近消失,常以急性左心衰竭发作为突出表现。扩张型 ICM 为病程的晚期阶段,患者心脏已明显增大,临床上以慢性充血性心力衰竭为主要表现。一般认为,扩张型 ICM 是由限制型 ICM 逐渐发展而来的。充血性心力衰竭的症状呈进行性进展,由劳力性呼吸困难发展至夜间阵发性呼吸困难及端坐呼吸,常有倦息和乏力,周围性水肿和腹腔积液出现较晚。部分患者开始以心绞痛为主要临床表现,以后逐渐减轻甚至消失,而以心力衰竭为主要临床表现。体征为充血性心力衰竭的表现。预后不良,存活率低。

三、辅助检查

1. X 线表现

全心或左心增大,肺血流重新分布,严重病例可见间质性或肺泡性肺水肿和胸膜渗出征象。

2. 心电图

可为窦性心动过速、心房颤动、室性期前收缩、ST-T 异常及既往心肌梗死的 Q 波。

3. 超声心动图

左室明显扩大,左室常呈不对称的几何形状改变;心肌厚薄不均,密度增高;室壁运动呈明显节段性运动障碍为主,可表现僵硬、扭曲甚至矛盾运动;房室瓣开放,心肌缺血引起乳头肌功能不全,二尖瓣关闭不全,左室增大,二尖瓣开放幅度减小。常伴有瓣膜、瓣环、腱索、乳头肌钙化,主动脉壁及心内膜钙化;左心功能以舒张功能减低为主,收缩功能异常通常晚于舒张功能异常,收缩功能障碍表现为舒张末期及收缩末期容积增多,心室射血分数明显降低。

4.素心肌显像

素心肌显像可有心肌梗死和可逆性心肌缺血;左室收缩功能损害以局部为主,造成室壁各段之间收缩不协调甚至反向运动,射血分数下降。

5.冠状动脉造影

冠状动脉造影可见多支冠状动脉弥散性严重狭窄或闭塞。

四、诊断与鉴别诊断

(一)诊断

1.肯定条件

(1)有明确的冠心病证据,如心绞痛病史,心肌梗死 6 个月以上,冠状动脉造影结果阳性等。

(2)心脏明显扩大。

(3)心力衰竭反复发作。

2.否定条件

(1)需要除外冠心病并发症引起的情况,如室壁瘤、室间隔穿孔、乳头肌功能不全及心律失常等。

(2)需要除外其他心脏病或其他原因引起的心脏扩大和心力衰竭,如扩张型心肌病、风湿性心脏病、高血压性心脏病、酒精性心肌病、克山病、长期贫血、甲状腺功能亢进及心脏结节病等。

(二)鉴别诊断

临床上需与 ICM 进行鉴别的心肌病变主要有扩张型心肌病、酒精性心肌病及克山病。

1.扩张型心肌病

扩张型心肌病是一种原因不明的心肌病,其临床特征与 ICM 非常相似,鉴别诊断也相当困难,特别是 50 岁以上的患者,若伴有心绞痛则极易误诊为 ICM。由于扩张型心肌病与 ICM 的治疗原则不同,故对二者进行正确的鉴别具有重要的临床意义。

(1)年龄及病史:扩张型心肌病发病年龄较轻,常有心肌炎病史;而 ICM 发病年龄较大,多数有心绞痛或心肌梗死病史,常伴有高血压、高脂血症及糖尿病等。

(2)心电图检查:扩张型心肌病常伴有完全性左束支传导阻滞,心电图 ST-T 改变也多为非特异性而无定位诊断价值。

(3)胸部 X 线检查:扩张型心肌病患者心影呈普大型,心胸比多在 0.6 以上,透视下见心脏搏动明显减弱,晚期常有胸腔积液、心包积液征象。ICM 患者虽有心影明显增大,但多数呈主动脉型心脏,并伴有升主动脉增宽及主动脉结钙化等。

(4)心脏形态学对比:扩张型心肌病因心肌广泛受累,常表现为 4 个心腔呈普遍性显著扩大;而 ICM 常以左心房及左心室扩大为主,并常伴有主动脉瓣及瓣环增厚、钙化。

(5)室壁厚度及运动状态比较:扩张型心肌病患者室壁厚度弥散性变薄,室壁运动弥散性减弱;而 ICM 患者心肌缺血部位与病变冠状动脉分布走行密切相关,缺血严重部位则出现室壁变薄及运动减弱,故常见室壁厚度局限性变薄、室壁运动呈节段性减弱或消失。

(6)血流动力学变化:扩张型心肌病患者因心脏呈普遍性显著扩大,常继发各瓣膜及瓣膜支架结构改变而引起多个瓣口明显反流;而 ICM 患者因以左心房及左心室扩大为主,常伴二尖瓣口反流。

(7)扩张型心肌病患者因心肌病变弥散广泛,左心室扩大明显及心肌收缩无力,故心脏收缩功能明显降低;而 ICM 患者虽左心室射血分数及短轴缩短率均有降低,但其程度则较扩张型心肌病轻。

(8)周围动脉超声探查:扩张型心肌病仅少数患者的颈动脉与股动脉斑块呈阳性;而 ICM 患者颈动脉与股动脉斑块则多数阳性。

(9)放射性核素检查:一般认为,ICM 比扩张型心肌病患者的心肌损伤更重,纤维化程度更高。因此行 ^{99m}Tc-甲氧基异丁基异腈(MIBI)心肌灌注显像检查,扩张型心肌病多显示为不呈节段性分布的、散在的稀疏区,范围小、程度轻,表现为较多小片样缺损或花斑样改变;而 ICM 患者多呈按冠状动脉分布的节段性灌注异常,心肌血流灌注受损程度重、范围大;当灌注缺损范围大于左心室壁的 40% 时,则对 ICM 的诊断有较高价值。

(10)冠状动脉造影:扩张型心肌病患者冠状动脉造影往往正常。

2.酒精性心肌病

酒精性心肌病是由于长期大量饮酒所致的心肌病变,主要表现为心脏扩大、心力衰竭及心律失常等,临床上与扩张型 ICM 有许多相似之处。以下特点有助于二者的鉴别。

(1)有长期、大量饮酒史。

(2)多为 30～50 岁男性,且多伴有酒精性肝硬化。

(3)停止饮酒 3～6 个月后,病情可逐渐逆转或停止恶化,增大的心脏可见缩小。

3.克山病

克山病是一种原因不明的地方性心肌病,其临床表现与辅助检查所见均与扩张型 ICM 有许多相似之处,但其有明显的地区性,绝大多数患者为农业人口中的生育期妇女及断奶后的学龄前儿童。而 ICM 则以老年人多见。

五、治疗

1.药物治疗

在控制冠心病的易患因素的基础上,给予硝酸酯类药物、β 受体阻滞剂缓解心绞痛,改善心肌缺血症状。以心力衰竭为主要表现,应予利尿剂、血管紧张素转化酶抑制药或血管紧张素受体拮抗剂、醛固酮受体拮抗剂,必要时予正性肌力药(洋地黄)以控制心力衰竭,病情较稳定者应尽早给予 β 受体阻滞剂,从小剂量开始。心力衰竭常并发高凝状态,易发生静脉血栓和肺栓塞,临床上主要应用华法林抗凝治疗。对并发心房颤动高危患者,ACTIVEA 研究显示氯吡格雷和阿司匹林联合应用可有效预防心房颤动的血管事件,可作为华法林安全的替代治疗。优化能量代谢的药物曲美他嗪通过促进缺血心肌对葡萄糖的利用,减少对脂肪酸的利用来提高细胞产能的效率,从而保护冬眠心肌,促进心功能的恢复。

2.经皮冠状动脉介入术(PCI)

冠状动脉造影发现 2 支血管病变尤其伴左前降支近端严重狭窄和左室功能损害,药物不能稳定病情,频繁的心绞痛发作,新发的或恶化的二尖瓣反流,均应行 PCI 治疗。PCI 较单纯药物治疗能更好地改善心功能,提高生活质量。

3.冠状动脉旁路移植术(CABG)

冠状动脉造影发现左主干病变或三支弥散性病变,尤其伴 2 型糖尿病者,应首选 CABG。

4.心脏再同步化治疗(CRT)

心脏再同步化治疗通过改善心脏不协调运动,增加左室充盈时间,减少室间隔矛盾运动,减少二尖瓣反流,从而改善心力衰竭患者的心功能,增加运动耐量,甚至逆转左室重构。患者有中到重度心力衰竭症状(NYHA Ⅱ~Ⅳ级),窦性心律的心脏失同步化(完全性左束支传导阻滞,QRS 间期≥120 ms),严重的左室收缩功能不全(LVEF≤35%),尤其是并发三度房室传导阻滞者,在经过合理的药物治疗后没有改善,可考虑 CRT,如果要并发恶性室性心律失常可同时行 CRT-D 治疗。CRT 虽能改善心功能,但不能改善由冠状动脉缺血导致的心肌冬眠和心室重塑。有 30%的患者对 CRT 无应答。

5.干细胞治疗

近年来大量研究表明,具有分化和增殖能力的干细胞移植通过直接分化为心肌细胞、血管内皮细胞,改善心肌间质成分、旁分泌功能等机制,可以修复缺血性心肌病坏死心肌组织,促进血管新生,改善心脏功能。动物实验证实以上效果后随即开展了一期和二期的临床试验,但至今干细胞治疗仍未应用于临床。FOCUS-CCTRN 临床试验并未得到理想的预期效果。目前,干细胞种类、数量、增生能力、移植途径、干细胞移植后的归巢、干细胞和基因的联合治疗等问题在干细胞治疗大规模应用于临床之前尚需进一步研究。

6.心脏移植

完善的内科治疗及常规心脏手术均无法治愈的各种终末期心力衰竭;其他重要脏器无不可逆性病变或影响长期生存的因素;肺动脉压不高的病例即可施行心脏移植。但是供体来源和移植后排斥反应是心脏移植面临的重大问题。总之,ICM 是冠心病终末期的一种类型,预后较差,现有的任何单一治疗手段都不能取得最令人满意的效果。临床首先应充分评价存活心肌的范围及数量,选择最佳的治疗策略,通常是几种治疗方法联合应用,才能最大限度改善预后。

(王　倩)

第三节　老年舒张性心力衰竭

许多医院报告相当一部分充血性心力衰竭左室射血分数(left ventricular ejection fraction,LVEF)正常。同时,几个流行病学调查进一步证明,几乎有一半的充血性心力衰竭(CHF)患者 LVEF 正常,这就是舒张性心力衰竭(diastolic heart failure,DHF)。舒张性心力衰竭是指有心衰的临床症状和体征,有心衰的实验室检查证据(胸部 X 线等),对利尿剂反应好,有或没有左室充盈压降低及心脏指数下降的证据,而超声心动图显示左室射血分数(LVEF)正常,而左室舒张末压(left ventricular end diastolic pressure,LVEDP)升高的情况。

老年人常见舒张性心衰,其病死率较收缩性心衰低,年病死率在 5%~12%,二者具有不同的临床表现和治疗,区别收缩性心衰和舒张性心衰是正确治疗的基础。很多患者收缩性和舒张性心衰共存,例如冠心病,即可以因心肌缺血坏死、心肌细胞减少,使收缩力减弱;心室舒张功能减退则由于慢性心肌缺血纤维化致顺应性降低所致,左心室舒张末压力增加,继而造成肺循环高压,肺部淤血。

一、病因

高血压、冠心病、肥厚型心肌病、瓣膜性心脏病、糖尿病性心脏病、缩窄性心包炎、限制性心肌病。

二、病理生理

心脏的舒张功能包括心室肌弛缓和心室顺应性两部分,前者是主动耗能过程,包括舒张前期、等容舒张期、心室快速充盈期,由于心肌 ATP 不足或钙超载,心肌复极时钙复位延迟,肌球肌动蛋白解离困难导致心肌舒张障碍。主动舒张功能障碍原因多为 Ca^{2+} 不能及时地被肌质网回收及泵出胞外,因为这两种过程均为耗能过程,所以当能量供应不足时,主动舒张功能即受影响。心室顺应性是指心室在单位压力变化下的容积改变,是被动过程,而心室僵硬度则是指单位容积变化引起的压力改变,与心室顺应性互为倒数。这一类病变将明显影响心室的充盈压,当左心室舒张末压过高时,肺循环出现高压和淤血,即舒张性心功能不全,此时心肌的收缩功能尚可保持较好,心排出量无明显降低。心包狭窄、心内膜增生、纤维化、限制性心肌病、高血压、淀粉样变等均可导致心室顺应性下降,影响舒张功能。

三、临床表现

慢性心衰的症状和体征,如劳力性呼吸困难、阵发性夜间呼吸困难、颈静脉怒张、淤血性肝大、水肿等。体检无明显心脏扩大。

四、辅助检查

1. 超声心动图

常规测量的指标是二尖瓣血流频谱。二尖瓣血流频谱可通过 E/A 比值判断心室舒张功能。降低表示舒张早期功能障碍。E峰指舒张早期最大峰值血流速度,A峰指舒张晚期最大峰值血流速度,A峰增高见于高血压、冠心病,A峰降低表示左心室顺应性降低。心室弛缓障碍时 E/A 值倒置<1,左心室顺应性降低左心房压代偿性升高,可使早期舒张充盈正常,E/A>1,即假正常化,表示心室弛缓功能和顺应性均降低。左心室顺应性严重降低见于晚期,心房充盈明显下降甚至消失,E/A>1 或呈单峰样改变。

2. 磁共振成像

可通过标记特定心肌测量心脏收缩和舒张运动,测量心室舒张早期充盈,从而评估心室弛缓速率和程度。侵入性心导管检查测量心室压力与容量是评价左心室舒张功能的标准,但由于其有创性,常不易被接受。

五、诊断

有引起舒张性心衰的病因,有慢性心衰的临床表现,超声心动图检查提示。

(1)E/A>1。

(2)无明显心脏扩大。

(3)左心室射血分数(LVEF)正常或轻度减少。

(4)舒张期左心室内压力(LVEDP)升高或心室充盈受限。用于辅助诊断的检查主要是超声心动图。

六、治疗

DHF 的治疗是以病因治疗为主。

(一)治疗原则

(1)应用静脉扩张剂和利尿剂降低前负荷以减轻肺淤血和降低升高的左心室舒张末期压,但不宜过度,以免心排出量减少。

(2)不用正性肌力药物和动脉扩张剂。

(3)维持窦性心律,应尽量转复并维持窦性心律以免心排出量减少。

(4)改善左心室弛缓,松弛心肌可用钙拮抗剂。

(5)逆转心肌肥厚,改善舒张功能可选用 ACEI、钙拮抗剂和 β 受体阻滞剂。

(二)治疗措施

β 受体阻滞剂改善心室舒张功能主要是依赖其减慢心率的作用,并不是直接改善心肌弛缓功能及顺应性,近年发现 β 受体阻滞剂可逆转左心室肥厚,适用于合并高血庄、冠心病、房性或室性心律失常的舒张性心衰患者。钙离子拮抗剂能改善心肌弛缓增加舒张期充盈,降低钙超载,减少心脏后负荷,地尔硫䓬类还能减少心率,改善充盈,是肥厚型心肌病治疗的一线药物。

ACEI 和醛固酮受体拮抗剂,防止神经内分泌过度激活改善心肌纤维化,改善心肌顺应性。ACEI 和 ARB 除降低血压外还直接作用于心脏局部 RAS 对于逆转左心室肥厚、改善心肌弹性有重要作用。

临床试验证实 ACEI 比其他降压药物能更有效地减轻左心室肥厚。醛固酮受体拮抗剂可改善心肌的弹性,可能与其作用于成纤维细胞有关,一项大型临床试验证实螺内酯有抗纤维化作用。地高辛不用于舒张性心衰患者,除非患者合并有心室率快的心房颤动。发生心房颤动后应尽快转复窦律,电转复效果好,预防复发可用 β 受体阻滞剂或胺碘酮。

心脏介入治疗和冠脉搭桥术可以通过改善冠脉血运,改善心脏缺血引起的舒张和收缩功能不全。

(邓　刚)

第三章 消化系统疾病诊治

第一节 上消化道出血

上消化道出血是指屈氏韧带以上的消化道包括食管、胃、十二指肠、肝、胰、胆等部位的出血,其临床表现主要为不同程度的呕血和(或)黑便。上消化道大出血是指在数小时内失血量超过 1 000 mL 或循环血量的 20%,常伴有急性周围循环衰竭,是临床上常见的急症之一,若抢救不及时可危及生命。

一、病因

1. 消化性溃疡

出血是胃溃疡和十二指肠溃疡常见的并发症,若溃疡波及较大血管,尤其动脉血管时可引起大量出血。

2. 急性胃黏膜损害

以胃黏膜糜烂或急性溃疡为特征的急性胃黏膜病变。发病机制可能由于各种因素导致胃黏膜屏障功能破坏,发生 H^+ 向黏膜弥散,损伤毛细血管或小静脉,导致黏膜弥漫性出血。病变多位于胃底和胃体部,亦可遍布全胃。病变具有广泛性、多样性、易变性的特点。病灶愈合快,不留瘢痕。

发病因素:①外源性因素,常见于药物和乙醇,前者以非甾体类消炎药和激素最为常见;②内源性因素,严重创伤、烧伤、大手术后,严重肝、肾、肺功能不全和中枢神经系统疾病等均可使机体处于应激状态而导致急性胃黏膜损害。

3. 食管和胃底静脉曲张

由肝硬化和门静脉阻塞造成食管和胃底静脉曲张。

4. 胃癌出血

可在早期出现。

5. 其他

①Mallory-Weiss 综合征;②食管裂孔疝;③胃黏膜脱垂;④胃手术后病变(吻合口炎、吻合口溃疡等);⑤胃血管异常;⑥胆道出血。

二、临床表现

上消化道出血的临床表现取决于出血病变性质、部位、失血量和出血速度,也与患者的年龄和心肾功能等有关。

1. 呕血、黑便

呕血、黑便是上消化道出血的特征性临床表现。出血部位在幽门以上者常伴有呕血,但如出血量少、速度慢亦可无呕血。反之,幽门以下部位如出血量大、速度快,也可出现呕血。呕血多呈棕褐色咖啡渣样,是因为血液经胃酸作用形成正铁血红蛋白所致。若出血量大、速度快,血液未与胃酸充分混合即呕出，则为鲜红色或有血块。

上消化道大出血后均有黑便，如果上消化道出血量大、速度快，肠蠕动强，血液在肠内停留时间短，可有紫红或鲜红色血便，酷似下消化道出血。

2.失血性周围循环衰竭

上消化道大出血常伴有失血性周围循环衰竭，出血量大、出血速度快者，由于循环血量迅速减少，患者可有头昏、乏力、心悸、口渴、出汗，突然起立可产生昏厥。查体可见皮肤、口唇、甲床苍白，烦躁不安、四肢厥冷、脉搏细速、血压下降、少尿或无尿，严重者出现意识障碍或休克。老年人器官储备功能低下，即使出血量不大，也可出现周围循环衰竭的临床表现。

3.贫血

慢性消化道出血可能仅在常规体检中发现不明原因的缺铁性贫血，较严重的慢性出血患者可出现贫血相关的临床表现，如乏力、活动后心悸、头晕眼花及皮肤黏膜苍白等。急性大出血早期因周围血管收缩红细胞重新分配等生理调节，血红蛋白、红细胞和血细胞比容等数值可无变化，此后大量组织液渗入血管内以补充失去的血浆容量，血红蛋白和红细胞数值降低，一般经 3～4 h 以上才出现贫血，出血后 24～72 h 血液稀释到最大限度。失血刺激造血系统，失血 24 h 内外周网织红细胞增高。

4.其他

上消化道大量出血后，多数患者有发热，一般为低热或中度发热，体温不超过 38.5 ℃，持续 3～5 d。上消化道出血后，进入肠道的蛋白代谢产物大量被吸收，使血中尿素氮浓度暂时性升高，称为肠源性氮质血症。血尿素氮常在出血后数小时开始上升，24～48 h 达高峰，一般不超过 14.3 mmol/L，如无继续出血，3～4 d 降至正常。另外，出血导致循环血容量降低引起肾前性肾功能不全或长期失血导致肾小管坏死亦可引起氮质血症。

三、辅助检查

(一)实验室检查

1.血常规变化

在出血的早期，患者的血红蛋白、红细胞计数及血细胞比容等可无变化，只有当组织液渗入血管内或补给等渗液体扩充血容量、血液被稀释后才出现贫血的表现，患者常呈正细胞正色素性贫血，网织红细胞常升高。大出血后，白细胞计数可达 $(1～2)×10^9/L$，出血停止后 2～3 d 才恢复正常。肝硬化门静脉高压患者出血后白细胞计数可不增高，其原因是患者常存在有脾功能亢进。

2.氮质血症

上消化道出血后，由于血液进入肠道，其蛋白质消化产物被肠黏膜吸收，故可引起血中尿素氮浓度增高，称肠原性尿素氮增高。在出血后的数小时，尿素氮即可增高，一般在 24～48 h 达高峰。如尿素氮继续升高，可能是继续出血或者系大出血后，因有效血容量减少，而致肾血流量与肾小球滤过率降低所导致的肾性尿素氮增高。因此，在排除了肾性尿素氮升高的因素之后，监测血尿素氮的变化是判断出血是否停止的一项有用指标。

3.上消化道出血的病因诊断

常可依赖红细胞、白细胞及血小板都减少除可见于再生障碍性贫血外，还可见于肝硬化、肝功能异常，如血清胆红素浓度增高(结合与非结合胆红素都增高)、总蛋白、清蛋白降低而球蛋白增高、转氨酶增高等有利于肝硬化的诊断。出血后短期内胆红素浓度增高应考虑胆道、胰腺及壶腹部病变。

(二)其他辅助检查

1.B超检查

如发现肝硬化、门静脉高压的特征性改变,即有利于肝硬化的诊断;如发现局部胃黏膜显著增厚则有利于胃癌的诊断。

2.CT或MRI检查

CT或MRI检查对诊断肝硬化、胆道病变及胰腺病变有较大的帮助,也有利于中、晚期胃癌的诊断。

3.X线钡餐检查

一般而言,在大出血时不宜行X线钡餐检查,因有可能加重出血或再出血,故多主张钡餐检查在出血停止、病情稍稳定以后进行。但此时钡餐检查的病因诊断阳性率则明显降低,例如对急性胃黏膜病变、应激性溃疡等的诊断会发生困难。因为这些病变可在短期内恢复正常。但是钡餐检查对于食管静脉曲张、消化性溃疡或胃癌等病变仍有重要的诊断价值。

4.胃镜检查

诊断上消化道出血重要的方法之一。且可在出血后的24~48 h内行紧急胃镜检查,以确定食管、胃或十二指肠有无出血性病变,其阳性率可达95%左右。如发现病变后再行活组织病理检查,则可确定病变的性质;如果是在出血停止后再做胃镜检查,则其阳性率可大为降低,有可能仅达40%~50%。

5.选择性血管造影

经上述检查手段还不能明确出血的病因时,可行选择性肠系膜上动脉插管造影检查。多主张在出血的情况下立即行造影检查,其出血的部位或病变的性质多数可获得诊断,例如发现造影剂从某破裂的血管处溢出,则该血管处即是出血的部位。当发现异常的病变血管时,可根据该异常血管影做出是否有血管畸形的病因诊断。

四、诊断与鉴别诊断

(一)诊断依据

(1)有消化性溃疡、食管胃底静脉曲张等病史。

(2)反复呕血或持续黑便、柏油样便,或粪便呈暗红色伴肠鸣音亢进。

(3)有头晕、心悸、疲乏、昏厥、口渴、尿少等症状,有血压降低、脉搏加快等改变。

(4)呕吐物或大便潜血试验呈阳性。

(5)胃镜检查发现出血灶。

(二)鉴别诊断

1.呕血与咯血

前者为呕吐而出,常混有食物残渣或胃液,血色常呈咖啡色,多有消化性溃疡、食管胃底静脉曲张等上消化道疾病史。后者为咳而吐出,常混有痰液和气泡,血色鲜红,多有支气管扩张、肺癌等肺部疾病史。

2.下消化道出血

本病大便呈柏油样黑色;后者大便表面呈鲜红血色。但如果上消化道出血量较多或伴有肠蠕动加速,则可排出较鲜红的大便;小肠出血时,如积血在小肠停留时间较长,也可呈柏油样大便,不易鉴别。可行胃镜、全消化道钡餐、乙状结肠镜、电子结肠镜检查及选择动脉造影等以资鉴别。

五、治疗

上消化道出血病情急、变化快,严重者可危及生命,应争分夺秒,积极抢救。

(一)一般治疗

1.休息

应取平卧位休息,有活动性出血患者需禁饮食,抬高下肢,保持呼吸道通畅,必要时吸氧。酌情给予镇静剂,以减轻恐惧和烦躁。肝硬化食管胃底静脉曲张破裂出血,禁用吗啡、巴比妥类药物。

2.密切观察病情

观察呕血、黑便情况,监测血压、心率、呼吸、尿量变化及神志改变等生命体征,病情严重者可行心电监护。定期复查血常规、血尿素氮等,必要时监测中心静脉压。

(二)积极补充血容量

立即检查血型和配血,尽快补充血容量,在配血过程中,可先输平衡液或葡萄糖盐水,若血源缺乏,可用右旋糖酐或其他血浆代用品暂时代之。下列情况为紧急输血指征:①患者改变体位时出现昏厥、血压下降和心率加快;②心率大于 120 次/分钟和(或)收缩压小于 90 mmHg(或比基础血压下降 25%);③血红蛋白低于 70 g/L 或血细胞比容低于 25%。血压、心率、尿量和中心静脉压检测,可作为补液、输血量和速度的较可靠参考指标。输血量以使血红蛋白达到 70 g/L 左右为宜。

(三)止血措施

1.食管、胃底静脉曲张破裂大出血

出血量大,再出血和病死率高,主要止血措施如下。

(1)药物止血:①加压素:静脉给药可使内脏小血管收缩而降低门静脉血流量和压力,以达到止血目的。速度为 0.2 U/min,可逐渐增至 0.4 U/min。不良反应有腹痛、血压升高、心律失常、心绞痛等。因此应同时使用硝酸甘油,以减少加压素的不良反应,同时还有协同降低门静脉压的作用。②生长抑素及其类似物:直接作用于内脏血管平滑肌,使内脏血流量减少,止血效果肯定,且不良反应小。生长抑素(14 肽)用法为首剂 250 μg 静脉缓注,继以 250 μg/h 持续静脉滴注。由于本品半衰期极短,应注意滴注过程中不能中断,若中断超过 5 min,应重新注射首剂。奥曲肽(8 肽生长抑素拟似物)半衰期较长,常用量为首剂 100 μg 加入 10%葡萄糖液中静脉注射,继以 2.5~50 μg/h 持续静脉滴注。

(2)气囊压迫止血:主要用于食管胃底静脉曲张破裂出血,目前不推荐为首选止血措施,仅用于药物不能控制出血者的应急抢救,以赢得时间去准备其他更有效的措施。患者合并充血性心力衰竭、呼吸衰竭、心律失常及不能肯定为食管胃底静脉曲张破裂出血时不宜应用。经鼻腔插入三腔二囊管,进入胃腔后将胃气囊充气膨胀(囊内压 50~70 mmHg),然后向外牵拉,以压迫胃底曲张静脉,若未能止血,再注气入食管气囊(囊内压为 35~45 mmHg),压迫食管曲张静脉。外端用 1 kg 拉力持续牵引,一般可获得满意止血效果。气囊压迫过久可致黏膜糜烂坏死,故置管后持续压迫最多不应超过 24 h。放气减压后,若无出血,先口服 20~30 mL 液状石蜡或食用植物油再拔管。操作时应警惕置管引起血液反流入气管或三腔管向外滑脱,膨胀的气囊可阻塞呼吸道产生窒息等。

(3)内镜治疗:内镜直视下将硬化剂或组织黏合剂注射至曲张的静脉(前者用于食管曲张静脉、后者用于胃底曲张静脉),或用皮圈套扎静脉,不但能达到止血目的,而且可有效防止早期再出血。药物(必要时加气囊压迫)联合内镜治疗是目前治疗急性静脉曲张出血的主要方法之一。

(4)手术或经颈静脉肝内门-体静脉分流术(TIPS):上消化道大出血如经上述方法治疗仍出血不止,可行紧急手术治疗,但急诊外科手术并发症多、死亡率高,因此应尽量避免,有条件的单位可行 TIPS 治疗。

2.非曲张静脉上消化道大出血

除食管胃底静脉曲张破裂之外的其他原因引起的上消化道大出血,习惯上称非曲张静脉上消化道大出血,其中以消化性溃疡所引起的出血最为常见。主要止血措施有以下几种。

(1)抑制胃酸分泌:只有在 pH>6.0 时胃蛋白酶才失去活性,血小板聚集及血浆凝血功能所诱导的止血才能发挥作用,而且新形成的凝血块在 pH<5.0 时迅速被消化。因此,抑制胃酸分泌,提高胃内 pH 具有止血作用。对消化性溃疡与急性胃黏膜病变所引起的出血,常规给予 H_2 受体拮抗剂或质子泵抑制剂,提高胃内 pH,后者疗效更佳,急性出血期应经静脉给药。

(2)内镜治疗:消化性溃疡出血约 80% 不经特殊处理可自行止血。内镜检查时若发现有活动性出血或暴露血管的溃疡应行内镜下止血。已证明有效的方法包括热探头、高频电灼、激光、微波、注射疗法和上止血夹等,可视病情和条件选用。

(3)手术治疗:经内科积极治疗仍大出血不止,危及患者生命,需紧急手术治疗,手术指征和方法根据引起出血的病因而定。

(4)介入治疗:部分严重上消化道大出血患者,既无法行内镜治疗,又不能耐受手术,在这种情况下,可选择性肠系膜动脉造影寻找出血灶同时进行血管栓塞治疗。

(马胜男)

第二节 急性肝衰竭

急性肝衰竭(acute heart failure ,AHF)是急性肝损害或慢性肝损害急性发作,在半年内快速发展的严重肝功能障碍,血浆凝血酶原活动度≤40%,伴有或不伴有肝性脑病。在 10 d 内发生 AHF,以肝性脑病为突出表现称为暴发型;于 10 d 至 2 个月(8 周)以内发生 AHF 称为亚急性型 AHF;于 2 个月至半年(24 周)以内发生 AHF 称为缓发型 AHF。

一、病因

引起急性肝衰竭的病因有很多,在我国最常见的是由病毒感染,如甲肝、乙肝、戊肝病毒等引起;其次,药物性、酒精性、中毒性、缺血性、代谢性、感染性疾病,都会导致急性肝衰竭的发生。

二、临床表现

急性肝衰竭早期可表现为极度乏力,明显厌食或食欲减退,恶心、呕吐、腹胀等严重消化道症状。皮肤巩膜黄染,并进行性加深。出血倾向,随着病情加重或病程延长可有出血性瘀斑,上消化道出血等。重者合并精神、定向力障碍,嗜睡、昏睡甚至昏迷等肝性脑病表现。体检可见精神不振或萎靡不振、黄疸、出血点、瘀斑、心动过速。如合并感染可出现肺部啰音等。

腹腔积液征阳性,叩诊有肠胀气表现,早期肝脏可有肿大,但不一定能触及,暴发性肝衰竭者肝脏可缩小,肝浊音界变小等,肠鸣音减少或消失。注意,虽可有黄疸,但并非所有患者均有肉眼黄疸。右上腹压痛变化较大。由于大面积肝细胞坏死,肝浊音界可能无法叩清,肝脏大小触诊不清。早期病毒性肝炎、恶性肿瘤肝浸润、充血性心力衰竭或急性 Budd-Chiari 综合征史患者可能肝脏增大。

三、辅助检查

1.初始实验室检查

血常规,血型;生化检查如血钠、血钾、血氯、碳酸氢盐、血钙、血镁、血磷、血糖等;肝功能检查如 AST、ALT、ALP、GGT、胆红素(结合/游离),白蛋白/球蛋白;肾功能如 Cr、BUN;凝血功能如凝血酶原时间(PT)/国际标准化比率(INR);动脉血气分析;动脉血乳酸;血淀粉酶和脂肪酶。

2.病毒性肝炎血清学检查

如抗-HAV IgM,HBsAg,抗-HBc IgM,抗-HEV,抗-HCV;血氨水平检测;自身抗原如抗核抗体(ANA)、抗中性粒细胞抗体、抗线粒体抗体,以及免疫球蛋白水平等;疑为中毒性肝衰竭者应在病史询问基础上,选择性进行毒物检测;育龄妇女应做妊娠试验检查;疑有 AIDS 者应监测 HIV。

3.其他检查

如心肌酶谱变化,大小便常规等。

4.影像学检查

肝脏 B 超,必要时行 CT 扫描,以了解肝脏大小、结构变化,以及胆道系统、脾脏、胰腺情况,有无腹腔积液等。胸部 X 线片检查有助于排除肺部病变,胸腔积液情况。ECG 检查了解心电变化,特别是有无心肌缺血性改变等。

四、诊断与鉴别诊断

(一)诊断

1.临床诊断标准

(1)急性重型肝炎(暴发型肝衰竭):急性黄疸型肝炎,起病 10 d 内迅速出现精神、神经症状而排除其他原因,患者肝浊音区进行缩小,黄疸迅速加深,肝功能异常(特别是凝血酶原时间延长,凝血酶原活动度(PTA)低于 40%),应重视昏迷前驱症状,以便做出早期诊断。

(2)亚急性重型肝炎(亚急性肝衰竭):急性黄疸型肝炎,起病后 10 d 以上 8 周以内具有以下指征。

1)出现 II 度以上肝性脑病症状。

2)黄疸迅速上升,数日内血清胆红素上升至大于 170 μmol/L,肝功能严重损害(血清谷丙转氨酶升高,浊度试验阳性,白/球蛋白倒置,丙种球蛋白升高),凝血酶原时间明显延长。

3)高度乏力,明显食欲减退或恶心呕吐、重度腹胀及腹腔积液,可有明显出血现象。

2.病理组织学诊断标准

(1)急性水肿性重型肝炎:以严重的弥散性肝细胞肿胀为主,胞膜明显,胞浆淡染或近似透明,细胞相互挤压呈多边形;类似植物细胞。小叶结构紊乱,小叶中有多数大小不等的坏死灶,肿胀的肝细胞间有明显的毛细胆管淤胆。

(2)急性坏死性重型肝炎:广泛的肝坏死,肝细胞消失遗留网状支架,肝窦充血,有中性、单核、淋巴细胞及大量吞噬细胞浸润,部分残存的网状结构中可见小胆管淤胆。

(二)鉴别诊断

(1)急性肝衰竭:是指急性起病,2周内出现以Ⅱ度以上肝性脑病(四度划分法)为特征的肝衰竭,表现为极度乏力,伴有明显厌食、腹胀、恶心、呕吐等消化道症状,数天内黄疸进行性加深,出血倾向明显,凝血酶原活动度(PTA)低于40%,肝脏进行性缩小;病理表现为肝细胞呈一次性坏死,坏死面积大于肝实质的2/3,或亚大块坏死,或桥接坏死,伴存活肝细胞严重变性,肝窦网状支架不塌陷或非完全性塌陷。

(2)亚急性肝衰竭:是指起病较急,15 d至26周出现肝衰竭的临床表现,如极度乏力,明显消化道症状,黄疸迅速加深,血清总胆红素大于正常值上限10倍或每日上升≥17.1 μmol/L,PT明显延长,PTA≤40%,排除其他原因者;病理表现为肝组织呈新旧不等的亚大块坏死或桥接坏死,较陈旧的坏死区网状纤维塌陷,或有胶原纤维沉积,残留肝细胞有程度不等的再生,并可见细、小胆管增生和胆汁淤积。

(3)慢加急性(亚急性)肝衰竭:是指在慢性肝病基础上,出现急性肝功能失代偿;病理表现为在慢性肝病损害的基础上,发生新的程度不等的肝细胞坏死性病变。

(4)慢性肝衰竭:是指在肝硬化基础上,出现慢性肝功能失代偿,如出现腹腔积液或其他门静脉高压表现,可有肝性脑病,血清总胆红素升高,清蛋白明显下降,有凝血功能障碍,PTA≤40%;病理表现为弥散性肝脏纤维化以及异常结节形成,可伴有分布不均的肝细胞坏死。

五、治疗

AHF病势凶险,预后差,病死率高。治疗原则是全面综合性治疗,维持生命,促进肝细胞的再生,恢复体内生命机能,达到治疗的目的。

(一)一般治疗

1.一般治疗

AHF患者给予重症监护,防止交叉感染。

(1)对昏迷者应注意口腔及皮肤护理,定时翻身。

(2)饮食应保证每日4200～8400kJ热量供应,禁食高蛋白饮食。

(3)保持大便通畅,可服用乳果糖(10 mL/次)或乳酸菌冲剂,每晚保留灌肠,可用乳果糖或1%米醋灌肠,减少肠道氨的吸收。

2.促进肝细胞再生

促肝细胞生长素每天120 mg,20～30 d一疗程。

3.胰高血糖素-胰岛素疗法

剂量为胰高血糖素1 mg与正规胰岛素8～10 IU,加入10%葡萄糖500 mL,每日静脉滴注 1 次,2 周为一疗程。

(二)病因治疗

针对引起 AHF 的不同病因给予治疗。

(三)感染的治疗

1.原发性腹膜炎的治疗

因腹膜炎感染多以大肠埃希菌、副大肠埃希菌等革兰阴性杆菌为主,在腹腔积液的细菌培养结果出来前,先使用针对革兰阴性杆菌为主的抗生素。

(1)氧哌嗪青霉素抗菌谱广,对革兰阴性菌作用较强,并且毒性较低,对绿脓杆菌及大肠埃希菌等有较强的抑制作用,轻度感染用量为 4～8 g/d,分次肌内注射或静脉滴注。重度感染者用量为 8～16 g/d。

(2)头孢类:第二代头孢菌素抗菌谱较广,对革兰阳性、阴性菌及多数肠杆菌科细菌有效,对绿脓杆菌无作用;第二代头孢对肠杆菌群、绿脓杆菌均有较强抗菌活力,对厌氧菌也有效。因腹腔感染常有需氧和厌氧菌混合感染,常用第三代头孢菌素药物。通常剂量均为 2～6 g/d,静脉滴注或肌内注射,甚少有肾毒性。

(3)甲硝唑:对厌氧菌有强大杀菌作用,口服吸收完全,不能口服者可静脉滴注。对严重感染者可联合用药。

2.呼吸道、胆管、泌尿道及肠道感染治疗

(1)肺炎或肺内感染:常用青霉素 G 治疗,160 万～320 万 U/d,分 3～4 次肌内注射或静脉滴注。耐药或疗效差者应换药。

(2)胆管感染:一般是青霉素加链霉素或加庆大霉素。氨苄西林亦可选用。

(3)肠道感染:常用新霉素 0.5 g,4 次/天;SMZ 1 g,2 次/天;黄连素片 0.2 g,3 次/天。

(马胜男)

第三节 原发性肝癌

原发性肝癌(HCC)是指由肝细胞或肝内胆管上皮细胞发生的恶性肿瘤,简称肝癌。其发生率在各国和地区间差异很大,是我国常见的恶性肿瘤之一,病死率高,在恶性肿瘤病死率中仅次于胃、食管而居第三位,在部分地区的农村中则占第二位,仅次于胃癌,严重地危害生命健康。

本病可发生于任何年龄,以 40～49 岁为最多,多见于男性,男女比为(2～5):1 。

一、病因及发病机制

原发性肝癌的发病原因迄今尚不完全清楚,根据流行病学调查资料,以下因素可能与肝癌流行有关。

1.病毒性肝炎

在我国,乙型肝炎是原发性肝癌发生的最重要病因,原发性肝癌患者中 1/3 曾有慢性肝炎病史。肝癌患者血清中乙型肝炎标志物高达 90%以上,近年来丙型肝炎与肝癌关系也逐渐引起关注。

2.肝硬化

原发性肝癌合并肝硬化者占50%～90%,乙肝病毒持续感染与肝细胞癌有密切关系。其过程可能是乙型肝炎病毒引起肝细胞损害继而发生增生或不典型增生,从而对致癌物质敏感。在多病因参与的发病过程中可能有多种基因发生改变,最后导致癌变。

3.黄曲霉毒素

在肝癌高发区,尤其南方以玉米为主粮的地方调查提示,肝癌流行可能与黄曲霉毒素对粮食的污染有关,其代谢产物黄曲霉毒素B有强烈致癌作用。

4.饮水污染

江苏启东的流行病学调查结果发现,饮用池塘水者与饮用井水者的肝癌发病率和病死率有明显差异,可能与池塘水的蓝绿藻产生的微囊藻毒素污染饮用水源有关。

5.遗传因素

在高发区肝癌有时出现家族聚集现象,尤以共同生活并有血缘关系者的肝癌罹患率高。可能与肝炎病毒垂直传播有关。

6.其他

饮酒、亚硝胺、农药、某些微量元素含量异常如铜、锌、钼等,肝吸虫等因素也被认为与肝癌有关。吸烟和肝癌的关系还待进一步明确。

二、临床表现

原发性肝癌早期缺乏典型的临床表现,多在普查或体检时被发现。患者一旦出现典型症状,往往已达中、晚期,病情进展迅速,一般为3～6个月。

1.症状

(1)肝区疼痛:有半数以上患者以此为首发症状,夜间或劳累后加重。多为持续性钝痛、刺痛或胀痛,主要因为肿瘤迅速生长,肝包膜张力增加所致。疼痛部位与癌肿部位关系密切,肝右叶肝癌为右季肋区疼痛;肝右叶顶部的癌肿累及横膈,疼痛可牵涉至右肩背部;向右后生长的肿瘤会引起右侧腰部疼痛,肝左叶癌肿则表现为剑突下疼痛。当肝癌结节坏死、破裂时,可引起腹腔内出血,表现为右上腹突发性的剧痛,从肝区开始迅速蔓延至全腹,产生急腹症的表现。

(2)消化道症状:缺乏特异性,易被忽视。表现为食欲减退、餐后上腹饱胀、腹胀、恶心、呕吐、腹泻等。

(3)全身症状:晚期出现进行性消瘦、乏力、贫血、出血倾向及恶病质等。

(4)发热:比较常见,在37.5℃～38℃,多为持续性低热,也可呈不规则或间歇性、持续性或者弛张型高热,类似肝脓肿表现,但不同之处在于发热前无寒战,抗生素治疗无效。发热多为肿瘤坏死物的吸收所致的癌性热,有时可因癌肿压迫或侵犯胆管引起胆管炎,或者因为抵抗力下降并发其他感染而引起发热。

(5)伴癌综合征:是由于肝癌组织本身代谢异常或癌组织对机体产生的多种影响引起的内分泌或代谢紊乱的综合征。

临床表现多样且缺乏特异性,其中自发性低血糖症、红细胞增多症较为常见。其他还有高脂血症、高钙血症、促性腺激素分泌综合征、皮肤卟啉症、性早熟、异常纤维蛋白原血症、类癌综合征等,这些均比较少见。

2.体征

在肝癌早期,多数患者缺乏明显的相关阳性体征,仅少数患者体检时发现轻度的肝大、黄疸和皮肤瘙痒,往往是基础肝病的非特异性表现。中晚期肝癌,常见黄疸、肝大和腹腔积液等。肝大为中、晚期肝癌最常见的体征,呈进行性,质地坚硬,边缘不规则,表面凹凸不平,有明显的结节或肿块,血管杂音;肝大显著者可见右上腹或上腹、右季肋部明显隆起;肝右叶顶部的癌肿可使膈肌抬高而肝浊音界上移;有时患者自己偶然扪及肝大或肝区肿块而成为肝癌的首发表现。患者可伴有各种程度的肝区压痛和腹肌痉挛,还可见肝硬化体征。

3.并发症

并发症可由肝癌本身或并存的肝硬化所引起。主要有肝性脑病、上消化道出血、肝癌结节破裂出血、肝肾综合征、继发感染(肺炎、败血症、真菌感染、肠道感染等)。

三、辅助检查

(一)血清甲胎蛋白(AFP)测定

AFP 是目前诊断肝细胞肝癌最特异性的标志物,是体检普查的项目之一。肝癌患者 AFP 阳性率70%~90%,诊断标准为:①AFP 大于 500 μg/L 持续 4 周;②AFP 在大于 200 μg/L 的中等水平持续 8 周;③AFP 由低浓度升高后不下降。

(二)影像学检查

(1)超声显像是目前肝癌筛查的首选检查之一,有助于了解占位性病变的血供。

(2)CT 在反映肝癌的大小、形态、部位、数目等方面有突出的优点,被认为是补充超声显像检查的非侵入性诊断的首选方法。

(3)肝动脉造影是肝癌诊断的重要补充方法,对直径 2 cm 以下的小肝癌的诊断较有价值。

(4)MRI 优点是除显示如 CT 那样的横断面外,还能显示矢状位、冠状位以及任意切面。

(三)肝组织活检或细胞学检查

在超声或 CT 引导下活检或细针穿刺行组织学或细胞学检查,是目前确诊直径 2 cm 以下小肝癌的有效方法。缺点是易引起近边缘的肝癌破裂,有促进转移的危险。在非侵入性操作未能确诊时考虑使用。

四、治疗

(一)局部及全身化学抗肿瘤药物治疗

现已证明,除阿霉素、顺铂、替加氟等少数对肝癌有一定效果的药物外,其他单一药物的全身治疗大多无效。联合应用多种药物作全身治疗的方法也已基本被否定。

肝动脉栓塞化疗(TACE)可明显提高肝癌患者的 3 年生存率,已成为肝癌非手术治疗法中的首选方法之一。这是 20 世纪 80 年代发展的一种非手术的肿瘤治疗方法,对肝癌有很好疗效,甚至一度被推荐为非手术疗法中的首选方案。多采用碘化油混合化疗药、^{131}I 或 ^{125}I-脂质体或 ^{90}钇微球栓塞肿瘤远端,阻断肿瘤血供,再用吸收性明胶海绵栓塞肿瘤近端肝动脉,使之难以建立侧支循环,致使肿瘤病灶缺血坏死。化疗药常用顺铂(CDDP) 80~100 mg,5-Fu 1 000 mg,丝裂霉素 10 mg[或阿霉素(ADM)40~60 mg],先进行动脉内灌注,再混合丝裂霉素(MMC)10 mg 于超声乳化的脂质体内进行远端肝动脉栓塞。肝动脉栓塞化疗应反复多次治疗,效果较好。主要适用于以右叶为主的大病灶或多发病灶,以及术后复发而无法手术切除的肝癌,且不伴有大血管浸润和肝外转移者。

但以下情况为禁忌证:①严重的肝功能障碍和肝细胞性黄疸;②大量腹腔积液伴少尿;③终末期肝硬化伴有肝脏明显萎缩,肝功能失代偿(Child-Pugh 分级 B-C 级);④严重的凝血机制障碍和出血倾向;⑤重度高血压、冠心病、心功能不全;⑥肿瘤体积超过肝脏的 70%;⑦终末期肝癌患者伴有明显恶病质。

TACE 的主要步骤是经皮穿刺股动脉,在 X 线透视下将导管插至肝固有动脉或其分支,注射抗肿瘤药或栓塞剂。常用栓塞剂有吸收性明胶海绵碎片和碘化油。碘化油能栓塞0.05 mm口径血管,甚至可填塞肝血窦,发挥持久阻断血流的作用。现在多采用"三联",即常用表柔比星 10～20 mg 加入 5～10 mL 碘化油中,缓慢经导管注入,再推注表柔比星 10～20 mg、顺铂 100～200 mg、5-Fu 1～1.5 g,或再加入丝裂霉素 10～20 mg 的"四联"疗法。如果肝功能为 Child-Pugh 分级 B 级,施行 TACE 应慎重,用药量为上述的 1/3～2/3。一般每4～6 周重复 1 次,经2～5 次治疗,许多肝癌明显缩小,可进行手术切除。

(二)放射治疗

HCC 对放射治疗不甚敏感,而邻近肝的器官却易受放射损害,因此过去的治疗效果常不够满意。近年来由于定位方法的改进,常用放射源为^{60}Co 和直线加速器,技术上采用局部或半肝移动条野照射,一些病灶较为局限、肝功能较好的早期病例,如能耐受 40 Gy(4 000 rad)以上的放射剂量,疗效可显著提高。目前趋向于用放射治疗合并化疗,如同时结合中药或其他支持疗法,效果更好。

1. 主要适应证

①肿瘤较局限,在 10 cm×10 cm 以内,有根治可能者;②肿瘤较大或肝内累及较广者,亦有一定姑息治疗价值;③患者无黄疸、腹腔积液,肝硬化不明显,无脾功能亢进或食管静脉曲张。

2. 禁忌证

①全身情况较差;②肝硬化明显,肝功能受损严重;③有黄疸、腹腔积液及广泛转移;④并发肝昏迷、消化道出血。

放射源一般采用加速器、^{60}Co 或深部 X 线,放射方式包括内、外放射源两种,多采用的为外放射,外放射使肝区达到总量 40～60 Gy(4 000～6 000 rad)。放射范围一般多采用肝脏局部放疗,可减少肝功能的损害,很少采用全肝照射,如病变范围较广需要照射时,近年来多采用移动条的方法来进行,即将预定照射的肝区分成 2 cm 或 2.5 cm 宽的若干条,每条照满4 次,多次轮流照完后,总照射量达 40 Cy。放射总量在 30 Gy 以下,一般认为不会引起肝脏的放射性损害,但如在 35 Gy 以上,即有可能产生。肝脏的放射性损伤表现为:在放疗后 1～6 个月内,肝脏迅速肿大;出现黄疸、腹腔积液;ALP 升高;肝活检组织有放射性损伤改变。

放射总量达 45 Gy 时,胃肠均可遭到不同程度损伤,肾脏更易受到放射性损伤,在 3 周内给予 20 Gy 时肾脏可以耐受,超过此量时亦易被损害。

近年来放射性核素微球经肝动脉灌注,到达肿瘤组织内定向的内照射已开始用于临床治疗,主要有^{90}Y 玻璃微球、^{32}P 玻璃微球和^{131}I 明胶微球,临床应用显示具有一定的疗效。

(三)手术治疗

早期手术切除是首选、最有疗效的治疗方法。随着原发性肝癌的早期诊断、早期治疗以及肝外科的不断发展,我国肝癌手术切除率得到了极大的提高,手术病死率大大降低,总体疗效显著提高。

1.部分肝切除术

部分肝切除术一般至少保留 30％的正常肝组织,对有肝硬化者,切除部分不应超过 50％。应视患者全身情况、肝功能情况、肿瘤的大小、部位,以及有无远处转移等情况综合确定手术方式。主要术式有肝叶切除、半肝切除、肝三叶切除、肝段或次肝段切除或局部切除、根治性局部肝切除术等。

2.不能切除的肝癌的外科治疗

不能切除的肝癌可根据具体情况,单独或联合应用肝动脉结扎、肝动脉栓塞、冷冻、激光、微波、热凝等。肿瘤缩小后,部分患者可获得二期或二次手术切除的机会。

3.根治性切除术后肝癌复发的手术治疗

对一般情况良好、肝功能正常,病灶局限,允许切除者,可施行再次切除。

4.肝癌破裂出血的治疗

对肝癌破裂出血的治疗可行肝动脉结扎或动脉栓塞术、射频治疗、冷冻治疗。全身情况差者,仅填塞止血。对全身情况良好、病变局限,可行急诊肝叶切除术。对于出血量较少且生命体征尚稳定,估计肿瘤切除困难的患者,应在严密观察下输血、使用止血剂。

5.肝移植

原发性肝癌是肝移植的手术指征之一。目前我国仅作为补充治疗,但远期疗效欠佳,主要因其较易复发。

(宋　丹)

第四节　胆囊结石

胆囊结石是影响人类健康的常见病、多发病,其发病率呈逐年上升趋势。本病多见于成年人,女多于男。男女之比 1∶3,但随着年龄增长其性别差异减小。

一、病因

胆囊结石与多种因素有关。任何影响胆固醇与胆汁酸浓度比例改变和造成胆汁淤滞的因素都能导致结石形成。个别地区和种族的居民、女性激素、肥胖、妊娠、高脂肪饮食、长期肠外营养、糖尿病、高脂血症、胃切除或胃肠吻合手术后、回肠末段疾病和回肠切除术后、肝硬化、溶血性贫血等因素都可引起胆囊结石。在我国西北地区的胆囊结石发病率相对较高,可能与饮食习惯有关。

二、临床表现

其症状出现与否取决于结石的大小、部位,以及有无梗阻及感染等。有 20％~40％的胆囊结石患者可终身无症状,即所谓静止性胆囊结石。当结石嵌顿于胆囊颈部或壶腹部时则引起急性胆囊炎,胆绞痛为其典型症状。表现为右上腹阵发性绞痛,并向右肩背部放射,多伴有恶心、呕吐。检查时右上腹有压痛和肌紧张,有时可扪及肿大的胆囊,Murphy 征阳性。

常于夜间发作,饱餐、进食油腻食物常为诱因。若结石长期嵌顿于胆囊颈部,而又未引起继发感染者,则导致胆囊积液,胆囊内充满无色透明胆汁,故称之为白胆汁;较小结石可排入胆总管而成为继发性胆管结石,也可排入十二指肠,如结石阻塞胆总管可引起急性重症胆管炎,如结石嵌顿于壶腹部亦可引起胆源性胰腺炎;持续嵌顿及压迫胆囊颈部和壶腹部的较大结石,可导致肝总管狭窄或胆囊胆管瘘,以及反复发作的胆囊、胆管炎和梗阻性黄疸,故称 Mirizzi 综合征;结石和炎症长期刺激则可诱发胆囊癌变。

三、辅助检查

(二)影像学检查

1.腹部 X 线

X 线片上显影的结石约占胆囊结石 20%,有时可显示肿大的胆囊影像,它常表示为胆囊积水或积脓,少见的胆囊慢性炎症或钙化,在平片上可显示胆囊不透光的轮廓,称为"瓷胆囊"。

2.口服法胆囊造影

当胆囊在片中显示后,可以通过多个体位摄片了解胆囊位置、大小、有无固定或可移动的充盈缺损等,在胆囊显影后食用脂肪餐可以了解胆囊收缩功能。

3.腹部超声

胆囊结石的超声诊断率可达 94%~97%,典型图像为胆囊液性腔内有强回声团伴声影,改变体位时除结石嵌顿在颈部外多可移动。结石充满囊腔时,液性腔消失,在胆囊床是边界清楚的弧形强回声带。结石位于胆囊颈部则表现为胆囊肿大。如果见到胆总管内结石回声可明确诊断,但未见结石回声不能排除胆总管十二指肠后段结石的可能。

4.CT/MRI 检查

CT 除可提示胆囊增大,胆囊壁增厚,阳性胆囊、胆管结石,胆总管扩张之外,还可见到胰腺肿胀、胰 周有渗出液等征象。当胆囊积脓时,由于炎症碎屑或黏稠脓液,使胆汁出现不均质,比正常胆汁密度高,需结合患者资料综合分析。正常胆囊 MRI 呈圆形或椭圆形,胆囊的MRI 信号强度与胆汁浓度有关,对阴性结石判断优于 CT。

(三)实验室检查

急性发作期可见血常规中白细胞计数和中性粒细胞占百分比升高,当炎症对肝功能损害或胆道梗阻时,可有血清 ALT、AST、TBIL 等生化指标增高。如同时有血、尿淀粉酶增高,提示可能合并急性胰腺炎。

四、诊断与鉴别诊断

(一)诊断

临床病史和体格检查可为诊断提供重要线索,但确诊还有赖于影像学检查。B 超检查是诊断胆囊结石的重要首选方法,正确诊断率在 96% 以上。口服法胆囊造影可了解胆囊收缩及排空情况,对诊断有一定的帮助。CT、MRI 虽可显示胆囊结石,但价格昂贵,不宜常规采用。

(二)鉴别诊断

胆囊结石需要与慢性胃炎、消化性溃疡、胃神经官能症、胃下垂、肾下垂、迁延性肝炎及慢性肝炎、慢性胰腺炎、胆囊癌、肝癌相鉴别诊断。

五、治疗

胆囊结石的治疗原则是切除病变的胆囊。手术时机应根据病情缓急和患者的全身情况而定。对所谓静止性胆囊结石,可暂不手术,但应定时复查。

(一)手术治疗

胆囊切除术是治疗胆囊结石的根本有效方法。对有症状的胆囊良性病变,只要无手术禁忌证,应及时手术治疗。手术方法可分为两类。

1.传统胆囊切除术

将有结石的胆囊切除,为治疗胆囊炎胆结石的经典术式。在胆囊切除的同时如有下列情况之一者,应同时进行胆总管探查术:①胆囊结石合并既往或(和)现在有梗阻性黄疸者;②影像学检查发现胆总管结石或扩张者;③术中扪及胆总管内有结石、蛔虫或其他异物者;④术中发现胆管壁增厚,管腔扩张>1.5 cm 者;⑤胆管穿刺抽出脓性胆汁或胆汁内有泥沙样颗粒;⑥胰腺有慢性炎变且不能排除胆管内病变者。

2.电视腹腔镜胆囊切除术

近年来广泛用于临床的新技术。该手术具有创伤小、手术时间短、痛苦小、恢复快、术后基本无切口瘢痕等特点。

(二)体外震波碎石治疗

适用于胆囊内胆固醇结石,直径>3 cm,且胆囊的收缩排空功能良好。但治疗后部分患者可发生急性胆囊炎,或结石碎粒进入胆总管而引起胆绞痛和急性胆管炎,故有放弃趋势。

(三)药物治疗

对于年老体弱,或伴有心、肝、肺、肾等严重器质性疾病不能耐受手术者,可考虑溶石、排石等中西药物治疗。特别是中医中药治疗对缓解症状、防止复发也有一定作用。溶石药物主要有熊去氧胆酸和鹅去氧胆酸等,该类药物仅对胆固醇结石有一定效果。但服药时间长,毒性反应大,且停药后结石易于复发,故而不宜常规应用。

(宋　丹)

第五节　　重症胰腺炎

急性胰腺炎(AP)是指多种病因引起的胰酶激活,继以胰腺组织自身消化、水肿、出血甚至坏死的炎症反应为主要特征,伴或不伴有其他器官功能改变的疾病。

一、临床表现

(1)急性腹痛:急性及持续性上腹部疼痛是急性胰腺炎的典型特征。疼痛往往非常剧烈,呕吐不能使其缓解,也非一般镇痛药所能缓解,疼痛可能持续数天,仰卧位疼痛最剧烈,直立或胸膝卧位可使程度减轻。腹痛常位于上腹部正中偏左,并可放射至后背。

(2)腹胀:往往伴随着腹痛,是大多数急性胰腺炎患者的共有症状。

(3)伴发症状:恶心、呕吐发作时间早且频繁。早期还可伴有发热,发热的时相性具有重要的临床意义,1周内的发热常源于急性炎症,由炎性因子所介导并随胰腺炎症消退而下降。第2周至第3周的发热则常见于坏死胰腺组织继发感染。胆源性胰腺炎时发热也可能起源于急性胆管炎。

(4)休克:液体渗入组织间隙,有效循环血量不足,可出现休克等表现,早期为低血容量性休克,可出现中心静脉压低、心率增快、血压降低、尿少、尿比密增加、血乳酸升高等临床表现。晚期多为感染性休克,在上述临床表现基础上出现感染指标的升高,如体温、血白细胞、降钙素原(PCT)的上升,病原学检查阳性等。

(5)器官功能衰竭:是重症急性胰腺炎(SAP)常见的并发症,炎症反应及炎症因子释放,导致远隔器官出现功能障碍,常见呼吸、循环、肾、肠道器官功能障碍。

二、诊断标准

1.急性胰腺炎诊断标准

需满足以下3项中至少2项。①急性胰腺炎特征性腹痛;②血淀粉酶或脂肪酶>3倍正常上限;③CT提示胰腺炎的特征性改变。

2.SAP的诊断标准

具有急性胰腺炎的诊断标准并伴有以下4项临床表现之一。①伴有1个或1个以上器官功能障碍;②伴有胰腺坏死,假性囊肿或胰腺脓肿等局部并发症;③Ranson评分≥3;④APACHEⅡ评分>8。

三、治疗

1.急性反应期的治疗

(1)液体复苏:由于血管内液体大量丢失至第3间隙,加上呕吐、禁食等因素,往往存在循环内血容量的显著降低。积极的静脉液体补充对于纠正低血容量至关重要。低血容量可累及胰腺微循环,也是坏死性胰腺炎发生的主要原因。血容量减少导致血液浓缩(Hct≥44%)、心动过速、低血压、尿量少和肾前性氮质血症。现有大量试验证据显示早期的积极补液和改善氧供可防止或最小化胰腺坏死并提高生存率。因此,SAP早期液体复苏应将Hct下降作为重要的治疗目标。

液体复苏的过程,除根据血压、尿量、四肢末梢温度等常规指标外,还需要根据血乳酸、碱剩余等指标的动态变化了解容量状态及有创血流动力学监测,如中心静脉压、肺动脉楔压等评估容量状态。在容量复苏的过程中注意监测氧合及膀胱压等改变。

(2)病因治疗:尽快明确病因,设法去除病因。①胆源性急性胰腺炎:首先要鉴别有无胆管梗阻病变。凡伴有胆管梗阻者,一定要及时解除梗阻。首选经纤维十二指肠镜下行Oddi括约肌切开取石及鼻胆管引流,或联合腹腔镜胆囊切除,或做开腹手术,包括胆囊切除、胆总管探查,明确胆总管下端有无阻塞。若无胆管梗阻者先行非手术治疗,待病情缓解尽早进行进一步诊断和治疗。②高血脂性急性胰腺炎:早期监测血脂水平,治疗的关键是迅速降低血三酰甘油(TG)水平;通常认为血清三酰甘油高于4.4mmol/L,应该慎用脂肪乳剂;药物治疗可以采用小剂量低分子肝素和胰岛素,能够激活脂蛋白酶脂肪酶,加速乳糜微粒降解,显著降低血TG值,加速乳糜微粒的降解;对重症高TG血症性胰腺炎可采取血浆置换(PE)。

(3)胰腺休息疗法:如禁食、胃肠减压、抑酸和抑制胰酶分泌及胰蛋白酶抑制治疗。

(4)早期抗生素治疗:大多SAP起病时为无菌性炎症,文献报道胰腺感染的发生高峰时间为 14 天左右,因此,早期应用抗生素的目的不是治疗而是预防胰腺感染。目前对 SAP 是否该早期预防感染治疗仍存在很大争议,尚无有效的证据证明其能有效地预防胰腺感染的发生。

目前 SAP 抗生素早期预防应用原则包括以下几方面:胆源性胰腺炎或 SAP 应常规使用抗生素;抗菌谱为革兰阴性菌和厌氧菌为主;脂溶性强、有效透过血胰屏障;预防性抗生素应用的时间不宜过长,一般持续 10～14 d,以防在病程中期发生多重耐药菌感染和机会性感染。

(5)营养支持:重症急性胰腺炎(SAP)早期的代谢特点主要表现为,静息能耗(REE)增加(可达 1.5 倍),出现高分解代谢,患者很快出现严重负氮平衡和低蛋白血症。肠内营养能维护肠道结构和肠黏膜屏障的完整性,从而有助于降低感染性并发症发生率、缩短住院时间及降低病死率。因此,早期经空肠途径的肠内营养是最佳的营养途径。遵循以下几个原则:要求将空肠营养管置于屈氏韧带以远 30～60 cm 处;给予氨基酸和短肽为氮源、低三酰甘油的预消化制剂较为适宜,胰酶不足时可添加外源性胰酶制剂;急性应激期营养支持应掌握"允许性低热量"原则,83.7～104.6 kJ/(kg·d)。

若肠内营养 5～7 天不能或预计不能达到热量需求,需要添加肠外营养,SAP 患者输注脂肪乳剂并非禁忌,但应该严密监测血脂水平,通常认为血清三酰甘油高于 4.4 mmol/L,应该慎用脂肪乳剂;进行肠外营养时应当添加＞0.30 g/kg 的丙氨酰-谷氨酰胺双肽。

(6)血液净化:目前仍有较大的争议。血液净化能将过多的抗炎、促炎症介质滤出,减轻炎症介质引起的炎症反应综合征(SIRS)反应,对脏器功能有明显的保护作用、稳定内环境、更好的液体管理、减轻组织间隙水肿,改善氧合、降低腹腔内压力。

(7)早期手术治疗:SAP 早期一般不主张手术治疗,手术指征包括 SAP 同时存在肠系膜梗死和坏疽性胆囊炎;弥散性腹膜炎诊断不确定;胆管梗阻或急性化脓性胆管炎 ERCP 治疗无效;急性腹腔间室综合征非手术治疗无效。

2.全身感染期的治疗

①根据细菌培养及药敏试验,选择敏感的抗生素。②结合临床征象做动态 CT 监测,明确感染灶所在部位;对感染病灶,进行积极的手术处理是控制感染的关键之一。③加强全身支持治疗,维护脏器功能和内环境稳定。④在病情尚未缓解时,继续采用空肠营养支持;饮食恢复一定要在病情缓解后逐步进行。⑤肠穿孔及腹腔大出血需及时处理。

3.残余感染期的治疗

后腹膜残腔敞开引流;继续强化全身支持疗法,加强营养支持,改善营养状况。

(相　华)

第四章　神经系统疾病诊治

第一节　短暂性脑缺血发作

短暂性脑缺血发作(transient ischemic attack,TIA)是由于局部脑或视网膜缺血引起的短暂性神经功能缺损,临床症状一般不超过1h,最长不超过24 h,且结构性影像学(CT、MRI)检查无责任病灶的证据。凡神经影像学检查有神经功能缺损对应的明确病灶者不宜称为TIA。TIA是脑卒中的高危因子,一次TIA发作后,脑卒中发生率1个月内为4%～8%,1年内为12%～13%,5年内为24%～29%。TIA频繁发作者48 h内发生缺血性脑卒中的概率可达50%。及早确诊并积极治疗TIA是预防脑梗死、降低病死率和致残率的关键。

一、病因

TIA的发病与动脉粥样硬化、动脉狭窄(如锁骨下动脉盗血综合征)、心脏病、血液成分改变(如真性红细胞增多症)及血流动力学改变等多种病因及多种途径有关。一般认为,TIA是一种在动脉粥样硬化基础上,由于某种原因使颅内小动脉管腔缩小,血流量降低,局部脑组织发生缺血,出现临床症状;后因脑血管自动调节及侧支循环建立等原因,短期内脑组织缺血得到纠正,24 h内临床症状完全恢复。

二、临床表现

TIA好发生中老年人(50～70岁),男性多于女性。患者多伴有高血压、动脉粥样硬化、糖尿病或高脂血症等脑血管病危险因素。其临床表现根据缺血的局灶部位与范围不同而多种多样,其发作的频度与形式个体差异亦很大,但有其共同特征。

(一)共同特征

TIA有以下共同特征。①起病的急剧性:常突然发病,数秒或数分钟内症状达高峰(从无症状到出现全部症状不到5 min,通常在2 min内);②病程的一过性;③发作的反复性:少者2～3次,多者达数十次或数百次;④症状的刻板性和可逆性:每次发作症状、体征基本相同,且在24 h内完全恢复。临床上常将TIA分为颈内动脉系统和椎-基底动脉系统两类,前者较后者多见,约10%患者有此两个系统表现。

(二)局灶性症状

1.颈内动脉系统TIA

颈内动脉系统TIA临床表现与受累血管分布有关。大脑中动脉(middle cerebral artery,MCA)供血区的TIA可出现对侧肢体的单瘫、轻偏瘫、面瘫和舌瘫,可伴有偏身感觉障碍和对侧同向偏盲,优势半球受累时常出现失语和失用。大脑前动脉(anterior cerebral artery,ACA)供血区的TIA可出现人格和情感障碍、对侧下肢无力等。颈内动脉(internal carotid artery,ICA)主干TIA主要表现为眼动脉交叉瘫——由于病变侧眼动脉缺血出现同侧单眼一时性黑蒙、失明(患者表现为突然出现一个眼睛的视力模糊或完全失明,几秒钟内达到高峰,几分钟后恢复正常,为颈内动脉系统 TIA 所特有)和(或)对侧偏瘫及感觉障碍,Horner 交叉瘫(病侧 Horner 征,对侧偏瘫)。

2.椎-基底动脉系统 TIA

椎-基底动脉系统 TIA 最常见表现是眩晕、平衡障碍、眼球运动异常和复视。可有单侧或双侧面部、口周麻木,单独出现或伴有对侧肢体瘫痪、感觉障碍,呈现典型或不典型的脑干缺血综合征。此外,还可出现下列 3 种特殊表现的临床综合征。①跌倒发作:表现为患者转头或仰头时,下肢突然失去张力而跌倒,但无意识障碍,常可很快自行站起,系下部脑干网状结构缺血所致;②短暂性全面遗忘症(transient global amnesia,TGA):发作时出现短时间记忆丧失,患者对此有自知力,持续数分至数十分钟,发作时对时间、地点定向障碍,但谈话、书写和计算能力正常,是大脑后动脉颞支缺血累及边缘系统的颞叶海马、海马旁回和穹窿所致;③双眼视力障碍发作:双侧大脑后动脉距状支缺血导致枕叶视皮质受累,引起暂时性皮质盲。值得注意的是,椎-基底动脉系统 TIA 患者很少出现孤立的眩晕、耳鸣、恶心、昏厥、头痛、尿便失禁、嗜睡或癫痫等症状,往往合并有其他脑干或大脑后动脉供血区缺血的症状与体征。

三、诊断

诊断 TIA 最重要的是病史典型而神经系统检查正常(因多数患者就诊时临床症状已消失)。中老年患者突然出现局灶性脑功能损害症状,符合颈内动脉或椎-基底动脉系统及其分支缺血表现,并在短时间内症状完全恢复(多不超过 1 h),应高度怀疑为 TIA。MRI 灌注成像(perfusion-weighted imaging,PWI)/MRI 弥散成像(diffusion-weighted imaging,DWI)、CT 灌注成像(CT perfusion imaging,CTP)和单光子发射计算机断层扫描(SPECT)有助于 TIA 的诊断。

TIA 在临床上的重要性在于预防以后的 TIA 再发和发生脑梗死,因此需找出病因,但进一步的病因诊断较复杂。检查时须注意有无一侧颈、颞浅、桡等动脉搏动减弱、颈动脉或锁骨上窝处是否有杂音。有关心脏病变的检查以发现动脉硬化、心瓣膜病及心肌疾病。血流动力学测定以确定有无血液黏稠度及血小板聚集性增加。颈椎 X 线片以除外颈椎骨质增生对椎动脉的压迫。超声多普勒、脑血管造影(DSA)、CTA、MRA 等可发现颅内动脉狭窄或闭塞等情况。脑电图(EEG)、CT 或 MRI 检查大多正常,部分病例(发作时间>20 min)在 MRI 弥散加权(DWI)可显示片状缺血灶。SPECT 可发现局部脑灌注量减少程度及缺血部位;正电子发射断层扫描(PET)可显示局灶性代谢障碍。TIA 应与以下情况鉴别。

1.可逆性脑缺血发作

可逆性脑缺血发作是一个临床诊断范畴,包括三个概念:一是 TIA;二是可逆性缺血性神经功能缺损(reversible ischemic neurologic deficit,RIND):是指缺血性局灶性神经精神障碍在 3 周之内完全恢复者;三是完全恢复性脑缺血发作(SFR):是指局灶性神经障碍持续 24 h 以上至四周才完全恢复者。三者的区别仅在于发作的持续时间不同。可逆性脑缺血发作包括局灶性神经症状在四周之内完全恢复的各种脑缺血发作,即 TIA、RIND 和 SFR。

2.癫痫

癫痫有意识障碍,TIA 无;癫痫系兴奋发作,表现为抽搐、感觉异常,而 TIA 为功能抑制,表现为瘫痪、感觉缺失,且脑电图有局部脑波异常。

3.偏头痛

偏头痛其先兆期易与 TIA 混淆不清,而偏瘫性偏头痛难以与 TIA 鉴别。偏头痛多见于青春期,发作时常有视觉先兆,然后偏侧头痛,伴恶心、呕吐等自主神经功能紊乱症状。其发作时间可长达数日,常有家族史,无局灶性神经症状。

4.梅尼埃病

梅尼埃病老年少见。除眩晕、耳鸣、眼震颤、渐进性耳聋外,无其他脑神经病损,从无运动或感觉障碍,且每次发作持续时间常超过 24 h。而椎-基底动脉系统 TIA 除眩晕外,总伴有其他脑神经及脑干缺血征象,发作时伴运动或感觉障碍,及共济失调。

5.癔症

癔症性黑蒙、瘫痪、耳聋等有时需与 TIA 鉴别,但前者发作常有精神刺激,持续时间较久,症状多变,有明显的精神色彩。但另一方面,不要轻易将体征消失的 TIA 误诊为神经症。

四、治疗

(一)病因治疗

病因明确者应该针对病因治疗,控制卒中危险因素,如动脉粥样硬化、高血压、心脏病、糖尿病、高脂血症和颈椎病等。如高血压患者应控制高血压,降压目标一般应该达到 BP<140/90 mmHg,糖尿病伴高血压患者血压宜控制在更低水平(BP<130/85 mmHg)。控制高血压常选用钙通道阻滞剂(如尼群地平 10 mg 口服,3 次/天;或尼莫地平 40~60 mg/d,分 2~3 次口服)、血管紧张素Ⅱ受体拮抗剂(如厄贝沙坦 150 mg/d)等。糖尿病合并高血压时,降血压药物以血管紧张素转化酶抑制剂、血管紧张素Ⅱ受体拮抗剂为宜。糖尿病血糖控制的靶目标为 HbA1c<6.5%。胆固醇水平升高的缺血性脑卒中和 TIA 患者,应该进行生活方式的干预及药物治疗。首选他汀类药物,目标是使 LDL-C 水平降至 2.59 mmol/L 以下或使 LDL-C 水平下降幅度达到 30%~40%。伴有多种危险因素(冠心病、糖尿病、未戒断的吸烟、代谢综合征、脑动脉粥样硬化病变但无确切的易损斑块或动脉源性栓塞证据或外周动脉疾病之一者)的缺血性脑卒中和 TIA 患者,如果 LDL-C>2.07 mmol/L,应将 LDL-C 降至 2.07 mmol/L以下或使LDL-C下降幅度>40%。对于有颅内外大动脉粥样硬化性易损斑块或动脉源性栓塞证据的缺血性脑卒中和 TIA 患者,推荐尽早启动强化他汀类药物治疗,建议目标 LDL-C<2.07 mmol/L或 LDL-C 下降幅度>40%。

(二)药物治疗

1.抗血小板治疗

非心源性栓塞性 TIA 推荐抗血小板治疗。一般单独使用:①阿司匹林:50~325 mg/d;②氯吡格雷(波立维):75 mg/d;③小剂量阿司匹林 25 mg/d 与缓释的双嘧达莫(潘生丁)200 mg/次联合应用,每日 2 次口服。对卒中风险较高患者,如 TIA 或小卒中发病 1 个月内,可采用小剂量阿司匹林 50~150 mg/d 与氯吡格雷 75 mg/d 联合治疗。

2.抗凝治疗

目前尚无证据支持抗凝治疗作为 TIA 的常规治疗,但临床伴有房颤、频繁发作的 TIA 患者可以考虑应用。①心源性栓塞性 TIA 伴发房颤和冠心病的患者,推荐口服抗凝剂治疗,治疗目标为 INR 达到 2~3 或凝血酶原时间(PT)为正常值的 1.5 倍;②频繁发作的 TIA 或椎-基底动脉系统 TIA 患者,对抗血小板治疗无效的病例可考虑抗凝治疗;③对瓣膜置换术后已服用足量口服抗凝剂治疗的 TIA 患者也可加用小剂量阿司匹林或双嘧达莫联合治疗。常用抗凝剂有：①华法林，初始剂量 6～12 mg/d，每晚 1 次口服，3～5 d 改为 2～6 mg/d 维持。剂量调整至 PT 为对照组 1.5 倍或国际标准化比值（INR）2.0～3.0，用药 4～6 周逐渐减量停药，可用于长期治疗。消化性溃疡或严重高血压为禁忌证。②肝素，普通肝素 100 mg 加入 0.9％氯化钠注射液 500 mL 静脉滴注，20～30 滴/分钟。根据部分凝血活酶时间（APTT）调整剂量，维持治疗前 APTT 值 1.5～2.5 倍（100 mg/d 以内）。或用低分子肝素 4 000～5 000 IU，腹壁皮下注射，2 次/天，7～10 d 为一疗程。

在抗凝治疗期间应注意出血并发症。需反复检查小便有无红细胞、大便有无隐血，密切观察可能发生的其他脏器的出血。如有出血情况即停抗凝治疗，如为口服抗凝剂者停药后即予维生素 K_1 10～40 mg 肌内注射，或 25～50 mg 加葡萄糖或生理盐水中静脉滴注，每分钟不超过 5 mg。用肝素抗凝出现出血情况时则用硫酸鱼精蛋白锌，其用量与最后一次所用的肝素量相当，但一次不超过 50 mg。必要时给予输血。抗凝治疗期间应避免针灸、腰穿和任何外科小手术，以免引起出血而被迫中止抗凝治疗。

3．降脂治疗

颈内动脉斑块、内膜增厚或颅内动脉狭窄者可使用他汀类降脂药物。常用药物有辛伐他汀（舒降之），20 mg 口服，每日 1 次。

4．钙离子拮抗剂

钙离子拮抗剂可选择性地阻断病理状态下的钙离子通道，减少血管平滑肌的收缩，扩张脑血管。常用的药物有尼莫地平 20～40 mg，每日 3 次口服；或桂利嗪（脑益嗪）25 mg，每日 3 次；或氟桂利嗪（西比灵）5～10 mg 每晚 1 次口服。

（任　蔚）

第二节　脑出血

脑出血（intracerebral hemorrhage，ICH）是指原发性非损伤性脑实质内出血。病因多样，其中半数以上为高血压动脉硬化性脑出血，故又称为高血压脑出血。其他原因包括颅内动脉瘤破裂、脑血管畸形破裂、脑肿瘤出血、动脉炎、血液病、抗凝治疗并发症等。脑出血是中老年常见的脑血管急症，是脑血管病中病死率最高的临床类型，占全部脑卒中的 20％～30％，急性期病死率为 30％～40％。脑水肿、颅内压增高和脑疝形成是致死的主要原因。ICH 预后与出血量、出血部位及有无并发症有关。脑干、丘脑和大量脑室出血预后较差。本节主要讨论高血压脑出血的诊断和治疗。

一、病因

ICH 病例中大约 60％是因高血压合并小动脉硬化所致，高血压伴发脑内小动脉病变，当血压骤升时破裂出血，又称高血压性脑出血。约 30％由动脉瘤或动-静脉血管畸形破裂所致。其他病因包括脑动脉粥样硬化、血液病（如白血病、再生障碍性贫血、血小板减少性紫癜、血友病、红细胞增多症等）、脑淀粉样血管病变、抗凝或溶栓治疗并发症等。

二、临床表现

脑出血多发生于 50 岁以上伴有高血压的患者,尤其是 60～70 岁更多见。但是,近年来 50 岁以下的患者有增加的趋势,性别差异不大,在一年四季中皆可发病,以寒冷或气温骤变时节发生较多;发病通常在情绪激动、精神紧张、剧烈活动、用力过度、咳嗽、排便等情况下,使血压升高而发病,但也可在安静无活动状态下发病;多发生于体型肥胖、脸面潮红、颈短肩宽的患者,部分病例可有家族遗传史。

起病常较突然,出血前多数无前驱症状,出血后临床表现的轻重与出血的部位、出血量、出血速度及代偿能力有很大的关系,还与以下因素有关:①出血的原发动脉;②血肿扩展的方向;③脑实质破坏的程度;④有无破入脑室。持续性出血致血肿扩大是病情加重的原因之一,血肿扩大易发生在基底节和丘脑患者,血肿的形态中不规则形发生率高于圆形或规则形。一般认为血肿体积增大超过首次 CT 血肿体积的 50% 以上,或两次血肿体积相差 20 mL 以上者为血肿扩大。表现为患者突然或逐渐意识障碍加深和血压持续升高。

(一)前驱期

一般病前无预感,少数患者在出血前数小时或数天可有头痛、头晕、短暂意识模糊、嗜睡、精神症状、一过性肢体运动不便、感觉异常或说话不清等脑部症状,也可出现视网膜出血或鼻出血等其他症状。这些症状主要与高血压有关,并非脑出血特有的前驱症状。

(二)发病期

大多数患者起病急骤,常在数分钟或数小时内病情发展到高峰,也可在数分钟内即陷入昏迷,仅少部分患者发展比较缓慢,经数天才发展至高峰,类似缺血性脑梗死。其病程中一般有下述不同表现:①头痛,常为首发症状,表现为突发剧烈头痛,先位于患侧颞部,随后遍及全头或后枕部,乃血液刺激颅内疼痛敏感结构及颅内压升高所致。值得注意的是,失语患者仅能以手抚摸头部表示头痛;少量幕上脑出血和部分高龄患者仅有轻度头痛或不出现头痛。②头晕,可伴发于头痛,亦可为主要表现,多在后颅凹幕下出血时发生。③恶心呕吐,是早期症状之一,呕吐多因颅内压增高或脑干受损所致。头痛剧烈时表现更明显,但在幕下血肿时,头痛虽不剧烈,呕吐仍可非常频繁;如呕吐咖啡色物,则提示下丘脑受损。④意识障碍,极少量出血者可无明显意识障碍,轻者意识混浊、嗜睡,重者昏迷、去脑强直、高热。也有患者在出血几天后出现意识障碍,这可能与脑水肿及再出血有关。⑤血压增高,绝大多数的病例在 170～250/100～150 mmHg,这是由于原有高血压或由于颅内压增高、脑干缺血而导致血压代偿性增高所致。⑥瞳孔改变,一般大脑半球出血量不大时,瞳孔大小正常,光反应良好,有时病侧瞳孔较对侧小。如出现脑疝,动眼神经受压,出现同侧瞳孔散大,光反应迟钝或消失,边缘不齐。如病情继续加重,对侧瞳孔也散大。如脑干脑桥出血或脑室出血进入蛛网膜下隙,瞳孔常呈针尖样缩小。⑦其他,眼底检查可见动脉硬化、视网膜出血及视盘水肿;出血进入蛛网膜下隙而出现脑膜刺激征;血肿占位与破坏脑组织导致的偏瘫、失语及眼位的改变等。总之,较典型的脑内出血首先表现为头痛、恶心、呕吐,经过数分至数小时后,出现意识障碍及局灶神经障碍体征,脉搏缓慢有力、面色潮红、大汗淋漓、大小便失禁、血压升高,甚至出现抽搐、昏迷程度加深、呈现鼾性呼吸,重者呈潮式呼吸,进而呼吸不规则或间停等,若出现脑疝则病情进一步恶化,出现脉快、体温高、血压下降、呕血等危险症状。

三、辅助检查

1.颅脑 CT 扫描

CT 扫描的问世,为脑出血的诊断和鉴别诊断提供了一种准确可靠的工具,在高清晰度的 CT 图像上,脑出血的诊断几乎可达 100%。它不仅为脑出血的定性、定位与定量诊断提供了可靠依据,而且可以直观反映血肿的形态、扩展方向、破入脑室的程度及其所致的脑水肿、脑结构移位情况等。因此,CT 检查既是有效的诊断方法,也是制订治疗方案、观察疗效、判断预后的重要依据。对疑有脑出血的患者,应首选 CT 扫描检查,并应尽早进行,必要时还应多次检查,观察血肿的动态变化。脑出血依据病期不同,CT 表现也不同。

2.颅脑 MRI 扫描

脑出血后,MRI 主要显示的是血肿和血肿周围组织水肿演变过程中所形成的影像,它实际上反映了出血区红细胞的溶解和血红蛋白分子的化学变化过程。在 MRI 图像上,血肿信号的强弱受红细胞铁离子的影响。出血后,红细胞内所含血红蛋白历经氧合血红蛋白、脱氧血红蛋白、正铁血红蛋白、含铁血红素的变化过程。血红蛋白变化过程中不同阶段的物质所含铁离子的数量和不成对电子的数量都不相同,它们在构成这些物质的分子中的分布不相同,因而所产生的顺磁性效应也不相同。

3.脑血管造影(DSA)

脑出血患者一般不需要进行 DSA 检查,除非临床上怀疑有血管畸形、血管炎或 Moyamoya 病而需外科手术或血管介入治疗时才考虑进行。DSA 可清楚显示异常血管和造影剂外漏的破裂血管及部位。

四、诊断

老年患者在活动中或情绪激动时突然发病,迅速出现局灶性神经功能缺损症状以及头痛、呕吐等颅内高压症状应考虑 ICH 的可能,结合头颅 CT/MRI 检查,可以迅速明确诊断。鉴别诊断方面:①首先应与急性脑梗死、蛛网膜下隙出血等鉴别。②颅内肿瘤出血:颅内肿瘤,特别是原发性肿瘤,多因生长速度快而致肿瘤中心部位的缺血、坏死,易与脑出血相混。但肿瘤患者,病程较长,多在原有症状的基础上突然加重,也可为首发症状。增强的头颅 CT 和 MRI 对肿瘤出血具有诊断价值。③对发病突然、迅速昏迷且局灶体征不明显者,应注意与引起昏迷的全身性疾病如中毒(酒精中毒、镇静催眠药物中毒等)及代谢性疾病(低血糖、肝性脑病、肺性脑病等)鉴别。④对有头部外伤史者应与外伤性颅内血肿相鉴别。

五、治疗

脑出血是急性脑血管疾病中常见病之一,其病程可分为急性期、恢复期及后遗症期。急性期指发病后的 3 周内,此期脑组织受到破坏、水肿严重、脑功能紊乱,机体处于应激状态,病死率高。恢复期和后遗症期主要是功能的恢复过程。因此,急性期的治疗极其重要。急性期的治疗主要包括现场急救处理、内科治疗和手术治疗。

(一)现场急救处理

预诊护士必须及时接待患者,快速反应,准确分诊,尽快将患者送到诊室。对昏迷患者须保持呼吸道通畅,可将头歪向一侧,或侧卧位,头部抬高 20°,给予吸氧并及时清除口腔和呼吸道分泌物,对呼吸衰竭患者必要时行气管切开给予人工通气。接诊医师简明扼要询问病史,做较全面体检,对血压过高、脑疝危象、抽搐者给予及时处理;各种检查妥善安排,尽量减少不必要的搬动。对危重患者及时开通静脉。对暂时无法收住院的危重患者,留置抢救室或诊室内抢救治疗,并做好交接班。对濒死无法抢救的患者,在向家属交代病情的同时,给予人道主义处理。

(二)内科治疗

急性期内科治疗原则是制止继续出血和防止再出血,减轻和控制脑水肿,预防和治疗各种并发症,维持生命体征。

1. 一般治疗

①绝对卧床休息,一经确诊尽量避免搬动:起病 24 h 内原则上以就地抢救为宜,尤其对昏迷较重、有脑疝形成者更要注意。②保持呼吸道通畅,给氧,防止并发症:对意识不清的患者应及时清除口腔和鼻腔的分泌物或呕吐物,头偏向一侧,或侧卧位。必要时气管插管或行气管切开术。③保持水、电解质平衡及营养支持:急性期最初 24～48 h 应予禁食,并适当静脉输液,每日控制在 1 500～2 000 mL;48 h 后,如果意识好转,且吞咽无障碍者可试进流质,少量多餐,否则应下胃管鼻饲维持营养。④保持功能体位,防止肢体畸形。

2. 控制血压

脑出血急性期血压高,可首先脱水降颅压,血压仍过高,应给予降血压治疗。当 SBP＞200 mmHg 或 MAP＞150 mmHg 时,要用持续静脉降压药物积极降低血压;当 SBP＞180 mmHg 或 MAP＞130 mmHg 时,如果同时有疑似颅内压增高的证据,要考虑监测颅内压,可用间断或持续静脉降压药物来降低血压,但要保证脑灌注压＞60～80 mmHg。若无颅内压增高的证据,降压目标为 160/90 mmHg 或 MAP 110 mmHg。药物选择乌拉地尔、非诺多泮、尼卡地平、拉贝洛尔等。

对低血压的处理,要首先分析原因,区别情况加以处理。引起低血压的原因如下:①脱水过量、补液不足;②大量呕吐失水或伴有应激性溃疡导致失血;③并发严重的感染;④心力衰竭、心律失常;⑤降压药、镇静剂及血管扩张药使用过量;⑥呼吸不畅并酸中毒;⑦脑疝晚期等。在针对病因处理的同时,可静脉滴注多巴胺、间羟胺(阿拉明)等,将血压提升并维持在 150/90 mmHg 左右为宜。脑出血恢复期应积极控制血压,尽量将血压控制在正常范围内。

3. 控制脑水肿、降低颅内压

脑出血后脑水肿约在 48 h 达高峰,维持 3～5 d 后逐渐消退,可持续 2～3 周或更长。脑水肿可使颅内压(intracranial pressure,ICP)增高,并致脑疝形成,是影响 ICH 病死率及功能恢复的主要因素。积极控制脑水肿、降低 ICP 是 ICH 急性期治疗的重要环节。不建议用激素治疗减轻脑水肿。

4. 止血治疗

止血药物如 6-氨基己酸、氨甲苯酸、巴曲酶(立止血)等对高血压性脑出血的作用不大。如有凝血功能障碍,可针对性给予止血药物治疗,例如肝素治疗并发的脑出血可用鱼精蛋白中和,华法林治疗并发的脑出血用维生素 K$_1$ 拮抗。

(任 蔚)

第三节 蛛网膜下隙出血

蛛网膜下隙出血（subamchnoid hemorrhage，SAH）是多种病因所致脑底部或脑及脊髓表面血管破裂的急性出血性脑血管病，血液直接流入蛛网膜下隙，又称为原发性蛛网膜下隙出血，此外，临床还可见因脑实质内、脑室出血，硬膜外或硬膜下血管破裂等原因引起的血液穿破脑组织流入蛛网膜下隙病例，称之为继发性蛛网膜下隙出血。蛛网膜下隙出血可分为自发性和外伤性两大类，本章重点介绍自发性蛛网膜下隙出血。蛛网膜下隙出血的患者预后差，总病死率25%，幸存者的致残率也接近50%。在全球范围的大样本前瞻性人群调查中自发性蛛网膜下隙出血每年的发病率为10.5/10万，一般认为动脉瘤破裂引起自发性蛛网膜下隙出血的年发生率为（6/10万）～（35.3/10万）。地区分布上，中国、印度和中东地区的发病率最低，为每年（1/10万）～（2/10万）。自发性蛛网膜下隙出血（aSAH）女性多见，女∶男为（1.3～1.6）∶1，发病率随年龄增长而增加，并在60岁左右达到高峰。最多见于60～69岁，但年龄进一步增大，发病率反而下降。

一、病因

引起蛛网膜下隙出血的最常见原因是颅内动脉瘤和血管畸形，约占自发性蛛网膜下隙出血的70%；其次，为高血压、脑动脉粥样硬化、颅内肿瘤、血液病、各种感染引起的动脉炎、肿瘤破坏血管、颅底异常血管网症（烟雾病），还有一些原因不明的蛛网膜下隙出血，一般指全脑血管造影术未发现病变的蛛网膜下隙出血；近年来也有口服抗凝血药物引发蛛网膜下隙出血的报道。吸烟饮酒均与蛛网膜下隙出血有关。

二、临床表现

（一）出血症状

发病前多数患者有情绪激动、用力、排便、咳嗽等诱因。发病突然，剧烈头痛、恶心呕吐、面色苍白、全身冷汗。半数患者可出现精神症状，如烦躁不安、意识模糊、定向力障碍等。以一过性意识障碍多见，严重者呈昏迷状态，甚至出现脑疝而死亡。20%出血后有抽搐发作。有的还可出现眩晕、项背痛或下肢疼痛。脑膜刺激征明显，常在蛛网膜下隙出血后1～2d内出现。多数患者出血后经对症治疗，病情逐渐稳定，意识情况和生命体征好转，脑膜刺激症状减轻。颅内动脉瘤在首次破裂出血后，如未及时适当治疗，部分患者可能会再次或3次出现再出血者约占本病的1/3。

（二）脑神经损害

以一侧动眼神经麻痹常见，占6%～20%，提示存在同侧颈内动脉-后交通动脉动脉瘤或大脑后动脉动脉瘤。

（三）偏瘫

在出血前后出现偏瘫和轻偏瘫者约占20%。由于病变或出血累及运动区皮质和其传导束所致。

（四）视力视野障碍

蛛网膜下隙出血可沿视神经鞘延伸，眼底检查可见玻璃体膜下片块状出血，发病后1h内即可出现,这是诊断蛛网膜下隙出血的有力证据。出血量过大时,血液可浸入玻璃体内,引起视力障碍。10%～20%可见视盘水肿。当视交叉、视束或视放射受累时,产生双颞偏盲或同向偏盲。

三、诊断及鉴别诊断

(一)头部 CT

诊断急性 SAH 准确率几近 100%,显示脑沟与脑池密度增高。颈内动脉瘤破裂出血以大脑外侧裂最多。大脑中动脉瘤破裂血液积聚患侧外侧裂,也可流向环池、纵裂池。基底动脉瘤破裂后,血液主要聚积于脚间池与环池附近。出血后第一周内 CT 显示最清晰,经 1～2 周出血则逐渐吸收。另外,CT 可见脑(室)内血肿,脑积水,脑梗死和脑水肿。加强 CT 还可显示脑血管畸形和直径大于 1.0 cm 的动脉瘤。Fisher 分级法根据 CT 的出血量分为四级。对于考虑为脑动脉瘤的自发性蛛网膜下隙出血,应进行 CTA 的检查,如果 CTA 检查为阴性则要进行 DSA 检查,目前越来越多的研究证明高排数的 CTA 与 DSA 的准确性相差无几。

(二)头部 MRI

发病后 1 周内的急性 SAH 在 MRI 很难查出。磁共振血管造影(MRA)是非创伤性的脑血管成像方法,对头颈及颅内血管性疾病可作为诊断的筛选手段。

(三)脑血管造影

这是确定 SAH 病因必需的重要手段,对 SAH 患者应视为常规检查。尽早进行脑血管造影检查,能及时明确动脉瘤大小、部位、单发或多发,有无血管痉挛;动静脉畸形的供应动脉和引流静脉,以及侧支循环情况。对怀疑脊髓动静脉畸形者,还应行脊髓动脉造影。数字减影血管造影(DSA)对脑血管病有较高的诊断价值。

四、治疗

(一)一般治疗

1.控制血压

多项研究结果均提示血压波动与动脉瘤的再破裂有显著相关性,而动脉瘤再出血明显增加患者病死率。但血压控制方法及相关参数存在极大争议。研究发现尼卡地平的效果好于拉贝洛尔或硝普钠等药物,但对预后似乎并无影响。使用可滴定或者微量泵入的降压药以便在调控血压的同时,在降低再出血风险和维持正常脑灌注之间取得平衡。尽管血压控制的阈值标准目前尚未建立,但指南推荐将收缩压控制于 160 mmHg 应该是有利的。

2.止血剂

止血药物在 aSAH 中的应用始终存在争议。文献报道抗纤溶治疗可以减少动脉瘤再破裂的风险且并不增加发生迟发型脑缺血的风险,但这一治疗对患者的预后似乎并无影响。对于近期内无法手术治疗的 aSAH 患者,且有显著的动脉瘤再破裂风险,如果无药物禁忌,短期内(<72 h)使用氨甲环酸或氨基己酸可以减少早期再出血的风险。

3.脑血管痉挛及迟发性脑缺血的防治

血管痉挛形成原因可能与脑水肿形成、颅内压增高及全脑缺血等一系列病理过程有关,这些病理生理改变是患者致死、致残的重要因素。自发性蛛网膜下隙出血后及动脉瘤手术后应常规应用尼莫地平,并且于手术或介入治疗后改为口服尼莫地平,同时要维持等容量及正常循环血容量。经颅多普勒超声(Transcranial Doppler,TCD)在血管痉挛诊断中可以起到一定作用。一旦患者出现迟发性脑缺血,在排除患者心功能不全或血压极高的情况下,可以采取诱导高血压的方式改善脑灌注压("3H"疗法,即"高血压、高容量、高稀释度")。尽管目前尚无随机对照试验证实该方法的确切疗效,但在临床中可发现患者神经功能因血压升高迅速改善的现象。因此"3H"疗法在确诊的症状性迟发性脑缺血患者中仍是重要的治疗手段。血管内介入治疗血管痉挛目前已十分常见,临床上也有不少相关报道,且有一定疗效。在症状性脑血管痉挛患者,尤其是对"3H"治疗反应较差的患者中,可使用血管成形术及选择性动脉扩张疗法。

4.aSAH 后脑积水的处理

aSAH 患者中发生急性脑积水的概率为 15%～87%,而发生慢性分流依赖型脑积水的概率为 8.9%～48%。对 aSAH 后出现急性脑室扩大并伴有意识障碍的患者,可行脑室穿刺术或腰大池外引流术。多项回顾性研究报道,腰大池引流治疗 aSAH 后的急性脑积水是安全有效的。但在出现脑内血肿等明确造成颅内高压的情况下,需要权衡两种方式的利弊并准确选择。如果怀疑为非交通性脑积水,则更倾向于使用脑室外引流。而对 aSAH 后合并慢性症状性脑积水的患者,目前已明确即使采用缓慢退管(24 h)的方式拔除脑室外引流,并不能减少需进一步行脑室分流术的机会,因此仅推荐使用永久性脑脊液分流术。

(二)尽早病因治疗

如开颅动脉瘤夹闭或介入治疗,动静脉畸形或脑肿瘤切除等。有关动脉瘤开颅手术与介入治疗的利弊始终是一个争议话题。对于单个动脉瘤手术方式的选择目前往往立足于临床医师的个人倾向或单个中心的技术优势。ISAT 试验是迄今为止唯一的多中心临床随机对照试验,1 年随访结果显示,开颅组的致死及致残率为 31%,显著高于介入组的 24%。而二者之间的差异主要体现在致残率方面:开颅组为 22%而介入组仅为 16%。造成这种差异最主要原因在于开颅组的并发症率较之介入组明显升高(19%与 8%)。但同时介入组的 2.9%的再出血率较之于开颅组的 0.9%仍然要高出许多。介入组 58%的动脉瘤闭塞率较之开颅组的 81%也是逊色不少。而由此可见两种治疗方法各有利弊。随着介入技术及材料的发展,既往认为一些难以完成的血管内治疗也变得可行。同时,生物活性弹簧圈以及支架技术的应用显著提高了动脉瘤治愈率。目前推荐 aSAH 患者应尽早手术以及动脉瘤须彻底治疗。首先要求动脉瘤治疗方案的制订需要有经验的脑血管外科医师及神经介入医师根据患者病情及动脉瘤情况共同商讨后决定。其次,建议对于血管内治疗及外科开颅手术均合适的动脉瘤患者,首先考虑血管内治疗,同时提出针对大脑中动脉动脉瘤的患者及脑实质内血肿大于 50 mL 的患者,首先考虑行开颅手术。而高龄(＞70 岁)、高级别 aSAH(Hunt-HessI V ～ V 级)及基底动脉顶端动脉瘤,首先考虑介入治疗。再次,所有患者术后需要进行延期影像学随访,一旦发现明显残留,则明确考虑进一步治疗。最后,研究表明在 aSAH 患者中使用支架将造成残死率上升。因此,只有在各种出血风险可排除的情况下,方可使用支架。如何解决使用支架后抗血小板治疗后导致的"出血"及"缺血"的矛盾依然是未来临床研究的重点。血流转向装置是研究热点,但其在急性期同样需要使用双重抗血小板治疗,因此,疗效和安全性有待进一步评估。

(任 蔚)

第四节 颅内静脉系统血栓形成

颅内静脉系统血栓形成（Cardiovascular Technologist ,CVT）是由多种原因所致的脑静脉回流受阻的一组血管疾病，包括颅内静脉窦和静脉血栓形成。该病是脑血管病中的一种特殊临床类型，好发于中青年，可累及皮质静脉、硬脑膜窦或两者均受累。病因复杂，起病形式多样，临床特征因病因病变部位不同而表现各异。常单独或合并存在头痛、视盘水肿、局灶性神经功能缺损、癫痫和意识障碍等多种临床表现，并且依病程及病变程度的不同可出现不同的影像学表现，易与卒中、脑脓肿、脑肿瘤脑炎、代谢性脑病及良性颅内压增高等多种疾病混淆，常被误诊漏诊。随着 MRI、MRA、MRV 和 DSA 的广泛应用，诊断水平不断提高，颅内静脉系统血栓形成的检出率也显著提高。

颅内静脉系统血栓形成的确切发病率尚不清楚，国内目前尚无确切的统计资料。在年老患者中，男女患者数目大致是相等的；而在其他成年段，女性较男性的发病率高，男女之比为 1：1.29，20～35 岁多见，常有口服避孕药和妊娠史。

一、病因

颅内静脉系统血栓形成与下列因素有关：静脉血流滞缓；静脉管壁损伤（化学性损伤、机械性损伤、感染性损伤）；血液成分改变（血黏度增加、凝血活性增高、抗凝血活性降低）。颅内静脉系统血栓形成依据病因可分为原发性和继发性两类，原发者病因不明，约占 25%；继发者依据病变性质又可分为感染性血栓形成和非感染性血栓形成。

（一）感染性因素

感染引起的颅内静脉系统血栓形成最常发生在海绵窦横窦和乙状窦，可分为局限性和全身性。

1.局限性感染

①颜面部病灶，特别是危险三角内的疖痈等化脓性病变，易通过眼静脉进入海绵窦；②耳部病灶如中耳炎或乳突炎可引起乙状窦血栓形成；③蝶窦或筛窦炎症，通过筛静脉或破坏蝶窦壁而入海绵窦；④颈深部或扁桃体周围浮肿、上颌骨骨髓炎等，可沿翼静脉丛或侵入颈静脉而累及横窦、岩窦、海绵窦；⑤脑膜炎、脑脓肿可经皮质静脉累及上矢状窦。

2.全身性感染

由各种血行感染所致。

（二）非感染性因素

非感染性因素也可分为局限性和全身性。

1.局限性

见于头外伤、脑肿瘤、脑外科手术后等。

2.全身性

(1)遗传性凝血功能异常：①抗凝血酶原缺乏；②蛋白 C 和蛋白 S 缺乏；③凝血因子 V 基因突变；④凝血酶原突变；⑤半胱氨酸增多症。

(2)获得性凝血功能异常：①肾病综合征；②抗磷脂抗体增加；③妊娠和产褥期；④口服避孕药；⑤其他药物等。

（3）机械原因：闭合性头部外伤，静脉窦损伤，神经外科干预或腰椎穿刺可以引起颅内静脉系统血栓形成等。

（4）其他系统疾病：休克、严重脱水和衰竭状态、癌症、血液系统疾病（红细胞增多症、血小板增多症和白细胞增多症）、心功能不全等。这些因素常导致血液呈高凝状态、血流淤滞，容易诱发静脉血栓形成。此类病因多引起上矢状窦血栓形成，并常伴发大脑上静脉血栓形成。

1）侧窦血栓的形成：主要是中耳炎和乳突炎的并发症，多见于中耳炎或乳突炎的急性期，但也可并发于慢性期。常见致病菌为溶血性链球菌。

2）海绵窦血栓的形成：通常起源于鼻窦眼眶或上面部皮肤的化脓性感染。

3）上矢状窦血栓形成：此种血栓形成是最常见的非化脓性静脉窦血栓形成部位。见于婴幼儿腹泻、营养不良、衰竭或其他原因引起的严重脱水；慢性消耗性疾病的后期年老体衰的老年患者；口服避孕药、妊娠和分娩后的 1～3 周；外伤或颅内脑膜瘤阻塞了上矢状窦；溶血性贫血、糖尿病、白塞氏综合征等疾病。

二、临床表现

由于 CVT 发生的部位、范围、阻塞速度、发病年龄、病因不同，其临床表现复杂而不典型，多为亚急性或慢性发病。最常见的表现为高颅内压所致的头痛，多发性小出血可见于出血性或缺血性静脉梗死的症状，严重时亦可见脑病样症状。

1. 侧窦血栓

典型的起病症状为发热寒战、头痛和呕吐。多数患者缺乏局灶性损害体征，偶尔可见患侧乳突区肿胀、浅表静脉怒张及同侧颈部静脉压痛。半数患者有视盘水肿，可能和炎症扩散到海绵窦内左右范围不一致有关。嗜睡和昏迷并不少见，抽搐也偶有发生。出现局限性运动性抽搐伴抽搐后偏瘫，提示感染已经扩展到引流大脑半球血液的皮质静脉。出现这些体征很可能提示已经有脑脓肿形成。部分患者出现复视。

2. 海绵窦血栓

通常突然发病，患者呈急性病容，败血症样发热。眼睛疼痛，眼眶压痛。眼睑、眼结膜、额部头皮肿胀。眼眶肿胀造成眼球突出，球结膜水肿及眼睑下垂。可出现复视、眼球活动受限，甚至眼球固定。瞳孔可大可小，对光反应可消失。

少数患者有视盘水肿，视乳头周围可见大小不等的出血灶。视力可正常，部分患者视力减退、角膜混浊及角膜溃疡。通常先出现一侧海绵窦症状，在数日内很快扩展到对侧，呈现双侧眼球突出、充血及固定，这具有很高的诊断价值。

3. 上矢状窦血栓形成

颅内压增高是本病的主要症状。患者一般状态差，全身衰竭、萎靡、发热、头痛和视盘水肿。局灶体征有前额及前部头皮水肿。在婴幼儿，前、后囟静脉怒张，伴水母头形成。

4. 大脑大静脉（Galen 静脉）血栓形成

大脑大静脉是接受大脑深静脉回流的主干静脉。大脑大静脉血栓形成多为非感染性静脉血栓，主要累及间脑、基底节、内囊等深部结构，常为双侧病变。多表现为颅内高压症状：头痛、呕吐、视神经盘水肿。可出现嗜睡、精神症状、反应迟钝、记忆力和计算力及定向力减退、手足徐动或舞蹈样动作等锥体外系表现。病情危重，严重时出现昏迷、高热、痛性发作、去脑强直甚至死亡。

5.直窦血栓形成

多为非炎性,病情进展快,迅速累及大脑大静脉和基底静脉。导致小脑、脑干、丘脑、基底节等深部结构受损,临床少见但病情危重。多为急性起病,主要表现为无感染征象的高热、意识障碍、癫痫发作、颅内高压、脑疝等,常很快进入深昏迷、去大脑强直、去皮质状态甚至死亡,部分以突发幻觉精神行为异常为首发症状。存活者多遗留有手足徐动、舞蹈样动作等锥体外系症状。

三、辅助检查

颅内静脉窦及脑静脉血栓形成缺乏特异性临床表现,只靠临床症状和体征诊断困难。辅助检查特别是影像学检查对诊断至关重要,并有重要的鉴别诊断价值。

1.腰椎穿刺

主要是颅内压增高,有的可达 2.94kPa(300 mmH$_2$O)以上。除感染、肿瘤外,脑脊液的蛋白和白细胞可以正常,也可以轻度升高。有时可有多少不等红细胞;感染性者的脑脊液呈炎性改变,可镜检或培养出细菌。虽然脑脊液很多,但诊断价值主要用于疾病的鉴别。腰椎穿刺时有Tobey-Ayer 征(压迫病变侧颈静脉时,不引起脑脊液压力改变)和 Crowe 征(压迫病变对侧颈内静脉时出现面和头皮静脉扩张),此两征提示有横窦和乙状窦血栓形成。

2.神经影像学检查

(1)头颅 CT:可分为直接和间接征象两部分。

1)直接征象:指能直接反映静脉窦内血栓的征象。①空 delta 征:增强时可显示脑静脉窦壁强化呈高密度与腔内低密度形成对比,又称"空三角征",见于 25%～30% 的患者;②高密度三角征:在非增强的冠状层面显示出上矢状窦的后部为高密度的三角形影像,提示为新鲜血栓;③束带征:与扫描平面平行的血管显示高密度影,提示新鲜血栓形成,特异性较低。

2)间接征象:包括大脑镰和小脑幕异常强化、脑室变小、出血性梗死或非出血性静脉梗死等。

(2)头颅 MRI:急性期(0～3 d),血栓静脉表现呈 T$_1$ 等信号、T$_2$ 低信号;亚急性期(3～15 d),T$_1$ 和 T$_2$ 均呈高信号;慢性期(15 d 后),梗死血管出现不同程度的再通,重新出现血液流空现象。MRI 正常不能排除颅内静脉窦及脑静脉血栓形成。

(3)磁共振静脉血管造影(MRV):被认为是目前最好的无创性脑静脉成像诊断方法,对较大的脑静脉和静脉窦病变显示较好。主要直接征象为脑静脉(窦)内血流高信号缺失,间接征象为病变远侧侧支循环形成、深静脉扩张或其他引流静脉显现。

(4)DSA:可直接显示血栓的部位和轮廓,是颅内静脉窦及脑静脉血栓形成诊断的金标准。能显示静脉窦和静脉部分或完全阻塞,引流区皮质静脉螺旋状扩张,还显示静脉反流现象,但缺点是有创伤性、费用高,适用于 MRI 和 MRV 不能确诊者。

3.其他

必要的有选择性的检查依据可能的病因选择。血常规、血电解质检查,血糖、免疫项目。

四、诊断与鉴别诊断

(一)诊断

对单纯颅内压增高伴或不伴神经系统局灶性体征者,或以意识障碍为主的患者,均应考虑到脑静脉系统血栓形成的可能。结合腰椎穿刺、CT、MRI、MRV尤其是DSA检查可以明确诊断。

1.侧窦血栓的诊断

出现颅内压增高征象即应考虑本病诊断。若出现偏瘫、失语、偏盲，提示存在脑脓肿可能，应立即做脑部影像学检查明确诊断。

2.海绵窦血栓的诊断

海绵窦血栓形成的诊断可根据眼球突出、水肿、眼球各方向运动受限，特别是由一侧眼球波及对侧眼球时可以确诊。但有时需与眼球突出和眼球运动受限的其他疾病相鉴别，如眼眶内球后蜂窝织炎、球后占位性病变、视神经孔处胶质细胞瘤、骨膜下脓肿等。两侧眼球突出还应与甲状腺功能亢进相鉴别。

3.上矢状窦血栓的诊断

在有严重营养不良状态和恶病质的婴儿出现颅内压增高，应考虑非化脓性上矢状窦血栓形成可能。不明原因和没有定位的颅内压增高患者均应想到本病的可能，并应做进一步检查。

（二）鉴别诊断

需要与脑炎、良性颅内压增高、基底动脉尖综合征、脑脓肿、颅内肿瘤及动脉系缺血或出血性卒中脑出血等颅内疾病鉴别。上矢状窦及侧窦血栓形成可仅表现为颅内高压征象，需与颅内占位病变如血肿、肿瘤、脓肿等相鉴别。伴乳突炎、中耳炎及败血症者要考虑侧窦血栓形成的可能。如腰穿时病变侧压颈试验脑脊液压力不上升、脑脊液呈血性或黄变，要高度怀疑乙状窦血栓形成。

婴儿患严重贫血、腹泻、营养不良、衰竭时，或产妇在分娩1～3月内发生颅内高压或昏迷、肢体局限性抽搐或瘫痪时，要考虑上矢状窦血栓形成。

五、治疗

颅内静脉窦及脑静脉血栓形成应尽早诊断和及时治疗，包括对症治疗、病因治疗、抗凝治疗、溶栓治疗和手术治疗等。

（一）对症治疗

1.一般处理

保持情绪稳定，维持生命体征的稳定，维持水、电解质平衡，对全身衰竭、脱水、慢性消耗性患者加强全身支持；发热者给予物理降温，肌内注射退热药；头痛者可口服止痛剂；频繁呕吐者给予甲氧氯普胺注射液10 mg肌内注射；或奋乃静2 mg，2～3次/日；或氯丙嗪25 mg，2～3次/日。

2.脱水降低颅内压

如无腰椎穿刺禁忌可经常规腰椎穿刺测压，根据颅内压情况、脱水剂半衰期应用甘露醇、甘油果糖、呋塞米和人血清蛋白等脱水剂，如果有需要可联合应用。根据患者的具体情况决定脱水剂的使用频率。颅内静脉窦及脑静脉血栓形成所致的急性颅内压增高在药物无效时考虑相应的手术治疗，如脑室引流术、静脉搭桥术等。

3.抗癫痫治疗

如有癫痫发作，可选用卡马西平0.3～0.6 g/d、丙戊酸0.6～1.2 g/d、托吡酯50～100 mg/d等控制抽搐。

（二）病因治疗

病因治疗是颅内静脉系统血栓形成的根本治疗之一，对病因明确的患者加强原发病的治疗，防止病情的进一步发展，如面部感染的处理，水、电解质平衡的维持，孕妇必要时终止妊娠等。

1. 脑保护剂

应用脑保护剂改善脑循环，保护神经元，可选用胞磷胆碱、依达拉奉、钙离子拮抗剂、镁剂等。

2. 炎性血栓

积极处理感染灶，对患者血及脑脊液进行细胞培养，选择敏感易通过血-脑屏障的抗生素，对病原菌不清楚者根据用药经验联合应用抗生素，选择球菌与杆菌都起杀菌作用的抗生素，热退之后应用足够时间，一般应用抗生素时间不应少于 1 个月。

3. 非炎性血栓

非炎性血栓包括内科治疗、溶栓治疗和手术治疗，内科治疗包括抗凝治疗、抗血小板聚集及溶栓治疗等。

（三）抗凝治疗

颅内静脉窦及脑静脉血栓形成的患者多数存在凝血机制的异常，因此，长期的抗凝治疗有理论上的必要性，已普遍应用并公认颅内静脉窦及脑静脉血栓形成的抗凝治疗是安全的，而且有减少死亡或生活不能自理的潜在作用，无论有无出血性脑梗死都应进行抗凝治疗，这是因为颅内静脉窦及脑静脉血栓形成的脑出血是由于静脉血栓的进展所致，只有抗凝才能抑制脑静脉血栓进展，缓解脑出血，抗凝治疗并不增加颅内静脉窦及脑静脉血栓形成后颅内出血的危险性。抗凝治疗越早效果越好，即使有小量颅内出血或产后 1 个月也可酌情使用，可以明显降低病死率和改善患者的预后。可选用低分子肝素（用药前和用药期间应监测凝血时间和部分凝血时间）或华法林，应监测 INR 值，根据情况调整剂量。口服抗凝治疗应至少维持 3～6 个月。

（四）溶栓治疗

在严格掌握适应证的情况下，常用溶栓药物有尿激酶（UK）和组织型纤溶酶原激活物（t-PA）。UK 对血栓的特异性溶解作用差，溶栓需要的时间长、剂量大，全身出血性并发症发生率高。t-PA 对血栓的特异性强，直接作用于血栓块，避免低纤溶蛋白血症，全身出血并发症少，溶栓需要的时间短、用量小。由于脑静脉的淤血，静脉内压力升高，造成了脑实质内出血性梗死，或蛛网膜下隙的出血。在这种情况下，按常规的观点考虑，止血会加重脑静脉血栓的生长。只有化解血栓，使静脉回流途径再通，有效降低脑静脉内压力，才会抑制静脉破裂引发出血的趋势，因此进行溶栓和有效的抗凝，才是合理的选择。

（五）手术治疗

（1）可进行窦内血栓的直接切除术，但可能会造成脑实质经骨窗向外膨出，还会加重脑实质的出血。

（2）介入治疗：血管介入，静脉内导管机械性血栓治疗和静脉窦内支架成形术等，但这些新疗法有待于进一步评价。

（任　蔚）

第五节　流行性脑脊髓膜炎

流行性脑脊髓膜炎(简称流脑),是由脑膜炎奈瑟菌引起经呼吸道传播所致的一种化脓性脑膜炎。致病菌由鼻咽部侵入血液循环,形成败血症,最后局限于脑膜及脊髓膜,形成化脓性脑脊髓膜病变。同时还可以引起上、下呼吸道、关节、心包、眼或泌尿生殖系统感染。主要临床表现有发热、头痛、呕吐、皮肤瘀点及颈项强直等脑膜刺激征。脑脊液呈化脓性改变。本病多见于冬春季节,儿童发病率高。

脑膜炎奈瑟菌(又称脑膜炎球菌)属奈瑟菌属,为革兰阴性球菌,呈卵圆形或肾形,常成对排列,直径 $0.6\sim1.0\ \mu m$。该菌可从带菌者鼻咽部、血液、脑脊液和皮肤瘀点中检出。脑脊液中的细菌多见于中性粒细胞内,仅少数在细胞外。在普通培养液上不易生长,常用巧克力色血琼脂平板,在 5%～10% 的二氧化碳、pH 为 7.4～7.6 环境下生长更好。本菌对寒冷、干燥及消毒剂极为敏感。在温度低于 30 ℃或高于 50 ℃时容易死亡,病菌能形成自身溶解酶,故采集标本后必须立即送检接种。按其表面特异性多糖抗原不同,分为 A、B、C、D、E、X、Y、Z、W135、H、I、K 和 L 共 13 个血清群。其中以 A、B、C 三群最常见,占流行病例的 90% 以上。A 群引起大流行,B、C 群引起小流行。

一、病因

(一)传染源

人为本病唯一的传染源,病原菌存在于带菌者或患者的鼻咽部,在流行期间人群带菌率可高达 50%,人群带菌率如超过 20% 时提示有发生流行的可能。患者在潜伏期末期和急性期均有传染性。发病后 10 d,在治疗后细菌很快消失,因此患者作为传染源没有带菌者重要。国内调查流行期间则 A 群所占百分比较高,非流行期的带菌菌群以 B 群为主。

(二)传染途径

由呼吸道传播,病原菌借飞沫直接从空气中传播。因病原菌在体外的生活力极弱,故通过间接传播的机会极少。密切接触对 2 岁以下婴儿的发病有重要意义。

(三)人群易患性

人群普遍易感,6 个月至 2 岁婴儿的发病率最高,新生儿少见,2～3 个月大的婴儿即有发病者,以后又逐渐下降,但在流行年则发病患者群可向高年龄组移动。新生儿出生时有来自母体的杀菌抗体,故很少发病,人群的易患性与抗体水平密切相关。人感染后可对本群病原菌产生持久免疫力;各群间有交叉免疫,但不持久。本病隐性感染率高,60%～70% 为无症状带菌者,约 30% 为上呼吸道感染型和出血点型,约有 1% 为典型流脑表现。

(四)流行特征

本病流行或散发于世界各国,平均年发病率为 2.5/10 万,以非洲中部流行地带为最高。全年均可发生,11 月份至次年 5 月份,尤其是 3～4 月份为高峰。一般每 3～5 年小流行,7～10 年大流行。

二、临床表现

潜伏期 1～10 d,一般为 2～3 d。按病情分如下各型各期。

（一）普通型

普通型最常见，占全部病例的 90％ 以上。

1.上呼吸道感染期

上呼吸道感染期为 1～2 d，大多数患者无症状，部分患者有咽喉疼痛，鼻咽部黏膜充血及分泌物增多。鼻咽拭子培养可发现病原菌，一般情况下很难确诊。

2.败血症期

突然高热、畏寒、寒战，伴头痛、食欲减退及神志淡漠等毒血症症状。幼儿则有啼哭吵闹、烦躁不安，皮肤感觉过敏及惊厥等。少数患者有关节痛或关节炎。70％ 的患者皮肤黏膜有瘀点（或瘀斑），见于全身皮肤及黏膜，大小为 1～2 mm，甚至 1 cm。病情严重者的瘀点、瘀斑可迅速扩大，其中央因血栓形成而发生皮肤大片坏死。约 10％ 患者的唇周等处可见单纯疱疹，多发生于病后 2 d 左右。少数患者有脾大。多数患者于 1～2 d 内发展为脑膜炎。

3.脑膜炎期

患者高热及毒血症持续，全身仍有瘀点、瘀斑，但中枢神经系统症状加重。因颅内压增高而患者头痛欲裂、呕吐频繁，血压可增高而脉搏减慢，常有皮肤过敏、怕光、狂躁及惊厥。1～2 d 后患者进入谵妄昏迷状态，可出现呼吸或循环衰竭。

4.恢复期

此期患者体温逐渐恢复至正常，皮肤瘀斑、瘀点消失，临床症状好转，神经系统检查正常。约 10％ 的患者出现口唇疱疹。患者一般在 1～3 周内痊愈。

（二）暴发型

少数患者起病急骤，病情凶险，若不及时抢救，常于 24 h 内死亡。

1.暴发型败血症

暴发型败血症多见于儿童，但成人病例亦非罕见。以高热、头痛、呕吐开始，中毒症状严重，精神极度萎靡，可有轻重不等的意识障碍，时有惊厥。常于 12 h 内出现遍及全身的广泛瘀点、瘀斑，且迅速扩大融合成大片瘀斑伴皮下坏死。循环衰竭是本型的主要表现，面色苍白、四肢厥冷、唇及指端发绀、脉搏细速、血压明显下降、脉压缩小，不少患者血压可降至零，尿量减少或无尿。脑膜刺激征大都阙如，脑脊液大多澄清，仅细胞数轻度增加。血及瘀点培养多为阳性，实验室检查可证实有 DIC 存在。血小板减少、白细胞总数在 1.0×10^9/L 以下者常提示预后不良。

2.暴发型脑膜脑炎

此型亦多见于儿童。脑实质损害的临床症状明显。患者迅速进入昏迷，惊厥频繁，锥体束征常阳性，两侧反射不等，血压持续升高，眼底可见视盘水肿。部分患者发展为脑疝，天幕裂孔疝为颞叶的钩回或海马回疝入天幕裂口所致，能压迫间脑及动眼神经，致使同侧瞳孔扩大，光反应消失，眼球固定或外展，对侧肢体轻瘫，继而出现呼吸衰竭。枕骨大孔疝时小脑扁桃体疝入枕骨大孔内，压迫延髓，此时患者昏迷加深，瞳孔明显缩小或散大，或忽大忽小，瞳孔边缘亦不整齐，双侧肢体肌张力增高或强直，上肢多内旋，下肢呈伸展性强直，呼吸不规则，或快、慢、深、浅不等，或呼吸暂停，或为抽泣样、点头样呼吸，成为潮式呼吸，常提示呼吸突然停止。呼吸衰竭出现前患者可有下列预兆：①面色苍白、呕吐频繁、头痛剧烈、烦躁不安；②突然发生昏迷、惊厥不止、肌张力持续升高；③瞳孔大小不等、明显缩小或扩大、边缘不整齐、对光反应迟钝或消失、眼球固定；④呼吸节律改变；⑤血压上升。

（三）混合型

兼有上述二型的临床表现，常同时或先后出现，是本病最严重的一型。婴儿发作多不典型，除高热、拒食、烦躁及啼哭不安外，惊厥、腹泻及咳嗽较成人为多见，而脑膜刺激征可能阙如，前囟未闭者大多突出，对诊断极有帮助，但有时因频繁呕吐、失水反可出现前囟下陷。老年人因免疫功能低下，对内毒素敏感性增加，故暴发型发病率高，临床表现以上呼吸道感染、皮肤黏膜瘀斑、瘀点症状常见，意识障碍明显。病程长，多在 10 d 以上，并发症多，预后差，病死率高。实验室检查血白细胞可能不高，提示病情重，机体反应差。

三、辅助检查

（一）血常规

白细胞计数多明显升高，一般在 $20 \times 10^9/L$ 以上，以中性粒细胞升高为主。并发 DIC 时血小板常减少。

（二）脑脊液检查

病程初期仅有压力增高，外观正常。典型脑膜炎期，压力高达 1.96 kPa 以上，外观呈混浊或脓样。白细胞数在 $1000 \times 10^6/L$ 以上，以分叶核升高为主。蛋白质含量显著提高，而糖含量明显减少，有时可完全测不出，氯化物降低。若临床有脑膜炎症状及体征而早期脑脊液检查正常，应于 12～24 h 后复验。流脑经抗菌药物治疗后，脑脊液改变可不典型。脑脊液检查是临床上常用的明确诊断的重要方法之一。

（三）细菌学检查

1.涂片检查

用针尖刺破皮肤瘀点，挤出少许血液及组织液，涂片染色后镜检，阳性率高达 80% 以上。脑脊液沉淀涂片的阳性率为 60%～70%，脑脊液不宜搁置太久，否则病原菌易自溶而影响检出。

2.细菌培养

细菌培养是临床诊断的金标准，虽然阳性率较低，但血培养对普通型流脑败血症期、暴发型败血症及慢性脑膜炎球菌败血症诊断甚为重要，故必须注意在应用抗菌药物前采血做细菌培养，并宜多次采血送验。若阳性应进行菌株分型和药敏试验。

（四）免疫学检查

免疫学检查是近年来开展的流脑快速诊断方法。

1.特异性抗原

脑脊液中抗原的检测有利于早期诊断，其敏感性高，特异性强。目前临床常用的抗原检测方法有对流免疫电泳、乳胶凝集、反向间接血凝试验、菌体协同凝集试验、放射免疫法、酶联免疫吸附试验等。

2.特异性抗体

抗体检测不能作为早期诊断方法，且敏感性与特异性均较差，故临床应用日渐减少。其方法有对流免疫电泳法、放射免疫测定法、间接血凝试验。

（五）其他

1.核酸检测

本方法灵敏、特异、快速，且不受抗生素的影响，还可对细菌进行分型。可检测早期血清和脑脊液中 A、B、C 群细菌 DNA,脑脊液的阳性率约为 92%,血液的阳性率约为 86%。

2.RIA 法检测脑脊液 β_2 微球蛋白

脑脊液中此蛋白在病程早期即明显升高,并与脑脊液中的蛋白含量及白细胞数平行,恢复期降至正常,有助于早期诊断和预后判断。

四、诊断与鉴别诊断

(一)诊断

流行季节多为冬季,儿童多见。凡在流行季节突起高热、头痛、呕吐,伴神志改变,体检皮肤黏膜有瘀点、瘀斑,脑膜刺激征阳性者,临床诊断即可初步成立。确诊有赖于脑脊液检查及病原菌发现,免疫学检查有利于及早确立诊断。

(1)确诊病例:从其血液、脑脊液或其他未污染体液中分离到奈瑟脑膜炎球菌。

(2)推定病例:只能从其未污染体液或血液中检出革兰阴性双球菌。

(3)可能病例:抗原试验阳性,但培养阴性的患者。

(二)鉴别诊断

(1)其他细菌引起的化脓性脑膜炎、败血症休克:依侵入途径可初步区别。肺炎球菌脑膜炎大多继发于肺炎、中耳炎的基础上,金黄色葡萄球菌性脑膜炎多继发于皮肤感染,革兰阴性杆菌脑膜炎易发生于颅脑手术后,流感嗜血杆菌脑膜炎多发生于婴幼儿,绿脓杆菌脑膜炎常继发于腰穿、麻醉、造影或手术后。此外,上述细菌感染的发病均无明显季节性,以散发为主,无皮肤瘀点、瘀斑。确诊有赖于细菌学检查。

(2)结核性脑膜炎:多有结核病史或密切接触史,起病缓慢,病程长,有低热、盗汗、消瘦等症状,无皮肤瘀点、瘀斑,神经系统症状出现晚,脑脊液中白细胞、糖和氯化物均减少,蛋白质增加。脑脊液涂片抗酸染色可检查抗酸染色阳性杆菌。

(3)中毒型细菌性痢疾:主要见于儿童,发病季节在夏秋季。短期内有高热、惊厥、昏迷、休克、呼吸衰竭等症状,但无瘀点,脑脊液检查正常。确诊依靠粪便细菌培养。

五、治疗

(一)普通型

1.一般治疗

强调早诊断,早隔离及就地隔离,早治疗,预防并发症。

2.病原治疗

应尽早、足量应用细菌敏感并能通过血-脑脊液屏障的药物。常用药物如下。

(1)青霉素:大剂量青霉素可在脑脊液中达治疗浓度,疗效满意,且尚未出现明显耐药,故仍是目前常用的高效、敏感的杀菌药物。剂量成人 20 万 U/(kg·d),儿童 20 万～40 万 U/(kg·d),分 3 次置 5% 葡萄糖液中静脉滴注,疗程 5～7 d。以下情况应采用青霉素 G:单用磺胺药后出现明显血尿,或原有肾功能不全、严重失水、少尿、无尿者;单用磺胺药后 24～48 h 病情未见好转者;药敏试验示菌株对磺胺药耐药者。成人青霉素 G 用量为 800 万～1 200 万 U/d,儿童为 20 万 U/(kg·d);鞘内无需同用。如患者对青霉素类过敏,则可改用氯霉素,氯霉素易透过血-脑脊液屏障,脑脊液浓度为血清浓度的 30%～50%。氯霉素首剂为 50 mg/kg,继而给予 50～100 mg/(kg·d),成人每日最高量可达 4 g,分次静脉滴注或口服。

应密切注意氯霉素对骨髓的抑制作用。

(2)头孢菌素：三代头孢菌素对脑膜炎球菌抗菌活性强，易通过血-脑脊液屏障，且毒性低。头孢曲松成人 2 g，儿童 50～100 mg/kg，静脉滴注 1 次/12 h。头孢噻肟剂量，成人 2 g，儿童 50 mg/kg，每 6 h 静脉滴注 1 次。疗程 7 d。

(3)氯霉素：易透过血-脑脊液屏障，脑脊液浓度为血清浓度的 30%～50%。因其对骨髓造血功能有抑制作用，故多用于不能使用青霉素者。成人每日最高量可达 4 g，儿童 50 mg/kg，分次静脉滴注，症状好转后改为肌内注射或口服，疗程 7 d。

(4)磺胺药：如磺胺嘧啶，由于耐药菌株增加，现已少用或不用。

(5)其他抗生素：如氨苄西林亦可应用，剂量为每日 150 mg/kg，分次静脉滴注。本药和氯霉素对脑膜炎球菌、肺炎球菌和流感杆菌均有抗菌活性，适用于病原菌尚未明确的婴儿病例。

3.对症治疗

高热可予物理降温及退热药物；颅内压升高可予甘露醇脱水降颅内压。

(二)暴发型

1.休克型

(1)抗菌治疗：应尽早使用，以青霉素 G 为主，剂量为 20 万～40 万 U/(kg·d)，成人 2 000 万 U/d，分次静脉滴注。

(2)抗休克治疗：在扩充血容量和纠正酸中毒后，如休克仍未纠正，可应用血管活性药物。凡患者面色苍灰，皮肤呈花斑样及眼底动脉痉挛者，应选用血管扩张药物，首选不良反应较小的山莨菪碱，因其有抗交感胺，直接舒张血管的作用；此外，尚有稳定神经细胞膜、解除支气管痉挛、减少支气管分泌等作用，而极少引起中枢兴奋。山莨菪碱的每次剂量为 0.3～0.5 mg/kg，重症可增至 1～2 mg/kg，静脉注射，1 次 10～20 min。如无山莨菪碱，也可用阿托品代替(剂量为每次 0.03～0.05 mg/kg)，一般经数次注射后，如面色红润、微循环改善、尿量增多、血压回升，即可延长给药时间，减少剂量并逐渐停用。也可使用多巴胺，剂量为 2～6 μg/(kg·min)，根据治疗反应调整浓度和速度。如休克仍未纠正，且中心静脉压反有升高，或肺底出现湿啰音等淤血体征时，可考虑应用酚妥拉明(苄胺唑啉)治疗，剂量 5～10 mg/次，以 5% 葡萄糖液 500～1000 mL 稀释后静脉滴注，开始宜慢，以后根据治疗反应调整滴速。

(3)肾上腺皮质激素的应用：短期应用，可减轻毒血症，稳定溶酶体，也可解痉、增强心肌收缩力及抑制血小板聚集，有利于抗休克。氢化可的松成人 100～500 mg/d，儿童 8～10 mg/(kg·d)，休克纠正后即停用，一般不超过 3 d。

(4)抗 DIC 的治疗：若休克经综合治疗后不见好转，出血点即使未见增加，也应考虑有 DIC 存在，应做有关凝血及纤溶的检查，并开始肝素治疗。若皮肤瘀点不断增多，且有融合成瘀斑的趋势，不论有无休克，均可应用肝素。每次剂量为 0.5～1 mg/kg，置于 100 mL 溶液内缓慢静脉滴注，4～6 h 可重复 1 次，多数患者应用 1～2 次即可见效而停用。高凝状态纠正后，应输入新鲜血液、血浆及应用维生素 K，以补充被消耗的凝血因子。

(5)其他：如心率明显增快时可使用强心剂。

2.脑膜脑炎型

(1)抗生素的选用同休克型。

(2)脱水药的应用：以减轻脑水肿及防止脑疝。常用甘露醇，每次 1～2 g/kg(20%)，根据情况每 4～6 h 或 8 h 静脉快速滴注或推注 1 次，宜至呼吸、血压恢复正常、瞳孔等大及其他颅内高压症状好转为止。脱水时应适当补充液体、钾盐等，以保持轻度脱水状态为宜。甘露醇可与呋塞米 40～100 mg 合用，亦可与 50％葡萄糖液交替使用，40～60 mL/次。

（3）肾上腺皮质激素的应用：除上述作用外，并有减轻脑水肿降颅内压作用，常用地塞米松，成人 10～20 mg/d，儿童 0.2～0.5 mg/(kg·d)，分 1～2 次静脉滴注。

（4）呼吸衰竭的处理：须加强脱水治疗，给予吸氧、吸痰、头部降温以防治脑水肿、防止脑疝及呼吸衰竭的发生。如已发生，可给予洛贝林、尼可刹米、二甲弗林、哌甲酯等呼吸中枢兴奋药，呼吸停止时应立即做气管插管或气管切开，进行间歇加压呼吸。

（5）对症治疗：有高热及惊厥者应用物理及药物降温。并应尽早应用镇静剂，必要时行亚冬眠疗法。

（任　蔚）

第六节　急性脊髓炎

急性脊髓炎(acute myelitis)系指各种感染后引起自身免疫反应所致的急性横贯性脊髓炎性病变，又称急性横贯性脊髓炎，是临床上最常见的一种脊髓炎。临床表现为病损平面以下的肢体瘫痪、传导束性感觉缺失和以膀胱、直肠功能障碍为主的自主神经功能损害。为神经科常见急症之一。一年四季均可发病，但以冬末春初或秋末冬初较为常见。

一、病因

病因未明，包括不同的临床综合征，如感染后脊髓炎和疫苗接种后脊髓炎、脱髓鞘性脊髓炎（急性多发性硬化）、坏死性脊髓炎和副肿瘤性脊髓炎等。由于多数患者在脊髓症状出现之前 1～4 周有发热、上呼吸道感染、腹泻等病毒感染的症状，但其脑脊液未检出病毒抗体，脊髓和脑脊液中未分离出病毒，因此，目前多认为本病可能是病毒感染后所诱发的一种自身免疫性疾病，并非直接感染所致，为非感染性炎症性脊髓炎。外伤、过度疲劳、受凉等可能为其诱因。病损可涉及脊髓的任何节段，但以胸髓($T_{3～5}$)最多见，其原因为该处的血液供应较差，易于受累；其次为颈髓和腰髓。病变可能仅累及脊髓的灰质、白质，亦可累及脊膜、脊神经根和脑实质。多数病例以累及软脊膜、脊髓周边的白质为主，少数以累及中央灰质为主。病损通常局限于 1 个节段，多灶融合或多个节段散在病灶较少见；脊髓内如有 2 个以上散在病灶称为播散性脊髓炎。主要病理改变为脊髓充血、水肿和神经纤维的髓鞘脱失。轻症或早期患者，主要病变仅累及血管周围，出现血管周围的炎性细胞渗出和髓鞘脱失，表现为血管周围透亮区，严重者可融合成片状或呈空洞状；病情严重或晚期患者，常可见到溶解区的星形胶质细胞增生，并随病程延长而逐步形成纤维瘢痕、脊髓萎缩。脊髓膜常有原发或继发受累，表现为血管内皮细胞肿胀，血管周围炎性细胞渗出，早期为血管通透性增加，晚期则因缺血和血管内皮变性可致血管闭塞。

二、临床表现

本病任何年龄均可发病，但以儿童和青壮年多见，尤以农村青壮年为多。散在发病。典型病例在脊髓症状出现前 1～2 周常有上呼吸道感染、消化道感染症状或疫苗接种史等，外伤、疲劳、受凉等为发病诱因。但在神经症状出现时不伴发热。急性起病,有的可先有背部疼痛、根痛、胸腹束带感等神经根刺激症状,随之急骤发生肢体麻木、无力,在数小时至数日内发展到脊髓完全性横贯损害。亦有患者无任何其他症状,而突然发生瘫痪。脊髓炎的临床表现,取决于受累脊髓的节段和病变的范围,脊髓各段均可受累,以胸段最为常见(74.5%),其次为颈段(12.7%)和腰段(11.7%)。

三、辅助检查

1.血常规

急性期外周血白细胞计数轻度增高或正常。

2.脑脊液检查

压颈试验通畅,少数病例脊髓水肿严重可有椎管不完全阻塞。脑脊液外观、压力均正常;白细胞可增高至$(10\sim200)\times10^6/L$,主要为淋巴细胞;蛋白质轻度增高,多为 0.5～2 g/L,糖和氯化物含量正常。部分病例的脑脊液完全正常。

3.MRI 检查

MRI 能早期区别脊髓病变性质范围、数量,是确诊急性脊髓炎最可靠的措施,亦是早期诊断多发性硬化的可靠手段。

4.电生理检查

①视觉诱发电位(VEP):正常,可作为与视神经脊髓炎及多发性硬化的鉴别依据;②下肢体感诱发电位(SEP):波幅可明显降低;③运动诱发电位(MEP)异常,可作为判断疗效和预后的指标;④肌电图:可正常或呈失神经改变。

5.脊柱 X 线检查

脊柱 X 线检查一般无异常改变。年龄较大者可有非特异性脊柱肥大性改变。

四、诊断与鉴别诊断

(一)诊断

根据急性起病,病前有感染或预防接种史,迅速出现的脊髓横贯性损害的临床表现,结合脑脊液检查和 MRI 检查,诊断不难。

(二)鉴别诊断

但仍须注意与以下疾病鉴别:吉兰-巴雷综合征、急性硬脊膜外脓肿、视神经脊髓炎、脊髓血管病、亚急性坏死性脊髓炎、急性脊髓压迫症、人类 T 淋巴细胞病毒 Ⅰ 型(HTLV-1)相关脊髓病、周期性瘫痪和功能性瘫痪(癔症)等相鉴别。

五、治疗

本病无特效治疗,主要针对减轻脊髓损害、防治并发症和促进功能恢复。

(一)对症支持疗法

加强护理,防治各种并发症是保证功能恢复的前提。

1.加强护理

应使患者的瘫痪肢体保持在功能位,加强按摩和被动运动锻炼。

2.防治压疮

保持皮肤清洁干燥,在骶部、踝、肩胛等易受压部位加用气圈或厚软垫,每 2～3 h 翻身

1 次,以防止压疮。局部红肿和硬块者,可用 50％～70％酒精擦拭,并以 3.5％安息香酊涂于患处;若已形成压疮,可用1％普鲁卡因局部封闭或用红外线照射;有溃疡形成,应及时换药。

3.防治呼吸道感染

经常翻身、扶坐和拍背,鼓励患者咳痰,以防止呼吸道感染。若出现呼吸肌麻痹或呼吸道分泌物阻塞时,应及时行气管切开及人工呼吸。有感染时则给相应的抗生素。

4.尿路感染的防治

凡尿潴留者应留置导尿管并进行膀胱冲洗。除急性期(1～2 周)外,切忌保留导尿持续引流,应使膀胱保持一定容量,每 4～6 h 放尿 1 次,以防止痉挛性小膀胱的发生。当膀胱逼尿肌出现节律性收缩能解出小便时,应尽早拔除导尿管。

(二)药物治疗

1.肾上腺皮质激素

急性期可选用大剂量甲泼尼龙短程冲击疗法:0.5～1.0 g/d 静脉滴注,连用 3～5 d;或用氢化可的松 200～300 mg/d 或地塞米松 10～20 mg/d 加入 5％～10％葡萄糖液 500 mL 中静脉滴注,每日 1 次。1～2 周后改口服泼尼松(强的松)1 mg/(kg·d),5～7 d 减量 1 次,4～6 周逐步停用。应同时服钾盐,注意预防并发症,可同时用抗生素。

2.静脉注射

免疫球蛋白(IVIG)急性期立即使用效果好。成人用量 0.4g/(kg·d)静脉滴注,连用 3～5 d 为一疗程。

3.抗生素治疗

依据病原学检查和药敏结果选用抗生素,及时治疗呼吸道和泌尿道感染,以免加重病情。

4.抗病毒治疗

可用阿昔洛韦(每次 5 mg/kg 静脉滴注,每 8 h 1 次,连用 7 d)、或更昔洛韦(每次 5 mg/kg 静脉滴注,每 12 h 1 次,连用 14～21 d)等。

(任　蔚)

第七节　急性颅内压增高症

急性颅内压增高症是因颅内原发或转移肿瘤使颅腔内容积异常增加,导致颅内高压所引起的一组临床综合征,临床表现以头痛、呕吐、视乳头水肿为主,如不采取措施迅速降低颅内压,可导致颅内高压危象而危及患者生命。

一、病因

1.急性感染

(1)颅内感染:如各种病因引起的脑炎、脑膜炎等。

(2)全身性感染:如中毒性痢疾、中毒性肺炎、败血症、暴发性病毒性肝炎等。

2.中毒

如一氧化碳中毒、乙胺嘧啶中毒、酒精中毒、苯中毒、二氧化碳中毒以及某些食物中毒等。

3.颅脑损伤

如外伤性颅脑损伤、分娩性颅脑损伤等。

二、临床表现

(一)头痛

以前额及双颞为主,呈持续性、阵发性加剧,清晨时加重。咳嗽、打喷嚏等均可使疼痛加重。

(二)呕吐

多伴剧烈头痛,常呈喷射性,不伴有恶心。

(三)视乳头水肿

颅内压增高早期可不出现视乳头水肿。视乳头水肿早期虽有眼底改变,却无视力障碍。如颅内高压持续存在或继续加剧,可出现盲点扩大、中心视力暗点及阵发性黑矇,甚至发生继发性视神经萎缩,导致视力减退,直至失明,外展神经受压麻痹,出现复视。

(四)意识障碍

可出现烦躁、淡漠、迟钝、痴呆、嗜睡甚至昏迷。

(五)癫痫发作及其局灶症状

癫痫发作形式与肿瘤部位有关,额叶多为大发作,中央区及顶叶多为局限性发作,颞叶肿瘤可出现沟回发作或精神运动性发作等。其他局灶症状有偏瘫、偏侧感觉障碍、失语、偏盲等。如在病程早期以局灶症状为主,则局灶症状在整个病程中持续存在且发展甚快;如病程初期以颅内压升高为主要表现,则局灶症状通常较晚出现或不出现。

(六)生命体征的改变

可见呼吸深且慢,脉搏慢而有力,血压上升。生命体征改变是颅内高压危象的征兆,应警惕脑疝的发生。

(七)脑疝

随着颅内压增高,部分脑组织发生移位,挤入硬脑膜的裂隙或枕骨大孔,压迫附近的神经、血管和脑干时,除颅内压增高的症状和生命体征外,会发生严重的后果,即脑疝形成。

1.小脑幕切迹下疝(又称颞叶钩回疝)

颞叶的海马钩回和海马回被挤入小脑幕切迹游离缘,同侧动眼神经受牵拉,大脑脚受压。出现如下症状:同侧动眼神经麻痹,眼睑下垂,进行性瞳孔散大,对光反应迟钝或消失,剧烈头痛,烦躁不安;进行性意识障碍加深,血压迅速升高,脉搏缓慢有力,潮式呼吸。代偿期转入衰竭期后,脉搏快而弱,呼吸快而浅,继而出现,血压下降,双侧瞳孔散大,呼吸和心跳停止。

2.枕骨大孔疝(又称小脑扁桃体疝)

小脑扁桃体被挤入枕骨大孔,压迫延髓,导致后颈部疼痛,颈硬和局部压痛,强迫头位,严重者意识障碍,嗜睡,大小便失禁甚至昏迷,双侧瞳孔散大,对光反应迟钝或消失,呼吸深慢,可突然停止。先有血压升高,脉搏缓慢,随后血压下降,脉细数至心跳停止。

三、辅助检查

(一)眼底检查

眼底检查发现有视乳头水肿。

（二）脑血管造影

脑血管造影改变主要有：①脑血管发生移位和走向改变。②受累脑血管管腔不规则狭窄变细和血管走行僵直。③恶性肿瘤的肿瘤血管粗细不一，有斑点状血窦形成，轮廓不清。如恶性胶质瘤的肿瘤血管常排列紊乱，粗细不均；转移性肿瘤也可表现为肿瘤染色（肿瘤的微血管显影可表现为边界清，均匀性密度增高，称为肿瘤染色），显示为密度均匀的棉团状影。转移性肿瘤可有局部静脉提早显影，如显示为多发病灶则更有利于转移性肿瘤的诊断。④恶性肿瘤局部循环加速，肿瘤血管消失快，引流的脑静脉过早显影。⑤血供丰富的肿瘤其供血动脉常增粗和扭曲。来自脑膜的脑膜瘤可出现脑膜动脉或头皮动脉供血，来自脑实质的胶质瘤多由脑内动脉供血。

（三）CT 扫描

密度减低区可见于脑水肿区、肿瘤囊变、软化或低密度肿瘤；密度增高可见于肿瘤质地较密、出血、钙化等。另外，脑室系统的变形、移位亦可揭示肿瘤的位置。注射造影剂后可命名病灶区的对比度得到加强，称为增强 CT，更有利于脑肿瘤的定位诊断。

（四）磁共振断层扫描（MRI）

能显示人体组织的解剖结构图像及组织生化方面的改变，因而比 CT 能提供更多的有关病变的信息。

近年来采用顺磁性物质（钆化合物 Gd-DTPA）作静脉注射，能增强图像的分辨力，对提高诊断效果有帮助。

四、诊断和鉴别诊断

对于癌症患者出现精神状态改变，进行性加剧的头痛、视力减退、呕吐或癫痫样发作等，应进行临床分析，结合上述检查，多可诊断。

五、治疗

（一）一般措施

应卧床休息，床头抬高 15～30 度，保持呼吸道通畅，包括吸氧，必要时气管切开。氧气吸入有助于降低颅内压。密切观察患者意识、瞳孔、呼吸、脉搏、血压的变化，记录尿量。控制液体摄入量，每日入水量维持在 24 h 尿量不少于 600～800 mL 的基础上加 500 mL（一般每日入水量 2 000 mL 左右）。钠盐酌情限制。有头痛者给予镇静止痛剂，禁用吗啡、哌替啶等抑制呼吸中枢的药物。有癫痫发作者给予抗癫痫药。选用有效抗生素控制颅内感染，防止继发感染及神经系统并发症。

（二）降低颅内压

1.肾上腺皮质激素

肾上腺皮质激素是首选药物，能明显降低脑水肿和缓解神经系统症状，并对肺癌和乳腺癌脑转移有直接抑制作用。常用地塞米松，成人每日 20～40 mg，肌内注射或加入 20％甘露醇中静脉滴注。对有溃疡病史、出血性或代谢性溃疡时，应用此类药应谨慎。

2.高渗性利尿药

脱水疗法是必需的，常用 20％甘露醇，剂量按 1～2 g/kg，成人每日 3～4 次，快速静脉滴注或静脉注射。

3. 利尿药物

作用于肾脏，主要是抑制肾小管对钠、钾及氯离子的重吸收，从而减少水分被肾小管吸收而生产利尿作用，导致脑组织脱水，降低颅内压。常用速尿，在抢救颅内压增高时可静脉注射40～100 mg，一般应用40～100 mg加入10％葡萄糖液中静脉滴注，因能严重扰乱水盐电解质代谢和产生肾毒害，仅在抢救时应用，不宜作为常规用药。

4. 减少脑脊液分泌的药物

通过抑制碳酸酐酶作用有可能减少脑脊液的产生，并抑制肾小管碳酸酐酶而有利尿作用。常用醋唑磺胺0.25g，每日2～3次，口服。

5. 50％葡萄糖液

可降低颅内压，每次60 mL静脉注射，每6 h 1次。可与20％甘露醇交替应用。

6. 甘油

甘油是良好的降低颅内压药物，代谢分解后可作为能量被身体利用。常用10％甘油200～500 mL，静脉滴注2～3 h，每日3次。

7. 胶体溶液

在降低颅内压的同时，可以扩充血容量，常用人血白蛋白20～40 mL，静脉滴注每日1～2次；亦可用浓缩1～2倍的血浆100～200 mL，静脉滴注，每日1～2次。

8. 外科治疗

急性颅内压增高时可应用急救手术，如经眶穿刺侧脑室，或经额穿刺侧脑室引流脑脊液，缓解颅内压。某些脑水肿病例则需行去骨瓣颞肌下减压，以缓解病情。

(三)肿瘤的治疗

颅内压增高的症状、体征缓解，病情稳定后，应抓紧时机明确诊断，尽早治疗。

1. 手术治疗

手术切除肿瘤是颅内肿瘤的基本治疗方法，对单发性颅内转移灶，原则上在原发灶切除后进行，以杜绝肿瘤栓子的继续发生。如患者颅内压增高明显，已威胁患者的生命，可先切除颅内转移灶，以后再切除原发灶。

2. 放射治疗

对不能全切除的原发性脑瘤和转移瘤可考虑放射治疗。颅内肿瘤放射治疗总量不超过50～55 Gy，每次分割少于2 Gy。

全脑放疗剂量及局部小野追加剂量依赖肿瘤病理类型。放疗期间同时给予激素及利尿剂，如20％甘露醇250 mL加地塞米松5～10 mg，快速静脉滴注，必要时加呋塞米20～40 mg静脉滴注，每日1～3次。

3. 化学治疗

(1)单药化疗：常用卡莫司汀(BCNU)80～120 mg/m²，静脉注射 第1～3天，4～8周重复；洛莫司汀(CCNU)120～160 mg/m²，口服，1次为一疗程，6～8周重复；司莫司汀(Me-CC-NU)100～150 mg/m²，口服，1次为一疗程，6～8周重复；鬼臼噻吩苷(VM-26)100～120 mg/m²，静脉滴注，连用2～6 d为一疗程，4～6周重复。

(2)联合化疗：鬼臼噻吩甙(VM-26)60 mg/m²，静脉滴注，第1～2天；洛莫司汀(CCNU)60 mg/m²，口服，第3～4天。每4～6周重复。

(3)鞘内注射：甲氨蝶呤(MTX)10～15 mg溶于双蒸水4～6 mL中鞘内注射，1～3 d

1 次,4 次为一疗程,总量为 50 mg,一般 3～4 疗程。疗程间隔 3～4 周。

(任　蔚)

第八节　偏头痛

偏头痛是临床常见的反复发作的血管性原发性头痛。特征是多种神经、胃肠道和自主神经症状的组合。其特点是发作性单侧头痛,少数表现为双侧头痛,常伴有恶心、呕吐,有些患者在头痛发作前可有视觉、感觉和运动等先兆,可自发性缓解、反复发作,间歇期正常。多在儿童和青年期发病,女性多于男性,可有家族史。

一、病因

1.某些药物的应用或戒断

某些血管扩张药,如硝苯地平、硝酸异山梨酯和硝酸甘油可诱发偏头痛。麦角胺不间断应用可引起依赖性和习惯性,当用药数小时后药效消失,会出现回跳性头痛。还有利血平类药物可诱发偏头痛,长期应用镇痛药、麻醉药和咖啡因的戒断均可诱发偏头痛。

2.内分泌功能异常

偏头痛主要发生在中青年女性,青年女性的偏头痛发作多数出现在月经期或月经前后,至更年期后有自发性缓解的趋势,这些现象提示偏头痛的发生可能与内分泌的改变有关。

3.情绪变化或过度疲劳

精神过度紧张、情绪低落,过度哭泣(哭泣性偏头痛),体力过度疲劳,睡眠节律变化,睡眠过多或过少,均可诱发偏头痛。

4.食物

含有硝酸盐或亚硝酸盐的食物,如亚硝酸盐加工的香肠、咸肉、午餐肉、未腌透的泡菜和咸菜、味精(含谷氨酸钠)、酒类和乙醇类饮料[如红葡萄酒(含酪氨酸)]、巧克力(含苯乙胺酸),这些氨基酸大部分被血小板内单胺氧化酶分解,在偏头痛患者中都能促进前列腺素的合成。奶酪特别是硬奶酪饮食,可转化为酪氨和苯乙胺,可作用于血管,可诱发偏头痛。另外,动物肝、柑橘类水果和酵母制剂如米酒等可诱发偏头痛。

5.遗传因素

遗传因素在偏头痛的发病机制上占有重要地位,从家族成员患病分布上看,可能属于常染色体显性遗传伴有不完全性的外显率。

二、临床表现

1.无先兆的偏头痛

(1)无先兆性偏头痛无明显前驱症状,常有家族史。头痛反复发作,每次持续 4～72 h。儿童发作时间一般为 1～72 h。

(2)头痛通常呈搏动性,位于额颞部,呈单侧。儿童通常为双侧,在青春期后期或成年人早期出现偏头痛的成年模式—单侧头痛。常规体力活动如散步或上楼梯可加重疼痛。

(3)疼痛程度多为中至重度,并常伴有恶心、呕吐和(或)畏光、畏声。

2.有先兆的偏头痛

(1)闪光幻觉:占视觉先兆的 75%,表现为双侧视野出现视幻觉,有的无一定形状,有的有形状,如星状、斑点状、环形、多角形等。

(2)黑矇:短暂性黑矇,表现为视力障碍,由两侧开始逐渐进展累及两鼻侧视野,部分患者由中心暗点扩大至整个视野,黑矇区域常出现锯齿状闪光图案。

(3)视物变形:表现为视小症或巨视症,部分患者感到环境倾斜或颠倒。

(4)城堡样光谱:10%患者的先兆症状表现为城堡样光谱。

(5)感觉异常:偏头痛先兆的感觉异常分布多选择面部和手,表现为刺痛和麻木感,多持续数秒钟至数十分钟,偶见数小时至数天。

(6)其他先兆:可出现运动性先兆,一过性失语或精神症状。

三、辅助检查

1.经颅超声多普勒(TCD)

可表现为血流速度的改变,多见于两侧或单侧大脑中动脉和(或)大脑前动脉流速轻度增高,间歇期平均流速多<150 cm/s,血流速度明显不对称,两侧相差 20 cm/s。还可能有血管杂音。

2.脑电图

脑电图的改变只能作为参考。文献报道,偏头痛患者有11%~44%脑电图不正常,如弥漫性慢波、棘波、阵发性慢波和局限性慢波等变化。

3.脂代谢检查

如血清总胆固醇(TC)、三酰甘油(TG)、游离脂肪酸(FFA)等。

四、诊断与鉴别诊断

(一)诊断

偏头痛的诊断应结合偏头痛发作类型、家族史、临床表现和神经系统检查进行综合判断。依据 HIS(2004)偏头痛诊断标准规定如下。

1.无先兆的偏头痛

至少有 5 次发作,除不能归因于其他疾病,均需符合每次头痛发作持续 4~72 h(未经治疗或治疗失败)。

(1)头痛至少具备下列 2 项特征:①单侧性;②搏动性;③中至重度头痛,影响日常活动;④活动后头痛加重。

(2)头痛发作时至少伴有下列 1 项:①恶心和(或)呕吐;②畏光、畏声。不能归因于其他疾病。

2.伴典型先兆的偏头痛

(1)至少具备以下 1 项先兆,但没有运动障碍症状:①完全可逆的视觉症状;②完全可逆的感觉症状;③完全可逆的言语功能障碍。

(2)至少具备以下 2 项:①同向视觉症状和(或)单侧感觉症状;②至少一个先兆症状发生超过 5 min 或数个症状连续出现超过 5 min;③先兆症状持续时间不超过 60 min。在先兆症状同时或在先兆症状发生后 60 min 内出现头痛,头痛除最后项均符合不能归因于其他疾病。

（二）鉴别诊断

1. 丛集性头痛

丛集性头痛是血管性头痛的另一种类型，因发作时血中组胺增高，又称组胺性头痛或 Horton 综合征，临床表现也是发作性一侧头痛。但丛集性头痛伴有头痛侧结膜充血、面部发热潮红、流泪和鼻塞；头痛可一次接一次成串发作，每日 1 次至数次，断续发展可迁延 3～6 周缓解；间歇期较长，通常为 1 年至数年发作 1 次；麦角胺制剂效果不好，其他镇痛药有效。

2. 紧张性头痛

紧张性头痛又称肌收缩性头痛，临床特点：头痛部位较弥散，可位于前额、双颞、顶、枕及颈部；头痛性质常为胀痛、压迫感和紧箍感；头痛常呈持续性，可时轻时重；多有头皮、颈部压痛点；常不伴恶心、呕吐、畏光、畏声等症状。

3. 头痛型癫痫

头痛型癫痫的临床表现与偏头痛基本一致，但前者脑电图不正常；镇痛药无效，而抗癫痫药物效果显著。

4. 高血压头痛

高血压头痛也可表现为搏动性头痛，但患者的年龄往往偏大，测定血压有助于诊断。

五、治疗

1. 治疗原则

包括减轻或终止头痛发作，缓解伴发症状，预防复发。

2. 药物治疗

（1）预防性治疗。①β-肾上腺素能受体阻滞药：普萘洛尔 10～60 mg，口服，每日 2 次，从小剂量开始，缓慢增加剂量，以心率不低于 60 次/分钟为限；或美托洛尔，100～200 mg，口服，每日 1 次。②抗癫痫药：丙戊酸钠 400～600 mg，口服，每日 2 次，或加巴喷丁每日 900～1 800 mg，口服，每日 3 次。③钙离子拮抗药：氟桂利嗪 5～10 mg，口服，每日 1 次。④5-HT 受体拮抗药：苯噻啶 0.5～3 mg，口服，每日 1 次。⑤抗抑郁药：阿米替林 25～75 mg，口服，每日 1 次。

（2）发作期的治疗：临床治疗偏头痛通常应在症状起始时立即服药。根据头痛程度、伴随症状、既往用药情况等综合考虑，可采用阶梯法、分层选药，进行个体化治疗。治疗药物包括非特异性镇痛药（如非甾体抗炎药和阿片类药物）、特异性药物（如麦角类制剂和曲普坦类药物）。①轻-中度头痛：萘普生 0.25～0.5g，口服，每日 1 次；或布洛芬 0.2g，口服，每日 1～4 次。②中-重度头痛：麦角类制剂，麦角胺 1～2.0 mg，口服，每日 1 次，每日不超过 6 mg，建议每周用药不超过 2～3 d；曲普坦类，舒马曲坦 25～100 mg，口服，每日 1 次；佐米曲坦 2.5～5 mg，口服，每日 1 次。③合并恶心、呕吐者，甲氧氯普胺 10 mg 肌内注射。

3. 非药物治疗

主要是加强宣教，针对各种危险因素进行预防，帮助患者确立科学、正确的防治观念和目标，保持健康的生活方式，避免各种偏头痛诱因。非药物治疗包括休息、生物反馈、针灸推拿等。

（任　蔚）

第九节 结核性脑膜炎

结核性脑膜炎(tuberculous meningitis,TBM)是由结核杆菌侵入蛛网膜下腔引起的软脑膜、蛛网膜非化脓性慢性炎症病变。在肺外结核中有 5％～15％的患者累及神经系统,其中又以结核性脑膜炎最为常见,约占神经系统结核的 70％。TBM 的临床表现主要有低热、头痛、呕吐、脑膜刺激征。TBM 任何年龄均可发病,以青少年多见。艾滋病患者、营养不良者、接触结核传染源者、精神病患者,老人、酒精中毒者是患病的高危人群。自 20 世纪 60 年代推广卡介苗接种后,本病发病率显著降低。近年来,因结核杆菌的基因突变、抗结核药物研制相对滞后等,使得结核病的发病率及病死率逐渐升高。

一、病因

TBM 是由结核分枝杆菌感染所致。结核分枝杆菌可分为 4 型:人型、牛型、鸟型、鼠型。前两型对人类有致病能力,其他两型致病者甚少。结核菌的原发感染灶 90％发生于肺部。当机体防御功能发生障碍时;或结核菌数量多,毒力大、机体不能控制其生长繁殖时,则可通过淋巴系统、血行播散进入脑膜、脑实质等部位。

TBM 的发病通常有以下两个途径。

(一)原发性扩散

结核菌由肺部、泌尿生殖系、消化道等原发结核灶随血流播散到脑膜及软脑膜下种植,形成结核结节,在机体免疫力降低等因素诱发下,病灶破裂蔓延及软脑膜、蛛网膜及脑室。形成粟粒性结核或结核瘤病灶,最终导致 TBM。

(二)继发性扩散

结核菌从颅骨或脊椎骨结核病灶直接进入颅内或椎管内。TBM 的早期由于引起脑室管膜炎、脉络丛炎,导致脑脊液分泌增多,可并发交通性脑积水;由于结核性动脉内膜炎或全动脉炎,可发展成类纤维性坏死或完全干酪样化导致血栓形成,发生脑梗死而偏瘫等。

二、临床表现

1.结核中毒症状

低热或高热,头痛,盗汗,食欲缺乏,全身倦怠无力,精神萎靡不振,情绪淡漠或激动不安等。

2.颅内高压征和脑膜刺激征

发热、头痛、呕吐及脑膜刺激征是 TBM 早期最常见的临床表现,常持续 1～2 周。早期由于脑膜、脉络丛和室管膜炎症反应,脑脊液生成增多,蛛网膜颗粒吸收下降,形成交通性脑积水,颅内压轻至中度增高;晚期蛛网膜、脉络丛和室管膜粘连,脑脊液循环不畅,形成完全或不完全梗阻性脑积水,颅内压明显增高,出现头痛、呕吐、视盘水肿,脉搏和呼吸减慢,血压升高。神经系统检查有颈强直、Kernig 征阳性、Brudzinski 征阳性,但婴儿和老人脑膜刺激征可不明显;颅内压明显增高者可出现视盘水肿、意识障碍,甚至发生脑疝。

3.脑实质损害症状

常在发病 4～8 周出现,可由脑实质炎症或血管炎引起脑梗死;或结核瘤、结核结节等可致抽搐、瘫痪、精神障碍及意识障碍等。偏瘫多为结核性动脉炎使动脉管腔狭窄、闭塞引起脑梗死所致;四肢瘫可能由于基底部浓稠的渗出物广泛地浸润了中脑的动脉引起缺血、双侧大脑中动脉或双侧颈内动脉梗死所致。不自主运动常由于丘脑下部或纹状体血管炎症所致,但较少见。急性期可表现为轻度谵妄状态,定向力减退,甚至出现妄想、幻觉、焦虑、恐怖或木僵状态,严重者可致深昏迷。晚期可有智力减退,行为异常。部分患者临床好转后,尚可遗留情感不稳、发作性抑郁等。

4. 脑神经损害症状

约 20%～31.3%的 TBM 因渗出物刺激及挤压、粘连等引起脑神经损害,以单侧或双侧视神经、动眼神经、展神经多见,引起复视、斜视、眼睑下垂、眼外肌麻痹、一侧瞳孔散大,视力障碍等;也可引起面神经瘫痪,吞咽及构音障碍等。

三、辅助检查

1. 外周血常规

可见白细胞总数及中性粒细胞比例升高、轻度贫血。红细胞沉降率增快,但也有正常者。

2. 结核菌素试验

阳性对诊断有帮助,但阴性结果亦不能排除本病。

3. 眼底检查

12.7%～80%病例可发现视网膜结节,于视盘附近单个或成组出现,初始为黄色,边界不清,随病程的进展周边可出现色素沉着。此种结节的出现对结核性脑膜炎的诊断有重要意义。

4. 脑脊液检查

脑脊液压力增高,外观清亮或毛玻璃样或微显混浊,放置数小时后可有纤维蛋白薄膜形成。细胞数一般为$(11～500)×10^6/L$,淋巴细胞占优势。糖和氯化物含量降低、蛋白中度增高;直接涂片染色可找到结核杆菌。

5. 影像学检查

肺部 X 线检查如发现原发综合征,活动性结核,特别是粟粒性结核,有助于结核性脑膜炎的诊断。头颅 CT、MR 等影像学检查可显示脑膜、脑实质中的粟粒病灶,结核瘤及干酪性病变,还可显示脑底部的渗出物,脑组织水肿、脑室扩张等。对结核性脑膜炎分型、判断预后和指导治疗有重要意义。

四、诊断与鉴别诊断

(一)诊断

根据结核病史或接触史,呈亚急性或慢性起病,常有发热、头痛、呕吐、颈项强直和脑膜刺激征,脑脊液有淋巴细胞数增多、糖含量降低;颅脑 CT 或 MRI 有脑膜强化,就要考虑到 TBM 的可能性。脑脊液的抗酸杆菌涂片、结核杆菌培养和 PCR 检测可做出 TBM 的诊断。

(二)鉴别诊断

婴幼儿、老年人、艾滋病患者、特发性 CD_4^+ 降低者 TBM 临床表现往往不典型或抗结核治疗效果不好者需要与下列疾病鉴别。

1. 新型隐球菌性脑膜炎

新型隐球菌性脑膜炎呈亚急性或慢性起病,脑脊液改变与 TBM 类似。新型隐球菌性脑膜炎颅内高压特别明显,脑神经损害出现比 TBM 晚,脑脊液糖含量降低特别明显。临床表现及脑脊液改变酷似结核性脑膜炎,但新型隐球菌性脑膜炎起病更缓,病程长,可能有长期使用免疫抑制药及抗肿瘤药史,精神症状比结核性脑膜炎重,尤其是视力下降最为常见。新型隐球菌性脑膜炎多无结核中毒症状,脑脊液涂片墨汁染色可找到隐球菌。临床上可与结核性脑膜炎并存,应予注意。

2.化脓性脑膜炎

重症 TBM 临床表现与化脓性脑膜炎相似,脑脊液细胞数大于 $1000\times10^{6}/L$,分类以中性粒细胞为主,需要与化脓性脑膜炎鉴别。脑脊液乳酸含量大于 300 mg/L 有助于化脓性脑膜炎的诊断;反复腰椎穿刺、细菌培养、治疗试验可进一步明确诊断。

3.病毒性脑膜炎

发病急、早期脑膜刺激征明显,高热者可伴意识障碍,1/3 的患者首发症状为精神症状。脑脊液无色透明,无薄膜形成,糖及氯化物含量正常。虽然 TBM 早期或轻型病例脑脊液改变与病毒性脑膜炎相似,但后者 4 周左右明显好转或痊愈,病程较 TBM 短,可资鉴别。

五、治疗

(一)治疗原则

早期、足量、全程联合应用抗结核药是治疗成功的关键,在症状体征消失后仍应维持用药 1 年半至 2 年。

(二)治疗计划

1.一般治疗

早期病例即应住院治疗,卧床休息,供应营养丰富的含高维生素(A、D、C)和高蛋白食物,昏迷者鼻饲,如能吞咽,可试着喂食。病室要定时通风和消毒,保持室内空气新鲜,采光良好。要注意眼鼻、口腔护理,定时翻身,防止压疮和肺部坠积淤血的发生。

2.抗结核治疗

抗结核药物宜选择渗透力强、脑脊液浓度高的杀菌剂,治疗过程中要观察毒副作用,尽可能避免毒副作用相同的药物联用。

3.肾上腺皮质激素的应用

肾上腺皮质激素能抑制炎性反应,有抗纤维组织形成的作用;能减轻动脉内膜炎,从而迅速减轻中毒症状及脑膜刺激征;能降低脑压,减轻脑水肿、防止椎管的阻塞。为抗结核药物的有效辅助治疗。一般早期应用效果较好。可选用泼尼松每日 1~2 mg/kg 口服,疗程 6~12 周,病情好转后 4~6 周开始逐渐减量停药。或用地塞米松每日 0.25~1 mg/kg 分次静脉注射。急性期可用氢化可的松每日 5~10 mg/kg 静滴,3~5 d 后改为泼尼松口服。

4.对症治疗

(1)脑压增高:①20%甘露醇 5~10 mL/kg 快速静脉注射,必要时 4~6 h 1 次,50%葡萄糖 2~4 mL/kg 静脉注射,与甘露醇交替使用;②乙酰唑胺每日 20~40 mg/kg,分 2~3 次服用 3 d,停 4 d。必要时(有严重脑积水颅内压增高患者)做脑室-腹腔分流术引流,每日不超过 200 mL,持续 2~3 周。

(2)高热、惊厥:会消耗大量的氧,使脑组织缺氧更加严重而加剧脑水肿,增加颅内压。因此,有效地降温和止痉(如人工冬眠),对降颅内压也很重要。硫酸镁能镇静和降压,用 10%硫酸镁 10 mL 静脉缓注或 25％硫酸镁 10 mL 肌内注射,或 30％硫酸镁 100 mL 灌肠均可。

（3）呕吐、入量不足、脑性低钠血症时,应补足所需的水分和钠盐。

5. 鞘内用药

对晚期严重病例,脑压高、脑积水严重、椎管有阻塞,以及脑脊液糖持续降低或蛋白持续增高者,可考虑应用鞘内注射,注药前,宜放出与药等量的脑脊液。常用药物为地塞米松,2 岁以下 0.25～0.5 mg/次,2 岁以上 0.5～5 mg/次,用盐水稀释成 5 mL。缓慢鞘内注射,隔日 1 次,病情好转后每周 1 次,7～14 次为 1 疗程。不宜久用。异烟肼能较好地渗透到脑脊液中达到有效浓度,一般不必用作鞘内注射,对严重的晚期病例仍可采用,每次 25～50 mg,隔日 1 次,疗程 7～14 次,好转后停用。

（三）治疗方案的选择

1. 异烟肼（INH）

分子量小,渗透力强,能通过各种生物膜,能自由通过正常和炎性的血脑屏障,为全杀菌药。INH 的杀菌作用和防止耐药性的作用最强,且是治疗结核的首选药和必选药。经研究证明,结核性脑膜炎时 INH 的最佳剂量为 15 mg/(kg·d)。INH 口服吸收良好,呕吐或昏迷患者可静脉应用。剂量超过 300 mg/d 时应合用维生素 B_{12} 预防末梢神经炎的发生。

2. 链霉素（SM）

只能部分通过炎性的血脑屏障,结核性脑膜炎时 CSF 中的 SM 浓度仅为血浓度的 20％,为半杀菌药,作用快,对急性结核性脑膜炎效果较好。用量 0.75～1.0 g/d,总量 120～150 g。

3. 利福平（RFP）

利福平为全杀菌药,杀菌力仅次于 INH,不易通过正常的血脑屏障,只能部分通过炎性的血脑屏障。CSF 中的 RFP 浓度为血浓度的 10％～20％。当脑膜炎好转或消失时,通过血脑屏障的比例可能缩小,但对于一定耐药程度,倾向于使用 RFP。

4. 吡嗪酰胺（PZA）

吡嗪酰胺为半杀菌药,能自由通过正常和炎性的血脑屏障,结核脑膜炎性 CSF 中 PZA 的浓度与血中浓度相似。一般主张结核性脑膜炎早期同时使用 SM 与 PZA,这样等于一个全杀菌药,能提高杀菌作用,疗效更佳。

5. 乙胺丁醇（EMB）

乙胺丁醇为抑菌药,15 mg/kg 有抑菌作用,25 mg/kg 有杀菌作用,能部分通过炎性血脑屏障。结核性脑膜炎时 CSF 中 EMB 的浓度为血浓度的 10％～50％。在结核性脑膜炎化疗方案中,四联以上的方案采用 EMB,若 SM 有毒副作用或耐药时,可用 EMB 替代 SM,在巩固期方案中也可使用 EMB。

6. 对氨水杨酸（PAS）

不易通过血脑屏障,也为抑菌药,抑菌作用相当于 EMB,能延缓其他抗结核药物的耐受,可减少 INH 的乙酰化,提高 INH 的有效浓度,对治疗结核只起配合作用,往往由 EMB 取代。结核性脑膜炎化疗方案的组成,应以 HRSZ 为基础药物。根据病情,一般结核性脑膜炎可用 4HRSZ/14HRZ 方案;重症结核性脑膜炎、结核性脑膜炎合并脑外结核,尤其是全身血行播散性结核者可用 6HRSZE/18HRZ 方案。强化期可延长为 4～6 个月。

（任　蔚）

第十节 化脓性脑膜炎

化脓性脑膜炎系由各种化脓菌感染引起的脑膜炎症。小儿,尤其是婴幼儿常见。自使用抗生素以来其病死率已由 50％～90％降至 10％以下,但仍是小儿严重感染性疾病之一。其中脑膜炎双球菌引起者最多见,可以发生流行。

一、病因

常见细菌有肺炎链球菌、大肠埃希菌、流感嗜血感菌、金黄色葡萄球菌、B 组溶血性链球菌以及脑膜炎双球菌。我国一般以肺炎链球菌所致者多,其次为流感杆菌,在我国脑膜炎球菌、肺炎链球菌及流感杆菌引起的化脓性脑膜炎占小儿化脓性脑膜炎总数 2/3 以上。但在欧美各国,流感杆菌脑膜炎所占比例较高。新生儿易发肠道革兰阴性杆菌脑膜炎,其中大肠埃希菌占第一位,其次为变形杆菌、铜绿假单胞菌、产气杆菌等;β 溶血性链球菌 B 组所致者国外较多见。金黄色葡萄球菌脑膜炎多系败血症所致,或因创伤、手术、先天畸形而并发此菌感染。

二、临床表现

各种细菌所致化脓性脑膜炎的临床表现大致相同,可归纳为感染、颅内压增高及脑膜刺激症状。其临床表现在很大程度上取决于患儿的年龄。年长儿与成年人的临床表现相似,婴幼儿症状一般较隐匿或不典型。

1. 常见症状

(1)突然高热,畏寒,剧烈头痛,伴喷射性呕吐。婴幼儿可有交替出现的烦躁与嗜睡,双目凝视;尖声哭叫,拒乳,易惊等。严重者迅速进入昏迷状态。

(2)中毒面容,皮肤瘀点,颈项强直,病理反射阳性。婴儿囟门饱满隆起,角弓反张。如伴有脱水的婴儿,则无此表现。

(3)流行性脑脊髓膜炎:多于 2～4 月份发病。以学龄前儿童多见。早期即可出现皮肤瘀点或瘀斑,其直径多在 2 mm 以上。病后 3～5 d 常有口周与前鼻孔周围的单纯疱疹。

(4)肺炎球菌性脑膜炎:发病季节多以春秋为主。多见于 2 岁以内的幼儿或 50 岁以上的成年人。常伴有肺炎或中耳炎。

(5)流感杆菌性脑膜炎:多见于 2 岁以内的幼儿,起病较上述两型稍缓,早期上呼吸道症状较明显。

(6)金黄色葡萄球菌性脑膜炎:常伴有皮肤化脓性感染,如脓皮病、毛囊炎等,部分病例于疾病早期可见有猩红热或荨麻疹样皮疹。

(7)铜绿假单胞菌性脑膜炎:多见于颅脑外伤的病例,亦可因腰椎穿刺或腰麻时消毒不严而污染所致,病程发展较缓。

2. 不同年龄儿童的临床表现

(1)儿童期:化脓性脑膜炎发病急,有高热、头痛、呕吐、食欲缺乏及精神萎靡等症状。起病时神志一般清醒,病情进展可发生嗜睡、谵妄、惊厥和昏迷。严重者在 24 h 内即出现惊厥、昏迷。患儿意识障碍、谵妄或昏迷、颈强直、克氏征与布氏征阳性。如未及时治疗,颈强直加重头后仰、背肌僵硬甚至角弓反张。当有呼吸节律不整及异常呼吸等中枢性呼吸衰竭症状,并伴瞳孔改变时,提示脑水肿严重已引起脑疝。疱疹多见于流脑后期,但肺炎链球菌、流感杆菌脑膜炎亦偶可发生。

（2）婴幼儿期：化脓性脑膜炎起病急缓不一。由于前囟尚未闭合，骨缝可以裂开，而使颅内压增高及脑膜刺激症状出现较晚，临床表现不典型。常先以易激惹、烦躁不安、面色苍白、食欲减低开始，然后出现发热及呼吸系统或消化系统症状，如呕吐、腹泻、轻微咳嗽，继之嗜睡、头向后仰、感觉过敏、哭声尖锐、眼神发呆、双目凝视，有时用手打头、摇头。往往在发生惊厥后才引起家长注意而就诊。前囟饱满、布氏征阳性是重要体征，有时皮肤划痕试验阳性。

（3）新生儿期：新生儿期特别是未成熟儿的临床表现不同。起病隐匿，常缺乏典型症状和体征。较少见的宫内感染可表现为出生时即呈不可逆性休克或呼吸暂停，很快死亡。较常见的情况是出生时婴儿正常，数日后出现肌张力低下、少动、哭声微弱、吸吮力差、拒食、呕吐、黄疸、发绀、呼吸不规则等非特异性症状。发热或有或无，甚至体温不升。查体仅见前囟张力增高，而少有其他脑膜刺激征。前囟隆起亦出现较晚，极易误诊。唯有腰穿检查脑脊液才能确诊。

三、辅助检查

1.血常规

白细胞明显增多，以中性多核细胞为主。但金黄色葡萄球菌性脑膜炎时白细胞总数可正常或稍低，有明显核左移现象，并有中毒颗粒出现。贫血常见于流感杆菌脑膜炎。

2.血培养

早期、未用抗生素治疗者可得阳性结果。能帮助确定病原菌。

3.咽培养

分离出致病菌有参考价值。

4.皮肤瘀点涂片

流行性脑脊髓膜炎患者做此项检查，可找到脑膜炎双球菌。细菌阳性率可达50%以上。

5.脑脊液

其外观混浊或稀米汤样，压力明显增高。镜检白细胞甚多，每升可达数亿，糖和氯化物减少。糖定量不但可协助鉴别细菌或病毒感染，还能反映治疗效果。蛋白定性试验多为强阳性，定量在1 g/L以上。肺炎双球菌脑膜炎在晚期病例可表现为蛋白、细胞分离现象。将脑脊液离心沉淀，做涂片染色或培养，常能查见病原菌，可作为早期选用抗生素治疗的依据。

6.免疫学技术检查

利用免疫学技术检查患儿脑脊液、血、尿中细菌抗原为快速确定病原菌的特异方法，特别是脑脊液抗原检测最重要。对流免疫电泳、乳酸凝集试验及协同凝集试验对流行性脑脊髓膜炎的快速诊断阳性率均在80%以上；间接血凝、血凝抑制试验、荧光抗体染色、放射免疫测定等均有助于快速诊断。

四、诊断与鉴别诊断

（一）诊断

凡继肺炎、中耳炎、鼻窦炎及颅脑外伤后，出现高热不退、神志改变、颅内高压及脑膜刺激征者，应考虑肺炎球菌脑膜炎的可能，及早检查脑脊液以明确诊断。在冬春季节发生的脑膜炎，无以上诱因而皮肤没有瘀点者，也应考虑本病的可能。化脓性脑膜炎患者，如发现身体其他部位有局限性化脓灶,脑脊液沉淀涂片检查可找到多量簇状排列的革兰阳性球菌,则葡萄球菌脑膜炎的诊断可基本成立,脑脊液培养得到葡萄球菌可进一步与其他化脓性脑膜炎鉴别。

(二)鉴别诊断

与病毒性脑膜炎、结核性脑膜炎、脑膜炎球菌脑膜炎、Mollaret 脑膜炎、隐球菌脑膜炎相鉴别。

五、治疗

高热患者可用物理降温,或肌内注射安乃近每次 5～10 mg/kg。小儿有惊厥时,首选地西泮每次 0.3～0.5 mg/kg,肌内注射或静脉缓推。给予充分的热量和多种维生素。不能进食者,可予鼻饲,必要时输液、输血或血浆。颅内压增高者及时用脱水药。控制感染,开始以静脉应用抗生素为宜。发生感染性休克时,应积极抗休克治疗。当患者的脑脊液呈脓性且稠厚时,可酌情用抗生素加少量 α-糜蛋白酶和地塞米松做椎管内注射。当患者发生硬膜下积液时,可行硬膜下穿刺抽液。且注意抽出量,一般 1～2 周可以治愈,3～4 周仍不愈者,应考虑手术治疗。

抗生素的应用:化脓性脑膜炎预后好坏与是否早期明确病原菌、选择恰当的抗生素进行治疗密切相关。经脑脊液检查初步确诊后,应尽快由静脉给予适当、足量的抗生素,以杀菌药物为佳,并根据病情按计划完成全部疗程,不可减少药物剂量与改变给药方法。目前多主张用三代头孢菌素,如头孢三嗪噻肟、头孢氨噻肟或二代头孢菌素如头孢呋肟。治疗效果满意时,体温多于 3 d 左右下降,症状减轻,脑脊液细菌消失,细胞数明显减少,其他生化指标亦有相应好转,此时可继续用原来药物治疗,2 周后再复查脑脊液。如治疗反应欠佳,需及时腰穿复查,观察脑脊液改变,以确定所用药物是否恰当,再酌情调整治疗方案。故应严格掌握停药指征,即在完成疗程时症状消失、退热 1 周以上,脑脊液细胞数少于 $20×10^6/L$,均为单核细胞,蛋白及糖量恢复正常。一般情况下,完全达到这些标准,至少需 8～10 d,多则需 1 个月以上,平均2～3 周。

(1)患儿年龄对抗生素选择有一定的指导意义,新生儿化脓性脑膜炎大多数是肠道革兰阴性杆菌。一般主张用抗菌谱比较广、副作用较小的青霉素,而青霉素对链球菌、肺炎链球菌、脑膜炎双球菌均有效。也可选用氨苄青霉素这一广谱抗生素代替青霉素,耐药菌株可用氨苄青霉素或头孢氨噻肟。新生儿尤其未成熟儿一般忌用氯霉素。

(2)保证药物在脑脊液中达到有效浓度:首先应选用易于透过血-脑屏障的药物,氯霉素、磺胺嘧啶、静脉注射甲氧苄氨嘧啶(TMP)能较好到达脑脊液,红霉素、羧苄青霉素、万古霉素、一二代头孢菌素、氨基糖苷类抗生素通过血脑屏障的能力较差。

(3)鞘内注射:对延误诊治的婴儿晚期化脓性脑膜炎,脑脊液外观有脓块形成,或细菌对抗生素耐药时,加用鞘内注射抗生素可提高治愈率。每日或隔日注射 1 次,一般连用 3～5 次,直到脑脊液转为清晰,细胞数明显下降,细菌消失。药物必须稀释至一定浓度,注射速度应缓慢。

(4)脑室内注药:由于存在血-脑屏障及脑脊液单向循环,对并发脑室脑膜炎患儿采用静脉及鞘内注射,药物很难进入脑室,脑室液中抗生素浓度亦不易达到最小抑菌浓度的 50 倍,故近年有人主张脑室注药以提高疗效。对颅内压明显增高及脑积水患儿,采用侧脑室穿刺注药,同时还可做控制性脑脊液引流减压。

(任 蔚)

第十一节　病毒性脑膜炎

病毒性脑膜炎是由病毒侵犯脑膜所致的无菌性脑膜炎。可由多种病毒引起，主要临床表现为急性或亚性起病、发热、头痛、肌痛、脑膜刺激征阳性，脑脊液为无菌性炎性改变，病程较短，一般预后良好。

一、病因

（1）主要为肠道病毒（柯萨奇病毒、埃可病毒与脊髓灰质炎病毒），占 85%～95%。

（2）其次为腮腺炎病毒、单纯疱疹病毒、腺病毒（主要是 1、2、3、5、7 型）、淋巴细胞脉络丛脑膜炎病毒、引起单核细胞增多症的 EB 病毒和带状疱疹病毒等。由肠道病毒引起的病毒性脑膜炎，发病高峰主要在夏季和早秋；腮腺炎病毒脑膜炎一般多见于冬、春季节，与腮腺炎同时流行；淋巴细胞脉络丛脑膜炎则以冬季较常见；而单纯疱疹脑膜炎无明显季节性。肠道病毒主要经粪-口途径，少数通过呼吸道分泌物传播，大部分病毒在下消化道发生最初感染，肠黏膜细胞有与肠道病毒结合的特殊受体，病毒经肠道入血后产生病毒血症，再经血液进入中枢神经系统。大多数病毒侵入机体经病毒血症后侵犯脑膜，常同时存在不同程度地侵犯脑实质，但亦可单独累及脑膜。病理上呈现软脑膜弥散性淋巴细胞浸润，脑组织有围管性淋巴细胞浸润、胶质增生、神经节细胞肿胀及点状出血。脉络丛及脑室上皮亦有非特异性炎症改变。

二、临床表现

（1）发病年龄以 10～40 岁多见，约半数在 15 岁以下发病。

（2）急性或亚急性起病（一般潜伏期约 1 周），常先有类似感冒或相应病毒所致全身症状，如畏寒、发热、头痛、咽痛与躯体不适、疼痛、腹泻、皮疹、乏力等。常有感觉过敏、感觉异常、畏光、肌痛与腹痛。症状的严重程度随患者的年龄增长而加重。

（3）脑膜刺激症状：在全身症状同时或稍后短时间内出现，呈头痛、恶心，呕吐，颈软至中度抵抗，Kernig 征和 Brudzinski 征阳性。体温很少超过 40 ℃。可伴有意识障碍，如淡漠、嗜睡、谵语，甚至昏迷等；较少伴发脑炎症状，如脑神经障碍、偏瘫与感觉障碍等。

（4）某些特定病毒感染的征象：如腮腺炎的腮腺肿大和睾丸炎；某些肠道病毒感染可出现皮疹，大多与发热同时出现，持续 4～10 d，柯萨奇病毒 A5、A9、A16 和埃可病毒（ECHO）4、ECHO6、ECHO9、ECHO15、ECHO30 感染，皮肤损害典型的为斑丘疹，皮疹可局限于面部、躯干或涉及四肢，包括手掌和足底部；柯萨奇病毒 B 组感染可有流行性肌痛（胸壁痛）和心肌炎；传染性单核细胞增多症病毒感染有全身淋巴结肿大压痛、伴剧烈咽痛或见黄疸等。

三、辅助检查

（1）周围血常规白细胞数正常或中度增高，血沉增快。

（2）脑脊液压力正常或轻度升高，无色透明，轻度或中度淋巴细胞升高（最初数小时内可以中性粒细胞为主），通常在 $(45～1500)\times10^6$/L 以下。糖与氯化物正常或稍减，蛋白正常或中度增高（多在 1.0 g/L 以内），或见有细胞蛋白分离现象。细菌和真菌涂片检查阴性。

（3）急性期 CSF 与血液的病毒分离、恢复期的血清中和抗体滴定和补体结合反应检测可有阳性发现。

四、诊断与鉴别诊断

典型病例根据发热、头痛、恶心、呕吐、肌痛、脑膜刺激征,血液和 CSF 的改变等,诊断一般并不困难;但病原学的诊断常需依赖 CSF 中分离出病毒才可确诊。应注意与下述疾病鉴别:各种邻近脑膜的化脓性感染引起的脑膜反应,细菌性、结核性、真菌性脑膜炎,钩端螺旋体病脑膜炎,癌性脑膜病,单核细胞增多症等。

五、治疗

(一)一般治疗

对重症及昏迷的患者至关重要,注意维持营养及水、电解质的平衡,保持呼吸道通畅。必要时可小量输血,或给予静脉高营养或复方氨基酸,或给予大剂量免疫球蛋白静脉滴注;并需加强护理,预防压疮及呼吸道感染等并发症。

抗病毒治疗:阿昔洛韦是一种核苷类似物,对于单纯疱疹病毒及部分其他疱疹病毒敏感。剂量 10 mg/kg 每日 3 次,可使致命性风险从 70% 降至 20% 以下。由于存在肾功能损害的风险,应保证足够的液体入量并检测肾功能。个别患者出现骨髓抑制、肝功能损伤。常规疗程 14～21 d,尤其对于疱疹病毒脑炎患者,要注意 10 d 后可能出现的病情反复;在疗程临近结束时,重复腰穿检查,如果 PCR 仍可检测出单纯疱疹病毒,则继续阿昔洛韦治疗;如果早期单纯疱疹病毒检测阴性,而其他特征符合人合胞体病毒脑炎,则应继续阿昔洛韦治疗,并复查腰穿,如果仍为阴性,治疗持续至少 10 d。

更昔洛韦:本药与阿昔洛韦作用机制相似,均在细胞内被病毒激酶磷酸化,从而抑制病毒 DNA 合成。诱导期,静脉滴注按体重一次 5 mg/kg,每 12 h 1 次,每次静脉滴注 1 h 以上,疗程 14～21 d;维持期,静脉滴注按体重一次 5 mg/kg,一日 1 次,静脉滴注 1 h 以上;预防用药:静脉滴注按体重一次 5 mg/kg,滴注时间至少 1 h 以上,每 12 h 1 次,连续 7～14 d;继以 5 mg/kg,一日 1 次,共 7 d。

(二)阿糖腺苷

本品为抗脱氧核糖核酸(DNA)病毒药,其药理作用是与病毒的脱氧核糖核酸聚合酶结合,使其活性降低而抑制 DNA 合成。每瓶加 2 mL 灭菌 0.9% 氯化钠注射液溶解后肌内注射,缓慢静脉注射或遵医嘱。成人按体重一次 5～10 mg/kg,一日一次。

辅助治疗:脑水肿患者,可用皮质激素和甘露醇降低颅内压。近期研究证实,即使对于没有明显脑水肿的患者,皮质激素仍然可能使患者受益。对病情危重、头颅 CT 见出血性坏死灶以及脑脊液白细胞和红细胞明显增多者可酌情使用。地塞米松 10～15 mg 加糖盐水 500 mL,每日一次,10～14 d;对临床病情较轻,头颅 MRI 见脑室周围白质有散在分布的点状脱髓鞘病灶,提示存在病毒引起的变态反应性脑损害者,主张大剂量激素冲击治疗,常可获得满意疗效,甲基强的松龙 800～1000 mg 加入 500 mL 糖盐水中静脉滴注,每日一次,连用 3～5 d;随后改用泼尼松口服,每日 80 mg 清晨顿服,以后逐渐减量。

干扰素一般为广谱病毒抑制剂,对 RNA 和 DNA 病毒都有抑制作用。当病毒感染的恢复期可见干扰素的存在,另一方面用外源性干扰素亦可缓解感染。α-干扰素治疗剂量为 60×10^6 U/d,连续肌内注射 30 d;亦可用 β-干扰素全身用药与鞘内注射联合治疗。

(任 蔚)

第十二节 周期性瘫痪

国内为散发性,以低血钾性周期性瘫痪常见。部分患者伴发于甲状腺功能亢进、肾衰竭和代谢性疾病。低血钾性周期性瘫痪起病于青年(15~25岁),男性多于女性。少数可有家族遗传史,呈常染色体显性遗传。高血钾型周期性瘫痪较少见,有遗传史,童年起病,常因寒冷或服钾盐诱发,白天发病。正常血钾型周期性瘫痪很少见。

一、病因及发病机制

本病的病因及发病机制迄今尚未阐明。除甲状腺、肾上腺等内分泌功能失调可为本病的原因外,许多对糖代谢、水与电解质平衡有影响的情况也可引起类似周期性瘫痪的发作。钾和糖代谢障碍是构成本病发病机制的主要方面;内分泌功能障碍与肌无力症状之间亦存在复杂联系。

二、临床表现

1.低血钾型周期性瘫痪

(1)常于青少年起病。多见于男性。

(2)发病常在晨起或半夜睡醒后。饱餐、剧烈运动常诱发。

(3)四肢对称性瘫痪,以近端较重。严重病例颈肌、躯干肌、呼吸肌甚至吞咽肌也受影响。多者一天发作数次,少者一生中仅1~2次。40岁以后发病者逐渐减少,直至停发。若并发于肾上腺肿瘤和甲状腺功能亢进者,则发作常较频繁。发作后可有持续数天的受累肌肉疼痛及强直。频繁发作者可有下肢近端持久性肌无力和局限性肌萎缩。

(4)瘫痪肢体腱反射减弱或消失。肌肉对电刺激反应减弱或消失。

(5)影响心肌,可有心律失常、血压下降。

(6)瘫痪持续数小时,有时长达1周以上。

(7)发作时血清钾在3 mmol/L以下,最低可达1~2 mmol/L,心电图有低钾改变,U波出现,P-R间期、Q-T间期延长,S-T段下降。

2.高血钾型周期性瘫痪

(1)少见,常在10岁左右起病。

(2)剧烈运动后卧床休息、寒冷和服用钾盐能诱发。

(3)临床表现同低钾性瘫痪,也以下肢近端较重,一日多次或一年一次。但持续时间较短(数分钟至数小时);常有肌肉疼痛和痉挛。进食,一般活动,静脉注射钙剂、胰岛素或肾上腺素均可终止发作。事先给予能增加钾排泄的醋氮酰胺及氢氯噻嗪等利尿药可预防发作。对诊断有困难者,可做诱发试验:口服氯化钾(3~8 g)常可诱发肌无力或使原有瘫痪症状加重。

(4)部分病例面肌、舌肌有肌强直。

(5)发作时血清钾在5 mmol/L以上,心电图有高钾改变。

3.正常血钾型周期性瘫痪

(1)很少见,常在10岁发病。

(2)临床表现同低钾性瘫痪,持续时间较长(一般在10 d以上,甚至数周)。患者极度嗜盐,限制食盐摄入或补钾可诱发,给予氯化钠可使肌无力减轻。

(3)血清钾正常,用钾盐治疗无效。

三、辅助检查

1.低钾型周期性瘫痪

发作时血清钾降低(2~3.5 mmol/L),尿钾排出减少,可能与糖代谢紊乱致使钾从细胞外进入细胞内有关。心电图表现常比血清钾降低早,常有低血钾改变如 Q-T 间期延长、S-T 段下降、T 波降低、U 波明显且常与 T 波融合。

2.高血钾型周期性瘫痪

发作时血清钾高于正常水平,发作时心电图改变,开始 T 波增高,Q-T 间期延长,以后逐渐出现 R 波降低,S 波增深,S-T 段下降,P-R 间期及 QRS 时间延长。

3.正常血钾型周期性瘫痪

血清钾无变化。

四、诊断与鉴别诊断

(一)诊断

根据周期性短暂性发作性肢体弛缓型瘫痪,结合发作时血清钾和心电图的改变进行诊断。

(二)鉴别诊断

1.急性感染性多发性神经根炎

发病较慢,病程较长,除四肢瘫痪外,脑神经常受损,脑脊液检查有蛋白细胞分离现象。血清及心电图无低钾性改变。电生理检查 MCV(运动传导速度)、SCV(感觉传导速度)、经颅磁刺激运动诱发电位异常。

2.伴发于甲状腺功能亢进的低钾性瘫痪

可有甲状腺功能亢进症状,基础代谢率及甲状腺吸碘率增高。有时甲状腺功能亢进可同时并有双侧肢体锥体束征。

3.醛固酮增多症

醛固酮增多症有高血压、多饮、多尿,尿中丢失钾而有低钾表现,甚至全身麻痹。

4.钡中毒

除有四肢对称性瘫痪外,尚有肌束震颤以及恶心、呕吐、腹泻等胃肠道症状,病前有进食富含可溶性钡过多的食盐或药物史。对二巯基丙磺酸钠或二巯基丁二酸钠类药物治疗有效。

5.瘫痪型棉酚中毒

瘫痪型棉酚中毒多发生于产棉区和有进食生棉子油的病史,肢体瘫痪,也伴有血清钾显著降低和相应心电图改变。但肢体瘫痪均以近端为重,有时不能抬头、咀嚼、肌肉有压痛,且常伴有较明显的胃肠道症状,对氯化钾治疗有效。

6.药物诱发低血钾麻痹

长期服用激素类药物、甲状腺素、氢氯噻嗪、呋塞米类利尿药、抗精神病药物(吩噻嗪类、碳酸锂)以及治疗溃疡病的生胃酮等药物,也可诱发低钾性麻痹,应结合病史注意鉴别。

五、治疗

1.低钾性瘫痪

(1)发作期治疗:成人一次口服或鼻饲氯化钾 4~10 g(儿童以 0.2 g/kg 体重计算),以后再继续服用氯化钾 1～2 g，3～4 次/天；或螺内酯 200 mg，3 次/天，至完全恢复后停药。病情严重时可静脉滴注 10％氯化钾液 30 mL 加入生理盐水 1000 mL 中，氯化钾总量相当于 40 mmol/L，浓度为 0.1％～0.3％，输钾速度不宜过快，在 2～3 h 滴完（即 1 min 输入 5 mL 左右），使每小时速度不超过氯化钾 1.5 g（或 20 mmol/L）。每天输入的总钾量也不宜过多，视病情严重程度每天可输 1～2 次，总量不超过 8 g（即 100 mmol/L）。对有呼吸肌麻痹者，应及时给予人工呼吸、吸痰、给氧。心律失常者可应用 10％氯化钾 30 mL、胰岛素 10 U 加 5％葡萄糖液 1000 mL 静脉滴入。但禁用洋地黄类药物（缺钾时心脏对洋地黄的敏感性增高，易出现洋地黄毒性反应）。

（2）间歇期的治疗：发作较频繁者，可长期口服氯化钾 1～2 g，3 次/天，或氯化钾 2 g 每晚睡前服用。如并有甲状腺功能亢进或肾上腺皮质肿物者，应进行相应的药物或外科手术治疗。尚须警惕个别患者仍有心律不齐，治疗困难，且可因室性心动过速猝死。

（3）预防：平时应避免过劳、过饱和受寒等诱因。对肾上腺素、胰岛素、激素类药物应慎用或禁用，若发作与月经周期明显相关，可在月经来潮前 2～3 d 即用氯化钾 2 g，3 次/天，连续服用 1 周左右，发作频繁者，应限制食盐摄入量，并可服氯化钾或螺内脂以预防发作。

2.高钾性瘫痪

（1）发作时治疗：①10％葡萄糖酸钙 10～20 mL 静脉注射（钙离子可直接对抗高血钾对心脏的毒性作用）；②胰岛素 10～20 U 加入 10％葡萄糖溶液 500～1000 mL 静脉滴注；③4％碳酸氢钠溶液 200～300 mL 静脉滴注；④醋氮酰胺 250 mg，3 次/天，或氢氯噻嗪 25 mg，3 次/天；⑤钙喘灵喷雾吸入，每次 200 mg，30 min 重复 1 次，可见速效（能促使钾离子在细胞内积聚）；⑥如因高血钾引起心脏传导功能阻滞时，可用阿托品 0.5 mg 皮下注射，以降低迷走神经的兴奋性。

（2）间歇期治疗：①对发作频繁者，可适当服用潴钠排钾类药物预防，如醋氮酰胺 250 mg，2～3 次/天，氢氯噻嗪 25 mg，2～3 次/天；二氯苯二磺胺 100 mg，1 次/天；9α-氟氢皮质酮 0.1 mg，1 次/天；②也可使用减少蛋白分解代谢的药物如苯丙酸诺龙 25 mg 或丙酸睾酮 25 mg，均隔天 1 次肌内注射；③此外碱性药物的服用也可使血清钾浓度降低，对防止或减少发作频度也有一定的效果；④控制钾盐的摄入，如青霉素钾（100 万 U 含有 65 mg 钾，相当于 125 mg 氯化钾）及 1 周以上的库存血（血浆内含钾高达 30 mmol/L）等，平时经常摄食高盐、高糖饮食；⑤应寻找并解决诱发高血钾的可能原因，如疟疾因其溶血使细胞内钾进入细胞外，高热、寒战及剧烈的运动可因肌肉剧烈收缩，也可使血清钾盐浓度升高。

3.正常钾性瘫痪

（1）发作期治疗：可用生理盐水或 5％葡萄糖盐水 1 000～2 000 mL 静脉滴入，并尽量服用食盐，服用排钾潴钠类药物如醋氮酰胺或激素。但排钾过多又可从本型转化为低钾型周期性瘫痪，应引起重视。

（2）平时应服用高盐高糖饮食，发作频繁者可适当服用排钾潴钠类药物，以预防或减少其发作。氟氢可的松每日 0.1 mg，口服，可预防发作。

（任　蔚）

第十三节　多发性肌炎

多发性肌炎(polymyositis,PM)是一种以对称性肌无力、肌萎缩和肌痛为主要表现的炎症性肌病,系肌组织自体免疫反应性疾病,横纹肌呈现广泛性炎性改变。如病变只限于肌肉,称多发性肌炎;如同时累及皮肤,称皮肌炎。任何年龄均可发病。女性略多于男性,患病率为(2~5)/10万。

一、病因及发病机制

病因不清。部分患者病前有病毒、弓形体虫病感染或伴发恶性肿瘤,20%的患者合并红斑狼疮、类风湿关节炎、干燥综合征等其他自身免疫性疾病。

体液和细胞免疫机制的异常是本病的主要发病机制。90%的患者血清中可以检测到抗肌球蛋白抗体,抗体滴度高低与病情严重程度成正比。半数患者ANA阳性,2/3患者PM抗体阳性。

二、临床表现

根据受累范围,伴发病和年龄分布,可将多发性肌炎分为五型。Ⅰ型:单纯多发性肌炎;Ⅱ型:单纯皮肌炎;Ⅲ型:儿童多发性肌炎;Ⅳ型:多发性肌炎重叠综合征,可以重叠硬皮病、类风湿关节炎、红斑狼疮、局灶性结节性红斑等其他自身免疫性疾病;Ⅴ型:伴发恶性肿瘤的多发性肌炎(皮肌炎)。

1.多发性肌炎或皮肌炎

(1)急性型:急性起病,伴有高热、头痛、全身不适和严重肌无力,全身肌肉和关节疼痛,吞咽困难。常见颜面、眶周、肢体水肿,可伴肌红蛋白尿。

(2)亚急性及慢性型:全身性感染症状不常见,肌无力常自骨盆带开始,逐渐累及肩胛带、躯干及四肢近端肌群,引起上楼困难,抬头不能;咽喉部和呼吸肌受累时则发生发音、吞咽障碍及呼吸困难。无力肌群常伴轻度肌肉萎缩,但萎缩很轻而无力严重。心肌受累时可发生心电图异常和心力衰竭,重者危及生命。少数可累及平滑肌,出现膀胱和直肠括约肌功能障碍。腱反射减弱或活跃。病程早期受累肌肉还常有压痛、触痛和肌肉紧张。晚期可有肌挛缩。病程波动,有自发加重和缓解,或呈慢性进行性,持续多年,在中年或老年妇女中更为多见。

2.多发性肌炎或皮肌炎伴有自身免疫性疾病

肌肉受累的形态和病程与Ⅰ型相似,但相当多的患者面部可有蝶形分布的红色皮疹,手部皮肤发紧、光亮并失去弹性(指端变硬),可有雷诺现象、皮下钙化以及足跟、肘、指关节发生溃疡等。偶可由类风湿关节炎的轻度关节改变发展成系统性红斑狼疮。有的患者可以皮肤症状或其他结缔组织疾病为主要临床表现,而肌肉病变极轻。

3.多发性肌炎或皮肌炎伴恶性肿瘤

肌肉症状早在肿瘤症状之前数月或数年已经出现,有的则肌肉和肿瘤的症状和体征同时出现。40岁以上多发性肌炎患者伴发肺、前列腺、乳腺、卵巢、子宫、结肠、胃、胰、鼻咽部等恶性肿瘤;其他部位如胆囊、腮腺、扁桃体的恶性肿瘤以及淋巴瘤、霍奇金病。

三、辅助检查

1. 血清学检查

(1)血清肌酸磷酸激酶(CPK):急性期增高,比其他血清酶活力的测定更敏感,但增高程度与肌无力程度并不平行。在亚急性及慢性期,谷草转氨酶改变比 CPK 敏感。血清酶的增加常反映肌肉的破坏程度,应用激素治疗后 CPK 可以降低。

(2)血清肌红蛋白:也明显增高,且与疾病严重程度一致,对临床诊断与疗效判断有重要诊断价值。

(3)红细胞沉降率:半数患者轻度上升,高于 60 mm/h 应考虑并发自身免疫性疾病的可能。

(4)血清蛋白电泳:可发现 α_2 与 γ 球蛋白增高。血清免疫球蛋白:IgG、IgA 和 IgM 可个别或全部增高。

(5)其他:24 h 尿中肌酸排出量可显著增加,急性严重患者可有肌红蛋白尿,个别有血红蛋白尿。急性期可见血白细胞数增多。部分病例脑脊液蛋白可中度增高。

2. 肌电图检查

插入电位延长,有肌强直样放电活动;肌松弛时出现自发电位如纤颤电位和正相电位;肌轻收缩时可见运动单元电位平均时限缩短及平均波幅变低,前者和大量纤颤电位是本病活动期最常见现象和判断活动期的最重要指标。多相波也有增加。肌强收缩时则出现低波幅干扰相或病理干扰相。

但少数慢性肌炎患者也可出现神经源性损害肌电图。运动神经传导速度多在正常范围。正中、胫后神经感觉传导速度可有轻度减慢。

3. 心电图检查

异常率 40% 左右,出现心动过速、心肌炎样表现、室性或房性传导阻滞、心律失常等。

4. 肌肉活检

可无改变或仅有轻微改变。主要病理表现为肌肉的变性、坏死和炎细胞浸润;肌纤维肿胀,呈玻璃样、颗粒样、空泡样变、纤维断裂,间质水肿,血管周围有淋巴细胞和浆细胞等浸润。晚期慢性病灶处的肌纤维可完全被结缔组织所代替。

四、诊断与鉴别诊断

(一)诊断

①四肢近段肌无力伴压痛,对称或不对称;②血清酶活性增高,以 CPK、LDH 敏感;③肌电图可见自发性纤颤电位和正相尖波;④肌肉活检见肌纤维变性、坏死、再生、炎症细胞浸润、血管内皮细胞增生等。凡具备上述 4 条者,可以确诊为多发性肌炎,具有其中 3 条者可拟诊。

(二)鉴别诊断

1. 进行性肌营养不良症

四肢近端肌无力,不伴肌肉压痛,但有血清酶活性增高,肌肉活检提示脂肪变性而无明显炎症细胞浸润等可鉴别。

2. 流行性肌痛症

系病毒感染,流行区有相同患者,以呼吸痛及胸部肌肉压痛为主。

3．肌球蛋白尿症

全身或局部肌肉疼痛、软弱，尿色变红、尿中肌球蛋白阳性。

4．其他

应注意同重症肌无力、感染性多发性神经炎、风湿性多发性肌痛相鉴别。

五、治疗

1．急症处理

如有呼吸困难和缺氧时，应及时予以人工呼吸和给氧，必要时可行气管切开及辅助呼吸。如有吞咽困难，应注意防止吸入性肺炎和保证足够的营养，可采用鼻饲混合奶、要素或匀浆饮食以及静脉输入复方氨基酸液或 10％脂肪乳等。

2．激素治疗

首选药物。地塞米松 10～20 mg/d 或甲泼尼松 500 mg/d 静脉滴注或泼尼松 80～120 mg 隔天顿服，一般在大剂量激素治疗 6 周左右临床开始见效，然后维持 8～12 周后逐渐减量，每 2～4 周减少 1 次，每次减少 5～10 mg，逐步减少至 30 mg，隔天顿服。整个疗程需要 1 年左右，激素剂量不足时肌炎症状不易控制，减量太快则症状易波动，应予以注意。

3．免疫抑制剂治疗

无效或不满意时加用免疫抑制剂，硫唑嘌呤 50～100 mg/d，环磷酰胺每周 200～600 mg，分 2 次静脉注射，或环磷酰胺 100 mg/d 口服。用药期间防止血白细胞减少或肝脏损害。

4．中药治疗

雷公藤多苷 10 mg，口服，3 次/天。未婚未育的男女患者忌用，服药后可有月经紊乱或闭经。部分患者可出现谷丙转氨酶（GPT）升高。

5．血浆交换治疗

泼尼松和免疫抑制剂治疗无效时，可采用血浆交换治疗改善肌无力和临床症状。

6．小剂量全身放疗和胸腺切除

均有应用，并取得疗效。

7．对症治疗

肌肉疼痛可辅以镇痛药物，并应用 ATP 或能量合剂，有利于病情恢复。应用蛋白同化剂如苯丙酸诺龙或丙酸睾酮等，对缓解症状、减轻疼痛有帮助。对缓解期的慢性患者可先用按摩、推拿、水疗等物理疗法，以减轻或防止肌肉萎缩和肢体挛缩。此外，治疗中应警惕潜匿性肿瘤存在，一经发现立即手术切除，可使本病症状减轻或缓解。若合并充血性心力衰竭需使用普萘洛尔方可缓解，用洋地黄、利尿类药物无效。

（任　蔚）

第十四节　帕金森病

帕金森病（parkinson's disease，PD）主要发生于中老年人，随年龄增长而增高，男女差异不大。我国发病率与国外接近。50 岁以上的发病率约为 500/10 万，60 岁以上人群为

1 000/10 万,约 2/3 的 PD 发生在 50～60 岁,30 岁以下发病率约 1%。白种人患病率为(60～180)/10 万,黑人为 85.7%,日本人为(34.3～55.0)/10 万。早期患者占总患患者数的 40%左右。

一、病因

本病的病因迄今未明,可能与下列因素有关。

1. 年龄老化

正常人随着年龄增长黑质中多巴胺(DA)神经元不断变性、丢失,当 DA 神经元丢失 80%以上、纹状体 DA 含量减少超过 80%时,才出现 PD 症状。然而,仅少数老年人患者 80 岁以上,患病率仅约 1%,说明年龄不是 PD 发病的唯一因素。

2. 环境因素

流行病学研究发现 PD 的发病与长期接触杀虫剂、除草剂或某些工业化学品等有关。其毒害机制为对线粒体呼吸链中复合体 I 的毒性而使 ATP 生成减少,自由基生成增多,导致 DA 能神经元变性、死亡。

3. 遗传因素

10%～15%的 PD 患者有阳性家族史,有人认为系常染色体显性遗传,外显率低或多基因遗传。细胞色素 $P_{450}2D6$ 基因可能是 PD 的易感基因之一,少数家族性 PD 与 α-共核蛋白基因和 Parkin 基因突变密切相关。

目前普遍认为,PD 并非单一因素所致,可能有多种因素参与。有人认为黑质组织线粒体复合物 I 基因缺陷、遗传异常,导致易患性,在毒物等因素的作用下,黑质复合物 I 活性受到影响,而导致神经元细胞变性、死亡。因此,认为遗传和环境因素可能在 PD 发病中起主要作用。

二、临床表现

起病隐袭,缓慢发展,逐渐加剧。主要症状包括静止性震颤、肌张力增高、运动障碍等。

1. 静止性震颤

常为首发症状,震颤多由一侧上肢远端(手指)开始,拇指与屈曲的示指间呈"搓丸样"动作,以后逐渐扩展到同侧下肢及对侧肢体,下颌、口唇、舌及头部通常最后受累。症状在休息时明显,运动时减轻或消失,故称静止性震颤。情绪激动或精神紧张时震颤加重,入睡后震颤则完全消失。少数患者,尤其是 70 岁以上发病者可不出现震颤。部分患者可合并姿势性震颤。

2. 肌强直

表现为屈肌和伸肌的张力同时增高,呈"铅管样强直";如肌强直与伴随的震颤叠加,检查时可感觉在均匀阻力中出现断续停顿,如同转动齿轮感,称为"齿轮样强直"。约 1%的帕金森病出现吞咽障碍,影响进食及营养。构音障碍与胸腔扩张、收缩受限有关,表现为音量低、单调、含糊不清,严重时表现为低声细语及缄默。

3. 运动迟缓

表现随意动作减少、主动运动缓慢。患者出现面部表情呆板,常双眼凝视,瞬目减少,呈现"面具脸";患者感肢体僵硬无力,穿衣、翻身、步行、变换方向等运动缓慢;手指精细动作如扣纽扣、系鞋带困难;书写时字越写越小,呈现"写字过小征"。

4. 姿势步态异常

患者站立时呈屈曲体姿,早期走路时下肢拖曳,起步困难,迈步时身体前倾,随病情进展步伐逐渐变小,行走时上肢的自动摆臂动作减少或消失;转弯时,平衡障碍特别明显,患者采取连续小步使躯干和头部一起转弯。

晚期呈慌张步态,患者由坐位、卧位起立困难,迈步后即以极小的步伐向前冲去,越走越快,不能及时停步或转弯,在下坡时更为突出。

5.高级功能障碍

主要表现在认知障碍,集中力及注意力缺乏,信息处理过程能力低下,记忆障碍主要是顺序关系的短期记忆障碍,精神上多表现为抑郁,到后期帕金森病常表现为痴呆、孤独、与他人接触少的倾向。高级功能障碍是影响康复治疗效果重要的不利因素。

6.自主神经障碍

主要是直立性低血压、心动过速及便秘、失禁等,严重的直立性低血压导致终身卧床不起。皮脂腺、汗腺分泌亢进引起脂颜、多汗,消化道运动障碍引起顽固性便秘。

7.其他症状

反复轻敲眉弓上缘可诱发眨眼反应(Myerson 征)。晚期可有吞咽困难、肌肉萎缩无力、缺乏柔软性及挛缩。

三、辅助检查

1.生化检测

采用高效液相色谱可检测到脑脊液和尿中高香草酸含量降低。

2.基因检测

在少数家族性 PD 患者中,采用 DNA 印迹技术、PCR、DNA 序列分析等可发现基因突变。

3.功能显像检测

采用 PET 或 SPECT 与特定的放射性核素检测,可发现 PD 患者脑内 DA 功能显著降低,且疾病早期即可发现,D_2 型 DA 受体(D_2R)活性在疾病早期超敏、后期低敏,DA 递质合成减少。对 PD 的早期诊断、鉴别诊断及病情进展监测均有一定价值。

4.血、脑脊液常规化验

无异常。

5.头颅 CT、MRI 检查

无特征性表现。

四、诊断与鉴别诊断

(一)诊断

根据中老年发病,缓慢进行性病程,有典型的震颤、肌强直、运动减少、慌张步态、行走时上肢无前后摆动等典型症状可确诊。对于早期发病的,年龄中年以上不明原因、逐渐起病的动作缓慢,表情淡漠,肌张力增高及行走时上肢的前后摆动减少或消失者,则须考虑本病的可能。

(二)鉴别诊断

1.继发性震颤麻痹综合征

①脑血管性震颤麻痹综合征:多发生在腔隙性梗死或急性脑卒中之后,有高血压、动脉硬化表现以及锥体束征、假性球麻痹等,颅脑 CT 检查有助于诊断;②脑炎后震颤麻痹综合征:病前有脑炎史,见于任何年龄,常见动眼危象(发作性双眼向上的不自主眼肌痉挛),皮脂溢出,流

涎增多；③药源性震颤麻痹综合征：有服用吩噻嗪类等抗精神病药或萝芙木类降压药等病史，在不同环节干扰了儿茶酚胺的代谢，停药后症状消失；④中毒性震颤麻痹综合征：主要依据中毒病史诊断，如病前有一氧化碳中毒等病史。

2.各种原因引起的震颤

①特发性震颤：震颤虽与本病相似，但无肌强直与运动徐缓症状，可有家族遗传史，病程良性，少数或可演变成震颤麻痹；②老年性震颤：见于老年人，震颤细而快，于随意运动时出现，无肌强直；③癔症性震颤：病前有精神因素，震颤的形式、幅度及速度多变，注意力集中时加重，并有癔症的其他表现。

3.伴有震颤麻痹症状的某些中枢神经多系统变性病

如肝豆状核变性、原发性直立性低血压、小脑脑桥橄榄萎缩症等。这些疾病除有震颤麻痹症状外，还有各病相应的其他神经症状，如小脑症状、锥体束征、眼肌麻痹等。

五、治疗

帕金森病的一线对症治疗主要包括左旋多巴、多巴胺受体激动剂、MAO-B抑制剂和儿茶酚-O-甲基转移酶（COMT）抑制剂。初始单药的选择取决于患者的症状、患者的病程和药物的不良反应。同时，易用性，主要体现在给药频率和给药方法，也会影响治疗的选择。

（一）单胺氧化酶 B（MAO-B）抑制剂

单胺氧化酶 B 抑制剂是治疗带有轻度运动障碍帕金森病的一线药物，可以用来控制帕金森病的运动症状，主要包括雷沙吉兰和司来吉兰。一般情况下，MAO-B 抑制剂的耐受性良好。雷沙吉兰可以每日一次，而不需要滴定。研究显示，司来吉兰和雷沙吉兰治疗帕金森病的效果良好。尽管 MAO-B 抑制剂耐受性良好，但是司来吉兰可能出现的不良反应是失眠。

（二）多巴胺激动剂

多巴胺激动剂可以直接作用于后纹状体多巴胺受体，目前的临床实践推荐非二氢麦角碱多巴胺激动剂（普拉克索、罗匹尼罗、罗替高汀和吡贝地尔），因为二氢麦角碱多巴胺受体激动剂（卡麦角林或培高利特）有肺和心脏瓣膜纤维化效应。在非二氢麦角碱多巴胺激动剂中，罗替高汀脱颖而出，是因为其作为透皮贴剂，一天只用一次。通过制成缓释片，普拉克索和罗匹尼罗也可以一天给予 1 次。口服或经皮多巴胺激动剂在多个国家的临床指南中作为一线治疗措施，特别是年轻发病的患者。多巴胺激动剂常见的不良反应有恶心、头痛、下肢水肿、幻觉、白天嗜睡和睡眠发作或体位性低血压。冲动控制障碍也渐渐成为多巴胺激动剂常见的不良反应，这主要包括强迫性赌博、购买、性行为或进食。

（三）左旋多巴

左旋多巴在临床实践中应用超过 40 年，但是左旋多巴仍是治疗帕金森病运动症状最有效的药物。当多巴胺激动剂不能够有效控制患者症状或者运动并发症风险较低的老年患者，左旋多巴就成为首选治疗措施。左旋多巴早期应用可以提高生活质量，长期应用并发症风险较高。由于左旋多巴长期应用可以引起运动并发症，如运动障碍，因此对于高危人群，多巴胺激动剂可以用来代替左旋多巴。左旋多巴常见的不良反应是恶心，但很少有呕吐、血压下降或白天嗜睡。

（四）其他

抗胆碱能药物可能用于年龄小于 60 岁明显震颤，且无认知障碍的患者。金刚烷胺可以用来治疗轻度运动障碍的患者,但是一般而言,当帕金森病的一般症状严重影响患者的日常生活和运动的时候,就必须采用多巴胺能药物治疗。因此,早期的临床治疗措施主要集中在单胺氧化酶 B(MAO-B)抑制剂、多巴胺受体激动剂和左旋多巴之间。

(五)康复治疗

作为辅助手段对改善症状也可起到一定作用,对患者进行语言、进食、走路及各种日常生活的训练和指导对改善生活质量十分重要。晚期卧床者应加强护理,减少并发症的发生。

(1)运动疗法:包括姿势训练、行走训练、日常生活功能训练、呼吸肌训练、面部动作训练及言语功能训练、关节运动范围训练等。

(2)高压氧疗法:高压氧可增加抗震颤麻痹药物的治疗效果,使抗震颤麻痹药物的化合物和单体形态均可被很好地利用。

(3)音乐疗法:音乐治疗对许多帕金森病患者是一非常有效的方法。"冻足"、局部运动困难、语言不流畅等都对音乐有反应。音乐的类型及节奏因人而异。音乐治疗已被公认对康复有很大帮助。

(4)神经肌肉电刺激治疗:利用两组电流交替刺激痉挛肌及拮抗肌,可达到松弛痉挛肌的目的;并促进肢体血液循环、肌力和功能的恢复。

(5)肌电生物反馈:将表面电极放在张力过高的肌皮表面上,检测其肌电位,经放大,以声响数字或仪表表示其高低,反馈给患者听、视感觉,训练患者控制声响数字或仪表指示的高度,设法使之下降,经多次训练,达到使该肌松弛的目的。

(6)离子导入治疗:包括额枕部钙离子或镁离子导入,眼枕部碘离子或溴离子导入,对中枢神经系统功能调整及改善脑血液循环有帮助。

(7)其他:温水浸浴和漩涡浴对松弛肌强直有一定疗效。热疗、光浴、红外线、短波透热、蜡疗等对肌强直有缓解作用。

(任 蔚)

第十五节 肝豆状核变性

肝豆状核变性(hepatolenticular degeneration,HLD)又称威尔逊病(Wilson disease,WD),是一种常染色体隐性遗传病,基因定位在染色体 13 q14 -21 。

一、病因

肝豆状核变性为常染色体隐性遗传性疾病。绝大多数限于同胞一代发病或隔代遗传,罕见连续两代发病。致病基因 ATP7 B 定位于染色体 13 q14.3,编码一种 1 411 个氨基酸组成的铜转运 P 型 ATP 酶。

ATP7 B 基因突变导致 ATP 酶功能减弱或消失,引致血清铜蓝蛋白(CP)合成减少以及胆道排铜障碍,蓄积在体内的铜离子在肝、脑、肾、角膜等处沉积,引起进行性加重的肝硬化、锥体外系症状、精神症状、肾损害及角膜色素环(K-F 环)等。ATP7 B 基因的变异位点繁多,人类基因组在数据库中记载达 300 多个位点。基因突变位点具有种族特异性,因此基因检测位点的选择要有针对性。我国 WD 患者的 ATP7 B 基因有 3 个突变热点，即 $R778 L$，$P992 L$ 和 $T935 M$，占所有突变的 60% 左右。

二、临床表现

多数起病隐袭，少数急性起病。多见于儿童及青年人，以肝脏损害为首发症状者的平均发病年龄为 11 岁，以神经系统损害为首发症状者的平均发病年龄为 19 岁。少数患者以精神症状、发热、溶血性贫血、关节病变等为首发症状。年轻患者病情进展迅速，而多数患者进展缓慢，常有缓解与复发。

1.神经系统症状

主要累及豆状核、尾状核、大脑皮质及小脑等。神经系统损害以锥体外系症状为主，包括静止性或姿势性震颤、肌肉强直、运动减少、面具脸、做鬼脸、构音障碍、咀嚼和吞咽困难、舞蹈样或手足徐动样动作、扭转痉挛、异常屈曲体态、小脑性共济失调等，少数患者有癫痫发作。20 岁以前发病者可有肌张力障碍或帕金森病样表现，伴腱反射亢进、病理征阳性。年龄较大者常出现严重震颤、舞蹈或投掷动作。

2.精神症状

早期常出现智能减退、反应迟钝、记忆力减退、注意力不集中、学习成绩下降等，进一步发展可出现痴呆。

本病也常见情感、行为及人格障碍，患者可出现强哭强笑、兴奋、欣快、焦虑、抑郁、淡漠等，极少数出现幻觉和妄想。

3.肝损害

肝损害主要为慢性肝硬化表现，可出现黄疸、消化不良、恶心、呕吐等，晚期可出现食管静脉曲张破裂出血、腹腔积液及继发性脾大。脾功能亢进可引起溶血性贫血、白细胞及血小板减少症。

4.眼部症状

角膜凯-弗(Kayser-Fleischer,K－F)环由铜沉积在角膜后弹力层所致，这是本病的特征性体征。此环位于角膜与巩膜交界处，呈棕褐色或绿褐色，光照时可看清，有时需用裂隙灯才能发现。所有患者都将出现此凯弗环。

5.肾损害

由于肾小球及近端肾小管受损，可出现氨基酸尿、钙尿、磷酸盐尿、蛋白尿及血尿等。

6.骨骼损害

大量钙尿及磷酸盐尿可引起骨质疏松、骨折及佝偻病等。铜沉积在关节可致关节畸形。

7.其他

少数患者皮肤黝黑，呈慢性肝病面容，部分女性患者可出现闭经、流产等。

三、辅助检查

1.血清铜蓝蛋白、铜氧化酶及铜测定

多数患者的血清铜蓝蛋白含量降低(正常值为 $200\sim400$ mg/L)，铜氧化酶活性降低(正常值为 $0.2\sim0.53$ OD)和总铜量减少(正常值为 $0.7\sim1.5$ mg/L)。

2.尿铜测定

正常人 24 h 尿铜排量小于 70 μg，肝豆状核变性患者的尿铜排量超过 100 μg。

3.体外培养的皮肤成纤维细胞含铜量测定

正常对照组为(250.3±49.7)ng/mg蛋白质,而肝豆状核变性患者较正常人高3倍左右。

4.周围血常规和生化测定

有脾功能亢进的患者可出现红细胞、白细胞及血小板显著减少。一有肝功能损害的患者可出现肝功能异常,包括清蛋白减少,γ球蛋白增高等。有肾功能损害者其尿素氮、肌酐增高,尿常规见血尿、蛋白尿等。

5.头颅CT、MRI

头颅CT、MRI显示豆状核、尾状核、大脑皮质、小脑及脑干的对称性低密度灶,伴有脑萎缩、脑沟增宽、脑室扩大等。

MRI可见豆状核、尾状核、丘脑及脑干区长 T_1、长 T_2 的异常信号,T_1 加权像为低信号,T_2 加权像为高信号,并可见豆状核萎缩,侧脑室扩大。

6.肝穿刺活检

肝穿刺活检可见肝铜蓝蛋白沉积,并有肝硬化表现。因本检查为有创伤性,有一定危险性,故应慎重。

四、诊断与鉴别诊断

(一)诊断

本病根据临床表现及辅助检查结果不难诊断,诊断标准如下。

(1)肝病史或肝病征/锥体外系病征。

(2)血清 CP 含量显著降低和(或)肝铜含量增高。

(3)角膜 K-F 环。

(4)阳性家族史。

(二)鉴别诊断

本病肝型需与慢性活动性肝炎、慢性胆汁郁滞综合征或门脉性肝硬变等肝病鉴别;假性硬化型需与帕金森病鉴别,肝豆状核变性型 WD 需与特发性肌张力障碍鉴别。

五、治疗

本病是遗传性代谢疾病中对药物治疗效果较好的少数疾病之一。一旦确诊,应及早治疗,治疗开始的时间与预后有密切关系。

(一)饮食治疗

(1)尽量减少食物中铜的摄取日常饮食应以低铜、低脂、高氨基酸、高糖食物为主,如精白米面、牛奶、萝卜、藕、茎蓝、小白菜、猪瘦肉、瘦鸡鸭肉(去皮去油)、马铃薯、橘子、苹果、桃及砂糖等。其中牛奶不仅营养丰富、含铜量低,长期大量服用尚有排铜效果。

(2)少食以下含铜量较高的食物,如牛肉、鸡蛋、菠菜、香菜、荠菜、茄子、蜂蜜、芋头、葱及糙米、标准面、各种干果等。

(3)禁食含铜高的食物,如猪肥肉、动物内脏(猪肝、猪腰、牛肝)、小牛肉等肉类;蟹、虾、乌贼、章鱼、螺蛳、河蚌、蛤蜊等鱼贝类;黄豆、青豆、黑豆、扁豆、蔬菜豆等豆类;花生、芝麻、胡桃等坚果类;龙骨、牡蛎、蜈蚣、全蝎、僵蚕等动物性中药;巧克力、可可、咖啡、蘑菇等。

（二）病因治疗

通过促进体内铜盐排泄，减少肠道对铜的吸收，达到驱铜治疗的目的。

1.巯基络合药

巯基络合药是一类含巯基的重金属络合药，通过络合血液中的铜离子从尿中排出，间接动员组织内结合铜移入血液，从而发挥驱铜作用。

（1）青霉胺（Penicillamine）：青霉素的衍生物，该药目前仍是治疗肝豆状核变性的首选药物。首次使用前应做青霉素皮试，阴性者方可使用，过敏者可先给予脱敏治疗。用药应从小剂量开始，逐渐加大剂量。治疗量通常为每日 600～1 500 mg，重症者可短期服，每日 2 000～3 000 mg；小儿每日 20～30 mg/kg，分 3 或 4 次于空腹或三餐前 1 h 服用，连续服 6 个月至 1 年后，每 2 周应检测一次 24 h 尿铜，如尿铜排泄量恢复到正常范围，则可能是体内铜代谢达负平衡状态或者是机体对青霉胺已产生耐药。待临床症状缓解后可减至维持量，成人每日 1 000～1 400 mg，小儿每日 600～800 mg，可采用服 10 d 停 10 d，或服 7 d 停 7 d，以维持疗效。青霉胺的不良反应较多，短期用药可出现发热、药疹、口腔溃疡、舌炎、关节痛、食欲缺乏、恶心呕吐、白细胞减少、血小板减少、局灶性癫痫发作、视神经损害，甚至导致再生障碍性贫血等严重不良反应。长期服药的患者还可产生免疫复合体肾病、红斑狼疮、重症肌无力等免疫性疾病及顽固性皮炎、脱发等锌缺乏症。青霉胺发生变态反应时，可短期加用泼尼松或给予脱敏治疗。青霉胺的排铜作用和不良反应都与剂量大小及用药时间长短呈正相关关系，故必须按病型、病程、严重程度及个体差异等多种因素综合考虑用量大小。由于青霉胺对组织驱铜作用十分缓慢，适用于慢性型的诱导缓解和维持治疗，以及潜伏型的预防性治疗；而不适用于腹型肝豆状核变性等急性型、重型或晚期患者的治疗。服药期间应常规加用维生素 B_6（每日 30～50 mg）以预防维生素 B_6 缺乏。

（2）二巯丁二钠（DMS）：该药奏效快、疗效明显，是一种较为理想的驱铜药物，可作为治疗本病的主要药物。二巯丁二钠有两种剂型：静脉注射，多用于重症病例诱导缓解，常用量为 1～2.5 g 溶于 10％ 葡萄糖液 40 mL 内缓慢静脉注射，每日 1～4 次，每月或每半月注射 10～12 d；口服胶囊多用于轻型或恢复期患者，成人剂量每日 4 g，儿童为每日 2 g。二巯丁二钠的不良反应较少，有胃肠道刺激症状、出血倾向、发热、皮疹等。除发热、皮疹予以抗过敏治疗可恢复外，其他反应较轻，不予处理可自愈。

（3）二巯丙醇和二巯丙磺钠：二巯丙醇（BAL）常用量为成人每日 3～5 mg/kg，肌内注射，每日 2 次，每月或每半月注射 10 d，由于二巯丙醇不良反应多且严重，临床已很少应用。二巯丙磺钠（DMPS）常用量为 5％二巯丙磺钠 2.5 mg 肌内或静脉注射，每日 2 次。与二巯丙醇相比，二巯丙磺钠具有毒性低、不良反应少等优点，对于轻症患者疗效较好，对重症和晚期患者难以获得满意疗效。由于二巯丙磺钠无口服制剂，不宜用于维持缓解期的患者。

2.锌剂

锌离子具有抑制胃肠道对铜的吸收，以及动员和促进体内沉积铜排泄的作用，可长期与青霉胺合用或单独用于治疗肝豆状核变性。一般用 5％硫酸锌溶液 2～4 mL，每日 3 次或硫酸锌片剂 100～200 mg，每日 3 次，每日 3 餐后服用。其他锌剂还有葡萄糖酸锌、甘草锌和硫酸锌，药量按锌元素计算，每日 100～150 mg，三餐后服用。硫酸锌或葡萄糖酸锌与青霉胺并用时，两者服用的时间至少应相隔 2 h，以防止锌离子在肠道内络合，降低疗效。锌剂的不良反应有轻度胃肠道刺激，食欲减低，口唇麻木或烧灼感。

3.中药

服用黄连、大黄、半枝莲等中药组成的肝豆汤或肝豆片治疗时可出现轻度恶心、呕吐、腹痛、腹泻等不良反应。

4.其他药物

(1)三乙基羟化四甲胺(triethylenetetramine,Trien):是 Walshe 发现的新型羟基络合剂,对 20 例不能耐受青霉胺治疗的肝豆状核变性患者,改用三乙基羟化四甲胺后均获得临床改善。但对此药体内铜代谢的研究不详,尚未供应市场。

(2)藻酸双酯钠:是我国 1984 年合成的海藻生物制品,属酸性黏多糖类阴离子聚电解质药物。用于治疗肝豆状核变性时,发现其具有增加尿铜排出、改善临床症状的作用。该药无明显不良反应,可作为治疗肝豆状核变性的辅助药物。

(任 蔚)

第十六节　高血压脑病

高血压脑病是指血压突然急骤升高时出现的一种急性短暂性脑功能障碍综合征,常见于急进性高血压或缓进性高血压伴有明显动脉硬化的患者,也可见于急性肾小球肾炎、柯兴氏综合征、嗜铬细胞瘤及子痫等患者,其中以急性肾炎和妊毒症最常见,本病属神经内科急症。

一、病因

各种病因所致的动脉性高血压,无论是原发性还是继发性,均可引起高血压脑病,其中最重要的是恶性高血压。长期服用抗高血压药物的患者,突然停药可诱发高血压脑病。服用单胺氧化酶抑制药的患者,同时用酪胺(奶油、乳酪)也可激发血压升高而引起高血压脑病。

高血压脑病的发病机制尚未完全清楚。但可以肯定的是与动脉血压增高有关。至于动脉血压升高如何引起脑部损害,目前主要有两种学说。

1.脑内小动脉痉挛学说

高血压脑病常发生在血压极度且急剧升高时,此时由于脑血流自身调节作用存在,因而脑内小动脉强烈收缩而痉挛,从而导致毛细血管缺血,通透性增加,血管内液体渗透到细胞外间隙,引起脑水肿。同时,脑以外的其他器官也存在血管痉挛,如视网膜血管痉挛导致一过性失明,肢体末端血管痉挛引起缺血性坏死等,均支持脑血管痉挛学说。

2.自动调节崩溃学说

动物实验研究发现,血压急剧升高致血脑屏障破坏时,该区域的脑血流量大于血脑屏障完整区,血管扩张区的血脑屏障破坏比收缩区更明显,提示导致血脑屏障破坏的主要因素是血管扩张,而不是痉挛。因此,有研究者认为脑血流自动调节功能崩溃或被动性血管扩张才是高血压脑病的真正发病机制。脑内小动脉收缩是脑血流自动调节的早期表现。当急剧升高的血压超过脑血流自动调节的上限时,脑内小动脉就被动扩张而不再收缩,从而使自动调节功能崩溃,结果导致脑血流被动增加,脑组织因血流过度灌注而发生脑水肿,毛细血管壁被破坏,从而引起继发性小灶性出血和梗死。

事实上,高血压脑病的发生,除与血管痉挛、自动调节功能崩溃有关外,血管内皮细胞损伤、血小板激活导致广泛性微血管闭塞、凝血机制紊乱、前列腺素-血栓素失平衡、内皮细胞源性舒张因子释放减少等均可能有关系。

二、临床表现

临床多见于既往有血高压病史者,可有如下症状和体征:①发病年龄较宽,小儿到老年均可罹患本病。根据年龄的不同而见于不同的原发病,小儿多有急性肾炎,青年孕妇多有子痫,恶性高血压多见于 30～50 岁壮年。②急性起病,病情在 12～48 h 达高峰,发病时常有血压急剧升高。以往血压相对正常者,血压突升至 24.0 kPa/16.0 kPa(180/120 mmHg)时即可发病。慢性高血压者,可能在(30.7～33.3)/(16.0～20.0)kPa[(230～250)/(120～150)mmHg]以上才会发病。③全脑症状以剧烈头痛、抽搐和意识障碍三联征为主要表现,常伴有恶心、呕吐、烦躁不安或意识模糊、定向障碍、反应迟钝等症状;局灶症状可有短暂视力障碍、偏瘫、偏身感觉障碍和失语等。严重者可死亡。④可有原发病症状,肾炎者常有水肿、血尿、少尿和无尿,子痫者常伴有水肿和高血压等。⑤眼底检查可见视盘水肿,视网膜上有火焰状出血及渗出,动脉痉挛变细等。

三、辅助检查

(一)血清及尿常规检查

血生化主要包括氮质血症、电解质与酸碱平衡紊乱等方面指标;尿成分变化指尿中出现蛋白、红细胞、白细胞及管型等,与肾功能障碍有着密切关系,与高血压脑病无直接关系。

(二)脑脊液检查

压力可显著增高,有少数红细胞或蛋白轻度升高。反复腰穿可能会形成脑疝,因此腰穿不作为常规检查,尤其是诊断明确的患者。

(三)头颅 CT、MRI

早期时可以是阴性的,可显示脑肿胀、脑室缩小和正常结构移位。随着临床症状的消失,MRI 表现也能恢复正常。

四、诊断与鉴别诊断

(一)诊断要点

高血压脑病以中年人为多见。发作时血压突然急剧升高,常超过 210/120 mmHg 以上,伴有严重头痛、呕吐、抽搐、短暂意识改变等症状,偏瘫、半身麻木、失语、视力障碍等体征,眼底有视盘水肿、视网膜病变等,血压一旦被降低后,神经症状即消失,不留后遗症。症状、体征多在数小时内消失,或1～2 d,最多不超过数日,如历时数月仍不消失者提示脑内有梗塞或出血。如血压控制后病情仍继续恶化或出现新的神经体征,应考虑其他疾病可能,如脑出血。

(二)鉴别诊断

1.脑出血

脑出血有明确的神经系统定位体征,头颅 CT 扫描对于脑出血诊断率几乎为 100%。

2.蛛网膜下隙出血

共同点为血压升高、颅内压增高症状、意识障碍、不明显神经系统局灶性体征。鉴别要点为:蛛网膜下隙出血表现为头痛持续时间长达 3 周左右,脑膜刺激征阳性,脑脊液为血性,无创检查首选头颅 CT。

3. 短暂性脑缺血发作

绝大多数不表现血压突然急剧升高,病程短暂,无颅内压增高表现,多数无意识障碍和癫痫发作,常表现为一过性失明、偏瘫、失语、构音不清、眩晕、共济失调、吞咽困难,可在 24 h 内完全恢复正常。

4. 脑梗死

多在睡眠或休息时起病,以老人为主,尤其是既往有脑动脉硬化或短暂性脑缺血发作史,一般无意识障碍,常合并冠心病、糖尿病、高脂血症等,发病 24 h 后头颅 CT 扫描有特征性表现可鉴别高血压脑病。

5. 脑肿瘤

患者视盘水肿程度严重,出血及渗出仅局限于视乳头周围区;高血压脑病患者可见到视网膜弥散性出血、渗出和轻中度的视盘水肿。

6. 合并糖尿病患者应与糖尿病昏迷或低血糖(用胰岛素后)昏迷鉴别

肾性高血压患者应注意与尿毒症脑病鉴别。

五、治疗

治疗原则为尽快降低血压,控制抽搐,减轻脑水肿,降低颅内压。

(一)迅速降低过高的动脉压

应在 4~6 h 内将血压逐步降至(并非骤降)160/100 mmHg 左右,然后改用口服降压药控制血压,以免血压再度升高。首选硝普钠 30~100 mg 加入 5%葡萄糖 500 mL 静脉滴注,每分钟 1 mL,须在监护下缓慢静脉滴注,根据血压情况调整滴数和用量,持续用药时间应不超过 48 h 以免引起硫氰化物中毒。该药停用 5 min 后降压作用消失,为了维持降压,在停药前舌下含服心痛定 10~20 mg,每天 3 次。

其次是硝酸甘油 25 mg 加入 5%葡萄糖 500 mL,15 滴/分钟静脉滴注。每 15 min 测 1 次血压,对并发冠心病、心肌供血不足和心功能不全的患者尤为适用。

对于嗜铬细胞瘤或高血压患者停用单胺氧化酶抑制剂引起血中儿茶酚胺升高所致的高血压脑病,应首选酚妥拉明,5~10 mg 静脉注射,继以 20~50 mg 静脉滴注,注意观察心率、血压。

由于利血平一般需要 1.5~3 h 才显示降压效果,故重症患者不作为首选。首次用量应从 0.25 mg 开始,肌内注射(静脉用药无特别优点),每天 1~3 次,用量一般不超过 4~5 mg,而且用药 48 h 以上可能出现帕金森综合征等锥体外系症状。

硫酸镁也是临床上常用的解除血管平滑肌痉挛和松弛平滑肌的药物,也有减轻脑水肿及降低颅内压作用。

一般用 25%硫酸镁注射液 5~10 mL 加入 50%葡萄糖液 40 mL 缓慢静脉注射,继而 10 mL加入 5%或 10%葡萄糖液 500 mL 静脉滴注,每天 1 次,在妊高征中使用较多。需要注意的是葡萄糖酸钙是硫酸镁的拮抗剂。

(二)控制抽搐

在吸氧、防护、保持呼吸道通畅的同时应尽快制止发作。抽搐严重者首选安定 10~20 mg

静脉缓慢注射,速度小于 2 mg/min;也可给予安定 100～200 mg,加入 5％葡萄糖液或 0.9％氯化钠注射液 500 mL 中缓慢静脉滴注,一般维持在 12 h 左右。抽搐停止后可给予苯巴比妥钠0.2 g肌内注射,每隔 8～12 h 1 次以控制发作;惊厥停止 24～48 h 后可改为口服药物维持治疗,以防惊厥复发。

(三)降低颅内压

一般系统血压降低后增高的颅内压也随之降低,不需要特殊治疗。必要时可考虑予 20％甘露醇 125～250 mL 快速静脉滴注(20 min 左右滴完,太慢起不到降颅内压作用),每 6～8 h 1 次,一般控制在每天 1 000 mL 以下,对于老人或肾功能不全者应控制在 750 mL 以下,分 4～6 次给药;也可配以呋噻米 20～40 mg 加入 5％或 10％葡萄糖 20～40 mL 静脉注射,1～1.5 h后视情况可重复给药,注意呋噻米可抑制肾脏排泄头孢菌素、地高辛。

(四)病因治疗

发作缓解后应认真治疗病因,尤其是继发性高血压。

(五)非药物治疗

非药物治疗是药物治疗的重要辅助措施,包括控制体重、限制食盐量、适当体育运动(先从轻度或中等强度的运动开始,逐步加大运动量,以感觉身体舒适为度,不可追求大运动量)、戒烟和限酒、规律作息。

(任　蔚)

第十七节　脊髓蛛网膜炎

脊髓蛛网膜炎又称粘连性脊髓蛛网膜炎,此病引起蛛网膜增厚、脊神经根粘连或形成囊肿,使脊髓腔阻塞,并可导致脊髓功能障碍。

一、病因

病因未完全清楚,多数认为是继发于某些致病因素的反应性非化脓性炎症。主要包括:①与患过全身性感染性疾病有关,如流感、结核性脑膜炎、伤寒、疖肿、产褥感染、梅毒及淋病等;②与外伤出血粘连有关,特别是脊椎外伤与本病的发生关系密切;③椎管内过量核素或脊髓碘油造影剂、反复腰穿及鞘内注射药物(如链霉素、抗癌药)也可导致本病。国内外有学者强调本病和结核菌的毒素有关。此外可以并发于脊髓肿瘤、脊髓空洞症、脊椎关节炎、髓核脱出的刺激、硬膜外麻醉、自身免疫性疾病(多发性硬化)等造成蛛网膜增厚与脊髓、脊神经根粘连形成蛛网膜囊肿,阻塞椎管,导致脊髓压迫或功能障碍等。

二、临床表现

由于病变范围广泛、程度不一,临床症状往往表现为多样性或反复性。

1.病史及病程

发病前有感染及外伤史,可占 45.6％。本病多为亚急性或慢性起病,病程由数月至数年不等,最长者 20 年。少数病例起病较急,病前多有感冒、发热或外伤史。症状常有缓解,病情可有波动,可在感染、受寒、外伤或劳累后加重。

2.脊髓后根激惹症状

脊髓后根激惹症状是最常见的首发症状,占84.2%,这是由于病变多发生于脊髓背侧的缘故。临床表现为自发性疼痛,有的如针刺样或刀割样疼痛,往往范围较广而不局限在1~2个神经根,有的散在分布于相隔不同区域。咳嗽、喷嚏或脊柱活动可使症状加重。腰骶段及马尾病变可引起腰痛并向下肢放射,表现为类似坐骨神经痛,夜间症状加重,且常为双侧性。

3.感觉异常及感觉障碍

感觉异常及感觉障碍为第二位的常见症状,但脊髓传导束损害症状多在脊髓后根激惹症状后数日或数年后才出现。感觉障碍可见针刺、麻凉、灼热、蚁行感等,因常发生于胸段,多出现束带感。痛温觉障碍多见而深感觉障碍较少见。随着病程的进展出现根型或传导束型感觉减失,感觉障碍的程度不等和分布不规则,感觉改变的平面多不清楚,或呈进行性上升或下降,界限不固定,也可出现多发性节段性感觉障碍。

4.运动障碍

表现为进行性肌无力和不同程度的肌肉萎缩。颈段病变表现为上肢下运动神经元性瘫痪及下肢上运动神经元性瘫痪,胸段病变表现为下肢的上运动神经元性瘫痪,腰骶部以下病变出现两下肢下运动神经元性瘫痪,并有不同程度的肌肉萎缩。

5.括约肌功能障碍

括约肌功能障碍出现较晚或症状不明显,表现为间断性排尿困难、尿潴留或尿失禁、便秘等。

6.体征特点

有的感觉或运动障碍进行性加重,由局部向上或向下逐渐进展;有的在感觉障碍范围内有节段性感觉正常;肌腱反射两侧不对称;有的临床定位体征与脊髓造影异常处不相吻合,显示多灶性损害的特点。

三、辅助检查

1.脑脊液检查

脑脊液压力正常或减低。奎肯试验可表现为完全阻塞、不全阻塞、通畅或时而阻塞时而通畅。脑脊液蛋白质含量增高,蛋白质增高的程度与椎管内阻塞的程度不一致,与病变节段并无明显关系。脑脊液细胞数增多不明显。往往呈现蛋白细胞分离现象。

2.X线片

脊柱X线片多无异常,或仅有同时存在的增生性脊椎炎及腰椎横突退化等变化。

3.脊髓造影

脊髓碘油造影诊断价值较高,在椎管内较长的区域,典型表现为碘油分散或斑点状或不规则条状,类似"烛泪",可超过数个椎体节段。在此区域内碘油流动缓慢,虽经过多次倒动,分布形态较为固定而很少变化,一般缺乏明确的范围界限,碘油阻塞平面也不一定与临床症状相符合。但若炎症局限或有蛛网膜囊肿存在时,可以出现局部骤然阻塞或充盈缺损,须与椎管内肿瘤相鉴别,但阻塞端的形态较不规则或呈锯齿状,部分病例阻塞端边缘光滑呈所谓"杯口"征,与肿瘤的充盈缺损极为相似,但一般不伴脊髓移位征象。

4. CT 扫描

平扫难以发现异常,脊髓造影后 CT 扫描(CTM)表现为硬脊膜囊内充盈缺损、脊髓移位及网状结构,椎管矢状径缩小,黄韧带增厚,纤维瘢痕增生。一早期可见硬脊膜末端蛛网膜下隙不规则狭窄,神经根与硬脊膜囊壁粘连增厚。粘连严重的可见多个神经根呈带状影块,椎管梗阻。延迟扫描可见造影剂进入囊腔内,囊腔与蛛网膜下隙通连。若有空洞形成可见颈胸段脊髓内有造影剂充盈,其下方有粘连表现,上方脊髓增粗、正常或萎缩。

5. MRI 检查

早期多无阳性发现,其后蛛网膜下隙不对称或梗阻。囊肿形成时 T_1 加权像呈低信号,T_2 加权像呈高信号,与脑脊液信号一致。感染后出现的囊肿,在 T_1 和 T_2 加权像上信号均稍高于脑脊液信号。

四、诊断及鉴别诊断

从临床表现常不易确诊。囊肿型者由于囊中脑脊液自行渗出,使脊髓压迫减轻,因而症状可以波动或缓解。部分患者以后根粘连为主,故根痛及感觉障碍也广泛,且水平不固定,运动障碍明显,常伴有肌萎缩。如见碘剂阻滞呈杯状或较规则的梗阻则很难和脊髓肿瘤相鉴别,应结合 MRI 或手术探查,方能明确。鉴别中应注意以下几点。

(一)脊髓肿瘤

脊髓肿瘤和本症很难鉴别,因皆有根痛及椎管梗阻。但脊髓肿瘤的横贯性损害,尤为严重,病程中无缓解。部分完全梗阻患者,脊髓平片可见椎弓根间距离加宽,脊髓囊肿在 MRI 的 T_1 加权象呈均匀的低信号,T_2 加权象呈高信号,增强无强化。

(二)亚急性联合变性

损伤部位为脊髓后索和侧索,中老年发病最多。本病初期有双手发麻,以后渐渐出现脊髓损害包括深感觉障碍、大小便括约肌障碍、步态不稳、锥体束征阳性,但本病椎管无梗阻,脑脊液检查正常,多数患者胃酸缺乏,部分患者有轻度贫血或恶性贫血,主要病因为维生素 B_{12} 缺乏。

五、治疗

在疑为或确定为感染者,可给抗生素或抗病毒制剂或抗结核治疗,后者治疗在 2 周左右,如有疗效,则继续按结核治疗。

(一)非手术治疗

确定诊断后,首先考虑非手术治疗,虽然曾经采用过多种治疗方法,有时效果仍不十分理想。对早期、轻症病例,经过治疗可以使症状消失或减轻。

1. 激素

虽然认为椎管内注射皮质激素能治疗蛛网膜炎,但由于其本身也是引起蛛网膜炎的原因之一,临床上多采用口服或静脉滴注的方法。氢化可的松每日 $100\sim200$ mg,或地塞米松 $10\sim20$ mg,$2\sim4$ 周后逐渐减量、停药。必要时重复使用。

2. 抗生素

有急性感染症状,如发热使症状加重时可考虑使用。若为结核引起者,可用异烟肼 0.4 g 及利福平 0.6 g,每日 1 次口服,或乙胺丁醇 0.5 g,每日 2 次口服。40%乌洛托品液静脉注射

5 mL 每日 1 次,10~20 d 为 1 疗程。10％碘化钾溶液口服或 10％碘化钾溶液静脉注射 10 mL 每日 1 次,8~10 d 为 1 疗程。

3.维生素

如维生素 B_1、维生素 B_{12}、烟酸等。

4.透明质酸酶

透明质酸酶鞘内注射,它的作用可能是能溶解组织的渗出物及粘连,因而可改善脑脊液的吸收和循环、有利于抗结核药的渗透、解除对血管的牵拉使其更有效地输送营养。透明质酸酶 750~1 500 U,鞘内注射,每 2 周 1 次,10 次为 1 个疗程。

5.放射疗法

此法对新生物的纤维组织有效应,对陈旧的纤维组织作用较小。一般使用小剂量放射线照射,不容许使用大到足以引起正常组织任何损害的剂量,并须注意照射面积的大小及其蓄积量。

6.蛛网膜下隙注气

蛛网膜下隙注氧或注入灭菌空气,有学者认为此法有一定疗效。每次注气 10~20 mL,最多 50 mL,每隔 5~14 d 注气 1 次,8 次为 1 个疗程。

(二)手术治疗

手术治疗的适应证:①诊断明确,病变局限,经非手术治疗,脊髓功能继续恶化者;②有脊髓蛛网膜炎的典型表现,腰穿及压颈试验、椎管造影均提示有梗阻或不全梗阻者;③椎管造影、腰穿、外伤或手术后伴有顽固性腰腿痛,造影证实病变节段有局限性压迫者。

(任　蔚)

第十八节　脑血栓形成

脑血栓形成是缺血性脑血管病中常见的类型,系指在颅内外供应脑部的动脉壁粥样硬化等病变的基础上,由于血压下降、血流缓慢、血黏度增高等因素促发形成血栓,导致局部脑组织急性血流中断,缺血缺氧,供血范围内的脑组织发生梗死性坏死,而产生相应的神经系统症状和体征。临床上常表现为突然发生的偏瘫、失语等。

一、病因及发病机制

动脉管腔狭窄和血栓形成最常见的原因是动脉粥样硬化。脑动脉粥样硬化是全身性动脉粥样硬化的局部表现,可发生于颈内动脉和椎-基底动脉系统的任何部位,但以脑部的大动脉、中动脉的分叉处以及弯曲处多见。大约 4/5 的脑梗死发生于颈内动脉系统,发生于椎-基底动脉系统者仅占 1/5 。发生梗死的血管依次为颈内动脉的起始部和虹吸部、大脑中动脉起始部、大脑后动脉、大脑前动脉及椎-基底动脉中下段。脑动脉有丰富的侧支循环,管腔狭窄需达 80％以上才能影响脑血流量。因此,动脉硬化性脑血栓常是在血管壁病变的基础上合并有血液黏稠度增高和凝血机制异常、血流动力学改变时诱发的,如睡眠、休克、高血压、低血压和心脏功能障碍时。血栓形成后,可向近心端逐渐发展,使栓塞的范围逐渐扩大,最终使动脉完全闭塞。所供血的局部脑组织则因血管闭塞的快慢、部位及侧支循环能提供代偿的程度而发生不同程度的梗死。有时,动脉粥样硬化斑块的碎片脱落可造成其远端动脉闭塞,使短暂性脑缺血发作,也可引起脑梗死,此称为血栓-栓塞机制。

血管痉挛亦可诱发动脉硬化性脑血栓,常见于蛛网膜下隙出血、偏头痛、子痫和头外伤等患者。尚有一些病因不明的脑梗死,部分病例有高抗磷脂抗体以及抗凝血酶Ⅲ缺乏伴发的高凝状态。由红细胞增多症、血小板增多症、脑淀粉样血管病和颅内外夹层动脉瘤(颈动脉、椎动脉和颅内动脉)等引起的脑血栓少见。

二、临床表现

1. 一般特点

脑梗死一般在安静或睡眠中发病,患者常患有高血压、糖尿病或冠心病等,部分病例可以有 TIA 前驱症状如肢体麻木、无力等,局灶性体征多在发病后 10 多个小时或 1~2 d 达到高峰,临床表现取决于梗死灶的大小和部位。患者一般意识清楚,当发生基底动脉血栓或大面积脑梗死时,可出现意识障碍,甚至危及生命。动脉粥样硬化性脑梗死多见于中老年,动脉炎性脑梗死以中青年多见。

2. 特殊类型的脑梗死依据

临床表现,特别是神经影像学检查证据。

(1)大面积脑梗死:通常由颈内动脉主干、大脑中动脉主干闭塞或皮质支完全性卒中所致,表现为病灶对侧完全性偏瘫、偏身感觉障碍及向病灶对侧凝视麻痹。病情呈进行性加重,易出现明显的脑水肿和颅内压增高征象,甚至发生脑疝死亡。

(2)分水岭脑梗死(CWSI):是由相邻血管供血区交界处或分水岭区局部缺血导致,也称边缘带(borderzone)脑梗死,多因血流动力学原因所致。典型病例发生于颈内动脉严重狭窄或闭塞伴全身血压降低时,亦可源于心源性或动脉源性栓塞。常呈卒中样发病,症状较轻,纠正病因后病情易得到有效控制。可分为以下类型:①皮质前型:见于大脑前、中动脉分水岭脑梗死,病灶位于额中回,可沿前后中央回上部带状走行,直达顶上小叶。表现以上肢为主的偏瘫及偏身感觉障碍,伴有情感障碍、强握反射和局灶性癫痫,主侧病变还可出现经皮质运动性失语。②皮质后型:见于大脑中、后动脉或大脑前、中、后动脉皮质支分水岭区梗死,病灶位于顶、枕、颞交界区。常见偏盲,下象限盲为主,可有皮质性感觉障碍,无偏瘫或瘫痪较轻。约半数病例有情感淡漠、记忆力减退或 Gerstmann 综合征(优势半球角回受损)。优势半球侧病变出现经皮质感觉性失语,非优势半球侧病变可见体象障碍。③皮质下型:见于大脑前、中、后动脉皮质支与深穿支分水岭区梗死或大脑前动脉回返支(Heubner 动脉)与大脑中动脉豆纹动脉分水岭区梗死,病灶位于大脑深部白质、壳核和尾状核等。表现为纯运动性轻偏瘫或感觉障碍、不自主运动等。

(3)出血性脑梗死:是由于脑梗死灶内的动脉自身滋养血管同时缺血,导致动脉血管壁损伤、坏死,在此基础上如果血管腔内血栓溶解或其侧支循环开放等原因使已损伤血管血流得到恢复,则血液会从破损的血管壁漏出,引发出血性脑梗死,常见于大面积脑梗死后。

(4)多发性脑梗死:指两个或两个以上不同供血系统脑血管闭塞引起的梗死,一般由反复多次发生脑梗死所致。

三、辅助检查

1.血尿常规和生化检查

血常规可有白细胞计数增高,尿常规可发现蛋白、红细胞、白细胞和管型。

2.脑脊液检查

腰椎穿刺脑脊液压力多数明显增高,少数可正常。脑脊液中蛋白轻度增高,偶有白细胞增多或有少量红细胞。必须注意的是有明显颅内高压表现的患者,腰穿宜慎重,以免诱发脑疝。

3.眼底检查

眼底除有视盘水肿、渗出、出血和高血压所致的眼底动脉改变外,视网膜荧光造影可见水肿的视盘周边有扩张的毛细血管,且有液体渗出。

4.脑电图

可出现双侧同步的尖、慢波,α 节律减少或消失,有些区域可描记到局灶性异常,严重脑水肿时可显示广泛性慢节律脑电活动。

5.经颅多普勒超声(TCD)

表现为舒张期流速降低,收缩峰上升支后 1/3 倾斜,P1＝P2 或和 P1＜P2,P1 和 P2 融合成圆钝状,有时可监测到涡流 TCD 信号。颅内高压明显时,收缩峰变尖,舒张峰减低或消失,舒张期峰速和平均速度降低,收缩期血流速度也降低,脑周围血管阻力增加,RI 值增大可达 0.8～0.9,PI 值增大可达 1.55～1.61 。

6.CT、MRI 及 SPECT

CT 可显示低密度区,主要位于枕叶,但不甚敏感。MRI 敏感性高,可在血脑屏障破坏区显示 T_2 加权像高信号,主要位于颞枕叶、额叶前部皮质、基底节和小脑皮质,也可见小灶性出血或梗死灶。SPECT 显示 MRI T_2 高信号区与脑血流量增加。经适当降血压治疗后,这些影像学改变可很快恢复正常 。但小灶性出血或梗死灶持续较长时间。

四、诊断与鉴别诊断

(一)诊断

中年以上的高血压及动脉硬化患者,静息状态下或睡眠中急性起病,一至数日内出现局灶性脑损害的症状和体征,并能用某一动脉供血区功能损伤来解释,临床应考虑急性脑梗死可能。CT 或 MRI 检查发现梗死灶可明确诊断。有明显感染或炎症疾病史的年轻患者需考虑动脉炎致血栓形成的可能。

(二)鉴别诊断

与脑出血脑、梗死、脑栓塞、颅内占位病变等疾病相鉴别。

五、治疗

(一)一般治疗

主要为对症治疗,包括维持生命体征和处理并发症,需针对以下情况进行处理。

1.血压

缺血性卒中急性期患者会出现不同程度的血压升高,原因可以是多方面的,如卒中后应激反应、疼痛、对脑缺氧和颅内压增高的代偿反应等,血压升高程度通常与脑梗死病灶大小及高血压病史有关。

　　脑梗死早期高血压处理取决于血压升高的程度及患者的整体情况和基础血压来定。如收缩压在180～220 mmHg或舒张压在110～120 mmHg,可不必急于降血压治疗,但应密切观察血压变化;如果收缩压＞220 mmHg或舒张压＞120 mmHg及平均动脉压＞130 mmHg,则应缓慢降血压治疗,并严密观察血压变化,尤其防止血压降得过低。此外,如果患者出现梗死后出血、高血压脑病、蛛网膜下隙出血、主动脉夹层分离、心力衰竭和肾衰竭除外,需考虑积极降压处理。总之,一般处理原则为:如果需要降血压治疗,建议首选静脉用药,最好应用微量输液泵,避免舌下含服钙离子拮抗剂(如硝苯地平)等。即使有降压治疗指征,也需慎重降压,避免过度降压导致神经功能缺损症状加重。如果出现持续性的低血压,需首先补充血容量和增加心输出量,必要时可应用升压药。对于出血性脑梗死,应使收缩压在180 mmHg或舒张压在105 mmHg。脑梗死恢复期,应按高血压的常规治疗要求,口服患者病前所用降血压药物,使血压缓慢平稳下降,一般应使血压控制在正常范围内或可耐受的水平,尽可能预防脑梗死发生。

　　2.吸氧和通气支持

　　轻症、无低氧血症的卒中患者无须常规吸氧,对脑干卒中和大面积梗死等病情危重患者或有气道受累者,需要气道支持和辅助通气。

　　3.血糖

　　脑卒中急性期高血糖较常见,可以是原有糖尿病的表现或应激反应。应常规检查血糖,当超过11.1 mmol/L时应立即予以胰岛素治疗,将血糖控制在8.3 mmol/L以下。开始使用胰岛素时应1～2 h监测血糖一次。偶有发生低血糖,可用10％～20％的葡萄糖口服或注射纠正。

　　4.脑水肿

　　多见于大面积梗死,脑水肿常于发病后3～5 d达高峰。治疗目标是降低颅内压、维持足够脑灌注和预防脑疝发生。可应用20％甘露醇125～250 mL/次静脉滴注,6～8 h 1次;对心、肾功能不全患者可改用呋塞米20～40 mg静脉注射,6～8 h 1次;可酌情同时应用甘油果糖每次250～500 mL静脉滴注,1～2次/天;还可用注射用七叶皂苷钠和清蛋白辅助治疗。

　　5.感染

　　脑卒中患者急性期容易发生呼吸道、泌尿系感染等,尤其存在意识障碍者,是导致病情加重的重要原因。患者采用适当的体位,经常翻身叩背及防止误吸是预防肺炎的重要措施,肺炎的治疗主要包括呼吸支持(如氧疗)和抗生素治疗;尿路感染主要继发于尿失禁和留置导尿,尽可能避免插管和留置导尿,间歇导尿和酸化尿液可减少尿路感染,一旦发生应及时根据细菌培养和药敏试验应用敏感抗生素。

(二)特殊治疗

　　1.溶栓治疗

　　使闭塞的脑动脉再通,恢复梗死区血液供应,挽救半暗区濒死脑组织,包括静脉溶栓和动脉溶栓疗法。两种疗法各有自身的优势和缺点,但成功的关键还是对溶栓时机和适应证的把握。溶栓治疗的主要并发症包括梗死灶继发性出血或身体其他部位出血、致命性再灌注损伤以及溶栓后再闭塞。常用溶栓药物包括:①尿激酶(UK),仍然是目前我国临床上应用最广泛的溶栓药物,常用100万～150万IU加入0.9％生理盐水100～200 mL,持续静脉滴注30 min;②重组组织型纤溶酶原激活物(rt-PA),一次用量0.9 mg/kg,最大剂量＜90 mg,先予

10%的剂量静脉推注,其余剂量在约 60 min 内持续静脉滴注。

2.抗血小板聚集治疗

常用的抗血小板聚集剂包括阿司匹林、氯吡格雷和双嘧达莫,目前的研究认为阿司匹林、氯吡格雷分别单药使用或阿司匹林和双嘧达莫联合应用均是脑血管病急性期的可选择抗血小板疗法。《中国脑血管病指南》建议,未行溶栓、无禁忌证的急性脑梗死患者应在 48 h 之内服用阿司匹林,100~325 mg/d,但一般不建议在溶栓后 24 h 内应用阿司匹林,以免增加出血风险。一般认为氯吡格雷抗血小板聚集的疗效优于阿司匹林,可口服 75 mg/d,目前不推荐将氯吡格雷与阿司匹林联合应用于急性缺血性卒中的治疗,以免增加出血风险。

3.抗凝治疗

抗凝治疗的主要目的是防止缺血性卒中的早期复发、延迟血栓的形成及阻止堵塞远端的小血管继发性血栓形成,包括普通肝素、低分子肝素和华法林。急性期抗凝治疗虽已在临床上广泛应用多年,但其有效性和安全性仍存有争议。根据目前的研究结果,一般不推荐缺血性卒中急性期常规应用抗凝药,但如果没有严格应用禁忌证(如出血倾向、严重肝肾疾病、血压>180/100 mmHg),下列情况可以考虑选择使用抗凝药:长期卧床合并高凝状态有形成深静脉血栓和肺栓塞趋势的患者;伴有蛋白 C 缺乏、蛋白 S 缺乏等易栓症患者;症状性夹层动脉瘤患者;心源性梗死(如心房颤动)患者。

4.降纤治疗

研究证据显示脑梗死急性期血浆纤维蛋白原和血液黏滞性增高,而蛇毒制剂可以有效降低血浆纤维蛋白原水平、增加纤溶活性,从而达到抑制血栓形成的作用,尤其适用于高纤维蛋白原血症患者。所以,建议在脑梗死急性期(12 h 内)选用降纤治疗,常用的降纤制剂包括巴曲酶、降纤酶和安克洛酶,但应当严格掌握适应证和禁忌证。注意纤维蛋白原降低至 1.3 g/L(130 mg/dL)以下时会增加出血倾向。

(任　蔚)

第十九节　癫痫持续状态

癫痫(epilepsy,EP)是由多种病因引起的大脑神经元异常放电所致的脑功能障碍综合征。临床表现为发作性运动、感觉、意识、自主神经、精神等不同程度障碍,最常见者为抽搐发作。脑部疾病或全身性疾病所引起的癫痫发作,称继发性癫痫。无明显原因可寻的癫痫发作,称原发性癫痫。癫痫可表现大发作、小发作、精神运动性发作、局灶性发作、肌阵挛、自主神经性发作、癫痫持续状态等类型。多数学者认为若癫痫发作频繁,抽搐间期意识没有完全恢复,或 1 次发作持续 30 min 以上者称为癫痫持续状态。各种类型的癫痫均可发生癫痫持续状态,但以癫痫大发作持续状态为最常见,且病情凶险,病死率及致残率最高。

一、病因

1.原发性(特发性)癫痫

此类患者的脑部目前条件下尚不能发现可以解释发病的结构变化或代谢异常,常在儿童期起病,与遗传有着密切关系。

2.继发性(症状性)癫痫

继发于多种器质性脑部病变和代谢障碍,2岁前或20岁后发病多见。

(1)先天性疾病:染色体异常、遗传性代谢障碍、脑畸形、先天脑积水等。

(2)外伤:产伤是婴幼儿继发性癫痫的常见原因。成人闭合性脑外伤癫痫发病率为5%,开放性损伤和颅内有异物存留者发病率更高,可达40%,昏迷时间越长,发病率越高。

(3)颅内肿瘤:发生在额、顶、颞等区的肿瘤致癫痫的可能性大。

(4)颅内感染:各种脑炎、脑膜炎、脑脓肿、脑猪囊尾蚴病等。

(5)脑血管病:脑动脉硬化、脑出血、脑梗死等。

(6)变性疾病:脑萎缩、老年性痴呆、多发性硬化等。

(7)其他:药物、食物及各种毒物中毒,代谢紊乱及内分泌疾病(如低血糖、低血钙、尿毒症)等。

二、临床表现

癫痫大发作持续状态的主要表现,如常以尖叫开始,突然意识丧失,摔倒,肌肉呈强直性抽动,头后仰或转向一侧,眼球上蹿或斜视,口吐白沫,牙关紧闭、唇舌咬破,大小便失禁。可有短暂性呼吸停止,发绀,瞳孔扩大,对光反射消失。病理反射阳性。发作停止时,进入昏睡,醒后感全身酸痛和疲惫,对整个过程全无记忆,发作全过程为 5～15 min,为大发作的临床特点。若大发作 1 次 30 min 以上或连续多次发作,发作间歇意识未恢复,可为大发作持续状态。

三、辅助检查

(一)血液常规、生化检查

血液常规、生化检查包括血钠、血钙、血糖、血镁等。

(二)脑电图

发作持续状态的脑电图均有癫痫性异常放电,故对癫痫诊断十分重要。

(三)脑脊液

可做脑脊液常规、生化、囊虫抗原抗体、乳酸测定等检查,寻找癫痫病因。

(四)颅脑 CT

有助于颅脑外伤、颅内占位性病变、急性脑血管病、脑猪囊尾蚴病等引起的癫痫发作鉴别。

四、诊断与鉴别诊断

根据以往有癫痫病史,并有引起癫痫发作的诱因,目睹有意识丧失及全身强直-阵挛持久发作或反复发作,发作间期意识没有完全恢复,或一次性发作持续 30 min 以上,癫痫持续状态的诊断可以建立。如想进一步明确病因则需详细了解病史、体检及相关检查等。

(一)诊断

1.病史

了解既往有无类似发作史,家族性发作史,有无难产、颅脑外伤、脑炎等病史。如儿童期起病,有类似发作史或有家族发作史,原发性癫痫可能性大。既往有脑炎病史而发作的癫痫,继发性癫痫可能性大,可能与脑炎愈后遗留的瘢痕和粘连有关。

2.体格检查

重点观察意识、体温、心率(脉搏)、呼吸、血压、皮肤黏膜、口中气味、颅脑外伤及神经系统定位体征。如患者有慢性支气管炎史,体检皮肤发绀,双肺有干湿啰音,出现意识不清,癫痫样抽搐,可能为肺性脑病;血压急剧增高伴有神经系统定位体征,可能为急性脑血管病;颈项强直可考虑脑膜炎或蛛网膜下腔出血;皮下有囊虫结节的抽搐,需要考虑脑猪囊尾蚴病;伴有发热可能为严重感染;口中有酒味、农药味等可考虑为中毒所致;突发的不明原因的癫痫大发作,抗痫治疗不理想,要考虑灭鼠药(氟乙酰胺及敌鼠强)中毒的可能;严重心动过缓或心律失常,发作时有心搏停止、心音及脉搏消失,可能为心源性脑缺氧综合征。

(二)鉴别诊断

部分病例初次发作即为大发作持续状态,应和下列疾病鉴别。

1.昏厥

昏厥有短暂的意识丧失,有时伴有上肢的短促阵挛。昏厥患者脑电图正常有助于鉴别。

2.癔症性抽搐

区别在于癫痫发作一般有固定形式;癔症性抽搐常乱而无一定形式。癫痫大发作时瞳孔散大,对光反射消失,有病理反射,常咬破舌头,尿失禁等,脑电图异常;而癔症性抽搐无上述现象,患者常有自卫性,很少伤及自己,脑电图正常。

3.其他原因所致的抽搐

如破伤风、狂犬病等引起的强直性抽搐,可通过病史、怕声、怕光、恐水及受外界刺激可诱发抽搐等特点来鉴别。

五、治疗

癫痫持续状态的诊断和治疗需要同时进行,因为癫痫损害大脑,发作持续时间越长,损害程度越严重。如果癫痫时间超过5 min需立即干预。癫痫持续状态治疗原则:①选强有力、足量的抗惊厥药物,及时控制发作;②维持生命体征,预防和控制并发症;③寻找并治疗原发病;④正规抗癫痫治疗。

(一)一般治疗

(1)患者平卧,将头偏向一侧,松解衣领、腰带以利呼吸通畅。用开口器或缠纱布的压舌板,置于患者上下门齿之间,以防咬破舌头。吸出口腔内唾液与食物残渣,以防窒息。

(2)迅速给氧,严密观察体温、脉搏、呼吸、血压。如抽搐停止后,呼吸仍未恢复,应立即人工呼吸协助恢复。

(二)从速控制发作

1.地西泮(安定)

地西泮(安定)是癫痫持续状态的首选药物。作用快,注射后1~3 min内即可生效。静脉注射数分钟即可达血浆有效浓度,但作用时间短,半衰期30~60 min。成人常用10~20 mg缓慢静脉注射,每30 min重复应用。为防止呼吸抑制,最好采用经稀释后的地西泮缓慢静脉注射,速度不超过2 mg/min。同时密切观察呼吸、心率和血压。

2.苯巴比妥钠

静脉注射地西泮同时或地西泮控制抽搐不理想,可用苯巴比妥钠0.1~0.2g肌内注射。因起效较慢,临床常和地西泮交替使用。

3. 苯妥英钠

苯妥英钠为起效慢、作用时间长的抗惊厥药。静脉注射后 60 min 左右血浆达有效浓度，半衰期 10～15 h。在用苯巴比妥钠控制不佳时，可考虑应用。成人每次 200～500 mg，用注射用水稀释成 5%～10% 溶液，以不超过 50 mg/min 的速度缓慢静脉注射。控制发作后可改口服。因起效缓慢，故在此药起效前，注射地西泮辅助之。不良反应为低血压、心脏传导阻滞、心力衰竭。老年人慎用。应用时应监测血压及心电图。

4. 硝西泮和氯硝西泮

硝西泮的疗效与地西泮相近，但静脉注射剂量需增加 1 倍。氯硝西泮是广谱的治疗癫痫持续状态药物，半衰期为 22～32 h，作用迅速，多数在几分钟内可控制发作，疗效维持时间比地西泮长，在 1 次静脉注射 1～4 mg 后，60% 的患者可控制长达 24 h。对大发作效果显著，但对呼吸、心脏抑制比地西泮强，应注意观察。

5. 水合氯醛

用 10% 水合氯醛 20～30 mL，加入等量生理盐水保留灌肠或鼻饲。

6. 副醛

抗惊厥作用较强，较安全。成人剂量 8～10 mL，加等量植物油稀释后做保留灌肠。

7. 丙戊酸钠注射剂（德巴金）

静脉注射，首次剂量为 15 mg/kg，以后以 1 mg/(kg·h) 的速度静脉滴注，达到每日总量 20～30 mg/kg。国内市场上的德巴金，每瓶含 400 mg 丙戊酸钠粉剂，用注射用水配成溶液后直接静脉推注，亦可加入 0.9% 生理盐水中静脉滴注。

8. 利多卡因

对于地西泮类一线抗癫痫药物无效者，可选用利多卡因。本药无呼吸抑制作用，起效快，安全，亦不影响觉醒水平。成人剂量：利多卡因 50～100 mg 加入 5% 葡萄糖液 20 mL 中，静脉注射。因疗效持续甚短，应在 30 min 内再给利多卡因 50～100 mg 加入 5% 葡萄糖液中以 1～2 mg/min 的速度缓慢滴注，以延长疗效。治疗中要心电监护，有心脏传导阻滞及心动过缓者慎用。

9. 全身麻醉

以上方法治疗失败时，在监测生命体征的情况下可试用乙醚全身麻醉，或用硫喷妥钠静脉注射。

（三）维持生命功能，预防和控制并发症

癫痫持续状态可引起严重脑水肿，神经细胞水肿时更易于放电而利于癫痫发作。常规给予甘露醇、肾上腺皮质激素。根据病情可给予抗感染、降温、纠酸、维持水与电解质平衡。

（四）病因治疗

继发性癫痫要尽量查明病因，病因治疗及控制发作同时进行。

（五）正规抗癫痫治疗

发作被控制直至清醒前，可采用鼻饲给维持量抗癫痫药。若鼻饲有禁忌，可每 6～8 h 肌内注射苯巴比妥钠 0.1g，直至患者完全清醒，尔后根据病因不同，发作类型不同，给予正规抗癫痫治疗。

（任　蔚）

第五章　泌尿系统疾病诊治

第一节　急性肾小球肾炎

急性肾小球肾炎简称"急性肾炎"，是一种常见的原发性肾小球疾病。本病大多呈急性起病，临床表现为血尿、蛋白尿、高血压、水肿、少尿及氮质血症。因其表现为一组临床综合征，为此又称为"急性肾炎综合征"。急性肾小球肾炎常见于多种致病微生物感染之后发病，尤其是链球菌感染，但也有部分患者由其他微生物感染所致，如葡萄球菌、肺炎链球菌、伤寒杆菌、梅毒、病毒、原虫及真菌等引起。通常临床所指急性肾小球肾炎即指链球菌感染后肾小球肾炎，本节也以此为重点阐述。

一、病因

（一）发病因素机制

本病发病与抗原抗体介导的免疫损伤密切相关。当机体被链球菌感染后，其菌体内某些有关抗原与相应的特异性抗体于循环中形成抗原-抗体复合物，随血流抵达肾脏，沉积于肾小球而致病。但也可能是链球菌抗原中某些带有阳电荷的成分通过与肾小球基底膜（glomerular basement membrane，GBM）上带有阴电荷的硫酸类肝素残基作用，先植于 GBM，然后通过原位复合物方式而致病。当补体被激活后，炎症细胞浸润，导致肾小球免疫病理损伤而致病。肾小球毛细血管的免疫性炎症使毛细血管腔变窄，甚至闭塞，并损害肾小球滤过膜，可出现血尿、蛋白尿及管型尿等，并使肾小球滤过率下降。因而对水钠各种溶质（包括含氮代谢产物、无机盐）的排泄减少，而发生水钠潴留，继而引起细胞外液容量增加。因此，临床上有水肿，尿少，全身循环充血状态和呼吸困难、肝大、静脉压增高等表现。本病引发的高血压目前认为是由于血容量增加所致，同时，也可能与肾素-血管紧张素-醛固酮系统活力增强有关。

（二）病理表现

本病急性期表现为弥漫性毛细血管内增生性肾小球肾炎、肾小球增大，并含有细胞成分，内皮细胞肿胀，系膜细胞浸润。电镜下可见上皮下沉淀物呈驼峰状。免疫荧光检查可见弥漫的呈颗粒状的毛细血管襻或系膜区的 IgG、C_3 和备解素的免疫沉积，偶有少量 IgM 和 C_4。

二、临床表现

急性肾小球肾炎可发生于各年龄组，但以儿童及青少年多见。本症起病较急，病情轻重不一，多数病例病前有链球菌感染史。感染灶以上呼吸道及皮肤为主，如扁桃体炎、咽炎、气管炎、鼻窦炎等。在上述前驱感染后，有 1～3 周无症状的间歇期。间歇期后，即急性起病，首发症状多为水肿和血尿，是典型急性肾炎综合征。重症者可发生急性肾衰竭。

（一）全身症状

发病时症状轻重不一，患者常有头痛、食欲减退、恶心、呕吐、腰痛、疲乏无力，部分患者先驱感染没有控制,可有发热、咽喉疼痛、咳嗽,体温一般在 38 ℃上下,发热以儿童多见。

(二)水肿

少尿常为本病的首发症状,占患者的 80%～90%,在发生水肿之前,患者都有少尿水肿。轻者仅晨起眼睑水肿,或伴有双下肢轻度可凹性水肿,面色较苍白。重者可延及全身,体重增加。水肿出现的部位主要取决于两个因素,即重力作用和局部组织张力。儿童皮肤及皮下组织较紧密,则水肿的凹陷性不十分明显。另外,水肿的程度还与钠盐的食入量有密切关系。钠盐入量多则水肿加重,严重者可有胸腔积液、腹腔积液。

(三)血尿

几乎全部患者均有肾小球源性血尿,是本病常见的初起症状。尿是混浊棕红色,洗肉水样色。一般数天内消失,也可持续 1～2 周转为镜下血尿。经治疗后一般镜下血尿多在 6 个月内完全消失。也可因劳累、紧张、感染后反复出现镜下血尿,也有持续 1～2 年才完全消失。

(四)蛋白尿

多数患者有不同程度的蛋白尿,以清蛋白为主。极少数患者表现为肾病综合征。蛋白尿持续存在提示病情迁延或有转为慢性肾炎的可能。

(五)高血压

大部分患者可出现一过性轻、中度高血压。收缩压、舒张压均增高,往往与血尿、水肿同时存在。一般持续 2～3 周,多随水肿消退而降至正常。产生原因主要与水钠潴留、血容量扩张有关。经利尿消肿后血压随之下降,少数患者可出现重度高血压,并可并发高血压脑病、心力衰竭或视网膜病变,出现充血性心力衰竭、肺水肿等。

(六)肾功能异常

少数患者可出现少尿(<400 mL/24 h),肾功能一过性受损,表现为轻度氮质血症。于 1～2 周后尿量增加,肾功能于利尿后数日内可逐渐恢复,仅有极少数患者可表现为急性肾衰竭。

三、诊断与鉴别诊断

(一)前驱感染史

一般起病前有呼吸道或皮肤感染,也可能有其他部位感染。

(二)尿常规及沉渣检查

血尿为急性肾炎重要表现,肉眼血尿或镜下血尿,尿中红细胞多为严重变形红细胞。此系红细胞通过病变毛细血管壁和流经肾小管过程中,因渗透压改变而变形。此外,还可见红细胞管型,表示肾小球有出血渗出性炎症,是急性肾炎重要特点。

管型尿:尿沉渣中常见有肾小管上皮细胞、白细胞,偶有白细胞管型及大量透明和颗粒管型,一般无蜡样管型及宽大管型,如果出现此类管型,提示原肾炎急性加重,或全身系统性疾病,如红斑狼疮或血管炎。

尿蛋白:通常为(＋)～(＋＋),24 h 蛋白总量小于 3.0 g,尿蛋白多属非选择性。尿少与水肿:本病急性发作期 24 h 尿量一般在 1 000 mL 以下,并伴有面部及下肢轻度水肿。

(三)血常规检查

白细胞计数可正常或增加,此与原感染是否仍继续存在有关。急性期血沉常增快,一般在

30～60 mm/h,常见轻度贫血,此与血容量增大、血液稀释有关,于利尿消肿后即可恢复,但也有少数患者有微血管溶血性贫血。

(四)肾功能及血生化检查

急性期肾小球滤过率(GFR)呈不同程度下降,但肾血浆流量常可正常。因此滤过分数常下降。与肾小球功能受累相比,肾小管功能相对良好,肾浓缩功能仍多保持正常。临床常见一过性氮质血症,血中尿素氮、肌酐轻度增高,尿钠和尿钙排出减少,不限进水的患者可有轻度稀释性低钠血症。此外,还可出现高血钾和代谢性酸中毒症。

(五)有关链球菌感染的细胞学和血清学检查

链球菌感染后,机体对菌体成分及其产物产生相应的抗体,如抗链球菌溶血素 O 抗体(ASO),其阳性率可达 50%～80%,常借助检测此抗体以证实前期的链球菌感染。通常在链球菌感染后 2～3 周出现,3～5 周滴度达高峰,半年内可恢复正常,75%患者一年内转阴。在判断所测结果时应注意,ASO 滴度升高仅表示近期内曾有链球菌感染,与急性肾炎发病之可能性及病情严重性不直接相关。经有效抗生素治疗者其阳性率降低,皮肤感染灶患者阳性率也低。另外,部分患者起病早期循环免疫复合物及血清冷球蛋白可呈阳性,但应注意病毒所致急性肾炎者可能前驱期短,一般为 3～5 d,以血尿为主要表现,C_3 不降低,ASO 不增高,预后好。

血浆补体测定除个别病例外,肾炎病程早期,血总补体及 C_3 均明显下降,6～8 周后可恢复正常,此规律性变化为急性肾炎的典型表现。血清补体下降程度与急性肾炎病情轻重无明显相关,但低补体血症持续 8 周以上者,应考虑有其他类型肾炎之可能,如膜增生性肾炎、冷球蛋白血症、或狼疮性肾炎等。

(六)血浆蛋白和脂质测定

本证患者有少数血清清蛋白常轻度降低,此系水钠潴留的血容量增加和血液稀释造成,并不是由尿蛋白丢失而致,经利尿消肿后可恢复正常。有少数患者,伴有 α_2、β 脂蛋白增高。

(七)其他检查

如少尿一周以上,或进行性尿量减少伴肾功能恶化者,病程超过两个月而无好转趋势者、急性肾炎综合征伴肾病综合征者,应考虑进行肾活检以明确诊断,指导治疗。

(八)非典型病例的临床诊断

最轻的亚临床病例可全无水肿、高血压和肉眼血尿,仅于链球菌感染后行尿常规检查而发现镜下血尿,甚或尿检也正常,仅血中 C_3 呈典型的规律性改变,即急性期明显降低,而 6～8 周恢复正常。此类患者如行肾活检可呈典型的毛细血管内膜增生及特征性驼峰病变。

(九)鉴别诊断

常需与以下疾病相鉴别:发热性蛋白尿、急进性肾炎起病、慢性肾炎、IgA 肾病、膜性肾炎、急性肾盂肾炎或尿路感染、过敏性紫癜性肾炎、狼疮性肾炎、乙型肝炎病毒相关性肾炎等。

四、诊断标准

(1)起病较急,病情轻重不一,青少年儿童发病多见。

(2)前驱期有上呼吸道及皮肤等感染史,多在感染后 1～4 周发病。

(3)多见血尿(肉眼或镜下血尿),蛋白尿,管型(颗粒管型和细胞管型)。

(4)水肿,轻者晨起双眼睑水肿,重者可有双下肢及全身水肿。

（5）时有短暂氮质血症，轻中度高血压，B超双肾形态大小正常。

五、治疗

本病的治疗以休息及对症治疗为主，纠正水钠潴留，纠正血液循环容量负荷重，抗高血压，防治急性期并发症，保护肾功能，如急性肾衰竭可行透析治疗。因本病属自限性疾病，一般不适宜应用糖皮质激素及细胞毒类药物。

（一）一般治疗

急性期应卧床休息2～3周，待肉眼血尿消失，水肿消退及血压恢复正常，然后逐渐增加室内活动量，3～6个月内应避免较重的体力活动。如活动后尿改变加重者应再次卧床休息。急性期低钠饮食，每日摄入食盐3g以下，保证充足热量。肾功能正常者不需限制蛋白质入量，适当补充优质蛋白质饮食，对有氮质血症者，应限制蛋白质入量，以减轻肾脏负担。水肿重尿少者，除限盐外还应限制水的入量。

（二）感染灶的治疗

对有咽部、牙周、鼻窦、气管、皮肤感染灶者应给予青霉素1～2周治疗。对青霉素过敏者可用大环内酯类抗生素。对于反复发作的慢性扁桃体炎，病情迁延6个月以上者，尿中仍有异常且考虑与扁桃体病灶有关时，待病情稳定后（尿蛋白少于＋），尿沉渣计数少于10个/HP者，可考虑做扁桃体切除术，术前术后需用2～3周青霉素。

（三）抗凝治疗

根据发病机制，且有肾小球内凝血的主要病理改变，主要为纤维素沉积及血小板聚集，因此，在临床治疗时并用抗凝降纤疗法，有助于肾炎的缓解和恢复，具体方法如下。

1.肝素

按成人每日总量5 000～10 000 U加入5％葡萄糖注射液250 mL静滴，每日1次，10～14 d为1个疗程，间隔3～5 d，再行下1个疗程，共用2～3个疗程。

2.丹红注射液

成人用量20～40 mL，加入5％葡萄糖注射液中，用法疗程同肝素，小儿酌减。或选择其他活血化瘀中成药注射剂，如血塞通、舒血通、川芎、丹参注射剂等。

3.尿激酶

成人5万～10万U/日，加入5％葡萄糖液250 mL中，用法疗程如丹红注射液，小儿酌减。注意肝素与尿激酶不要同时应用。

4.双嘧达莫（潘生丁）

成人50～100 mg，每日3次口服，可连服8～12周，小儿酌情服用。

（四）利尿消肿

急性肾炎的主要生理病理变化为钠潴留，细胞外液量增加导致临床上水肿、高血压、循环负荷过重及心肾功能不全等并发症。应用利尿药不仅能达到消肿利尿作用，且有助于防治并发症。

1.轻度水肿

颜面部及双下肢轻度水肿（无胸腔积液、腹腔积液者），常用噻嗪类利尿药。如氢氯噻嗪，成人25～50 mg，每日1～2次，口服，此类利尿药作用于远端肾小管。当GFR为25 mL/min时，常不能产生利尿效果，此时可用襻利尿剂。

2.中度水肿

有肾功能损害及少量胸腔积液或腹腔积液者,先用噻嗪类利尿药,氢氯噻嗪 25～50 mg,每日 1～2 次。但当 GFR 为 25 mL/min 时,可加用襻利尿剂,如呋塞米(速尿)20～40 mg/次,1～3 次/日,如口服效差,可肌内注射或静脉给药,30 min 起效,但作用短暂,仅 4～6 h,可重复应用。此二药在肾小球滤过功能严重受损,肌酐清除率 5～10 mL/min 时,仍有利尿作用,应注意大剂量时可致听力及肾脏严重损害。急性肾炎一般不用汞利尿剂、保钾利尿剂及渗透性利尿剂。

3.重度水肿

当每日尿量<400 mL 时,并有大量胸腔积液、腹腔积液,伴肾功能不全,甚至急性肾衰、高血压、心力衰竭并发症时,立即应用大剂量强利尿剂,如呋塞米(速尿)60～120 mg,缓慢静脉推注,但剂量不能>1 000 mg/d。因剂量过大,并不能增强利尿效果,反而使不良反应明显增加,导致不可逆性耳聋。应用后如利尿效果仍不理想,则应考虑血液净化疗法,如血液透析、腹膜透析等,而不应冒风险应用过大剂量的利尿药。此外,还可应用血管解痉药,如多巴胺以达利尿目的。注意:其他利尿药不宜应用,如汞利尿药对肾实质有损害,渗透性利尿药如甘露醇可增加血容量,加重心脑血管负荷而发生意外。还有诱发急性肾衰竭的潜在危险。保钾利尿剂可致血钾升高,尿少时不宜使用。对高尿酸血症患者,应慎用利尿药。

(五)降压治疗

血压不超过 140/90 mmHg 者可暂缓治疗,严密观察。若经休息、限水盐、利尿治疗,血压仍高者,应给予降压药,可根据高血压的程度、起病缓急,首选一个品种和小剂量使用。

1.钙通道阻滞剂

钙通道阻滞剂如硝苯地平(硝苯吡啶)、尼群地平类。此类药品可通过阻断钙离子进入细胞内而干扰血管平滑肌的兴奋-收缩偶联,降低外周血管阻力而使血压下降,并能较好地维持心、脑、肾血流量。口服或舌下含服均吸收良好,每次 10 mg,每日 2～3 次,用药后 20 min 血压下降,1～2 h 作用达高峰,持续 4～6 h。控释片、缓释片按说明服用,与 β 受体阻滞剂合用可提高疗效,并可减轻硝苯地平引起的心率加快。

2.血管紧张素转化酶抑制剂

通过抑制血管紧张素转换酶的活性,而抑制血管紧张素扩张小动脉,适用于肾素-血管紧张素-醛固酮介导的高血压,也可应用于合并心力衰竭的患者,常用药物如卡托普利(巯甲丙脯酸)口服 25 mg,15 min 起效,服用盐酸贝那普利(洛丁新)5～10 mg,每日 1 次服用,对肾素依赖性高血压效果更好。

3.α_1 受体阻滞剂

α_1 受体阻滞剂如哌唑嗪,具有血管扩张作用,能减轻心脏前后负荷,宜从小剂量开始逐渐加量,不良反应有直立性低血压、眩晕或乏力等。

4.硝普钠

用于严重高血压者,用量以 1～3 μg/(kg·min)的速度持续静脉点滴,数秒内即起作用。常溶于 200～500 mL 的 5% 葡萄糖注射液中静脉点滴,先从小剂量开始,依血压调整滴数。此药物的优点是作用快,疗效高,且毒性小。既作用于小动脉阻力血管,又作用于静脉的容量血管,能降低外周阻力,而不引起静脉回流增加,故尤适应于心力衰竭患者。

(宋　丹)

第二节 慢性肾小球肾炎

慢性肾小球肾炎,简称慢性肾炎(CGN),系指蛋白尿、血尿、高血压、水肿为基本临床特点的一组肾小球疾病。起病方式各有不同,病理类型及病程不一,临床表现多样化。大部分患者病情隐匿迁延,病变缓慢进展,可有不同程度的肾功能损害,最终将发展为慢性肾衰竭。部分患者病变可呈急性加重和进展。由于本组疾病的病理类型及病期不同,主要临床表现各不相同,疾病表现呈多样化,治疗较困难,预后也相对较差。

一、病因

慢性肾炎是一组多病因的慢性肾小球病变为主的肾小球疾病,大多数患者的病因不十分明确。但经临床免疫病理和实验室的资料说明,慢性肾炎的发病原因与免疫机制关系密切,与链球菌感染无明确关系,15%～20%是从急性肾小球肾炎转变而来,大部分慢性肾炎患者无急性肾炎病史,可能是由于各种细菌、病毒、原虫感染等因素通过诱导自身抗原耐受的丧失,炎症介质因子及非免疫机制等引起本病,而并非直接的免疫反应病因。感染因素以及其后的刺激导致免疫复合物在肾小球内沉积,提示体液免疫反应是慢性肾小球肾炎损伤的主要原因。然而,在肾小球内及肾小球外引起针对靶抗原的、有细胞参与的免疫反应;单核巨噬细胞在诱发疾病中具有重要作用。

二、临床表现

慢性肾炎可发生于任何年龄和性别,多数起病缓慢隐匿,临床以蛋白尿、血尿、高血压、水肿为基本特征,常有不同程度的肾功能损害。由于各种因素影响,病情时轻时重,反复发作,逐渐地发展为慢性肾衰竭。

发病初、早期,患者可表现为乏力、劳倦、腰部隐痛、刺痛或困重,食欲减退,水肿可有可无,有水肿也不严重,部分患者可无明显的临床症状。尿检验蛋白尿持续存在,通常在非肾病综合征范围,并有不同程度的肾小球源性血尿及管型,多呈镜下血尿,肉眼血尿少见。血压可正常或轻度升高。肾功能正常或轻度损伤,肌酐清除率下降,或轻度氮质血症表现,可持续数年或数十年。肾功能逐渐恶化并出现相应的临床表现,如贫血、血压升高、酸中毒等,最终进展为尿毒症。有部分慢性肾炎患者,可以高血压为突出表现或首先发现,特别是舒张压持续性中等以上程度上升,可有眼底出血、渗血,甚则视盘水肿。

如果未有控制使血压持续稳定,肾功能恶化较快。未经治疗,多数患者肾功能呈慢性渐进性损害,预后较差。当患者因感染,过度疲劳,精神压力过大,或使用肾毒性药物等因素,常可使病情呈急性发作或急剧恶化,经及时治疗或祛除病因后病情可有一定程度的缓解,但也可能因此而进入不可逆的肾衰竭。肾功能损害程度和发展快慢主要与病理类型相关,同时也与合理治疗和认真的调护等因素关系密切。

三、诊断与鉴别诊断

慢性肾炎临床表现多样,个体差异较大,中青年发病率高,易误诊。蛋白尿(尿蛋白一般在1～3 g/24 h以下)、血尿、管型尿、水肿及高血压;病史一年以上者,无论有无肾损害,均应考虑此病。在除外继发性肾小球肾炎及遗传性肾小球肾病后,临床上可诊断为慢性肾炎。

（一）辅助检查

1.尿液检查

尿异常是慢性肾炎的基本特点和标志,蛋白尿是诊断慢性肾炎的主要依据。尿蛋白一般在 $1\sim3$ g/24 h,尿沉渣可见颗粒管型和透明管型,多数可有肾小球源性镜下血尿,少数患者可有间歇性肉眼血尿。

2.肾功能检查

多数慢性肾炎患者可有不同程度的肾小球滤过率(GFR)下降,早期表现为肌酐清除率下降,其后血肌酐、尿素氮升高,可伴不同程度的肾小管功能减退,如近端肾小管尿浓缩功能减退和(或)近端小管重吸收功能下降。

3.影像学检查

B超检查早期可显示肾实质回声粗乱,晚期可有肾体积缩小等改变。

4.病理检查

肾活检有助于明确诊断,如无特殊禁忌证和有条件的医院,应强调所有慢性肾炎患者进行肾活检,肾活检有助于与继发性肾小球疾病的鉴别诊断。

另外,可以明确肾小球病变的组织学类型和病理损害程度及活动性,从而指导合理的治疗,延缓慢性肾损害的进展。

（二）鉴别诊断

1.继发性肾小球疾病

继发性肾小球疾病如狼疮性肾炎、过敏性紫癜性肾炎、乙型肝炎相关性肾损害,以上可依据相应的系统表现及特异性实验室检查可资鉴别。

2.遗传性肾病

Alport 综合征常起病于青少年儿童,多在 10 岁之前起病,患者有眼(圆锥形或球形晶状体)、耳(神经性耳聋)、肾形态异常,并有阳性家族史(多为性连锁显性遗传、常染色体显性遗传及常染色体隐性遗传)。

3.其他原发性肾小球疾病

(1)隐匿性肾小球肾炎:主要表现为无症状性血尿和(或)蛋白尿,无水肿,高血压和肾功能减退。

(2)感染后急性肾炎:有前驱感染,并以急性发作起病的慢性肾炎需与此病鉴别,二者的潜伏期不同,血清 C_3 的动态变化有助于鉴别。另外,疾病的转归不同,慢性肾炎无自愈倾向,呈慢性进展,可资鉴别。

4.原发性高血压肾损害

先有较长期的高血压,然后出现肾损害,临床上近端肾小管功能损伤较肾小球功能损伤早,尿改变轻微,仅少量蛋白尿,常有高血压的其他靶器官并发症。

四、诊断标准

(1)起病缓慢,病情迁延,临床表现可轻可重,或时轻时重,随着病情发展,可有肾功能减退、贫血、电解质紊乱等情况出现。

(2)可有水肿、高血压、蛋白尿、血尿及管型尿等表现中的一种或数种,临床表现多种多样,有时伴有肾病综合征或重度高血压。

(3)病程中可有急性发作,常因呼吸道及其他感染诱发,发作时有时类似急性肾炎之表现,有些病例可自动缓解,有些病例则出现病情加重。

五、治疗

慢性肾小球肾炎早期应该针对病理类型给予治疗,抑制免疫介导的炎症,抑制细胞增生,减轻肾脏硬化;并应防止或延缓肾功能进行性损害及恶化;改善临床症状及防治并发症为主要目的。强调综合整体调治,可采取下列综合措施。

(一)一般治疗

1.动静结合,以静和休息为主

避免劳累及精神压力过大。因上列因素可加重肾功能负荷,加重高血压、水肿和尿检异常,这在治疗恢复过程中非常重要。

2.饮食调节

(1)蛋白质的摄入:慢性肾炎患者应根据肾功能减退程度决定蛋白质的入量。轻度肾功能减退者,蛋白食入量应为 0.6 g/(kg·d),以优质蛋白为主,适当辅以 α-酮酸或必需氨基酸,可适当增加碳水化合物的摄入,以满足机体能量需要,防止负氮平衡。如患者肾功能正常,可适当放宽蛋白入量,一般不易超过 1.0 g/(kg·d),以免加重肾小球高滤过等所致的肾小球硬化。慢性肾炎、肾功能损害患者,如长期限制蛋白质入量,势必导致必需氨基酸的缺乏。因此,补充 α-酮酸是必要的。

α-酮酸含有多种必需氨基酸,摄入后经过转氨基作用形成相应的氨基酸,可使机体既获取必需氨基酸,又减少了不必要的氨基,还提供了一定量的钙。对肾性高磷酸盐血症和继发性甲状旁腺功能亢进起到良好的作用。

(2)盐的摄入:有高血压和水肿的慢性肾炎,盐的摄入一般控制在 3 g/d 以下。

(3)脂肪的摄入:高脂血症是促进肾脏病变加重的独立的危险因素,尤其是慢性肾炎大量蛋白尿的患者脂质代谢紊乱而出现的高脂血症。应限制脂肪摄入,限制含有大量饱和脂肪酸的动物脂肪更为重要。

(二)药物治疗

1.积极控制高血压

高血压是加速肾小球硬化、促进肾功能恶化的重要危险因素,为此积极控制高血压是十分重要的环节。控制高血压可防止肾功能减退,或使已经受损的肾功能有所改善,并可防止心血管的并发症,改善近期预后,具体治疗原则如下。

(1)力争达到目标值,如尿蛋白<1 g/d 的患者,血压控制在 130/80 mmHg;如尿蛋白≥1.0 g/d 的患者,血压应控制在 125/75 mmHg 以下水平。

(2)降压速度不能过低过快,使血压平稳下降。

(3)先以一种药物小剂量开始,必要时联合用药,直至血压控制满意。

(4)优选具有肾保护作用、能减缓肾功能恶化的降压药物。

(5)降压药物的选择:首选血管紧张素转换酶抑制剂(ACEI)、血管紧张素Ⅱ受体拮抗剂(ARB);其次是长效钙通道阻滞剂(CCB)、β 受体阻滞剂、血管扩张剂、利尿剂等。由于 ACEI 与 ARB 除具有降压作用外,还有减少尿蛋白和延缓肾功能恶化,保护肾的功能效应,应优先选用。在肾功能不全患者应用 ACEI 或 ARB 时,应注意防止高血钾和血肌酐升高发生。但血肌酐大于 264 μmol/L 时,务必在严密检测下谨慎应用,尤其注意监测肾功能和血钾。

2.严密控制蛋白尿

蛋白尿是慢性肾损害进程中独立危险因素,是肾功能渐进性恶化不利条件,控制蛋白尿可延缓疾病的进展。尿蛋白导致肾损害的机制如下。

(1)导致肾小管上皮细胞重吸收蛋白过多而致细胞溶酶体破裂,释放溶酶体酶和补体引起组织损伤。

(2)肾小管上皮细胞摄取过多的清蛋白和脂肪酸,导致脂质合成和释放,引起细胞浸润,并释放组织因子造成组织损伤。

(3)肾小管本身产生的 Tamm-Horsfall 蛋白与滤液中蛋白相互作用阻塞肾小管。

(4)尿中补体成分增加,特别是 C5b-9 膜攻击复合物激活近曲小管上皮的补体替代途径。

(5)肾小管蛋白质产氨增多,以及活化的氨基化 C_3 的相应产生。

(6)尿中转铁蛋白释放铁离子,产生游离-OH 损伤肾小管。以上因素导致小管分泌内皮素引起间质缺氧,产生致纤维因子。控制蛋白尿药物的选择:ACEI 与 ARB 具有降低尿蛋白的作用,这种减少尿蛋白的作用并不依赖其降压的作用。因此,对于非肾病综合征范围内的蛋白尿可使用 ACEI 和(或)ARB 控制蛋白尿治疗。因用这类药物减少蛋白尿与剂量相关,所以其用药剂量,常需要高于降压所需剂量,但应预防低血压的发生。如依那普利 20~30 mg/d 和(或)氯沙坦 100~150 mg/d,才可发挥较好的降低蛋白尿和肾脏保护作用。

3.糖皮质激素和细胞毒类药物的应用

由于慢性肾炎是因多种因素引起的综合征表现,其病因、病理类型、病情变化和临床表现、肾功能损害程度等差异很大,故是否应用皮质激素、细胞毒类药物,应根据临床表现和病理类型不同,综合分析,予以确立是否应用。

(1)有大量蛋白尿伴或不伴肾功能轻度损害者,可考虑应用糖皮质激素,一般应用泼尼松 1 mg/(kg·d),治疗过程中严密观察血压和肾功能,一旦有肾功能损害应酌情撤减。

(2)肾功能进行性减退者,不宜继续使用常规的口服糖皮质激素治疗。

(3)根据病理检查结果应用:如为活动性病变为主,细胞增生,炎症细胞浸润等,伴有大量蛋白尿则应用激素及细胞毒类积极治疗。泼尼松 1 mg/(kg·d),环磷酰胺 2 mg/(kg·d)。若病理检查结果为慢性病变为主(肾小管萎缩,间质纤维化),则不考虑皮质激素等免疫抑制剂治疗。如果病理检查结果表现为活动性病变和慢性病变并存,肾功能已有轻度损害(Scr<256 μmol/L),伴有大量蛋白尿,这类患者也可考虑皮质激素与细胞毒类药物的治疗(剂量同上),并可加用雷公藤总苷 60 mg/d,分 3 次服用。需密切观察肾功能的变化。

4.抗凝和血小板解聚药物治疗

抗凝药和血小板解聚药有一定的稳定肾功能和减轻肾脏病理损伤,延缓肾病的进展作用。即使无高凝状态和各种病理类型表现者,也可常规较长时间地配合激素及细胞毒类,或单独应用此类药物。

中药制剂:①注射用血塞通(冻干);②香丹注射液;③苦碟子注射液;④脉络宁注射液;⑤红花注射液;⑥注射用尿激酶;⑦疏血通注射液;⑧黄芪注射液;⑨甘草酸二铵注射液;⑩长期口服复方丹参片、活血化瘀止痛胶囊、云南白药等内服制剂。

西药制剂如下。

(1)低分子肝素:该药的抗凝活性在于与抗凝血酶Ⅲ的结合后肝素链上的五聚糖抑制剂凝

血酶和凝血因子Ⅹa,结果抗栓效果优于抗凝作用,生物利用度高,出血倾向少,半衰期比普通肝素长2～4倍,常用剂量为5 000 U/d,腹壁皮下注射或静脉滴注,一般7～10 d为1个疗程。根据临床表现和检验凝血系列,无出血倾向者,可连续应用2～3个疗程。

(2)双嘧达莫:此为血小板解聚药,用量200～300 mg/d,分3次口服,每月为1个疗程,可连续服用3～6个月以上。

(3)阿司匹林:50～150 mg/d;每日1次,无出血倾向者可连续服用6个月以上。

(4)盐酸噻氯匹定(抵克立得):250～500 mg/d。西洛他唑50～200 mg/d。

(5)华法林:4～20 mg/d,分2次服用,根据凝血酶原时间以1 mg为阶梯调整剂量。药物使用期间应定期检验凝血酶原时间(至少4周一次),防止出血,应严密观察。以上的抗凝、溶栓、解聚血小板、扩张血管的中药、西药制剂,在应用时可选择1～4种,应注意有出血倾向者,或有过敏等不良反应者忌用或慎用,并要随时观察凝血酶时间。

5.降脂药物治疗

肾病并发脂质代谢紊乱,可加重肾功能的损害,并引起细胞凋亡,导致组织损伤。因此,当肾病并发脂质异常时,特别是低密度脂蛋白异常,应引起重视进而调节。他汀类药物不仅可以降血脂,更重要的是可以与肾脏纤维化有关分子的活性可逆性抑制系膜细胞、平滑肌细胞和小管上皮细胞对胰岛素样生长因子(PDGF)的增生反应;抑制单核细胞化学趋化蛋白和黏附因子的产生,减轻肾组织的损伤和纤维化。

6.避免加重肾损害的因素

在慢性肾炎的治疗恢复过程中,应积极预防感染、低血容量、腹腔积液、水电解质和酸碱平衡紊乱。避免过度劳累、妊娠和应用肾毒性药物,解除心理压力,如有血尿酸升高应积极治疗等。

(宋 丹)

第三节 急进性肾小球肾炎

急进性肾小球肾炎(rapidly progressive glomerulonephritis,RPGN)为一组综合征。临床上多表现为发病急骤,有蛋白尿、血尿,迅速发展为少尿或无尿。肾功能急剧进行性恶化,3个月内肾小球滤过率下降50%以上。未经治疗者,常于数周或数月内发展为终末期肾衰竭。90%以上患者依赖于血透生存,是肾小球肾炎中最严重的类型,也是肾病科常见的急危重症。本病的病理改变特征为肾小囊内细胞增生,纤维蛋白沉积,又名新月体性肾炎。

一、病因

(一)病因

急进性肾炎可分两种类型,病因不明者称之为原发性急进性肾小球肾炎;一般将有肾外表现明确原发病者,称为继发性急进性肾小球肾炎。继发于系统疾病:如狼疮性肾炎、冷球蛋白血症、过敏性紫癜、弥漫性血管炎及其他原发性肾小球疾病。继发于感染性疾病:如败血症、细菌性心内膜炎、乙型肝炎等。药物如青霉胺、别嘌醇和利福平等。

（二）发病机制

急进性肾小球肾炎是一种免疫损伤性、弥漫增生性新月体性肾炎。新月体的形成对肾小球结构和功能都有重要的影响，是肾小球严重损伤的组织学标志。

新月体形成的触发机制是肾小球基底膜的断裂，或形成孔隙，补体系统成分的激活，活化的巨噬细胞蛋白水解酶活性以及系膜细胞增生挤压等，均可使基底膜薄弱断裂。这样的基底膜裂隙破坏了肾小球毛细血管的完整性。循环细胞、炎症介质及血浆蛋白通过毛细血管壁而进入肾小囊。此后在凝血因子，尤其是纤维蛋白原的参与下，在多种增生的细胞包括巨噬细胞、肾小球上皮细胞，即间质成纤维细胞的作用下，逐渐形成新月体。

二、临床表现

RPGN 患者可见任何年龄，但青年和中老年两个发病高峰，男、女比例为 2∶1，我国以Ⅱ型多见，Ⅰ型好发于青中年，Ⅱ型及Ⅲ型常见于中老年患者。疾病可呈急性起病，前驱期可有链球菌感染症状，但多数病例呈隐袭性发病。因病理类型不同，故临床表现也有差异。

（一）全身症状

发病时患者全身症状较重，如疲乏无力、精神萎靡、体重下降，可伴发热、肢痛。如病情进展急骤，可出现严重少尿、无尿、高血压、贫血（这一症状有别于其他原因所致的急性肾衰竭）。

（二）肾损害表现

大多数患者表现为急性肾炎综合征，起病较急，但也有隐性起病。起病后即有尿量减少，甚至无尿。部分患者有肉眼血尿（多见于Ⅰ型和Ⅲ型），镜下血尿普遍存在，蛋白尿一般在 $1\sim2$ g/d，部分患者 >3.5 g/d，并出现肾病综合征（主要见于Ⅱ型）。发病后或发病时，即有肾功能减退，肾小球滤过率下降，血清尿素氮及肌酐升高，呈进行性肾功能不全。短期内，即见血肌酐 >500 $\mu mol/L$。肾功能不全发展至尿毒症一般需数周至数月。在数小时至数日就见到急性肾小球坏死和功能减退，尿浓缩功能障碍。随着肾功能的恶化，高血压及水肿程度不同，多数患者早期血压正常或仅轻中度升高，后期随水钠潴留而加重。随着进一步发展，尿毒症症状日趋显著，尿量减少，可发展为少尿或无尿。恶心、呃逆、呕吐是胃肠道常见的症状。少数患者可发生上消化道出血。单纯利尿往往对治疗水钠潴留效果不佳。严重者可发生肺水肿、心包炎、酸中毒、高血钾及其他电解质紊乱，甚至心律失常、脑水肿等严重并发症。此外，感染也是常见的合并症。

呼吸道表现：Ⅰ、Ⅲ型中的部分患者，可有咯血、咳嗽、呼吸困难、发热及胸痛，胸部 X 线片可见两肺中下部炎症改变。

三、诊断与鉴别诊断

（一）尿液检查

尿蛋白通常呈阳性，但含量不一，可从微量到肾病综合征范围的蛋白尿，多为非选择性蛋白尿。红细胞和白细胞尿是尿沉渣中常见的有形成分，红细胞多是变性红细胞、尿蛋白管型及红细胞管型也常见。

（二）肾功能的测定

发病数日或数周后，可发现肾小球滤过率（GFR）或肌酐清除率呈进行性下降，血肌酐、尿素氮相应升高，常伴代谢性酸中毒、水电解质平衡紊乱，大多数患者（78%～100%）出现贫血，上述异常的表现说明患者肾功能损害严重。

（三）实验室免疫学检查

Ⅰ型急进性肾小球肾炎特异性表现是循环中存在抗肾小球基底膜抗体。抗肾小球基底膜抗体最常见的类型是 IgG 型，其中以 IgG1 亚型最常见，少部分可以是 IgG4 亚型（女性相对多见），极少数是 IgA 型。

Ⅱ型急进性肾小球肾炎的特点是肾内免疫复合物的形成。因此，病情活动期，循环中常可测得抗核抗体阳性，循环免疫复合物、血清冷球蛋白阳性和血清补体下降，并可有抗 DNA 抗体、IgA−纤维连接蛋白、抗链球菌溶血素 O 升高等。随着治疗（如应用免疫抑制药，血浆置换，透析等）后病情的改善，上述指标可逐渐恢复正常。

Ⅲ型急进性肾小球肾炎中，80%～90% 的患者循环抗中性粒细胞胞浆抗体（ANCA）阳性，并且 ANCA 的滴度还与病情活动相关，经积极治疗病情可改善，ANCA 滴度可以下降，甚至转阴。若 ANCA 滴度下降后又升高，说明病情复发。急性期 ESR 和 C 反应蛋白常升高，类风湿因子阳性，白细胞、血小板可升高，但补体水平一般正常。

（四）鉴别诊断

该病需与急性肾小管坏死、急性过敏性间质性肾炎、双侧肾皮质坏死、急性坏死性肾乳头炎、原发性肾小球疾病、继发性急进性肾炎等相鉴别。

四、诊断标准

（1）起病急：起病急，病情重，进展迅速，多在发病数周内或数月内出现较严重的肾功能损害。

（2）临床表现：一般有明显的水肿、蛋白尿、血尿、管型尿等，也常有高血压、低蛋白血症及迅速发展的贫血。

（3）肾功能急剧恶化：肾功能损害呈进行性加重，可出现少尿和无尿，如病情未得到及时有效的控制，常需替代治疗。

（4）有条件需进行肾组织活检明确诊断。

（5）B 超检查：半数患者双侧肾脏体积明显增大，肾实质回声粗乱，很少有或无双肾缩小者，可助与慢性肾衰竭区别。

五、治疗

RPGN 是一组病理发展快、预后差的疾病，但近年来该病治疗上进展较大，疗效明显提高，治疗上包括针对炎症性肾损害和针对肾小球疾病引起的病理生理改变两方面。在治疗本病时，关键取决于早期诊断，及时积极治疗，控制原发病的发展和合并症的治疗。首选使用肾上腺皮质激素冲击治疗，合用其他免疫抑制剂和血浆置换等。

（一）基础治疗

1. 甲基泼尼松龙冲击治疗

对无禁忌患者采用甲基泼尼松龙，按 10～30 mg/kg 静脉滴注，最大剂量每日不超过 3.0 g。国人成人量以每日 1.0 g 为主，用后密切观察血压。每日或隔日疗法，3～5 d 为 1 个疗程，可以重复 2～3 个疗程，冲击滴注时间绝对不应少于 15 min，应超过 30 min。在冲击间隔时和冲击治疗后，改为泼尼松龙口服 1～1.5 mg/(kg·d)，每日或隔日晨服，3 个月后逐渐减量,减量时以每周减量 2.5 mg 为宜,维持时间长短根据原发病不同而宜,如抗 GBM 抗体型和多系统疾病,维持时间要长,维持用药以 10 mg/d 作维持量,服半年至一年,或更久 1～3 年。冲击疗法对 Ⅱ 型和 Ⅲ 型疗效较 Ⅰ 型为好,患者肾功能好转,尿蛋白减少,细胞性新月体数量也减少。

2. 细胞毒类药物

在甲基泼尼松龙冲击治疗的同时,可给于环磷酰胺(CTX)冲击治疗与前者合用相对不良反应小,可增加疗效,减少复发。成人可用 CTX 0.6～1.2 g/次缓慢静滴(100 mL 稀释),每周或每 2 周 1 次,2～3 次后改为每月 1 次,总量勿超过 8～12 g。对不适宜冲击治疗的患者,可改用内服 CTX 2～3 mg/(kg・d),或硫唑嘌呤 1～2 mg/(kg・d),分 3 次口服。

由于突击使用超大剂量的肾上腺皮质激素,可使患者原有的水钠潴留加剧,血压升高,致高钾血症及感染倾向,促进溃疡活动,血糖升高,产生精神症状等。因此,对精神病、糖尿病、活动性溃疡、肺结核及其他活动性感染及 2 周内有手术史者禁用。对冲击前已有明显水钠潴留,甚至肺水肿等合并症,血钾明显升高者,不妨先行透析治疗。对轻度感染者也要给予积极的抗感染治疗。对于应用细胞毒类药物时,应严密监测血、尿常规和肝功能,注意药物的不良反应,必要时停用药物和对症治疗。

3. 其他免疫抑制药

吗替麦考酚酯抑制免疫治疗疗效肯定,而不良反应较细胞毒药物轻,已被广泛应用于肾病的治疗,包括 Ⅱ 型及 Ⅲ 型 RPGN。在激素冲击治疗缓解后服用,成人起始量 1～2 g/d(常 1.5 g/d),持续应用半年减至 0.75 g/d 再服半年,最后以 0.5 g/d 剂量维持 0.5～1 年。总疗程为 1.5～2 年。

4. 抗凝药

在 RPGN 发病过程中,由纤维蛋白原裂解产生的纤维蛋白多肽,是一种单个核细胞的化学趋化剂,在新月体形成中起一定的介导作用。因此,抗凝治疗可减少纤维蛋白多肽的产生,阻止或减少新月体的形成,常用抗凝剂有:①肝素,5 000～20 000U,加入 200～500 mL 5% 葡萄糖注射液中滴入,每日 1 次,以凝血酶原时间延长 1 倍或尿纤维蛋白降解产物(FDP)下降为调节药量指标,或用低分子肝素 5 000 U 皮下注射,每日两次;②尿激酶,静脉滴注后能迅速降低循环中纤维蛋白原水平和血液黏度,常用剂量 5 万～10 万 U 加入 5% 葡萄糖 300～500 mL 液体中缓慢滴入,每日 1 次,可连用 2～3 周,用药过程中应严密观察血浆纤维蛋白原浓度。

5. 抗血小板聚集药

实验研究已证实血小板参与 RPGN 的发病过程,抗血小板聚集药可减轻部分肾损害。双嘧达莫(潘生丁)100～150 mg,每日 4 次,有报道成人最大剂量可用至 225～300 mg。阿司匹林 0.3～0.6 g,每日 1 次。华法林 2.5～5 mg,每日 1 次,达到治疗目的应逐渐减量,以免停药后引起血栓。以上三种药应单独应用,使用上药时应严密观察凝血酶原时间。华法林应谨慎与肝素同时应用。

6. 四联疗法

四联疗法是指肾上腺皮质激素(通常选用泼尼松)、细胞毒类药物(如环磷酰胺或硫唑嘌呤)、抗凝(如肝素和华法林)及抗血小板凝集药(通常使用双嘧达莫)。其中免疫抑制药物同前述,抗凝药物的使用要根据凝血酶原活动时间调整。应用肝素、尿激酶时,2～4 周后改为口服抗凝药。服用华法林 2.5～5 mg/d,剂量因人而异,PT 时间延长维持在正常水平 1 倍;双嘧达莫每日剂量可用 200～400 mg,如有剧烈头痛者适当减量。抗血小板黏附药可较长期使用。

(二)强化治疗

RPGN 患者病情危重时,必须采用强化治疗,包括如下措施。

1. 强化血浆置换

该法是用血浆滤器或离心式血浆细胞分离器,分离患者的血浆和血细胞,然后用正常人的血浆成分(如清蛋白)对其进行置换,每日或隔日置换一次,每次置换 2～4 L。此法清除致病抗体及循环免疫复合物疗效肯定,已被临床广泛应用。

对疾病早期无尿或少尿,血肌酐介于 530～619 μmol/L 疗效较好,必须用至血中循环抗 GBM 抗体水平转阴为止。血浆置换疗法同时合用激素和免疫抑制剂,如 CTX 维持治疗 8 周以抑制抗体合成,防止疾病反跳。

2. 免疫吸附治疗

该法为不弃去用膜血浆滤器分离出的患者血浆,而让血浆通过免疫层析吸附柱(如能吸附抗 GBM 抗体的吸附柱,或能广泛吸附 IgG 及免疫复合物的蛋白 A 吸附柱),清除其中的致病成分,再自体回输。此法清除致病抗体和循环免疫复合物疗效肯定,但是价格较昂贵。

3. 血液透析

若肾组织学检查新月体以纤维性为主,伴明显肾小球硬化和纤维化者而应尽早透析。对那些组织学检查虽为可逆性改变,但有严重肾衰竭的患者,也应进行透析治疗,以改善患者全身条件,并且有利于病变肾脏的休息和病情的改善,创造应用皮质激素和免疫抑制药的机会。

(三)一般治疗

绝对卧床休息,低盐低蛋白饮食,维持和调整水电解质平衡,纠正代谢性酸中毒,严格控制高血压,少尿早期或水肿,可考虑使用利水消肿药物。

(宋　丹)

第四节　肾病综合征

肾病综合征(nephrotic syndrome,NS)简称肾综,是指由多种病因引起的,临床表现为大量蛋白尿、低蛋白血症、高度水肿、高脂血症的症候群。这些表现都直接和间接地与肾小球滤过膜对血浆清蛋白通透性增加,伴肾小球滤过率降低等肾小球病变为主的一组综合征,大量蛋白尿是肾小球疾病的特征(＞3.5 g/d)。诊断的标准应为大量蛋白尿和低蛋白血症为主。高脂血症和水肿都是大量蛋白尿的后果。但在严重低蛋白血症时,尿蛋白的排出量减少而达不到一定标准,并不能因此而排除肾病综合征的诊断,诊断肾综时需注意。肾综的主要并发症有继发感染、血栓、营养不良、电解质紊乱、肾功能损害等。

一、病因

肾病综合征不是一个独立的疾病,而是在许多疾病过程中损伤了肾小球毛细血管滤过膜的通透性发生的一个综合征。根据不同病因和病理类型将本征分为原发性肾病综合征和继发性肾病综合征两类。

(一)原发性肾病综合征

按发病原因、病机、病理类型主要包括微小病变性肾病(脂性肾病)、膜性肾小球肾炎(膜性肾病)、系膜毛细血管增生性肾炎(膜增生性肾炎)和局灶节段性肾小球硬化症。成人的三分之二和大部分儿童的肾病综合征为原发性,包括原发性肾小球肾病、急慢性肾小球肾炎和急进性肾炎等,都是在疾病发生过程中出现肾病综合征的表现。各类型的病因、发病机制、临床表现、自然病程、治疗及预后等方面也均有所不同。

(二)继发性肾病综合征

按病因分类如下。

1.感染

(1)细菌感染:链球菌感染后肾小球肾炎,感染性心内膜炎,麻风,梅毒,支原体感染,分流性肾炎,慢性肾盂肾炎,伴反流性肾病等。

(2)病毒感染:乙型、丙型肝炎病毒,巨细胞病毒,EB病毒(传染性单核细胞增多症),带状疱疹,牛痘,人免疫缺陷病毒等。

(3)寄生虫感染:疟疾(特别是三日疟)、弓形虫、蠕虫、血吸虫、丝虫病等。

2.药物

汞,金制品,青霉胺,海洛因,布西拉明,丙磺舒,卡托普利,非甾体抗炎药,锂,氯磺丙脲,利福平,三甲双酮,甲乙双酮,华法林,可乐定,驱虫剂,干扰素-α,美芬妥英,造影剂等。

3.毒素过敏原和免疫接种剂

蜂刺伤,蛇毒,花粉,血清病,白喉,百日咳,破伤风毒素,毒常春藤,槲叶毒葛,接种疫苗。

4.新生物

(1)实体瘤:肺、胃、结肠、乳腺、子宫颈、肾、甲状腺、前列腺、肾上腺、鼻咽、卵巢等部位肿瘤,黑色素瘤,嗜铬细胞瘤等。

(2)白血病及淋巴瘤:霍奇金病,慢性淋巴白血病,多发性骨髓瘤,淋巴瘤,巨球蛋白血症等。

5.系统性疾病

系统性红斑狼疮,混合性结缔组织病,皮肌炎,全身性坏死性血管炎,过敏性紫癜,肺出血-肾炎综合征,类淀粉样变,干燥综合征,类风湿关节炎,大动脉炎等。

6.家族遗传及代谢性疾病

糖尿病、甲状腺功能低下,甲状腺功能亢进,遗传性淀粉样变,镰状细胞贫血,指甲-髌骨综合征,脂肪营养不良,先天性肾病综合征,家族性肾病综合征等。

7.其他

妊娠高血压综合征,移植肾慢性排斥,恶性肾硬化症,肾动脉狭窄,单侧肾血管性高血压,肾静脉血栓形成,反流性肾病,肾乳头坏死,心力衰竭及缩窄性心包炎等。

二、临床表现

肾病综合征的临床表现:大量蛋白尿($3.5\ g/24\ h$以上),低蛋白血症,水肿和高脂血症,("三高一低"征)以及合并其他代谢紊乱为特征的一组临床综合征。

其中大量蛋白尿和低蛋白血症为必备的临床表现。可有轻、中度水肿或无明显水肿,有的患者可无明显的高脂血症。

(一)大量蛋白尿

大量蛋白尿是肾病综合征患者主要的临床表现之一,大量蛋白尿是指成人尿蛋白排出量≥3.5 g/d,儿童尿排出量≥50 mg/(kg·d),尿中出现大量蛋白质,使尿液表面张力升高而产生很多泡沫,形成泡沫尿。

肾病综合征蛋白尿的程度有较大的个体差异,尿蛋白排出量的多少受到肾小球滤过率、血浆清蛋白浓度和蛋白摄入量的影响。血浆清蛋白严重降低时,尽管肾小球滤过膜程度没有改变,也可使尿蛋白排出量减少。反之,当静脉输注浓缩蛋白制剂时,尿蛋白排出量可一过性增加。一些药物可通过影响肾小球入球或出球小动脉阻力而对尿蛋白程度发生较大影响,其中以 NSAIDs、ACEI 和 ARB 最为显著,可使尿蛋白排泄减少 40%～60%。

(二)低蛋白血症

肾病综合征患者临床主要表现是低蛋白血症,血浆清蛋白量降至 30 g/L 以下。临床上有些患者大量尿蛋白表现并非很严重,但却有严重的低蛋白血症,此时,应排除肝脏疾病引起的代偿性合成功能下降,此时血浆胆固醇并不高。尿蛋白的主要成分是清蛋白,还包括激素转运蛋白(如维生素 D 结合蛋白)、转铁蛋白和凝血抑制因子等血浆蛋白。肾病综合征时,激素结合蛋白在尿中明显丢失,导致一些内分泌和代谢的异常,如在肾小球滤过率正常的肾病综合征患者。少数可出现甲状腺功能低下,但随肾病综合征的缓解而得到纠正。在用激素治疗肾病综合征时可以降低甲状腺刺激激素(TSH)水平,抑制 T_4 转化为 T_3。

(三)水肿

水肿是肾病综合征的基本特征之一。水钠潴留主要引起组织间液增加,组织间液倾向积聚于组织疏松部位,晨起眼眶周围、久卧以枕部或骶部水肿为明显,活动后下肢水肿最显著,重症患者呈全身性广泛水肿,并常伴有浆液性漏出液形成,胸腔、腹腔、心包以及纵隔积液,甚至发生急性肺水肿。胸腹腔积液可呈乳白色含有乳化脂质,蛋白含量很少,为漏出液。肾病综合征水肿的发生和发展为一动态过程,应个体化分析和处理。

(四)高脂血症

肾病综合征时,血脂代谢异常的特点为血浆中几乎所有血脂和脂蛋白成分均增加。总胆固醇(TC)和低密度脂蛋白胆固醇(LDL-C)明显增高。甘油三酯(TG)和极低密度脂蛋白胆固醇(VLDL-C)浓度可以升高。但也有少数有严重低蛋白血症患者没有高脂血症,比较常见于继发于系统性红斑狼疮、肾淀粉样变和合并肝脏疾病者。此外,高脂血症的严重程度与患者的年龄、吸烟史、营养状况、肥胖程度和是否合并糖尿病等因素有关。高脂血症可以导致肾小球硬化,肾病综合征患者脂质代谢紊乱,可随肾病综合征的缓解而恢复正常,但少数患者还可持续存在。

(五)并发症

肾病综合征患者常可并发蛋白质营养不良、急性肾功衰竭、血栓及栓塞、感染、贫血、维生素 D 缺乏等。感染是肾病综合征较易被忽略的并发症。

三、诊断和鉴别诊断

(一)肾病综合征的诊断

(1)大量蛋白尿:尿蛋白≥3.5 g/24 h。

(2)低蛋白血症:血浆清蛋白低于 30 g/L。

(3)水肿:可轻可重,严重时常伴体腔积液。

(4)高脂血症:血清总胆固醇、甘油三酯、低密度脂蛋白均增高。前两条为所必需。大量蛋白尿是导致肾病综合征各种表现的基础。准确测定尿蛋白总量是测定肾病综合征的前提。尿蛋白定性或尿蛋白半定量检查不能代替 24 h 尿蛋白定量检查。

(二)鉴别诊断

继发性肾病综合征需与糖尿病肾病、紫癜性肾炎、系统性红斑狼疮性肾病等相鉴别。

(三)辅助检查

1.实验室检查

(1)尿常规检查:蛋白定性阳性(+++)以上,尿沉渣镜检可见红细胞、颗粒管型等。

(2)蛋白定量:24 h 蛋白定量超过 3.5 g 是诊断的必备条件。

(3)血浆清蛋白测定:血浆清蛋白低于 30 g/L 是诊断的必备条件。

(4)血脂:肾病综合征者常有脂质代谢紊乱,胆固醇、甘油三酯、低密度脂蛋白升高。

(5)肾功能:常做尿素氮、肌酐、肾小球滤过率,了解肾功能是否受损及其受损程度。

(6)电解质及酸碱度:用来了解是否有电解质紊乱及酸碱平衡失调。

(7)血液流变学检查:肾病综合征患者的血液经常处于高凝状态,血液黏稠度增加。

(8)免疫成分检查:如血清免疫球蛋白、补体、选择性尿蛋白指数、尿 C_3、尿纤维蛋白降解物、尿酶、血清抗肾抗体等。

2.影像学检查

彩色 B 超:当患肾病综合征时,肾的实质可现回声粗乱,一般肾的形态大小正常。

3.肾穿刺组织检查

肾穿刺组织检查可鉴别肾小球病理的各种类型,对治疗及预后判断有重要的参考价值。

四、治疗

肾病综合征的治疗目的在于纠正肾病综合征,防治并发症和保护肾功能,而非单纯的利尿消肿和减少蛋白尿。保护肾功能,减缓肾功能的恶化进展是治疗的最终目的。

(一)一般治疗和注意事项

1.注意休息

起居规律,以休息为主,避免劳累。

2.蛋白质的摄入

肾病综合征时,大量血浆蛋白从尿中丢失,人体蛋白的降低而处于蛋白质的营养不良状态。低蛋白血症使血浆胶体渗透压下降致使水肿顽固难消,机体抵抗力也随之下降。因此在无肾衰竭时,其早期、极期应给予较高的高质量蛋白质饮食[1~1.5 g/(kg·d)],如鱼和肉类,有助于缓解低蛋白血症及随之引起的一些并发症。但高蛋白饮食可使肾血流量及肾小球滤过率增高,使肾小球毛细血管处于高压状态,同时摄入大量蛋白质也使尿蛋白增加,可以加速肾小球硬化。因此对于慢性非极期的肾病综合征患者应摄入少量高质量的蛋白质[0.7~1.0 g/(kg·d)]。

在出现慢性肾衰竭时,应低蛋白饮食[0.65 g/(kg·d)],同时加用 10~20 g/d 必需氨基酸。另外,有报道高蛋白饮食可激活肾组织内的肾素-血管紧张素系统,可使血压升高,血脂升高,肾功能进一步恶化。

3.脂肪的摄入

肾病综合征患者尚有高脂血症,此时可引起动脉粥样硬化及肾小球损伤、硬化等,因此应限制动物内脏、肥肉、某些海产品等富含胆固醇及脂肪的食物摄入。

4.微量元素的补充

由于肾病综合征患者肾小球基底膜通透性增加,尿中丢失大量蛋白质外,同时还丢失了与清蛋白结合的某些微量元素及激素,致人体钙、镁、锌、铁等元素缺乏,应给予适当补充。一般可进食含维生素及微量元素丰富的蔬菜、水果、杂粮、海产品等予以补充,增加多不饱和脂肪酸和单不饱和脂肪酸摄入量。

5.水的调节

严重水肿者应限制水量,进水量应是前一日尿量加 500～800 mL。

6.钠的调节

一般控制在 3～5 g/d,水肿明显者应根据血总蛋白量和血钠水平进行调整。

7.钾的调节

根据血钾水平及时补充钾剂和高钾食物。

8.增加膳食纤维

增加膳食纤维,可辅助降低氨,减轻酸中毒,增加富含维生素 C、B 族维生素食物。

9.碳水化合物

调节碳水化合物的补充,应占总能量的 60%。

(二)对症治疗

1.水肿的治疗

除限制水钠的摄入外,同时还需应用药物利尿消肿,可按利尿消肿剂的作用不同部位又分为以下几类。

(1)襻利尿剂:主要作用机制是抑制髓襻升支对氯和钠的重吸收,如呋塞米(速尿)和布美他尼(丁脲胺)为强有力的利尿剂,是肾病综合征患者利尿消肿的首选药物,但剂量应用个体差异较大,静脉用药效果较好,为排钾利尿剂,应注意引起低血钾症,常用量为 60～100 mg/d,加入 5%葡萄糖 100 mL 中,1 h 滴注完。合并急性肾衰时,剂量可增至 500 mg/d 以上。口服用量是静脉用量的 2 倍,并可肌内注射及口服,可根据病情和利尿、水肿情况增减剂量和应用。

(2)噻嗪类利尿剂:主要作用于髓襻升支厚壁段(皮质部)及远曲小管前段,通过抑制钠和氯的重吸收增加钾的排泄而达到利尿效果,有氢氯噻嗪(双氢克尿噻),口服 75～100 mg/d 一次或分次服。

(3)排钠潴钾利尿剂:主要作用远端小管和集合管,为醛固酮拮抗剂,常用剂有螺内酯(安体舒通),用量为 60～120 mg/d,口服,单独使用此类药物效果较差,故常与排钠利尿剂合用。

(4)渗透性利尿剂:可经肾小球自由滤过而不被肾小管重吸收,从而增加肾小管的渗透浓度,阻止近端肾小管和远端肾小管对水钠的重吸收,以达到利尿效果。常用药物有低分子右旋糖酐、甘露醇。应首选低分子右旋糖酐 250～500 mL,内加 654-2 注射液 10～20 mg,静脉滴注。随后另给呋塞米(速尿)40～60 mg 滴注,每日 1 次,在低血容量时利尿效果显著。每 8～12 h 予甘露醇 250 mL(注意:肾功能损害者慎用)。另外,呋塞米(速尿)长期应用(7～10 d)后,利尿作用减弱,有时需增加剂量,也可改为间隙用药,即停药 3 d 后再用。严重水肿者可采用选择对不同作用部位的利尿剂联合交替使用。

(5)血液净化治疗：对于全身水肿伴有重度胸腔、腹腔和心包积液以至影响呼吸、循环功能，或出现急性肺水肿、脑水肿或左心衰竭的患者，实施单纯超滤治疗常起到良好疗效。对于反复使用清蛋白或低分子右旋糖酐进行利尿患者，可能出现"渗透性肾病"，此时 GFR 下降，利尿效果不佳。如果一味继续加大渗透剂和利尿剂量，只会加重病情，而不能起到利尿效果，这时可以暂停利尿剂，可行短时间歇给予单纯超滤脱水，既可为肾损害恢复创造条件，又能达到脱水消肿目的，经过一段时间单纯超滤，患者常可恢复对利尿剂的敏感性。

2.高凝状态的治疗

肾病综合征患者由于凝血因子改变处于血液高凝状态，尤其当血浆清蛋白低于 25g/L 时，即有静脉血栓形成的可能。抗凝溶栓治疗不仅可以最大限度地减少新血栓形成，还可以促使已形成的血栓消失，疏通血道。只要患者肾病综合征未完全缓解，就意味着高凝状态的存在和延续。因此，就应当继续抗凝和降纤治疗，防止血栓事件的发生。长期抗凝治疗的益处与人群中血栓形成事件的患病率密切相关，但目前并不推荐预防性抗凝治疗。然而高危患者，尤其是膜性肾病患者，血浆清蛋白浓度＜20 g/L 应该严密观察和监测。常用抗凝药物如下。

(1)肝素：主要通过激活抗凝血酶Ⅲ（ATⅢ）活性。有文献报道肝素可减少肾病综合征的蛋白尿和改善肾功能，但其作用机制不太清楚。目前，尚用小分子量肝素 5 000 U 加入 5% 葡萄糖 200 mL 中滴注或皮下注射，每日 1 次或 2 次。

(2)华法林：抑制肝细胞内维生素 K 依赖因子Ⅱ、Ⅶ、Ⅸ、Ⅹ 的合成，常用剂量 2.5 mg/d 口服，监测凝血酶原时间，使其升高在正常人的 50%～70%。

(3)尿激酶（UK）：可直接激活纤溶酶原，达到纤溶。成人常用剂量 5 万～10 万 U/d，应用时可从小剂量开始，并可与肝素同时静脉滴注，UK 的主要不良反应为过敏和出血。

(4)双嘧达莫（潘生丁）：为血小板拮抗剂，常用剂量为 100～200 mg/d。

(5)阿司匹林：50～100 mg 每日服用 1 次。在应用以上抗凝药物时，每周为 1 个疗程，一般为 4～8 周以上，以至肾病综合征缓解，以防血栓再形成。当血栓在内科治疗不可消除时，可采用手术和介入治疗去除血栓。

(6)选用中药制剂：血栓通、红花注射液、香丹注射液等中药活血化瘀制剂。

3.高血脂的治疗

肾病综合征患者尤其是多次复发者，其高脂血症持续时间很长，即使肾病综合征缓解后，高脂血症仍持续存在，并且高脂血症对肾病综合征影响很大，而且在治疗肾病综合征的过程中有药物也可加重肾病综合征高脂血症，如肾上腺皮质激素及利尿剂。故目前多主张对肾病综合征使用降脂药物治疗，降脂药物的选用如下。

(1)苯氧乙酸类和氯贝丁酯类药物：非诺贝特每日 3 次，每次 100 mg，口服。吉非贝齐，口服 600 mg，每日 2 次。此类药物降甘油三酯作用优于降胆固醇，偶有胃肠道不适反应及血清转氨酶升高。

(2)HMG-CoA 还原酶抑制剂：洛伐他汀（美降脂）20 mg，每日 2 次口服；或辛伐他汀（舒降脂）5 mg，每日 2 次口服。此类药物主要使细胞内 TC 下降，降低血浆 LDL-C 浓度，减少肝细胞产生 VLDL 及 LDL。

(3)血管紧张素转换酶抑制剂（ngiotensin converting enzyme inhibitor，ACEI）：主要作用有降低血浆中 TC 及 TG 浓度，使血浆中 HDL 升高，而且其主要的载脂蛋白 ApoA-Ⅰ和 ApoA-Ⅱ也升高，可以加速清除周围组织中的 TC，减少 LDL 对动脉内浸润，保护动脉管壁。

此外,ACEI尚可有不同程度降低尿蛋白的作用。肾病综合征脂质代谢紊乱所致肾小球损伤的发生机制及影响因素较为复杂,可能与下列因素有关:肾小球内脂质蛋白沉积、肾小管间质脂蛋白沉积、LDL氧化、单核细胞浸润、脂质蛋白导致的细胞毒性致内皮细胞损伤、脂类介质的作用和脂类增加基质合成。高脂血症对肾脏的影响需引起重视,加以控制。另外,肾病综合征高脂血症对心血管的影响主要取决于高脂血症出现时间的长短、LDL/HDL的比例、高血压史及吸烟等因素影响。长期的高脂血症,尤其是LDL上升而HDL下降,可加速冠状动脉粥样硬化的发生,增加患者发生急性心梗的危险性,为此,要重视调节治疗脂质代谢失常。

4.大量蛋白尿的治疗

免疫抑制剂是治疗大量蛋白尿主要方法,但应严格掌握使用指征,并排除继发因素引起大量蛋白尿的可能,如糖尿病肾病和肿瘤等。另外,血管紧张素转换酶抑制剂(ACEI)和血管紧张素Ⅱ受体拮抗剂(ARB)可以达到控制大量蛋白尿的目的。ACEI和ARB还可以增加利尿剂抵抗患者对利尿剂的反应。应用此类药物时在初期应监测血清肌酐和血钾,注意预防急性肾衰和高钾血症。

在治疗蛋白尿时应注意有无合并感染、血压和血糖是否有效控制,有无合并静脉血栓形成等影响疗效的因素存在。总之,蛋白尿的治疗要以保护肾功能为目的,不能因追求蛋白尿的减少而损害肾功能。

5.低蛋白血症的治疗

低蛋白血症产生的原因是由于尿中大量蛋白质的丢失,因此,纠正低蛋白血症的关键是治疗蛋白尿。一是饮食适当补充精蛋白;二是主要应用中草药健脾胃,益肝肾,如补中益气汤、八珍汤、知柏地黄丸化裁,重用生黄芪、全当归、赤白芍等促进脾胃吸收和肝脏合成蛋白质,但最重要的仍为治疗基础病。一般不主张输注蛋白制品来纠正低蛋白血症,因为输注蛋白质后在循环中停留时间短(12~24 h),而且又加重了肾小球高滤过,不利于保护肾功能。

在严重低蛋白血症时(血浆清蛋白20 g/L以下患者),在应用利尿剂后,有效循环血容量不足时,在这种情况下输入清蛋白以配合呋塞米的使用可促进利尿和改善肾功能。一般用法是静脉滴注清蛋白10~20 g后,随即应用5%葡萄糖100 mL加呋塞米60~180 mg缓慢1 h内滴注完,常可使原先对呋塞米(速尿)无效的病例获得良好的利尿效果。对于低蛋白血症不严重的患者不主张应用。

(三)抗感染治疗

肾病综合征患者常因大量蛋白尿引起的血浆免疫球蛋白G(IgG)和补体水平下降,营养不良,而导致机体对致病微生物抵抗力下降。同时,应用免疫抑制剂治疗,抑制了机体免疫功能,均可使患者对感染的易感性增加。

因此,肾病综合征患者的抗感染治疗不同于普通患者。抗生素的治疗应根据药敏试验,选用无肾毒性的药物。对高危易感者(老人及糖尿病等患者),需积极预防感染的发生,必要时注射血清免疫球蛋白。但是应用免疫抑制剂时不需要常规用抗生素(尤其是广谱抗生素)预防感染治疗,因为疗效差,且易导致耐药和真菌感染。

(四)急性肾衰竭治疗

对肾病综合征患者的急性肾衰竭的治疗,可针对诱因而对症支持治疗,必要时进行透析治疗。如叠加出现新月体肾炎,则需免疫抑制剂强化治疗。总之对于急性肾衰竭患者关键在于预防。

(五)引起肾病综合征的原发病治疗

对于有明确病因或诱因的肾病综合征患者,如感染、药物所致,祛除病因和停用有关药物可使病情缓解。继发于肿瘤患者,则应针对原发病治疗。但在临床上大多数患者没有明确的病因或诱因,此时,应根据患者肾脏病病理类型制定不同的治疗方案。糖皮质激素是主要治疗药物,其他免疫抑制剂包括细胞毒药物(环磷酰胺、苯丁酸氮芥)、硫唑嘌呤、吗替麦考酚酯(霉酚酸酯,MMF)、环孢素 A(CsA)、他克莫司(FK-506)等。

(刘菊红)

第五节　系统性红斑狼疮性肾炎

系统性红斑狼疮(systemic lupus erythematosus,SLE)性肾炎是指系统性红斑狼疮患者具有肾损害和肾功能异常的肾小球炎疾病。它可以累及全身各组织器官,其中以肾脏受累最为常见,约有80%的SLE患者出现肾脏受累的临床表现。肾组织活检则几乎百分之百的患者均有不同程度的肾脏病理改变。SLE患者发生血尿或蛋白尿,肾功能受损者即可诊断为狼疮性肾炎(lupus nephritis,LN)。系统性红斑狼疮是一种具有多种自身抗体及免疫复合物形成的自身免疫性疾病,部分患者以肾外症状为主,另一部分患者则以肾损害表现为主,肾外症状不明显。后者易诊断为原发性肾小球疾病。肾脏病变的严重程度是直接影响SLE预后的重要因素。肾损害和进行性肾衰竭是SLE的主要死亡原因之一。

一、病因

SLE病因尚未阐明,多数学者认为具有一定遗传因素的人群发生了异常的免疫应答,持续产生致病性自身抗体和免疫复合物。另外,还与性激素(雌激素)失调作用有关。在多种诱发因素如感染、理化、环境等因素作用下而发生免疫紊乱所致的自身免疫性疾病。

二、临床表现

狼疮性肾炎临床表现可多种多样,一般可分为肾外表现和肾脏表现。

(一)肾外表现(全身表现)

1. 发热

80%以上可有发热,热型多样,可有高热、低热、间歇热、持续发热等。发热可能是SLE的表现,也可能是感染所致,应予以鉴别。发热提示疾病活动期,高热则常是疾病急进期表现。凡有发热者,必须常规做细菌学检查,尤其是在免疫抑制剂治疗中出现的发热,更应注意感染的存在。

2. 疲乏

多数患者表现疲乏无力或体重下降,常早于其他症状,患者主诉疲乏无力时,常是本病的活动早期或先兆。

3. 皮肤和黏膜症状

70%～80%狼疮患者,有皮肤黏膜损害。典型的蝶形红斑仅见于50%的病例。皮疹位于两颊和鼻梁,呈鲜红色,边缘清晰,呈轻度水肿性红斑,可见毛细血管扩张和鳞屑。炎症重时可见水泡、痂皮,红斑消退后,一般无瘢痕,无色素沉着。血管性皮肤病变是因血管炎症或血管痉挛所致,一般为小血管受累及毛细血管受累,有雷诺现象,甲周红斑,甲床裂片出血,网状青斑常见于下肢或手掌面。狼疮样冻疮表现常见于耳、手指掌面和小鱼际等处皮肤受损,常有光敏感或寒冷情况下表现严重。

口腔溃疡或黏膜糜烂常见。小儿盘状红斑较成人少见,可见出血疹、斑疹、网状青斑、荨麻疹、紫癜、口腔溃疡、鼻黏膜溃疡,患儿日光照射后皮损加重,或出现新的皮疹,10%～20%患儿始终无皮疹出现。

4. 关节和肌肉表现

70%～90%的患者关节疼痛,常是对称性、阵发性、游走性或持续性疼痛,但明显关节炎者占100%,很少发生骨质破坏、畸形、关节脱位等。约10%的患者有肌痛和肌酶谱增高,但真正的肌炎只占5%。在激素治疗中的患者如出现髋关节区隐痛需除外无菌性股骨头坏死。临床应注意肾上腺皮质激素、氯喹也可引起肌痛,应予以鉴别。

5. 心血管表现

SLE患者常出现心脏增大、心包炎、心肌炎、全心炎及各种小血管炎、心律失常。少数患者出现二尖瓣脱垂、心绞痛或心肌梗死和冠状动脉炎。多数情况下心肌损害不太严重,但是重症SLE常常伴有心功能不全,心功能不全往往是预后不良的重要指征。

6. 血液系统表现

SLE多有不同程度的贫血,50%患者外周血白细胞数减少,15%～30%患者血小板减少,少数患者以血小板减少为首发症状。短期内出现重度贫血常是自身免疫性溶血所致。在治疗SLE时应用免疫抑制剂常可引起白细胞减少,应与SLE本身出现的白细胞减少注意鉴别。血小板减少可能与血小板抗体、抗磷脂抗体以及骨髓巨细胞成熟障碍有关。约50%的患者起病初或活动期可有淋巴结肿大和(或)脾大。

7. 浆膜炎表现

约有30%的患者出现多浆膜炎,如无菌性胸膜炎、腹膜炎、心包炎。浆膜腔多为渗出液,浆膜液免疫学检查常发现抗核抗体阳性,若滴度高于血清可有特异性。临床上常被误诊为其他疾病引起的积液,尤其是年轻女性患者浆膜腔积液。除外结核后应注意SLE的可能性。

8. 肺部表现

约10%患者发生狼疮性肺炎,表现为急性发热、呼吸困难、咳嗽、咯血、胸痛,严重肺出血可迅速死亡。SLE肺部浸润和肺间质的浸润在胸部X线片上的表现不易与粟粒性肺结核相鉴别,应以注意。

9. 消化系统表现

消化系统表现常有恶心、呕吐、腹痛、腹泻、便秘,其中以腹泻常见,可伴有蛋白丢失的肠炎,是继发狼疮性肾炎之后导致SLE低蛋白血症的另一个主要原因。若发生肠坏死穿孔,应及时手术治疗。以急腹症为主要表现者,如严重腹痛、腹膜炎,肠系膜血管炎相对不常见,但首发者常被误诊误治。SLE常见肝酶增高,仅少数患者出现严重的肝损害和黄疸。

10. 神经系统表现

SLE可损害神经系统的任何部位,可引起各种神经、精神损害的表现。其中狼疮性脑炎是SLE严重的并发症,重者可危及生命。神经系统表现相对发生率20%～30%,有5%的患者以神经系统表现为首发症状。轻者仅有偏头痛、智能及记忆力下降、精神异常、意识及定向力障碍,或局限性脑功能障碍,如癫痫、脑血管意外偏瘫、失语等。

重者可昏迷,持续性抽搐,提示病情严重,应积极治疗。周围神经病变少见,表现为多发周围神经炎。

11. 继发性干燥综合征临床表现

口干、眼干、阴道干,主要表现为外分泌腺受累而致,常伴有血清抗 SSB、抗 SSA 抗体阳性。

12. 眼睛改变

SLE 患者可发生结膜炎、巩膜炎、虹膜炎、视网膜炎、眼底出血、视神经水肿、视网膜渗出等,视神经病变可以一夜间致盲。

(二)肾脏病变表现

狼疮性肾炎在 SLE 中很常见,且是危及近期生命质量的关键因素,肾脏受累的表现几乎包括肾小球、肾小管间质、肾血管病变一系列症状,起病快慢不一,病程长,反复发作,迁延不愈,有或无自觉症状,有时肾损害也可能是临床的唯一表现。

(三)免疫学检查

免疫学检查主要包括抗核抗体检查(ANA)、抗 DNA 抗体测试、抗 Sm 抗体测试、皮肤狼疮带试验、血清 C_3、C_4、血清总补体活性(CH50)测试等。

三、诊断与鉴别诊断

(一)诊断要点

采用美国风湿病学会(ACR)1997 年推荐的 SLE 分类标准,如下(二),该分类标准的 11 项中符合 4 项或 4 项以上者。其敏感性和特异性分别为 95% 和 85%。特别注意的是在患者病发初期或许不具备分类标准中的 4 项,随着病情的进展可出现其他项目的异常。11 条分类中,免疫学异常和高滴度抗核抗体可具有诊断价值。一旦患者免疫学异常,即使临床诊断不够条件,也应密切随访,以便尽早做出诊断和治疗。

(二)ACR1997 年推荐的 SLE 分类标准

1. 颊部红斑

固定红斑,扁平或高起,在两颊突出部位。

2. 盘状红斑

片状高起于皮肤红斑,黏附有角质脱屑和毛囊栓。陈旧病变可发生萎缩性瘢痕。

3. 光过敏

对日光有明显的反应,引起皮疹,从病史中得知或医生观察到。

4. 口腔溃疡

经医生观察到口腔或鼻咽部溃疡,一般为无痛性。

5. 关节炎

非侵蚀性关节炎,累及两个或更多的外周关节,有压痛、肿胀或积液。

6. 浆膜炎

(1)胸膜炎:胸痛,胸膜摩擦音或胸膜渗液。

(2)心包炎:心电图异常、心包摩擦音或心包渗液。

7.肾脏病变

尿蛋白>0.5 g/24 h,或＋＋＋,或管型(红细胞、血红蛋白、颗粒或混合管型)。

8.神经病变

癫痫发作或精神病,除外药物或已知的代谢紊乱。

9.血液学异常

(1)溶血性贫血。

(2)白细胞减少($<4\times10^9$/L)。

(3)淋巴细胞减少($<1.5\times10^9$/L),血小板减少($<100\times10^9$/L)(除外药物的影响),检查至少2次以上。

10.免疫学异常

(1)抗 ds-DNA 抗体阳性。

(2)抗 sm 抗体阳性。

(3)抗磷脂抗体阳性。

(4)至少持续 6 个月的梅毒血清试验假阳性。

11.抗核抗体

在任何时候和未用药物诱发"药物性狼疮"的情况下,抗核抗体滴度异常。修订后的分类标准,在诊断 SLE 敏感性和特异性方面有一定程度的提高。

(三)其他辅助检查

1.心电图

有心肌病、肺动脉高压病、心包炎和电解失调时心电图有相应的异常变化。

2.X 线检查

患 SLE 的心包炎、胸膜炎、肺炎、肺出血、关节等检查均有帮助。

3.CT、核磁检查

对 CT、核磁检查对脑、心肺纵隔、腹部、盆腔、脊柱、关节病变均有诊断和鉴别诊断价值。

4.超声波检查

对浆膜炎、心肌炎、肝脾淋巴结肿大、血管炎等病变均有诊断意义。

(四)鉴别诊断

在临床中常有 50％的狼疮患者首次诊断常被误诊,常被诊断为风湿热、风湿性关节炎、过敏性紫癜、感染、肿瘤和溶血性贫血等。另外,可被误诊为肾小球肾炎,增生性或膜性病变,这些病在治疗过程中最后均出现狼疮改变。类风湿关节炎往往在治疗过程中,因为应用某种药物而偶然出现蛋白尿,易与狼疮相混。但侵蚀性、变形的关节炎常可与狼疮区分,临床当以详细鉴别。

四、治疗

SLE 还无根治的办法,临床中要特别重视早期诊断和早期治疗,以避免或延缓主要脏器组织的病理损害。经适当治疗可以使大多数的患者达到病情的完全缓解。在治疗中特别要注重个体化,对待不同的患者或同一个患者发病的不同时期的表现,应全面综合地进行辨析而采取不同的治疗方法。对于急性危重期患者,本病常波及许多系统器官,此时强有力的免疫抑制治疗是首要的,其次是维持慢性长期的综合调治。要尽量避免使用诱发狼疮和肾损害的常用药物,如磺胺、普鲁卡因、对氨基水杨酸、美帕曲星(克霉灵)、氨基糖苷类药物。

(一)一般治疗

严格控制各种感染,避免强光日照;控制高血压,消除恐惧心理;不要过度疲劳,做好长期治疗的思想准备;遵从医嘱,定期随诊;祛除影响疾病恢复的各种因素。

(二)SLE 的药物治疗

1. 轻型 SLE 的药物治疗

患者虽说有活动表现,但症状轻微,无明显的内脏损伤。

(1)来氟米特片:临床常用于类风湿关节炎、狼疮性肾炎的治疗,其药理作用:本品为一种抗增生活性的异恶唑类免疫抑制剂,其作用机制主要是抑制二氢乳清酸脱氢酶的活性,从而影响活化淋巴细胞的嘧啶合成。体内外试验具有抗炎作用。

用法剂量:成人每人每日为 20~30 mg,一次服。首次剂量可用 50 mg,服用 6 个月后可减至每日 10~20 mg 维持治疗 6 个月。本品的不良反应有白细胞下降,血小板减少,转氨酶升高,服用期间应注意检验观察。

(2)白芍总苷胶囊:临床常用于类风湿关节炎,为抗炎免疫调节剂,调节患者的免疫功能,对多种炎症性病理模型,如环磷酰胺诱导的体液免疫增高或降低模型等具有明显的抗炎和免疫调节作用,改善类风湿关节炎患者的病情,减轻患者的症状和体征。

(3)小剂量激素和环磷酰胺治疗:泼尼松龙 10~15 mg/d,晨顿服,持续 12~24 个月,然后两周减 5 mg,直至减完。环磷酰胺 50 mg,每日 1 次,服用 3 个月,累积总量不超过 8g。

(4)双嘧达莫(潘生丁)50 mg,每日 3 次口服;维生素 C 500 mg,每日 3 次服;雷公藤总苷 60~90 mg/d,分 3 次口服。

2. 重症 SLE 的治疗

重症 SLE 即指狼疮危象,急性的危及生命的重症 SLE。如急进性狼疮性肾炎,严重的溶血性贫血、血小板减少性紫癜;严重的中枢神经系统损害;严重的心脏损害;严重的狼疮性肺炎;粒细胞缺乏症;严重的血管炎等。较重型 SLE 还有冠状动脉血管受累,心内膜炎,心肌炎,心脏压塞;恶性高血压;肺出血,肺栓塞;肠系膜血管炎;急性胰腺炎;血栓性血小板减少性紫癜;肾病综合征;抽搐,急性意识障碍;单神经炎,肌炎,脱髓鞘综合征等。治疗主要分两个阶段:诱导缓解期和巩固治疗期。诱导缓解期的治疗目的在于迅速地控制病情,阻止或逆转内脏损害,力求疾病的完全缓解。多数患者需 6 个月至 1 年以上才可达到缓解。

(1)糖皮质激素治疗:激素仍是目前治疗 SLE 的基本的传统药物,主要作用于 G0 期的淋巴细胞,具有强大的抗炎和免疫抑制作用。在大剂量时还能够明显地抑制体液免疫,使抗体生成减少。超大剂量时则可有直接的淋巴细胞溶解作用。

对较严重的患者可用甲泼尼龙(MP)冲击疗法,每次 15~30 mg/kg,总量<1.0 g/次,每日 1 次,3 次为 1 个疗程,间隔 2~3 周,可重复 1 个疗程,间隔期需服用泼尼松 0.5~1 mg/(kg·d),晨一次顿服,共 2~3 个疗程后,用中小剂量泼尼松维持治疗,可使部分患者狼疮或狼疮肾炎迅速缓解,肾功能较快好转。口服泼尼松治疗,若病情轻,侵犯系统少,可单纯口服泼尼松龙 1~1.5 mg/(kg·d),总量一般<60 mg/d,每早晨 1 次口服。初始足量 2~3 个月,当病情缓解,实验室检查基本正常后逐渐每周减 2.5 mg,当减至 10~20 mg/d 时,长期用药维持治疗至少 3 年。

(2)细胞毒类药物:临床实践证明,细胞毒类药物联合激素治疗 SLE 和狼疮肾炎的效果较单纯应用激素疗效更佳。联合用药还可大大减少皮质激素的用药量，可提高疗效。常用的细胞毒类药物有环磷酰胺（CTX）、硫唑嘌呤、氮芥、环孢素 A（CsA）、霉酚酸酯（MMF），其中以环磷酰胺使用最为广泛，疗效最好。

环磷酰胺（CTX）：主要作用于 S 期，对整个细胞周期均有作用，能有效抑制抗体产生，抗细胞毒，抗炎症介质作用也很明显，较其他免疫抑制效应强烈而持久。与皮质激素联合应用对保存肾功能有明显的作用，减少肾病病死率较单纯应用激素疗效明显。重复肾活检显示使用激素、CTX 治疗的患者，其肾脏狼疮活动指数和慢性指数均低于单纯应用激素患者。大剂量CTX 静脉冲击治疗对肾脏的保护效果比口服好，而且各种不良反应反而更轻。应用方法：每次 8～12 mg/kg，每日 1 次，加入生理盐水 200 mL 滴注（不少于 1 h），连用两天为 1 个疗程，总量＜1 g/疗程，至少间隔 2 周应用 1 个疗程，连用 6 个疗程后，改为 3 个月 1 个疗程，维持 2 年；或每月为 1 个疗程，连用 6 个月后停药的半年方案；或每月 1 次，连用 6 个月，再继续 3 个月1 次，维持 2 年的长疗程治疗方案，直至病情稳定后停用。长期（2 年）疗效对保护肾功能，减少狼疮复发明显低于短疗程。在激素治疗失败的患者加用 CTX 也常能取得良效。在 CTX治疗期间同时服用中小剂量的激素。

硫唑嘌呤：与皮质激素联合应用效果与 CTX 相同，具有免疫抑制作用，能直接抑制 B 淋巴细胞功能，耗竭 T 淋巴细胞。并能减少免疫复合物在肾脏的沉积。此外，还有非特异性抗炎作用。每日 2.5 mg/kg 治疗严重的弥漫性增生型 LN，可减少皮质激素用量。在应用甲泼尼龙冲击治疗后，可用小剂量泼尼松及硫唑嘌呤维持治疗，不良反应少见，甚至妊娠期应用也较安全。

苯丁酸氮芥：0.2 mg/(kg·d)，分 3 次口服，疗程 2～3 个月。

环孢素 A（CsA）：目前越来越多用于 SLE，特别是 LN 的治疗，CsA 可以选择性地作用于辅助性 T 淋巴细胞，间接抑制 B 细胞产生抗体，但毒副作用较大，尤其是肾脏的毒副作用，一般在 CTX 不能使病情缓解者选用环孢素 A，2.5～5 mg/(kg·d)。可作为激素、细胞毒类、抗凝剂三联用药的候选药之一。在用药期间必须严密监测血药浓度，并密切检测肝肾功能。另外，本药还存在着停药后容易复发。

霉酚酸酯（MMF）：是一种新一代的免疫抑制剂。本药可以选择性地抑制淋巴细胞鸟嘌呤经典合成途径，抑制 T 和 B 淋巴细胞增生，抑制抗体生成。还可阻止细胞表面黏附分子合成，并可抑制血管平滑肌细胞增生。对实验性 LN 治疗有明显的效果。可用于治疗弥漫增生性狼疮性肾炎。并有不良反应轻，肝肾毒性小，无骨髓抑制作用特点，应用 3～6 个月后尿蛋白可明显减少，肾功能稳定，重复肾活检显示肾小球活动期病变显著减轻，疗效较满意。

（3）雷公藤总苷制剂：有抑制淋巴细胞、单核细胞及抗炎作用，是中药制剂中常用的治疗原发性肾小球肾炎和部分继发性肾小球肾炎的疗效较显著的药物。每日剂量 60～90 mg，分3 次服用，病情稳定后可酌情缓慢减量，可与激素配合应用。其不良反应对性腺有毒性，如出现女子月经不调，月经量少或停经；男子精子活力减低，数量减少，皮肤色素沉着，指甲变薄，胃肠道反应，肝损害。但经临床应用，少数患者可有此反应，一般停药后即可恢复。

（4）静脉注射大剂量免疫球蛋白治疗（IVIG）：资料报道，静脉注射免疫球蛋白首次成功应用于特发性血小板减少性紫癜，已陆续应用于 SLE 的治疗。用法：400 mg/kg，每天 1 次，连用5 d 为 1 个疗程，4 周重复 1 次，连用 2～4 个疗程。有资料说明，一般无不良反应，而且临床疗效明显。对某些重症 LN 患者，体质极度衰弱，肝功能不全，白细胞、血小板减低，CTX 及激素有禁忌者,并发全身感染者,SLE 合并妊娠而且出现抗磷脂抗体综合征者,是一种强有力的辅助治疗措施。人血丙种球蛋白可抑制 B 细胞产生抗体,可改变抗原抗体比例,使免疫复合物易于清除,可使部分 CTX 耐药的患者病情缓解。

(5)血浆置换:可清除部分致病性抗原抗体免疫复合物,但价格昂贵,多用于其他方法治疗无效的严重的 LN 患者。也有主张在急进性 LN 患者给甲泼尼龙冲击治疗的同时,给予血浆置换疗法,每天置换 2～4 L,连续 3 d。

(6)抗凝剂的应用:狼疮肾炎患者多是高凝状态,尤其是使用肾上腺皮质激素之后,血小板聚集力增强,血纤维蛋白原升高,不但可发生肾小球毛细血管血栓,还易并发肾静脉等大血管血栓,须引起重视,给予抗凝治疗。严重弥漫增生型 LN 可用肝素 100 U/kg,1～2 次/d,静脉滴注。可疑有血栓形成者可用尿激酶 5 万～10 万 U/d,静脉滴注,两周为 1 个疗程,连用2～3 个疗程。另外,口服双嘧达莫(潘生丁)100 mg,每日 3 次;阿司匹林 100 mg,每日 1 次;或华法林 2.5 mg,每日 2 次口服。在应用以上抗凝药物时需严密检测凝血酶原系列,以调整药剂量。

(7)降压药物的应用:如合并高血压者应使用降压药,严密控制血压。

(刘菊红)

第六节　过敏性紫癜性肾炎

过敏性紫癜性肾炎(henoch-schonlein purpura nephritis,HSPN)是一种常见的继发性肾炎,发病率相当高。过敏性紫癜(HSP)又称出血性毛细血管中毒症,是一种以皮肤紫癜、出血性胃肠炎、关节炎及肾脏损害为特征的综合征。

肾脏累及率占 20%～90%,肾炎是影响患者预后的主要因素。本病好发于儿童,占儿科住院泌尿系疾病的 8%。

一、病因

HSPN 为变态反应性疾病,其致病原因综合情况可能与以下因素有关。

(一)病因

1.感染因素

半数以上患者发病前 1～3 周内有细菌、病毒、寄生虫、支原体等前驱感染疾病的发生,如病毒感染的流感、麻疹、水痘、风疹、腮腺炎等;细菌感染的有扁桃体炎、颌窦炎、支气管炎、肺炎、尿路感染、肠炎等;寄生虫感染者有蛔虫、钩虫、丝虫等。

2.药物过敏因素

约有 25%患者在发病前有过用药史,如抗生素、磺胺、异烟肼、水杨酸、奎宁、雌激素、睾酮、保泰松等。

3.食物因素

食用鱼虾、蟹、牛奶、鸡蛋、生葱、生姜、生蒜等辛辣食物,有人认为是动物性异体蛋白质引起的敏感个体发生变态反应所致。

4．预防接种

接种牛痘疫苗，白喉、伤寒，麻疹、流感、狂犬病等疫苗可导致本病发生。

5．其他

外伤、剧烈运动、精神紧张、更年期、寒冷刺激、昆虫叮咬、花粉皆可引发过敏性紫癜性肾炎。

（二）发病机制

紫癜性肾炎的发病机制是一个由于各种过敏原引起免疫复合物的形成、循环和沉积于血管壁的过程，免疫球蛋白、补体、细胞因子、黏附分子、趋化因子的异常反应，在 HSPN 的发病机制中起着重要的作用。

二、临床表现

本病常发生于 18 岁以下儿童，农村发病率高，且青少年好发于寒冷季节。约 50％的患者病情反复发作。过敏性紫癜性肾炎的三大主要症状，为典型的皮肤紫癜、胃肠道症状（腹痛、呕吐、便血）、关节疼痛症状。其他，如神经系统、生殖系统、呼吸系统等也可受累，但较少见。

（一）肾外表现

1．皮疹

所有患者均伴有皮疹，为本病首发和临床的主要表现。出血性和对称性分布是本病皮疹的特征。半数发病前 1～3 周有上呼吸道感染史，从紫癜到肾脏损害，间隔时间常在 2～3 周内。

2．关节疼痛

关节疼痛患者表现，约有 30％的儿童是以关节炎为首发症状，特点为多发性、非游走性；常表现以膝、踝、肘、腕等大关节的肿胀、疼痛和活动受限。关节炎轻重与活动有关，常在卧床休息后减轻。

3．胃肠道表现

约有 60％的患者表现为腹痛、腹泻，常发生于脐周和下腹部，少数为阵发性绞痛，可伴有恶心、呕吐和便血。其次为胃肠道出血，表现为黑便和隐血阳性。

4．其他表现和首发症

（1）神经系统：轻者无任何表现或仅有轻微头痛、头晕，严重者出现抽搐、昏迷，甚至呼吸衰竭、偏瘫等。其原因可能为脑血管炎，脑组织缺氧、缺血，脑点状出血造成脑功能一过性紊乱所致。

（2）心血管系统表现：心前区不适或心律失常。心脏损害为一过性，其可能为速发性变态反应而致心肌水肿出血。

（3）肺出血表现：少见，但病死率非常高，咳嗽、咯血、呼吸困难、腹痛等为肺出血的主要临床表现。

（4）急性胰腺炎：为少见的并发症，有 3％～7％。血尿淀粉酶升高，胰腺 B 超显影增大，时有发生肠套叠，B 超可帮助诊断，偶见肠穿孔。

（5）其他：偶见淋巴结肿大，肝脾大，肝功能损害。个别尚有肌内出血，类风湿结节和肝炎。

（二）肾脏损害表现

HSP 肾损害患者的年龄，稍大于无肾损害的病例，发病高峰在 6～13 岁，成人较少见。

HSP 引发的肾炎占本病的 40％～50％,多于紫癜后 8 周内出现,但也可发生于 1～2 年后,甚或发生在出新疹以前。本病的肾脏受累率可达 20％～100％(即使尿常规正常)。

过敏性紫癜性肾炎的特征为血尿,或伴有轻度蛋白尿,儿童表现为血尿者较多。临床表现如下:急性肾炎综合征占约 30％,急进性肾炎综合征较少见,在几周内至几个月内进展至尿毒症;无症状血尿和(或)蛋白尿,约占本病的 50％;肾病综合征成人约占 10％,儿童较多见,部分患者可发展为慢性肾炎综合征。另外,有个别患者尿检验无异常表现,只表现为肾功能减退。

(三)实验室检查

1.血常规

白细胞轻度增多或正常,中性和嗜酸性粒细胞比例增多,红细胞、血红蛋白因出血程度不同而相应下降,但多不严重,血小板计数一般正常。

2.尿常规

少数有肉眼血尿,大多数为镜下肾小球源性血尿、蛋白尿、管型尿,与肾炎程度密切相关。

3.凝血功能检查

凝血功能检查正常,可与血液病致紫癜相鉴别。

4.血沉增快

60％患者血沉增快,ASO 升高,急性期毛细血管脆性试验阳性。

5.免疫系列

血清 C_3、C1q、备解素多正常,血清 IgA 和冷球蛋白含量增加,但血清 IgA 增高对本病的诊断无特异性。因在 IgA 肾病和狼疮性肾炎同样 IgA 可增高,而血清 IgA 不增高也不能排除本病。

6.肾功能

肾功能大多正常,少数病情严重的患者有肌酐清除率降低和 BUN、血 Cr 增高。

7.肾穿刺活检

肾穿刺活检对于该病的诊断有重要的临床价值,对于病情严重程度及预后的评估也有重要的参考价值。

三、诊断与鉴别诊断

(一)诊断要点

本病的诊断主要依据临床表现,典型的皮肤紫癜为诊断本病的重要依据。若伴有胃肠道、关节或肾脏症状时,应高度怀疑本病的发生,并结合实验室检查,血小板计数正常,肉眼血尿或镜下血尿、蛋白尿及管型尿,诊断本病并不难。肾脏受累,一般多发生于皮肤紫癜后 1 个月内,症状轻重表现差异很大,水肿和高血压多为轻中度。

(二)病理改变与分级

紫癜性肾炎病理特征以肾小球局灶系膜增生,严重弥漫增生和新月体形成。免疫荧光检查系膜区 IgA 颗粒样沉积为特征,可见到各种类型的肾损害。

(三)病理分级标准

Ⅰ级:轻微肾小球异常。

Ⅱ级:单纯系膜增生。

Ⅲ级:系膜增生伴＜50％肾小球新月体形成。

Ⅳ级：系膜增生伴 50％～75％肾小球新月体形成。

Ⅴ级：系膜增生伴＞75％肾小球新月体形成。

Ⅵ级：膜增生性肾小球肾炎。

（四）鉴别诊断

该病需与急性肾炎、系统性红斑狼疮肾炎、系统性血管炎、原发性 IgA 肾病、特发性血小板减少性紫癜等鉴别。

四、治疗

（一）一般治疗

急性发作期，患者发热、关节疼痛、腹痛等临床症状显著时，应卧床休息，避免寒冷刺激和保暖。在确定有感染的情况下，选择使用敏感的抗菌药物，禁止预防性抗菌药物的滥用，特别是肾毒性药物。

如患者有明显的水肿症状、大量蛋白尿应给予低盐饮食，控制水分的摄入，避免摄入高蛋白饮食，避免食物引起的过敏反应，尽可能寻找出患者的过敏原，一旦发现应立即避免使用或接触。呕血、便血严重者，应暂停进食，给予静脉补充能量和维生素及止血治疗，待呕血、便血恢复后，渐进流质或流食。预防剧烈运动、上呼吸道感染，清除慢性感染病灶，以免加重或防治病情的反复发作。

（二）药物治疗

1.抗过敏治疗

选用抗组胺药物，如氯苯那敏（扑尔敏）、阿司咪唑（息斯敏）、赛庚啶等。近年来有提出应用 H_2 受体阻滞剂西咪替丁，竞争性阻滞组胺激活 H_2 受体，用法 20 mg/(kg·d)，分 2 次加入 5％葡萄糖注射液中静脉滴入，连续 1～2 周，然后继以 15～20 mg/(kg·d)，分 3 次口服数周。另外，葡萄糖酸钙和维生素 C 口服，或静脉点滴。

2.血小板抑制剂和血管扩张剂治疗

HSPN 虽无明显的血小板数量的变化，但功能有所改变，活化增强，因此应用抗血小板聚集药物有它的必要性。HSPN 有 PGI_2-TXI_2 失衡，血管脆性和血小板聚集增强等一系列病理改变，故要常规应用双嘧达莫（潘生丁）、阿司匹林、布洛芬等解聚药物扩张血管、钙通道阻滞剂（硝苯地平）以减轻血管炎症对组织的损伤。

3.抗凝治疗

如患者抗心磷脂抗体检测呈阳性，应预防性应用抗凝药物，以防止血栓形成。可选用抗凝血酶抑制剂，如肝素等。尿激酶静脉滴注疗法，治疗重症 HSPN，剂量 2 500 U/kg，每日 2 次，连用 2～3 周。

4.免疫抑制剂治疗

糖皮质激素与细胞毒类药物在 HSPN 作用中评价不一，但我们在临床中根据不同的病理类型及临床表现，对 HSPN 完全缓解效果是显著的。

（1）地塞米松：0.75 mg/(kg·d)，静脉滴注，连用 3 d，改泼尼松 1.0 mg/(kg·d)晨顿服或分 3 次口服，对皮疹严重、关节疼痛、血尿、蛋白尿者应用。

（2）甲泼尼龙冲击疗法：可改善肾功能，使肾脏病理改善。用法：15～30 mg/(kg·d)，最大剂量不超过 1.0 g/d，加入 5％葡萄糖注射液 250 mL 中，1 h 内静脉滴毕，连用 3 d 为 1 个疗程,间隔两周可同上重复,共 2～3 个疗程。静脉冲击滴注日不用泼尼松,冲击后应以泼尼松 1～1.5 mg/(kg·d)口服。

(3)细胞毒类药物治疗:当重症紫癜性肾炎单用糖皮质激素疗效不佳时,可加用环磷酰胺 2.5 mg/(kg·d),分 3 次口服;或硫唑嘌呤 2～3 mg/(kg·d),分 3 次口服,可提高治疗本病的效果。

(4)雷公藤总苷片治疗:当应用激素不明显时,可应用本药 1～1.5 mg/(kg·d),分 3 次口服,疗程为 3～6 个月,部分患者疗效显著。

(5)保肾康片:是中药川芎的有效成分制剂。一次 100～200 mg(2～4 片),一日 3 次,有利于促使肾脏病变的改善。

5.其他药物治疗

有资料报道,大剂量维生素 E 可发挥系膜细胞增生的抑制作用,延缓肾脏病的进展,故可应用于各种慢性肾脏病的患者。

6.大剂量免疫球蛋白治疗

用法:2 g/kg,静脉滴注,每月用 1 次,共用 3 个月,随后改为 16.5%的溶液 0.35 mL/kg 肌肉注射。每 15 天用 1 次,共 6 个月,对严重的 HSPN 患者,尤其是对激素抵抗的患儿有效。

(三)HSPN 患者的分级治疗

1.病理Ⅰ级或孤立性血尿患者的治疗

此类患者应仅对过敏性紫癜进行治疗,密切监测病情变化,随访 3～5 年。

2.孤立性蛋白尿、血尿和蛋白尿或病理Ⅱ级患者的治疗

此类患者可应用血管紧张素转换酶抑制剂(ACEI)和(或)血管紧张素Ⅱ受体拮抗剂(ARB)类药物。维生素 C、维生素 E、雷公藤总苷等类药物可有降血尿或蛋白尿的临床效果。

3.非肾病综合征蛋白尿或病理类型Ⅱ、Ⅲ级患者的治疗

此类患者可用雷公藤总苷或激素联合细胞毒类制剂联合治疗,如激素＋环磷酰胺、激素＋环孢素 A 或他克莫司等治疗。

4.肾病综合征或病理表现Ⅲ、Ⅳ级临床症状及病理损伤较重患者的治疗

此类患者现多倾向于采用激素联合细胞毒制类剂治疗,糖皮质激素联合环磷酰胺(CTX)治疗临床疗效较为理想。若病理呈弥漫性病变或伴有新月体形成的患者,可选用甲泼尼龙冲击治疗。

5.急进性肾炎或病理类型Ⅳ、Ⅴ级症状严重,病情进展快,少尿或无尿患者的治疗

此类患者多采用联合疗法。方案为甲泼尼龙冲击治疗 1～2 个疗程后,口服泼尼松＋环磷酰胺(或其他免疫抑制剂)＋肝素＋双嘧达莫治疗。

(四)血浆置换疗法

对临床表现为急进性肾炎、肾活检显示大量新月体形成(＞50%)的过敏性紫癜性肾炎患者,血浆置换可去除血浆中抗体、补体、免疫复合物、免疫反应的介质等,可大大减轻肾损害,延缓肾衰竭的进展速度。

(刘菊红)

第七节　糖尿病肾病

糖尿病肾病是继发于糖尿病肾损害最主要的并发症之一。糖尿病(diabetes mellitus, DM)是有多种病因的以慢性高血糖为特征的代谢性疾病。其高血糖主要由于机体胰岛素分泌障碍和(或)产生胰岛素抵抗引起。

糖尿病肾病是糖尿病是糖尿病肾病微血管病变表现之一,由于糖尿病代谢异常为主所致的肾小球硬化,并伴尿蛋白含量超过正常,称为糖尿病肾病。蛋白尿、高血压、水肿、渐进性肾功能损害为其主要临床特征,晚期出现严重的肾衰竭,往往比其他肾脏疾病治疗更加棘手。而该病也是糖尿病患者的主要死亡原因之一,因此,及时防治对于延缓糖尿病肾病的进展具有重要的意义。

一、病因

糖尿病肾病(diabetic nephropathy, DN)的病因和发病机制尚不清楚。它的发生与其他慢性并发症一样,呈多种因素综合作用所致。其中包括遗传易感因素、生长激素和胰高糖素分泌过多,氧化应激脂肪代谢异常,糖控制不佳,肾血流动力学改变,肾小球外细胞基质堆积,多种细胞因素表达过多,糖基化末端产物产生过多,血小板功能亢进,凝血机制异常,吸烟等诸多因素有关。

男性发生糖尿病肾病的比例较女性为高,有些糖尿病患者一年不会发生肾脏病变,有些长期血糖控制良好的患者中反而可出现糖尿病肾病。1型糖尿病中40%～50%发生微量的蛋白尿;2型糖尿病患者中在观察期间也仅有20%～30%发生糖尿病肾病。均提示遗传因素可能起重要作用。在一些有高血压家族史的糖尿病患者中,糖尿病肾病的发生率也明显高于无高血压家族史的患者。此外,在不同种族间糖尿病肾病的发生率也存在者差异。这些均表明糖尿病肾病的发生与遗传易感因素有关。

二、临床表现

(一)症状

本病早期缺乏肾损害的典型症状,仅以蛋白尿为主要线索,中晚期患者可出现下列症状。

1. 泌尿系症状

眼睑及下肢不同程度水肿,甚至伴有胸腔积液、腹腔积液,阴部水肿,尿量减少,甚至少尿、无尿,或伴有尿潴留或遗尿。

2. 眼症状

视力下降,甚至失明,或白内障。

3. 消化道症状

水肿严重时可有食欲减退、腹胀,尿毒症时则恶心呕吐,或伴有糖尿病性便秘或腹泻。

4. 血液系统症状

晚期可见贫血、乏力。

5. 皮肤症状

晚期可出现皮肤瘙痒,或伴有皮肤感染,或皮肤知觉减退。

6.其他

本病还可伴有糖尿病引起的高血压、脑梗死、心肌梗死、性机能障碍、自主神经功能紊乱和周围神经等病变所出现的相应症状。

(二)体征

1.水肿

当糖尿病性肾病进入临床显性期后,约 70%患者出现眼睑及下肢不同程度的水肿,甚至胸、腹腔积液,其中约 20%的患者表现为肾病综合征。

2.高血压

20%~50%的糖尿病性肾病患者血压升高,但出现较晚,通常舒张压＞12.7 kPa(95 mmHg),但一般不会出现恶性高血压。

3.视网膜病变

糖尿病性肾病患者的视网膜损害常和肾脏损害相平行,约 70%糖尿患者伴有视网膜病变,而其肾病综合征则几乎 100%伴有视网膜病变,其病理主要为视网膜微血管瘤或增殖性病变。

4.贫血

糖尿病性肾病至晚期可出现肾性贫血,随着肾功能的恶化,血色素、红细胞进行性减少。

三、诊断与鉴别诊断

(一)诊断标准

(1)有 5~10 年的糖尿病病史,尿蛋白排出量 0.5 g/24 h,存在视网膜病变者,并排除合并其他肾病。

(2)肾活检:DN 肾小球肥大,系膜区增宽,基质增加,肾小球基底膜(GBM)增厚,肾小管基底膜增厚及分裂,肾小球结节样病变,球囊透明变性,纤维蛋白帽,毛细血管襻微血管瘤,出入球小动脉透明变性及动脉硬化。

(二)辅助检查

1.尿蛋白放射免疫测定

对未良好控制的糖尿病患者用尿蛋白放射免疫法进行尿中白蛋白定量是早期发现和诊断糖尿病性肾病的主要依据。其灵敏度高,定量准确,并可为糖尿病性肾病的分期提供佐证。

2.肾小球滤过率(Ccr)测定

测定 Ccr 可了解和掌握患者肾功能有无损害及损害程度,有助于掌握患者的病程,为判断预后提供依据。

3.眼底镜检查

由于糖尿病患者视网膜病变往往和肾脏损害相平行,检查眼底是早期判断有无肾脏损害的重要线索之一。

4.肾组织病理活检

对疑似患者在 B 超引导下,采用肾穿刺吸取肾下极组织,固定切片,做光镜、免疫荧光镜、电镜检查,对诊断和鉴别诊断具有重要价值。

5.其他检查

其他检查如 B 超、放射性肾图检查、尿酶测定等,对判断糖尿病性肾病的肾损害程度均有临床价值,可酌情选用。

(三)鉴别诊断

糖尿病肾病应与功能性蛋白尿、肾盂肾炎、坏死性肾乳头炎、肾动脉和肾小动脉硬化症、系膜增生性肾炎和膜性肾病等相鉴别。

四、治疗

(一)糖尿病治疗

1. 一般治疗

饮食控制和体育锻炼是 2 型糖尿病(DM)患者的最基本也是较重要的治疗措施,对早期轻症往往效果明显,但病程在一年以上者多数需加用口服降糖药,才能使血糖得以满意地控制。饮食控制:饮食中总热量摄取是每日 83.68～125.5 KJ/kg,糖的摄取应占总热量的 55%～65%;对于偏胖的患者总热量的摄取应为每日 83.68 KJ/kg,糖的摄取应占总热量的 55%～65%;对于偏瘦的患者,总热量的摄取应为每日 125.51 KJ/kg,糖的摄取占 55%,糖在总热量的不足部分由蛋白质和脂肪补足。对于早期患者可按常规供给蛋白质;对于临床患者每日应0.8 KJ/kg,其中优质蛋白可占二分之一;对于晚期患者,每日应摄取 0.6 g/kg,其中优质蛋白应占三分之二。对于有水肿患者应控制水及钠的入量,并限制磷的摄入量和积极补钙。

2. 口服降血糖药物治疗

口服降糖药分三类,一为促胰岛素分泌剂;二为胰岛素增敏剂;三为糖类吸收抑制剂。

(1)磺脲类(US)制剂:主要作用于胰岛细胞表面的受体,阻挡 ATP 敏感的钾通道(阻滞钾外流),使细胞去极化,增强电压依赖性钙通道开放,胞外钙内流,使胰岛素释放,并改善胰岛与受体,增强靶细胞对胰岛素的敏感性,此外,可抑制胰高血糖素的分泌。

第一代磺脲类药物:有甲苯磺丁脲、氯磺丙脲、醋酸己脲,主要经肾脏排泄,肾功能不全时,这些药物排泄延缓,可能导致药物在体内堆积和严重的低血糖昏迷,因此这些药物不适用于肾功能损害的患者。

第二代磺脲类药物:如格列本脲(优降糖)、格列齐特、格列波脲、格列吡嗪、格列喹酮(糖适平),除有降血糖的作用之外,能促进 ADH 的分泌,故有抗利尿作用。格列本脲(优降糖)与 β 细胞膜上受体亲和力最大,故作用最强。此药主要在肝脏代谢,另有一小部分未转化的药物从肾脏排出,肾功能不全时,易在体内蓄积,引起严重的低血糖,特别是伴有肾功能不全的老年人,因此肾功能不全者要禁用或慎用。格列喹酮(糖适平)主要特点是作用时间短,不易发生低血糖,主要在肝内代谢,其代谢产物 95%通过胆汁从肠道排泄,其 5%从肾脏排出,是肾病患者的首选药物。

第三代磺脲类药物:如格列美脲(亚莫利),作用机制与一般磺脲类药相似,即关闭 β 细胞上 ATP 敏感的钾通道,但它与磺脲类受体结合得快,离解快,口服吸收完全快速,不易发生低血糖。本药为双通道排泄,60%经肾脏,40%经胆汁、粪便,对轻中度肾功能不全患者仍可应用本药治疗,但需较低剂量。

(2)双胍类降糖药:该类药物有二甲双胍、苯乙双胍。能降低血糖,但不易引起低血糖,对血糖正常者无明显降低作用,故被广泛应用。其降低血糖不是增加胰岛素的释放,而是促使外周组织摄取葡萄糖抑制葡萄糖异生,降低肝糖输出,延迟葡萄糖在肠道吸收;并能促进胰岛素与受体的结合及酪氨酸激酶的活化,提高糖原合成酶活性,尚有降低体重,改善脂质的作用。

该类药主要经肾脏排泄,肾衰竭时禁用,因为有乳酸酸中毒的危险。当糖尿病患者肌酐清除率在 80 mL/min 以下者,应停用本类药物。

(3)α-糖苷酶抑制剂:本类药物有阿卡波糖(拜糖平)、伏格列波糖,进餐时服用,肝功能不全、胃肠功能不良及孕妇慎用。第二代产品作用强而胃肠不良反应小,与二甲双胍合用效果更好。也可与胰岛素联合应用,用途广泛,可用于 1 型和 2 型糖尿病患者,主要作用降低餐后血糖,单独使用不引起低血糖,与其他药物联合应用可减少其他药物的用量,使全天血糖趋于平稳。

(4)噻唑烷二酮类降糖药(又称胰岛素增敏剂):包括吡格列酮(艾丁)、罗格列酮(迪亚),该类化合物主要通过激活核受体-过氧化物酶增生活化受体,而显著增加胰岛素敏感性,改善胰岛素 β 细胞功能,降低血糖,缓解脂质代谢和高血压,并对血管、肾脏等器官有保护作用。有研究报道长期使用胰岛素增敏剂的 2 型糖尿病患者,可使尿蛋白排泄率降低,并延缓肾小球硬化的发生,在肾功能不全时无需进行剂量调整。但应用此类药物时,应注意以下事项。一是该药仅在胰岛素存在下发挥降糖作用,故不应用于 1 型糖尿病或糖尿病酮症酸中毒患者;二是注意肝功能损害,一旦发现肝功能异常,特别是黄疸出现时,应停止治疗;三是该类药品有引起体液潴留、有加重充血性心力衰竭的可能,所以心功能不全及水肿患者慎用或停用。2 型 DM 和胰岛素抵抗(IR)为遗传性的,应给予提高机体胰岛素敏感性的药物。2 型 DM 和 IR 的主要危险因素是肥胖,它能分泌许多有关 IR 物质,如脂连蛋白、抵抗素、瘦素。本类药物可结合受体能上调脂连蛋白和下调抵抗素的表达,降低 IR 和改善血葡萄糖的稳定性,改善胰岛素敏感性和控制血糖、血脂,故认为 2 型 DM 伴有高血压、高血脂应用此类药物最适宜。

(5)格列奈类制剂:包括瑞格列奈、那格列奈、米格列奈。此类药物属快速促胰岛素分泌剂,吸收较快,起效快,92% 由肝脏排泄,适用于老年人 DN,少有低血糖反应,肝肾功能不良者耐受良好。它的作用机制是可与 β-细胞膜上的特异性受体结合,促进膜上 ATP 敏感的 K^+ 通道关闭,阻止钾外流,使细胞去极化,开放电压依赖性 Ca^{2+} 通道,使钙入胞内,促使和模仿胰岛素生理性分泌,对餐后高血糖及不习惯用饮食控制者很适用。

3.胰岛素治疗

目前,所用胰岛素制剂有多种,从成分上对其分类,主要分为从猪胰腺中提取的动物胰岛素、半人工合成胰岛素、人工生物合成胰岛素,其中人工生物合成胰岛素临床疗效较为满意。1 型糖尿病、行为干预未满意控制的 2 型糖尿病患者都需应用胰岛素进行治疗。近年来胰岛素强化疗法临床应用较为广泛,对于血糖水平的控制临床疗效理想。但其不良反应发生率高,因此对于剂量的合理应用必须高度重视。本疗法可延缓 35% 的 Ⅱ 期 DN 发展到 Ⅲ 期。肥胖的 DM 患者单用胰岛素治疗可致肥胖及 IR 加重。因此不主张单独使用,应与磺脲类药合用。后者能抑制肝产生葡萄糖而降低血糖,减轻外源性胰岛素的反馈抑制。二甲双胍与胰岛素合用可增强胰岛素的敏感性。2 型 DM 和 DN 经胰岛素治疗血糖得到控制后,改用口服降糖药。1 型 DM 的患者诊断明确后需终身应用胰岛素治疗。

(二)糖尿病肾病(DN)治疗

1.严格控制血糖

严格控制高血糖是防治 DN、改善异常的肾脏血流动力学的最基本和重要方法。因高血糖是 DN 和其他并发症如动脉粥样硬化、末梢神经病变、自主神经病变、眼底病变及肢体溃疡等发生发展的根本原因。因此,严格控制血糖临床意义重大。

DM 的最新治疗方案提出：认为应从糖耐量减退时即开始治疗，因为 2 型糖尿病空腹血糖增高之前 2～5 年已存在餐后高血糖，并证明糖化血红蛋白（HbA1c）分离，而餐后血糖与 HbA1c 正相关。糖耐量减退者，（未治疗）1 年后约 21%发展为 DM，6 年后达 67.7%。糖耐量减退时，即开始防治，是防止 DM 发展及各种并发症发生的最主要措施。

2.严格控制高血压

高血压是糖尿病性肾病常见症状之一，可加快糖尿病性肾病的发展进程，促进肾衰竭的发展，有效降压治疗可以减慢肾小球滤过率下降的速率，减少尿白蛋白排出量。一般当血压＞145/90～95 mmHg，即应开始降压治疗。糖尿病性肾病治疗高血压应首选 ACEI、ARB 类降压药，因其肾毒性甚低，长期使用可使患者的肾功能减退速度降低到接近于正常人年龄相关的下降率，且对无高血压的糖尿病性肾病患者也有降低尿蛋白和保护肾功能作用，特别是与呋塞米联合应用效果更好。钙离子拮抗剂氨氯地平、硝苯地平、非洛地平，α 受体阻滞剂哌唑嗪，以及甲基多巴、可尔宁等降压药均可酌情选用。

3.调血脂药物应用

糖尿病常伴发高脂血症，在高血糖环境中脂质易被糖基化，易过氧化，则易损伤血管内皮和平滑肌细胞，尤其是低密度脂蛋白增高者，这些都是致动脉粥样硬化的重要因素，也是糖尿病肾病、肾血管硬化的原因之一，常应用他汀类降脂药物。他汀类药除可降脂外尚有许多效应。以甘油三酯升高为主，应选用贝特类制剂，它能明显降低 TG，并有抗血小板聚集作用，抗凝及降低血浆黏度，可抑制或减轻动脉粥样硬化。

（杨勇才）

第八节 高血压肾损害

高血压分为原发性高血压和继发性高血压，高血压常可引起心、脑、肾等器官功能性和器质性改变。本病是一种以体循环动脉血压升高为主的全身性疾病。原发性高血压分为良性高血压和恶性高血压。良性高血压可引起良性小动脉性肾硬化症，恶性高血压可引起恶性小动脉性肾硬化症。良性小动脉性肾硬化症，称良性肾硬化症。本节主要阐述原发性高血压肾损害。

一、病因

（一）病因与发病机制

高血压的病因尚不明确，据调查常与以下因素关系密切。

1.遗传因素

家族遗传，年龄增长等。

2.钠盐食入过多等

钠盐食入过多，钾食入不足，过量饮酒，尿酸增加，吸烟。

3.精神因素

长期精神过度紧张，劳作过度，或活动过少，肥胖。

4.环境因素

噪音,环境污染,北方高寒地区多于南方平原,城市多于乡村。

(二)发病机制

高血压发病机制十分复杂,与以下机制有关:血流动力学改变、肾钠潴留、细胞膜阳离子转运缺陷、血管张力增高、管壁增厚、肾素-血管紧张素系统作用、加压素的作用、神经肽、激肽-前列腺系统等。

二、临床表现

高血压可分为缓进型和急进型,后者又称为恶性高血压。一般在 30 岁以上多见。早期患者常有头痛头晕,耳鸣健忘,注意力不集中,烦闷失眠,乏力心悸,夜尿增多等症状。如果长期发展,血压明显持久地升高,则可出现心、脑、肾、眼底、血管等器质性和功能性障碍,甚至可出现高血压危象。

三、诊断与鉴别诊断

(一)缓进型高血压病

起病隐匿,进展缓慢,早期可有较长时间的无症状期,常在体检时发现,以后可有头晕、头痛、健忘、失眠等症状,如不经治疗一般 5 年以后可出现肾脏、心脑等重要脏器器质性和功能性损害,此型占高血压的绝大多数。目前我国高血压的诊断标准:理想的血压是 <120/80 mmHg,正常的血压在 <130/85 mmHg,正常的高值是 130~139/85~89 mmHg。一级高血压是 140~159/90~99 mmHg。二级高血压是 160~179/100~109 mmHg。三级高血压是 ≥ 180/110 mmHg。而单纯收缩期高血压收缩压 ≥ 140 mmHg,而舒张压 <90 mmHg。。

(二)急进型高血压

急进性高血压又称恶性高血压,临床上较少见,占高血压患者的 1%~5%。某些缓进型高血压和继发型高血压,也可在病程中某一阶段转化为急进型。其原因尚不明确。可能与肾小管内栓塞形成有关。

其临床表现基本上与缓进型高血压相似,但本型病情发展迅速和严重,舒张压多持续 >130 mmHg,多在 2 年内,快者数月内出现严重的心、脑、肾的损害,发生心力衰竭、脑血管意外和尿毒症。

急性高血压脑病表现:血压突然显著升高、剧烈头痛、呕吐、黑矇、烦躁、惊厥、昏迷、视盘水肿、暂时性偏瘫、失语等高血压危象。由于全身细小动脉一过性强烈痉挛,使血压急剧上升,患者头痛,多汗,皮肤苍白,视物模糊,心动过速,急性肺水肿,而发生高血压脑病。

(三)理化检查

1.尿液检查

尿常规可见蛋白、红细胞和颗粒管型,细胞内溶酶体酶(NAG),尿微量蛋白增高。

2.血生化检查

氮质血症,肌酐升高,血浆肾素活性增高。

3.心电图

心电图呈左心室高电压,严重者伴心肌劳损,心电轴左偏。

4.B超检查

双肾回声粗乱，早期大小形态可正常。

5.心脏X线片

主动脉迂曲延长，主动脉弓突出，左室增大。

6.眼底检查

眼底检查常表现为Ⅰ、Ⅱ、Ⅲ或Ⅳ级眼底改变。

(四)鉴别诊断

原发性高血压肾损害，主要与继发性高血压相鉴别。继发性高血压占高血压病总数的5%～10%，其中有些是可能通过手术的方法治疗，或内科治疗原发病，因此，要重视临床上在确诊为原发性高血压时，必须排除继发性高血压，特别要注意的是年轻高血压患者。

四、诊断标准

原发性高血压肾损害诊断标准如下。

(1)病史：在出现蛋白尿前，一般有 5 年以上的持续性高血压，程度一般 >160/110 mmHg者。

(2)临床症状：时常有头晕、头胀、眼花、记忆力减退、腰困背重、乏力表现，一般年龄在30 岁以上者多见。

(3)尿常规检查：镜检尿蛋白(＋)～(＋＋)，镜下血尿、管型尿，24 h 蛋白定量不超过1.5～2.0 g，尿微量清蛋白增高者。

(4)眼底检查视网膜动脉硬化，或动脉硬化性视网膜改变。

(5)除外原发性和其他继发性肾脏疾病。

五、治疗

无论是原发性高血压，还是继发性高血压，其共同的病理基础是小动脉痉挛性收缩或硬化，周围血管阻力增加，从而导致血压升高。高血压肾损害的治疗首要目标及意义主要是抗高血压治疗，兼以应用抗凝降纤治疗原则。肾脏是高血压损害的主要靶器官之一，同时又是血压调节的重要器官。若高血压对肾脏一旦造成损害，又因肾脏对体液平衡调节障碍，以及活性物质等代谢障碍，又可加剧高血压的程度。为此控制高血压对于防治原发性或继发性肾脏病的发展，积极保护肾功能起着十分重要的作用。高血压肾损害及抗高血压药物应用如下。

(一)血管紧张素转换酶抑制剂(ACEI)、血管紧张素Ⅱ受体拮抗剂(ARB)

ACEI 主要作用抑制血浆中血管紧张素Ⅰ转变为血管紧张素Ⅱ，抑制心、脑、血管壁、肾脏、肾上腺等局部组织中血管紧张素Ⅱ的合成，减缓激肽降解，增加前列素的释放，降低交感神经兴奋性和去甲肾上腺素的释放，使内皮细胞合成内皮素减少和生长血管舒张因子增多，并减少醛固酮释放，从而降低血压。ACEI 抗高血压的特点，可改善胰岛素抵抗和糖代谢异常，对脂质代谢无不良影响。对肾素依赖性高血压疗效良好，并可保护肾功能，是治疗高血压肾损害和肾性高血压蛋白尿的首选药物类。如盐酸贝那普利(洛丁新)5～10 mg，每日 1 次口服；卡托普利 12.5～25 mg，每日 2 次口服，或每日 3 次；依那普利 10 mg，每日 2 次口服。应用时选上药一种即可，妊娠和肾动脉狭窄、肾功能不全、血肌酐>265 μmol/L者禁用。少数人服后有咽痒干咳反应。

血管紧张素Ⅱ受体拮抗剂:有氯沙坦钾片(科素亚),起始常用剂量 50 mg,每日 1 次口服,部分患者根据血压情况,每日剂量可增加至 100 mg;或缬沙坦 80～160 mg,每日 1 次服用;或伊贝沙坦等,降压效果类似于血管紧张素转换酶抑制剂,而且耐受性好,不良反应轻微。注意事项同 ACEⅠ类药物。

(二)钙通道阻滞药

本类药物可阻滞钙离子转运入肌肉细胞内,阻滞血管平滑肌细胞膜 Ca^{2+} 通道,抑制平滑肌的收缩,降低外周血管的张力从而降低血压。同时,钙拮抗药可增加肾、心冠状动脉、脑血管的血流,舒张外周血管平滑肌,抗血小板聚集,不影响糖和脂的代谢。钙拮抗药分三类:其一,二氢吡啶类,包括硝苯地平、尼群地平、尼卡地平、拉西地平等地平类;其二,苯噻氮䓬类,如地尔硫䓬等;其三,苯烷基胺类,有维拉帕米、加洛帕米等。苯噻氮䓬及苯烷胺类也称非二氢吡啶类。应用本类药物治疗高血压肾损或继发性高血压是首选的常用药物。可根据病情血压情况及药物作用时间选择应用。本类药物不良反应轻微,偶有面部潮红、恶心、水肿、直立性低血压。少数患者有阳痿等不良反应。孕妇忌用。

(三)利尿降压剂

利尿剂仍是常用的降压药,其主要作用机制是促进肾脏排泄钠和水,减低血容量而起到降压作用,并有增强其他降压药物的功效,故常为第一线的降压药物。其不良反应可引起低钾血症、高尿酸血症、高胆固醇血症和高三酰甘油血症,及葡萄糖耐量降低。噻嗪类利尿药较之襻利尿药的降压效果较好,唯在肾功能不全患者噻嗪类利尿药无效,此时应使用襻利尿药。如螺内酯(安体舒通)、氨苯蝶啶等保钾利尿剂,对降压疗效不佳。在肾功能不全的患者,本类药有导致高血钾的危险应予注意。在噻嗪类药物中常使用氢氯噻嗪 25～50 mg,晨起 1 次服用,即可产生 24 h 的抗高血压作用;或 25 mg,每日 2 次服用。襻利尿剂的利尿作用起效较快,作用持续时间短,不一定作为基础抗高血压药物,但在肾功能不全时,可选用襻利尿剂。潴钾利尿剂一般不单独用于抗高血压治疗,痛风患者忌用。糖尿病和高脂血症患者慎用。

(四)交感神经阻滞药

交感神经阻滞降压药是抗肾上腺素药,它能拮抗肾上腺受体,又称为"肾上腺素受体拮抗剂"。肾上腺素受体拮抗剂,根据其拮抗的受体亚型不同,可分为 α、β 受体拮抗药及 α 受体拮抗药和 β 受体拮抗药三大类。它们具有拮抗 α 受体效应(外周血管收缩等)的作用和拮抗 β 受体效应(心脏收缩、心率加速、支气管平滑肌舒张等)的作用。

1.β 肾上腺能受体拮抗药

本药仍为治疗高血压广泛使用的药物。其药理作用可阻断心肌 β 受体减慢心率,抑制心脏收缩力与房室传导,循环血容量减少,心肌耗氧量降低。并能抑制肾素的释放,故血浆肾素浓度下降,减少中枢交感神经冲动的输出。临床常用于治疗多种原因所致的心律失常,如室性及房性早搏(疗效较好),窦性及室上性心动过速,心房颤动,但室性心动过速宜慎用。也可用于心绞痛、高血压。

有学者认为,肾性高血压患者以使用纳多洛尔(萘羟心安)40～240 mg,每日 1 次顿服较好。因其能增加血流量,特别是适用于肾功能损害者。本类药品不良反应有心动过缓、疲倦和睡眠不宁,兼有引起阳痿者,有轻度增加血钾和三酰甘油的作用。心力衰竭房室传导阻滞,阻塞性肺气肿或支气管哮喘者禁用。本类药品代表药物有普萘洛尔(心得安)、噻吗洛尔、纳多洛尔、索他洛尔、氧烯洛尔、阿普洛尔、吲哚洛尔、卡替洛尔等。

2. α 肾上腺能受体拮抗剂

本类药物可竞争性地与 α 受体结合而产生拮抗神经递质，或 α 激动剂的效应。本类药物又分 α_1、α_2 两种亚型。它们的效应主要表现在血管舒缩及血压方面，多作为血管舒张药和降压药应用。本类代表药物有酚妥拉明（立其丁）、妥拉唑林、酚苄明、哌唑嗪等。极少数患者服用后可有"首剂"直立性低血压而晕厥、心悸等，老年人慎用，肾功能减退者忌用。降压作用不稳定，临床上主要应用于血管痉挛性疾病，如肢端动脉痉挛、手足发冷、闭塞性血栓性静脉炎等。

3. α、β 肾上腺能受体拮抗剂

此类药物兼有 α 受体和 β 受体拮抗作用，对高血压的疗效比单纯 α 受体或 β 受体拮抗剂为优，多用作降压药。主要不良反应有恶心、头晕。对哮喘、心力衰竭、慢性阻塞性肺疾患、心脏传导阻滞者忌用，糖尿病慎用。肝毒性较大，肝病患者忌用。本类代表药有拉贝洛尔、布新洛尔、地来洛尔、阿罗洛尔等。

4. 中枢肾上腺素能抑制药

本类药物主要作用在脑干，可使交感神经传导冲动受阻，因而出现降压作用。本类代表药物有利血平、降压灵、降压平、降压静、甲基多巴等，其主要不良反应有嗜睡、疲倦、阳痿和直立性低血压，有时引起肝损害。

5. 末梢性交感神经抑制药

本类药品可抑制去甲肾上腺素释放的外周性作用，使外周血管阻力下降，具有良好的持续性降压作用，对心功能无显著影响。不改变心搏出量和心输出量及肾小球滤过率，代表药物有胍乙啶、胍那苄（氯苄氨胍）等。其主要不良反应有直立性低血压和性功能障碍，老年人慎用。

6. 神经阻滞剂

本类药物常用于高血压，其不良反应有视力模糊、口干、头晕、便秘、排尿困难、阳痿等。心肌梗死、肾功能减退者忌用。本类药物有美加明等。

（五）直接扩张血管降压药

本类药物可直接作用于血管平滑肌而扩张周围血管，使血压下降，起效快，并能增加肾血流量，降压作用主要使小动脉扩张，外周阻力降低而致血压下降。其特点为舒张压下降明显，现多用于肾性高血压及舒张压较高的患者。单独使用效果不甚好，且易引起不良反应，故多与利血平、胍乙啶、普萘洛尔合用，以增加疗效及消除不良反应。此类药物有硝普钠、肼屈嗪（肼苯哒嗪）、米诺地尔（长压定）、二氮嗪（降压嗪）、双肼屈嗪等。肾功能不全、甲状腺功能低下者慎用。肾功能不全者常加用利尿剂。

（六）高血压危象的治疗

原发急进性高血压和继发性高血压或恶性高血压，均可发生高血压危象，收缩压 200 mmHg，舒张压 120 mmHg 以上者，如不及时治疗可致死亡。应采取静脉滴注降压药的方法以予控制。力求在 30～60 min 内将舒张压控制在 100 mmHg 以下。

硝普钠是抗高血压危象的首选药物（妊高征不宜应用），疗效确切可靠，作用迅速，给药 5 min 即可显效，停药后作用维持 2～15 min。用法：将 50 mg 硝普钠加入 500 mL5％葡萄糖注射液中（0.1 mg/mL），开始静脉滴注速度为每分钟 0.5 μg/kg（10 滴），然后根据血压情况加速滴注，直到血压降至140～150/90～100 mmHg。注意在用药过程中应用心电、血压监护仪观察血压和心电图、心率情况，调节滴数。在应用硝普钠时，应同时应用速尿 40～60 mg 肌内注射或静脉滴注,可协同降低血压和防止并发的水钠潴留。因硝普钠作用短暂,故在调节输注至合适剂量时应同时加用一些维持性口服降压药。硝普钠停用要逐渐减量,并继续应用口服降压药。

一般当舒张压降至 100 mmHg 时,就给予口服速尿 10 mg,硝苯地平 10 mg,卡托普利 25 mg,8 h 一次,在服药半小时后,硝普钠即可试行逐渐减慢滴速,直到停用。而继续服用上述药品,血压稳定后逐步调整口服降压药。应注意硝普钠不良反应有低血压、恶心、呕吐等,或肌肉痉挛、精神不安、厌食、皮疹、出汗、发热。使用超过 3 d 或肝肾功能不全者,其代谢产物氰酸盐浓度会过高,应注意预防中毒。

(七)原发性高血压肾损害及肾性高血压药物的选择及用法

1.降压药的选择

应根据肾病的损害程度、病理生理改变、血压升高程度和所见合并症情况选择降压药。肾损害时应首选血管紧张素转换酶抑制剂及血管紧张素Ⅱ受体拮抗剂、钙通道阻滞药和利尿降压药。上述药物有保护肾功能,改善肾血流量,降低尿蛋白排出作用。有心动过速时宜加用 β、α 受体拮抗剂;水肿严重时应选用利尿降压剂;有心绞痛或支气管哮喘时,宜选用钙通道阻滞药。

2.降压药的用法

首选一种药,从小剂量开始,当应用 1~2 周后,达不到降压目标时尚可逐渐加大用量。如果效果不明显时,可加用不同类型、作用机制不同的药物一种或两种,视病情和个体情况而定。作用机制相同的药物一般不主张合用。

3.联合用药的原则

联合用药可增强疗效,减少各种药物剂量,抵消或减少各种药物的不良反应,一般以 2~3 种药合用即可。应用易引起水钠潴留的降压药物时,可配合利尿降压药;应用易引起反射性交感神经活性增强的降压药时,可加用 β 肾上腺素能受体拮抗剂为宜。

4.降压水平幅度

尚未产生心、脑、肾并发症可降至理想血压水平;已产生心、脑、肾损害,尤其是损害严重的晚期患者,降压速度宜缓慢,一般降至 140~145/85~90 mmHg 即可。不要因降压过低或过快而影响心脑肾等重要器官的血流灌注,对老年患者更应注意不要降得过快过急。

(杨勇才)

第九节　高尿酸血症肾病

随着经济的快速发展,生活习惯和饮食结构的改变,高尿酸血症将成为仅次于糖尿病的第二号代谢病。高尿酸血症肾病是由于血尿酸产生过多,或排泄减少而形成高尿酸血症所致的肾损害,通常称为"痛风性肾病"。

一、病因

尿酸是内源性和饮食中嘌呤核苷酸的最终代谢产物。机体内源性形成的尿酸占 80%,其生成量增多是高尿酸血症的主要原因,其余 20％来自于食物。在生理情况下,每更新 30％～60％,尿酸 30％由肠黏膜细胞分泌进入肠腔,经细菌分解成氨排出体外,其余 60％～70％经肾脏排出。肾脏排泄尿酸主要经肾小球的滤过,近曲小管的重吸收,远曲小管的分泌,肾小管重吸收。而影响肾脏排泄的主要因素:尿的 pH 值、肾小管的液体流速、肾的血流量等。原发性高尿酸血症基本属于遗传性,但遗传方式尚不明确。越来越多的临床资料显示,原发性痛风与肥胖、原发性高血压、血脂异常、糖尿病、胰岛素抵抗密切相关。主要直接与嘌呤核苷酸代谢中特异性酶缺陷有关。

二、临床表现

慢性尿酸性肾病(痛风病)常见于 30 岁以上男性,多起病隐匿,部分患者可有痛风发作及肾绞痛病史。早期可无肾病表现,仅有肾外症状。晚期可出现慢性肾功能不全的症状。绝大多数伴有痛风性关节炎或痛风石,但肾脏病变与痛风性关节炎的程度不平行。

(一)肾外表现

1.关节肿痛

60％的患者关节肿痛先于尿酸肾病发生,首次痛风发作 60％以上的关节肿痛发作在足大趾跖趾关节处,多在夜间起病,局部疼痛剧烈,发热,皮肤暗红,炎症消退后关节外的皮肤脱皮脱屑。反复发作者局部可发生痛风石,甚至关节畸形。痛风发作也可波及足背、踝、足跟、膝、腕、指、肘等关节。若痛风石处皮肤破溃可形成溃疡,经久难愈,可有纤细状结晶物组成、面糊样的白色物质溢出。

2.高血压表现

有 40％～45％的患者可出现高血压。

3.贫血表现

晚期患者有程度不同的贫血。

4.其他

常伴有肥胖、糖尿病、高脂血症、动脉硬化等。

(二)肾脏表现

1.血尿

约 70％的尿酸肾病可出现镜下血尿和肉眼血尿。

2.尿酸结石

17％～40％尿酸性肾病患者可发现肾及尿路结石,肾区可有压痛或叩击痛。若尿酸结石梗阻尿路,可出现肾绞痛所致的肉眼血尿。

3.尿常规沉渣检查

早期仅有轻度的蛋白尿和少量红细胞,尿蛋白以小分子为主,肾功能表现为尿浓缩能力减退,尿渗透压＜800 mmol/L,肾小球滤过率正常。晚期随着病情的进展,逐渐影响肾小球的滤过功能,可发生显著的高血压和氮质血症。

三、诊断与鉴别诊断

(一)诊断

具备以下条件提示尿酸肾病的诊断:①男性患者有少至中等量的蛋白尿伴镜下血尿或肉

眼血尿、高血压、水肿、低比重尿伴发关节炎症状;②血尿酸升高(>390 μmol/L),尿尿酸排出量增多(>4.17 mmol/L),尿呈酸性(pH<6.0);③肾脏病和关节炎并存或肾脏病前后出现关节炎者。肾活检为肾间质-肾小管病变,在肾小管内找到尿酸盐结晶可确诊。

(二)鉴别诊断

该病需与慢性肾盂肾炎、肾结石、慢性肾衰竭、风湿及类风湿关节炎等鉴别。

四、诊断标准

1.符合原发性高尿酸血症

男性血尿酸>420 μmol/L(7 mg/dL)。女性>360 μmol/L(6 mg/dL)。尿尿酸>6 000 μmol/d(1.0 g/d)。

2.同时具有以下 2 项或 3 项

(1)持续性尿异常蛋白尿,白细胞>5/HP,红细胞>3 个/HP。

(2)肾功能损害 Ccr 下降,Scr、BUN 升高。

(3)尿排石病史,结石成分为尿酸盐。

五、治疗

(一)一般治疗

尿酸肾病患者的饮食主要是针对其高尿酸血症来决定其饮食治疗原则。

1.应多食用含水分量高的食物

尿酸肾病患者应多食用西瓜等各种含水量较高的瓜果类,以加速尿酸排出。建议每日的饮水量应保持在 2 000~3 000 mL,以促进患者排尿。

2.多选用蔬菜、水果等碱性食物

高钾、低钠的碱性蔬菜,不仅可发挥利尿的作用,对于尿酸盐溶解、排泄也有积极的促进作用。

3.选择合理的食物烹调方法

食物烹调方法的选择以蒸、煮、炖、汆、烩等用油量较少的烹调方法为宜。

4.低嘌呤饮食

应限止食用如肉类、动物内脏、虾、蟹、蚌、沙丁鱼、菇类等酸性食品。因限制了肉类、内脏及豆制品等,应适当补充铁剂、B 族维生素、维生素 C、维生素 E 等。此类药物能促进组织内沉着的尿酸盐溶解。

5.控制总热量

因患痛风者常肥胖,总热量宜较正常饮食略低 10%~15%,以免体重增加。根据不同患者运动量,一般以每日 105~126 kJ/kg 计算。

6.限制蛋白质摄入

由于蛋白质对于患者体内尿酸的形成有促进作用,因此,应限制患者蛋白质的摄入,以0.8~1.0 g/kg 计算较适宜。如果患者出现肾功能受损伤的临床症状,可根据患者的具体情况加以调整。

如患者出现蛋白尿时,蛋白质的摄入量应以患者血浆清蛋白浓度和尿蛋白丢失量为依据。如患者出现氮质血症,建议患者低蛋白、低嘌呤饮食。

7. 戒酒类饮品

忌服含有酒类饮品,尤其是啤酒更应忌饮。因酒精饮料可使肾脏排出尿酸减少,易使体内乳酸堆积,故必须严加控制。

(二)药物治疗

1. 抑制尿酸形成的药物

别嘌呤(别嘌呤醇):通过竞争抑制黄嘌呤或次黄嘌呤转化为尿酸,使尿酸合成减少,血尿酸下降。但不增加尿酸排泄,更适应于尿尿酸较高的患者。对伴有肾损害者同样有效。所以是痛风患者的首选药物。别嘌醇其不良反应为眩晕、恶心、发热、皮疹和血清转氨酶升高,很少发生表皮脱落性皮炎,如发生立即停药后 6~7 d 即可恢复。较严重者可用激素脱敏治疗。有肾功能损害的患者,应根据肌酐清除率的不同来决定用量。肾小球滤过率分别为30 mL/min、60 mL/min,别嘌呤醇剂量分别为 100 mg/d、200 mg/d,肾功能正常者别嘌呤醇为 300 mg/d。

2. 促使排泄尿酸的药物

(1)丙磺舒(羧苯磺胺):能抑制肾小管对尿酸的重吸收,如肾功能不全者难于凑效,但尿酸排泄低下型高尿酸血症,肾功能有轻度损害也可应用。当尿酸排泄增多后,肾功能也可改善,常用剂量 0.5 g,口服 2 次或 3 次。常见不良反应有发热、皮疹和白细胞减少等过敏或毒性作用。

(2)磺吡酮:其药理作用与羧苯磺胺相似,但作用较强,常用量为每日 25~100 mg,分 2~3 次口服。

(3)苯溴马隆(苯溴酮,痛风立仙):通过抑制肾小管对尿酸重吸收,以增强尿酸排泄,其毒性低,是较强的降尿酸药物。肾功能不全者其疗效优于其他降尿酸药,其有效剂量为每日25~100 mg。

(4)ACEI 制剂:近年来有资料报道应用血管紧张素转酶抑制剂和受体阻断剂能抑制近曲小管对尿酸盐的吸收,使尿酸盐排泄增加,其相应制剂可作为降尿酸药物使用。排尿酸药能使血尿酸降低,并可防止痛风结节形成。对已形成的结节可使其缩小。但在使用上述排尿酸药可使尿中尿酸升高,导致结石形成。特别是在起始治疗时更应注意。使用本类药物时必须从小剂量开始,然后逐渐增加剂量,以免血液中尿酸数值急骤下降,使组织中沉积的尿酸结晶溶解而使痛风急性发作。

(5)碱化尿液治疗:口服或静滴碳酸氢钠,避免使用抑制尿酸排泄药物,如速尿或噻嗪物利尿剂。

(三)肾脏病变的治疗

1. 肾结石治疗

嘱患者大量饮水,每日 2~3 L,特别是尿酸排泄过高者,合用碱性药物,矫正尿 pH 在 6.0~6.5,可使尿酸转变成易溶解性的尿酸盐,降低血尿酸。枸橼酸钾可和钙结合,减少尿钙而降低结石的复发率。有痛风性关节炎发作病史者,不宜应用排尿酸的药物,以致加重病情。在上述处理 2~3 个月仍未见好转或结石较大,肾积水较重,可考虑超声碎石或手术取石。

2. 痛风性肾病治疗

凡肾功能正常,24 h 尿尿酸<700 mg 者,可采用排尿酸药物。用药期间多增加水分的摄入。碱化尿液,乙酰唑胺 0.25 g,睡前服用。当肾功能不全时,使用别嘌醇,需按肾小球滤过率加以调整用量。如内生肌酐清除率为20 mL/min,剂量应<0.1 g/d。如发生急性肾衰竭及终

末期肾衰竭的患者,按尿毒症处理,必要时行血液透析治疗。大多数急性肾衰经透析治疗后可以逆转。

3.积极控制高血压

痛风患者约有1/3有高血压,严重高血压的并发症,远较高尿酸血症严重,应及时加以控制,减少心脑血管损害,并能保持改善肾功能。

4.控制高脂血症

痛风患者中有50％以上有高甘油三酯血症,如在饮食控制、体重减轻后而得不到改善,应服用降脂药物。

5.防治感染

合并感染者积极应用抗生素治疗。

(四)痛风急性发作的治疗

关节炎症状一旦急性发作,有时会痛不堪言,宜尽快治疗和控制症状。可选用秋水仙碱和非甾体类抗炎药及皮质激素类药物治疗。

1.秋水仙碱

秋水仙碱是治疗急性痛风性关节炎的首选药物,能迅速控制急性发作的疼痛难忍的症状。用药愈早,效果愈好。如急性发作最初几小时立即治疗,90％有效,如超过12 h,75％在24 h到48 h奏效。虽然秋水碱控制急性痛风有显著疗效,但它不能干扰嘌呤代谢,无抑制尿酸生成或促进尿酸排泄的作用,故不能作为常规用药。

2.非甾体消炎药

非甾体消炎药能迅速有效地缓解疼痛,减轻炎症。药物种类多,不良反应较小,使用比较广泛,主要有双氯芬酸(扶他林)、布洛芬、萘普生、吡罗昔康(炎痛喜康)、保泰松、吲哚美辛(消炎痛)、舒林酸等。双氯芬酸(扶他林)为消炎止痛和解热药,比吲哚美辛(消炎痛)强2~2.5倍,其特点为疗效强,不良反应小,个体差异小,口服剂量初始50 mg,以后25 mg,每日3次。

3.糖皮质激素

对病情严重及对秋水碱或非甾体抗炎药禁忌,或无效者可口服皮质激素类药治疗,能迅速缓解急性发作。泼尼松开始剂量每日30~50 mg,晨一次顿服或分3次服用,症状缓解后,逐渐撤减剂量,服用7~14 d后停用。皮质激素虽然可迅速控制症状,但停药后易反跳,长期使用激素后,可大大减小秋水仙碱和非甾体抗炎药的疗效,所以尽量不用皮质激素。对于痛风的治疗目标之一,是降低血尿酸,应使血尿酸降至360 μmol/L以下,定期监测血尿酸及肝肾功能、血脂、血压,根据情况调整用药量。

应用调节血尿酸,别嘌呤和排尿酸药物的疗程无统一的标准,但在应用上述药物2周后尽量可使尿酸降至较低水平。不少患者在临床治愈后的2~4年内复发,或高尿酸血症呈波动状态。有些患者虽然血尿酸较低,但关节症状未消除,只要对别嘌醇的使用依从性好,就应继续长期使用并合用排尿酸药物。并要改变不良嗜好,如饮酒和过食可增加血尿酸食品,应尽量避免大剂量应用利尿药。肥胖者尽量减轻体质量,克服不良诱因。对尿酸性结石,更需要长期治疗。根据血尿酸水平和临床症状来判断是否长期治疗或停药,是目前普遍的用药方法。

（杨勇才）

第十节　肝肾综合征

肝肾综合征(hepatorenal syndrome,HRS)通常是指严重或急性肝脏疾病导致的功能性肾衰竭,它是肝功能衰竭综合征临床表现之一。本病病变多发生于失代偿肝硬化、重症肝炎、急性重型肝炎和肝癌晚期等严重的肝病患者。晚期肝硬化 40%～80% 可发生肝肾综合征,病情多呈进行性发展。

一、病因

肝肾综合征常继发于各种类型的失代偿期肝硬化、突发性肝衰竭、重症病毒性肝炎、妊娠性脂肪肝、原发性和继发性等严重肝病。HRS是各种肝病终末期的表现,是一种临床危重病。对于肝硬化合并大量腹腔积液患者,是临床发生 HRS 最常见的表现,是急性肾前性功能衰竭的一个严重类型。患者多有诱因引发,最常见的诱因是上消化道大出血;大量放腹腔积液,利尿过度;感染,腹泻;外科手术后,应激状态下等,但也有部分患者可在无明显的诱因下发生 HRS。

二、临床表现

肝肾综合征主要表现在原有肝病的基础上,肝功能进一步恶化,随即出现急性肾衰竭的表现。

(一)症状及体征

1.症状

(1)少尿:少尿是肝肾综合征的重要特征。但也可有尿量正常者。常发生在用强利尿剂、大量放腹腔积液或上消化道出血后,亦可在肝病过程中出现而无明显诱因。

(2)消化道症状:呕血,便血,恶心呕吐,左胁下疼痛,右胁钝痛。

(3)水肿:以腹部肿大为主,亦可伴有下肢水肿,甚至全身肿大。

(4)全身症状:黄疸,腹壁静脉显露,表情淡漠、甚至昏迷,低热,四肢消瘦,乏力。

2.体征

(1)低血压:多数患者有中度血压下降,有些患者在出现心肾衰竭时血压才下降。

(2)腹腔积液:患者普遍有腹腔积液,但腹腔积液量差别很大,有大量腹腔积液的患者约占 75.5%。

(3)黄疸:黄疸多呈进行性加重,但有些患者没有黄疸。

(4)吐血、便血:门脉高压时腹壁静脉怒张,脾脏肿大,胃底可见食管静脉曲张,甚或食管静脉破裂出血。

(5)神志异常:患者多表现为神志淡漠,或神志异常,扑翼样震颤,甚则神志昏迷,瞳孔对光反射迟钝,呼吸深慢,并有异味。

(二)分期

根据 HRS 的临床过程,可分为如下 3 期。

1.早期(氮质血症前期)

肝功能明显异常,且有腹腔积液,但是 Scr 及 BUN 正常,血钠低(<125 mmol/L),尿钠低

（＜10 mmol/L），尿量正常或减少，尿比密正常，对利尿剂反应较差。

2.中期（氮质血症期）

肝功能衰竭、腹腔积液难以控制，出现进行性肾功能异常（Scr 及 BUN 升高），血钠＜125 mmol/L、尿钠＜10 mmol/L，少尿（＜400 mL/d）或无尿（＜100 mL/d），尿比密正常或升高，大剂量利尿剂可使尿量保持正常，此期可持续数天至 6 周。

3.晚期（肾功能衰竭期）

临床出现肝性脑病、血压下降，大剂量利尿剂无效，患者仍然少尿或无尿。

三、诊断与鉴别诊断

（一）诊断

根据病因、病史和临床表现，结合实验室检查结果，HRS 的诊断一般并不难。

（1）有肝脏疾病的证据及肝功能衰竭的表现。

（2）原无肾脏疾病病史（或肾功能正常）。

（3）24 h 尿量＜500 mL，持续 2 d 以上，伴 BUN 升高。

（二）实验室检查

1.尿化验

无蛋白尿或轻度蛋白尿，颗粒管型不多，尿液显著浓缩，尿渗透压与血渗透压比值大于 1；尿比密＞0.0120。

2.血生化

可见低血钠、低血钾，亦可呈高血钾；血肌酐浓度轻度升高，尿肌酐与血肌酐比值大于 20；黄疸指数异常升高，谷草转氨酶和 γ-转肽酶、碱性磷酸酶异常升高；白蛋白与球蛋白比值倒置。

3.影像相关检查

B 超检查可获得肝、肾等脏器的切面声像图，能及早了解肝、脾、肾等脏器的病变进展状况，为诊断提供参考依据。

4.其他检查

其他检查如放射性同位素肾图、腹腔积液抽取检查、血常规、大便潜血试验等，也可酌情选用。

（三）鉴别诊断

HRS 的鉴别诊断首先要与单纯肾前性氮质血症进行鉴别；其次要区分 HRS 是功能性还是器质性的。肾前性因素，如严重低血压、大量利尿、失血和大量放腹腔积液，此种情况下试验性补液后，肾功能可迅速恢复。补液试验在鉴别上尤其重要。进入器质性肾功能损害的 HRS 虽然在实验指标上与急性肾小管坏死相似，但其病情严重，多于进入昏迷期、预后恶劣，鉴别不难。

1.急性肾小管坏死

临床检验尿钠＞40 mmol/L，尿/血肌酐＜10，尿/血渗透压之比＜1，尿比密低＜1.015。尿常规有较多蛋白、细胞管型和颗粒管型。

2.假性肝肾综合征

如毒物中毒、严重败血症或弥散性血管内凝血，可同时损害肝及肾，诊为"假性肝肾综合征"，但它并非由重症肝病引起，鉴别不难。

四、诊断标准

（一）主要条件

（1）肾小球滤过率（GFR）降低，血肌酐 >132.6 μmol/L，或内生肌酐清除率 <40 mL/min。

（2）无休克，无细菌感染，无体液丧失以及应用肾毒性药物的历史。

（3）若停用利尿药，予以大量的血清白蛋白和等渗盐水补液进行扩容，不能使肾功能得到持续性的改善。

（4）24 h 尿蛋白定量 <0.5 g，肾脏超声检查无实质性或梗阻性疾患的证据。

（二）次要条件

（1）尿量小于 500 mL/24 h。

（2）尿钠小于 10 mmol/L。血钠小于 130 mmol/L。

（3）尿渗透压大于血渗透压。

（4）尿红细胞计数每高倍视野小于 50 个。

凡慢性肝病、肝硬化患者具备上述主要条件，伴或不伴次要条件者，可诊断为肝肾综合征。

（三）HRS 的临床分型诊断标准

1. HRS I 型

HRS I 型是 HRS 的急性型。严重肝病患者迅速发生肾衰竭，并迅速进展。其肾功能急剧恶化为其主要特征。其标准为 2 周内 Scr 超过原来水平的 2 倍，甚至达到 225 μmol/L 以上，或者肌酐清除率下降超过 50%，或下降至 20 mL/min 以下。HRS I 型预后极差，2 周病死率在 80% 以上。

2. HRS II 型

HRS II 型通常发生于利尿剂抵抗的顽固性腹腔积液患者。临床表现 GFR 中等度或持续性降低为特征，BUN 与 Scr 常分别低于 6.2 mmol/L 和 155 μmol/L，常发生于有一定肝功能的患者。

（四）鉴别诊断

在诊断 HRS 之前，必须做检查排除其他疾病导致的急、慢性肾功能不全，尤其 I 型 HRS 应与急性肾小管坏死鉴别；II 型 HRS 应与肝硬化合并各种慢性肾脏疾病鉴别。

五、治疗

HRS 预后凶险，无特殊治疗法与十分有效的治疗方法。鉴于 HRS 是一种继发于严重肝病的肾衰竭，因此，肝功能改善是肾功能恢复的关键前提。故对肝病及其并发症的治疗，改善和恢复肝功能是必要的。

（一）祛除急性肾衰竭的诱因

祛除诱因对于防治 HRS 的意义重大。目前被公认的诱因有包括以下几项，这些诱因可引起低血容量，或促使肾血管收缩，减低肾的血流量，加重和明显增加 HRS 的发生率。

（1）上消化道出血，肝癌破裂出血。

（2）大量排放腹腔积液，严重腹泻者。

(3)严重并发感染者。

(4)应用肾毒性抗生素和非甾类抗炎药物及大剂量应用利尿剂。

(5)严重电解质紊乱和酸碱失衡等。

(二)原发性肝脏疾病的治疗

因为本病肾衰竭为功能性的,故积极治疗肝病和改善肝功能,是改善肾功能的前提,如肝硬化、慢性活动性肝炎、重症肝炎、肝癌等。进行抗病毒治疗,免疫调节治疗,促进肝细胞再生,防治肝性脑病,以及控制感染,保肝,合理应用利尿剂;或在条件允许的情况下,应积极采取手术、放疗、化疗、介入治疗等。

(三)对症支持治疗

支持治疗与对症处理有重要价值,停用任何诱发氮质血症及损害肝脏的药物,给予低蛋白、高糖饮食,减轻氮质血症及肝性脑病的发生。一般 HRS 患者因存在稀释性低钠血症,要限制钠的摄入。对于长期使用利尿剂的患者,则可适当补充。同时使用保肝降酶药物。

(四)纠正内毒素血症

HRS 时,内毒素血症可使肾功能进一步恶化,并可直接作用于肾小动脉,引起少尿性、急性肾衰竭,故设法控制及减少肠内毒素生成十分重要。口服新霉素、阿莫西林、甲硝唑等抑制或杀灭肠道内杆菌或厌氧杆菌及服用考来烯胺(消胆胺)干扰肠道内毒素的吸收来减轻内毒素血症。在服用抗生素时,也可应用除湿热解毒中药,每日清洁灌肠和保留灌肠治疗。

(五)扩容治疗

多数学者认为,有效血容量不足是 HRS 的启动因素,故仍主张扩容治疗,包括使用全血、血浆、清蛋白、右旋糖酐、血浆制品,适量输入等渗盐水,该疗法仅对有明显的容量丢失的患者有一定效果。但容量补充过快会出现食管静脉曲张破裂出血、肺水肿等,大量输液也可使腹腔积液增加,从而压迫腔静脉和肾静脉,导致肾的循环障碍等不良反应,故扩容治疗时应严密观察。

(六)血管活性药物的应用

应用具有血管舒张活性的药物,可降低肾血管内阻力,可使肾血流量增加,如前列素(PGs),或前列素衍生物、多巴胺、酚妥拉明、654-2、内皮素-A 受体等制剂有保护肾功能的作用。

(七)纠正水电解质及酸碱平衡

在补充有效血容量的基础上增加尿量及尿钠排泄,积极纠正 K^+、Na^+、Cl^-、Mg^{2+} 及酸碱失衡。

(八)替代治疗

近年来血液净化技术高度发展,不但大大推动了肾功能不全的治疗,并已成功地应用于重症感染、自身免疫病、中毒,以及严重的心力衰竭等疾病的治疗。血液净化技术种类繁多,用于 HRS 的主要技术为血液透析与分子吸附再循环系统(MARS)等措施。

1. 血液透析(HD)治疗

当肾衰竭严重以及应用改善肾功能措施无效时,需进行血液透析治疗。在目前肝脏再生无望,以及不适合肝移植的 HRS 患者,没有必要进行维持性透析治疗。进行透析的基本特征包括不能控制的高钾血症、肺水肿、严重的酸中毒和尿毒症、体液过多。肝功能可望好转者有一定的疗效,但应注意其出血、低血压等并发症。

2.血液灌注(HP)治疗

此法主要治疗肝性脑病患者,作用机制为清除某些致肝性脑病物质。

(潘　虹)

第十一节　IgA 肾病

IgA 肾病(IgA nephropathy)是最常见的原发性肾小球疾病,也是我国最常见的慢性肾病和慢性肾衰竭的首要原发病。历史上曾有多种命名,比如 IgA-IgG 肾病、IgA-IgG 肾炎、血管系膜性 IgA 肾小球肾炎、Berger 病、良性血尿、IgA 相关的肾小球肾炎、局灶性肾炎、良性原发性血尿、IgA 肾炎、局灶性血管间质性肾小球肾炎、无症状性血尿、特发性血尿。特点为青壮年多发,男性多见。通常认为本病是由于含有 IgA 的免疫复合物在体内循环并沉积于肾系膜区。但目前只证明有 IgA 的沉积,而 IgA 的具体致病作用,迄今并不了解。IgA 肾病实质为慢性肾小球肾炎中的免疫复合物肾炎。

一、临床表现

(1)发作性肉眼血尿:感染后 1～3 d 即出现,亦称为"咽炎同步血尿"。血尿持续 3 d 可伴有全身无力、低热、腰背部酸痛、肌肉痛。肉眼血尿可以反复发作。亦可转为持续镜下血尿,血尿为肾小球源性。肉眼血尿可持续 1～7 d,甚至更长。

(2)以发作性肉眼血尿和无症状性镜下血尿、蛋白尿为主要表现。

(3)蛋白尿:当慢性或迁延性肾炎急性发作时则尿蛋白较多,常有高血压和水肿等症状容易与 IgA 肾病鉴别。

(4)以急进性肾炎综合征为表现。

(5)有的以腰、腹部剧烈疼痛伴血尿为主要表现,易误诊为肾结石、肾盂肾炎或者胃肠炎等。

二、辅助检查

(一)尿常规异常

尿红细胞形态学为肾小球源性。

(二)免疫学

血清 IgA 增高,IgA 免疫复合物滴度高。C1q、C_3、C_4 未见明显持续降低,而血清 IgA 水平与血压、肾功能以及组织学变化包括血管系膜内 IgA 沉积程度之间并无联系。抗核抗体、类风湿因子等均阴性。少数患者血浆中有冷球蛋白和冷纤维原蛋白。

(三)肾功能变化

血肌酐、血尿素氮逐渐升高,肌酐清除率下降。血 β_2-微球蛋白升高。

(四)病理

IgA 肾病的病理改变可表现为几乎正常的"轻微病变",也可表现不同部位、不同程度的增生、硬化。临床就诊的 IgA 肾病患者肾组织病理以 Lee 分级Ⅲ级和Ⅳ级为主,而且以年轻患者更多见。病变可以累及肾小球、肾小管间质,也可以累及肾内血管。

光镜下肾小球正常或轻微变化。系膜增生、系膜区扩大,系膜细胞>3 个(系膜区),基质可增生,病变可呈局灶性节段性分布,也可呈轻至中度弥散性分布。可出现局灶性或节段性系膜增生伴节段性坏死,和肾小球囊壁连贴,形成半月体或毛细血管壁倒塌及玻璃样变。免疫荧光检查:主要在系膜区(偶可于血管襻)见弥散性颗粒状或团块状 IgA、IgG、IgM、C3 和备解素沉积,个别病例有 C4 和 C1q 沉积。电镜检查:在系膜区可见电子致密物沉积,大小各异,少数在毛细血管壁上也有沉积物,沉积物为 IgA 和纤维粘连蛋白。还可见有基膜的局部病变。在 Alport 综合征电镜下可见肾小球基底膜分层和断裂,有家族史,伴有神经性耳聋或先天性眼病,病变呈进行性发展,与 IgA 肾病较好鉴别。

三、诊断

典型的临床表现;排除肝硬化、过敏性紫癜等继发性 IgA 沉积的疾病;肾活检见系膜区或伴毛细血管壁有 IgA 及 IgG 为主的免疫球蛋白颗粒样或团块样沉积。综合三者可以做出判定。

四、治疗

(一)一般治疗

一般治疗可以行腭扁桃体切除术。有回顾性研究表明,腭扁桃体切除术对于轻中度的 IgA 肾病患者有效,可降低其尿蛋白、血尿和终末期肾衰竭的发生率。对腭扁桃体炎发作导致肉眼血尿或尿检异常加重的 IgA 肾病患者,建议行腭扁桃体切除术。同时积极控制感染和高血压。

(二)药物治疗

1.常规药物

①糖皮质激素:病理为轻微病变性及临床表现为肾病综合征者给予糖皮质激素有效。激素对 IgA 肾病的治疗作用一直存在争议,但越来越多的循证医学证据表明,激素对 IgA 肾病患者的肾功能有长期保护作用。已有的激素治疗 IgA 肾病的随机对照研究表明,对于 24 h 尿蛋白定量持续＞1 g,血肌酐(Cr)＜132.6 μmol/L(1.5 mg/dL),肌酐清除率(Ccr)＞70 mL/min 的 IgA 肾病患者,单纯激素治疗可降低尿蛋白,保护肾功能,而且 6 个月的激素治疗能使患者长期受益(循证级别 A 级)。对于肾功能轻到中度异常,132.6 μmol/L(1.5 mg/dL)＜Cr≤247.5 μmol/L(2.8 mg/dL),GFR＜60 mL/min 的 IgA 肾病患者,激素联合细胞毒药物治疗能保护其肾功能,降低尿蛋白,改善病理损伤(循证级别 A 级)。一旦患者 GFR 丧失超过 50%,Cr＞247.5 μmol/L(2.8 mg/dL),则不推荐使用免疫抑制药。对于血管炎和新月体性 IgA 肾病的治疗,多项回顾性研究表明,激素联合细胞毒药物可减轻新月体或血管炎性病理改变,稳定肾功能,降低尿蛋白(循证级别 D 级);②临床表现为急进性肾炎者治疗同急进性肾炎,给予甲泼尼龙冲击疗法、环磷酰胺和强化血浆置换疗法;③霉酚酸酯:霉酚酸酯治疗 IgA 肾病的疗效还存在争议,已进行的 4 项随机对照研究的结果不尽相同。有前瞻性随机对照研究显示,霉酚酸酯治疗中重度 IgA 肾病能明显降低尿蛋白,随访结果也表明,霉酚酸酯能延缓患者的肾功能恶化;④肾素-血管紧张素抑制药:目前为止,至少有 7 项关于血管紧张素Ⅱ转化酶抑制药(ACEI)、血管紧张素受体拮抗药(ARB)治疗 IgA 肾病的随机对照试

验表明，ACEI 及 ARB 至少有短期降低尿蛋白、减缓进展性慢性肾疾病进程的疗效，二者合用时该疗效更显著。

2.抗凝治疗

IgA 肾病的抗凝治疗主要在日本、中国等亚洲国家广泛应用，包括抗血小板聚集、促纤溶及抗凝三方面。有研究显示，抗凝药物能降低 IgA 肾病患者的尿蛋白、稳定肾功能，且安全性好，无明显不良反应。

(三)多靶点疗法

对于 IgA 肾病的某些类型有良好的治疗前景。

(四)延缓肾功恶化的治疗

1.重视随访与干预治疗

国外有研究表明，对于尿蛋白排泄＞0.2 g/d 的患者，尿蛋白每增加 0.2 g/d 则肾小球滤过率（GFR）每年丧失 0.3 mL/min。这提示，重视对 24 h 尿蛋白排泄＜1 g，甚至＜0.5 g 的 IgA 肾病患者的干预和随访，对改善我国 IgA 肾病患者整体预后很重要。

2.个体化用药

IgA 肾病的预后主要与大量蛋白尿、高血压、受损的肾功能、肾小球硬化、肾间质纤维化及肾小动脉硬化有关，因此，IgA 肾病的治疗应根据这些指标的有无及严重的程度，即参考 IgA 肾病的临床分型和病理改变，区别对待。在决定某例患者的具体治疗时，要根据患者的具体病情具体分析，采取个体化治疗。

（潘　虹）

第十二节　肾静脉血栓形成

肾静脉血栓（renal venous thrombosis，RVT）是指肾静脉主干或分支内血栓形成，称为肾静脉血栓形成，导致肾静脉部分或全部阻塞而引起的一系列病理改变和临床表现。肾静脉血栓形成的发生可为单侧或双侧肾脏，可发生于肾静脉主干，或一个分支和数个分支，或静脉主干和分支并存。临床可分为急性和慢性肾静脉血栓形成。

急性肾静脉主干血栓，可并发急性肾衰竭，预后较差；慢性肾静脉血栓形成常借助于侧支循环而肾静脉回流得以改善。肾静脉血栓有多种原因引起，可发生于任何年龄，但多发生于肾病综合征患者，严重脱水的婴幼儿，肾移植术后等。

一、病因

1.肾病综合征继发肾静脉血栓

肾静脉血栓多发生于肾病综合征患者。过去曾认为静脉血栓是肾病综合征的原发因素，经近年来的临床观察，肾静脉血栓为肾病综合征的后果。据有关资料报道，100 例肾病综合征患者中，原发性肾病综合征，除膜性肾病 RVT 发病率占 46％，微小病变、系膜增生性肾炎及 IgA 肾病发病率也高，分别占 50％、45％及 40％。因此，肾静脉血栓为肾病综合征的一个常见并发症，需引起重视。

原发性肾病综合征以膜性肾病及膜增生性肾炎肾静脉血栓发生率高,而局灶硬化及微小病变低。在继发性肾病综合征中,狼疮性肾炎及肾淀粉样变肾静脉血栓发病率高,而糖尿病肾硬化症发病率低。总体讲,原发性肾病综合征比继发性肾病综合征易发生静脉血栓。

2.脱水

婴幼儿可因呕吐、腹泻而致胃肠道失液,败血症及先天性心脏病等引发的血容量不足、肾血流量减少、血流减慢,而致肾血栓形成。

3.肾静脉血流受阻

肾静脉内外因素导致肾静脉血流受阻,如腹膜后淋巴瘤、急性胰腺炎、局部创伤等;肾细胞瘤后腹膜纤维化等;肾细胞瘤侵犯肾静脉系统而致肾静脉血栓。

二、临床表现

肾静脉血栓形成的临床表现取决于血栓形成快慢,被阻塞静脉的大小及血栓阻塞的程度。急性肾静脉大血栓常出现典型临床表现,而慢性肾静脉小血栓,尤其是侧支循环形成者,常无临床症状而极难诊断识别。

(一)急性完全性肾静脉血栓形成的临床表现

因无充足的侧支循环形成,可发生如下表现。

1.疼痛

腰胁部剧烈疼痛或腹痛,伴有肾区叩击痛。

2.发热

少数患者可出现发热、恶心、食欲缺乏或轻度呕吐。

3.尿异常

几乎均有镜下血尿,常有肉眼血尿。血栓形成后尿蛋白突然增加。

4.肾损害

急性者常致肾小球滤过率下降;双侧急性者,或原已有一侧肾无功能而另一侧肾静脉血栓形成,则可出现少尿、无尿或急性肾衰。

5.肾脏体积增大

病侧肾脏体积增大。

(二)慢性肾静脉血栓形成的表现

1.尿检

尿检可出现肾性糖尿,肾小管酸中毒。

2.肾功能

肾功能受损轻,可有严重的蛋白尿。尿沉渣可完全正常,或仅有少量红细胞。

3.肺静脉血栓

常伴有肺静脉栓塞,甚至少数患者可以为首发临床表现。

4.下腔静脉受累

如果下腔静脉受累,可发生下腔静脉阻塞综合征,而出现下肢水肿和腹壁静脉侧支循环形成。

5.慢性轻微血栓表现

如果慢性肾静脉小血栓,尤其是侧支循环形成良好者,常无症状,极难识别。

三、诊断与鉴别诊断

（一）诊断

有下列情况者应考虑有肾静脉血栓形成的可能。

（1）肾病综合征患者出现肺栓塞。

（2）急性腰腹痛者。

（3）难于解释的血尿及尿蛋白增多者。

（4）肾静脉造影：急性肾静脉血栓可见病侧肾脏体积增大，肾盏肾盂扩张，显影延迟，慢性者偶可于肾盂和输尿管近端发现侧支循环压迫。

（5）彩色多普勒检查：可发现肾体积增大，静脉血流不畅，集合系统欠清晰等。

（二）鉴别诊断

常与肾结石、输尿管结石相鉴别。通过尿镜检及影像学检查即可鉴别肾、输尿管结石。单纯尿红细胞多见，蛋白少见。与急性肾盂肾炎鉴别，有腰困腰痛，伴畏寒高热，尿中有大量白细胞和脓细胞，并有明显的尿路刺激症状。

四、诊断标准

肾静脉血栓患者在临床症状上无特异性，故有时很难与单纯性肾病综合征水肿相鉴别。对于突然出现的水肿加重，大量血尿、蛋白尿或突然的肾功能下降应高度怀疑本病的发生。经皮股静脉选择性肾静脉造影，可确诊肾静脉血栓形成，其征象为管腔内充盈缺损，或管截断。彩色多普勒扫描，可显示患者肾体积增大，血流不畅，集合系统模糊不清等。

五、治疗

（一）治疗脱水

补充液体，纠正血液浓缩。

（二）抗凝治疗

在急性肾静脉血栓形成的肾病综合征患者中，应重视抗凝治疗，临床上证实，急性肾静脉血栓形成患者中，经及时抗凝治疗能阻止血栓扩展，促进血管再通，改善肾功能。慢性患者或肾病综合征患者，虽然说不能获得上述疗效，但也证实抗凝治疗能减少新的血栓形成，或减少肾病综合征合并血栓形成，故对急慢性肾静脉血栓形成和肾病综合征的患者均应进行抗凝治疗。疗程常需 3～6 个月，复发病例应适当延长。

1.抗凝治疗

药物为抗凝治疗的首选，但常因肾病综合征患者血浆中抗凝血酶Ⅲ水平降低，因而影响肝素的疗效，故必要时配合输浓缩抗凝血酶Ⅲ制剂或新鲜血浆。同时因肝素在体内代谢较快，故需少量反复注射以维持血循环中相对稳定的浓度。当患者需要长期抗凝时，可改为华法林片口服，随时观察凝血系列和临床表现决定，具体用法如下。

（1）普通肝素：为带高价负电荷的酸性蛋白多糖，结合在血管内皮表面通过增强抗凝血酶活性而抑制凝血酶及其他凝血因子，并使纤维蛋白稳定因子失活，从而阻碍形成稳定的纤维蛋白。用法：一般将肝素钠 25 mg 加入生理盐水，或 5% 葡萄糖溶液静滴，或皮下注射，每 4～6 h 一次。用药期间监测部分凝血酶原时间，使其保持在正常的 2 倍左右。

(2)低分子肝素：是肝素的有效片段，以抗凝血因子Ⅹ活性为主，对血小板功能的影响比普通肝素小，不良反应少，一般予 80～120 U/(kg·d)皮下注射或静脉滴注，连用 4 周。低分子肝素已被证实是肾病综合征患者，防治静脉血栓的有效安全的药物。

(3)口服抗凝药物：常用的抗凝口服药双香豆素类，如华法林片，能和维生素 K 竞争性地与肝脏有关的酶蛋白结合，阻碍维生素 K 的利用而抗凝。一般起效较慢，主要用于防治静脉血栓形成或需长期抗凝的患者。用法：华法林一般成人首剂 15～20 mg，次日 5～10 mg，3 d后改维持量 2.5～5 mg/d，用药期间需监测 PT 使 INR 值维持在 2 左右。

2.纤溶、溶栓治疗

急性肾静脉血栓形成或慢性患者均可应用。本类药物是组织型纤溶酶原激活剂，能激活纤溶酶原转化为纤溶酶，防止已形成的血栓扩大，并能促进纤溶蛋白溶解，超过 7 d 应用则效果不佳。

尿激酶：从人尿中提取，其活性片段能直接使纤溶酶原转化为纤溶酶，激活内源性纤溶系统，并降低全血黏度，提高 ADP 酶活性，进而抑制 ADP 诱导的血小板聚集。用法：一般应用 5 万～10 万 U加入 5％葡萄糖 100 mL 静滴，每日 1 次，2 周为 1 个疗程。有活动性出血或 2个月内发生过脑出血的患者禁用。一旦确诊本病早期在 3～7 d 内溶栓效果最佳。在使用本品时随时检验 APTT、FIB、PT、FDP 系列。

3.抗血小板聚集药

抗血小板聚集药可防止血栓形成和发展，常用药物有双嘧达莫、阿司匹林、噻氯匹定、阿昔单抗等药物。

4.活血破瘀中草药制剂

血塞通注射剂、疏血通、复方丹红、苦碟子、红花注射剂等中草药及中草药制剂，静脉滴注，疗效缓慢，疗程较长，一般需每日 1 次，2～6 周，疗效可靠。

5.手术清除血栓

在经保守治疗无效时，应手术清除。对主干血栓疗效尚可，但对侧支小血管血栓形成疗效不可靠。随着抗凝、溶栓及介入治疗技术的发展，手术治疗已过时。仅在以下情况下可考虑手术，如肾静脉主干内急性肾静脉血栓形成，经保守治疗无效者；双肾静脉血栓形成；肾衰且对抗凝治疗无反应；反复发生肺动脉栓塞；出现严重高血压、患肾感染等。

(三)积极治疗原发病

对肾病综合征患者应积极治疗，以解除高凝状态。从根本上防止血栓形成。

（潘　虹）

第十三节　急性肾衰竭

急性肾衰竭(acute renal failure,ARF)是一组综合征。由各种病因引起，使双肾排泄功能在短期(数小时至数天)内迅速减退，肾小球滤过功能下降至正常值的 50％以下，血尿素氮及血肌酐迅速增高并引起水、电解质和酸碱平衡紊乱等急性尿毒症症状。常伴有少尿(尿量＜400 mL/d)或无尿(尿量＜100 mL/d)，但在非少尿型，亦可无少尿表现，非少尿型肾衰竭(尿量

＞400 mL/d)同少尿型肾衰竭相比预后较好,其确切机制尚不清楚。急性肾衰竭一般发生在住院患者,社区获得性 ARF(住院前发生的 ARF)只占 ARF 的 1%,大多由肾血流量下降所致,在纠正了潜在的容量不足或梗阻问题后好转。一般住院患者中 ARF 的发生率为 2%～5%,相比之下,ICU 患者发生 ARF 则更普遍、更严重,可达 30%。急性肾衰竭可见于各科疾病,与慢性肾衰竭不同,如能早期诊断,及时抢救,则肾功能可完全恢复,如延误诊治,则可致死。预后与原发病、年龄、诊治早晚、是否合并多脏器衰竭等因素有关。近年来,越来越多的学者提出使用急性肾损伤(AKI)的概念取代 ARF,因为在致病因子作用下有些患者虽已发生不同程度的急性肾功能异常,但还未进入肾衰竭阶段。急性肾损伤专家共识小组将 AKI 定义为:不超过 3 个月的肾脏结构或功能异常,包括血、尿、组织检测或影像学方面异常。诊断标准为:血肌酐升高绝对值＞26.4 μmol/L,或血肌酐较基础值升高＞50%或尿量减少[＜0.5 mL/(kg·h),大于 6 h]。

一、分类

许多情况可以改变尿液生成和排泄的生理过程而导致 ARF,根据病因不同和早期处理的差异,通常将急性肾衰竭分为 3 类。

1. 肾前性

大出血、休克、脱水、血容量减少、心排出量下降等可使肾脏血流量减少,肌酐清除率下降,发生肾前性氮质血症。肾前性氮质血症有肾功能不全但不伴有肾实质组织损伤,纠正潜在的病因后肾小球滤过率(GFR)即可迅速恢复。若不及时处理,可使肾血流量进行性减少,发展成急性肾小管坏死(acute tubular necrosis,ATN)。

2. 肾实质性

肾实质性 ARF 可以发生在肾、肾小球、肾小管或肾间质的微血管水平。肾缺血和肾中毒等各种原因引起肾脏本身病变,ATN 是其主要形式,狭义的急性肾衰竭即为肾小管坏死。大出血、脱水、全身严重感染、血清过敏反应等可造成缺血性肾小管上皮损伤。造成肾中毒的物质有氨基糖苷类抗生素如庆大霉素、卡那霉素、链霉素;重金属如铋、汞、铅、砷等;其他药物如造影剂、阿昔洛韦、顺铂、两性霉素 B;生物性毒素如蛇毒、鱼胆、蕈毒等;有机溶剂如四氯化碳、乙二醇、苯、酚等。大面积烧伤、挤压伤、感染性休克,肝肾综合征等既可造成肾缺血,又可引起肾中毒。

3. 肾后性

由尿路梗阻所致,为继发性 ARF。多见于双侧输尿管结石、前列腺肥大、盆腔肿瘤压迫输尿管、尿道狭窄、先天性前尿道瓣膜等。在肾脏未发生严重实质性损害前,肾后性氮质血症也是完全可逆的,解除梗阻后肾功能可恢复。

二、临床表现

ARF 在病理上有肾小管坏死和修复两个阶段,典型的临床病程可分为少尿期、多尿期、恢复期三个阶段。

(一)少尿期

一般 1～2 d 内出现,病程平均 10～14 d,有时可长达 1 个月。呈进行性少尿或无尿。肾小管上皮细胞受损,肾小球滤过率 5～10 mL/min,血肌酐和尿素氮每日分别上升 88.4～

176.8 $\mu mol/L$ 和 3.6～7.2 mmol/L。少尿期是整个病程的主要阶段,此期越长,病情越严重。部分 ARF 患者可无少尿表现,此类患者预后较好,但其机制尚未明确。

1.水、电解质和酸碱平衡紊乱

(1)水中毒:体内水分大量积蓄,致使细胞外液和细胞内液均增多,引起全身组织水肿、血压升高。严重时出现肺水肿、脑水肿、心力衰竭等。

(2)高钾血症:少尿后 2～3 d 之内,血清钾便开始增高,4～5 d 可达危险的高度,是少尿无尿阶段最重要的电解质失调,为 ARF 死亡的常见原因之一。正常人 90% 的钾离子经肾排泄,少尿或无尿时,钾离子排出受限。若同时有热量摄入不足、组织破坏或感染时,大量钾从细胞内释出,致使血钾迅速高。

另外,代谢性酸中毒、输注库存较久的血液、注射含钾盐的药物均可促使高钾血症的发生。患者可出现恶心、呕吐、肌张力降低、手足感觉异常、口唇和肢体麻木、神志恍惚、烦躁、嗜睡等一系列症状。查体发现腱反射减退或消失,心跳缓慢,心律不齐,甚至心室纤颤或停搏。心电图检查表现为 Q-T 间期缩短及 T 波高尖;若血钾升高至 6.5 mmol/L 以上,可出现 T 波高尖、QRS 波增宽、P-R 间期延长、P 波降低或消失、Ⅰ～Ⅲ度房室传导阻滞,如不紧急处理,则有引起心肌纤颤或心搏骤停的可能。

(3)低钠血症:主要是因为体内水过多,血液中钠被稀释所致。此外,其他多种因素亦可致低钠血症,如呕吐、腹泻、大量出汗时钠丢失过多;细胞代谢障碍,细胞膜上"钠泵"效应下降,细胞内钠不能泵出,细胞外液钠含量下降;肾小管功能障碍,钠再吸收减少;非少尿性 ARF 患者大剂量应用呋塞米等利尿药后易出现低钠血症。

(4)高镁血症:正常情况下,40% 的镁由尿液排泄,60% 的镁由粪便排泄。在 ARF 时,血镁与血钾呈平行性改变,当有高钾血症时亦必然有高镁血症。高血镁可引起神经肌肉传导障碍,可出现低血压、呼吸抑制、麻木、肌力减弱、昏迷甚至心脏停搏。心电图表现为 P-R 间期延长、QRS 增宽和 T 波增高。

(5)高磷血症和低钙血症:ARF 少尿期,60%～80% 的磷转向肠道排泄时,与钙结成不溶解的磷酸钙而影响钙的吸收,出现低钙血症。纠正酸中毒时如不及时补钙,可导致低血钙,会引起低钙性肌肉抽搐。

(6)低氯血症:因氯和钠往往是同比例丢失的,故低钠血症常伴有低氯血症。频繁呕吐致大量胃液丢失时,失氯多于失钠。

(7)代谢性酸中毒:是 ARF 少尿期的主要病理生理改变之一。ARF 时,非挥发性酸性代谢产物如硫酸盐、磷酸盐等不能正常排出;肾小管功能损害致氢离子不能与 NH3 结合而排出;碱基和钠盐丢失增多;机体无氧代谢增加等造成代谢性酸中毒,常伴有阴离子间隙增大,并加重高钾血症。表现为呼吸深而快,面部潮红,可出现恶心、呕吐、胸闷、乏力、嗜睡或昏迷。

2.全身并发症

(1)消化系统:恶心、呕吐、食欲减退、腹胀、腹泻、消化道出血等。

(2)呼吸系统:憋气、呼吸困难、咳嗽、胸痛、呼吸系统感染、肺水肿等。

(3)循环系统:血容量增多、血压升高、心力衰竭、心律失常、心肌病等。

(4)神经系统:嗜睡、意识障碍、昏迷、头痛、躁动、谵妄等。

(5)血液系统:贫血、出血倾向等。

(6)免疫力低下、易感染。

(二)多尿期

尿量逐渐增多,恢复至 400 mL/d 以上,最多可达 3 000 mL/d,一般历时 14 d。因肾小管功能尚未完全恢复,血尿素氮、肌酐和血钾继续上升,仍属于少尿期的继续。当肾功能逐渐恢复,尿量大幅度增加后,可出现低血钾、低血钠、低血钙、低血镁和脱水现象。此时仍处于氮质血症和水、电解质失衡状态,极易发生感染。感染不仅是导致急性肾衰竭的原因,也是常见的并发症和致死原因,包括肺部感染、尿路感染等。多尿期尿量增加有 3 种形式:突然增加、逐步增加和缓慢增加。后者在尿量增加至一定程度时若不再增加,提示肾损害难以恢复,预后不佳。

(三)恢复期

多尿期后进入恢复期,需待数 个月方能恢复正常。由于严重消耗及营养失调,患者仍极其衰弱、消瘦、贫血、乏力,应加强调理,以免产生并发症或发展为慢性肾衰竭。

三、诊断与鉴别诊断

(一)诊断

一旦发现患者尿量突然明显减少,肾功能急剧恶化(血肌酐每日升高≥44.2 $\mu mol/L$)时,结合临床表现和实验室检查,应考虑急性肾衰竭,特别是有心力衰竭、失钠失水、感染、休克或应用对肾脏有毒性的药物等情况时,更应高度警惕。

诊断依据:①尿量显著减少,出现少尿(每天尿量＜250 mL/m²)或无尿(每天尿量＜50 mL/m²);②氮质血症,血清肌酐(Scr)＞176 $\mu mol/L$,血尿素氮(BUN)＞15 mmol/L 或每日 Scr 增加 44～88 $\mu mol/L$ 或 BUN 增加 3.57～7.5 mmol/L,有条件时测肾小球滤过率(如内生性肌酐清除率)Ccr 常＜30 mL/(min·1.73m²);③常有酸中毒、水电解质紊乱等表现,无尿量减少者为非少尿型急性肾衰竭。新生儿急性肾衰竭诊断依据:①出生后 48 h 无排尿或出生后少尿(每小时＜1 mL/kg)或无尿(每小时＜0.5 mL/kg);②氮质血症,Scr 88～142 $\mu mol/L$,BUN 7.5～11 mmol/L 或 Scr 每日增加＞44 $\mu mol/L$,BUN 增加＞3.75 mmol/L;③常伴有酸中毒,水电解质紊乱、心力衰竭、惊厥、拒奶、吐奶等表现;若无尿量减少者,则诊断为非少尿性急性肾衰竭。

(二)鉴别诊断

ARF 需与慢性肾衰竭、肾前性氮质血症、肾后性尿路梗阻、肾小球或肾脏微血管疾病相鉴别。

四、治疗

(一)治疗原则

祛除病因;积极治疗原发病、减轻症状;改善肾功能;防止并发症的发生;避免肾毒性药物的应用。

(二)治疗策略

1. 少尿期的治疗

少尿期的治疗包括以下几方面:治疗原发病;改善肾功能和促进利尿;纠正水、电解质紊乱和代谢性酸中毒;治疗氮质血症(包括透析);控制感染,避免应用肾毒性药物等;对症治疗;预防和治疗并发症。

(1)纠正可逆病因,促进肾功能的恢复:诊断明确后,治疗 ARF 首先要做的就是纠正可逆病因。包括输血、等渗盐水扩容、增加心肌收缩力、抗休克、抗感染、解除梗阻等。甲状腺素具有稳定细胞膜、防止腺苷丢失、促进线粒体摄取 ADP、增加 Na^+-K^+-ATP 酶活性、促进蛋白合成的作用,用于缺血性肾损害可改善 GFR;心房利钠肽(ANP)在 ARF 动物实验证实具降低肾小球前后小动脉阻力,增加肾小球毛细血管静水压,提高 GFR,同时也作用于远端肾单位直接起利尿作用;钙通道阻滞药具有阻滞钙离子进入病变小管细胞内,减轻细胞损伤的作用,有个别临床报告也具有提高患者 GFR 的效果;小剂量多巴胺(每分钟 1~3 μg/kg)持续静脉滴注,加呋塞米 2~5 mg/kg 每 6~8 h 静脉注射 1 次,可使部分 ATN 由少尿性转变为非少尿性,但必须早期使用。呋塞米持续静脉滴注利尿效果优于大剂量一次静脉注射。

(2)调节水、电解质平衡:按照"量入为出"的原则限制每日液体入量。24 h 补液量＝显性失液量＋非显性失液量－内生水量。由于非显性失液量和内生水量计算困难,24 h 大致进液量可按照前一日尿量＋500mL 计算,发热患者可在此基础上适当增加。患者可出现循环充血、心力衰竭,肺水肿或脑水肿时可试用利尿药,严重病例予以透析。

当血钾超过 6 mmol/L,临床上即可出现烦躁、反应迟钝、肌肉酸痛、软弱无力、腱反射消失和心率减慢等症状,同时出现心电图改变。治疗:①使用离子交换树脂口服或保留灌肠(15 g,每日 3 次);②葡萄糖加胰岛素(5g:1U)静脉滴注,可促进糖原合成,使 K^+ 流向细胞内;③10%葡萄糖酸钙 0.5 mL/kg 缓慢静脉注射,钙剂作用在于拮抗高钾血症的心脏毒性,并不能降低血钾;④11.2%乳酸钠 40~200 mL 静脉滴注,代谢性酸中毒者可用 5%碳酸氢钠 5 mL/kg静脉滴注,先快后慢,可以使血钾降低,机制可能是提高血液 pH 使 K^+ 流向细胞内。严密监测心电图变化,当经上述处理后血清钾依然在 6.5 mmol/L 以上或降而复升,应予透析治疗。ARF 低钠血症主要表现为软弱、嗜睡、呕吐、定向障碍、抽搐和昏迷等,多属稀释性低钠血症,主要是适当限制入水量,补钠应慎重,当血清钠低于 115 mmol/L 伴有明显精神症状时,3%高渗盐水 250 mL 缓慢静脉滴注,滴速 25~100 mL/h,10 h 后重测血钠浓度,如血钠仍低,可重复操作。补钠时血钠升高一般不超过 0.5~1.0 mmol/(L·h)。

处理高磷血症主要是限制磷摄入和口服肠道磷结合剂,氢氧化铝每日 60 mg/kg 或凝胶剂 1 g/kg。低钙系继发于高磷,除非发生抽搐,一般不必补钙。高镁血症较为少见,可用钙剂拮抗和用透析清除。调节 ARF 水和电解质紊乱时须注意电解质间相互影响,如低钠血症会加重高钾血症的心电图改变,低钙血症加重高钾血症的心脏毒性,低钠、高钾血症加重高镁血症的毒性等。

(3)纠正代谢性酸中毒:ARF 时酸中毒一般并不重。轻至中度酸中毒不需急于补碱,血清 HCO_3^- 低于 15 mmol/L 时,可选用 5%碳酸氢钠 100~250 mL 静脉滴注。当严重酸中毒,血 pH<7.15,血清碳酸氢根<8 mmol/L 时应开始透析治疗。

(4)营养支持治疗:ARF 患者食物摄入量减少,分解代谢明显增加。适当地补充营养有助于维持机体的营养状况和正常代谢,有助于损伤细胞的修复和再生。ARF 患者每日需要能量为 104.5~146.3KJ(25~35 kcal/kg),由碳水化合物和脂肪供应,蛋白质每日摄入量限制在 0.55~2.0 g/kg。

(5)贫血处理:由于 ARF 患者血管顺应性降低、高血压、心力衰竭,故若无透析不宜输血。重度贫血(Hb<60 g/L)应采取少量(50~100 mL)多次输新鲜血或洗涤压积红细胞,同时密切观察血压、血钾和 BUN。不宜用贮存库血,因所含 BUN 和钾过高。

(6)出血的处理:短期内止血可使用 1-脱氨基-8-D-精氨酸血管加压素(DDAVP),剂量为 $0.3~\mu g/kg$,静脉滴注,24 h 后可重复使用。冷沉淀含Ⅷ因子、纤维连接蛋白,在肾衰竭患者使用可显著缩短出血时间。胃肠道出血可用西咪替丁,按每 12 h 5～10 mg/kg 静脉滴注,同时口服碳酸钙作为制酸剂。

(7)治疗感染:感染是 ARF 最常见的并发症之一,患者出现感染体征后,应及时进行细菌培养和药物敏感试验。无药敏试验结果前医师可根据经验用药,获得药物敏感试验结果后应及时调整抗菌药物,并注意选用对肾脏无毒性或毒性较低的药物,并应根据肌酐清除率调整用药剂量和给药间隔时间。

(8)高血压的处理:ARF 时高血压病因包括原发或继发性肾小球病、血容量过多、脑水肿等。降压可用硝苯地平每次 0.25～0.5 mg/kg 口服;普萘洛尔 0.5～4.0 mg/(kg·d)分 4 次服,或阿替洛尔 1～2 mg/(kg·d)分 2 次服;使用 ACEI 须注意高钾血症,卡托普利会进一步降低 GFR。在严重高血压可使用硝普钠静脉滴注降压。

(9)透析治疗:血液透析是患者经过抗凝的血液和透析液同时以相反的方向进入透析器,血液中积累的代谢废物顺浓度梯度弥散进入透析液,而清除体内过多水分和毒素的过程。一般所用透析指征是:①严重水钠潴留,有左侧心力衰竭或脑水肿倾向;②血钾持续或反复超过 6.6 mmol/L;③BUN>43 mmol/L 或每日 10 mmol/L 以上递增;④持续难以纠正的酸中毒;⑤需除去可透析的有害物质,如引起中毒的药物、毒素和毒物。对于中毒病例提倡早期预防性透析;对急性肾炎,由于 1 周左右有自发利尿倾向,可予积极保守治疗观察。透析治疗包括血液透析(HD)和腹膜透析(PD)两种主要形式。统计数字表明,2000 年,在美国 65% 的终末期肾病患者接受血液透析治疗,6.1% 的终末期肾病患者接受腹膜透析治疗,其余 24.7% 的患者接受功能性肾移植治疗。腹膜透析包括连续非卧床腹膜透析(CAPD)和自动化腹膜透析(APD),这可为患者提供更大的灵活性。

(10)连续性动脉-静脉血液滤过(CAVH)和连续性静脉-静脉血液滤过(CVVH):CAVH 是利用动-静脉血压差使血液经过血滤膜时水及溶解的溶质滤出,超滤液被正常电解质浓度液体替代的过程。CVVH 是通过中心静脉置入双腔管获得静脉通路,通过压泵提供血液进入血滤器的动力,即使低血压的情况下,压泵也能维持一定的压力产生超滤。CAVH 和 CVVH 适用于 ARF 不适合做血液透析和腹膜透析的患者,ICU 患者,腹腔感染和心血管功能不稳定,顽固性充血性心力衰竭,接受肠外营养支持,多器官功能衰竭患者。CAVH 与 CVVH 用于 ARF 的优点是操作简便,技术要求不高,可在床边进行。其缺点是,因需全身肝素化易致出血,血滤器易堵塞,超滤量过多,可致血容量急速下降发生休克,降低血中氮质不如腹膜透析和血液透析。近有血滤和透析的组合模式,如 CAVHDF 和 CVVHDF。

2.利尿期的治疗

利尿期早期,肾小管功能和 GFR 尚未恢复,血肌酐、血钾和酸中毒仍继续升高,伴随着多尿,还可出现低钾和低钠血症等电解质紊乱,故应注意监测尿量、电解质和血压变化,及时纠正水、电解质、酸碱紊乱,当血浆肌酐接近正常水平时,应增加饮食中蛋白质摄入量。

3.恢复期的治疗

此期肾功能日趋恢复正常,但可遗留营养不良、贫血和免疫力低下,少数患者遗留不可逆性肾损害,应注意休息和加强营养,防治感染。

(郭晓菲)

第十四节　慢性肾衰竭

慢性肾衰竭(chronic renal failure,CRF)又称慢性肾功能不全,是指各种原因的肾脏病造成的肾脏功能渐进性不可逆性减退,直至功能丧失所出现的一系列症状和代谢紊乱所组成的临床综合征。临床上表现在代谢产物潴留,水、电解质、酸碱平衡失调,肾脏明显萎缩,丧失原有的功能,因此也称为尿毒症。

一、病因

CRF常见的发病原因有原发性与继发性肾小球肾炎,肾小管间质病变,肾血管病变,遗传性肾病等。

(1)肾小球病变:原发性与继发性肾小球肾炎(如 IgA 肾病、局灶节段性肾小球硬化症、糖尿病肾病、高血压肾小动脉硬化、狼疮肾炎等)。

(2)肾小管间质病变(慢性肾盂肾炎、慢性尿酸性肾病、梗阻性肾病、药物性肾病等)。

(3)肾血管病变。

(4)遗传性肾病(如多囊肾、遗传性肾炎)等。

二、临床表现

在 CRF 的不同阶段,其临床表现也各不相同。在 CRF 的代偿期和失代偿早期,患者可以无任何症状,或仅有乏力、腰酸、夜尿增多等轻度不适;少数患者可有食欲减退、代谢性酸中毒及轻度贫血。此期患者如及早发现、及早干预可使其预后得到明显改善,但此类患者常常因临床表现较轻而未加以重视,导致诊断及治疗的延误。

CRF 中期以后,上述症状更趋明显。在尿毒症期,可出现急性心力衰竭、严重高钾血症、消化道出血、中枢神经系统功能障碍等严重并发症,甚至有生命危险。具体表现在以下方面。

一期即肾功能代偿期:肾功能代偿期肾小球滤过率减少至 30~60 mL/min,而正常人的肾小球滤过率为 120 mL/min。此期肾单位减少 20%~25%。肾贮备能力虽已丧失,但对于排泄代谢产物,调节水、电解质与酸碱平衡能力尚好,故临床上无特殊表现,血肌酐及血尿素氮通常正常或有时轻度升高。

二期即氮质血症期:氮质血症期肾小球滤过率减少至 25 mL/min,肾单位减少50%~70%,肾浓缩功能障碍,出现夜尿或多尿,不同程度的贫血,常有氮质血症,血肌酐、尿素氮增高。临床可有乏力、食欲减退、恶心及全身轻度不适等。此期如忽视肾功能保护或机体额外负荷,会出现严重呕吐、腹泻、致血容量不足,若有感染或使用肾毒性药物等,均可致肾功能迅速减退而衰竭。

三期即肾衰竭期(尿毒症前期):肾衰竭期肾小球滤过率减少至 10~15 mL/min 时,肾单位减少 70%~90%,肾功能严重受损,不能维持机体内的代谢及水、电解质及酸碱平衡。不可能保持机体内环境稳定,以致血肌酐、尿素氮显著升高,尿浓缩稀释功能障碍,酸中毒,水钠潴留,低钙,高磷,高钾等平衡失调表现。可有明显贫血及胃肠道症状,如恶心、呕吐、食欲下降。也可有神经精神症状,如乏力、注意力不集中、精神不振等。

四期即尿毒症期:肾小球滤过率下降至 10~15 mL/min 或以下,肾单位减少 90%以上,此期就是慢性肾衰竭晚期。上述肾衰竭的临床症状更加明显,表现为全身多脏器功能衰竭,如胃肠道、神经系统、心血管、造血系统、呼吸系统、皮肤及代谢系统严重失衡。临床可表现为恶心呕吐、烦躁不安、血压增高、心慌、胸闷、不能平卧、呼吸困难、严重贫血、抽搐,严重者昏迷,常有高钾血症、低钠血症、低钙血症、高磷血症。此期需要依靠透析维持生命。常可因高血钾、脑水肿、肺水肿、心力衰竭而突然死亡。

三、诊断与鉴别诊断

(一)诊断要点

(1)慢性肾脏病病史超过3个月。所谓慢性肾脏病,是指各种原因引起的慢性肾脏结构和功能障碍,包括病理损伤、血液或尿液成分异常及影像学检查异常。

(2)不明原因的或单纯的 GFR 下降＜60 mL/min(老年人 GFR＜50 mL/min)超过3个月。

(3)在 GFR 下降过程中出现与肾衰竭相关的各种代谢紊乱和临床症状。以上3条中,第1条是诊断的主要依据。根据第2条诊断时宜慎重或从严掌握。如第3条同时具备,则诊断依据更为充分。临床医师应仔细询问病史和查体,而且应当及时做必要的实验室检查,包括肾功能检查,以及血电解质(K^+,Na^+,Cl^-,Ca^{2+},P^{3+} 等)、动脉血气分析、影像学等。要重视CRF 的定期筛查(普通人群一般每年1次),努力做到早期诊断。

(二)鉴别诊断

1.CRF 与肾前性氮质血症的鉴别

在有效血容量补足 24～72 h 后,肾前性氮质血症患者肾功能即可恢复,而 CRF 则肾功能难以恢复。

2.CRF 与急性肾衰竭的鉴别

往往根据患者的病史即可做出鉴别。在患者病史欠详时,可借助于影像学检查(如 B 超,CT 等)或肾图检查结果进行分析,如双肾明显缩小或肾图提示慢性病变,则支持 CRF 的诊断。

3.慢性肾衰竭伴发急性肾衰竭

如果慢性肾衰竭程度较轻,而急性肾衰竭相对突出,且其病程发展符合急性肾衰竭演变过程,则可称为"慢性肾衰竭合并急性肾衰竭",其处理原则基本上与急性肾衰竭相同。如慢性肾衰竭本身已相对较重,或其病程加重过程未能反映急性肾衰竭的演变特点,则称之为"慢性肾衰竭急性加重"。

四、治疗

(一)治疗原则

对已有的肾脏疾患或可能引起肾损害的疾患(如糖尿病、高血压等)进行及时、有效的治疗,防止 CRF 的发生,称为初级预防。对轻、中度 CRF 及时进行治疗,延缓、停止或逆转 CRF 的进展,防止尿毒症的发生,称为二级预防。二级预防基本原则如下。

1.坚持病因治疗

如对高血压、糖尿病肾病、肾小球肾炎等坚持长期合理治疗。

2.避免或消除 CRF 急剧恶化的危险因素

肾脏基础疾病的复发或急性加重、严重高血压未能控制、急性血容量不足、肾脏局部血供急剧减少、重症感染、组织创伤、尿路梗阻等、其他器官功能衰竭(如严重心力衰竭、严重肝衰竭)、肾毒性药物的使用不当等。

3.阻断或抑制肾单位损害渐进性发展的各种途径,保护健存肾单位

对患者血压、血糖、尿蛋白定量、GFR 下降幅度等指标都应当控制在"理想范围"。

(1)严格控制高血压:24 h 持续、有效地控制高血压,对保护靶器官具有重要作用,也是延缓、停止或逆转 CRF 进展的主要因素之一。透析前 CRF(GFR≥10 mL/min)患者的血压,一般应当控制在(120～130)/(75～80) mmHg 以下。血管紧张素转化酶抑制药(ACEI)和血管紧张素Ⅱ受体拮抗剂(ARB)具有良好降压作用,还有其独特的减低高滤过、减轻蛋白尿的作用。

(2)严格控制血糖:研究表明,严格控制血糖,使糖尿病患者空腹血糖控制在 5～7.2 mmol/L(90～130mg/dL),糖化血红蛋白(HbA1C)<7%,可延缓患者 CRF 进展。

(3)控制蛋白尿:将患者尿蛋白控制在<0.5 g/d,或明显减轻微量清蛋白尿,均可改善其长期预后,包括延缓 CRF 病程进展和提高生存率。

(4)饮食治疗:应用低蛋白、低磷饮食,单用或加用必需氨基酸或 α-酮酸(EAA/KA),可能具有减轻肾小球硬化和肾间质纤维化的作用。多数研究结果支持饮食治疗对延缓 CRF 进展有效,但其效果在不同病因、不同阶段的 CRF 患者中有所差别。

(5)其他:积极纠正贫血、减少尿毒症毒素蓄积、应用他汀类降脂药、戒烟等,很可能对肾功能有一定保护作用。

(二)治疗策略

1.早中期慢性肾衰竭的治疗策略

对于早中期慢性肾衰竭的治疗策略,具体体现在以下几方面。

(1)CRF 的营养治疗:CRF 患者蛋白摄入量一般为每天 0.6～0.8 g/kg(如患者体重 60 kg,则每天蛋白摄入量 36～48 g),以满足其基本生理需要。磷摄入量一般应不超过 600～800 mg/d;对严重高磷血症患者,还应同时给予磷结合剂。患者饮食中动物蛋白与植物蛋白(包括大豆蛋白)应保持合理比例,一般两者各占约 50%;对蛋白摄入量限制较严格(每天 0.4～0.6 g/kg)的患者,动物蛋白可占 50%～60%。如有条件,患者在低蛋白饮食(每天0.4～0.6 g/kg)的基础上,可同时补充适量(每天 0.1～0.2 g/kg)的必需氨基酸和(或)α-酮酸,此时患者饮食中动物蛋白与植物蛋白的比例可不加限制。

慢性肾衰竭患者体内必需氨基酸减少,非必需氨基酸增多。这种比例失调可造成蛋白质合成减少、分解增多。补充必需氨基酸,可使肾衰竭患者即使在低蛋白饮食的情况下,也可增加体内蛋白质的合成,并可纠正患者必需氨基酸和非必需氨基酸的失衡。

另外,低蛋白饮食大大减少了磷的摄入,可降低血磷水平,减轻钙磷代谢紊乱。复方 α-酮酸的主要成分是必需氨基酸和 α-酮酸的钙盐。α-酮酸是合成氨基酸的原料,在体内可转变为必需氨基酸。单纯使用必需氨基酸可使必需和非必需氨基酸比例适当,但氨基酸本身含氮,通过代谢也会产生含氮废物,这些含氮废物通过肾脏排泄会加重病肾的负担;还有研究表明必需氨基酸会改变肾脏血流动力学,引起高滤过,导致残存的肾单位进一步毁损。而应用酮酸的好处在于:酮酸不含氮,不会引起体内含氮代谢物增多,再者 α-酮酸与体内的氨基结合生成必需氨基酸还能使含氮废物再利用,因而优于必需氨基酸。α-酮酸制剂含有钙盐,对纠正钙、磷代谢紊乱,减轻继发性甲状旁腺功能亢进也有一定的疗效。

患者须摄入足够热量，一般为每天 $125.4 \sim 146.3 kJ$（$30 \sim 35$ kcal/kg），以使低蛋白饮食的氮得到充分的利用，减少蛋白分解和体内蛋白库的消耗。

（2）纠正酸中毒和水、电解质紊乱

1）纠正代谢性酸中毒：主要为口服碳酸氢钠（$NaHCO_3$），俗称小苏打。轻者 $1.5 \sim 3.0$ g/d 即可；中至重度患者 $3 \sim 15$ g/d，必要时可静脉输入。可将纠正酸中毒所需的 $NaHCO_3$ 总量分 $3 \sim 6$ 次给予，在 $48 \sim 72$ h 或更长时间后基本纠正酸中毒。对有明显心力衰竭患者，要防止 $NaHCO_3$ 输入量过多，输入速度宜慢，以免心脏负荷加重；也可根据患者情况同时口服或注射呋塞米 $20 \sim 200$ mg/d，以增加尿量，防止钠潴留。

2）水钠代谢紊乱的防治：为防止出现水钠潴留，需适当限制钠摄入量，一般 NaCl 摄入量应不超过 $6 \sim 8$ g/d。有明显水肿、高血压者，钠摄入量一般为 $2 \sim 3$ g/d（NaCl 摄入量 $5 \sim 7$ g/d），个别严重病例可限制为 $1 \sim 2$ g/d（NaCl $2.5 \sim 5$ g/d）。也可根据需要应用襻利尿药（呋塞米、布美他尼等，如呋塞米每次 $20 \sim 160$ mg，$2 \sim 3$ g/d）。对 CRF 患者（Scr >220 μmol/L）不宜应用噻嗪类利尿药及贮钾利尿药，因此时疗效甚差。对严重肺水肿急性左侧心力衰竭者，常需及时给予血液透析或持续性血液滤过，以免延误治疗时机。对慢性肾衰竭患者轻至中度的低钠血症，一般不必积极处理，而应分析其不同原因，只对真性缺钠者谨慎地进行补充钠盐。对严重缺钠的低钠血症者，也应有步骤地逐渐纠正低钠状态。对"失钠性肾炎"患者，因其肾脏失钠较多，故需要积极补钠，但这种情况比较少见。

3）高钾血症的防治：当 GFR<25 mL/min（或 Scr $309.4 \sim 353.6$ μmol/L）时，即应限制钾的摄入（一般为 $1\,500 \sim 2\,000$ mg/d）。当 GFR<10 mL/min 或血清钾水平>5.5 mmol/L 时，则应严格限制钾摄入（一般低于 $1\,000$ mg/d）。在限制钾摄入的同时，还应及时纠正酸中毒，并适当应用襻利尿药（呋塞米、布美他尼等），增加尿钾排出。

对已有高钾血症的患者，应采取积极的降钾措施：①及时纠正酸中毒，除口服碳酸氢钠外，必要时（血钾>6 mmol/L）可静脉滴注碳酸氢钠 $10 \sim 25$ g，根据病情需要，$4 \sim 6$ h 后还可重复给予；②给予襻利尿药，最好静脉或肌内注射呋塞米 $40 \sim 80$ mg（或布美他尼 $2 \sim 4$ mg），必要时将剂量增至每次 $100 \sim 200$ mg；③应用葡萄糖-胰岛素溶液输入（葡萄糖 $4 \sim 6$ g 中加胰岛素 1 U）；④口服聚磺苯乙烯，一般每次 $5 \sim 20$ g，每日 3 次，增加肠道钾排出，以聚苯乙烯磺酸钙（如 Sorbisterit 等）更为适用，因为离子交换过程中只释放离子钙，不致增加钠负荷；⑤对严重高钾血症（血钾>6.5 mmol/L）且伴有少尿、利尿效果欠佳者，应及时给予血液透析治疗。

（3）高血压的治疗：对高血压进行及时、合理的治疗，不仅是为了控制高血压的某些症状，而且是为了积极主动地保护靶器官（心、肾、脑等）。ACEI、ARB、钙通道拮抗剂（CCB）、襻利尿药、β 受体阻断药、血管扩张剂等均可应用，以 ACEI、ARB、CCB 的应用较为广泛。透析前慢性肾衰竭患者的血压应$<130/80$ mmHg，维持透析患者血压一般不超过 $140/90$ mmHg。当尿蛋白>1 g/24 h 时，血压应控制在 $125/75$ mmHg 以下；若尿蛋白<1 g/24 h，则血压控制在 $130/80$ mmHg 以下。

（4）贫血的治疗：应用重组人促红细胞生成素（rHuEPO）纠正贫血，可延缓肾功能不全的进展。如排除缺铁等因素，Hb $100 \sim 110$ g/L 或 HCT $0\% \sim 33\%$，即可开始应用重组人红细胞生成素（rHuEPO）治疗。一般开始用量为每周 $50 \sim 100$ U/kg，分 $2 \sim 3$ 次注射（或每次 $2\,000 \sim 3\,000$ U，每周 $2 \sim 3$ 次），皮下或静脉注射，以皮下注射更好。对透析前 CRF 来说，目前趋向于小剂量疗法（$2\,000 \sim 3\,000$ U，每周 $1 \sim 2$ 次），疗效佳，不良反应小。直至 Hb 上升至

120 g/L(女)或 130 g/L(男)或 HCT 上升至 33%~36%,是为达标。在维持达标的前提下,每个月调整用量 1 次,适当减少 EPO 的用量。个别透析患者 rHuEPO 剂量可能有所增加(每次 3 000~4 000 U,每周 3 次),但不应盲目单纯加大剂量,而应当分析影响疗效的原因,有针对性地调整治疗方案。在应用 rHuEPO 时,应同时重视补充铁剂。口服铁剂主要有琥珀酸亚铁、硫酸亚铁等。部分透析患者口服铁剂吸收较差,故常需要经静脉途径补充铁,以氢氧化铁蔗糖复合物(蔗糖铁)的安全性及有效性最好。

(5)低钙血症、高磷血症和肾性骨病的治疗:当 GFR<30 mL/min 时,除限制磷摄入外,可口服磷结合剂,以碳酸钙、Renagel(一种树脂)较好。口服碳酸钙一般每次 0.5~2 g,每日 3 次,餐中服用。对明显高磷血症(血清磷水平>2.26 mmol/L,即血清钙磷乘积>65(mg^2/dL^2)者,则应暂停应用钙剂,以防加重转移性钙化,此时可短期服用氢氧化铝制剂(每次 10~30 mL,每日 3 次),待钙磷乘积<65(mg^2/dL^2)时,再服用钙剂。对明显低钙血症患者,可口服 1,25-$(OH)_2D_3$(钙三醇、骨化三醇),0.25 μg/d,连服 2~4 周;如血钙和症状无改善,可将用量增加至 0.5 μg/d;对血钙不低者,则宜隔日口服 0.25 μg。凡口服钙三醇患者,治疗中均需要监测血 Ca、P、PTH 浓度,使透析患者血钙磷乘积尽量接近目标值的低限,血 PTH 保持在 150~300 pg/mL,以防止生成不良性骨病。

(6)防治感染:平时应注意防止感冒,预防各种病原体的感染。抗生素的选择和应用原则与一般感染相同,唯剂量需要调整。在疗效相近的情况下,应选用肾毒性最小的药物。

(7)高脂血症的治疗:透析前慢性肾衰竭患者与一般高血脂者治疗原则相同,应积极治疗。但对维持透析患者,高脂血症的标准宜放宽,如血胆固醇水平保持在 6.47~7.76 mmol/L (250~300 mg/dL),血三酰甘油水平保持在 1.69~2.26 mmol/L(150~200 mg/dL)为好。他汀类药物不仅具有调脂作用,还具有肾功能保护作用。

(8)口服吸附疗法和导泻疗法:透析前 CRF 患者,可口服氧化淀粉或活性炭制剂、大黄制剂或甘露醇(导泻疗法)等,以利用胃肠道途径增加尿毒症毒素的排出,对减轻患者氮质血症起到一定辅助作用。

(9)其他:①糖尿病肾衰竭患者随着 GFR 明显下降,必须相应减少胰岛素用量;②高尿酸血症通常不需药物治疗,但如有痛风,则口服别嘌醇 0.1 g,每日 1~2 次;③皮肤瘙痒:口服抗组胺药物,控制高磷血症及强化透析,对部分患者有效。

2.晚期慢性肾衰竭的治疗策略

对于晚期肾衰竭,即尿毒症患者,进行药物治疗已经不能缓解其症状,可采取肾脏代替治疗。包括血液透析、腹膜透析、肾移植。当 CRF 患者进展至 CRF<10~15 mL/min(或相应的血肌酐水平)并有明显尿毒症临床表现时,经药物治疗后无缓解者,及时进行透析治疗。

(1)血液透析:动静脉内瘘术后 3~4 周,血流通道形成后,可进行每周 3 次、每次 4~6 h 的血液透析。但间断的血液透析溶质波动较大,不符合人体生理状态。

(2)腹膜透析:持续性不卧床腹膜透析疗法(CAPD)设备简单,易于患者自行操作,由于此透析是持续性的,对尿毒症患者毒素的清除具有连续性,疗效好于血液透析,是较为理想的透析方法。

(3)肾移植:若有 ABO 血型配型和 HLA 配型合适的肾源,肾移植基本可以恢复正常的肾功能,使患者接近完全康复。

(郭晓菲)

第六章 产科疾病诊治

第一节 产道异常

发生难产的原因主要由产道异常引起,产道异常分为骨产道异常和软产道异常。产道异常尤其是骨产道异常即骨盆异常,而骨盆各径线较正常短或形态异常,通常称为骨盆狭窄,是引起胎儿分娩异常的重要因素。妇女骨盆可分为病理性骨盆(约占98%)和生理性骨盆(约占2%)。按骨盆的狭窄程度,一般分为三级:Ⅰ级为临界性狭窄,即各径线处于正常与异常值之交界,此类病例大多数可等待自然分娩;Ⅱ级为相对性狭窄,又可分为轻、中、重三种,这一级需要与胎儿大小及胎位、胎头的可塑性、产力、软组织的阻力经过试产才能决定是否可以阴道分娩,但重度阴道分娩的可能性极小;Ⅲ级为绝对性狭窄,无阴道分娩的可能性,必须以剖宫产结束分娩。

一、骨产道异常

(一)病因

骨盆异常的发生可因全身性发育异常:先天性发育不良、营养不良、炎症、外伤、脊柱病变、下肢疾患等引起。

1. 遗传因素

骨盆的先天发育异常。

(1)侏儒性骨盆。其中包括:①软骨发育不全侏儒骨盆,为先天性软骨发育不全,有家族遗传性,四肢短小,由于髂骨发育不全,骨盆前后径明显缩短,骨盆入口呈扁形;②真性侏儒骨盆,由于腺垂体疾病致骨盆不能相称发育,骨盆各骨骺不能完成正常骨化,成年后仍保持有婴儿型软骨部分,骨盆呈一般性狭窄;③克汀病侏儒骨盆,为部分山区的地方病,由于缺碘致甲状腺功能障碍,智力低下,身材矮小,骨盆为均小骨盆;④佝偻病性侏儒骨盆,最常见,由于钙磷代谢障碍,缺乏维生素A、维生素D,发生骨质软化,骨盆有一定程度的变形。

(2)婴幼型骨盆:由于骨盆发育过程中缺乏机械作用因素,致骨盆呈漏斗状。

2. 炎症

病变可引起骨盆的变形。常见的是脊柱结核所致的驼背、脊椎侧弯。骨盆变形的程度取决于病变的部位和程度。脊柱作用于骶骨的重心发生改变使骶骨横轴旋转,骶骨全部向后倾斜,使骨盆入口前后径及入口横径延长,入口平面显然增大。骶骨的后倾及两侧髂骨的外展,致骨盆前后径和横径缩短。可使骨盆发育异常、变形。

(二)异常骨盆种类

均小骨盆(骨盆的入口、中骨盆及出口平面均狭窄);扁平骨盆(骨盆的前后径变小);漏斗形骨盆(骨盆的出口平面狭窄);脊柱病变倾斜狭窄骨盆;骨软化病骨盆;髋关节疾患性骨盆,骨盆骨折,骨盆肿瘤。

1. 均小骨盆

各径线均小于正常，但骨盆形态根据发生原因不同而有差异，往往前后径更小，形成均小扁平骨盆。偶尔前后径较横径长，形成类人猿型骨盆。患者之骶骨长，坐骨横径小，入口平面前部内聚，形成漏斗型骨盆，为轻度均小骨盆，多见。骨盆入口前后径在 9～10 cm 者常为佝偻病骨盆。入口前后径为 7 cm 或以下者为矮人型骨盆。矮人型骨盆分为：①真矮人型；②软骨发育不良型；③发育不良型；④克汀病型；⑤佝偻病型。

2. 扁平骨盆

骨盆入口前后径仅为 10 cm 或以下，而其余径线不小于正常者为扁平骨盆，多为佝偻病所致。

3. 漏斗型骨盆

坐骨结节间径小于 8.0 cm 或出口横径与出口后矢状径之和小于 15 cm 而骨盆侧壁内聚，上宽下狭窄形似漏斗称为漏斗形骨盆。

4. 倾斜狭窄性骨盆

倾斜狭窄性骨盆是指骨盆一侧向内倾斜，使骨盆两侧不对称。原因可能为：①脊柱侧弯；②髋关节疾病；③下肢病变；④一侧脊髓前角灰质炎所致，一侧下肢行动障碍继而发生健侧骨盆向内推移。

（三）临床表现和诊断

1. 病史和全身检查

注意孕妇幼年有无佝偻病，小儿麻痹症，脊柱及髋关节结核，下肢有无病变及骨折病史。测量身高在 145 cm 以下孕妇患均小骨盆可能性大，脊柱检查有无凸出或侧弯，注意下肢行走状态。

2. 产科检查

胎位及胎头位置：骨盆异常者易头浮、臀位、横位。分娩过程中胎头不入盆造成难产，应想到骨盆狭窄。

3. 骨盆测量

骨盆测量分为临床测量（包括内测量和外测量）、X 线测量及超声测量。X 线骨盆测量是了解骨盆的形态、各平面的径线的尺度及各部的结构的最好的方法，由于 X 线对胎儿有影响，为了减少或避免胎儿在宫内接受 X 线的照射，目前不主张用 X 线测量骨盆，至少不应常规应用。超声测量需在 B 超下及专业人员测量，有条件可进行测量，但有些径线仍需要临床测量。

故临床测量仍然是测量骨盆大小的主要方法，外测量皆为间接测量骨盆各主要平面径线，但其受软组织厚薄影响，故需加以校正，临床上除出口横径外，以内测量入口对角径、中骨盆前后径及坐骨棘间径，对骶骨异常和骶岬异常也无法经外测量来发现。骨盆明显狭窄者临床上不难诊断，在临界者还需根据胎儿大小、胎位、产力、通过试产来做最后决定是否难产。临床采用内外测量方法，对产妇、新生儿基本无害，愈来愈受到重视。

（四）治疗

目前重度骨盆狭窄及因疾病而造成骨盆明显变形的情况已少见，而对轻度狭窄的处理则成为考验接产者的经验问题，产科医师应了解以往的病史，根据产妇的年龄、产次和一般的体格检查：身高，脊柱及下肢有无畸形，宫缩的强弱，产科检查有无悬垂腹，胎方位，胎儿大小，胎头的可塑性，先露的下降程度，胎心的变化，产程进展状况，决定分娩方式。

骨盆入口狭窄:①明显头盆不称(绝对骨盆狭窄),足月活胎不入盆,不能经阴道分娩,应在接近预产期或临产后给予剖宫产结束分娩;②轻度头盆不称(相对骨盆头盆不称):如足月胎儿中等大小,胎心率正常,在严密观察下,给以试产机会。骨盆中腔狭窄:在分娩过程中,胎儿在骨盆平面完成俯屈及内旋转动作,若中骨盆平面狭窄,则胎头俯屈及内旋转受阻,易发生持续性枕横位或枕后位,造成难产。骨盆出口狭窄:骨盆出口平面是产道的最低部位,应谨慎试产。

1.试产

对轻度骨盆狭窄的产妇,根据 B 超测量胎儿双顶径,腹径和宫高腹围,估计胎儿体重在中等大小,可进行试产。正常宫缩的情况下,试产时间为 4～6 h,在试产过程中应密切注意产程的进展,胎头的下降,胎心率的监测及产妇一般情况,即休息、饮食、大小便情况。因宫缩问题应及时处理,可采取人工破膜或催产素点滴加强。若仍不能入盆或仅部分入盆者,表示已给予充分试产而阴道分娩的可能不大,则考虑行剖宫产。

(1)骨盆入口狭窄的处理:骨盆入口平面狭窄常见于扁平型狭窄,对角径为 11.5 cm 以上,胎儿中等大小,应给以充分的试产机会。不应过早决定剖宫产,必要时,应先行人工破膜,观察产程进展。试产过程中,若宫缩乏力,可给予催产素点滴加强宫缩。正式临产,观察 4 h 后无进展,应当考虑剖宫产。若胎膜已破,为了减少感染,应缩短试产的时间。

(2)中骨盆狭窄的处理:在分娩过程中,胎头在中骨盆完成俯屈及内旋转。中骨盆狭窄易影响胎头的内旋转,因而是持续性枕横位的主要原因。如果胎头不能很好地俯屈以至通过骨盆的径线最大影响先露下降,若宫口已开大,可用手经阴道宫颈内,试将胎头转正,以利胎头通过骨盆,胎儿先露到达坐骨棘平面,宫口已开全,产妇无紧急情况处理,最好再等待胎头再下降些,然后助产。如果有结束分娩的指征,最好由有经验的助产者进行。短期内无进展者应实行剖宫产。

(3)骨盆出口狭窄的处理:骨盆出口是产道的最低部位,如果怀疑有出口狭窄,应于临产前对胎儿大小、头盆的关系,仔细做出估计,决定是否能经阴道分娩。当出口横径狭窄时,耻骨弓下三角空隙不能利用,先露可向后移,利用后三角空隙娩出。临床上常用出口横径与后矢状径之和大于 15 cm 时,多数胎儿可经阴道分娩,此时应做较大侧切,必要时可行胎头吸引器或产钳助产。一般认为对骨盆入口平面狭窄,应尽可能地试产,而对中骨盆或出口面的狭窄要多考虑剖宫产,而试产要慎重。

2.剖宫产

严格掌握剖宫产的适应证,对骨盆有明显狭小或畸形者,经充分试产后,胎头不能入盆,或头盆不称,或胎儿出现宫内窘迫,估计胎儿不能经阴道分娩者,应行剖宫产术。

二、软产道异常

软产道包括子宫下段、宫颈、阴道及外阴。软产道本身的病变可引起难产,生殖道其他部分及其周围病变也可影响软产道使分娩发生困难,软产道异常所致难产比骨产道少见,易被忽略,故于妊娠早期应常规做阴道检查,了解生殖道有无异常。

(一)病因

1.体质发育异常

子宫发育不良,会阴短、小,阴道狭窄,盆腔浅,宫颈管长、小、硬、弹性差,分娩时宫口难于开大。

2.高龄初产妇

35 岁以上的高龄初产妇,分娩困难多。

3.产道各部异常

①外阴异常;②阴道异常;③宫颈病变;④子宫异常;⑤盆腔肿瘤。

(二)临床表现

1.外阴异常

(1)会阴坚韧:多见于初产妇,尤以高龄产妇多见,由于组织坚韧,缺乏弹性,会阴伸展差,在第 2 产程中常使胎先露下降受阻,且可在胎头娩出时造成会阴严重的裂伤,分娩时应做预防性会阴侧切。

(2)会阴水肿:会阴水肿常见于重度妊娠高血压综合征、严重贫血、心脏病及肾病综合征的孕妇。有全身性水肿时,同时可有外阴水肿,分娩时可造成会阴的损伤、感染。处理时,可局部应用 50% 硫酸镁湿热敷,可在消毒下用针多点穿刺放液,分娩时行会阴切开,加强局部护理严防感染。

(3)外阴病变或瘢痕:外阴硬化萎缩和(或)白色病变;外伤或炎症的后遗症性瘢痕挛缩,可影响胎头下降及分娩,如瘢痕不大,可行较大侧切,阴道分娩;若范围较大,则应考虑剖宫产。

2.阴道异常

(1)不全阴道闭锁:阴道不全闭锁往往由于先天性阴道发育不良、产伤、腐蚀药、手术或感染而形成的瘢痕狭窄,根据阴道的情况决定分娩方式。

(2)先天性阴道隔:先天性阴道隔可因其发生来源不同分为阴道纵隔和阴道横隔。阴道纵隔又分为完全纵隔和不全纵隔。阴道纵隔常伴有子宫畸形,但一般不影响分娩。如发现先露下降受阻为纵隔引起,可将其切断,待胎儿娩出后可用肠线锁边或连续或间断缝合残端。完全性横隔不易受孕。

(3)阴道肿物:阴道壁囊肿较大时可阻碍先露部下降,此时,可行囊肿穿刺吸出其内容物,待分娩后进一部处理。阴道内的肿瘤阻碍胎先露下降而又不易经阴道切除应先行剖宫产术。原有病变产后再行处理。

3.宫颈异常

(1)宫颈坚韧多见于高龄初产妇,因组织缺乏弹性或因情绪紧张发生宫颈不扩张,可给予哌替啶 100 mg 肌内注射。或于子宫颈的两侧各注射 1% 奴佛卡因 10 mL,可短期观察,如仍不扩张,应行剖宫产术。

(2)宫颈水肿:主要原因为胎头位置不正,产妇过早屏气或宫缩不协调而造成产程延长,由于宫颈组织受压,血液循环受阻可引起宫颈水肿而扩张缓慢,阴道检查或肛查发现宫颈变厚且硬,如为轻度水肿,可试 0.5% 普鲁卡因或利多卡因,宫颈局部多点封闭。并纠正胎位。

(3)宫颈瘢痕:宫颈深部电灼、电熨、锥切等术后,宫颈裂伤缝合术后感染所致宫颈瘢痕,一般在妊娠后可以软化,多不影响分娩。如宫颈瘢痕致难产、撕裂或大出血,应尽早行剖宫产术。

4.子宫异常

(1)子宫肿瘤:子宫下段肌瘤和宫颈肌瘤或癌。子宫肌瘤对分娩的影响主要与其大小、生长部位、性质有关。随妊娠月份增长,肌瘤也在增大,如肿物位于胎儿先露以下,影响先露下降,则应行剖宫产手术。

(2)子宫畸形:双子宫畸形,双子宫之一妊娠,另一子宫亦稍增大,一般不致造成难产,如另一子宫已阻塞产道,应行剖宫产。

双角子宫畸形:妊娠发生在双角子宫或子宫纵隔比较常见,临床上很难区别这两种畸形,检查时双角子宫的宫底呈马鞍形,两角较突起,而子宫纵隔宫底外形正常。常见两者均因宫腔发育异常而导致胎位异常,或宫缩乏力,造成难产而行剖宫产时发现子宫畸形。

发育不全的残角子宫妊娠:此类患者常常在妊娠早、中期发生残角子宫妊娠破裂而行剖腹探查,妊娠足月或近足月的残角子宫妊娠极少见。剖腹探查时应将残角子宫切除。

单角子宫:较少见,通常基层发育不好,子宫轴向失常,胎儿活动受限,臀位发生率高,易发生难产。

纵隔子宫:多数在分娩后或剖宫时发现,是子宫发育异常中较常见的一种类型。纵隔子宫多无症状,妊娠后产科并发症发生率高,对孕妇及胎儿有一定的影响。纵隔子宫可阴道分娩,如有继发宫缩乏力,第二产程延长,应做阴道检查,是否有阴道纵隔;子宫纵隔达宫外口,阻碍产程进展或分娩。产式或胎位不正时,按孕妇的年龄、产次、骨盆大小及胎儿大小,决定分娩方式。对高龄初产妇,不良妊娠史,胎位不正,可适当放宽剖宫产指征。

5.盆腔肿瘤

(1)卵巢囊肿:妊娠合并卵巢囊肿,易扭转,如临产后囊肿嵌顿在盆腔内需行剖宫产。

(2)盆腔肿物:临床较少见。

(三)治疗

(1)软产道异常,除器质性病变及疾病引起的改变外,尚有足月宫颈不成熟时,临产后同样致产程延长,产妇痛苦,最后致难产,新生儿窒息等。软产道异常,根据其种类的程度不同,处理方法也不一致,如单纯瘢痕者切除即可,对于宫颈不成熟的促宫颈成熟,对于子宫颈坚硬者已经临产,只做适当的试产,产程进展缓慢者,可做剖宫产;如在观察中,出现影响母婴健康者可早期结束分娩。

(2)宫颈坚硬,不能勉强试用破膜引产或小水囊引产,对于出现缩窄环者可用镇静、麻醉剂解除痉挛,如胎儿存活早做剖宫产。

(3)对于会阴外阴异常狭窄,肯定是骨盆出口小者,可做剖宫产。

(4)对不同的子宫畸形,分娩方式根据子宫的情况、年龄、胎儿大小、骨盆的大小而决定。

(刘长红)

第二节　胎位异常

胎位异常(abnormalfetalposition)是造成难产的常见原因之一。常见胎位异常包括持续性枕后位、枕横位、臀先露及肩先露等。

一、持续性枕后位、枕横位

在分娩过程中,胎头以枕后位或枕横位衔接。在下降过程中,胎头枕区因强有力的宫缩多能向前转135°或90°,转成枕前位自然分娩。仅有5%~10%胎头枕骨持续不能转向前方,在分娩后期仍位于骨盆后方或侧方,致使分娩发生困难者,称为持续性枕后位或持续性枕横位。

(一)病因

1.骨盆异常

骨盆异常常发生于男型骨盆或类人猿型骨盆。这类骨盆常伴有中骨盆平面及骨盆出口平面狭窄,影响胎头在中骨盆平面向前旋转,而形成持续性枕后位或持续性枕横位。

2.胎头俯屈不良

持续性枕后位、枕横位胎头俯屈不良,以枕额径通过产道,影响胎头在骨盆腔内旋转,形成持续性枕后位或持续性枕横位。

3.子宫收缩乏力

影响胎头下降、俯屈及内旋转,容易造成持续性枕后位或枕横位。持续性枕后位或枕横位使胎头下降受阻时,也容易导致宫缩乏力。

4.头盆不称

头盆不称时,使胎头下降与内旋转受阻,而呈现持续性枕后位或持续性枕横位。

(二)临床表现

因枕骨持续位于骨盆后方压迫直肠,产妇自觉肛门坠胀及排便感,致使宫口尚未开全时而过早使用腹压,容易导致宫颈前唇水肿和产妇疲劳。持续性枕后位、枕横位常致活跃期晚期及第2产程延长。在阴道口虽已见胎发,但历经多次宫缩仍不见胎头继续下降时,应想到可能是持续性枕后位。

(三)诊断

根据临床表现、产程进展情况、产科检查,一般诊断不难。四步触诊时发现在宫底部触及胎臀,胎背偏向母体后方或侧方,在对侧明显触及胎儿肢体;有时可在胎儿肢体侧耻骨联合上方扪到胎儿额区。胎心音在脐下一侧偏外方听得最响亮,枕后位时胎儿前胸贴近母体腹壁,胎心音在胎儿肢体侧的胎胸部位也能听到。

(四)治疗

持续性枕后位、枕横位在骨盆无异常、胎儿不大时,可以试产。

1.第1产程

(1)潜伏期:产妇加强营养与充分休息。若情绪过度紧张可给予哌替啶或地西泮。若宫缩欠佳,应尽早静脉滴注缩宫素。

(2)活跃期:宫口开大 3～4 cm,产程停滞除外,头盆不称可行人工胎膜破裂,增强宫缩,使胎头下降。若产力欠佳,静脉滴注缩宫素。若宫口开大大于 1 cm/h,伴胎先露部下降,多能经阴道分娩。若每小时宫口开大小于 1 cm 或无进展时,则应行剖宫产术结束分娩。

2.第2产程

若第2产程进展缓慢应行阴道检查。当胎头双顶径已达坐骨棘平面或更低时,可先行徒手将胎头枕部转向前方,再等自然分娩或阴道助产。若转成枕前位有困难时,也可向后转成正枕后位,再以产钳助产。若胎头位置较高,疑有头盆不称,需行剖宫产术。

3.第3产程

胎盘娩出后应立即静脉注射或肌内注射子宫收缩药,以防发生产后出血,有软产道裂伤者,应及时修补。并给予抗生素预防感染。

二、臀先露

臀先露(breech presentation)是最常见的异常胎位,占妊娠足月分娩总数的 3%～4%。

围生儿病死率也高,是枕先露的 3～8 倍。

(一)病因

1.胎儿在宫腔内活动范围过大

羊水过多、经产妇腹壁松弛以及早产儿羊水相对偏多,胎儿易在宫腔内自由活动形成臀先露。

2.胎儿在宫腔内活动范围受限

子宫畸形、胎儿畸形、双胎妊娠及羊水过少等,容易发生臀先露。胎盘附着在宫底及宫角,臀先露的发生率为 73%,而头先露为 5%。

3.胎头衔接受阻

狭窄骨盆、前置胎盘、肿瘤阻塞骨盆腔及巨大胎儿等,也易发生臀先露。

(二)临床表现

孕妇常感肋下有圆而硬的胎头。由于胎臀不能紧贴子宫下段及宫颈内口,常导致宫缩乏力,宫口扩张缓慢,产程延长。

(三)诊断

根据临床表现和以下检查一般诊断不难。

1.常规检查

子宫呈纵椭圆形,宫底部可触及圆而硬、有浮球感的胎头;若未衔接,在耻骨联合上方触到不规则、软而宽的胎臀,胎心音在脐左或右上方听得最清楚。衔接后,胎臀位于耻骨联合之下,胎心音听诊以脐下最明显。

2.阴道检查

阴道检查可触及软而不规则的胎臀或胎足、胎膝。若胎膜已破能直接触到胎臀、外生殖器及肛门,应与颜面相鉴别。若为胎臀,可触及肛门与两坐骨结节连在一条直线上,手指放入肛门内有环状括约肌收缩感,取出手指可见有胎粪。若为颜面,口与两颧骨突出点呈三角形,手指放入口内可触及齿龈和弓状的下颌骨。若触及胎足时,应与胎手相鉴别,胎足趾短而平齐,且有足跟,胎手指长,指端不平齐。

3.辅助检查

B 超检查能进一步明确臀先露类型以及胎儿大小、胎头姿势及胎儿是否畸形。

(四)治疗

1.妊娠期

于妊娠前 30 周,臀先露多能自行转为头先露。若妊娠 30 周后仍为臀先露应予矫正。

(1)胸膝卧位:孕妇排空膀胱,每日 2 次,每次 15 min,1 周后复查。这种姿势可使胎臀退出盆腔,借助胎儿重心改变,使胎头与胎背所形成的弧度顺着宫底弧面滑动完成。

(2)激光照射或艾灸至阴穴:用激光照射或用艾条灸两侧至阴穴,每日 1 次,每次 15～20 min,5 次为 1 个疗程。

(3)外转胎位术:应用上述矫正方法无效者,可在妊娠 32～34 周时,行外转胎位术,因有发生胎盘早剥、脐带缠绕等严重并发症的可能,应用时要慎重。

2.分娩期

据产妇年龄、胎产次、骨盆及胎儿大小、臀先露类型,在临产初期综合分析决定分娩方式。

(1)剖宫产：狭窄骨盆、软产道异常、胎儿体重大于 3 500 g、胎儿窘迫、妊娠合并症、高龄初产、有难产史等，均应行剖宫产术结束分娩。

(2)阴道分娩：第 1 产程，产妇应侧卧，少做肛查，不灌肠，尽量避免胎膜破裂。一旦胎膜破裂，应立即听胎心音。若有脐带脱垂，胎心音尚好，宫口开大 4～5 cm 时，胎足即可经宫口脱出至阴道。为了使宫颈和阴道充分扩张，消毒外阴后，使用"堵"外阴方法。当宫缩时用无菌巾以手掌堵住阴道口，让胎臀下降，避免胎足先下降，待宫口及阴道充分扩张后才让胎臀娩出，此法有利于胎头的顺利娩出。

第 2 产程：接产前排空膀胱。初产妇应做会阴后-侧切开术。有 3 种分娩方式。①自然分娩：胎儿自然娩出，不做任何牵拉，极少见；②臀位助产：当臀区自然娩出至脐区，胎肩及胎头由接产者协助娩出，脐区娩出后，一般应在 2～3 min 娩出，最长不宜超过 8 min；③臀牵引术：胎儿全部由接产者牵拉娩出，此种手术对胎儿损伤大，一般情况下应禁止使用。

第 3 产程：胎盘娩出后，应肌内注射缩宫素或麦角新碱，预防产后出血。手术操作导致软产道损伤者，应及时缝合，给予抗生素预防感染。

三、肩先露

胎体纵轴与母体纵轴相垂直为横产式。胎体横卧于骨盆入口之上，先露部为肩，称为肩先露。占妊娠足月分娩总数的 0.25%。以肩胛骨为指示点，有肩左前、肩左后、肩右前、肩右后 4 种胎位。是对母儿最不利的胎位。若不及时处理，容易造成子宫破裂，威胁母儿生命。

(一)病因

肩先露的常见原因：①早产儿；②前置胎盘；③羊水过多；④骨盆狭窄；⑤多产妇所致腹壁松弛，据统计产次≥4 次，肩先露发生率升高 10 倍。

(二)临床表现

由于肩先露不能紧贴子宫下段及宫颈内口，易发生宫缩乏力；胎肩对宫颈压力不均，易发生胎膜早破。胎膜破裂后羊水迅速外流，胎儿上肢或脐带容易脱出，易导致胎儿窘迫甚至死亡。

随着宫缩不断加强，胎肩及胸廓一部分被挤入盆腔内，胎体折叠弯曲，胎颈被拉长，上肢拖出于阴道口外，胎头和胎臀仍被阻于骨盆入口上方，形成忽略性肩先露。子宫收缩继续增强，子宫上段越来越厚，子宫下段越来越薄，由于子宫上下段肌壁厚薄相差悬殊，形成的环状凹陷称为病理缩复环，若不及时处理，将发生子宫破裂。

(三)诊断

根据临床表现和以下检查一般诊断不难。

1.腹部检查

子宫呈横椭圆形，子宫底高度低于妊娠周数，子宫横径宽。宫底部及耻骨联合上方较空虚，在母体腹部一侧触到胎头，另一侧触到胎臀。胎心音在脐周两侧最清楚。根据腹部检查多能确定胎位。

2.肛门检查或阴道检查

胎膜未破者，肛查不易触及胎先露部。若胎膜已破、宫口已扩张者，阴道检查可触到肩胛骨或肩峰、锁骨、肋骨及腋窝。腋窝尖端指向胎儿肩部及头端位置，据此可判断胎头在母体的右或左侧，根据肩胛骨位于母体骨盆的前或后方，判断为肩前位或肩后位。

3.辅助检查

B超检查一般能准确探清肩先露,并能确定具体胎位。

(四)治疗

1.妊娠期

妊娠后期发现肩先露应及时矫正。可采用胸膝卧位、激光照射(或艾灸)至阴穴。若不能纠正应提前住院决定分娩方式。

2.分娩期

根据胎产次、胎儿大小、胎儿是否存活、宫口扩张程度、有无并发症等决定分娩方式。足月活胎,伴有产科指征(如狭窄骨盆、前置胎盘、有难产史等),应择期行剖宫产术结束分娩。若经产妇宫口开大 5 cm 以上,胎膜破裂不久,羊水未流尽,可在乙醚麻醉下行内转胎位术,转为臀先露,可行宫口开全助产娩出。若出现先兆子宫破裂或子宫破裂征象,无论胎儿是否存活,均应立即行剖宫产术。术中若发现宫腔感染严重,应将子宫一并切除。

(刘长红)

第三节　产后出血

胎儿娩出后 24 h 内阴道流血量超过 500 mL 者,称为产后出血(postpartumhemorrhage,PPH),包括胎儿娩出至胎盘娩出前、胎盘娩出后至产后 2 h 及产后 2 h 至 24 h 内三个时期。产后出血是产科常见的严重并发症,位居我国目前孕产妇死亡原因的首位,其发生率占分娩总数的 2%~3%,且 80% 以上发生在产后 2 h 内。产后出血的预后随失血量、失血速度及产妇体质不同而异。若在短时间内大量失血可迅速发生失血性休克,严重者危及产妇生命,休克时间过长可引起脑垂体缺血性坏死,继发腺垂体功能减退,发生席-汉综合征,因此应予以特别重视。产后出血发生在产后 24 h 以后的产褥期,称为晚期产后出血,亦称为产褥期出血。以产后 1~2 周发病最为常见。引起晚期产后出血的原因主要是胎盘胎膜残留,其次是胎盘附着部复旧不全,应予高度警惕,以免导致严重后果。

一、病因

引起产后出血的原因临床上依次有以下几方面。

(一)子宫收缩乏力

宫缩乏力约占产后出血原因总数的 70%~80%。在正常情况下,胎盘娩出后,子宫肌纤维的收缩和缩复,使胎盘剥离面内开放的血窦闭合形成血栓而止血。因此,凡一切影响子宫正常收缩和缩复功能的因素均可引起产后出血。常见的因素如下。

1.全身性因素

产妇精神过度紧张,临产后过多使用镇静剂、麻醉剂;产程延长或难产产妇体力衰竭;妊娠合并急慢性全身性疾病,如重度贫血等。

2.局部因素

子宫过度膨胀,影响子宫肌纤维的缩复功能(如多胎妊娠、巨大儿、羊水过多等)、子宫肌纤维发育不良或退行性变(如子宫畸形、妊娠合并子宫肌瘤、多产、剖宫产术和肌瘤剔除术等),影响子宫肌纤维正常收缩;子宫肌水肿、渗血(如妊娠期高血压疾病、严重贫血、子宫胎盘卒中)以及前置胎盘附着于子宫下段,血窦不易关闭等,以上均可发生宫缩乏力引起产后出血。

(二)胎盘因素

胎儿娩出后超过 30 min 胎盘尚未娩出者,称为胎盘滞留。根据胎盘剥离情况,胎盘因素所致产后出血的类型如下。

1.胎盘剥离不全

胎盘剥离不全见于宫缩乏力,或胎盘未剥离前过早牵拉脐带或揉挤子宫,使部分胎盘或副胎盘自宫壁剥离不全,影响子宫收缩使剥离面的血窦不易关闭,引起出血不止。

2.胎盘剥离后滞留

因宫缩乏力,或膀胱充盈等因素的影响,使已全部剥离的胎盘未能及时排出,滞留在宫腔影响子宫收缩而出血。

3.胎盘嵌顿

缩宫剂使用不当或粗暴按摩子宫等,引起宫颈内口的子宫平滑肌呈痉挛性收缩形成狭窄环,使已全部剥离的胎盘嵌顿在宫腔内引起出血。

4.胎盘粘连

胎盘全部或部分粘连于宫壁,不能自行剥离者,称为胎盘粘连。当全部粘连时无出血,若部分粘连可因剥离部分的子宫内膜血窦开放以及胎盘滞留影响宫缩易引起出血。胎盘粘连的常见原因有子宫内膜炎和多次人工流产导致子宫内膜损伤。

5.胎盘植入

如子宫蜕膜层发育不良时,致胎盘绒毛深入到子宫肌层者,称为胎盘植入,临床上较少见。根据植入的面积分为完全性与部分性两类,前者胎盘未剥离不出血,后者往往发生致命的大量出血。

6.胎盘和胎膜残留

部分胎盘小叶、副胎盘或部分胎膜残留于宫腔内,影响子宫收缩而出血,常因过早牵拉脐带或用力揉捏子宫所致。

(三)软产道裂伤

宫缩过强、胎儿过大、产程过快、接产时保护会阴不当或阴道手术助产操作粗暴等,均可引起会阴、阴道、宫颈裂伤,严重者裂伤可达阴道穹窿、子宫下段,甚至盆壁,形成腹膜后血肿和阔韧带内血肿。如过早行会阴正中或侧切开术也可引起失血过多。

(四)凝血功能障碍

临床少见,但后果严重。任何原发和继发的凝血功能障碍均可引起产后出血。包括妊娠合并症(如血小板减少症、白血病、再生障碍性贫血、重症肝炎等)和妊娠并发症(如妊娠期高血压疾病的子痫前期、重型胎盘早剥、羊水栓塞、死胎滞留过久等)均可因凝血功能障碍导致难以控制的产后大量出血。

二、临床表现

产后出血的主要表现为阴道流血量过多,继发失血性休克和感染。

三、诊断

病因诊断有利于及时有效地抢救。诊断中应注意有数种病因并存引起产后出血的可能。

(一)准确估计出血量

常用的方法如下。

1. 面积法

$10\ cm^2 \approx 5 \sim 10\ mL$ 出血量。

2. 称重法

(应用后重－应用前重)÷1.05＝出血的毫升数。

3. 容积法

用有刻度的器皿测定弯盘或专用产后接血器中的血液,较简便、准确。

4. 根据休克指数粗略估计失血量

休克指数＝脉搏/收缩压。休克指数＝0.5,为血容量正常;若休克指数＝1,则失血量为 $10\% \sim 30\%$(500～1 500 mL);休克指数＝1.5,失血量 $30\% \sim 50\%$(1 500～2 500 mL);休克指数＝2.0,则失血量 $50\% \sim 70\%$(2 500～3 500 mL)。

(二)诊断步骤

从以下两个时期进行分析判定引起出血的原因。

1. 胎盘娩出前出血

胎儿娩出后立即持续性出血,血色鲜红,多考虑软产道裂伤;胎儿娩出后稍迟间歇性出血,血色暗红,多考虑胎盘因素引起。

2. 胎盘娩出后出血

仔细检查胎盘、胎膜的完整性,有无副胎盘,子宫收缩情况。有无软产道损伤及凝血功能障碍等。

(三)病因诊断

作为抢救产后出血采取相应措施的主要依据。

1. 子宫收缩乏力

子宫收缩乏力多有产程延长、产妇衰竭、胎盘剥离延缓等。出血特点:阴道流血量多,为间歇性、暗红色,常伴血凝块。如短期内迅速大量出血,则产妇很快进入休克状态。检查子宫体松软似袋状,甚至子宫轮廓不清。有时阴道流血量不多,而子宫底升高,按压宫底部有大量血块涌出,考虑为隐性出血。

2. 胎盘因素

胎盘娩出前有间歇性、暗红色阴道多量流血时,首先考虑胎盘因素所致。如胎盘部分粘连或部分植入、胎盘剥离不全或剥离后滞留,常表现为胎盘娩出延迟和(或)伴有子宫收缩乏力。若胎盘嵌顿时,在子宫下段可发现狭窄环。

根据胎盘尚未娩出,或徒手剥离胎盘时胎盘与宫壁粘连面积大小、剥离的难易程度以及胎盘娩出后通过仔细检查其完整性,容易做出病因诊断。

3. 软产道损伤

发生在胎儿娩出后,立即持续不断流血,血色鲜红能自凝。出血量与裂伤的程度、部位以及是否累及大血管有关。宫颈裂伤多发生在两侧,也可呈花瓣状,严重者延及子宫下段,出血凶猛;阴道裂伤多发生在侧壁、后壁和会阴部,多呈不规则裂伤;会阴裂伤按其程度分为3度。Ⅰ度系指会阴皮肤及阴道入口黏膜撕裂,未达肌层,一般出血不多;Ⅱ度系指裂伤已达会阴体肌层,累及阴道后壁黏膜,甚至阴道后壁两侧沟向上撕裂,裂口形状多不规则,使原有的解剖结构不易辨认,出血量较多;Ⅲ度系指肛门外括约肌已断裂,甚至阴道直肠隔及部分直肠前壁有裂伤,此种情况虽严重,但出血量不一定太多。

4.凝血功能障碍

在孕前或孕期已患有出血倾向的原发病,在胎盘剥离或软产道有裂伤时,由于凝血功能障碍,表现为皮下、注射针孔、伤口、胃肠道黏膜等全身不同部位的出血,最多见于子宫大量出血或少量持续不断出血,出血不凝。

根据病史、出血特点及血小板计数、凝血酶原时间、纤维蛋白原等有关凝血功能的实验室检查可协助诊断。

四、治疗

针对出血原因迅速有效地止血,补充血容量,纠正失血性休克及预防感染。

(一)制止出血

1.子宫收缩乏力性出血

(1)按摩子宫:①经腹壁按摩子宫底,助产者一手置于宫底部,拇指在前壁,其余四指在后壁,另一手在耻骨联合上缘下压,将子宫向上推,均匀有节律地按摩宫底;②经腹部-阴道双手按摩子宫,一手握拳置于阴道前穹隆,顶住子宫前壁,另一手自腹壁按压子宫后壁使宫体前屈,双手相对紧压子宫并做按摩。按压时间以子宫恢复正常收缩,并能保持收缩状态为止。按摩时应注意无菌操作。

(2)应用缩宫剂:按摩子宫的同时,肌内或静脉(缓慢)注射缩宫素10U,然后将缩宫素10～20 U加入10%葡萄糖注射液500 mL内静脉点滴,以维持子宫处于良好收缩状态。也可运用麦角新碱(心脏病、高血压患者慎用)使子宫体肌肉及子宫下段甚至宫颈强烈收缩,前置胎盘胎儿娩出后出血时应用效果较佳。

(3)宫腔填塞纱条:若经上述处理仍出血不止,当地无条件抢救,在转诊患者时应用无菌纱布条填塞子宫腔,有明显局部止血作用。方法:在严密的消毒下,术者一手于腹壁固定宫底,另一手持卵圆钳,将无菌纱条由宫底逐渐向外不留空隙地填紧宫腔。术后24 h取出,取出前应先肌内注射宫缩剂。宫腔填塞纱条后,密切观察生命体征及宫底高度和子宫大小,警惕因填塞不紧,宫腔内继续出血而阴道不流血的止血假象。

(4)结扎盆腔血管:用于子宫收缩乏力、前置胎盘及DIC等所致的严重产后出血而又迫切希望保留生育功能的产妇。①结扎子宫动脉上行支:消毒后用两把长鼠齿钳分别夹住宫颈前后唇,轻轻向下牵引,在宫颈阴道部两侧上端用2号肠线缝扎双侧壁,深入组织约0.5 cm,若无效应迅速开腹,结扎子宫动脉上行支,即在宫颈内口平面距宫颈侧壁1 cm处,触之无输尿管时进针,缝扎宫颈侧壁,进入宫颈组织约1 cm,两侧同样处理,若见到子宫收缩则有效;②结扎髂内动脉:经上述处理无效,可分离出髂内动脉起始点,以7号丝线结扎。结扎后一般可见子宫收缩良好。此法可保留子宫,在剖宫产时易于实行。

2.胎盘因素引起的出血

根据不同原因,尽早采取相应措施去除胎盘因素达到止血。处理前应排空膀胱,术中严格无菌操作。

(1)胎盘剥离后滞留:如为膀胱过度充盈,在导尿排空膀胱后,一手按摩宫底,另一手轻轻牵拉脐带协助胎盘娩出。

(2)胎盘剥离不全或粘连:行人工徒手剥离胎盘术。术前要备血,操作宜轻柔,切忌强行剥离或用手抓挖宫腔,以免损伤子宫。剥离困难或找不到疏松面时,应疑为植入性胎盘,不可强行剥离。取出胎盘后应详细检查其完整性,如有不全,必须再次清理宫腔,但应注意尽量减少宫腔内操作次数。术后使用宫缩剂和抗生素,仍需严密观测。

(3)植入性胎盘:在徒手剥离胎盘时,发现胎盘与宫壁关系紧密,难以剥离,当牵拉脐带而子宫壁凹陷时,可能为胎盘植入,应立即停止剥离,考虑行子宫切除术,如出血不多,需保留子宫者,可保治疗,目前采用甲氨蝶呤治疗,效果较佳。

(4)胎盘、胎膜残留:如果残留量少徒手取出困难,出血不多时,严密观察,应用抗生素及宫缩剂 2~3 d 后,可用大号刮匙行清宫术。

(5)胎盘嵌顿:当胎盘剥离后嵌顿于狭窄环以上者,可在解痉或麻醉下,待环松解后用手取出胎盘。

3.软产道裂伤

(1)子宫颈裂伤:疑为子宫颈裂伤时应在消毒下充分暴露宫颈,用两把卵圆钳并排钳夹宫颈前唇,并向阴道口方向牵拉,顺时针方向逐步移动卵圆钳 1 周,直视下观察宫颈情况。若裂伤浅且无明显出血,可不予缝合也不作子宫颈裂伤诊断,如裂伤深、出血多,用肠线缝合。第一针缝合应从裂口顶端上 0.5 cm 处开始,彻底结扎已断裂回缩的血管,最后一针应距子宫颈外口 0.5 cm 处止,以减少日后子宫颈口狭窄的可能性。如裂伤已累及子宫下段,经阴道难以修补时,可开腹行裂伤修补术。

(2)阴道裂伤:缝合时第一针从裂口上 0.5 cm 处开始,注意缝合至裂伤的底部,避免遗留无效腔,更要避免缝线穿过直肠壁,缝合结束后常规行肛诊检查,若有缝线穿过直肠壁,应拆除重新缝合。

(3)会阴裂伤:按解剖关系逐层缝合,最后以处女膜缘为标志缝合会阴皮肤。

4.凝血功能障碍引起的出血

如患有全身性出血性疾病,在妊娠早期应在内科医生的协助下,尽早行人工流产术。于妊娠中、晚期发现者应积极治疗争取去除病因,尽量减少产后出血的发生。对分娩期已有出血的产妇除积极止血外,还应注意针对病因治疗,如血小板减少、再生障碍性贫血等患者应输新鲜血或成分输血。如发生弥散性血管内凝血应与内科医生共同抢救。

5.剖宫产术中大出血

剖宫产术中大出血可采用按摩子宫、注射宫缩剂、子宫局部缝扎止血(子宫浆肌层缝合术、剖宫产切口撕裂缝合术)、纤维蛋白封闭剂(纤维蛋白胶)、宫腔填塞纱布、血管结扎、子宫切除等。

6.晚期产后出血

(1)胎盘胎膜残留大量出血时应立即刮宫,术中、术后使用子宫收缩剂、抗生素治疗。

(2)出血量不多时,可先采用子宫收缩剂和抗生素治疗后,再行清宫术。

(3)胎盘附着部位复旧不良,应用子宫收缩剂、抗菌药物,辅以中药治疗。

(4)剖宫产切口裂开,出血不多时先保守治疗,应用子宫收缩剂和抗生素后再行手术,出血量大时,应及时行介入治疗或子宫切除术。

(二)补充血容量纠正失血性休克

产妇取平卧位,保暖、吸氧,立即快速输血、输液,以新鲜血为好,或低分子右旋糖酐,注意及时纠正酸中毒。

(刘长红)

第七章 儿科疾病诊治

第一节 小儿颅内高压

颅内压为颅内容物对密闭、容量相对固定的颅腔所施加的压力。颅内容物包括脑组织、脑脊液和血液,由于颅内容量几乎是不可压缩的,上述任何一种成分的增加均会导致颅内压增高。

一、病因

1.脑脊液的循环障碍

脑脊液的循环障碍,如各种原因引起的不同类型的脑积水。

2.脑组织的容量增加

脑组织的容量增加,如创伤、毒素、代谢、低氧、感染等引起的脑水肿、占位性病变。

3.颅内血容量的增加

颅内血容量的增加,如上腔静脉综合征、静脉栓塞等引起的静脉回流受阻;低氧、高碳酸血症等代谢因素引起的颅内血流增加;高血压、血容量过多、疾病状态下的脑血流自动调节功能丧失等。

二、临床表现

小儿颅内压增高的临床表现与发病原因、发展速度及病变所在的部位有密切关系。

1.头痛

因脑膜、血管或神经受挤压及炎症刺激引起,常为弥散性、持续性。清晨较重。可因咳嗽、用力、大量输液加重。婴儿不会诉说头痛,常表现为烦躁不安、尖声哭叫,有时拍打头部。

2.呕吐

呕吐与进食无关,常不伴恶心,以喷射性呕吐多见。

3.头颅改变

婴儿前囟隆起是颅内高压的早期表现。晚期可出现骨缝裂开、头颅增大、浅表静脉怒张等。

4.血压升高

血压升高为颅内压增高的代偿反应。

5.眼部改变

虽然头痛、呕吐、视盘水肿是成人颅内高压的三大主症,但因小儿急性颅内压增高多见,故少见视盘水肿。严重颅内压增高可有眼球突出、球结膜水肿、眼外肌麻痹、视野缺损等。重症脑积水可出现落日眼。意识障碍、瞳孔扩大、血压增高伴缓脉称 Cushing 三联征。

6.其他常见症状

其他常见症状,如意识障碍、体温调节障碍、肌张力改变、呼吸障碍及惊厥等在重症患儿均可见到。

7.脑疝

小脑幕切迹疝因动眼神经受累,患侧瞳孔先缩小后扩大,对光反应迟钝或消失,眼睑下垂;由于脑干受压,可出现中枢性呼吸衰竭、意识障碍加重,继而血压、心率不稳定。枕骨大孔疝因延髓受压,患儿昏迷迅速加深,双瞳孔散大,光反应消失,眼球固定,常因中枢性呼吸衰竭而死亡。

三、诊断

(1)病史中存在导致脑水肿或颅内压增高的原因,如感染、脑缺氧、中毒、外伤、颅内出血和占位性病变等。

(2)患儿有颅内高压的症状和体征,如头痛、呕吐、前囟饱满、血压升高、视盘水肿,甚至脑疝表现等。

(3)颅内压的监测,若有条件及时测定颅内压力。小儿颅内压正常值随年龄增长而变化,新生儿为 $0.75 \sim 1.47$ mmHg,婴儿 $2.21 \sim 5.88$ mmHg,幼儿 $2.94 \sim 11.03$ mmHg,年长儿 $4.41 \sim 13.2$ mmHg。一般认为,颅内压 $11 \sim 20$ mmHg 为轻度增高,$21 \sim 40$ mmHg 为中度增高,>40 mmHg 为重度增高。

四、辅助检查

(1)血、尿、便常规检查和肝、肾功能等血液生化检查及脑脊液检查。

(2)脑脊液检查:疑有颅内高压者腰椎穿刺应谨慎,以免诱发脑疝。需进行腰穿以明确诊断者,应术前给予甘露醇,术中控制脑脊液滴速和量。

(3)B 超检查:可发现脑室扩大、脑血管畸形及占位性病变。

(4)CT、MRI 成像、脑血管造影有助于颅内占位性病变的诊断。

(5)眼底检查:可见视神经乳头水肿、视网膜水肿、视神经萎缩等改变。

五、治疗

除积极的降低颅内压之外,应尽快寻找病因并给予相应治疗。

(一)一般治疗

应保持患儿安静、抬高头位。密切观察病情变化,及时给予各种对症治疗和支持疗法,如吸氧、止惊、降温、纠正水电解质平衡紊乱、保护和维持脑代谢功能等。

(二)病因治疗

如控制感染、纠正缺氧、及时去除颅内占位病变等。

(三)脱水疗法

1.清蛋白

清蛋白可以提高血管内胶体渗透压,在静脉滴注结束后 30 min 内给予呋塞米利尿脱水可使降压作用更持久。

2.利尿剂

重症患儿可用利尿剂配合,如呋塞米每次 $0.5 \sim 1.0$ mg/kg,每日 $2 \sim 4$ 次。

3.渗透性脱水剂

如 20% 的甘露醇,每次 $0.5 \sim 1.0$ g/kg,根据病情需要每 $4 \sim 8$ h 1 次。

4.糖皮质激素

常用于治疗脑水肿,它对肿瘤或感染引起的脑水肿有效,而对外伤和缺氧缺血性损伤效果较差。

(四)其他

如头部低温疗法、控制性脑脊液引流等,可根据情况选用。

(赵清娟)

第二节　小儿休克

休克是儿科领域经常遇到的急危重症,是儿童死亡的主要原因之一。其发生是一个复杂的病理生理过程,是由多种病因引起的全身有效循环血量不足并导致急性微循环障碍,使重要生命器官的供血不足、严重缺血缺氧而产生代谢障碍与细胞受损,进而导致多器官功能障碍或衰竭的临床综合征。

一、休克的病因

引起休克的病因很多,根据不同病因将休克分为低血容量性休克、分布异常性休克和心源性休克。

1.低血容量性休克

低血容量性休克多由于大量失血或体液丢失所致,如大量出血、频繁呕吐腹泻、大面积烧伤等。

2.分布异常性休克

分布异常性休克又称血管源性休克,该类型休克没有体液的大量丢失,是由于体内血液分布异常导致有效循环血量相对不足所致,如脓毒性休克、过敏性休克、神经源性休克等。

3.心源性休克

心源性休克是由于心脏泵血功能不足、心排出量降低所致,如爆发性心肌炎、心脏压塞、心律失常、各种先天性心脏病所致心力衰竭等。

二、休克的发病机制

休克时微血管与微血流发生功能或器质性紊乱,出现血液灌注障碍。根据微循环改变将休克分为三期:代偿期、失代偿期和难治期。

1.休克代偿期

此期内源性儿茶酚胺如肾上腺素、去甲肾上腺素等大量增加,使微动脉、毛细血管前括约肌、微小静脉发生痉挛性收缩,血液经过动静脉间交通支直接流入静脉而不经过毛细血管,形成短路,组织缺血缺氧,但毛细血管内流体静力压下降,故此时血压大致正常,但脉压降低,少数患儿交感神经兴奋,可出现一过性血压偏高。

2.休克失代偿期

随着休克的进展,组织缺氧加重,糖无氧酵解过程加强,乳酸等酸性代谢产物大量积聚而引起酸中毒。毛细血管床大量开放,大量血液淤滞在毛细血管中。同时微血管周围的肥大细胞因缺氧而释放组胺,使毛细血管通透性增高,液体大量进入组织间隙,有效循环血容量减少,回心血量及心输出量显著减少。

3.休克难治期

组织持续低灌注及液体向组织间隙漏出,血液浓缩,黏稠度增加,血流迟缓。血小板和红细胞易于聚集而形成血栓,毛细血管内皮细胞广泛受损,内皮细胞下胶原暴露,激活内源性凝血系统从而引起弥散性血管内凝血(DIC)。严重酸中毒和缺氧可使溶酶体酶释放,使细胞自溶,致使重要脏器发生不可逆损伤,成为难治性休克。

三、临床表现

1.原发病的临床表现

如脓毒性休克有感染中毒症状,低血容量性休克有大出血贫血表现,心源性休克有心脏原发病的症状和体征。

2.组织器官低灌注

组织器官低灌注包括皮肤、脑、肾及心率和脉搏等的改变。皮肤低灌注表现为皮肤苍白、发花或青灰,四肢凉,毛细血管再充盈时间(CRT)延长;脑低灌注表现可为烦躁、淡漠、意识不清或昏迷甚至惊厥;肾低灌注表现为尿量减少甚至无尿;脉搏是反映心输出量及灌注的重要指标,休克时脉率加快、微弱,早期外周动脉搏动减弱,心率加快,血压尚可维持在正常,晚期中心动脉搏动减弱或消失是心搏即将停止的危险信号。一旦血压下降即为失代偿表现。

3.多器官功能衰竭

可出现心力衰竭、呼吸衰竭、胃肠、肝、肾、脑功能障碍和 DIC 等。

四、诊断

根据休克的临床表现不难做出诊断,但应尽早诊断以改善预后,在休克代偿期及时干预治疗可明显降低患儿病死率。故休克代偿期的诊断非常重要。

1.休克代偿期

(1)意识改变:烦躁不安或精神萎靡、表情淡漠、意识模糊,甚至昏迷惊厥。

(2)面色灰白,唇周、指趾发绀,皮肤花纹,四肢凉。

(3)心率脉搏增快。

(4)毛细血管再充盈时间>3 s(除外环境温度影响)。

(5)尿量<1 mL/(kg·h)。

(6)代谢性酸中毒。符合上述 6 项中之 3 项即可诊断。

2.休克失代偿期

上述代偿期症状加重,伴血压下降,收缩压 1~12 月龄<70 mmHg,1~10 岁<70 mmHg+(年龄×2),>10 岁<90 mmHg。

五、实验室检查

1.血气分析

休克时代谢性酸中毒的严重程度直接与疾病的严重程度及预后相关,也是纠酸治疗的重要依据。

2. 血乳酸

血乳酸反映组织缺血、缺氧及脏器损伤程度的指标,血乳酸高低及清除速率反映疾病严重程度及预后。

3. 血常规、CRP 及 PCT

血常规、CRP 及 PCT 反映感染的严重程度,对细菌与病毒的鉴别诊断具有重要参考价值。

4. 血生化

血生化反映各脏器受损程度及血清电解质、血糖等情况。

5. 其他检查

尿便常规、胸部 X 线、血培养、心脏超声、凝血功能等常规辅助检查对判定病因及脏器功能状况具有重要意义。

六、治疗

治疗原则:液体复苏、呼吸支持、纠正酸中毒、血管活性药物应用、维持脏器功能。在最短时间内终止休克进展。

休克治疗目标:①毛细血管再充盈时间<2 s;②心音、脉搏有力;③四肢温暖;④意识清楚;⑤血压正常;⑥尿量>1 mL/(kg·h);⑦中心静脉压:8~12 mmHg,MAP:65 mmHg,乳酸正常。针对不同病因的休克除共性治疗外也有特殊的治疗,如心源性休克重点是强心,减轻心脏负担,不能大量补液同时要注意输液速度;脓毒性休克要给予有效抗感染治疗;过敏性休克则要给予抗过敏治疗。因脓毒性休克在临床有较高的发病率和病死率,属于治疗的难点,故以下主要介绍脓毒性休克治疗。为便于记忆采用 ABC 治疗法则:开放气道(A)、提供氧气(B)、改善循环(C)。

(一)呼吸支持

确保气道畅通(A),给予高流量鼻导管供氧或面罩氧疗(B)。如鼻导管或面罩氧疗无效,则予以无创正压通气或尽早气管插管机械通气。脓毒性休克对液体复苏和外周正性肌力药物输注没有反应者应尽早机械通气治疗。

(二)循环支持(C)

通过液体复苏达到最佳心脏容量负荷,应用正性肌力药以增强心肌收缩力,或应用血管舒缩药物以调节适宜的心脏压力负荷,最终达到改善循环和维持足够的氧输送。

1. 液体治疗

(1)液体复苏:首剂首选等渗晶体液(常用 0.9%氯化钠)20 mL/kg(如体质量超重患儿,按理想体质量计算),5~10 min 静脉输注。然后评估体循环灌注改善情况(意识、心率、脉搏、CRT、尿量、血压等)。若循环灌注改善不明显,则再予第 2、3 次液体,可按 10~20 mL/kg,并适当减慢输注速度,1 h 内液体总量可达 40~60 mL/kg。如仍无效或存在毛细血管渗漏或低蛋白血症可给予等量 5%清蛋白。接近成人体质量的患儿液体复苏量:每次晶体液 500~1000 mL 或 5%清蛋白300~500 mL,30 min 内输入。液体复苏期间应密切关注心功能状态和是否有肺水肿,一旦出现肝大和肺部啰音(容量负荷过度)则停止液体复苏并利尿。第 1 h 液体复苏不用含糖液,若有低血糖可用葡萄糖 0.5~1 g/kg 纠正。

(2)继续和维持输液:继续输液可用 1/2~2/3 张液体,根据血电解质测定结果进行调整,

6～8 h内输液速度 5～10 mL/(kg·h)。维持输液用 1/3 张液体，24 h 内输液速度 2～4 mL/(kg·h)，24 h 后根据情况进行调整。根据患儿清蛋白水平、凝血状态等情况，适当补充胶体液，如清蛋白或血浆等。也要动态观察循环状态，评估液体量是否恰当，随时调整输液方案。

2.纠正酸中毒

严重酸中毒影响组织细胞代谢及器官功能，因此在保证通气前提下，根据血气分析结果给予碳酸氢钠，使 pH＞7.15 即可。所需 5%碳酸氢钠量(mL)＝(BE)×kg×0.3，一般先用 1/2 量，稀释成 1.4%浓度滴入。

3.血管活性药物

经液体复苏后仍然存在低血压和低灌注，需考虑应用血管活性药物提高和维持组织灌注压，改善氧输送。

(1)多巴胺：用于血容量足够和心脏节律稳定的组织低灌注和低血压患儿。多巴胺对心血管作用与剂量相关，中等剂量(5～9 μg/(kg·min))增加心肌收缩力，用于心输出量降低者；大剂量(10～20 μg/(kg·min))使血管收缩、血压增加，用于失代偿型休克。根据血压监测调整剂量，最大剂量不宜超过 20 μg/(kg·min)。

(2)多巴酚丁胺：正性肌力作用，用于心输出量降低者。剂量 5～20 μg/(kg·min)。多巴酚丁胺无效者，可用肾上腺素。

(3)肾上腺素：小剂量(0.05～0.3 μg/(kg·min))正性肌力作用；较大输注剂量(0.3～2.0 μg/(kg·min))用于多巴胺抵抗型休克。

(4)去甲肾上腺素：暖休克时首选去甲肾上腺素，输注剂量 0.05～1.0 μg/(kg·min)，当需要增加剂量以维持血压时，建议加肾上腺素或用肾上腺素替换去甲肾上腺素。

(5)米力农：属磷酸二酯酶抑制剂，具有增加心肌收缩力和扩血管作用，用于低排高阻型休克。可先予以负荷量 25～50 μg/kg(＞10 min，静脉注射)，然后维持量 0.25～1.0 μg/(kg·min)静脉输注。

(6)硝普钠：当心输出量降低、外周血管阻力增加、血压尚正常时，可给予正性肌力药物加用扩血管药物，以降低心室后负荷，有利于心室射血和心输出量增加。一般使用短效制剂硝普钠 0.5～8 μg/(kg·min)从小剂量开始，避光使用。

(三)积极抗感染治疗

诊断脓毒性休克后的 1 h 内应静脉使用有效抗微生物制剂。需依据流行病学和地方病原流行特点选择覆盖所有疑似病原微生物的经验性药物治疗。

尽可能在应用抗生素前获取血培养(外周、中央或深静脉置管处各 1 份)或其他感染源培养(如尿、脑脊液、呼吸道分泌物、伤口、其他体液等)，尽快确定和去除感染灶，如采取清创术、引流、冲洗等措施。

(四)肾上腺皮质激素

对液体复苏无效、儿茶酚胺(肾上腺素或去甲肾上腺素)抵抗型休克、或有暴发性紫癜、慢性病接受肾上腺皮质激素治疗、垂体或肾上腺功能异常的脓毒性休克患儿应及时应用肾上腺皮质激素替代治疗，可用氢化可的松，应急剂量 50 mg/(m²·24 h)，维持剂量 3～5 mg/(kg·d)，最大剂量可至 50 mg/(kg·d)静脉输注(短期应用)。也可应用甲泼尼龙 1～2 mg/(kg·d)，分 2～3 次给予。一旦升压药停止应用，肾上腺皮质激素逐渐撤离。

(五)控制血糖

脓毒性休克可诱发应激性高血糖,如连续2次血糖超过10 mmol/L(180 mg/dL),可予以胰岛素静脉输注,剂量0.05~0.1 U/(kg·h),血糖控制目标值<10 mmol/L。根据血糖水平和下降速率随时调整胰岛素剂量防止低血糖。最初每1~2 h监测血糖1次,稳定后可4 h监测1次。小婴儿由于糖原储备及肌肉糖异生相对不足,易发生低血糖,严重低血糖者可给予25%葡萄糖2~4 mL/kg静脉输注。

(六)连续血液净化

脓毒性休克常因组织低灌注导致急性肾损伤(AKI)或急性肾衰竭。在下列情况行连续血液净化治疗(CBP):①AKIⅡ期;②脓毒症至少合并一个器官功能不全时;③休克纠正后存在液体负荷过多经利尿剂治疗无效,可予以CBP,防止总液量负荷超过体质量的10%。

(七)抗凝治疗

脓毒性休克患儿因内皮细胞损伤常诱发凝血功能异常,尤其易导致深静脉栓塞。对高危患儿(如青春期前)可应用普通肝素或低分子肝素预防深静脉血栓的发生。如出现血栓紫癜性疾病(包括弥散性血管内凝血、继发性血栓性血管病、血栓性血小板减少性紫癜)时,给予新鲜冰冻血浆治疗。

(八)体外膜肺(ECMO)

对于难治性休克或伴有ARDS的严重脓毒症患儿,如医疗机构有条件并患儿状况允许可行体外膜肺治疗。

(九)其他

1. 血液制品

若红细胞压积(Hct)<30%伴血流动力学不稳定,应酌情输红细胞悬液或鲜血,使血红蛋白维持100 g/L以上。当病情稳定后或休克和低氧血症纠正后,则血红蛋白目标值70 g/L即可。血小板<100×10^9/L(没有明显出血)、或血小板<200×10^9/L(伴明显出血),应预防性输血小板;当活动性出血、侵入性操作或手术时,需要维持较高血小板(300×10^9/L)。

2. 丙种球蛋白

对严重感染患儿可静脉输注丙种球蛋白。

3. 镇痛镇静

脓毒性休克机械通气患儿应给予适当镇痛镇静治疗,可降低氧耗和有利于器官功能保护。

4. 营养支持

能耐受肠道喂养的严重脓毒症患儿及早予以肠内营养支持,如不耐受可予以肠外营养。

(赵清娟)

第八章 肿瘤科疾病诊治

第一节 肺 癌

原发于支气管黏膜和肺泡的恶性肿瘤称原发性支气管肿瘤,简称肺癌。不包括气管癌及转移性肺癌。

在我国,肺癌发病率和病死率占城市恶性肿瘤之首位。根据肿瘤的生物学行为,肺癌可以分为非小细胞肺癌(NSCLC)和小细胞肺癌(SCLC)。肺癌疗效较差,其原因主要是难于早期发现和有明显的淋巴道和血行远处转移倾向。

一、病因

1. 吸烟

其发生与吸烟和环境因素有密切关系。长期吸烟可引致支气管黏膜上皮细胞增生、磷状上皮生诱发鳞状上皮化癌或未分化小细胞癌。无吸烟嗜好者虽然也可患肺癌但腺癌较为常见,纸烟燃烧时释放致癌物质。

据统计,70~80%的肺癌是由长期吸烟引起的,吸烟人群肺癌死亡率比不吸烟人群高10~20倍,吸烟时间越长,吸烟的支数越多和开始吸烟的年龄越小,患肺癌的机会越大;妇女被动吸烟,肺癌的发病率较配偶不吸烟者高2倍以上。

2. 职业因素

指从事石棉、砷、铬、镍、煤焦油以及放射性元素有关的职业,由于长期接触致癌物质,肺癌的发病率高。

3. 大气污染

已知工业废气、煤和汽油燃烧造成的大气污染,是城市较农村肺癌发病率高的因素之一。长期接触铀、镭等放射性物质及其衍化物,致癌性碳氢化合物,砷、铬、镍、铜、锡、铁、煤焦油、沥青、石油、石棉、芥子气等物质,均可诱发肺癌,主要是鳞癌和未分化小细胞癌。

4. 肺部慢性疾病

如肺结核、矽肺、尘肺等可与肺癌并存,这些病例癌肿的发病率高于正常人。此外,肺支气管慢性炎症以及肺纤维瘢痕病变在愈合过程中可能引起鳞状上皮化生或增生,在此基础上部分病例可发展成为癌肿。

二、临床表现

肺癌的临床表现最常见的有咳嗽、痰中带血、胸痛及发热等。

(一)原发肿瘤引起的症状和体征

(1)最常见的症状是咳嗽和痰中带血,其次是胸痛。

(2)当出现阻塞性肺炎时,可有发热、气急,体检闻及湿性啰音、哮鸣音或肺实变等表现。

（3）当出现肺不张时，特别是全肺不张时气急明显，体检时可出现患侧呼吸音消失，气管移向患侧。

（4）周围型肺癌除累及纵隔、胸膜或胸壁时出现胸痛外，一般早期仅有咳嗽或有痰中带血，症状多不明显。

（二）纵隔受累的症状和体征

肿瘤直接侵犯或转移性淋巴结累及纵隔的大血管、神经等，往往表示病期较晚。

1. 累及喉返神经

出现声音嘶哑。

2. 侵及膈神经

呼吸时两侧横膈出现矛盾运动。

3. 上腔静脉受压

出现上腔静脉综合征。

4. 心包或心肌受侵

出现心律失常，心包积液，心包压塞。

5. 胸膜受累

出现胸痛，胸腔积液，气急。

6. 食管受压

可出现吞咽困难。

7. 胸导管受压

可出现乳糜性胸腔积液。

（三）远处淋巴结转移引起的症状和体征

最常见为锁骨上淋巴结转移，尤其是前斜角肌淋巴结，是肺癌最常见的转移部位。少数可通过胸壁而转移到同侧腋下淋巴结或向腹膜后淋巴结转移，还可引起 Horner 征。腹膜后淋巴结转移常引起腹部持续性疼痛。

（四）血行转移引起的症状和体征

常见于肾、肝、脑等部位，骨转移至肋骨多见。局部疼痛常出现在骨质破坏 1～2 个月之前，为局部剧烈顽固性疼痛。脊柱转移可压迫椎管，导致阻塞及脊髓压迫症状，甚至造成横断性截瘫。

（五）肿瘤伴发性综合征

很常见，多数与肺癌的临床症状同时出现，可引起脑病、小脑皮质变性、外周神经痛、黑棘皮病、自主神经功能亢进、DIC、类癌综合征等。

三、辅助检查

（一）临床检查

重点注意肺癌引起的胸部体征，如阻塞性肺炎、上腔静脉压迫症等，心包积液、声带活动功能。还要仔细检查容易发生远处转移的部位，特别是两侧前斜角肌和锁骨上区淋巴结等。

（二）X 线检查

胸部 X 线检查是肺癌最基本的影像学诊断方法。其 X 线表现可以是肿瘤本身的影像，肺癌造成支气管阻塞所致肺部间接的改变，也可以是由于肺癌引起的肺门和（或）纵隔淋巴结转移,胸膜、胸壁侵犯或胸外转移等。

(三)CT 检查

胸部 CT 检查是肺癌最主要的影像学诊断手段,主要优点有以下几方面。

(1)肿瘤的定性和定位特别是螺旋 CT 扫描是公认的肺癌定性和定位的最好方法之一。

(2)肺癌的分期查明肿瘤范围。

(3)定期的 CT 检查用于治疗后对肺癌的监视、并发症的随访和第二原发肿瘤的发现。

(四)MRI 检查

应用指征主要为以下几个方面。

(1)对碘过敏患者,或者 CT 检查难以诊断的患者。

(2)肺上沟瘤,需要显示胸壁侵犯及臂丛神经受累情况。

(3)需要判断纵隔中的心包及大血管有无受侵,或者上腔静脉综合征的病例。

(4)需要鉴别手术或放疗后肿瘤复发和(或)纤维化的病例。

(五)内镜检查

包括纤维支气管镜检查和电视胸腔镜检查。

1.纤维支气管镜(纤支镜)检查

(1)常规检查:对任何可疑为肺癌的患者,都需要做纤维支气管镜检查,早期中央型肺癌为首选。

(2)用于影像学检查阴性,而痰脱落细胞学阳性的病例。

(3)经纤支镜取得标本做组织学或细胞学检查。

(4)经支气管穿刺活检。

2.电视胸腔镜检查

电视胸腔镜是近年来一种新的检查方法,可对肺的周围病灶、胸膜上的病灶做活检,也可对纵隔肿大的淋巴结做活检,因而对肺癌的确诊和正确分期有重要的作用。

(六)核医学

核医学检查主要用于对肺癌的分期,通常应用正电子断层扫描(PET)技术。

(1)鉴别肺内病灶的良恶性。

(2)用于远处转移的评价。

(3)评价预后和治疗的疗效。标准摄取值(SUV)是主要的指标,治疗前肿瘤高 SUV 提示预后差,SUV 还被用于评价肺癌对化疗或放疗的疗效,有效者的 SUV 降低。

(七)超声波检查

超声波检查也用于肺癌的分期,常用于腹腔器官的检查以判断有无远处转移。主要检查肝、肾、肾上腺、腹膜后淋巴结。也可用于胸腔积液穿刺引流前的定位以及对心包积液进行诊断和定位。

(八)实验室检查

用于治疗后可作为监视肿瘤状况的指标以及随访以早期发现肿瘤的复发和转移。常用的肿瘤标志物有神经特异性烯醇化酶(NSE)、癌胚抗原(CEA)、CA50、CA125 等。

(九)肺癌分子生物学检查

包括癌基因、抑癌基因等的检测。

(十)病理学诊断

1.痰液的脱落细胞检查(痰检)

简便易行,无痛苦,适用范围广。痰检的缺点和局限性是有一定的假阴性率和假阳性率,且做肺癌病理类型分型不够确切。

2.细针穿刺细胞学检查

穿刺细胞学检查可获得细胞学诊断,用于包括周围性肺癌和浅表淋巴结的穿刺活检。

3.其他细胞学检查方法

包括纤支镜检查和体腔液体的检查。

(十一)组织学检查

此方法需肿瘤组织块,主要靠手术切除肿瘤,纤支镜咬取活检,能观察到肿瘤细胞本身的病理类型、分化程度、肿瘤的结构等,并且能对肿瘤及其周围的免疫反应提供信息。

四、鉴别诊断

1.肺结核和结核性胸膜炎

肺结核患者常常有痰中带血,胸部 X 线片中出现阴影。活动性肺结核患者有明显的结核临床症状。胸部 X 线片和胸部 CT 和(或)MRI 的表现明显不同于肺癌。在肺结核患者的结核菌素皮肤试验呈阳性反应,痰液中常可见抗酸杆菌。经皮穿刺活检有助于鉴别诊断。

2.肺部炎性病灶

急性肺炎患者,影像学检查可发现异常,但一般无明确的肿块。临床表现为高热,血白细胞特别是中性粒细胞比例升高。若一肺段或肺叶阻塞性肺炎反复发作,进行纤支镜检查可以排除支气管腔内肿瘤的存在。

3.胸膜肿瘤

最常见的是胸膜间皮瘤。其中首发症状有胸痛和胸腔积液,无痰中带血,胸膜肿瘤的阴影中心不在肺内,有胸膜结节或肿块存在,经胸壁穿刺活检可鉴别诊断。

4.纵隔肿瘤

患者较常见的症状为胸闷或胸痛,可伴刺激性咳嗽,但不会出现痰中带血等,影像学检查有助于区别纵隔肿瘤和肺癌。经胸壁肿块穿刺活检或纵隔镜检查有助于确诊。

5.结节病

病因不明确,它常累及多个器官,最常见的影像学表现为两侧对称性肺门及纵隔淋巴结肿大,有时肺野内也可见 3 mm 大小的结节。试验性肾上腺皮质激素治疗可明确诊断。

6.转移性肺肿瘤

有原发肿瘤的病史,常表现为刺激性咳嗽,一般无痰中带血。多发病灶占大多数。影像学检查显示肺部病灶多为球形,常不带毛刺。

五、治疗

(一)非小细胞肺癌治疗

1.治疗原则

(1)Ⅰ期:首先手术切除治疗,若病理学检查证实是Ⅰ期,不做术后放疗。有高度淋巴和远处转移潜力及病理类型是腺癌的患者可以进行术后辅助化疗。有手术禁忌证或拒绝手术者选择根治性放疗。

（2）Ⅱ期：首选手术治疗，术后应辅助化疗，有条件者可考虑术后放疗。有手术禁忌证或拒绝手术者，应给以根治性放疗，同时予以化疗，一般选择放疗穿插在化疗的疗程中。

（3）Ⅲ期

1）Ⅲa期（$T_{1\sim3}N_2M_0$，$T_3N_{0\sim2}M_0$）：①$T_3N_{0\sim1}M_0$的患者，首先手术，术后再做辅助化疗。对有肿瘤残留，或切缘肿瘤阳性，则应进行术后放疗；②$T_{1\sim3}N_2M_0$的患者，首先新辅助化疗2个疗程然后手术治疗，术后辅助化疗和放疗。

2）Ⅲb期（$T_{1\sim4}N_3M_0$，$T_4N_{0\sim3}M_0$）：①除外恶性胸腔积液的Ⅲb主要采用化疗加放疗的综合治疗；肺动脉插管灌注化疗也可作为T_4的一种局部治疗手段。②恶性胸腔积液（T_4）一般先用胸腔积液持续引流，基本引完后，向胸腔内注入化疗或免疫调节剂，在处理胸腔积液的同时应使用化疗；若患者情况尚好，可考虑加用全胸膜腔放疗和局部肿瘤姑息性放疗。

（4）Ⅳ期：化疗是最主要的治疗手段，另外可选择放疗作姑息治疗以缓解患者的临床症状。

2.放射治疗

（1）术前放疗：适用于肺尖癌和Ⅲa期肺癌。放射野包括原发灶、肺门及纵隔淋巴结引流区。采用常规分割照射，总剂量不超过45 Gy。

（2）术后放疗。指征：①Ⅰ、Ⅱ期病例不做常规术后放疗；②术后有临床肿瘤残存的病例；③手术标本切缘肿瘤阳性；④术中未做淋巴结清扫者；⑤手术标本病理学检查显示有肺门和（或）纵隔淋巴结转移者。

放射野仅有原发肿瘤残留或切缘阳性者，仅照射残留或切缘。有淋巴结转移者，照射同侧肺门和两侧上纵隔或全纵隔。常规分割放疗，亚临床肿瘤总剂量为50 Gy。切缘阳性、肿瘤残留者总剂量60～64 Gy。

（3）根治性放疗：常用于Ⅰ～Ⅲ期。①传统的放疗方法，放射野包括原发灶和转移淋巴结，以及淋巴引流区。常规分割放疗，放射总剂量：临床肿瘤60～64 Gy，亚临床肿瘤40～45 Gy。②超分割或加速超分割放疗，总剂量70 Gy。③三维适形放疗（3DCRT）治疗，照射剂量75～89 Gy。

（4）姑息放疗：常用于Ⅳ期NSCLC、脑转移、骨转移等晚期患者，可缓解症状，并有止痛、止血等作用。

3.化疗

（1）化疗方式：包括化疗与手术综合治疗、化疗与放疗综合治疗和单纯化疗。

（2）常用的化疗方案：①CAP（环磷酰胺、多柔比星、顺铂）方案，CTX 500 mg/m² 第1天，ADM 40 mg/m² 第1天，DDP 50 mg/m² 第1天；②MVP（丝裂霉素）方案，MMC 8～10 mg/m² 第1天，VDS 3 mg/m² 第1天，DDP 80～120 mg/m² 第1天；③PN（顺铂、长春瑞滨）方案，DDP 100～120 mg/m² 第1天，NVB 30 mg/m² 第1天、8天；④其他，如PT（顺铂、紫杉醇）方案及PG（顺铂、健择）方案等。

（二）小细胞肺癌治疗（SCLC）

1.治疗原则

主要以全身化疗为主，辅助胸腔肿瘤的局部治疗，如放疗或者手术。

2.局限期

此期SCLC治疗的几种联合模式如下。

(1)化疗和手术联合治疗：①手术＋化疗：主要用于Ⅰ～Ⅱ期的病例；②化疗＋手术：常评价化疗效应。

(2)化疗和胸腔放疗联合治疗。①化疗＋放疗；②化疗和放疗间隔进行，其中化疗共4个疗程；③化疗和放疗同时进行，化疗共4个疗程。化放疗同时进行时，一般提倡应在化疗开始后的8周内进行胸腔放疗。

3.广泛期

广泛期SCLC的主要治疗方法是全身化疗，辅以姑息性局部放疗，可以减轻患者临床症状，改善生存质量。经化疗后疗效较好者可作局部残留肿瘤的补充姑息放疗。

4.SCLC的化疗

临床治疗方法大多数为多药联合，其中EP方案是第一线化疗方案，常用药物为VP-16。

SCLC常用的联合化疗方案有EP(顺铂、VP-16)、VIP(VP-16、异环磷酰胺、顺铂)、CDE(环磷酰胺、多柔比星、VP-16)、CBP＋Tax(卡铂、紫杉醇)等。

(王晓东)

第二节　乳腺癌

乳腺癌是妇女最常见的恶性肿瘤之一，其发病率在西方许多国家和地区位于女性恶性肿瘤的首位。我国在世界上虽属乳腺癌较低发的国家，但近年来在不少城市，如上海、北京、天津及沿海地区等经济较发达城市，乳腺癌发病率有逐渐增加的趋势。据报道，2004年上海市市区乳腺癌的发病率为71.46/10万。

流行病学调查研究发现我国的乳腺癌患者具有以下几个特点：①发病年龄较轻，以35～50岁为发病年龄高峰；②绝经前妇女比例高；③雌激素受体阴性率高；④就诊时已有淋巴结转移的比例高；⑤城市地区高于农村地区，受教育年限长的发病率高。

与西方乳腺癌高发国家相比，我国乳腺癌的发病在发病原因、治疗措施选择以及预后判断等方面都存在较大差异。因此，有必要进一步加强乳腺癌的基础和临床研究，做好乳腺癌的三级预防工作，早期诊断及采取有效措施治疗乳腺癌，以期提高我国乳腺癌患者的生存率和生活质量。

一、病因

目前，乳腺癌的确切病因尚不清楚，但其很多危险因素都与雌激素刺激的强度和时间有关，或与一些基因的先天异常或DNA损伤有关。研究发现，月经初潮早、第一胎生育年龄晚、绝经年龄晚、有乳腺癌家族史、有乳腺良性疾病史及乳腺癌史是乳腺癌发病的高危因素。与乳腺癌相关的其他因素有婚姻、膳食、生活习惯、肥胖、某些药物、精神因素和病毒因素等。

(一)性别和年龄

性别是影响乳腺癌发病的首要因素，男、女发病危险相差约100倍。年龄是影响发病的重要因素，年轻妇女发病率低，育龄妇女的发病危险会随着年龄的增长而快速升高，在绝经前后其上升趋势略缓，其后继续升高。

（二）月经及生育

月经初潮年龄越小，患乳腺癌的风险越高，这和早期激素暴露有关。绝经年龄越晚，发生乳腺癌的风险越高，这和长期激素暴露有关。

初产年龄越大，患乳腺癌的风险越高。生育的妇女比不生育的妇女患乳腺癌比例低，哺乳亦有一定保护作用。

（三）婚姻

很早人们就发现修女中乳腺癌的发病率明显高于其他人群。在美国，乳腺癌发生最高的人群为独身女性。

（四）激素

乳腺癌是雌激素依赖性肿瘤。雌激素主要来源于卵巢，主要有雌酮（E_1）、雌二醇（E_2）、雌三醇（E_3）三种成分，主要作用于乳腺导管。当卵巢分泌激素过多，并长期作用于敏感的乳腺组织时，可导致乳腺细胞的增生和癌变。乳腺癌患者血浆总激素水平较正常妇女增加 15%，绝经后妇女 E_2 水平可增高 30%。多数乳腺癌患者表达雌激素受体（ER），对内分泌治疗敏感。抗雌激素药物他莫昔芬（Tamoxifen）可有效预防高危人群乳腺癌的发生。绝经前进行双侧卵巢切除的妇女患乳腺癌的危险也会大幅度降低。

（五）遗传

乳腺癌有一定的家族聚集倾向，一级亲属中有乳腺癌病史者，发病危险性是普通人群的 2～3 倍。乳腺癌中约 5% 为遗传性，主要与 BRCA1、BRCA2 基因突变有关，特点为高度家族聚集性、早年发病、双侧发病，同时其卵巢癌危险亦增高。

（六）生活习惯

高脂肪膳食可提高乳腺癌的发病率。其原因可能是：①长期高脂肪膳食可影响肠道细菌状态发生改变，肠道细菌通过代谢可将来自胆汁的类固醇物质转化为致癌的雌激素；②高脂肪膳食可使催乳素分泌增加，进而使体内的雌激素分泌增加；③脂肪可使体重增加甚至肥胖，体重越大，患乳腺癌的危险性越高；④营养过度可使月经初潮提前，绝经日期后延，绝经后雌激素来源于脂肪组织。

研究发现饮酒使乳腺癌发病的危险性升高 1.5～2 倍，可能与酒精影响细胞膜的通透性，以及代谢产物对乳腺有刺激作用等有关。纤维素有抑制乳腺癌发生的作用。有报道显示，摄入膳食中的纤维素增加到每天 20g，乳腺癌发病的危险性将降低 15%。

（七）良性乳腺疾病

良性乳腺疾病与乳腺癌的关系尚有争议，多数认为乳腺小叶有上皮高度增生或不典型增生可能与乳腺癌发病有关。

乳腺囊性增生病发病的危险因素和乳腺癌有相似之处，如未生育、绝经期年龄晚、高社会阶层等。但也有其不同之处，如人工绝经增加乳腺囊性增生病的危险性，初潮年龄、初产年龄与乳腺囊性增生病无关。文献报道乳腺囊性增生病的癌变率为 2%～4%。

乳腺纤维瘤一直被认为不增加乳腺癌的危险性。但近年来的研究提示，趋向于乳腺纤维瘤是易发生乳腺癌的危险因素。

（八）药物

口服避孕药可能增加乳腺癌的发病风险。曾用雌激素的妇女发生乳腺癌的危险性增加。

（九）其他

其他因素如病毒、电离辐射、受教育年限、精神压力等，均可导致乳腺癌的发病风险增加。

二、临床表现

（一）症状

乳腺癌最常见的早期症状是患乳出现无痛性单发小肿块，最多见于乳房外上象限，其次是乳头、乳晕和内上象限。肿块质硬，表面不光滑，与周围组织分界不很清楚，在乳房内不易被推动。因无自觉症状，肿块常是患者在无意中发现的。肿块增长较快，侵入周围组织可使乳房外形改变。如果累及乳房悬韧带，则可使其缩短而致肿瘤表面皮肤凹陷即"酒窝征"；如果邻近乳头或乳晕的癌肿因侵入乳腺导管并使之缩短，可把乳头牵向癌肿一侧，使乳头扁平、回缩、凹陷；如果肿瘤侵入和阻塞皮下淋巴管，引起淋巴回流障碍，出现真皮水肿，皮肤呈"橘皮样"改变。

乳腺癌晚期可侵及胸筋膜、胸肌，以致肿块固定于胸壁不易推动。若癌细胞浸润大片皮肤，则可在皮肤表面出现多数坚硬的小结或小索，甚至彼此融合、弥散成片。有时皮肤可破溃形成溃疡，溃疡常有恶臭、易出血，外形有时凹陷似岩穴，有时外翻似菜花。

某些特殊形式的乳腺癌，其临床表现与一般乳腺癌有所不同，如炎性乳腺癌及乳头湿疹样乳腺癌，各占全部乳腺癌不足 5%，临床常没有可触及的肿块，常会误诊为良性疾病。炎性乳腺癌发展快，可在短期内侵及整个乳房，患乳淋巴管内充满癌细胞。临床上乳房明显增大，皮肤充血发红、发热如急性炎症；整个乳房肿大发硬，而无明显的局限性肿块；转移早而广，对侧乳房常被侵及，预后极差，常在发病后数月即死亡。湿疹样乳腺癌的恶性程度低，发展缓慢，初起乳头刺痒、灼痛，乳头和乳晕皮肤发红、糜烂、潮湿；有时覆盖黄褐色的鳞屑样痂皮，揭开痂皮又出现糜烂面；病变皮肤发硬，病变发展，则乳头内陷、破损；有时可在乳晕深部扪到肿块，淋巴结转移出现很晚。

乳腺癌的转移包括局部浸润、淋巴结转移和血行播散。局部浸润亦称直接蔓延，是由于肿瘤体积不断增大而导致周围的乳腺组织、皮肤、胸肌、肋骨等受累。乳腺癌淋巴结转移最初多见于同侧腋窝。肿大的淋巴结最初为散在、数目少、质硬、无痛、可被推动；以后数目逐渐增多，并粘连成团，甚至与皮肤或深部组织粘连。晚期，锁骨上淋巴结亦增大、变硬，少数患者对侧腋窝淋巴结亦有转移。乳腺癌可经血行播散到肺、胸膜、骨、脑、肝等处。远处转移至肺时，开始并无明显症状，以后可出现胸痛、气急，此时多已有胸膜转移；椎骨转移常伴有患部剧痛；肝转移可引起肝大，甚至黄疸。现在，乳腺癌是全身性疾病的观点已被公认。以往认为血行转移多发生在晚期，但研究发现有些早期乳腺癌已有血行转移。隐匿性乳腺癌，即临床体检和现有影像学诊断不能发现乳房肿块，且同时找不到其他原发病灶的腋窝淋巴结转移性腺癌，甚至术后病理也未查及乳腺癌的原发病灶。乳腺癌还具有很大的异质性。患者之间、同一患者体内的不同病灶之间，甚至同一病灶内的癌细胞之间，在生物学行为方面都可有很大的差异。

（二）体征

准确的诊断是合理治疗的基础，因诊断误差造成的治疗不足或过度治疗都会影响疗效。

1. 病史

任何疾病的发生、发展都有其特殊规律。乳腺癌则与宿主的内分泌状况关系密切，需详细询问病史并密切结合病史，才能做出正确判断。

2. 现病史

患者多以乳房症状或体征就诊,应详细询问以下项目。

(1)何时以及如何发现乳房肿块,其生长速度的快慢,是否伴有疼痛,以及与月经周期有无规律性关系,是否明显缩小过,是否发生在妊娠或哺乳期间。

(2)乳头有无溢液或糜烂,溢液性状如何。

(3)乳房做过什么检查或治疗,结果如何。如果做过活检,须了解其日期、方法、病理诊断及有无雌激素和孕激素测定等。如果做过放化疗,须记录其过程及效果。

(4)还必须注意腋下有无肿大淋巴结,何时发现,有无发展。

3. 既往史

(1)乳房发育有无异常,两侧乳房大小及乳头高低是否对称,乳头和皮肤有无内陷。

(2)乳房是否受过外伤,有无炎症或肿瘤病史。

(3)是否患过子宫或甲状腺功能性疾病。

(4)月经及婚育史。

(5)初潮年龄、月经规律、闭经年龄。

(6)婚否及结婚年龄。

(7)是否生育,首胎足月产年龄,共产几胎,是否哺乳。

(8)恶性肿瘤家族史。着重了解直系家族中有无恶性肿瘤患者,尤其是乳腺癌。

三、辅助检查

1. 视诊

在充足的明亮光线环境中,让患者脱去上衣,与医师对面端坐。

(1)外形:观察两侧乳房的外形、大小及高低位置有无异常或不对称。当两侧乳房大小不对称时,应明确是发育异常或其他原因。局限性隆起一般是肿瘤的局部表现之一,局部皮肤凹陷常是癌症皮下浸润牵拉皮肤所致。

(2)皮肤:注意有无皮肤红肿、水肿、酒窝征、静脉曲张、卫星状结节及溃破等。酒窝征或乳晕区轻度水肿常是较早期癌的表现之一。弥散性红肿一般因炎症而起,但炎性乳腺癌和乳腺导管扩张症也常有类似表现。静脉曲张常见于生长迅速的肿瘤。

(3)乳头:要观察两侧乳头是否等高,有无上移、回缩甚至固定,表皮有无脱屑、糜烂等。

2. 触诊

(1)体位:患者一般取坐位,乳房过于肥大下垂或肿块位置较深而难以触清时,也可结合仰卧位检查。

(2)方法:触诊必须轻柔,切忌粗暴重按,尤其疑为乳腺癌时,用力按压有可能会促使癌细胞向周围浸润,甚至进入淋巴或血液循环而发生远处转移。检查时,用手的掌指部平按在乳房上,按顺或逆时针方向循序进行全乳房触诊。

3. 肿块检查

(1)腺体增厚或肿块:对乳腺触诊时,必须区分以下 3 种情况。

1)正常乳腺的腺体具有一定的厚度、软韧度及不同程度的小结节感,呈全乳均匀分布。

2)腺体增厚:指乳腺某部位较局限性地增厚,一般为片状,范围可大可小,但无法清楚测量,软韧度与正常腺体相似。

3)肿块:有可测量之边界的结节,大多单发。

(2)部位:如果发现异常或肿块,要明确部位。乳腺分为外上、外下、内上、内下四个象限及中央部共 5 个区。病灶部位按上述区域划分,最好绘图表示。若病灶位于乳腺边缘较特殊的部位,如胸骨旁、锁骨下或胸大肌外缘等处,必须附加说明。

(3)大小:测量病变的两个相垂直的最长径,可能时也测量其厚度(利用 B 超等测量)。

(4)形状:乳腺肿块多呈片状、条索状、球状、不规则结节状、结节融合状等。

(5)边界:检查乳腺癌病灶边界是否清楚及表面是否光滑。

(6)个数:单个或多个。多个时,须明确数目及其所在部位和大小,并绘图说明。

(7)硬度:病灶一般呈软、韧(橡胶样硬)、硬或囊性。

(8)活动度:活动度分良好、差或固定。膨胀性生长的病变一般活动度好;浸润性生长者则与周围组织分界不清,活动度差;侵犯胸大肌筋膜甚至肌肉时,则在患者双手叉腰用力时,病变固定不可推动;若胸肌松弛时病变也固定,则病灶已侵及胸壁。

(9)表面皮肤:用拇指和示指相对轻捏肿块表面皮肤,可查出病灶是否与皮肤粘连。

4.乳头检查

(1)活动度:须对称检查两侧乳头,用手轻轻牵扯乳头,可查知乳头是否与深处组织或病灶有粘连或固定。

(2)乳头溢液:自乳腺四周向乳头根部轻轻推压,如果发现溢液,须查明溢液口的部位,单管性或多管性,以及溢液的性质,并行溢液涂片细胞学检查。

5.腋窝淋巴结检查

腋窝淋巴结检查一般采取坐位。检查右侧时,用右手托持患者右臂,使胸大肌松弛,用左手进行触诊;检查左侧时,则用左手托臂,右手触诊。触诊时先从胸壁外侧开始,逐步向腋顶部循序进行全面触诊。如果触及肿大淋巴结应明确其个数、大小、软硬度、活动度以及是否累及周围组织或相互融合等。

6.锁骨上淋巴结检查

可与患者对坐或站在患者背后检查,乳腺癌锁骨上淋巴结转移多发生在胸锁乳突肌锁骨头外缘处。检查时可沿锁骨上和胸锁乳突肌外缘,向左右和上下触诊。如果触及肿大淋巴结,也和检查腋窝淋巴结一样明确各项有关情况。

7.X 线检查

疑为乳腺癌的患者应行乳腺 X 线检查,了解乳腺内是否有肿块,或片状致密影以及有无钙化等。一旦确诊乳腺癌,应常规行胸部 X 线片检查,以了解有无肺内转移。对中晚期乳腺癌应行骨显像以了解有无骨转移。

8.乳腺超声检查

一旦发现乳腺肿块,应行乳腺超声检查,以了解肿块的形态、边界、边缘、纵横比、病灶后方回声、微小钙化灶。必要时进行彩色多普勒乳腺检查,以了解乳腺肿块内部及周边的血流情况。中晚期病例锁骨上、腋窝探查发现肿大淋巴结时,应用超声检查可初步了解有关肝脏或腹腔内转移等情况。

9.CT 或 MRI 检查

有条件的患者,行 CT 或 MRI 检查能更进一步明确肿块的性质、病变周围受累情况等。

四、诊断与和鉴别诊断

(一)诊断

乳腺肿块的组织活检包括以下几点。

1.切除活检

切除活检的一般常用方法为,将肿瘤及其周围部分乳腺组织一并完整切除,进行病理检查。

2.穿刺活检

穿刺活检即用粗针穿刺肿瘤,吸出少量肿瘤组织进行病理检查。

3.X线立体定位穿刺活检

X线立体定位穿刺活检指在常规乳腺X线片观察分析的基础上,通过电子计算机立体定位仪引导,将穿刺针直接穿入乳腺可疑病变区取得组织进行病理检查,适用于临床触不到的可疑微小病变。

4.冷冻切片检查

冷冻切片检查指在做好手术准备的情况下,将切除或切取的肿瘤组织进行冷冻切片检查以迅速获得病理诊断。此方法为目前最多采用的术前病理诊断方法。

(二)鉴别诊断

1.纤维腺瘤

纤维腺瘤好发于18~25岁的青年女性,肿瘤大多为圆形或椭圆形,边界清楚,活动度大,发展缓慢。但40岁以上的妇女不要轻易诊断为纤维腺瘤,必须排除恶性肿瘤。

2.乳腺囊性增生症

乳腺囊性增生症多见于中年妇女,特点是乳房胀痛,肿块可呈周期性改变,与月经周期有关,要行切除活检或针吸活检以明确诊断。

3.乳腺结核

乳腺结核是由结核分枝杆菌导致的乳腺组织的慢性炎症,好发于中青年女性,病程较长,发展较缓慢。其局部表现为乳房内肿块,肿块质硬偏韧,部分区域可有囊性感,可伴有全身结核中毒症状。确诊仍须行针吸活检或切除活检。

4.乳腺导管扩张症

乳腺导管扩张症常表现为边界不清、质地较硬的包块,可伴有皮肤粘连及橘皮样变;也可以出现乳头内陷及腋窝淋巴结肿大等酷似乳腺癌的症状,穿刺细胞学检查是较好的鉴别方法。

5.急性乳腺炎

急性乳腺炎好发于哺乳期妇女。先为乳房胀痛,后出现压痛性肿块,皮肤渐红、水肿、温度升高,可伴腋窝淋巴结肿大。需与炎性乳腺癌鉴别。前者发病急,有疼痛,血常规示白细胞数升高。针吸活检可明确诊断。

6.脂肪坏死

脂肪坏死好发于中老年人,以乳腺肿块为主要表现。肿块硬、边界不清、活动度差,可伴有皮肤发红并与组织粘连,少数可有触痛。确诊靠针吸活检或切除活检。

7.积乳囊肿

积乳囊肿好发于30岁左右或哺乳期妇女,表现为乳腺肿块,合并感染者可有疼痛,触诊可扪及边界光滑的活动肿块。B超检查示囊性占位,囊壁光滑,穿刺抽得乳汁即可确诊。

8.导管内乳头状瘤

导管内乳头状瘤的主要临床表现为乳头溢液,溢液多为血性。其部位主要位于大导管,多数仅有溢液,较少扪及肿块。该病可借助于导管造影、溢液涂片细胞学检查或内镜检查确诊。

9.腋窝淋巴结肿大

其他部位原发癌转移或炎性肿块等常表现为腋窝淋巴结肿大,隐性乳腺癌的首发症状也常常是腋窝淋巴结肿大。如果为其他部位的转移癌,可有原发病灶的相应表现。必要时可借助病理或特殊免疫组织化学检查进行鉴别。

10.乳房湿疹

乳房湿疹与湿疹样乳腺癌均发生于乳头、乳晕区,前者为乳房皮肤过敏性炎症,病变多为双侧,表现为乳头皮肤瘙痒、脱屑、糜烂、结痂或者皮肤肥厚、皲裂,一般病变较轻,多数不累及乳晕及乳头,不形成溃疡。创面切片细胞学检查有助于鉴别诊断。

五、治疗

乳腺癌的治疗原则是尽早实施手术,辅以化疗、放疗、内分泌治疗等措施的综合治疗。

(一)化学药物治疗

化学药物治疗包括术前化疗(新辅助化疗)及术后辅助化疗,复发转移后的化疗。

化疗是重要的全身性治疗,根据病情实施,可降低40%术后复发率。浸润性乳腺癌应用化疗可提高生存率。一般多采用联合化疗6个周期。

(二)放射治疗

放射治疗包括术前放疗、术后放疗和姑息性放疗等,常用深部X线和^{60}Co为局部治疗。术前放疗:部分患者使用可提高手术切除率。术后放疗:提高生存率,疗效肯定。姑息性放疗:适用于晚期患者。放射治疗是乳腺癌治疗中常用的局部治疗方法之一,是乳腺癌综合治疗中一项极其重要的手段,协同外科、化疗或内分泌治疗综合应用。

1.放疗在乳腺癌治疗中的主要目的

(1)根治术和改良根治术后胸壁和区域淋巴结的预防性放疗,可显著降低高危患者的局部复发率,从而在整体上提高该患者群的无疾病进展生存率和总生存率。

(2)早期乳腺癌保留乳房的乳腺癌切除术后的乳房根治性放疗,是乳房保留治疗不可或缺的部分,放射治疗保证了保留乳房的乳腺癌切除术以后的局部控制率。

(3)无手术指证的局部进展期乳腺癌,放疗与化疗和内分泌治疗配合,可达到满意的局部疾病控制效果,部分患者由不可手术转为可手术治疗。

(4)局部复发患者,包括胸壁和淋巴引流区域的复发,放疗是重要的补救性治疗措施,恰当的放疗可有效地控制局部疾病。

(5)转移性患者的姑息性放疗可有效缓解转移灶引起的症状,如骨转移患者的止痛,预防病理性骨折及脊髓压迫;降低脑转移患者颅内高压,减轻或缓解转移灶所致的神经定位症状;胸壁溃破性复发灶的止血等。姑息性放疗可改善患者带病生存期内的生存质量,部分患者可延长生存期。

2.保留乳房的乳腺癌切除术后的放疗

乳房保留术后25%～30%的患者,即使切缘阴性,在同侧乳房仍可能有残余病灶。在原发肿瘤完整切除的患者中,术后放疗大幅度地降低了同侧乳房复发率(75%~87%),提高了保留乳房的成功率。目前,根治性放疗仍然是乳房保留治疗的整体步骤之一。

3.术后放疗

不同的回顾性研究分析了术后放疗,包括乳房切除术后和乳房保留术后的放疗与手术的间隔时间对局部疾病控制的影响。部分学者观察到,间隔时间延长与局部复发率增高有关,但有的学者发现没有明显影响。结果的不一致性可能与各个病例组的局部复发危险因素不同有关。

对大多数病例的研究证实,淋巴结阴性的患者,在放疗开始时间不迟于乳房保留术后8周时,对局部复发率无影响。近期两项加拿大的大病例组回顾性研究分别发现,对于切缘阴性、无腋窝淋巴结转移的患者,术后放疗开始时间于乳房保留手术后16周和20周内,对局部控制率没有明显影响。

4.放疗与化疗的时间配合

放疗与化疗的时间配合有以下模式:先化疗后放疗,先放疗后化疗,放、化疗同时进行及化疗、放疗交替呈"三明治"形式。分别基于不同的理论基础手术以后辅助化疗延迟可能会导致远处转移发生率增加,而术后放疗的延迟可能导致局部控制率的下降。

5.根治术或改良根治术后辅助性放疗

术后放疗对腋窝淋巴结转移的高危患者,不仅能有效地改善患者局部控制率,而且还能提高患者的生存率。术后放疗平均降低了2/3的局部区域复发率,它在控制局部疾病方面的作用是系统化疗所不能达到的。

6.预防性放疗指证

术后放疗指证的确定基于复发出现的可能性。目前,公认的胸壁和区域淋巴结预防性放疗指证为:原发肿瘤最长径超过5 cm,皮肤或胸壁侵犯,多灶性肿瘤,乳房切除手术标本肿瘤距正常组织小于2 mm,腋窝淋巴结阳性大于或等于4个,或1~3个淋巴结阳性但腋窝淋巴结检测不彻底者。而1~3个淋巴结阳性且腋窝淋巴结检测彻底者是否也行术后放疗,尚需进一步评价。

内侧象限肿瘤伴腋窝淋巴结转移和绝经前患者1个以上的腋窝淋巴结转移在大部分治疗中心被认为有术后淋巴结放疗的指证。

7.乳腺癌放疗远期并发症及其预防

(1)心血管并发症:放疗后心血管毒性作用是造成乳腺癌非癌性病死率增加的主要因素。心血管远期毒性首先与照射容积有关,表现为左侧肿瘤与右侧肿瘤相比,心脏疾病死亡风险为1.34;其次存在剂量-效应关系。随着照射技术日益合理化,降低心脏长期毒性是完全可能的。目前,已有一系列的治疗计划研究探讨利用三维技术降低心脏受照量的可能性。

(2)肺部并发症:肺部并发症主要表现为症状性放射性肺炎,发生率为1%~6%。其影响因素包括照射容积、总剂量、分次剂量和化疗。肺功能的变化,尤其是对肺通气功能的影响在一定程度内是可逆的。

(3)臂丛神经损伤:臂丛神经走向基本沿腋静脉上缘,与锁骨上和腋窝淋巴区紧邻。当锁骨上野和腋-锁骨上联合野及腋后野照射时,它均受到不同程度的照射剂量。

(4)上肢淋巴水肿:上肢淋巴水肿的发生率在不同放疗系列中差异很大,为2%~37%,与诊断标准及手术程度有关,且手术程度是很重要的影响因素。

（三）乳腺癌治疗的决策

1. 早期乳腺癌辅助治疗

早期乳腺癌辅助治疗的目标：延长患者无疾病生存期，争取治愈乳腺癌。根据原发肿瘤和受累的淋巴结的 TNM 分期和激素受体及人表皮生长因子受体-2（HER-2）状况给予手术、放疗、化疗、内分泌和分子靶向等辅助治疗方案。早期乳腺癌辅助治疗的治疗依据：循证医学及临床研究结果。

2. 晚期乳腺癌解救治疗

晚期乳腺癌解救治疗的目标：控制疾病发展，改善患者生活质量，延长患者生存期，期望患者与肿瘤长期共存。采用全身性治疗，如化疗和内分泌治疗控制肿瘤，局部切除或放疗仅用于缓解症状。晚期乳腺癌解救治疗的治疗依据：病灶变化。

（王晓东）

第九章 感染与重症营养支持

第一节 感染性休克

严重感染及其相关的感染性休克和继发的 MODS 是当前入住 ICU 患者的主要死亡原因，也是当代重症医学面临的主要焦点及难点。在美国，每年 75 万例严重感染病例发生，其中有一半病例发展为感染性休克，病死率达到 20%～63%。其在高龄以及因创伤、糖尿病、恶性病、烧伤、肝硬化或因使用抗肿瘤化疗等原因而处于免疫功能抑制状态的人群中有较高的病死率。最常见的原因为需氧革兰阴性细菌感染，葡萄球菌等革兰阳性菌和真菌也可引起感染性休克。

一、病因

1. 病原菌

感染性休克的常见致病菌为革兰阴性菌，如肠杆菌科细菌（大肠杆菌、克雷伯菌、肠杆菌等）；不发酵杆菌（假单胞菌属、不动杆菌属等）；脑膜炎球菌；类杆菌等。革兰阳性菌如葡萄球菌、链球菌、肺炎链球菌、梭状芽胞杆菌等也可引起休克。某些病毒性疾病如流行性出血热，其病程中也易发生休克。某些感染，如革兰阴性菌败血症、暴发性流脑、肺炎、化脓性胆管炎、腹腔感染、菌痢（幼儿）易并发休克。

2. 宿主因素

原有慢性基础疾病，如肝硬化、糖尿病、恶性肿瘤、白血病、烧伤、器官移植以及长期接受肾上腺皮质激素等免疫抑制剂、抗代谢药物、细胞毒类药物和放射治疗，或应用留置导尿管或静脉导管者可诱发感染性休克。因此，本病较多见于医院内感染患者，老年人、婴幼儿、分娩妇女、大手术后体力恢复较差者尤易发生。

3. 特殊类型的感染性休克

中毒性休克综合征（TSS）是由细菌毒素引起的严重症候群。最初报道的 TSS 是由金葡菌所致，近年来发现类似症候群也可由链球菌引起。

二、临床表现

在休克尚未明显表现出来之前，患者的体征可提示休克的进展。在血流动力学改变发生前，通常先表现出感染的症状。感染性休克通常定义为临床上有感染证据的患者的 MBP < 60 mmHg(SBP < 90 mmHg)，或 SBP 较基础血压下降 40 mmHg 以上，伴有发热或体温低、心动过速和呼吸急促。患者通常反应迟钝。如无低血容量发生，患者的皮肤是温暖的。

肺动脉导管显示心排出量增加且系统循环血管阻力下降。当心排出量下降时，应该考虑到可能存在血容量不足。由于血管的反应性和肺血管阻力增加，肺动脉压升高十分常见。右室射血分数和每搏量下降，左室心搏做功指数同样下降。肺毛细血管楔压（PCWP）常下降或正常。为提高 PCWP 而增加输液量，仅轻度升高心排出量。

三、辅助检查

（一）血常规检查

常见白细胞增多伴幼稚细胞比例升高。少数患者白细胞减少，常提本预后不良。还常见DIC伴凝血时间延长、纤维分解产物增多以及纤维蛋白原浓度下降。50％患者出现血小板减少。不到 5％的患者可以发生出血。

（二）血生化检查

应激性高血糖十分常见。低血糖是病程晚期表现。血乳酸浓度升高，反映细胞内灌注不足。肝功能检查显示胆红素、转氨酶和碱性磷酸酶升高。

（三）血气分析

动脉血气常提示轻度低氧血症和代谢性酸中毒。当发生严重的呼吸肌疲劳，$PaCO_2$ 一般正常或仅轻度升高。动脉低氧血症的程度与伴随的 ARDS 的严重程度相关。CO_2 浓度的下降可能会大于乳酸浓度升高的程度。静脉血气分析提示血红蛋白氧饱和度增加。尽管外周氧供提高，但外周氧耗和氧摄取能力下降。动静脉血氧含量差变小，<3 mL/dL。随着血容量的改善，相应的氧耗也会增加。这种氧供依赖性氧耗是感染的一个特征。

（四）微生物学检查

约 45％患者发现血培养阳性。革兰阴性需氧菌属占据主要地位。研究表明血培养阳性和阴性患者相比，病死率无差别。真菌感染在一些合并全身免疫抑制如糖尿病的患者中尤为重要。长期应用广谱抗生素和多重细菌感染病史也提示可能存在真菌感染。

四、诊断与鉴别诊断

（一）诊断依据

必须具备感染及休克综合征这两个条件，其要点包括如下。

(1)血压下降的同时心排出量增加。

(2)外周氧耗减少。

(3)系统血管阻力下降。

(4)心室射血分数下降。

(5)相关多器官功能衰竭。

（二）诊断标准

(1)临床上有明确的感染。

(2)有全身炎症反应综合征(SIRS)的存在，即出现下列两种或两种以上的表现：①体温>38 ℃或<36 ℃；②心率>90 次/分钟；③呼吸频率>20 次/分钟，或 $PaCO_2$<32 mmHg；④血白细胞>12×10^9/L，或<4×10^9/L，或幼稚型细胞>10％。

(3)收缩压<90 mmHg 或较原基础值下降的幅度>40 mmHg 至少 1 h，或血压依赖输液或药物维持。

(4)有下列一条以上证据证明器官灌注不良或功能衰竭：①神志差或有改变；②低氧血症(PaO_2<75 mmHg)；③血浆乳酸增高；④少尿>1 h[尿量<30 mL/h 或<0.5 mL/(kg·h)]。

（三）鉴别诊断

真正的感染性休克与感染综合征的差别只是病情轻重程度的问题，主要差别在于后者无低血压。另外,需要与分布型休克的其他类型包括过敏性休克和神经源性休克相鉴别。诊断时要考虑近期用药史、创伤等因素。

五、治疗

(一)液体复苏

保证足够的循环血容量对于感染性休克是最早的、也是最重要的治疗措施。血管内容量的丢失可能是由于毛细血管漏出、瘘、腹泻或呕吐。患者经口摄入液体不足或静脉输液不充分。肺动脉漂浮导管有利于指导液体治疗,根据左心室充盈压和心排出量来调节输入液体量。由于感染时伴随心肌抑制,所以在心排出量和血压尚未达到正常范围前,PCWP常常需要升高超过正常值。一般情况下,PCWP需要在10～15 mmHg之间,这需要输入数千毫升的平衡盐溶液才能达到。而毛细血管渗漏还要求进一步加强输液治疗。可能发生血液稀释,从而需要输血。血红蛋白需要维持到一定水平。如果心排出量持续较低,则需要提高血红蛋白浓度来改善外周氧供。同样,因SaO_2不足导致低氧血症的患者也需要输血来增加其携氧能力,改善氧供。

一旦临床诊断严重感染,应尽快进行积极的液体复苏,6 h内达到复苏目标:CVP 8～12 cmH_2O(1 cmH_2O=0.098 kPa),PAWP 12～15 mmHg;平均动脉压≥65 mmHg;尿量>0.5 mL/(kg·h),中心静脉或混合静脉血氧饱和度($ScvO_2$或SvO_2)≥0.70。若液体复苏后CVP达8～12 cmH_2O,而$ScvO_2$或SvO_2仍未达到0.70,需输注浓缩红细胞使血细胞比容达到0.30以上,和(或)输注多巴酚丁胺[最大剂量20 μg/(kg·min)]以达到上述复苏目标。

复苏液体包括天然的或人工合成的晶体或胶体液,尚无证据表明某种液体的复苏效果优于其他液体;对于疑有低容量状态的严重感染患者,应行快速补液试验,即在30 min内输入500～1000 mL晶体液或300～500 mL胶体液,同时根据患者反应性(血压升高和尿量增加)和耐受性(血管内容量负荷过多)来决定是否再次给予快速补液试验。

(二)呼吸支持

感染性休克患者极易并发ALI或ARDS,不能满足增加呼吸做功这一要求。在发展至呼吸骤停前,推荐使用机械通气来降低呼吸做功。机械通气治疗策略推荐早期采用小潮气量(如在理想体重下6 mL/kg),使吸气末平台压不超过30 cmH_2O,允许$PaCO_2$高于正常,即达到允许性高碳酸血症;采用能防止呼气末肺泡塌陷的最低呼气末正压(PEEP)。为防止并发呼吸机相关肺炎,患者应采用45°半卧位;需要应用高吸氧浓度(FiO_2)或高气道平台压通气的ARDS患者,若体位改变无明显禁忌证,可考虑采用俯卧位通气。

(三)升血压药物支持

如果充分的液体复苏仍不能恢复动脉血压和组织灌注,有指征时应用升压药。存在威胁生命的低血压时,即使低血容量状态尚未纠正,液体复苏的同时可以暂时使用升压药以维持生命和器官灌注。必要时还应辅以应用低剂量的糖皮质激素。常用的药物包括去甲肾上腺素、多巴胺、血管升压素和多巴酚丁胺。前两者是纠正感染性休克低血压的首选升压药。

1.去甲肾上腺素(Norepinephrine)

去甲肾上腺素具有兴奋α和β受体的双重效应。其兴奋α受体的作用较强,通过提升平均动脉压(MAP)而改善组织灌注;对β受体的兴奋作用为中度,可以升高心率和增加心脏做功,但由于其增加静脉回流充盈和对右心压力感受器的作用,可以部分抵消心率和心肌收缩力的增加,从而相对减少心肌氧耗。因此被认为是治疗感染中毒性休克的一线血管活性药物。其常用剂量为 $0.03\sim1.50\ \mu g/(kg\cdot min)$,但剂量 $>1.00\ \mu g/(kg\cdot min)$,可由于对 β 受体的兴奋加强而增加心肌做功与氧耗。近年来的一些研究还报道,对于容量复苏效果不理想的感染性休克患者,去甲肾上腺素与多巴酚丁胺合用,可以改善组织灌注与氧输送,增加冠状动脉和肾的血流以及肌酐清除率、降低血乳酸水平,而不加重器官的缺血。

2. 多巴胺(Dopamine)

作为感染性休克治疗的一线血管活性药物,多巴胺兼具多巴胺能与肾上腺素能 α 和 β 受体的兴奋效应,在不同的剂量下表现出不同的受体效应。小剂量 $[<5\ \mu g/(kg\cdot min)]$ 多巴胺主要作用于多巴胺受体(DA),具有轻度的血管扩张作用。中等剂量 $[5\sim10\ \mu g/(kg\cdot min)]$ 以使受体兴奋为主,可以增加心肌收缩力及心率,从而增加心肌的做功与氧耗。大剂量多巴胺 $[(10\sim20\ \mu g/(kg\cdot min)]$ 则以 α_1 受体兴奋为主,出现显著的血管收缩。既往认为小剂量 $[<5\ \mu g/(kg\cdot min)]$ 多巴胺还可以通过兴奋多巴胺受体而扩张肾和其他内脏血管,增加肾小球滤过率,起到肾保护效应。但近年来的国际合作研究提示,小剂量多巴胺并未显示出肾保护作用。

3. 肾上腺素(Epinephrine)

由于肾上腺素具有强烈的 α 和 β 受体的双重兴奋效应,特别是其较强的 β 受体兴奋效应在增加心脏做功、增加氧输送的同时也显著增加着氧消耗,其促进组织代谢的产热效应也使得组织乳酸的生成增多,血乳酸水平升高。因此目前不推荐作为感染中毒性休克的一线治疗药物,仅在其他治疗手段无效时才可考虑尝试应用。

4. 血管加压素(Vasopressin)

已发现感染性休克患者血中的血管加压素水平较正常显著降低。某些观察显示在感染中毒性休克患者,血管加压素通过强力收缩扩张的血管,提高外周血管阻力而改善血流的分布,起到提升血压、增加尿量的作用;也有人推测其作用可能与抑制交感神经冲动及增益压力反射有关。

血管加压素还可以与儿茶酚胺类药物协同作用。由于大剂量血管加压素具有极强的收缩血管作用,使得包括冠状动脉在内的内脏血管强力收缩,甚至加重内脏器官缺血,故目前多主张在去甲肾上腺素等儿茶酚胺类药物无效时才考虑应用,且以小剂量给予 $(0.01\sim0.04\ U/min)$。

5. 多巴酚丁胺(Dobutamine)

多巴酚丁胺具有强烈的 β_1、β_2 受体和中度的 α 受体兴奋作用,其 β_1 受体正性肌力作用可以使心脏指数增加 $25\%\sim50\%$,同时也相应使心率升高 $10\%\sim20\%$;而 β_1 受体的作用可以降低 PAWP,有利于改善右心射血,提高心排出量。总体而言,多巴酚丁胺既可以增加氧输送,同时也增加(特别是心肌)氧消耗,因此在感染性休克治疗中一般用于经过充分液体复苏后心脏功能仍未见改善的患者;对于合并低血压者,宜联合应用血管收缩药物。其常用剂量为 $2\sim20\ \mu g/(kg\cdot min)$。

6. 糖皮质激素

严重感染和感染性休克患者往往存在有相对肾上腺皮质功能不足,当机体对血管活性药物反应不佳时,可考虑应用小剂量糖皮质激素。一般选择氢化可的松,每日补充量不超过 300 mg,分为 $3\sim4$ 次给予,持续输注。超过 300 mg 的氢化可的松并未显示出更好的疗效。

7.抗胆碱能药

抗胆碱能药为我国创造性使用,有良好的解除血管痉挛作用,并有兴奋呼吸中枢、解除支气管痉挛以及提高窦性心律等作用。大剂量阿托品可致烦躁不安,东莨菪碱可抑制大脑皮质而引起嗜睡。在休克时山莨菪碱用量可以很大,患者耐受量也较大,不良反应小,临床用于感染性休克,常取代阿托品或东莨菪碱。常用剂量山莨菪碱成人每次 10~20 mg,阿托品成人每次 0.3~0.5 mg,儿童每次 0.03~0.05 mg/kg,每隔 15~20 min 静脉注射 1 次。东莨菪碱成人每次 0.3~0.5 mg,儿童每次 0.01~0.03 mg/kg,每 30 min 静脉注射 1 次。有青光眼者忌用本组药物。

(四)抗感染治疗

确定感染来源是首要任务。要及时准确地评估和控制感染病灶,根据患者的具体情况,通过权衡利弊,选择适当的感染控制手段。若感染灶明确(如腹腔内脓肿、胃肠穿孔、胆囊炎或小肠缺血),应在复苏开始的同时,尽可能控制感染源。如果受累组织未引流或菌血症未治疗,预后将极其不利。若深静脉导管等血管内有创装置被认为是导致感染性休克的感染源时,在建立其他的血管通路后,应立即去除。

一旦确定感染可能来源,即可用覆盖常见病原体的抗生素进行抗感染治疗。早期经验性抗感染治疗应根据社区或医院微生物流行病学资料,采用覆盖可能致病微生物(细菌或真菌)的广谱抗生素,而且抗生素在感染组织具有良好的组织穿透力。经验性抗生素的选择是否合适,是影响感染性休克患者预后的关键性因素。已行腹部手术的外科患者,应着重考虑是否有革兰阴性菌和厌氧菌感染。注意抗生素治疗前应尽可能首先进行及时正确的病原学培养。

应该明确认识到,多数感染性休克患者的血培养为阴性。因此,应该根据临床治疗反应及其他培养结果做出决定,或继续使用目前的抗生素,或改用窄谱抗生素。当然,若认为症状由非感染因素引起,就应果断停用抗生素,以减少耐药和二重感染。

(五)营养支持治疗

尽管支持治疗本身不是感染性休克治疗的一部分,但必须注意营养支持。感染性休克患者处于严重的高分解代谢状态,持续利用结构蛋白作为能量来源。为提供足够的蛋白和热卡,完全胃肠外营养通常是必要的。如果能安全使用肠内营养,则应用肠内营养支持。

(六)其他治疗

(1)镇静药物常用于辅助治疗感染性休克患者的焦虑和躁动。注意每天需中断或减少持续静脉给药的剂量,以使患者完全清醒,并重新调整用药剂量。机械通气患者可能在充分镇静条件下仍存在与呼吸机不同步,为降低呼吸肌氧耗需要可应用肌松药,但应注意到有延长机械通气时间的危险。

(2)循证医学证据表明血糖水平与感染性休克患者的预后明显相关,严格控制血糖能够明显降低其病死率。患者早期病情稳定后应维持血糖水平低于 8.3 mmol/L,并尽可能保持在正常水平。研究表明,可通过持续静脉输注胰岛素和葡萄糖来维持血糖水平。早期应每隔 30~60min 测定 1 次血糖,稳定后每 4 h 测定 1 次。

(3)并发急性肾衰竭时,需要实施肾替代治疗以维持机体内环境稳定,清除炎性介质,抑制炎症反应,避免 MODS 的发生。目前尚缺乏证据证实何种肾脏替代治疗方法更优越。持续静脉-静脉血液滤过与间断血液透析治疗效果相同。但对于血流动力学不稳定的全身性感染患者,持续血液滤过能够更好地控制液体平衡。

（4）其他措施：包括预防 DVT、应激性溃疡等治疗措施。

（岳天霞）

第二节　急危重症肠内营养支持

肠内营养（EN）是经胃肠道提供代谢需要的营养物质及其他各类营养素的营养支持方式；也是重症患者首选的营养支持方式。但在危重病期间，50％以上患者存在胃肠道无法提供足量的营养，或难以耐受肠道喂养。EN 是重症患者首选和重要营养支持治疗手段。

一、EN 的时机

早期肠内营养（EEN）是指病后 48 h 以内启动的经胃肠道营养。EEN 可使得危重患者获得更好的营养补充及改善某些临床结局指标的效果。多项临床研究及荟萃分析表明，早期（48 h 内）与延迟（48 h 以上）开始肠内营养比较，前者有助于促进胃肠动力恢复和提高早期肠内营养的耐受性，并获得降低感染的发生与病死率、缩短机械通气时间与住 ICU 时间等效果。对于危重病患者来说，有效的复苏及保证组织充分灌注是开始安全、有效肠道喂养的重要前提。某些仍然需要小剂量血管活性药物维持血流动力学稳定的重症患者，开始喂养前需保证：血乳酸≤2 mmol/L，避免早期肠内营养给存在缺血风险的患者带来不良影响甚至严重并发症。尽管如此，亦应指出重症患者早期肠内营养的不耐受概率明显高于普通患者，其中胃肠动力障碍是主要肠内营养不耐受的原因。

二、EN 的途径

根据喂养管的位置和置管方式，肠内营养途径如下。

（一）经胃途径

经胃途径的喂养特点在于符合摄食生理，胃比小肠喂养更加容易操作，营养液经过胃与十二指肠，保留了对胃、十二指肠的内脏神经内分泌刺激作用，可耐受较高的渗透压，可间断给食。一般常用于胃动力与胃排空功能较好的重症患者。胃酸可以破坏污染物起到第一道防线的作用，所以肠内营养输注时应每日停止喂养 4～6 h，以恢复胃液生理酸度。经胃营养的置管方式包括：①经鼻胃管；②胃造口置管；胃造口方法有，经内镜引导下胃造口置管法（PEG）和经手术胃造口置管法。胃造口适用于需要较长时间（4 周以上）管饲的重症患者，减少鼻窦感染的风险以及提高置管的舒适度。经胃营养途径的缺点是易发生误吸和吸入性肺炎等并发症，特别是危重患者。因此管饲时头部抬高 30°～45°可以减少吸入性肺炎的风险。鼻胃管是最常用的肠内营养管饲途径，无创、简便、经济。但存在鼻咽部刺激、患者耐受性差，可形成局部黏膜溃疡、出血、易脱出、吸入性肺炎等缺点。

（二）幽门下空肠置管

幽门后置管主要是指十二指肠及空肠内置管技术。适用于肠道功能基本正常而胃功能受损、胃排空障碍或误吸风险较高的患者。由于危重症患者常合并胃动力障碍，导致肠内营养耐受性降低，反流误吸增加，甚至发生吸入性肺炎，因此胃排空异常的重症患者，宜采取幽门下小肠喂养。因此,存在胃动力障碍、需要胃肠减压的重症患者(如重症胰腺炎),以及经胃喂养不耐受和反流、误吸的高风险患者(如昏迷、平卧体位),宜选择经小肠肠内营养。经空肠途径的置管方式包括:①经鼻空肠置管;②手术中或内镜引导下进行空肠置管。一般来说,鼻肠置管与空肠造口置管更适用于合并胃动力障碍、或需要较长时间(>4周)肠内营养的患者。经鼻置管困难者,亦可行空肠造口置管的方法。重症胰腺炎患者选择空肠喂养,营养管尖端最好达到屈氏韧带下30~60 cm,以减少对胰腺外分泌的刺激和保证早期患病的胰腺充分休息。

三、EN 适应证与禁忌证

(一)适应证

只要胃肠道解剖完整并具有一定的功能。肠内途径供给营养是各类重症患者优先考虑选择的营养支持途径。

(二)禁忌或不宜给予肠内营养的情况

(1)胃肠功能障碍:肠梗阻(如机械性肠梗阻和麻痹性小肠梗阻),严重消化道出血。

(2)梗阻性内脏血管疾病:如肠系膜血管缺血或栓塞。肠内营养可引起或加重肠道缺血。

(3)未解决的腹部问题(包括后腹膜炎症、出血、不可控制性肠瘘)。

(4)严重腹胀与腹腔内高压(IAH)。

(三)暂停使用

严重腹泻,经处理无改善,应暂时停用;患者采取俯卧位时应暂停肠内营养尤其是经胃喂养。

四、EN 的应用技术

(1)24~48 h考虑开始经胃或小肠肠内营养。

(2)设置起始喂养速度并逐渐增加(如能耐受每4~8 h调整一次);胃残余量多时首先尝试促动力药物或(和)降低喂养量观察,不能缓解再考虑停止肠内营养。多数患者可在48~72 h内达到目标喂养量。

五、EN 的耐受性评估

1. 胃残余量测定(GRV)

在EN时需常规监测胃或肠内残留量,胃内潴留量200~500 mL、小肠内潴留量>200 mL,连续2次以上,应减量或停用。GRV的测定值在判断胃肠道耐受性的客观性,需要结合单位时间喂养量综合评价,尤其是单位时间小剂量输注的患者。

2. 肠鸣音与排便

肠鸣音不应作为是否开始肠内营养的参考指标,但肠内营养期间动态观察肠鸣音的变化及腹胀腹泻情况,对于动态评价胃肠动力状态和对肠道喂养的耐受性仍具有价值,在最新欧洲学会颁布的危重症急性肠功能损害诊断标准中,也将肠鸣音与排便情况作为肠功能判断的指标之一。但要结合整体情况综合分析,再做评价。

六、EN 配方

肠内营养多经喂养管给予,为避免食物凝结阻塞管道,营养制剂应该是非黏稠、均质、无菌的,含有患者所需的能量和微量元素。肠内营养可采用家庭配制的匀浆制剂或者商品化产品。

自制匀浆制剂:通常采用天然食物经捣碎器捣碎并搅拌后制成,理论上可根据患者实际情况调整营养配方,但实际上营养成分需经肠道消化吸收,微量元素和维生素含量难以衡量,配制过程易被污染,且固体成分易于沉降及黏度较高,容易造成喂养管阻塞。故不适于多数危重症患者。临床上目前可以选择多种商品化的肠内营养产品,这些营养制剂容易通过喂养管管饲,不同疾病需求有不同种类的营养配方,可分为以下几类。

(一)大分子聚合物肠内营养配方

以整蛋白、碳水化合物和脂肪等大分子为主要成分的营养制剂,配方中蛋白质、糖类和脂肪配比适合,且含有多种维生素和矿物质,通常不含乳糖。不同患者提供不同能量密度制剂,$2.09 \sim 8.36$ kJ$(0.5 \sim 2$ kcal$)$/mL,高能量密度可以满足热卡需求同时限制液体量,适合于胃肠功能基本正常者。

(二)低聚和单体配方

配方中营养素易水解,不需要消化,基本可以完全被小肠吸收,适用于胃肠道消化功能不全的患者,如吸收不良综合征、Crohn 病、肠瘘、小肠切除术后、胰腺炎、肠黏膜萎缩等。

(三)特殊营养配方

在脏器功能障碍、衰竭,以及代谢障碍过程中,机体对某一营养素的需求增加,或机体限制于某一营养素的摄入。

特殊营养配方设计的肠内营养配方又称为疾病特殊肠内营养配方。现在已有专门为肝病、肾病、呼吸功能不全、心功能不全、严重代谢应激状况等设计的特殊肠内配方,常用的特殊配方制剂如下。

1. 肝衰竭专用配方

特点为支链氨基酸浓度较高,占总氨基酸量的 35%～40%;而芳香族氨基酸浓度较低。支链氨基酸可经肌肉代谢、增加其浓度但不增加肝脏负担,且可与芳香族氨基酸竞争性进入血脑屏障,有助于防治肝性脑病和提供营养支持。

2. 肾衰竭专用配方

该类配方含有足够的能量、必需氨基酸、组氨酸、少量脂肪和电解质,适用于肾衰竭患者。

3. 糖尿病用肠内营养配方

碳水化合物占能量的 55%,以低聚糖或多糖如淀粉为主,再加上足够的膳食纤维,有利于控制血糖上升的速度和幅度。富含单不饱和脂肪酸可延缓营养液在胃内的排空速度。

4. 肺病配方

呼吸功能不全的患者可能存在二氧化碳潴留和氧消耗增加,碳水化合物呼吸商高,增加二氧化碳的产生,进一步加重呼吸负荷。因此肺病配方的特点是脂肪含量较高,碳水化合物含量低,蛋白质含量应足以维持机体组织并满足合成代谢需要。

5. 免疫调节配方

通过在配方中添加单个或多个特殊物质,如谷氨酰胺、精氨酸、ω-3 脂肪酸、核苷酸,以达到免疫增强目的。适用于择期大手术、创伤、烧伤、头颈部肿瘤和机械通气危重患者,但近来对于脓毒症患者的使用受到质疑,慎用于严重脓毒症患者。

七、EN 并发症与处理

重症患者的 EN 支持较一般患者的营养面临着更大的风险与挑战,临床上危重患者受疾病或某些治疗的影响,常存在肠道功能障碍,容易导致腹胀、胃潴留、误吸等,不仅导致营养治疗中断,喂养不足,直接影响着营养支持的效果,而且与住 ICU 时间延长、病死率增加相关。肠内营养并发症主要包括以下三个方面:胃肠道性、机械性和代谢性,前两者更为常见。

(一)胃肠道并发症

临床表现有恶心、呕吐、反流、腹胀、腹泻、便秘、肠坏死等。与胃肠道相关的并发症如下。

1.腹泻

腹泻是 EN 最常见的并发症,发生率 2.3%～68%。腹泻多定义为每日>3 次,或水样便。EN 时出现腹泻的原因包括两类:管饲相关性腹泻和非管饲相关性腹泻。

2.低蛋白血症

营养不良时小肠绒毛数目和高度均降低,使小肠消化吸收力下降,低蛋白血症时血浆胶体渗透压降低,肠黏膜水肿,容易发生腹泻。

3.营养吸收障碍

乳糖酶缺乏的患者难以耐受含乳糖的 EN 制剂,乳糖不能被水解,在肠腔内引起渗透压增高,使水分吸收障碍,造成腹泻;肠腔内脂肪酶不足引起脂肪吸收障碍,高脂肪含量的肠内营养液,也可导致腹泻,多见于胰腺分泌功能不足、胆道梗阻、回肠切除、高龄老人。

4.高渗性膳食

高渗性营养液输入肠道后会明显影响水分的吸收,当输注较快或小肠喂养时更为明显。因此空肠营养时应避免单次注射输注。

(二)机械性并发症

与管饲的管路本身,如材质、管路型号、在胃肠道位置有关。常见机械性并发症如下。

1.误吸和吸入性肺炎

误吸指胃内容物反流进入气管内,是 EN 最严重的并发症。误吸多发生于胃排空障碍及存在腹胀的患者,尤其是昏迷、吞咽和咳嗽反射减弱的患者。对于使用机械通气的患者,反流误吸是引起呼吸机相关性肺炎的重要因素。肠内营养时误吸的发生主要与以下因素有关。

(1)喂养部位:胃内喂养时误吸发生率为 10.5%,经幽门后小肠喂养在部分患者显示出获益的优势,比经胃营养更早地实现目标喂养量,但肺炎或误吸风险方面的影响存在争议。但是患者存在因疾病或某些治疗因素所致的胃肠功能障碍而不适宜经胃喂养时,可考虑幽门后小肠喂养减少反流误吸的发生。

(2)体位:平卧位行 EN 时更易发生误吸,而半卧位(上胸抬高 30°～45°)可明显降低误吸的发生率。体位限制患者,如脑外伤、麻醉术后、脊柱手术患者不能耐受半卧位,应考虑幽门后喂养。

(3)营养液输注方式:一次性投给可明显降低食管下端括约肌压力,易引起胃食管反流和误吸,而间歇和连续灌注则不易发生以上情况,间歇性灌注和连续性灌注之间误吸的发生率没有明显差别。

误吸并发症的处理原则:误吸、吸入性肺炎一旦发生,对患者危害极大,应立即进行处理,原则如下:立即停用肠内营养,明确导致误吸的原因,如患者确需营养支持,可考虑应用 PN;清洁、通畅气道,积极治疗误吸所致的 ARDS,必要时机械通气支持;应用有效的抗生素治疗。为降低吸入性肺炎的风险,EN 的患者应保持半卧位,上胸抬高 30°～45°。尽量采用连续性输注方式;早期 EN 时常规监测胃或肠内残留量(GRV),尤其是存在影响胃排空的疾病与治疗等相关因素的患者,必要时使用胃肠动力药物或采用幽门后小肠喂养。

2.置管不当

鼻胃管或鼻十二指肠/空肠置管的患者,插管时误将营养管置入到气管或支气管内,严重的甚至穿破肺组织及脏层胸膜,引起气胸、血气胸、脓胸、气管胸膜瘘及肺出血。置管不当易发生于咳嗽或呕吐反射消失的病人,如昏迷、镇静、麻醉状态。因此,严格置管的操作程序和原则,输注营养液之前最好行 X 线检查,以确定导管位置是否正确。

3.营养管的脱出与堵塞

鼻胃、鼻十二指肠/空肠置管脱出后一般后果不太严重,但空肠造瘘和胃造瘘管如在置管的早期(窦道尚未形成之前)脱出,可引起腹膜炎、肠瘘或胃瘘等,对患者危害极大,甚至需要手术处理。因此需加强导管的护理,牢固固定,对于躁动的患者必要时予肢体保护性约束防止意外拔管。避免膳食残渣和粉碎不全的药片碎块黏附于管腔内,或是药物与膳食不相溶造成混合物凝固而堵塞营养管,每日常规定时或给予粉碎的药物前后使用温水冲洗管路。

(三)代谢性并发症

重症患者常合并胃肠功能障碍,不能耐受早期充分的 EN,因此多存在喂养不足,代谢性并发症发生率远低于 PN。但重症患者疾病复杂、多变,相关治疗应随时根据病情进行调整,因此 EN 支持也应该定期评估 EN 耐受如何,监测水、电解质水平。

1.水代谢异常(脱水和水中毒)

脱水最常见的是高渗性脱水,临床上有 5%～10%的发生率。多发生在气管切开、昏迷和虚弱的老年患者。对于心、肾及肝功能不全的患者,特别是高龄、低蛋白血症,EN 时如果补充过多水分,可以造成水中毒。因此重症患者肠内营养过程中同样需要评估液体负荷,监测出入平衡、皮肤眼球张力、体重等,化验室检测包括电解质、渗透压、BUN/Cr 比值、尿比密等。

2.糖代谢异常

应激性高血糖在危重患者中十分普遍,这与抗调节激素、细胞因子的大量释放及外周组织胰岛素抵抗密切相关,此时如不合理的营养支持可加重糖代谢紊乱,可产生高血糖症或低血糖症,糖尿病患者更易诱发非酮症高渗性昏迷。EN 期间同样需要监测与控制血糖水平。

3.高钠血症和低钠血症

EN 制剂的钠含量范围为 24～57 mmol/L,钠的调节受肾脏和激素的影响。①高钠血症的原因包括液体摄入不足,过多的液体丢失,钠的摄入增加及肾功能改变。管饲患者的高钠血症多伴随有高血糖,甚至是非酮症高渗性高血糖脱水。通过监测血清钠、血糖和液体平衡可以避免发生。②低钠血症多与液体超负荷、消化道大量丢失钠、抗利尿激素分泌过多综合征(SIADH)有关,结合尿钠水平可以帮助诊断低钠血症的病因。EN 患者如果长期使用低钠配方也可引起低钠血症。严重的低钠血症可以引起神经精神症状,通过严格限制液体入量,补充钠盐可以纠正低钠血症,但要严密监测血钠升高的速度。

4.低钾血症和高钾血症

EN 中的钾含量过高,或者肾功能不全引起高钾血症。低钾血症常见于分解代谢状态、瘦体组织消耗、代谢性碱中毒、补充胰岛素而未相应补充钾。

5.酸碱平衡紊乱

摄入过高的热卡或碳水化合物时产生过多的 CO_2,对于 COPD 者或刚停止机械通气而 CO_2 排出困难的患者可能引起高碳酸血症。因此,对于此类患者,应避免过度喂养,同时选择肺部疾病专用配方,增加脂肪的比例,降低碳水化合物供给。

（王绪英）

第三节 急危重症肠外营养支持

肠外营养(PN)是指无法经胃肠道摄取营养或摄取营养物不能满足自身代谢需要的患者,通过肠道外途径提供能量、氨基酸、脂肪、碳水化合物、维生素及矿物质等营养素的营养治疗方法。追溯肠外营养的发展史,经历了半个世纪的实践,从营养制剂、输液途径以及代谢理论上都有着长足的进步,已成为危重病救治中不可或缺的重要措施之一。

一、PN 适应证与禁忌证

（一）适应证

不能耐受肠内营养或肠内营养禁忌的重症患者可选择肠外营养方式。肠外营养适应证如下。

(1)胃肠道功能障碍。

(2)由于手术或解剖问题禁止使用胃肠道,如短肠综合征。

(3)存在尚未控制的腹部情况,如腹腔感染、肠梗阻、高流量的肠外瘘等。

(4)肠道需要休息,如急性重症胰腺炎、放射性肠炎等。

（二）禁忌证

存在严重的循环、呼吸功能障碍或代谢紊乱需要控制,不宜实施肠外营养的情况如下。

(1)血流动力学不稳定或存在组织低灌注状态。

(2)存在严重水、电解质紊乱与酸碱失衡。

(3)严重肝衰竭、肝性脑病。

二、营养素需要量与选择

重症患者严重应激状态下,常合并有应激性高血糖、脂肪动员与分解加速、骨骼肌与内脏蛋白质的迅速消耗等特点。肠外营养实施有赖于对机体代谢状态、疾病对代谢影响的了解,评估是否存在营养不良或营养风险,补充必需营养素(碳水化合物、氨基酸、脂肪、水、电解质、维生素和微量元素)量和比例,必要时添加特殊营养素。结合危重症患者的特点,实施管理过程中加强并发症的监测与营养支持效果的评估,根据病情和个体所需及时监测予以调整使其营养配方更为合理。

（一）碳水化合物

葡萄糖是主要的供能物质,也是脑神经细胞、红细胞、肾髓质必需的能量物质,其中大脑每天葡萄糖基础需要量≥100g;其次参与构成人体代谢过程中的一些重要物质,如 DNA、RNA、ATP 和辅酶等。葡萄糖以糖原的形式存储于肝脏、骨骼肌内,其代谢主要受胰岛素(主要的合成代谢激素)、胰高血糖素、糖皮质激素、肾上腺素、生长激素(分解代谢激素)等激素调节。严重疾病状态下,在这些应激激素及细胞因子的共同作用下,糖代谢紊乱表现为肝糖原、肌糖原分解增加,机体利用氨基酸等通过糖异生途径合成葡萄糖,同时葡萄糖的氧化利用下降,从而导致血糖升高、胰岛素抵抗、高胰岛素血症等,应激性高血糖的严重程度与感染等并发症和病死率相关,因此重症患者肠外营养支持时需监测、控制血糖水平。提倡糖、脂双能源系统供能,一般葡萄糖补充量从 $100\sim150g/d$ 开始,占到非蛋白质热量(NPC)的 $50\%\sim60\%$;葡萄糖输注速度 $2.5\sim4\ mg/(kg \cdot min)$,这与机体对葡萄糖的利用率有关,监测血糖,必要时联合应用胰岛素控制血糖水平。

(二)脂肪乳剂

脂肪乳剂是肠外营养中另一重要的能量来源,提供必需脂肪酸,参与细胞膜磷脂的构成及作为携带脂溶性维生素的载体。手术、创伤等严重疾病时,分解激素和炎性细胞因子(IL-1,TNF-α)的作用下脂肪酸快速动员,肝脏三酰甘油快速生成与分泌,而水解和脂肪氧化下降,剩余脂肪酸会再次被酯化成三酰甘油,导致肝脏发生脂肪浸润,尤其是大量输注葡萄糖时,患有糖尿病、脓毒症时更易发生。因此,虽然糖脂双能源供能有助于减轻葡萄糖的代谢负荷和营养支持中血糖升高的程度,输注的量与速度需充分考虑机体对脂肪的利用和代谢能力,同时监测脂肪廓清、血脂水平以及肝肾功能。根据脂肪酸中甘油三酯碳链的长短,临床上常用的脂肪乳剂有长链甘油三酯脂肪乳剂(LCT)和中/长链甘油三酯脂肪乳剂[MCT/LCT,含中链甘油三酯(MCT)],还有一些具有药理营养作用的特殊脂肪乳剂:结构脂肪乳、ω-3 脂肪酸的脂肪乳剂、富含 ω-9 脂肪酸等。

(三)氨基酸

蛋白质是细胞结构的基本组成成分,是细胞合成酶、肽类激素、血清蛋白的原料,在生物学反应过程中起着重要的作用。严重疾病时骨骼肌、内脏蛋白丢失明显增加,急性相蛋白(如 C 反应蛋白、纤维蛋白原)合成增加。若此时未及时补充,长时间持续负氮平衡可导致伤口愈合延迟、机械通气时间延长。某些特殊氨基酸如谷氨酰胺的缺乏,还可导致免疫功能受损。氨基酸溶液作为肠外营养中的氮源,是蛋白质合成的底物来源,外源性补充氨基酸可促进蛋白质合成、减少肌肉分解代谢,仅起到一定的补偿作用,不可能完全抑制肌肉分解,只有进入合成代谢期,摄入足够营养配合适当的肌肉活动,才能出现净蛋白质蓄积。平衡型氨基酸是临床常选择的剂型,含有各种必需氨基酸和非必需氨基酸,比例适当,具有较好的蛋白质合成效应。重症患者肠外营养时蛋白质补充量及热氮比构成的原则为:维持氮平衡的蛋白质供给量一般从 $1.2\sim1.5g/(kg \cdot d)$ 开始,相当于氮 $0.2\sim0.25\ g/(kg \cdot d)$,如需满足组织增长需要则不少于 $2\sim2.5\ g/(kg \cdot d)$;适宜的热氮比认为比单纯强调蛋白质的补充量更为重要,危重症患者,应降低热氮比,可 $100\sim150\ kcal:1g$ 氮($418.4\sim627.6\ kJ:1\ g$ 氮)。

三、PN 并发症与处理

(一)导管相关性并发症

1.机械性并发症

主要是留置中心静脉导管过程中发生的气胸、动脉损伤、空气栓塞、血胸、心律失常、中心静脉血栓、神经丛损伤、胸导管损伤、乳糜胸等。

2.感染性并发症

临床表现为寒战、高热、呼吸急促、低血压,严重者可意识模糊,临床上除外其他部位感染时应怀疑导管相关性感染,外周血、中心静脉导管标本培养一致,可确诊中心静脉导管相关性血流感染。亦有导管穿刺局部皮肤或周围组织感染或腔隙感染等。一旦确诊或高度怀疑中心静脉导管相关性血流感染,应尽早拔除导管。

(二)代谢性并发症

肠外营养的代谢并发症分为亚临床、急性和慢性。

1. 糖代谢紊乱

重症患者应激性高血糖普遍存在,输注过高过快的葡萄糖[>5 mg/(kg·min)],超出机体利用葡萄糖的能力,会带来一系列不良反应,如渗透性利尿、高渗性昏迷等,而且与感染的发生、病死率增加有关。因此,TPN 治疗过程中控制葡萄糖输注速度,监测血糖水平。

2. 脂肪代谢紊乱

长期 TPN 患者不补充脂肪乳剂可能发生必需脂肪酸缺乏,而过多过快的补充超出个体清除的能力,可引发高脂血症,严重者偶可导致脂肪超载综合征,表现为发热、黄疸、贫血、肝脾肿大、凝血功能障碍等。因此,注意脂肪输注的速度,宜配制成全营养混合(TNA)液后持续匀速输注,尤其老年人或脂代谢异常的患者,监测血脂水平。

(韦红梅)

第十章 新生儿科疾病护理

第一节 正常足月儿的特点及护理

正常足月儿是指胎龄≥37周至＜42周,出生体重≥2 500 g而≤4 000 g,身长在47 cm以上(平均50 cm),无畸形和疾病的活产婴儿。

一、正常足月儿的特点

1.正常足月儿外观特征

正常足月儿哭声响亮,四肢屈曲,肌肉有一定张力。

2.解剖生理特点

(1)呼吸系统:①胎儿在宫内通过脐静脉获得氧气,脐动脉排除二氧化碳,呼吸处于抑制状态,肺内充满液体。出生后呼吸中枢反射性兴奋,新生儿立即出现第一次啼哭,肺泡张开,开始呼吸运动。②新生儿的呼吸中枢发育尚不成熟,呼吸运动浅表,节律不规则,频率快,40～45次/分钟。③胸腔小,肋间肌薄弱,胸廓运动较浅,呼吸主要靠膈肌升降,以腹式呼吸为主。④呼吸道管腔狭窄,黏膜柔嫩,纤毛运动能力弱,因此易发生呼吸道阻塞、感染和呼吸困难。

(2)循环系统:出生后,新生儿的血液循环动力学发生以下重大变化。①脐血管结扎,胎盘-脐血液循环终止;②肺膨胀通气,肺循环阻力降低;③肺血管阻力降低,右心压力降低,左心压力增高,卵圆孔功能上关闭;④PaO_2增高,动脉导管收缩,出现功能上关闭;⑤新生儿心率波动较大,通常为90～160次/分钟,平均为120～140次/分钟,血压平均为70/50 mmHg(9.3/6.7 kPa);⑥血液多集中在躯干和内脏部位,四肢血流量较少,故肝脾易触及,易出现四肢发冷、末梢发绀。

(3)消化系统:新生儿唾液腺发育不成熟,唾液分泌少,吞咽功能完善。新生儿的胃呈水平位,贲门括约肌发育较差,幽门括约肌发育较好,故易出现溢乳和呕吐。消化道可分泌足够的消化酶,但胰淀粉酶尚不成熟,不能消化淀粉类食物。肠管较长,肠管壁较薄,通透性高,有利于乳汁中营养物质的吸收,但肠腔内的毒素及消化不全的产物易进入血液循环,引起中毒症状。足月儿在出生后不久即可排出墨绿色胎便,3～4 d转为过渡性大便,如超过24 h仍不排胎便,应排除有无肛门闭锁、巨结肠或其他消化道畸形。新生儿的肝脏发育还不成熟,肝细胞内尿苷二磷酸葡萄糖醛酸基转移酶的量及活性较低,故新生儿易出现生理性黄疸,对某些药物解毒能力低下。

(4)血液系统:新生儿刚出生时血容量为85～100 mL/kg(延迟脐带结扎可从胎盘多获得35%的血容量),血红蛋白为140～200 g/L,其中胎儿血红蛋白占70%～80%,随后逐渐被成人型血红蛋白替代。出生后3 d内新生儿血液中的网织红细胞数百分比为0.04～0.06,随后经历下降和回升的过程。白细胞数在生后第1天为(15～20)×10^9/L,3 d后明显下降,5 d后接近婴儿值。出生时中性粒细胞占 65%,淋巴细胞约占 30%,以后中性粒细胞数下降,淋巴细胞及单核细胞上升,到生后 4～6 d,两者几乎相等,随后淋巴细胞占 60%,中性粒细胞占 35%,至 4～6 岁两者又相等。新生儿的血小板数与成人相似。

(5)泌尿系统:新生儿肾脏发育已完成,与成人肾单位相同,但功能仍不成熟。肾小球滤过率低,肾小管浓缩功能差,排钠能力低,因此易发生水肿或脱水。肾脏的稀释功能尚可,但排磷功能较差,易发生低钙血症。新生儿一般在生后 24 h 内排尿,一周内每日排尿可达10～20 次。初生时,由于液体量摄入不足,新生儿的尿液呈深红色,较混浊,放置后有红褐色尿酸盐结晶沉淀。如在 48 h 内无尿,应查找原因。

(6)神经系统:新生儿脑相对较大,但脑沟、脑回仍未完全形成。脊髓相对较长,其下端约在第 3～4 腰椎水平。大脑皮质兴奋性低,睡眠时间长,一般为 14～20 h。大脑皮层和纹状体发育不完善,髓鞘未完全形成,常出现泛化反应。新生儿出生时已具有觅食反射、吸吮反射、拥抱反射、握持反射和交叉伸腿反射等暂时性无条件反射,正常情况下,上述反射在生后数月自然消失。新生儿期如这些反射减弱或消失,或数月后仍不消失,常提示有神经系统疾病。新生儿视觉、听觉、味觉、触觉、温度觉灵敏,嗅觉、痛觉较迟钝。

(7)免疫系统:新生儿 T 辅助细胞功能较弱,不能发挥细胞免疫功能,胎儿期只有 IgG 可通过胎盘,但新生儿自身合成 IgG 含量低,且新生儿血清中的 IgM 含量很低,缺乏 IgE 和分泌型 IgA,新生儿易发生呼吸道感染、消化道感染和全身感染(如败血症、菌血症等)。新生儿某些补体、备解素、蛋白调理因子缺乏,各种细胞因子生成不足,使白细胞吞噬作用较弱,溶菌酶和白细胞对真菌的杀灭力也较低,可使新生儿易患真菌感染。

(8)体温调节:新生儿的体温调节中枢功能尚不完善,体表面积相对较大,皮下脂肪薄,容易散热;寒冷时无寒战反应,产热主要依靠棕色脂肪代谢;故体温不稳定,容易随环境温度的改变而发生变化,易出现脱水热和硬肿症。

外界环境温度较子宫腔内的温度低,新生儿出生后 1 h 内其体温可下降 2.5 ℃,如果环境温度适中,12～24 h 逐渐回升至 36 ℃～37 ℃。中性温度是指机体维持正常体核及皮肤温度的最适宜环境温度,在此温度下,机体耗氧量最少,蒸发散热量最少,新陈代谢率最低。新生儿的中性温度与胎龄、日龄和出生体重有关。新生儿正常体表温度为 36 ℃～36.5 ℃,核心(直肠)温度为 36.5 ℃～37.5 ℃。

(9)能量及体液代谢:出生第 1 周内每天需要总能量为 209.2～313.8 kJ/kg(50～75 kcal/kg),以后逐渐增至 418.4～502.1 kJ/kg(100～120 kcal/kg)。初生婴儿体内含水量占体重的 70%～80%,出生体重越低、日龄越小,含水量越高。生后第 1 天需水量为每日60～80 mL/kg,第 2 天 80～100 mL/kg,第 3 天 100～140 mL/kg。足月儿钠需要量为每日1～2 mmol/kg,<32 周的早产儿为每日 3～4 mmol/kg,初生婴儿 10 d 内一般不需补钾,以后需要量为每日 1～2 mmol/kg。新生儿患病时易发生酸碱失衡,特别易发生代谢性酸中毒,应积极纠正。

(10)脐带:出生后 1～2 min 结扎脐带,延迟结扎可造成红细胞增多症,结扎后残端逐渐干燥,一般在 1～7 d 内脱落。

3.新生儿常见的特殊生理状态

(1)生理性体重下降:新生儿在生后的数日内由于进食少、体内水分丢失较多、胎粪排出,出现重下降,到第 3～4 d 下降出生体重的 6%～9%,约一周末降至最低点(下降一般不超过

10%),7～10 d恢复到出生时体重。应注意及早喂养。

(2)生理性黄疸。

(3)乳腺肿大:男女新生儿在生后4～7 d均可有乳腺肿大,如蚕豆或核桃大小,部分婴儿可有初乳样黄色液体分泌,这是由于胎儿在宫内受母体雌激素影响,断脐后影响中断导致。一般于2～3周消退,切勿挤压,以免感染。

(4)假月经:部分女婴在出生后5～7 d阴道流出少量血性分泌物或大量非脓性分泌物,这是由于妊娠期母体的雌激素进入胎儿体内,出生后突然被中断造成类似月经的出血所致,持续1周可自行停止,无需处理。

(5)"马牙"和"螳螂嘴":部分新生儿的上腭中线和齿龈切缘上有散在黄白色、米粒大小的点状物,俗称"马牙",系上皮细胞堆积或黏液腺囊肿所致,属正常现象,于数周至数月可自行消失,不宜挑刮,以免发生感染。新生儿两侧面颊部各有一个隆起的较厚的脂肪垫,俗称"螳螂嘴",有利于吸吮乳汁,属正常现象,不可挑破。

(6)新生儿红斑及粟粒疹:生后1～2 d,在头部、躯干及四肢常出现大小不等的多形性斑丘疹,称为"新生儿红斑",1～2 d后自然消失。由于皮脂腺堆积,在新生儿的鼻尖、鼻翼、颜面部可见细小的、白色或黑色的、突出皮肤表面的皮疹,称为"新生儿粟粒疹",这是由于皮脂腺未成熟,皮脂凝集在皮脂腺内阻塞所致,脱皮后自然消失。

(7)青记或胎生青痣:一些新生儿的背部、臀部常有青蓝色斑,皮肤成蓝色,为正常新生儿一种先天性皮肤色素沉着。随着年龄增长而逐渐消退。

(8)橙红斑:分布于新生儿前额和眼睑上的微血管痣,数月内可消失。

二、常见护理诊断/问题

1.有体温失调的危险

体温失调与体温调节中枢发育不完善,不能适应外界环境温度的变化或与生后保暖、喂养和护理不当等有关。

2.有窒息的危险

窒息与新生儿易呛奶、呕吐等有关。

3.有感染的危险

感染与新生儿免疫功能不足及皮肤黏膜屏障功能差等有关。

4.知识缺乏

家长缺乏正确喂养及护理新生儿的知识。

三、护理措施

(一)维持体温正常

1.提供适宜的环境

新生儿室应阳光充足、空气流通、清新,有条件时室内安装空调及空气净化装置。调节室温至中性温度,正常足月儿室内温度保持在22 ℃～24 ℃、相对湿度在55%～65%为宜。每张床最好拥有2.5 m² 的空间,床间距在1 m以上为宜。

2.保暖

新生儿出生前应做好保暖准备,一切操作在保暖条件下进行。出生后应立即擦干身体,用温暖的毛毯包裹,减少散热。根据条件采取不同的保暖措施,如应用热水袋(应避免烫伤)、婴儿温箱、远红外辐射台、母体"袋鼠式"怀抱等方法。新生儿头部表面积大,散热量多,寒冷季节应戴绒帽、添加包被。护理操作时不要过分暴露新生儿,接触新生儿的仪器、物品、护理人员的手等均应保持温暖。维持新生儿体温在 36 ℃～37 ℃,定期监测体温,体温过高,应及时查找原因,开包散热。

(二)保持呼吸道通畅、防止窒息

(1)在新生儿娩出后开始呼吸前,应迅速清除口、鼻腔内的黏液及羊水,保持呼吸道通畅,有利于建立正常呼吸,避免吸入性肺炎或窒息。

(2)保持适宜的体位,新生儿仰卧时应避免颈部屈曲或过度后仰,俯卧位时头偏向一侧,以防溢乳和呕吐物误入呼吸道而窒息。

(3)经常检查呼吸道是否通畅,及时清理呼吸道的分泌物。避免物品遮盖新生儿的口鼻或压迫胸部。

(三)预防感染

1.严格消毒隔离制度

新生儿室应采用湿式清扫,以免灰尘飞扬,室内空气净化消毒;照顾者的指甲应修剪得短而圆钝,禁止佩戴饰物,避免损伤新生儿皮肤;接触新生儿前后要洗手或使用速干手消毒液,避免交叉感染;护理新生儿时勿用手接触自己的鼻孔、面部及口腔,尽量避免身体倚靠床单位或将各种用物随手放置在新生儿床上;在进行治疗护理时应严格执行无菌操作原则;每月对空气、物品及工作人员的手进行监测;与新生儿接触的医护人员身体健康,注意个人卫生,每季度做一次咽拭子培养,患病或带菌者应暂时调离新生儿室。定期进行全面清扫及消毒,减少细菌定植。

2.皮肤及黏膜护理

衣服应柔软,宽松舒适,易穿脱、不用纽扣。尿布可用清洁、吸水性强的软棉布,以防皮肤擦伤而感染。胎脂有保护皮肤的作用且可逐渐吸收,故刚出生的新生儿皮肤上的胎脂不必擦去,但头颈、腋窝、腹股沟、会阴等皮肤皱褶处的胎脂需用消毒植物油或温开水轻轻拭去,避免皮肤糜烂。新生儿体温稳定后,每日沐浴,以保持皮肤清洁和促进血液循环,促进新生儿肢体活动,同时检查皮肤的完整性及脐带残端有无感染。每次大便后应及时更换尿布,用婴儿专用湿巾或温水清洁臀部,拭干,局部再涂护臀霜,防止发生臀炎。另外,应保持新生儿眼睛、鼻腔、外耳道、口腔的清洁。

3.脐带护理

新生儿娩出后可用脐带夹夹住或用线双道无菌结扎脐带,结扎初期注意有无脐带渗血,尿不湿应向外翻折,避免覆盖脐带,可及时发现脐带渗血,同时防止尿液污染脐带。保持脐部清洁、干燥,脐带脱落前每日用 75%酒精消毒,避免包裹脐带,防止感染。脐带脱落后注意脐窝有无渗出物及肉芽,有黏液者局部涂碘伏,保持干燥;有脓性分泌物时,先用 3%过氧化氢溶液局部清洗,然后涂碘伏;若有肉芽形成,用 5%～10%的硝酸银溶液烧灼。

(四)合理喂养

(1)鼓励尽早哺乳,按需哺乳:出生半小时后即可让母亲怀抱新生儿吸吮,以促进母亲乳汁分泌,并预防新生儿低血糖。如新生儿无法吸吮,产妇应在产后 1 h 内吸乳,双侧同时吸乳,每 3h 吸乳一次,保证泌乳量,并做好母乳的储存,待新生儿可喂哺时再进行母乳喂养。

(2)无法母乳喂养者先试喂 5%～10%的葡萄糖水,如新生儿吸吮功能良好且无消化道畸形,可给予配方乳,特殊生理或病理情况下应选择特殊配方乳。人工喂养者,注意奶具消毒及奶的流速,奶嘴孔过小,流速过慢,吸吮费力,奶嘴孔过大,流速过快,容易呛咳。喂哺时观察新生儿的面色、呼吸,必要时暂停喂养,休息片刻后继续喂哺。喂奶后轻拍背部,并采取右侧卧位,防止溢乳。吸吮能力差和吞咽不协调者可用滴管、胃管喂养或胃肠外营养喂养。

(3)根据新生儿的体重、日龄及耐受能力决定喂乳量:每次的喂乳量应从小剂量开始逐渐增加,以喂奶后安静、无腹胀、无胃潴留及呕吐、保持理想的体重增长值(15~30 g/d,生理性体重下降期除外)为宜。每次测量前调零点,定时、定磅秤测量体重,为了解新生儿的营养状况提供依据。

(五)密切观察

应注意监测和记录新生儿的生命体征、进食、精神状态、哭声、神经反射、皮肤颜色、肢体末梢的温度及大小便等情况,发现异常情况及时处理。

(六)健康教育

1.促进母婴情感交流

在母婴生理、心理功能良好的情况下,鼓励母婴同室和母乳喂养。提倡早期皮肤接触、早期吸吮,指导母亲正确哺乳及抚触,促进新生儿发育。

2.新生儿保健的相关知识宣教

向家长介绍新生儿的日常护理知识及技能;讲解观察新生儿的方法,如生命体征观察、哭闹、呕吐、排便、皮肤颜色等,使家长能及时发现异常情况,及时就诊。告知家长应加强新生儿的安全防护,避免新生儿处于危险的环境中,避免坠床、物品遮挡口鼻,远离可触及的热源、电源及尖锐物品。

3.新生儿筛查

护理人员应了解新生儿筛查的项目,如先天性甲状腺功能减退症、苯丙酮尿症和半乳糖症等,以便早期诊断、早期治疗。

(李　磊)

第二节　早产儿的特点及护理

一、早产儿的特点

1.早产儿外观特点

早产儿的体重常多在 2 500 g 以下,身长不足 47 cm,哭声低弱,肌张力低下,四肢呈伸直状。

2.早产儿解剖生理特点

(1)呼吸系统:早产儿的呼吸中枢及呼吸器官发育更加不成熟,哭声低微或不哭,呼吸浅快不规则,易出现吃奶后暂时性发绀、周期性呼吸及呼吸暂停。呼吸暂停是指呼吸停止20 s以上,伴心率<100 次/分钟及发绀,发生率与胎龄有关,胎龄愈小,发生率愈高,常在生后第一天出现。早产儿的肺发育不成熟,肺泡表面活性物质少,肺泡表面张力增加,易发生肺透明膜病,

常表现为咳嗽反射减弱,呼吸道分泌物不易排除,发生吸入性肺炎或肺不张。

(2)循环系统:早产儿心率快,血压较足月儿低。在败血症或心功能不全等情况下,易出现血容量不足和低血压。早产儿的毛细血管脆弱,缺氧时易导致出血。肺部小动脉的肌肉层发育未完全,左向右分流增加,易发生动脉导管未闭,若持续开放,可导致肺动脉高压,造成右心衰竭。

(3)消化系统:早产儿胎龄越小,其吸吮力越弱,吞咽反射越差。贲门括约肌松弛,幽门括约肌相对紧张,胃容量小,容易呛咳、吐奶,易引起哺乳困难或乳汁吸入导致吸入性肺炎。消化酶含量接近成熟儿,但胆酸分泌少,对脂肪的消化吸收较差,易发生坏死性小肠结肠炎。早产儿的肝功能更不成熟,酶的发育慢,生理性黄疸程度较重,且持续时间更长,易引起核黄疸。肝内糖原少,合成蛋白功能差,易发生低血糖和水肿。维生素 A、D 储存不足,易发生佝偻病。

(4)血液系统:早产儿的红细胞生成素水平低下,先天性铁储备少,因此,"生理性贫血"出现早,且胎龄愈小,贫血持续时间越长。住院早产儿由于反复采血,也可致贫血。白细胞、血小板数量稍低于足月儿,维生素 K 储存不足,凝血因子缺乏,凝血机制不健全,易发生出血性疾病,特别是肺出血和颅内出血。

(5)泌尿系统:与足月儿相比,早产儿肾小球滤过率更低,若严重窒息合并低血压,早产儿可能出现无尿或少尿。早产儿的肾浓缩功能更差,排钠分数高,肾小管对醛固酮反应低下,容易出现低钠血症,其葡萄糖阈值低,易出现糖尿。在感染、呕吐、腹泻、环境温度改变的情况下,容易导致酸碱失衡。

(6)神经系统:神经系统的成熟度与胎龄有关,胎龄愈小,反射越差。早产儿易发生缺氧,导致缺氧缺血性脑病。早产儿脑室管膜下存在着发达的胚胎生发层组织,易发生脑室周围-脑室内出血及脑室周围白质软化。

(7)免疫系统:早产儿体液免疫和细胞免疫功能均不完善,缺乏来自母体的抗体,IgG 含量少,皮肤的屏障功能更弱,容易引起败血症,且病情重,预后差。

(8)体温调节:早产儿的体温调节中枢功能更差,棕色脂肪少,肌肉活动少,基础代谢低,皮下脂肪少,但体表面积相对较大,因此机体产热少,暴露在温度较低的环境中会迅速丧失热量,容易发生体温不稳定、体温过低和寒冷损伤综合征。早产儿在高温环境中又易出现发热,应避免过度包裹。合理保暖可提高早产儿成活率。

二、常见护理诊断/问题

1.体温过低
体温过低与体温调节功能差有关。

2.自主呼吸受损
自主呼吸受损与呼吸中枢不成熟、肺发育不良及呼吸肌无力有关。

3.营养失调:低于机体需要量
营养失调与早产儿吸吮、吞咽、消化和吸收功能差有关。

4.有感染的危险
感染与免疫功能不足及皮肤黏膜屏障功能差有关。

5.有出血的危险
出血与血小板数量低,维生素 K 储存不足、血管脆性高有关。

三、护理措施

1. 维持体温正常

(1)提供适宜的环境:早产儿与足月儿分开放置,维持室温在 24 ℃～26 ℃,相对湿度在 55%～65% 为宜,提供发展性照顾,如保持环境安静,调暗室内灯光,减少噪音,将患儿放置在"鸟巢"中,提供非营养性吸吮、抚触等措施,采取适当方法减少疼痛的刺激。

(2)保暖:根据早产儿的体重、成熟度和病情给予不同的保暖措施,密切监测体温。出生前准备好远红外辐射台或预热的温箱,出生后立即擦干水分,用预热的毛毯包裹。维持体温恒定,体重小于 2 000 g 者应尽早置于婴儿温箱内保暖,保持箱温在中性温度,或监测腹部皮肤温度在 36 ℃～37 ℃,定时测量体温,如体温过高,应及时下调箱温。护理操作应集中进行,减少开箱次数或给予保暖。体重大于 2 000 g 者,可在婴儿床保暖,头部应戴帽,以降低耗氧量和散热量。如果条件有限,可采取其他保暖措施,因地制宜,并尽量缩短操作时间。

2. 维持有效呼吸

(1)出生后应及时清除呼吸道的分泌物及羊水,保持呼吸道通畅。仰卧位时在肩下垫一小软枕,以避免颈部屈曲、呼吸道梗阻。发生呼吸暂停时应立即拍打足底、托背、放置水囊垫及刺激皮肤等措施;呼吸暂停反复发作者遵医嘱静脉滴注咖啡因或给予呼吸机辅助通气。

(2)有缺氧症状时应立即查明原因,同时给予吸氧,但吸氧浓度不宜过高、吸氧时间不能过长,可采用空氧混合仪给氧,维持血氧分压在 6.7～10.6 kPa(50～80 mmHg)为宜。如果长时间、高浓度吸氧会导致视网膜病变而失明以及支气管、肺发育不良,因此应监测血气、经皮血氧饱和度,不断调节氧流量及浓度,直至停氧。

3. 合理营养

(1)尽早开奶,以防低血糖。开奶前先试喂 5% 糖水 1～2 mL,若无异常则可试喂奶,以母乳喂养为最优,适时添加母乳强化剂。无法母乳喂养者可使用早产儿配方乳,早产儿配方乳适用于胎龄在 34 周以内或出生体重小于 2 kg 的早产儿。从 1:1(牛奶:水)稀释乳逐渐增至 2:1、3:1、4:1、全奶,每次喂乳量及间隔时间应根据早产儿的出生体重、日龄及耐受力而定,以不发生胃潴留、腹胀和呕吐为原则。吸吮能力差及吞咽不协调者应给予非营养性吸吮、微量喂养,或者口饲喂养,刺激早产儿胃肠道激素增加,使消化能力增强,能量不足者遵医嘱静脉输入高营养液。详细记录 24 h 出入量,每天准确测量体重 1 次,以判断早产儿营养状况,调整喂养方案。

(2)早产儿出生后 4 d 添加维生素 C;2 周后给予维生素 D 400～1 000 IU/d、维生素 A 500～1 000 IU/d;4 周后补充维生素 E、叶酸及铁剂。极低出生体重儿出生后应给予重组人类红细胞生成素,可减少输血需要。

(3)早产儿喂养时注意奶嘴的大小、软硬度、奶的流速。早产儿容易疲劳,喂养耐心细致,温柔唤醒,给予患儿足够的休息和呼吸时间,喂哺后将其抱起,轻拍背部。

(4)液体需要量:早产儿液体需要量包括不显性失水、排泄、生长所需及任何失水量的总和,通常胎龄较小的早产儿水分摄入量第 1 天从 70～80 mL/kg 开始,以后逐渐增加到 150 mL/kg。

在远红外辐射台上放置、光疗期间、发热的患儿不显性失水量增加,应及时补充。注意出入平衡,防止液体量摄入过多引起水肿、心力衰竭等并发症。

4.预防感染

严格执行消毒隔离制度,工作人员相对固定,严格控制入室人员,加强皮肤黏膜及脐带的护理。

5.预防出血

由于早产儿缺乏维生素 K 依赖性凝血因子,出生后应立即肌内注射维生素 K_1 0.5~1 mg,每日 1 次,连用 3 d。并及早哺乳,以促进肠道内菌群形成,有利于维生素 K 的合成。

6.密切观察病情

早产儿病情变化快,应监测生命体征,血气,血氧饱和度及血糖,同时,还应密切观察患儿的精神反应、皮肤颜色、进食情况及大小便等情况,若有异常及时通知医生。需药物治疗及补液者,应确保剂量精确,在输液过程中,最好使用输液泵,严格控制输液速度,定期监测血糖。

7.健康教育

在提供隔离措施的前提下,鼓励父母进入新生儿室,进入前指导父母沐浴,更换干净的衣服,入室后穿隔离衣,鼓励其与患儿进行交流、抚触、母乳喂养等,帮助他们了解患儿的治疗护理过程,建立战胜疾病的信心。向家长传授早产儿保暖、喂养、监测体温、预防感染和观察病情的相关知识。指导患儿出院后要定期到医院检查眼底、智力及生长发育等情况。

(李　磊)

第三节　极低出生体质量儿的护理

极低出生体重儿是指出生体质量<1 500 g 的早产儿,根据我国 15 个城市不同胎龄的新生儿出生体重值调查,此类婴儿胎龄应在 33 周以下,若超过 33 周,则此极低出生体质量儿为小于胎龄儿。极低出生体重儿是新生儿中发病率和病死率最高的一组人群。

一、生理特点及临床表现

1.呼吸系统

(1)胸壁软,肺不成熟,小支气管的软骨少,故功能残气量低,肺顺应性差,易发生肺透明膜病。

(2)约 70% 极低出生体重儿于生后 1 周可发生呼吸暂停,频发性呼吸暂停每日可多达 40 多次。极低出生体重儿呼吸暂停最常见的原因是原发性;其次是低体温或发热、缺氧、酸中毒、低血糖、低血钙、高胆红素血症等;难治的反复发作的呼吸暂停,见于颅内出血和肺部疾病时,仔细检查常可发现同时伴有神经症状或呼吸道症状。

(3)慢性肺损伤在极低出生体重儿多见,发生率高达 40%~50%,其中支气管肺发育不良较常见。其特征:①生后 1 周内间歇正压通气持续 3 d 以上;②有慢性呼吸窘迫表现(气促、肺啰音等)持续 28 d 以上;③为维持 $PaO_2>6.67$ kPa 而须供氧持续 28 d 以上;④胸部 X 线片有异常表现。与极低出生体重儿气道及肺泡发育不成熟、气压伤及氧中毒或动脉导管开放等损伤有关。

2.循环系统

动脉导管持续开放发生率高,常在生后 3~5 d 闻及心脏杂音,且常引起充血性心力衰竭,预后不良。

3.消化系统

消化系统易患坏死性小肠结肠炎,多在第一次喂养后发生。

4.泌尿系统

肾浓缩功能差,肾小管重吸收葡萄糖的阈值低,若补给的葡萄糖浓度稍高,易引起高血糖及利尿。同时肾小管回吸收钠功能差,易出现低钠血症,因此,需补充钠盐量大于足月儿。

5.神经系统

(1)中枢神经系统发育不完善,反射及协调功能差,喂养常有困难。

(2)脑室内出血发生率高达 65%,其中 1/4 甚至一半可无明显症状。

6.体温调节

对中性环境温度要求较高,通常需 37 ℃~38 ℃,否则易体温过低,并因其汗腺功能发育不完善,环境温度过高又易发热。

7.能量代谢

(1)糖耐量低,尤以感染时更低,血糖值>6.94 mmol/L,可出现尿糖,并可出现呼吸暂停和大脑抑制。极低出生体重儿出现低血糖情况罕见。

(2)生后易出现低蛋白血症,一般为 30~45 g/L,因此引起核黄疸的危险较血清蛋白浓度高的成熟儿大得多,几周后若低蛋白血症持续存在,提示蛋白质摄入不足。

(3)易出现晚期代谢性酸中毒,与肾小管泌 H^+ 功能差而排出 HCO_3^- 阈值低有关。

(4)极低出生体重儿血清钙浓度较足月儿更低,胎龄 28~30 周的健康婴儿血清钙平均为 1.5~1.9 mmol/L,除非血清钙降至 1.5 mmol/L 以下,一般不需补充葡萄糖酸钙。这样低的血清钙水平通常见于生后 3 d 内,至第 7 d 自然回升,不伴有激惹、抖动、惊厥和呼吸暂停等低血钙症状。

二、主要护理诊断

潜在并发症:核黄疸、颅内出血。

三、护理措施

1.维持正常体温

娩出后马上擦干水,并用毛巾包裹,尽快放进预热好的暖箱,并着单衣。

2.呼吸管理

注意保持呼吸道通畅,及时吸除口、鼻腔分泌物;呼吸暂停频繁经应用氨茶碱后无效,或吸入氧浓度 0.5,PaO_2 仍小于 6.65 kPa(50 mmHg)和 $PaCO_2$ 大于 7.98 kPa(60 mmHg)时报告医生处理。

做好经鼻持续气道正压吸氧或间歇正压通气护理等;定期做血气分析检测;必要时协助应用肺泡表面活性物质替代治疗。

3.预防核黄疸

密切观察黄疸的进展和转归。在黄疸高峰期,每 4 h 经皮胆红素测定仪测黄疸指数 1 次,并适当补充清蛋白。在血清胆红素过高有引起核黄疸的危险时,应及时报告医生,做好光疗护理,必要时协助换血治疗。

4.预防颅内出血

在颅内出血的活动期,应注意头部制动,各种治疗、护理集中进行且动作轻柔。

5.护理喂养

喂养不宜过迟,以防止低血糖及减轻黄疸程度。吸吮力差者,采用管道鼻饲或口饲并尽量母乳喂养,以减少坏死性小肠结肠炎的发生。由于患儿吮吸及消化能力差,胃容量小,而每日所需能量又相对较多,因此可采用少量多餐的喂养方法。

四、健康教育

极低出生体重儿较容易发生脑室内出血和脑室周围白质软化,所以患各种后遗症的概率较大。做到早发现、早治疗。出院后一定按时到医院复查。

(李 磊)

第四节 新生儿窒息

新生儿窒息是指由于产前、产时或产后的各种病因,使胎儿缺氧而发生宫内窘迫或娩出过程中引起的呼吸、循环及中枢神经等系统的抑制,导致出生后 1 min 内无自主呼吸或未能建立规律呼吸,以低氧血症、高碳酸血症和酸中毒为主要病理生理改变的疾病。它是新生儿最常见的疾病,也是引起伤残和死亡的主要原因之一,需争分夺秒抢救、护理。

一、病因

造成胎儿或新生儿血氧浓度降低的任何因素都可引起窒息。病因包括妊娠期、分娩期和胎儿本身的因素。尤以产程开始后为多见。

1.孕母因素

(1)母亲全身疾病:产妇糖尿病,感染性心、肺、肾疾病等。

(2)产科疾病:妊高症、前置胎盘等。

(3)孕母吸毒、吸烟等。

(4)母亲年龄>35 岁或<16 岁,多胎妊娠等。

2.分娩因素

(1)脐带受压、打结、绕颈。

(2)手术产如高位产钳、臀牵引术等。

(3)产程中药物使用不当(如麻醉、镇痛剂、催产药)等。

3.胎儿因素

(1)早产儿、小于胎龄儿、巨大儿等。

(2)畸形:呼吸道畸形、先天性心脏病等。

(3)羊水或胎粪吸入致使呼吸道阻塞。

(4)宫内感染所致神经系统受损等。

二、临床表现

Apgar 评分是一种简易的、临床上评价新生儿状况和复苏是否有效的可靠指标。通过对出生后 1 min 内婴儿的呼吸、心率、皮肤颜色、肌张力及对刺激的反应等五项指标评分,以区别新生儿窒息程度,五项指标每项 2 分,共 10 分,评分越高,表明窒息程度越轻。8～10 分无窒息,4～7 分为轻度窒息,0～3 分为重度窒息。5 min 评分仍低于 6 分者,神经系统受损可能性较大。应当指出,近年来,国内外学者认为,单独的 Apgar 评分不应作为评估低氧或产时窒息以及神经系统预后的唯一指标,尤其是早产儿或有其他严重疾病时。

1. 心血管系统

轻症时有心脏传导系统及心肌损害;严重者出现心源性休克、心力衰竭等。

2. 呼吸系统

呼吸系统易发生羊水或胎粪吸入综合征、肺出血和持续肺动脉高压。低体重儿常见肺透明膜病及呼吸暂停等。

3. 泌尿系统

泌尿系统较多见,急性肾衰竭时有少尿、蛋白尿、血尿素氮增高;肾静脉栓塞时可见血尿。

4. 中枢神经系统

缺氧缺血性脑病、颅内出血。

5. 代谢方面

酸中毒、低血糖或高血糖、低钠血症、低钙血症。

6. 消化系统

应激性溃疡、坏死性小肠结肠炎、高胆红素血症等。

三、辅助检查

实验室检查:动脉血气分析,根据病情需要可选择性监测血糖、电解质、血尿素氮及肌酐。血气分析可显示呼吸性酸中毒或代谢性酸中毒。当血气 pH$<$7.2 时提示胎儿有严重缺氧,需要立即实施抢救措施。

四、诊断

(1)有导致窒息的高危因素。

(2)出生时有严重的呼吸抑制,出生后 1 min 仍不能建立有效自主呼吸且 Apgar 评分$\leqslant$7 分;包括持续至出生后 5 min 仍未建立有效自主呼吸且 Apgar 评分$\leqslant$7 分或出生时 Apgar 评分不低,但出生后 5 min 降至$\leqslant$7 分者。

(3)脐动脉血气分析 pH$<$7.15。

(4)除外其他引起 Apgar 评分降低的原因,如呼吸、循环、中枢神经系统先天性畸形、神经肌肉病、胎儿水肿、失血性休克,产妇产程中使用大剂量麻醉镇痛剂等引起胎儿被动药物中毒。

以上第 2～4 条为必备指标,第 1 条为参考指标。

五、治疗要点

ABCDE 复苏原则下,分 4 步:①快速评估和初步复苏;②正压通气和血氧饱和度检测;③气管插管正压通气和胸外按压;④药物和(或)扩容。

1.最初复苏步骤

(1)保暖:婴儿娩出后即置于远红外或其他方法预热的保温台上。

(2)减少散热:温热干毛巾揩干头部及全身,减少散热。

(3)摆好体位:肩部以布卷垫高 2～2.5 cm,使头部轻微伸仰(鼻吸气位)。

(4)吸引:在娩出后立即吸净口、咽、鼻黏液,先吸口腔,再吸鼻腔黏液,吸引时间不超过10 s,吸引器压力控制在 13.3 kPa 以内,过度用力可导致喉痉挛和迷走神经性心动过缓,并使自主呼吸出现延迟。

(5)触觉刺激:婴儿经上述处理后仍无呼吸,可采用拍打足底 2 次和摩擦婴儿背部来促使呼吸出现。以上五个步骤要求在出生后 20 s 内完成。

2.通气复苏步骤

婴儿经触觉刺激后,如出现正常呼吸,心率＞100 次/分钟,肤色红润或仅手足青紫者可予观察。如无自主呼吸、喘息和(或)心率＜100 次/分钟,应立即用复苏器加压给氧,15～30 s 后心率如＞100 次/分钟,出现自主呼吸者可予以观察;心率在＜100 次/分钟,有增快趋势者宜继续复苏器加压给氧;如心率不增快或＜60 次/分钟者,气管插管正压通气同时加胸外按压心脏,并给予1：10 000肾上腺素静脉或气管内给药;如心率仍＜100 次/分钟,可根据病情酌情纠酸、扩容,有休克症状者可给多巴胺或多巴酚丁胺。

3.复苏后观察监护

监护主要内容为体温、呼吸、心率、血压、尿量、肤色和窒息所导致的神经系统症状;注意酸碱失衡、电解质紊乱、大小便异常、感染和喂养困难等早期并发症问题。

六、护理措施

1.护理评估

(1)评估患儿意识及精神状况,为患儿进行生命体征、体重的测量,了解患儿家属对疾病的认知情况。

(2)询问患儿的既往史,了解其母孕期健康状况、分娩方式以及患儿生后窒息程度,患儿胎龄及出生体重、是否肌内注射过维生素 K 等。

(3)评估患儿大小便情况及皮肤完整性等。

(4)评估患儿的病情

1)根据 Apgar 评分评估患儿的窒息程度,询问患儿复苏前的评估,包括患儿的胎龄、肌张力、羊水、呼吸情况、面色、精神状态等。

2)观察患儿口周有无发绀、面色青紫、吐沫、呻吟等。

(5)了解患儿的相关检查及结果,主要用于诊断的实验室检查,包括血常规、血生化、血气分析、X 线等。

(6)心理-社会状况:了解患儿家属对患儿疾病拟采取的治疗方法,对治疗及可能导致并发症的认知程度、家庭经济承受能力,以提供相应的心理支持。

2.护理措施

(1)一般护理

1)休息:保持病房安静,减少噪声,一切必要的治疗、护理操作集中进行,动作要轻、稳、准,尽量减少对患儿移动和刺激,静脉穿刺最好用留置针保留,减少反复穿刺。室内温度应控制在

25 ℃～26 ℃,相对湿度保持在 55％～65％。

2)吸氧:要根据患儿的不同情况,采取不同的给氧方法,在吸氧期间,注意观察患儿的呼吸、面色和血氧饱和度的变化。

3)合理喂养:一般重度窒息的患儿常规禁食 8～12 h 后开奶。因为窒息可累及心、脑、肾等器官,并造成消化、代谢等多系统损害。过早喂养可加重胃肠道损害,诱发消化道溃疡和出血。喂养时患儿头高足低,喂完后轻拍背部以减轻溢奶和呛咳。病情稳定者可以母乳喂养,由于疾病本身和患儿自身情况不能直接喂养者,可以选择鼻饲法。

4)预防感染:严格遵守无菌操作原则,每次接触患儿前后要洗手,保持病房内环境干净整齐。

(2)观察病情

1)出生后体温不升者(体温<35 ℃)每小时监测体温,同时密切观察呼吸、心率、面色、肤色、精神反应、哭声和肌张力的变化。

2)监测血糖避免血糖异常,低血糖者可先静脉推注 10％葡萄糖(无惊厥者 2 mL/kg,有惊厥者 4 mL/kg,早产儿 2 mL/kg),速度为 1 mL/min 静脉推注,血糖正常 24 h 后可逐渐减慢输液速度,直至停用。

(3)用药护理:根据患儿的检查结果用药。

1)如发现酸中毒给予患儿 5％碳酸氢钠,每次 2～3 mL/kg 以纠正酸中毒。

2)有脑水肿时注意限制液量,给予呋塞米或 20％甘露醇等脱水剂,应用脱水剂会导致患儿水、电解质紊乱,尤其是大剂量或长期应用时,如体位性低血压、休克、低钾血症、低氯血症、低氯性碱中毒、低钠血症、低钙血症及心律失常等。应定时监测血生化值,注意患儿尿量,记录 24 h 出入量,监测体重,与医师做好沟通。

(4)心理护理:做好对家属的解释和知情同意工作,取得患儿家属的理解与信任。耐心解答患儿家属关于患儿病情的疑问,减轻家属的恐惧和焦虑。告知患儿家属,尤其是母亲,在患儿住院期间保证乳汁分泌的方法。

(5)健康教育

1)维持患儿正常的体温在 36 ℃～37 ℃,室温在 22 ℃～24 ℃,夏季可将空调温度设定在 28 ℃,冬季尽量使室内湿度到达 50％～60％。

2)每日测量体温 1～2 次,勿在患儿吃奶后及哭闹后测量体温,以减少误差。冬季注意保暖。

3)皮肤护理,每日可给患儿沐浴,室温为 26 ℃～28 ℃,水温为 39 ℃～41 ℃,沐浴前将患儿的双耳反折,以防水进入双耳引起中耳炎。

4)新生儿由于身体功能尚未发育完善,因此出院后应随时观察患儿的精神反应、面色、呼吸,如有异常及时就诊。

5)注意患儿大小便和睡眠情况,减少人员探望,避免交叉感染。

6)指导家属给予患儿喂养正确方法,避免出现呛咳。坚持定期随访。

(李　磊)

第五节　新生儿湿肺

新生儿湿肺又称新生儿暂时性呼吸困难或第Ⅱ型呼吸窘迫综合征(RDS type Ⅱ),是因肺内液体积聚和清除延迟引起的轻度、自限性呼吸系统疾病。新生儿出生后均有一过性的肺内液体积聚,绝大多数无临床症状,极少数可出现呼吸增快,可伴青紫、呻吟,一般在 2～5 d 内消失,是一种自限性疾病,多见于足月儿或足月剖宫产儿。

一、病因

胎儿出生前肺泡内有一定量液体(约 30 mL/kg 的肺液),可防止出生前肺泡的黏着,又含有一定量表面活性物质,出生后使肺泡易于扩张。当胎儿通过产道时胸部会受到 9.31 kPa (95 cmH$_2$O)的压力,有 20～40 mL 肺泡液会经气管排出,而剩余的液体移至肺间质,再由肺内淋巴管及静脉血管转运清除,其中主要是淋巴管的转运。当毛细血管和(或)淋巴管的泵压降低,静水压增高,肺泡或间质的渗透压增加,静水压降低时均将阻碍肺液的吸收与分布。

胎儿肺内液量近足月时增加,故新生儿湿肺多见于足月儿,此外低蛋白血症或高血容量时肺液吸收也可延迟。肺液的吸收与儿茶酚胺有关,当无阵痛的剖宫产时,胎儿血中儿茶酚胺低,清蛋白低,肺液吸收延迟,也易发生本病。

二、临床表现

(1)病史中可有宫内窘迫或出生窒息史,多见于足月儿或足月剖宫产或臀位产,出生时呼吸大多是正常的,2～5 h 后出现呼吸急促。

(2)如出生时发生窒息,复苏后即会出现呼吸急促,60～80 次/分钟以上,有时可达 100 次/分钟以上,并伴有唇周青紫,但反应正常,哭声响,吃奶不受影响。

(3)新生儿湿肺可分为临床型和无症状型,后者仅 X 线有湿肺征。症状较重者,可出现青紫明显,精神反应差,呻吟,不吃不哭,体温正常,肺部呼吸音减低或出现粗湿啰音。

(4)轻症患儿血气分析 pH、PaO$_2$ 和 BE 一般都在正常范围内,重症可出现呼吸性酸中毒、代谢性酸中毒、轻度低氧血症、高碳酸血症。本症预后良好,病程短者 5～6 h 或 1 d 后呼吸正常,长者 4～5 d 可恢复。

三、辅助检查

1.血气分析
轻者血气分析多在正常范围,较重者可出现呼吸性和代谢性酸中毒。

2.X 线检查
肺部病变广泛多样,但吸收快,大部分在 4 d 内消失。

(1)肺泡积液症:两肺野密度淡而均匀的斑片状阴影,可融合成片或成结节状。

(2)肺气肿:由部分肺泡呈代偿性膨胀所致。

(3)肺间质积液:可见血管和细支气管周围增宽的条状阴影。

(4)叶间和(或)胸腔积液:多为右侧叶间胸膜腔积液。

(5)肺纹理增多和增粗:因间质液的增加,使淋巴管和静脉的转运量增加,造成淋巴管和静脉扩张。

四、诊断

依据临床表现、检查即可做出诊断。

五、治疗要点

本病为自限性疾病,因此其治疗原则为对症治疗,预防并发症。

(1)当患儿出现呼吸急促和青紫时需给予氧气吸入,但注意要间歇给氧,不主张用持续正压呼吸,以免加重肺气肿。如果新生儿过小还不能吃奶,可给予静脉滴注 10% 葡萄糖液 $60\sim80$ mL/(kg·d)。

(2)当患儿出现代谢性酸中毒时可加用 5% 碳酸氢钠,一次给予 $2\sim3$ mL/kg 静脉滴注,必要时可重复,以及时纠正酸中毒。

(3)患儿两肺湿啰音多时可用呋塞米 1 mg/kg,并注意纠正心力衰竭。

(4)静脉滴注地塞米松,以减轻肺水肿。

(5)患儿病程超过 2 d 者可用抗生素防止继发感染。

六、护理措施

1.护理评估

(1)评估患儿意识及精神状况,为患儿进行生命体征、体重的测量,了解患儿家属对疾病的认知情况。

(2)询问患儿的既往史,了解其母孕期健康状况、分娩方式以及患儿出生后有无窒息及羊水污染,患儿胎龄及出生体重、是否肌内注射过维生素 K_1 等。

(3)评估患儿大小便情况及皮肤完整性等。

(4)评估患儿的病情:观察患儿的反应情况,注意有无体温不升、青紫、拒乳、吐沫、呼吸困难、气促等呼吸节律改变,听诊双肺呼吸音有无改变。

(5)了解患儿的相关检查及结果,主要用于诊断的实验室检查,包括血常规、血生化、血气分析、X 线等。

(6)心理-社会状况:了解患儿家属对患儿疾病拟采取的治疗方法、对治疗及可能导致并发症的认知程度、家庭经济承受能力,以提供相应的心理支持。

2.护理措施

(1)一般护理

1)休息:保持病房安静,减少噪声,一切必要的治疗、护理操作集中进行,动作要轻、稳、准,尽量减少对患儿移动和刺激,静脉穿刺最好采用留置针,减少反复穿刺。保持适宜的温度和湿度,室温维持在 23 ℃~25 ℃,湿度以 50%~60% 为宜。早产儿和体温不升者,可置于暖箱内保暖,减少机体耗氧量。

2)保持呼吸道通畅:给予患儿采取头高侧卧位,及时清除呼吸道分泌物,分泌物黏稠不易吸出者,可先行雾化吸入,每次 15~20 min,雾化吸入后拍背吸痰,吸痰时要先吸口腔内分泌物,再吸引鼻腔内分泌物,以免患儿在喘息和哭闹时将分泌物吸入肺部,吸痰时要注意观察分泌物的量、黏稠度以及颜色,患儿面色及吸痰前后呼吸音的变化。

3)给氧:新生儿湿肺患儿肺泡液过多,影响气体交换,给予患儿行经皮血氧饱和度监测,若不能维持在 90% 以上,可给予鼻旁吸氧,并随时观察患儿病情,及时停氧。

4)合理喂养:对于呼吸困难,经口喂养出现频繁呕吐者,因热量摄入不足,影响病情恢复,可给予患儿鼻饲喂养,根据患儿情况可逐步过渡至经口喂养。鼻饲喂养时,应注意进行口腔护理。

5)预防感染:严格执行消毒隔离制度,接触患儿前后用流动水洗手,物品做到专人专用,防止交叉感染,保持病房内温度、湿度适宜,定时开窗通风。对于住暖箱内的患儿,注意暖箱的定期清洁和消毒。

(2)密切观察病情变化:给予患儿心电监护,动态监测生命体征和血氧饱和度,观察患儿有无发绀、呻吟、烦躁及肺部啰音等,及时查血气分析、X线、血电解质和血糖变化等。

(3)用药护理:根据患儿的检查结果用药。

1)酸中毒:给予患儿5%碳酸氢钠,每次2～3 mL/kg,以纠正酸中毒。

2)合并感染:严格执行医嘱,准确输注抗生素。使用前行药物过敏试验,实验阳性者禁用。使用后注意有无皮疹、寒战等不良反应。

3)低血糖:如果患儿过小且不能进食,应预防低血糖,可给予静脉滴注10%葡萄糖液60～80 mL/(kg·d)。

(4)心理护理:对于患儿家属的恐惧、无助、失望等不良情绪,一定要做好对家属的解释和知情同意工作,取得患儿家属的理解与信任。耐心解答患儿家属关于患儿病情的疑问,减轻家属的恐惧和焦虑。

(5)健康教育

1)指导患儿家属喂养,患儿出现呛咳或发绀时,要暂停进食,观察患儿面色及呼吸,待症状缓解后,可继续进食,喂奶结束后给予患儿轻拍背部及减少呕吐的情况。

2)新生儿由于身体功能尚未发育完善,因此出院后随时观察患儿的精神反应、面色、呼吸,如有异常及时门诊就诊。

3)向患儿家属介绍有关的医学知识,减轻患儿家属的恐惧心理,取得家属理解和配合,定期门诊随访。

(李　磊)

第六节　新生儿呼吸窘迫综合征

新生儿呼吸窘迫综合征(neonatal respiratory distress syndrome,NRDS)又称新生儿肺透明膜病(hyaline membrane disease of the newborn,HMD),多发生于早产儿,胎龄愈小,发病率愈高。因肺表面活性物质不足导致进行性肺不张。其病理特征为肺泡壁至终末细支气管壁上附有嗜伊红透明膜。临床表现为出生后不久即出现进行性呼吸困难、青紫、呼气性呻吟、吸气性三凹征和呼吸衰竭。

一、病因

本病主要是由于缺乏肺表面活性物质(pulmonary surfactant,PS)引起的,PS是由肺泡Ⅱ型细胞产生,此物质在胎龄20～24周开始产生,此后缓慢增加,在早产、缺氧、剖宫产、糖尿病母亲婴儿和肺部严重感染情况下,肺泡表面活性物质的生成受到影响,本病发病率会增高。

二、临床表现

出生时多正常,也可无窒息,症状多于出生后 $4\sim6$ h 内出现,主要见于早产儿,表现为呼吸急促,60 次/分钟以上,烦躁不安,心率先快后慢,心音由强转弱,胸骨左缘可听到收缩期杂音,呼气性呻吟,吸气时三凹征,呼吸困难与青紫呈进行性加重,继而出现呼吸不规则、呼吸暂停、青紫、呼吸衰竭。患儿面色青灰或灰白,胸廓开始时较隆起,以后因肺不张而渐下陷,两肺呼吸音大多减低,深吸气时于肺底部可听到少许细湿啰音,因心肌缺氧可出现心功能不全及周围循环不良的表现,体温常不升,四肢肌张力低下。

三、辅助检查

1.血气分析

PaO_2 降低而 $PaCO_2$ 增高,pH 值减低,剩余碱减少。

2.泡沫试验

取新生儿胃液 1 mL 加 95% 酒精 1 mL 混合后振荡 15 s,静置 15 min 后,观察泡沫形成情况,沿壁管有多层泡沫可除外 HMD,无泡沫可考虑本病。其原理为 PS 有利于泡沫的形成和稳定,而酒精则起抑制作用。

3.肺部 X 线检查

早期两肺有细小颗粒阴影,最后两肺均不透明变白,伴有黑色"支气管充气征"。X 线检查应在用正压呼吸前进行,否则萎陷不久的肺泡可以重新张开,使胸部 X 线片无阳性表现。

4.肺成熟度测定

出生前抽取羊水或患儿气管吸引物测定卵磷脂与鞘磷脂的比值(L/S)>2 提示"肺成熟",$1.5\sim2$ 提示"可疑"、<1.5 提示"肺未成熟"。其他磷脂成分的测定也有助于诊断。

四、诊断

病史:早产儿生后进行性呼吸困难。

X 线变化:Ⅰ级和Ⅱ级为早期,Ⅲ级和Ⅳ级病情重。

均需进行机械通气,并按常规选择参数,机械通气 1 h 动脉肺泡氧分压比值<0.22。

五、治疗要点

1.纠正缺氧

根据患儿的病情,给予头罩吸氧、鼻塞持续气道正压呼吸(CPAP)、气管插管做机械辅助呼吸。

2.纠正酸中毒和水电解质紊乱

呼吸性酸中毒以改善通气为主,代谢性酸中毒常用 5% 碳酸氢钠治疗,剂量根据酸中毒情况而定。

3.使用表面活性物质

替代治疗目前用于临床常用的表面活性物质有三种:天然制剂、人工制剂和混合制剂。从人羊水中或牛、猪肺灌洗液中提取的天然制剂,效果较好,使用时先将制剂溶于灭菌注射用水中,然后从气管中滴入。

4.支持治疗、保持气道畅通

保证能量摄入及营养和水分的摄入。

5.防止肺部感染

应用青霉素或头孢菌素等抗生素预防和治疗肺部感染。

六、护理措施

1.护理评估

(1)评估患儿意识及精神状况，为患儿进行生命体征、体重的测量，了解患儿家属对疾病的认知情况。

(2)询问患儿的既往史：了解其母孕期健康状况，分娩方式、患儿出生后有无窒息史、胎龄及出生体重、是否肌内注射过维生素 K_1 等。

(3)评估患儿大小便情况及皮肤完整性等。

(4)评估患儿的病情：评估患儿肌张力、有无呼吸困难、口周发绀、面色发青、吐沫、呻吟及精神状态等。

(5)了解患儿的相关检查及结果，主要用于诊断的实验室检查，包括血常规、血生化、血气分析、X线等。

(6)心理-社会状况：了解患儿家属对患儿疾病拟采取的治疗方法、对治疗及可能导致并发症的认知程度、家庭经济承受能力，以提供相应的心理支持。

2.护理措施

(1)一般护理

1)休息：保持病房安静、减少噪声，一切必要的治疗、护理操作集中进行，动作要轻、稳、准，尽量减少对患儿移动和刺激，静脉穿刺最好采用留置针，减少反复穿刺。室内温度维持在 23 ℃～25 ℃，湿度维持在 50%～60%，病室阳光充足，定时通风。

2)喂养：根据患儿的每日所需热量计算奶量，保证机体营养所需。不能吸乳吞咽者可使用鼻饲法或静脉营养液，并注意定时为患儿进行口腔护理。

3)气管插管内滴入表面活性物质，头稍后仰，使气道伸直，吸净气道分泌物，抽取药液，从气管插管中进行弹丸式给药(患儿分别取左侧、右侧、平卧卧位)，然后用复苏囊加压给氧，使药液迅速弥散。用药后 4～6 h 内禁止气道内吸引。

4)保持呼吸道通畅：密切观察患儿血氧饱和度，适时吸痰，每次吸痰不超过 15 s，吸痰会造成患儿的暂时缺氧，使其血氧饱和度降低，因此每次吸痰前后均应用呼吸机或复苏气囊辅助通气，提高血氧饱和度。痰液黏稠时，应先予以雾化吸入，并配合翻身、拍背来降低痰液黏稠性，促进痰液稀释，使痰液易于吸出。

5)预防感染：严格执行消毒隔离制度，接触患儿前后用流动水洗手，物品做到专人专用，防止交叉感染，保持病房内温度湿度适宜，定时开窗通风。暖箱内的患儿，注意暖箱的定期清洁和消毒。

(2)病情观察：严密观察患儿生命体征的情况，并随时掌握患儿病情变化，定时监测血压，避免低灌注。双肺通气音、胸廓运动是否对称，并做好各项护理记录。由于使用肺表面活性物质，肺血管阻力迅速降低及肺血流增加，氧分压和血氧饱和度迅速提高，需根据病情进展不断调整呼吸机参数，防止发生肺出血、氧中毒等并发症。

（3）用药护理

1）纠正酸中毒：5％碳酸氢钠，每次 2～3 mL/kg，以纠正酸中毒。

2）预防感染：熟悉药物性质、剂量、用法、按医嘱准确配制药液，及时、足量应用。用药后观察患儿有无发热、寒战等不良反应。

3）使用肺表面活性物质：①要保持呼吸道通畅，用药前吸痰，用药后 6 h 后才能再吸痰；②病情缓解后注意调节呼吸及参数；③预防慢性肺损伤的并发症。

（4）心理护理：患儿家属均有恐惧、无助、失望等不良情绪，因此一定要做好和家属的解释和知情同意工作，取得患儿家属的理解与信任。耐心解答患儿家属关于患儿病情的疑问，减轻家属的恐惧和焦虑。

（5）健康教育

1）维持患儿正常的体温在 36 ℃～37.2 ℃，室温在 23 ℃～25 ℃，夏季可将空调温度设定在28 ℃。冬季可使用加湿器，保证室内湿度达到50％～60％。每日测量体温1～2 次，测量时间为 5 min，测量部位为患儿腋下或肩胛后，请勿在患儿吃奶后、哭闹后或将患儿抱在怀里测量体温，以减少误差。冬季注意保暖。

2）注意吃奶、大小便和睡眠情况，接触患儿前后均用流动水洗手，避免交叉感染。

3）指导患儿家属给予患儿喂养时，患儿出现呛咳或发绀时，要暂停进食，排除气管内异物。观察患儿面色及呼吸，待症状缓解后，可继续进食，喂奶结束后给予患儿轻拍背部，减少呕吐的情况。

4）每日可给患儿沐浴，室温 26 ℃～28 ℃，水温 39 ℃～41 ℃，沐浴前将患儿的双耳反折，以防洗澡水进入双耳，引起中耳炎，沐浴结束后将患儿全身涂抹润肤油，并给予抚触按摩。

5）新生儿由于身体机能尚未发育完善，因此出院后随时观察患儿的精神反应、面色、呼吸，如有异常及时就诊。

6）做好对家属的健康指导工作，介绍有关的医学知识，减轻家属的恐惧心理，取得家属理解和配合，定期随访。

（李　磊）

第七节　新生儿黄疸

新生儿黄疸是指新生儿时期由于胆红素代谢异常，引起血中胆红素水平升高，而出现的皮肤、黏膜及巩膜黄染为特征的病症，本病有生理性和病理性之分。

一、病因

1.胆红素生成过多

由于过多的红细胞破坏和肠肝循环增加，使血清未结合胆红素升高。如红细胞增多症、血管外溶血、感染、红细胞酶缺陷、红细胞形态异常、血红蛋白病等。

2.肝脏胆红素代谢障碍

因肝细胞摄取和结合胆红素等功能低下，使血清未结合胆红素升高。如缺氧和感染、药物影响等。

  3.胆汁排泄障碍

  肝细胞排泄结合胆红素障碍或胆管受阻,可致高结合胆红素血症,但如同时伴有肝细胞功能受损,也可有未结合胆红素的增高。如新生儿肝炎、先天性代谢性缺陷病、胆管阻塞等。

二、临床表现

新生儿黄疸分为生理性黄疸和病理性黄疸。

  1.生理性黄疸

  由于新生儿的胆红素代谢特点,即出生后胆红素的生成过多而代谢和排泄能力低下,致使血液中的胆红素水平升高,50%～60%的足月儿和80%的早产儿出现暂时性的、轻度的黄疸过程,称为生理性黄疸。其特点为:足月儿生理性黄疸多于出生后2～3 d出现,4～5 d达高峰,黄疸程度轻重不一,轻者仅限于面颈部,重者可延及躯干、四肢,粪便色黄,尿色不黄,一般无不适症状,也可有轻度嗜睡或食欲缺乏,黄疸持续7～10 d消退。早产儿多于生后3～5 d出现黄疸,5～7 d达高峰。早产儿由于血浆清蛋白偏低,肝脏代谢功能更不成熟,黄疸程度较重,消退也较慢,可延长到2～4周。

  2.病理性黄疸

  新生儿黄疸出现下列情况之一时需考虑为病理性黄疸:①黄疸出现早:生后24 h内出现;②程度重:足月儿血清胆红素浓度>220.6 μmol/L(12.9 mg/dL),早产儿>256.5 μmol/L(15 mg/dL);③血清结合胆红素增高>26 μmol/L(1.5 mg/dL);④进展快:血清胆红素每天上升>85 μmol/L(5 mg/dL);⑤黄疸持续时间较长,超过2～4周,或进行性加重或退而复现。

三、辅助检查

胆红素检测:可采取静脉血或微量血方法测定血清胆红素浓度,胆红素检测是新生儿黄疸诊断的重要指标。

四、诊断

生理性黄疸诊断标准:足月儿不超过220.6 μmol/L(12.9 mg/dL),早产儿不超过256.5 μmol/L(15 mg/dL),平均峰值分别为102.6 μmol/L(6 mg/dL)和171 μmol/L(10 mg/dL)。患儿出现病理性黄疸临床表现情况之一,均可诊断为病理性黄疸。

五、治疗要点

新生儿黄疸的治疗目的是防止胆红素继续升高,降低胆红素脑病发生的危险性。治疗方法主要有光疗、换血及药物治疗。①光照疗法为首选干预方法,需严格掌握换血疗法指征,药物疗法起效慢,起辅助作用。常用药物有清蛋白、苯巴比妥和维生素 B_2(核黄素)。②清蛋白可促进游离胆红素转化为结合胆红素,减少胆红素脑病的发生。③苯巴比妥为酶诱导作用,可以促使肝葡萄糖醛酸转移酶活性增高。④蓝光可分解体内核黄素,光疗超过24 h可引起核黄素减少,因此,光疗时应补充核黄素。

六、护理措施

  1.护理评估

  (1)评估患儿意识及精神状况,为患儿进行生命体征、体重的测量,了解患儿家属对疾病的

认知情况。

(2)询问患儿的既往史:了解其母孕期健康状况,家族史、过敏史、分娩方式、患儿出生后有无窒息史、胎龄及出生体重等。

(3)评估患儿的营养状况、大小便情况及睡眠情况、皮肤完整性等。

(4)评估患儿的病情

1)评估患儿黄疸程度。

2)监测患儿生命体征,观察患儿肌张力和肝脏大小、质地变化等。

3)注意观察患儿精神反应,有无嗜睡、发热、腹胀、呕吐、惊厥等,哭声有无异常及拥抱、吞咽、吸吮等反射有无异常等。

(5)了解患儿的相关检查及结果,主要用于诊断的实验室检查包括胆红素、血红蛋白、红细胞计数、网织红细胞计数等。

(6)心理-社会状况:了解患儿家属对患儿疾病拟采取的治疗方法、对治疗及可能导致并发症的认知程度、家庭经济承受能力,以提供相应的心理支持。

2.护理措施

(1)一般护理

1)休息:保持病房安静,减少噪声,一切必要的治疗、护理操作集中进行,动作要轻、稳、准,尽量减少对患儿移动和刺激,静脉穿刺最好采用留置针,减少反复穿刺。

2)保暖:低体温和低血糖时胆红素与清蛋白的结合会受到阻碍。应注意保暖,使体温维持在 $36℃\sim37℃$。

3)合理喂养:提早喂养有利于肠道菌群的建立,促进胎便排出,减少胆红素的肝肠循环,减轻黄疸的程度。

4)预防感染:及时纠正缺氧、酸中毒,预防和控制感染,避免使用引起新生儿溶血或抑制肝酶活性药物,如维生素 K、磺胺等。

(2)密切观察病情

1)观察黄疸出现的时间、颜色、范围及程度,以协助医师判断病因,并评估血清胆红素浓度,判断其发展情况。

2)监测生命体征:体温、吸吮能力、有无呕吐、肌张力和肝脏大小、质地变化等。

3)观察大小便次数、量、性质及颜色的变化,有无大便颜色变浅,如有胎便排出延迟,应给予患儿通便或灌肠,促进大便及胆红素的排出。

(3)用药护理

1)合理安排补液计划,及时纠正酸中毒。根据不同补液内容调节相应的速度,切忌过快输入高渗性药物。

2)清蛋白心力衰竭者禁用,贫血者慎用。使用过程中注意观察患儿有无寒战、发热、恶心、弥散性荨麻疹等不良反应。

3)苯巴比妥不适用于急重症患儿,对确诊及高度怀疑溶血者应尽早使用免疫球蛋白。用药后注意患儿有无腹泻、恶心、呕吐、呼吸困难、皮疹等不良反应。

(4)心理护理:做好心理护理,多对患儿进行抚摸,给予一定的安慰,缓解家属焦虑及紧张情绪,使其配合治疗,促进患儿康复。

(5)健康教育

1)按需调整喂养方式,少量多餐,耐心喂养,保证热量摄入。提倡母乳喂养,向家属讲解母乳喂养的好处及正确的喂养方法,光疗的患儿失水较多,注意补充足够的水分。

2)若为母乳性黄疸,嘱可继续母乳喂养,如吃母乳后仍出现黄疸,可改为隔日母乳喂养逐步过渡到正常母乳喂养,若黄疸严重,患儿一般情况差,可考虑暂停母乳喂养,病情恢复后再继续母乳喂养。

3)对患儿的疾病情况进行相应的讲解,使家属了解病情,取得家属的配合。指导家属掌握黄疸的观察,以便早期发现问题,及早就诊。

4)发生胆红素脑病者,注意后遗症的出现,给予康复和护理。向家属宣传育儿保健常识,介绍喂养的知识(讲解母乳喂养的好处和添加辅食的重要性)、保暖、预防感染的重要性及相应的措施、预防接种等方面的知识。

3.专科护理——光疗的护理

(1)光疗前的准备

1)光疗箱:清洁光疗箱,湿化器内加水,接通电源,检查线路及光管亮度,并预热暖箱到适宜温度。

2)患儿的准备:将患儿裸露全身皮肤(带上眼罩及遮挡生殖器),护住手脚,清洁皮肤后放入箱内,记录照射时间。

3)护士准备:了解患儿诊断、日龄、体重、黄疸发生的原因、范围、程度及血清胆红素的结果。

(2)光疗过程的护理:应使患儿受照均匀,单面光疗时,每隔 2 h 更换一次体位。双面或多面光疗时,应勤巡视,防止患儿受伤。定时监测体温及箱温的变化,冬天注意保暖,夏天注意防热。保证水分及热量的供给,准确记录出入量。

(3)光疗后的护理:出暖箱时为患儿穿好衣服,观察黄疸消退情况及皮肤完整性,继续观察皮肤黄疸反跳现象,做好暖箱终末消毒工作。

(4)光疗不良反应:光疗过程中,注意有无光疗不良反应的发生。

(5)注意事项:光照强度定期检测,护士在蓝光下护理患儿时需戴墨镜,经培训后才能使用光疗箱,使用中严格按照操作常规以保证安全。

(李　磊)

第八节　新生儿溶血病

新生儿溶血病(hemolytic disease of newborn,HDN)指由于孕妇和胎儿之间血型不合而产生的同族血型免疫疾病,可发病于胎儿和新生儿的早期。当胎儿从父方遗传下来的显性抗原恰为母亲所缺少时,通过妊娠、分娩,此抗原可进入母体,刺激母体产生免疫抗体,当此抗体又通过胎盘进入胎儿的血液循环时,可使其红细胞凝集破坏,引起胎儿或新生儿的免疫性溶血症。

在我国以 ABO 血型不合者占多数,其次为 Rh 血型不合者,其他如 MN 血型系统等相对少见。

一、病因

1. ABO 新生儿溶血病

(1)ABO 血型系统引起的新生儿溶血病的比例比其他血型系统如 Rh 系统为多。

(2)ABO 新生儿溶血病是母子 ABO 血型不合引发的新生儿溶血病。主要是由于胎儿红细胞抗原 A 或 B 与来自母体的抗 A 或抗 B 抗体反应的结果。O 型人具有 IgG 抗 A(B)抗体的人数比 A 型或 B 型人具有 IgG 抗 B 或抗 A 抗体的人数明显为多。所以 ABO 新生儿溶血病以母亲为 O 型、子女为 A 型或 B 型的发病率为最高。

(3)A 型(或 B 型)母亲的抗 B(或抗 A)主要为 IgM,故很少引起新生儿溶血病。

2. ABO 系统外的新生儿溶血病

(1)Rh 血型不合新生儿溶血病一般在第二胎以后发病,且母亲多为 Rh 阴性而怀有 Rh 阳性的胎儿时发生。

分娩时,少量的 Rh 抗原阳性的胎儿血液可以进入母体,刺激母体产生抗体。这种抗体在再一次怀 Rh 阳性胎儿时通过胎盘进入胎儿血液循环,使胎儿红细胞大量破坏而发生溶血,并引发贫血、水肿、肝脾大和出生后短时间内出现进行性高胆红素血症等临床表现。

(2)其他血型抗原系统:MN 等。

二、病理及临床表现

(1)因红细胞破坏增加,多数溶血患儿生后 24 h 内出现黄疸,且迅速加重。

(2)骨髓及髓外造血组织呈代偿性增生,肝脾大,镜检在肝、脾、肺、胰、肾等组织内可见散在髓外造血灶。

(3)Rh 溶血可引起胎儿重度贫血,继而导致心脏扩大、心力衰竭,还可导致血浆蛋白低下、全身苍白、水肿、胸腔积液、腹腔积液等。

(4)过高的未结合胆红素可透过血-脑屏障,使基底核等处的神经细胞黄染、坏死,发生胆红素脑病。核黄疸多发生在基底核、海马钩回及苍白球、视丘下核、尾状核、齿状核等处,胆红素的神经毒性作用可引起慢性、永久性损害及后遗症,包括椎体外系运动障碍、感觉神经性听力丧失和牙釉质发育异常。

(5)并发症:胆红素脑病是新生儿溶血病最严重的并发症,早产儿更易发生,多于生后 4~7 d 出现症状,临床分为 4 期。①警告期:表现为嗜睡、反应低下、吸吮弱、拥抱反射减弱、肌张力降低等,偶有尖叫及呕吐,症状持续 12~24 h;②痉挛期:出现发热、抽搐及角弓反张(发热与抽搐多同时发生),轻者仅有双眼凝视,重者出现肌张力增高、呼吸暂停、双手紧握、双臂伸直内旋,此期持续 12~48 h;③恢复期:吃奶及反应好转,抽搐次数减少,角弓反张逐渐消失,肌张力逐渐恢复至正常,此期约为 2 周;④后遗症期:出现胆红素脑病四联征:a.手足徐动,经常出现不自主、无目的、不协调的动作;b.眼球运动障碍,眼球向上转动障碍,形成落日眼;c.听觉障碍,耳聋,对高频音失听;d.牙釉质发育不良,牙呈绿色或深褐色。此外,也可留有脑瘫、智能落后、抽搐、抬头无力等后遗症。

三、辅助检查

1. 检查母子血型

查母子 ABO 和 Rh 血型,证实有血型不合的存在。

2.确定有无溶血

溶血时红细胞和血红蛋白减少;网织红细胞增高;血清总胆红素及未结合胆红素明显增高。

3.致敏红细胞和血型抗体测定

改良直接抗人球蛋白试验,即 Coombs 试验,为新生儿溶血病的确诊试验。

4.头部 MRI 检查

头部 MRI 检查有助于胆红素脑病的诊断。头部 MRI 表现为急性期基底神经节苍白球 T_1WI 高信号,数周后可改变为 T_2WI 高信号。

5.脑干听觉诱发电位(BAEP)

脑干听觉诱发电位可见各波潜伏期延长,甚至听力丧失。早期改变常呈可逆性。

四、诊断

1.产前诊断

凡既往有不明原因的死胎、流产、新生儿重度黄疸史的孕妇及其丈夫均应进行 ABO、Rh 血型检测。

2.出生后诊断

新生儿娩出后黄疸出现早,且进行性加重,有母子血型不合,Coombs 或抗体释放试验中有一项阳性者即可诊断。

五、治疗

1.药物疗法

药物加速胆红素的正常代谢和排泄。

(1)清蛋白:1 g/kg 或血浆每次 10~20 mL/kg,促进游离胆红素转化为结合胆红素,减少胆红素脑病的发生。

(2)静脉注射丙种球蛋白:1 g/kg,6~8 h 内静脉滴注阻断溶血的过程,减少胆红素的形成。

(3)苯巴比妥:酶诱导作用,5 mg/(kg·d),分 2~3 次口服,共 4~5 d,可以促使肝葡萄糖醛酸转移酶活性增高。

(4)维生素 B_2(核黄素):蓝光可分解体内维生素 B_2(核黄素),光疗超过 24 h 可引起维生素 B_2(核黄素)减少,因此,光疗时应补充维生素 B_2(核黄素),每日 3 次,5 mg/次。光疗后每日 1 次,连服 3 d。

2.光照疗法

光照疗法变更胆红素排泄途径。

3.换血疗法

换血疗法机械性地去除胆红素、致敏红细胞和抗体。

六、护理措施

1.护理评估

(1)评估患儿意识及精神状况,为患儿进行生命体征、体重的测量,了解患儿家属对疾病的认知情况。

（2）询问患儿的既往史：了解其母孕期健康状况、家族史、过敏史、分娩方式、患儿出生后有无窒息史、胎龄及出生体重等。

（3）评估患儿的营养状况、大小便情况、睡眠情况及皮肤完整性等。

（4）评估患儿的病情

1）患儿的生命体征、有无嗜睡、发热、腹胀、呕吐、惊厥等，哭声有无异常及拥抱、吞咽、吸吮等反射有无异常。

2）注意观察患儿的皮肤黄染程度，黄染程度变化的情况，随时给予评估，及时发现情况及时处理。

（5）了解患儿的相关检查及结果，主要用于诊断的实验室检查，包括胆红素、血红蛋白、红细胞计数、网织红细胞计数、脑电图等。

（6）心理-社会状况：了解患儿家属对患儿疾病拟采取的治疗方法、对治疗及可能导致并发症的认知程度、家庭经济承受能力，以提供相应的心理支持。

2.护理措施

（1）一般护理

1）休息：保持病房安静，减少噪声，一切必要的治疗、护理操作集中进行，动作要轻、稳、准，尽量减少对患儿移动和刺激，静脉穿刺最好采用留置针，减少反复穿刺。

2）监测体温的变化：维持蓝光箱的温度在 29 ℃～31 ℃，每 2 h 给予患儿监测一次体温，并观察生命体征的变化，患儿体温若升高，应降低蓝光箱的温度，若体温持续高热，应考虑暂停光疗，待体温正常后再继续光疗。

3）保证足够的水分及能量：由于在光照治疗下的患儿进入一个较封闭的环境，易哭闹、出汗，不显性失水增加约 40%，而且，由于光照治疗分解产物经肠道排出时刺激肠壁，引起稀便，使水分丧失更多。

4）加强皮肤护理：光疗时需要将患儿裸露于光疗箱内，防止哭闹时抓破皮肤。箱内四周用布类与周围的玻璃分隔好，以免患儿哭闹时撞到箱内硬物而损伤皮肤。

5）预防呕吐：光疗下的患儿易哭闹及手足舞动，加上新生儿胃的解剖位置呈水平的关系，易造成呕吐，再者，患儿反射能力差，呕吐时的胃内容物易呛入气管，引起窒息，所以给予患儿喂奶时应采取头部抬高 45°角，喂食的速度不能太快，进食后 30 min 内给予患儿头部稍抬高。

6）合理喂养：提早喂养有利于肠道菌群的建立，促进胎便排出，减少胆红素的肝肠循环，减轻黄疸的程度。

7）预防感染：患儿免疫力低下，易受其他细菌感染，因此，在光疗中预防感染尤为重要。工作人员在接触患儿前后要洗手，有上呼吸道感染者尽量不要接触患儿，必须接触者需戴好口罩。做好患儿臀部、脐部护理，防止皮肤破损后细菌侵入引起感染。患儿使用的光疗暖箱要做好清洁和消毒工作。

（2）密切观察病情

1）观察黄疸出现的时间、颜色、范围及程度，以协助医师判断病因，并评估血清胆红素浓度，判断其发展情况。

2）监测生命体征：体温、吸吮能力、有无呕吐、肌张力和肝脏大小、质地变化等。

3）观察大小便次数、量、性质、颜色的变化。有无大便颜色变浅，若胎便排出延迟，应给予患儿通便或灌肠，促进大便及胆红素的排出。

（3）用药护理

1）合理安排补液计划，及时纠正酸中毒。根据不同补液内容调节相应的速度，切忌过快输入高渗性药物，以免血-脑屏障暂时开放，使已与清蛋白联结的胆红素可进入脑组织。

2）清蛋白心力衰竭者禁用，贫血者慎用。使用过程中注意观察患儿有无寒战、发热、恶心、弥散性荨麻疹等不适反应。

3）苯巴比妥不适用于急重症患儿，对确诊及高度怀疑溶血者应尽早使用免疫球蛋白。用药后注意观察患儿有无腹泻、恶心、呕吐、呼吸困难、皮疹等不良反应。

（4）心理护理：做好心理护理，多对患儿进行抚摸，给予一定的安慰，缓解家属焦虑及紧张情绪，使其配合治疗，促进患儿康复。

（5）健康教育：嘱家属继续观察患儿皮肤黄染的情况，患儿出院后以母乳喂养为主，要观察患儿是否出现母乳性黄疸，若肉眼观察不确定是否黄染，应去医院测血微量胆红素。

告知家属消毒隔离的重要性，接触患儿前后要用流动水洗手。

指导家属如何给予患儿更换纸尿裤以及如何进行脐部护理。已发生核黄疸的患儿告知家属继续康复治疗，每月复查和随访。

（李　磊）

第九节　新生儿缺氧缺血性脑病

新生儿缺氧缺血性脑病（hypoxic-ischemic encephalopathy，HIE）是由于各种围产期因素引起的缺氧和缺血，脑血流减少或暂停而导致胎儿和新生儿的脑损伤，是新生儿窒息后的严重并发症，足月儿多见。HIE 是引起新生儿急性死亡和慢性神经系统损伤的主要原因之一。

一、病因

围产期窒息是本病的主要病因。凡是造成母体和胎儿间血液循环和气体交换障碍使血氧浓度降低者均可造成窒息。大部分由宫内窒息引起，次之为娩出过程中窒息，少部分为先天疾病所致。

二、临床表现

（1）多为足月适于胎龄儿、具有明显宫内窘迫史或产时窒息史（Apgar 评分 1 min＜3 分，5 min＜6 分，经抢救 10 min 后始有自主呼吸，或需用气管内插管正压呼吸 2 min 以上者）。

（2）意识障碍是本病的重要表现。出生后即出现异常神经症状，并持续 24 h 以上。轻型仅有激惹或嗜睡；重型意识减退、昏迷或木僵。

（3）脑水肿征候是围产儿 HIE 的特征，前囟饱满、骨缝分离、头围增大。

（4）惊厥多见于中、重型病例，惊厥可为不典型局灶或多灶性，阵挛型和强直性肌阵挛型。

（5）肌张力增加、减弱或松软，可出现癫痫。

（6）原始反射异常，如拥抱反射过分活跃、减弱或消失。吸吮反射减弱或消失。重症病例出现中枢性呼吸衰竭，有呼吸节律不齐、呼吸暂停，以及眼球震颤、瞳孔改变等脑干损伤表现。

三、辅助检查

1. 血清肌酸磷酸激酶同工酶

血清肌酸磷酸激酶同工酶脑组织受损时升高。

2. B超

B超对脑水肿、脑室及其周围出血有较好的诊断价值。

3. 头颅CT

头颅CT有助于了解脑水肿、颅内出血的位置、范围及性质,对预后判断有一定的意义。

4. 脑电图

脑电图可客观地反映脑损害的严重程度。有助于惊厥的诊断,轻度HIE可无异常,对中重度脑损伤的程度及判断预后有帮助。

四、诊断

有明确的可导致胎儿宫内窘迫的异常产科病史,以及严重的胎儿宫内窘迫表现[胎心<100次/分钟,持续5 min以上;和(或)羊水Ⅱ度污染]或者在分娩过程中有明显窒息史。

出生时有严重窒息,Apger评分1 min时≤3分,并延续至5 min时仍≤5分;和(或)出生时脐动脉血气pH≤7.0。

出生后不久出现神经系统症状,并持续24 h以上。如出现意识改变(过度兴奋、嗜睡、昏迷)、肌张力改变(增高或减弱)、原始反射异常(吸吮、拥抱反射减弱或消失)。

五、治疗要点

1. 支持疗法

选择适当的方法供氧,维持良好的通气功能支持疗法的核心,保持PaO_2 60～80 mmHg,$PaCO_2$和pH在正常范围。维持血糖在正常高值,以供神经细胞代谢所需能量,血糖维持在4.16～5.55 mmol/L。

2. 镇静

镇静首选苯巴比妥,顽固性抽搐选择地西泮或水合氯醛。控制惊厥首选苯巴比妥,负荷量20 mg/kg肌内注射。若不能控制惊厥,1 h后可加10 mg/kg肌内注射,12～24 h后给维持量3～5 mg/(kg·d)口服。

肝功能不良者改用苯妥英钠。对顽固性抽搐者加用地西泮(地西泮每次0.1～0.3 mg/kg)静脉注射或水合氯醛(水合氯醛每次0.5 mL/kg)灌肠。

3. 保持和恢复脑血流的灌注

维持良好的循环功能,使心率和血压保持在正常范围,低血压时可用多巴胺,也可同时加用多巴酚丁胺。

4. 纠正酸中毒

代谢性酸中毒可酌情使用碳酸氢钠。

5. 减轻脑水肿

控制液体量,每日液体总量60～80 mL/kg,可首先选用呋塞米和清蛋白脱水,严重者可给予20%甘露醇。颅内压增高时,选用呋塞米每次0.5～1 mg/kg静脉注射,严重者可用20%甘露醇每次0.25～0.5 g/kg静脉注射,4～6 h一次,连用3～5 d。

6.其他

一般不主张使用糖皮质激素。酌情给予脑细胞营养药神经节苷脂。

六、护理措施

1.护理评估

(1)评估患儿意识及精神状况,为患儿进行生命体征、体重的测量,了解患儿家属对疾病的认知情况。

(2)询问患儿的既往史:了解其母孕期健康状况、家族史、过敏史、分娩方式、患儿生后有无窒息史、胎龄及出生体重等。

(3)评估患儿的营养状况、大小便情况、睡眠情况及皮肤完整性等。

(4)评估患儿的病情:观察患儿有无意识障碍、肌张力异常、是否抽搐、原始反射以及自发活动等。

(5)了解患儿的相关检查及结果,主要用于诊断的实验室检查,包括血常规、血生化、头颅CT、B超、脑电图等。

(6)心理-社会状况:了解患儿家属对患儿疾病拟采取的治疗方法、对治疗及可能导致并发症的认知程度、家庭经济承受能力,以提供相应的心理支持。若患儿致残,家属可能会出现悲观、失望、焦虑的情绪。

2.护理措施

(1)一般护理

1)休息:保持病房安静、减少噪声,一切必要的治疗、护理操作集中进行,动作要轻、稳、准,尽量减少对患儿移动和刺激,静脉穿刺最好采用留置针,减少反复穿刺。

2)给氧:及时清除呼吸道分泌物,选择适当的给氧方法。

3)合理喂养:根据病情选择合理的喂养方式,必要时鼻饲喂养或静脉营养,保证热量供给。静脉营养者,匀速输液,预防低血糖。

4)保持静脉通路通畅,保证药物及时、正确地应用。加强巡视,备齐抢救物品,及时抢救。

5)预防感染:患儿免疫力低下,易受其他细菌感染。工作人员在接触患儿前后要洗手,有上呼吸道感染者尽量不要接触患儿,必须接触者需戴好口罩。做好患儿臀部、脐部护理,防止皮肤破损后细菌侵入引起感染。

(2)密切观察病情变化:监测患儿的意识状态、肌张力、呼吸、心率等情况,以及惊厥有无发生,发生的时间、表现等,做好记录并及时与医师取得联系。

(3)用药护理

1)首选苯巴比妥负荷量,12 h后给维持量。用药后注意患儿有无反常的兴奋、镇静、昏睡、错位兴奋、胃肠道不适、共济失调和皮疹。

2)减轻脑水肿:首选呋塞米和清蛋白,严重者可用20%甘露醇静脉推注。使用后注意观察患儿尿量,记录24 h出入量,监测体重。甘露醇会导致患儿水、电解质紊乱,尤其是大剂量或长期应用时,导致如体位性低血压、休克、低钾血症、低氯血症、低氯性碱中毒、低钠血症、低钙血症致心律失常等。定时监测血生化值,与医师做好沟通。

3)纠正酸中毒:酌情使用5%碳酸氢钠。每次2～3 mL/kg,以纠正酸中毒。

(4)心理护理:注重对患儿父母的人文关怀,缓解家属焦虑及紧张情绪,指导其配合治疗,促进患儿康复。

（5）头部亚低温治疗的护理：①亚低温治疗时采用循环水冷却法进行选择性头部降温，起始水温为 10 ℃～15 ℃，直至体温降至 35.5 ℃时开启体温保暖。②维持：亚低温治疗是使头颅温度维持在 34 ℃～35.5 ℃，由于头部的降温体温亦会相应下降，可引起新生儿硬肿症等并发症。因此，在亚低温治疗的同时必须注意保暖。可给患儿置于远红外辐射台保暖。皮肤温度控制在 35 ℃～35.5 ℃，皮肤温度探头放置于腹部。给予患儿监测肛温，以了解患儿体温波动情况。一般维持肛温为 36 ℃～37 ℃。③复温：亚低温治疗结束后，必须予以复温。复温宜缓慢，一般选择自然复温的方法，每 4 h 复温 1.9 ℃，至体温升至 35 ℃，可维持 2～3 h 再继续复温。需在 12 h 以上使患儿体温恢复至 37 ℃。④病情观察：监测生命体征，尤其是心率变化，监测肛温、血压每小时测一次。同时观察患儿的面色、反应、末梢循环。并总结 24 h 出入液量，做好护理记录。护理过程中如出现心率过缓或心律失常，及时与医师联系是否停止亚低温治疗。观察患儿是否有诸如新生儿硬肿症、呼吸暂停、少尿、新生儿坏死性小肠结肠炎、肺部感染等并发症的症状。⑤根据患儿情况，给予患儿吸氧，若缺氧严重，可考虑气管插管及机械辅助通气。及时清理呼吸道分泌物，保持呼吸道通畅。⑥保持静脉通畅：亚低温治疗的同时，会使用多巴胺加多巴酚丁胺，少数患儿使用静脉营养治疗。因此需观察血管情况，如有外渗及时处理。⑦喂养：亚低温治疗中一般不提倡喂奶，需保持患儿安静及热量供给。⑧亚低温治疗后护理：治疗后仍需观察患儿生命体征及神经系统的症状。

七、健康教育

新生儿由于身体功能尚未发育完善，因此出院后随时观察患儿的精神反应、面色、呼吸，如有异常及时就诊。

注意大小便和睡眠情况，减少人员探望，避免交叉感染。告知家属早期给予患儿动作训练和感知刺激，母亲多怀抱患儿，多看五颜六色的玩具，多听轻音乐。向家属耐心细致地解答病情以取得理解，恢复期指导家属掌握康复干预措施。

（李　磊）

第十节　新生儿颅内出血

新生儿颅内出血（ICH）主要是因缺氧、产伤、早产引起的脑损伤，以早产儿多见，病死率高，预后较差。新生儿颅内出血是新生儿期最严重的脑损伤性疾病。

一、病因

1. 缺氧缺血

一切在产前、产程中和产后可以引起胎儿或新生儿窒息、缺氧、缺血的因素都可导致颅内出血。缺氧缺血性脑病常导致缺氧性颅内出血，早产儿多见，胎龄越小，发生率越高，可因宫内窘迫、产时和产后窒息、脐绕颈、胎盘早剥等，缺氧缺血时出现代谢性酸中毒，致血管壁通透性增加，血液外溢，多为渗血或点状出血，出血量常不大而出血范围较广和分散，导致室管膜下出血、脑实质点状出血、蛛网膜下隙出血。

2. 产伤

胎儿头部受到挤压是产伤性颅内出血的重要原因,以足月儿、巨大儿多见,可因胎头过大、产道过小、头盆不称、臀位产、产道阻力过大、急产、高位产钳、吸引器助产等,使头部受挤压\牵拉而引起颅内血管撕裂、出血,出血部位以硬脑膜下多见。

3. 其他

颅内先天性血管畸形或全身出血性疾病,如某些凝血因子表达减少也可引起颅内出血或加重脑室出血(IVH),如维生素 K 依赖的凝血因子缺乏、血小板减少等,均可引起颅内出血,快速扩容、输入高渗液体、血压波动过大、机械通气不当、吸气峰压或呼气末正压过高等医源性因素也在一定程度上促使颅内出血的发生。

二、临床表现

颅内出血的临床表现与出血部位、出血程度有关,主要表现为中枢神经系统的兴奋、抑制症状,多在出生后 3 d 内出现。

1. 兴奋症状

早期常见颅内压增高表现,如前囟隆起、颅缝增宽、头围增加;意识形态改变,如易激惹、过度兴奋、烦躁、脑性尖叫、惊厥等;眼症状,如凝视、斜视、眼球上转困难、眼球震颤;肌张力早期增高等。

2. 抑制状态

随着病情发展,意识障碍则出现抑制状态,如淡漠、嗜睡、昏迷、肌张力低下、拥抱反射减弱或消失;常有面色苍白、青紫、前囟饱满或隆起、双瞳孔大小不等或对光反射消失和散大;呼吸障碍改变、呼吸节律由增快到缓慢、不规则或呼吸暂停等;原始反射减弱或消失等表现。

3. 其他

其他如贫血和无原因可解释的黄疸等。

三、辅助检查

1. 颅脑 CT

颅脑 CT 是确诊 ICH 的首选检查,可精确判断出血部位、范围,并可估计出血量及查见出血后的脑积水。

2. 颅脑 B 超

颅脑 B 超对 ICH 的诊断率较高,可以随时了解血肿及脑室大小的变化。

3. 磁共振血管成像或脑血管造影

磁共振血管成像或脑血管造影是明确出血原因和病变部位最可靠的方法。尤其是脑血管造影即刻确定诊断,还可进行介入治疗。

4. 脑电图

脑出血时行脑电图检查,可发现出血侧有局限性慢波灶,但无特异性。

四、诊断

对早产儿,特别是存在围产期高危因素的早产儿,应高度重视。对这类高危儿提倡常规的颅脑超声筛查,以发现不同程度的出血。颅脑超声对此类出血具有特异性的诊断价值,优于CT 与 MRI。

五、治疗要点

1.止血

维生素 K_1 静脉推注 1 mg/kg。

2.降低颅内压

呋塞米(速尿)每次 0.5～1 mg/kg,每日 1～2 次,静脉注射或肌内注射。对脑水肿者应限制液体入量在 60～80 mL/(kg·d)。

3.镇静

苯巴比妥,负荷量 20～30 mg/kg,肌内注射,维持量 3～5 mg/(kg·d),12 h 一次,口服。

六、护理措施

1.护理评估

(1)评估患儿意识及精神状况,为患儿进行生命体征、体重的测量,了解患儿家属对疾病的认知情况。

(2)询问患儿的既往史:了解其母孕期健康状况、家族史、过敏史、分娩方式、患儿出生后有无窒息史、胎龄及出生体重等。

(3)评估患儿的营养状况、大小便情况、睡眠情况及皮肤完整性等。

(4)评估患儿的病情:观察患儿有无烦躁不安,易激惹,脑性尖叫、惊厥,拥抱反射亢进,双眼凝视\前囟紧张、饱满,眼球震颤或斜视、凝视、瞳孔大小不等,呼吸不规则,拒奶或喷射性呕吐等表现。

(5)了解患儿的相关检查及结果,主要用于诊断的实验室检查,包括脑脊液检查、影像学检查 MRI、CT 和 B 超等。

(6)心理-社会状况:了解患儿家属对患儿疾病拟采取的治疗方法、对治疗及可能导致并发症的认知程度、家庭经济承受能力,以提供相应的心理支持。

2.护理措施

(1)一般护理

1)休息:保持病房安静、减少噪声,一切必要的治疗、护理操作集中进行,动作要轻、稳、准,尽量减少对患儿移动和刺激,静脉穿刺最好采用留置针,减少反复穿刺,避免头皮穿刺,以防止加重颅内出血。

2)合理用氧:根据缺氧程度给予用氧,注意用氧的方式和浓度。病情好转及时停用。

3)保持呼吸道通畅,改善呼吸功能:及时清除呼吸道分泌物,避免物品压迫胸部,影响呼吸。

4)合理喂养:惊厥发作时应给予禁食,避免呕吐引起误吸。惊厥控制后,如母乳喂养不足或有医学指证禁忌者进行非母乳喂养需遵医嘱进行喂养。保证患儿液量摄入为 150～180 mL/(kg·d)。保证患儿体重增长量为 15～20 g/(kg·d)。

5)预防感染:患儿免疫力低下,易受其他细菌感染。①工作人员在接触患儿前后要洗手,有上呼吸道感染者尽量不要接触患儿,必须接触者需戴好口罩;②做好患儿臀部、脐部护理,防止皮肤破损后细菌侵入引起感染。

(2)严密观察病情。①生命体征的变化:体温过高时应予物理降温,体温过低时用远红外辐射床、暖箱保暖。避免操作后包被松开。②严密观察神经系统的症状。密切观察双侧瞳孔的大小及对光反应：如双侧瞳孔大小不等，边缘不规则常提示颅内压增高；双侧瞳孔扩大，对光反应消失提示病情危重。③中枢神经系统症状的观察：中枢神经系统症状常以兴奋和抑制状态相继出现为特征。常见的兴奋症状有患儿烦躁不安、易激惹、脑性尖叫、惊厥、拥抱反射亢进、双眼凝视等。抑制症状常表现为患儿嗜睡、昏迷、肌张力下降、全身肌肉呈松弛性瘫痪、各种反射减弱或消失等。④颅内压增高的观察：患儿颅内压增高时，前囟紧张、饱满，眼球震颤或斜视、凝视、瞳孔大小不等，呼吸不规则，拒奶或喷射性呕吐等表现。

（3）用药护理：①苯巴比妥，某些患儿使用后可出现反常的兴奋，镇静、昏睡、错位兴奋、胃肠道不适、共济失调和皮疹；②呋塞米，会导致患儿水、电解质紊乱，尤其是大剂量或长期应用时，如体位性低血压、休克、低钾血症、低氯血症、低氯性碱中毒、低钠血症、低钙血症及心律失常等。定时监测血生化值，与医师做好沟通。

（4）心理护理：对于患儿家属恐惧、无助、失望等不良情绪，一定要做好向家属的解释和知情同意工作，取得患儿家属的理解与信任。耐心解答患儿家属关于患儿病情的疑问，减轻家属的恐惧和焦虑心理。

（5）健康教育：①耐心细致地解答病情，介绍有关的医学知识，减轻家属的恐惧心理，取得家属理解和配合；②鼓励坚持治疗和随访，有后遗症时，教会家属对患儿进行功能训练，增强战胜疾病的自信心；③加强围生期保健工作，减少异常分娩所致的产伤和窒息。

（李　磊）

第十一节　新生儿坏死性小肠结肠炎

新生儿坏死性小肠结肠炎（neonatal necrotizing enterocolitis，NEC）为一种获得性疾病，肠黏膜甚至为肠深层因多种原因缺氧缺血导致坏死。主要在早产儿或患病的新生儿中发生，以腹胀、呕吐、便血为主要症状，最常发生在回肠远端和结肠近端，小肠很少受累，腹部 X 线片部分肠壁囊样积气为特点，本症是新生儿消化系统极为严重的疾病。

一、病因

引起坏死性小肠结肠炎的原因尚未完全阐明，但一般认为是由多种原因联合所致，其中以早产和感染最为重要。多数医学工作者认为，NEC 的发生主要与消化道的缺氧缺血、不当饮食喂养及细菌感染有关。发生病变的肠道可能只有几厘米，也可能很广泛，有可能从食管到肛门的整个消化道都可发生坏死，最常受到损害的部位是回肠和结肠。症状表现为肠壁充气、充血、水肿、僵硬、斑点状淤血、出血及坏死。病变多呈节段性。

1.早产

早产是 NEC 的重要发病因素，因免疫功能差，肠蠕动差，加之出生时易发生窒息，造成肠壁缺氧损伤，使细菌侵入。

2.缺氧与缺血

在新生儿窒息、呼吸疾病、休克等情况时，均可使心排出量减少，机体应急需先满足心、脑等重要器官的需要，而压缩肠道、皮肤和肾脏等处的供血，出现肠道缺氧缺血，导致肠黏膜缺血缺氧、发生坏死,随着恢复供氧,血管扩张充血,扩张时的再灌注会增加组织损伤。在呼吸暂停、心动过缓、青紫或苍白窒息时,可见伴有肠鸣音消失。新生儿红细胞增多症,血液黏稠度增加,低血压及循环障碍等均引起肠黏膜分泌物减少、肠黏膜失去了保护层,直接暴露于消化道细菌和消化酶中,而造成损伤和细菌的入侵。

二、临床表现

男婴多于女婴,以散发病例为主,无明显季节性。出生后胎粪正常,常在生后2~3周内发病,以2~10 d为高峰。在新生儿腹泻流行时 NEC 也可呈小流行,流行时无性别、年龄和季节的差别。

1.腹胀和肠鸣音减弱

患儿先有胃排空延迟、胃潴留,随后出现腹胀。轻者仅有腹胀,严重病例症状迅速加重,腹胀如鼓,肠鸣音减弱,甚至消失,早产儿 NEC 腹胀不典型。腹胀和肠鸣音减弱是 NEC 较早出现的症状,对高危患儿要随时观察腹胀和肠鸣音次数的变化。

2.呕吐

患儿常出现呕吐,呕吐物可呈咖啡样或带胆汁。部分患儿无呕吐,但胃内可抽出含咖啡或胆汁样胃内容物。

3.腹泻和血便

开始时为水样便,每天5~6次至10余次,1~2 d后为血样便,可为鲜血、果酱样或黑便。有些病例可无腹泻和肉眼血便,仅有大便隐血阳性。

4.全身症状

NEC 患儿常有反应差、精神萎靡、拒食,严重患儿面色苍白或青灰、四肢厥冷、休克、酸中毒、黄疸加重。早产儿易发生反复呼吸暂停、心率减慢。体温正常或有低热,或体温不升。

三、辅助检查

1.腹部立位 X 线检查

腹部立位 X 线检查是诊断本病的重要手段。典型可见肠腔充气、液平面增多。

2.粪便检查

大便潜血实验是否阳性。

3.血培养、血常规

血红细胞数增高,有核左移的现象。血小板多减低,镜检可见大量红细胞、白细胞。血培养阳性率为 6%~7%。

四、治疗要点

主要治疗包括禁食、胃肠减压、维持水电解质平衡和给予有效抗生素(氨苄西林、妥布霉素或克拉霉素)。禁食期间须用肠外营养维持热量需要,同时应严密观察病情变化,注意有无外科问题。不少病例经过上述处理情况逐渐改善直至痊愈。

五、护理措施

1.护理评估

(1)评估患儿意识及精神状况,为患儿进行生命体征、体重的测量,了解患儿家属对疾病的

认知情况。

（2）询问患儿的既往史：了解其母孕期健康状况、家族史、过敏史、分娩方式、患儿出生后有无窒息史、胎龄及出生体重等。

（3）评估患儿的营养状况、大小便情况、睡眠情况及皮肤完整性等。

（4）评估患儿的病情：评估患儿有无体温波动、心率减慢、呼吸暂停，密切观察肤色变化，有无面色苍白、瘀斑、腹胀、呕吐、腹泻、便血、肠鸣音减少等症状。

（5）了解患儿的相关检查及结果，主要用于诊断的实验室检查，包括血常规、血生化、便常规、立位 X 线检查等。

（6）心理-社会状况：了解患儿家属对患儿疾病拟采取的治疗方法、对治疗及可能导致并发症的认知程度、家庭经济承受能力，以提供相应的心理支持。

2.一般护理

（1）环境安静，病室温度、湿度适宜。禁食患儿注意口腔护理，每日 2 次。皮肤护理、脐部护理，防止感染。

（2）治疗护理集中操作，减少移动，避免刺激引起哭闹。

（3）合理喂养：绝对禁食 7～14 d，恢复喂养以新鲜母乳为宜，或早产儿配方奶开始，逐渐增加奶量及浓度。

（4）预防感染：建立和严格执行消毒隔离制度，护理患儿前后洗手，治疗器具使用后消毒液擦拭。

3.密切观察病情变化

观察患儿有无腹胀和肠鸣音减弱、呕吐以及呕吐物的性质及量、腹泻和血便，做好记录，及时与医师取得联系。

4.用药指导

（1）禁食期间以静脉维持能量及水、电解质平衡。腹胀消失、大便潜血转阴性后逐渐恢复饮食。

（2）恢复喂养应严格按医嘱执行，并注意腹部体征。保证静脉通路通畅，由输液泵按医嘱严格输入，并详细记录每日出入量。

5.心理护理

向患儿家属做好病情解释，允许家属表达其感受和需要，理解其焦虑心情，因坏死性小肠结肠炎是一种威胁生命的疾病。

6.专科护理

（1）一般护理

1）休息：保持病房安静、减少噪声，一切必要的治疗、护理操作集中进行，动作要轻、稳、准，尽量减少对患儿移动和刺激，静脉穿刺最好采用留置针，减少反复穿刺。

2）维持水、电解质平衡：严格记录 24 h 出入量，每日监测体重变化，定时观察患儿皮肤黏膜及前囟张力。

3）加强营养支持：满足机体需要量，体重保持稳定增加，能耐受静脉补充必要的营养。

4）预防并发症：腹膜炎、肠穿孔。减轻消化道负担，促进其恢复正常功能，住院期间不发生严重并发症。

5）合理喂养：绝对禁食 7～14 d，待患儿状况好转，允许进食时，应严格遵照循序渐进的原则进行喂养,严禁过快过多,避免病情反复及加重。

6)观察病情:观察患儿有无腹胀,如有应立即行胃肠减压,做好胃肠减压护理,观察引流胃内容物的量及性状。观察患儿有无血便,以及大便性质及量。

(2)预防感染:维持患儿体温正常,观察有无坏死性肠炎的症状和体征,如胃引流液增多、严重腹胀、呼吸暂停、昏睡、苍白或休克症状、血糖不稳定、大便隐血或肉眼血便等。

(3)用药指导

1)用药目的:长时间禁食,需要营养支持以及抗感染治疗。

2)用药方法:①肠外营养支持,通过静脉输入营养液;②抗感染,根据细菌培养及药敏试验结果选择敏感抗生素。

3)用药注意事项及药物不良反应:营养液为高渗液体,在征得家属同意后给予患儿放置中心静脉导管。外周输注营养液容易引起外渗,严重者造成局部组织坏死。定时巡视,防止药液外渗。监测患儿血糖和体重。抗感染治疗注意足量、足疗程。

(4)心理护理:向患儿家属做好病情解释,允许家属表达其感受和需要,理解其焦虑心情,因坏死性小肠结肠炎是一种威胁生命的疾病。

(5)健康教育

1)饮食指导:①开奶后,鼓励母乳喂养;②如母乳喂养不足或有医学指证禁忌者,进行非母乳喂养需遵医嘱进行喂养;③合理喂养:加强对早产儿、小于胎龄儿及低出生体重儿的喂养,喂养宜少量多次,合理配制奶的浓度,鼓励母乳喂养;在母婴分离情况下,鼓励母亲用挤出的母乳喂养。

2)病因预防:针对相应病因采取预防措施,加强对高危儿的监护和观察,预防肠道感染。

3)早期症状观察:注意患儿腹部情况,及时发现胃潴留、腹胀等症状。

4)出院随访:电话随访,两周后门诊复查。

(李　磊)

第十二节　新生儿败血症

新生儿败血症是指细菌侵入血液循环并生长繁殖,产生毒素造成的全身感染。

一、病因与发病机制

1.病原菌感染所致

感染途径如下。

(1)产前感染:若孕母有菌血症,细菌可以通过胎盘血行感染胎儿。过多的有创产科操作,若消毒不严也可致胎儿感染。

(2)产时感染:胎膜早破、产程延长时,细菌上行污染羊水,胎儿吸入、吞入产道污染的分泌物使胎儿感染,产伤等也可造成细菌侵入血液。

(3)产后感染:较常见,尤其是金黄色葡萄球菌。细菌通过皮肤、黏膜、脐部或呼吸道、消化道侵入血液。还可通过医疗器械消毒不严造成医源性感染。环境、用具、家庭成员及医护人员,均可通过飞沫、皮肤接触等感染新生儿。

2.免疫功能低下

(1)非特异性免疫:①屏障功能差,皮肤或黏膜易破损而失去保护作用,细菌及毒素可通过脐残端、胃黏膜、肠黏膜侵入血循环;②淋巴结缺乏吞噬细菌的过滤作用,不能将细菌局限于淋巴结;③中性粒细胞储备量少,黏附性及趋化性明显低于成人。

(2)特异性免疫:①母体内 IgG 虽可通过胎盘,但胎龄愈小,IgG 水平愈低;②IgM 和 IgA 不能通过胎盘,新生儿体内含量很低,故对革兰阴性菌缺乏抵抗力;③新生儿血中 T、B 淋巴细胞和自然杀伤细胞的免疫应答力弱,直接吞噬杀伤病原体的功能明显低下。

二、临床表现

早期表现为哭声弱、体温不稳定等,继而发展为精神萎靡、嗜睡、不吃、不哭、不动、面色发灰、早产儿可有体温不升。败血症区分早发和晚发,早发败血症主要强调细菌来源于宫内和产时。对于早发及晚发败血症的时间界限仍有争议,目前临床上有 48 h、72 h、5 d、7 d 等不同时间界值。

1.病理性黄疸

日渐加重,生理性黄疸消退延迟或退而复现,黄疸加重无法用其他原因解释。

2.出血倾向

皮肤黏膜瘀点、瘀斑、紫癜、呕血、便血、肺出血,严重者发生弥散性血管内凝血(DIC)。

3.休克征象

面色苍白、皮肤发花、血压下降、尿少或无尿。

4.中毒性肠麻痹

出现呕吐、拒奶、腹胀、腹泻等症状。

5.脑膜炎

出现凝视、尖叫、呕吐、前囟饱满、抽搐等。

6.其他

肝脾大、气促、发绀、呼吸暂停。

三、辅助检查

1.非特异性检查

(1)出生 12 h 后采血的结果较为可靠。白细胞减少($<5\times10^9$/L)或白细胞增多($>25\times10^9$/L 超过 2 d 或 $>20\times10^9$/L 超过 3 d)均提示败血症的可能。

(2)白细胞分类:杆状核细胞/中性粒细胞比值≥0.16。

(3)C 反应蛋白水平≥8 mg/L 为异常。

(4)血小板计数减少:血小板计数$\leq100\times10^9$/L。

2.血培养

致病菌培养阳性是诊断败血症的金标准。

3.脑脊液、尿液培养

脑脊液除培养外还应涂片找真菌。

4.其他

怀疑出生前感染者,出生后 1 h 内取胃液及外耳道分泌物培养,或涂片革兰染色找多核细胞和胞内细菌。

四、诊断

临床诊断新生儿败血症,具有临床表现并具备以下任一条:①非特异性检查 2 项或 2 项以上阳性;②血标本病原菌抗原或 DNA 检测阳性。确诊败血症,具有临床表现并符合下列任一条:①血培养或无菌体腔内培养出致病菌;②如果血培养出条件致病菌,则必须与另次(份)血、或无菌体腔内、或导管管端培养出同种细菌。

五、治疗要点

1. 抗生素治疗

宜早期、足量、联合运用有效抗生素,应静脉给药。病原菌明确者可按药敏试验用药。若病原菌不明,应联合应用针对革兰阳性球菌和革兰阴性杆菌的抗生素。疗程一般 10～14 d,有并发症者应治疗 3 周以上。

2. 支持疗法

静脉补液,及时纠正休克、缺氧,维持血压、血糖,纠正酸中毒及电解质紊乱,保证能量及水的供给。必要时输注新鲜血或血浆,或静脉注射清蛋白。

3. 其他治疗

输注中性粒细胞、交换输血、静脉注射免疫球蛋白、清除感染灶。

六、护理措施

1. 专科护理评估

(1)病史评估

1)询问孕母有无发热或感染史。

2)有无胎膜早破、产程延长、羊水混浊、污染。

3)评估心理-社会状况,了解患儿家属对本病病因、性质、预后的认识程度。

(2)身体评估

1)生命体征:评估患儿意识状态,面色、皮肤有无苍白、发花、变暗,黄疸是否加重或退而复现,活动有无减少;评估心率、呼吸、肌张力及血氧饱和度,有无呼吸困难、呻吟、吐沫现象,检查原始反射是否存在,有无瞳孔对光反射消失等。

2)临床症状:评估患儿腹部有无膨隆、腹胀,检查大便的颜色、性质及量。观察患儿吃奶情况,吸吮力有无减弱,胃内潴留有无增加,有无呕吐。有无颅内高压表现,包括前囟饱满、张力高、头颅骨缝增宽、双眼凝视、四肢肌张力增高或降低、尖叫及抽搐等。

3)管路评估:有静脉通路、PICC 导管、脐静脉置管及胃管等管路,管路留置及维护情况,评估管路有无滑脱可能。

4)营养评估:评估摄入量、排出量;监测体重、头围、身长。

(3)其他:评估有无压疮、坠床高危因素,评估患儿有无泌尿系感染、呼吸道感染、深静脉血栓等风险。

2. 护理措施

(1)一般护理

1)饮食管理:保证营养供给,除经口喂养外,结合病情考虑肠外营养。

2)皮肤护理:保持皮肤清洁,剪短指(趾)甲,防止皮肤抓伤,穿宽松柔软衣物,并保持床单位清洁,保持口腔、会阴及肛周清洁,每日温水清洁皮肤,早产儿需每 2 h 更换体位一次。

(2)病情观察

1)注意观察体温、呼吸、心率、血压、精神、面色、神志、皮肤、前囟、哭声等情况,有无脑性尖叫、惊厥等,以及时发现脑膜炎、感染性休克、DIC、核黄疸等表现,及时通知医师,并配合抢救处理。

2)保持静脉输液通畅:按医嘱应用抗生素,记录 24 h 出入量,及时纠正水、电解质及酸碱失衡。应争取在静脉用抗生素前取血做血培养,以提高阳性率,取血时应严格无菌操作,并准备采集各种化验标本。

3)维持体温:受感染及环境因素影响,患儿体温易波动,当体温过低或体温不升时,及时给予保暖措施;当体温过高时及时给予物理降温。

4)加强喂养,不能进食者可行鼻饲或静脉营养,满足水的供给。必要时输注鲜血、血浆或免疫球蛋白,以增加营养,提高抗病能力。

(3)用药护理:遵医嘱按时按量准确给药,观察药物疗效及不良反应,长期应用抗生素治疗注意有无鹅口疮、皮疹、腹泻等。

(4)预防感染:严格执行消毒隔离制度,预防交叉感染。感染患儿应采取隔离管理。医护人员在护理患儿前后应加强手卫生。

(5)清除局部感染灶:注意观察患儿全身皮肤黏膜情况,及时发现局部感染灶,并给予处理,以切断感染源。对患有脐炎、脓疱、皮炎、脓肿等皮肤感染者,应做好局部处理。加强基础护理,包括口腔、脐部、臀部护理,尤其应注意皮肤皱褶部位的护理。如患儿留置中心静脉置管,又不能明确患儿感染灶时,应及早拔除。

3.出院指导

(1)出院后的生活环境

1)保持适宜的环境温度,维持体温正常。

2)噪声对正在发育的大脑有影响,可引起呼吸暂停,应尽量营造一个安静的环境。

3)尽量减少亲友探视,避免交叉感染。

4)每日开窗通风,保持室内空气清新。保持环境清洁,新生儿用物专人专用,认真进行手卫生。

5)使患儿充分休息,保证足够睡眠,患儿哭闹明显时,应及时给予安抚。

(2)喂养时注意事项

1)强调坚持母乳喂养。

2)如果不能坚持母乳喂养,应在医师指导下选用早产儿专用配方奶粉。

3)母亲在哺乳和护理前应洗净双手。

4)指导母亲注意喂养方式、方法,避免意外发生。

(3)用药指导:指导患儿家属出院后遵医嘱给予患儿服药,不擅自增减药量或停药,做好药物不良反应的自我监测,如有异常及时就医。

(4)家庭护理中注意事项

1)向家属讲解感染的主要表现,教会家属识别异常情况,例如拒奶、精神萎靡、皮肤发花等。

2）保持舒适体位,使气道开放。

3）适当的婴儿锻炼。

4）指导家属进行正确手卫生。

5）适时预防接种。

（5）坚持随访:患儿出院 2 周后到早产儿门诊进行随访,届时会对患儿的生长发育、智力运动等情况进行监测以及家庭护理过程中的问题进行指导。

（李　磊）

第十三节　新生儿惊厥

新生儿惊厥是中枢神经系统疾病或功能失常的一种临床表现,是指全身性或身体某一局部肌肉运动性抽搐,由骨骼肌不自主的强烈收缩而引起,是新生儿期常见急症之一,其临床表现很不典型。若惊厥反复发作或持续时间长,往往导致脑水肿、脑损伤、呼吸衰竭,甚至威胁生命。应加强病情观察与护理,及时发现症状并立即控制,防止病情恶化。主要护理措施为惊厥的紧急处理、病因治疗、精心细致的护理和病情观察。

一、病因

婴幼儿大脑皮层发育未完善,因而分析鉴别及抑制功能较差;神经纤维外面的包裹层医学上称为“髓鞘”的部分还未完全形成,绝缘和保护作用差,受刺激后,兴奋冲动易于泛化,如同电话线的串线;免疫功能低下,容易感染诱发惊厥;血脑屏障功能差,各种毒素和微生物容易进入脑组织;某些特殊疾病如产伤、脑发育缺陷和先天性代谢异常等也常见于该期,这些都是造成婴幼儿期惊厥发生率高的原因。

二、临床表现

新生儿惊厥临床发作缺乏特征性,可为不典型的、多变的、各种各样的发作表现。传统的新生儿惊厥临床发作类型主要有下列几种。

1. 微小发作

微小发作又称轻微发作,是指不出现肢体的强直或阵挛性抽搐的几种临床发作形式。临床表现包括眼的斜视、短暂而固定的凝视、眼球震颤及转动、眨眼、瞳孔散大、面部肌肉抽搐、咀嚼、吸吮、吞咽动作,或伴流涎。

2. 阵挛性发作

阵挛性发作是由肌群有节律的抽动而造成,分为局限性和多灶性阵挛性发作。

3. 强直性发作

强直性发作是以轴性或附属肌群的屈曲或伸展为特征。强直性发作可以是全面性或局限性发作。

4. 肌阵挛发作

肌阵挛发作是以单一的、反复的、快速的肌肉抽搐为特征。分局限性、多灶性和全面性发作形式。

三、辅助检查

1.脑电图

脑电图对预后评估很重要。评价新生儿惊厥预后的三个指标是背景活动、阵发性活动和电持续状态。其中背景活动主要反映脑功能状态和脑损伤严重程度,是判断预后的重要指标。

2.影像学检查

头颅 B 超、头颅 CT、头颅 MRI、正电子断层扫描(PET)、单光子发射计算机扫描(SPECT)影像学对判定有无颅内出血、脑水肿、脑积水、脑萎缩极为重要。

四、诊断

(1)通过病史、查体及辅助检查协助诊断。

(2)鉴别新生儿尤其是早产儿是否惊厥有时很难,任何奇异的一过性现象或细微的抽动反复性、周期性出现,尤其伴有眼球上翻或活动异常,又有惊厥的原因时应考虑是惊厥发作。

五、治疗要点

1.止惊

止惊首选苯巴比妥,对窒息和局部缺血引起的脑损伤有保护作用,主要有降低脑代谢的能量消耗和减轻脑水肿作用。苯巴比妥负荷量 $20\sim30$ mg/kg,肌内注射,如未止惊,每隔 $10\sim15$ min 加 5 mg/kg,直至惊厥停止,维持量 $3\sim5$ mg/(kg·d),如果累计负荷量达到 30 mg/kg 仍未止惊,改用苯妥英钠。

苯妥英钠负荷量 20 mg/kg,分次给予静脉注射,首次 10 mg/kg,如未止惊,每隔 $10\sim15$ min 加 5 mg/kg,直至惊厥停止,维持量 5 mg/kg,如果累计负荷量达到 20 mg/kg 仍未止惊,改用地西泮。地西泮每次 $0.3\sim0.5$ mg/kg 静脉推注,从小剂量开始,如无效逐渐加量,止惊后以苯巴比妥维持。

2.防止脑水肿

反复惊厥发作者或发作呈惊厥持续状态者,常有继发性脑水肿,应加用 20% 甘露醇减轻脑水肿。

3.药物不良反应

(1)地西泮(安定)辅料有苯甲酸钠,可影响胆红素与清蛋白的结合,故新生儿黄疸明显时不用,由于地西泮半衰期短,肌内注射在肌肉中有沉淀,作为抗惊厥治疗在美国已不使用。

(2)氯硝西泮静脉给药速度过快可对心血管和呼吸产生抑制作用。

(3)使用苯妥英钠时应注意血药浓度。

六、护理措施

1.护理评估

(1)评估患儿意识及精神状况,为患儿进行生命体征、体重的测量,了解患儿家属对疾病的认知情况。

(2)询问患儿的既往史:了解其母孕期健康状况、家族史、过敏史、分娩方式、患儿出生后有无窒息史、胎龄及出生体重等。

(3)评估患儿的营养状况、大小便情况、睡眠情况及皮肤完整性等。

（4）评估患儿的病情：定时监测患儿血糖的变化、精神反应，观察有无喂养困难、口周发绀、面色青紫、神志异常，有无惊厥发作等症状。

（5）了解患儿的相关检查及结果，主要用于诊断的实验室检查，包括末梢血糖、血气分析、血常规、血生化、脑电图、头颅 B 超等。

（6）心理-社会状况：了解患儿家属对患儿疾病拟采取的治疗方法、对治疗及可能导致并发症的认知程度、家庭经济承受能力，以提供相应的心理支持。

2.护理措施

（1）一般护理

1）休息：确保病室清洁安静，光线柔和，尽量减少一切不必要的刺激，各种操作尽量集中进行，减少或消除惊厥的诱发因素。

2）新生儿惊厥的临床表现与婴幼儿及儿童不同，其表现为复杂多变的无定型发作，有时难以与足月新生儿的正常活动区别。因此，儿科护士不仅要有高度的责任心，而且要有丰富的临床经验，仔细区别惊厥发作与新生儿正常动作，及时发现惊厥并详细记录表现、部位、次数、持续时间及伴随症状。

3）观察并详细记录惊厥首次发作的日龄，对鉴别诊断严重的颅内出血、低血糖、维生素 B_6 依赖等，明确病因有一定意义。

4）确保呼吸道通畅：有惊厥先兆或惊厥发作多采取平卧，头偏向一侧，防误吸引起窒息。及时清除口鼻腔的分泌物，及时吸痰。

5）氧气吸入：无论患儿有无发绀，有惊厥先兆就应立即给予吸氧，惊厥发作时应提高氧浓度，以减轻脑组织缺氧。

6）合理喂养：①惊厥发作时应给予禁食，避免呕吐引起误吸；②惊厥控制后，如母乳喂养不足或有医学指证禁忌者，需遵医嘱进行非母乳喂养。

7）预防感染：①工作人员在接触患儿前后要洗手，有上呼吸道感染者尽量不要接触患儿，必须接触者需戴好口罩；②做好患儿臀部、脐部护理，防止皮肤破损后细菌侵入引起感染。

（2）观察病情

1）观察意识水平、肌张力、反射、自主功能的变化。患儿意识可以表现为过度激惹、嗜睡及迟钝、昏迷等。颅内器质性病变则常有前囟门张力增高、饱满及骨缝裂开、肌张力变化、原始反射减弱或消失。

2）观察惊厥发作类型。由于新生儿大脑皮层发育不成熟，局限性异常电活动不易向邻近部位传导，而皮层下结构发育相对较成熟，能兴奋邻近组织，故新生儿易呈皮层下动作，如口颊部抽动、眼球转动、反复吸吮、眨眼、咀嚼、四肢呈游泳式或踏车样运动等，如果发现某一动作反复出现，应考虑微小发作型惊厥，立即报告医师，争取早期发现，尽早诊断及治疗。

（3）用药护理

1）地西泮对呼吸和心血管系统有抑制作用，故与苯巴比妥药物合用时应十分谨慎，切忌快速静脉推注。

2）苯妥英钠的有效血浓度与中毒血浓度极为接近，中毒症状不易察觉，出现药物体内蓄积，可诱发心律失常，故应定时监测血药浓度。且不要长期使用，不能用肌内注射，因吸收慢、不稳定，口服吸收不好，应静脉用药，同时进行心电监护。

3）氯硝西泮每 12～24 h 可重复一次，缓慢静脉注射。

4)药物不良反应:①地西泮溶媒有苯甲酸钠,可影响胆红素与清蛋白的结合,故新生儿黄疸明显时不用,由于地西泮半衰期短,肌内注射在肌肉中有沉淀,作为抗惊厥治疗在美国已不使用;②氯硝西泮静脉速度过快可对心血管和呼吸产生抑制作用;③应用苯妥英钠时注意血药浓度。

(4)心理护理:做好心理护理,缓解家属焦虑及紧张情绪,使其配合治疗,促进患儿康复。

(5)健康教育:①惊厥发作时,不能喂水和进食,以免发生窒息和吸入性肺炎;遵医嘱给予鼻饲喂养或静脉营养。②耐心细致地与家属沟通,向家属详细交代患儿病情及转归、预后,解释惊厥的病因和诱因;经常和患儿家属交流,解除其焦虑,建立战胜疾病的信心,配合治疗,提高抢救成功率,减少神经系统等后遗症的发生。③定期电话、门诊随访等。

(李　磊)

第十四节　新生儿肺气漏

新生儿肺气漏是指肺泡内空气外逸形成的综合征。包括间质性肺气肿(PIE)、纵隔气肿、心包积气、皮下气肿、气腹、血管内积气和气胸,所有上述气漏的发生均源于间质性肺气肿。气漏的发病率为 1%~2%,近年来因正压呼吸机广泛使用,发病率明显提高到 5%~20%,应用持续气道正压通气(CPAP)者为 40%。在呼吸窘迫综合征患儿为 27%,且有半数以上的气漏表现为气胸。本节主要介绍新生儿气胸的护理。新生儿气胸是指任何原因引起的肺泡过度充气,肺泡腔压力增高或肺泡腔与间质间产生压力阶差及邻近组织压迫,导致肺泡壁破裂而产生。气胸是新生儿急危重症之一,发病急,进展快,常表现为突发的呼吸困难,面色发绀,若处理不及时可危及生命。

一、病因及发病机制

1.病因

(1)肺实质性疾病:如 RDS 或者胎粪吸入综合征等引起不均匀的肺泡通气以及如血液、羊水或胎粪吸入引起的气道部分阻塞是气胸的基本病因。在上述肺原发疾病的存在下,正压通气增加了气胸的危险性。

(2)多种原因所致的经肺压异常增高:如第一次呼吸时的胸腔负压可达到 9.8kPa(100 cmH_2O);肺萎缩时的不均一通气、PS 缺乏、肺出血和胎儿期的肺液体残留等造成肺泡过度扩张破裂;在肺顺应性降低的情况下,为获得正常的氧合和通气使用较高的气道压力;RDS 患儿在应用 PS 后肺顺应性增加而未及时降低呼吸机参数;机械通气时由于自主呼吸与人工呼吸机不同步,患儿在呼气时对抗呼吸机,使气道压力明显增高;常频正压通气时吸气峰压过高、吸气时间过长等。

(3)直接的机械损伤:如喉镜、气管插管、吸引管、胃管放置不当等损伤气道表层等均可导致气胸。

2.发病机制

气漏综合征的病理生理特点是肺泡通气不均匀和气体滞留。肺内气体积聚,易产生非常高的经肺压使肺泡破裂。

在新生儿期,由于肺泡间缺少侧孔使通气与非通气肺泡间的气体难以均匀分布,更进一步增加了气胸的机会。气体从破裂的肺泡漏出,进入间质,引起 PIE。PIE 发生后,在经肺压持续增高情况下使气体沿细支气管旁或血管鞘进入纵隔,引起纵隔气肿,从纵隔进一步破入胸膜腔引起张力性气胸。

二、临床表现

气胸发生时,原有的呼吸系统疾病常突然恶化,如突然呼吸加快伴呻吟、面色苍白或发绀。由于肺泡通气量的降低,萎陷侧的肺血流未经氧合,出现肺内右向左分流,使低氧进一步加重。患侧胸廓抬高而使两侧胸廓不对称、呼吸暂停和心动过缓的发作增加、心尖搏动移位、患侧呼吸音降低,心排出量降低。大量积气所致的血压下降、心率下降。部分患儿患侧胸廓隆起或因横膈降低而使腹部饱满。

三、辅助检查

1.胸部透光试验

胸部透光试验常采用光线强度较大的光纤冷光源直接接触胸壁进行探查,在检查时保持室内光线较暗,当存在大量气胸时,整个患侧胸腔透亮,而对侧由于受压而透光范围很小。可在进行胸部 X 线检查前做出气胸的诊断,并进行治疗。

2.X 线检查

X 线检查对诊断有决定性意义。较大张力性气胸时在 X 线片较易辨认,可表现为后前位患侧肺受压缩,气体积聚部位透亮度增加,横膈下降,膈穹隆消失,纵隔移位。

3.胸腔穿刺诊断

当张力性气胸引起临床急剧变化时,可胸腔穿刺进行诊断,同时也作为治疗。

四、诊断

(1)根据气胸临床特点如新生儿在自主呼吸、尤其是在机械通气的状态下,突然临床情况恶化。患侧胸廓抬高而使两侧胸廓不对称、呼吸暂停和心动过缓的发作增加、心尖搏动移位、患侧呼吸音降低。大量积气所致的血压降低、心率下降等均应考虑气胸可能。

(2)根据辅助检查包括胸部透光试验、X 线检查及胸腔穿刺。

五、治疗要点

1.支持治疗

无症状气胸和自主呼吸状态下轻度有症状气胸,可临床密切观察而不需要特殊治疗。如无明显的呼吸窘迫和进一步的气体漏出,漏出气体常在 24~48 h 吸收,某些患儿需稍增加吸入氧浓度,以高浓度氧吸入。但在早产儿由于氧中毒和视网膜病变(ROP)的危险,不宜使用。

2.胸腔穿刺

抽气常用的方法是将 22~24 号静脉注射套管针通过三通接头连接 10~20 mL 注射器,在锁骨中线第 2~3 肋间(第 3 肋上缘)进针,在穿刺的同时进行抽吸,当进入胸膜腔后即有气体迅速进入注射器,此时不应继续进针,以免肺组织损伤。如有持续的气体吸出,静脉套管针的外套可以留置、连接"T"接头和静脉延伸管进行持续低负压吸引。

3.胸腔引流管的放置

在新生儿应用正压通气治疗时出现的气胸,因气体持续漏出引起血流动力学不稳定,常需胸腔引流管的放置进行持续引流。

多数患儿需将 Fr10～12 胸腔引流管放入胸腔,最好将置管位于腋前线,然后接10～20 cmH$_2$O 的低负压吸引装置。成功引流管放置将可见持续的气体排出,临床氧合和循环状态好转。持续负压引流至引流管气泡波动或引流的气泡消失,然后将引流管夹闭,如果无进一步胸腔积气,在 24 h 内可拔除引流管。

4.机械通气治疗的调整

在机械通气时如发生气胸应尽可能用较小的气道压力,对 RDS 应用 PS 治疗有助于降低气胸的危险性。持续性气胸可用高频振荡通气治疗。

六、护理措施

1.护理评估

(1)了解患儿胸部 X 线片结果,肺压缩百分比。

(2)评估患儿呼吸、心率、血氧饱和度、呼吸音等。

(3)了解患儿母亲的早产的原因,胎龄及分娩史;了解患儿 Apgar 评分及有无胎儿窘迫等病史,有无 RDS 或者胎粪吸入综合征等肺实质性疾病。

(4)评估患儿意识状态,活动力有无低下,面色、皮肤有无苍白、发绀及末梢循环情况。

2.护理措施

(1)一般护理

1)保持呼吸道通畅:及时清理口、鼻腔的分泌物,保持新生儿舒适体位,如仰卧位时避免颈部前屈或过度后仰,俯卧时头偏向一侧。

2)保暖:维持中性环境温度,体温维持在 36.5 ℃～37.5 ℃,相对湿度在 55%～65%,以减少非显性失水,减少耗氧量。

3)预防感染:严格执行消毒隔离制度,保持脐部清洁干燥,每 2～4 h 翻身一次,动作轻柔,观察全身皮肤情况,保持皮肤清洁。

4)保证营养供给及足够的液体量,使用输液泵,准确输入抗生素,耐心喂养。

5)准确记录 24 h 出入量。

6)密切观察患儿病情变化,观察患儿生命体征、胸廓起伏情况、面色及血氧饱和度的变化。

(2)专科护理

1)病情观察:新生儿气胸症状轻重不一,轻者可仅表现为呼吸急促,重者可表现为烦躁不安,呼吸困难,面色青紫或苍白,呻吟,血氧饱和度下降,三凹征阳性,患侧胸廓隆起,呼吸运动减弱,呼吸音低,机械通气患儿经上调吸入氧浓度后气促不能缓解,伴有皮下气肿时局部可触及"捻发感",伴有纵隔气肿或心功能衰竭时可出现心尖对侧移位,心音减弱,肝增大,甚至心率、血压下降。

2)吸氧:遵医嘱给予头罩、面罩或鼻导管吸氧,正确调节吸入氧浓度,以提高动脉血氧含量,加快间质氮气排出,从而促进气肿吸收,但应注意避免氧中毒。定时检查吸氧管,防止扭曲,做好氧气湿化,保证氧气供应。

3)协助医师进行胸腔抽气:常选用 18～20 G 留置针进行穿刺。协助医师摆好体位,在锁骨中线第2～3肋间进针,进针同时进行抽吸。如有持续的气体吸出,静脉套管针的外套可以留置、连接"T"接头和静脉延伸管进行持续低负压吸引。

4)机械通气:气管插管机械通气患儿记录好呼吸机参数变化和血气分析结果。机械通气过程中,应密切监测呼吸频率、潮气量、每分通气量、无效腔与潮气量之比等的变化评估机械通气的效果,尽量以最低的通气压力、最低的吸入氧浓度,维持血气在正常范围。保持呼吸机回路管路通畅,正确设定报警限,并及时处理报警信号,必要时使用镇静剂。

5)胸腔闭式引流的护理:胸腔闭式引流术是将一根引流管置于胸膜腔内,连接一个密闭式的引流装置,其目的是引出胸膜腔内的液体、气体,重建胸膜腔内负压,使肺复张,以及平衡胸膜腔内压力,避免纵隔移位,适应于气胸、血胸、脓胸以及各种开胸手术的引流。①保持管道密闭和无菌:协助医师穿刺成功后将引流管与闭式引流瓶相连接。操作前检查引流装置是否密封,胸壁伤口引流管周围,用油纱布包盖严密。更换引流瓶时,必须先双重夹闭引流管,以防空气进入胸膜腔,严格执行无菌操作规程,防止感染。②妥善固定引流管:用记号笔标记引流管外露的位置,观察引流管有无移位松脱。保持引流管长度适宜,勿牵拉,高举平台法二次固定引流管。引流瓶平稳放置在安全隐蔽处,水封瓶液面应低于引流瓶胸腔出口平面60 cm。引流瓶不可高于患儿胸腔,以免引流液返流入胸膜腔造成感染。③保持引流管通畅:每12 h挤捏引流管1次,避免渗血、渗液及纤维血块堵塞。检查引流管是否通畅,水柱是否随呼吸上下波动,如水柱无波动,患儿出现胸闷气促,气管向健侧偏移等肺受压症状,应疑为引流管被堵塞,立即挤捏或使用负压间断抽吸引流管,促使其通畅,并通知医师。④密切观察引流液的颜色、性质、量,并给予记录,观察胸壁伤口处敷料有无渗血、渗液,伤口处皮肤有无红肿,每小时记录水封瓶内有无气泡溢出。保持调压腔,接持续负压吸引,负压一般为0.98～1.96 kPa(10～20 cmH_2O)范围,保持调压腔水柱持续波动,且水柱波动在0.39～0.59 kPa(4～6 cmH_2O)。胸腔闭式引流瓶每周更换。⑤拔管护理:在患儿呼气相时即可拔管,迅速用凡士林纱布覆盖。拔管后24 h内应密切观察患儿有无呼吸困难,穿刺部位是否有渗血、渗液、皮下气肿等。⑥脱管处理:若引流管从胸腔滑脱,立即用手捏闭伤口处皮肤,消毒后用凡士林纱布封闭伤口,协助医师做进一步处理。如引流管连接处脱落或引流瓶损坏,立即双钳夹闭胸壁导管,按无菌操作更换整个装置。

6)呼吸道管理:痰液较少的患儿主张尽可能减少吸痰频率与次数。但机械通气患儿由于气管插管的刺激或继发感染,气道分泌物较多,应定时变换患儿体位、翻身、拍背和吸痰。采用不脱机吸痰的方式,给予浅部吸痰(可测深度吸痰),应用封闭式吸痰管进行气道吸引,通常要两人配合,充分吸净气道分泌物,吸痰时严格执行无菌操作技术,减少呼吸道继发感染。

7)心理护理:安慰患儿家属,缓解家属焦虑及紧张情绪,使其配合治疗,促进患儿康复。

七、健康教育

(1)指导患儿家属如何观察病情变化,告知家属注意观察患儿精神反应,有无烦躁不安、易激惹等症状出现;口唇、面色有无发绀,有无心率增快、气促、呼吸困难等症状;观察患儿吃奶情况,有无吸吮力减弱、呕吐、腹泻等;若发生病情变化应及时就诊。

(2)注意保持患儿穿刺处伤口清洁干燥、观察有无红肿及分泌物,避免伤口感染。

(3)出院前气胸均已治愈,通知家属出院时间、讲解如何办理出院手续,并嘱咐家属准备好患儿衣服、包被等用物。

(4)责任护士准备好出院带药,耐心地为家属讲解药物的作用、用法,指导服用方式、药物的保存方法、购买途径,必要时进行标注,帮助家属建立口服药服用时间表。

(5)以"NICU 住院宝宝出院指导"为基础,指导患儿家属对孩子进行生活护理,如喂养指导、新生儿洗澡、脐部护理、体温监测以及感染的预防,并告知患儿家属特殊情况的处理,如新生儿溢奶的处理、体温升高的处理等。

(6)告知患儿家属复诊日期、时间,复诊时所需用品。

(7)给家属发放出院患儿手册。

(李　磊)

第十五节　新生儿持续性肺动脉高压

新生儿持续性肺动脉高压(persistent pulmonary hypertension of the new-born,PPHN)又称持续胎儿循环(persistent fetal circulation,PFC),是由于多种病因引起新生儿出生后肺循环压力和阻力正常下降障碍,动脉导管和(或)卵圆孔水平的右向左分流持续存在(即胎儿型循环过渡到正常"成人"型循环发生障碍)所致的一种新生儿持续缺氧和发绀的病理状态。以出生不久即出现严重低氧血症、肺动脉压显著增高、血管反应异常、动脉导管和(或)卵圆孔水平的右向左分流不伴有发绀型先天性心脏病(但可以并存)为特征。

一、病因

宫内或出生后缺氧酸中毒相关的因素都可以导致新生儿 PPHN。

(1)肺动脉持续收缩:窒息、新生儿呼吸窘迫综合征、败血症、肺炎、产前应用非甾体类消炎药物如吲哚美辛、水杨酸类药物治疗。

(2)肺血管床功能性梗阻:继发于红细胞增多症的高黏稠度综合征。

(3)肺血管床减少:先天性膈疝、肺发育不良。

(4)肺静脉高压:完全性肺静脉异位引流、肺静脉狭窄、心房或二尖瓣水平的梗阻、左心发育不良综合征、左室流出道梗阻、左室心肌病。

(5)肺血流增多等。

二、临床表现

多为足月儿或过期产儿,早产儿亦可发生,常有羊水被胎粪污染的病史。生后除短期内有呼吸困难外,常表现为正常;然后,在生后数小时内出现氧合不稳定、进行性发绀,与肺部疾病的严重程度不相匹配,吸高浓度氧后多数患儿的青紫症状仍不能改善。心脏听诊第二心音亢进,可闻及心脏杂音(三尖瓣反流所致)。如仅存在动脉导管水平的右向左分流,可有导管前后的氧合差异。

三、辅助检查

1.心导管检查

心导管检查可直接测量肺动脉压,对 PPHN 有重要的诊断价值,但它为创伤性检查,故不适合对于危重新生儿的监测。

2.彩色多普勒超声心动图

彩色多普勒超声心动图可证实卵圆孔和（或）动脉导管水平的右向左分流,定量估测肺动脉的压力,同时还可排除各种发绀型先天性心脏病,目前已成为新生儿 PPHN 最重要的诊断手段,并广泛地应用于 PPHN 的治疗效果的评估。

3.胸部 X 线

约半数患儿胸部 X 线片示心脏增大。

四、诊断

在适当通气情况下,新生儿早期仍出现严重发绀、低氧血症、胸部 X 线片病变与低氧程度不平行、并除外气胸及先天性心脏病者均应考虑 PPHN 的可能。可根据临床表现、体检及辅助检查和诊断试验(高氧试验、高氧高通气试验,此 2 项试验临床应用少;动脉导管开口前及动脉导管开口后的动脉血氧分压差等)做出诊断。超声多普勒检查是最重要的诊断手段。

诊断试验:动脉导管开口前(常取右桡动脉)及动脉导管开口后的动脉(常为左桡动脉、脐动脉或下肢动脉)血氧分压差,当两者差值大于 15～20 mmHg 或两处的经皮血氧饱和度差＞10％,又同时能排除先天性心脏病时,提示患儿有 PPHN 并存在动脉导管水平的右向左分流。

五、治疗要点

PPHN 治疗原则为降低肺血管阻力,维持体循环压力,保证组织灌注,纠正右向左分流,改善氧合,减少高氧及通气损伤。

1.机械通气及肺表面活性物质(PS)治疗

机械通气能使肺泡复张,改善氧合。持续低氧血症合并 PPHN,$FiO_2 > 0.6$,$PaO_2 < 45$ mmHg时,应用气管插管和间歇正压通气,可以考虑保持潮气量和分钟通气量相对稳定下,通过提高吸气峰压和加快通气频率,使得 CO_2 快速排出。应用高频震荡通气(HFOV)模式辅助通气,注意监测血气,以维持在合适范围,需要避免肺的过度膨胀。

2.维持体循环压力

使用多巴胺和多巴酚丁胺,以提高血压,抗衡肺动脉压过高,同时改善低氧导致肾血管痉挛,血流下降的状况。

3.非特异性血管扩张药

磷酸二酯酶抑制剂:西地那非是磷酸二酯酶-5 抑制剂,能选择性降低肺循环压力,对体循环影响小。硫酸镁治疗 PPHN 的报道不少,但荟萃分析并未显示硫酸镁对治疗 PPHN 有确切作用。

4.吸入一氧化氮(NO)降低肺动脉阻力

NO 是唯一的特异性肺血管扩张剂,弥散至血管中后与血红蛋白迅速结合,失去活性,不影响体循环,此外,NO 优先进入通气良好的肺泡,能优化通气血流比。目前临床上未广泛开展此种治疗方法。

六、护理措施

1.护理评估

(1)注意观察患儿生命体征的变化,1 h 记录一次心率、呼吸、血氧饱和度变化,4 h 记录一次体温、血压的变化,机械通气患儿每小时监测血压情况。

(2)了解患儿有无宫内慢性缺氧或围产期窒息史、母亲分娩史、产期用药史,了解 Apgar 评分及有无胎儿窘迫等病史。

(3)评估患儿意识状态,面色、皮肤有无苍白、发绀或青紫。

(4)评估心率、呼吸、血氧饱和度、肌张力,观察有无前囟张力增高、惊厥、呼吸困难、呻吟、吐沫现象,检查原始反射是否存在。

(5)了解患儿是否存在肺炎或败血症,有无由于细菌或病毒、内毒素等引起的心脏收缩功能抑制、肺微血管血栓、血液黏滞度增高、肺血管痉挛等表现。

(6)了解患儿有无肺部疾病,如呼吸窘迫综合征等,有无肺血管发育不良。

(7)评估患儿有无因围生期窒息、代谢紊乱、宫内动脉导管未闭等引起的心功能不全。

2.护理措施

(1)一般护理

1)维持室内温、湿度适宜,空气过于干燥可引起呼吸道分泌物干稠,不易排出,气道黏膜纤毛功能受损易导致呼吸道不畅。

2)加强监护,监测生命体征及导管前后血氧饱和度的变化。

3)密切观察病情,如发现呼吸频率增快,青紫明显,呼吸困难加重或出现三凹征时,立即通知医师。

4)供给充足的营养,保证能量和蛋白质的摄入。对喂养困难的患儿,给予鼻饲喂养,避免呛咳和呼吸困难,必要时静脉营养。

5)保持安静,尽量避免和减少对患儿的刺激,各种护理治疗集中完成。

(2)专科护理

1)机械通气的护理,避免过度通气。

2)保持呼吸道通畅,抬高床头 30°～45°,严重肺水肿、痰液黏稠时给予雾化,协助痰液排出,记录痰量、颜色、性质。

3)密切监测血气的变化,纠正电解质紊乱。

4)预防感染,严格执行新生儿消毒隔离制度。①护理操作集中化,注意接触患儿前后应严格手卫生,避免交叉感染;患儿皮肤护理常规每天脐部护理 2 次,用 75%酒精擦拭;口腔护理每日 2 次,用生理盐水擦拭;吸痰患儿每次吸痰结束后用生理盐水擦拭口腔。②使用中的呼吸机管路每 7 天更换一次,如污染时随时更换。患儿使用的物品均做到一人一用一消毒,凡高频率接触的物体表面(如监护仪按钮、听诊器、注射泵等)均需用 75%酒精进行擦拭,每日不小于 2 次;床单位每日用清水及 500 mg/L 含氯消毒剂进行擦拭两次。③使用闭式暖箱时,暖箱内的蒸馏水每日更换,使用中的暖箱每 7 天更换一次,换下的暖箱进行终末擦拭消毒,保证患儿有一个清洁舒适的环境。

5)保持患儿镇静,患儿出现哭闹、烦躁应及时给予安抚,如安抚不能缓解,烦躁加剧可遵医嘱给予镇静剂吗啡治疗,但需注意镇静剂的低血压作用,尽量使用小剂量并尽早停用。

6)肌松剂仅在通气困难且使用镇静剂无效的情况下使用。

7)用药护理:遵医嘱给药,西地那非口服,每次 1～2 mg/kg,每 6 h 一次。注意观察患儿有无烦躁哭闹、面色潮红、消化不良、鼻塞等不良反应。密切监测血压情况,避免联合使用西地那非和有机硝酸酯类或提供 NO 类药物(如硝普钠)。硫酸镁静脉滴注,负荷量 200 mg/kg,

20 min滴入；维持量20～150 mg/(kg·h)。注意观察有无面色潮红、出汗、恶心、呕吐、反应差、呼吸抑制、心律失常、肌张力低下、吸吮力弱等不良反应。

密切监测血钙和血压的变化。吗啡，每次0.1～0.3 mg/kg或以0.1 mg/(kg·h)维持。密切观察有无恶心、呕吐、呼吸抑制，有无血压下降、发绀、尿少、体温下降、皮肤湿冷、肌张力低下、呼吸深度抑制等急性中毒症状。

七、健康教育

(1)给予家属心理支持，使其建立信心，配合医师完成治疗。

(2)指导家属在家庭中观察患儿的缺氧征象，如面色、鼻翼及口唇发绀等。

(3)帮助家属矫正血氧饱和度监测仪，指导家属观测患儿血氧饱和度在90％、80％及70％时患儿的面色、鼻翼及口周、嘴唇、甲床等部位颜色的差别。指导家属使用家庭氧气装置(家用制氧机或氧气瓶)以及用氧安全。

(4)指导患儿家属喂奶的注意事项；帮助家属矫正奶瓶的刻度；指导家属需要母乳强化时正确加入母乳强化剂；喂奶时奶液应充满整个奶嘴，防止吸入空气。喂奶后多抱一会儿，并轻拍背部，头部和上身抬高30°。吸吮过程中如出现鼻翼扇动、口唇发绀，应将奶嘴拔出，让患儿稍事休息，必要时给予吸氧。

(5)出院前通知家属出院时间、讲解如何办理出院手续，并嘱咐家属准备好患儿衣服、包被等用物。

(6)责任护士准备好出院带药，耐心地为家属讲解药物的作用、用法，指导服用方式、药物的保存方法、购买途径，必要时进行标注，帮助家属建立口服药服用时间表。如口服西地那非，应将药物用温水溶解后，按医嘱剂量准确抽吸喂入。有无出现消化不良、呕吐、腹泻、面部水肿等不良反应。

(7)以"NICU住院宝宝出院指导"为基础，指导患儿家属对孩子进行生活护理，如喂养指导、新生儿洗澡、脐部护理、体温监测以及感染的预防。

(李　磊)

第十六节　新生儿感染性疾病

一、B族链球菌感染

在新生儿期因B族链球菌(group B streptococcus，GBS)感染引起的疾病称为新生儿B族链球菌感染。其感染与围生期有关，是新生儿败血症、脑膜炎等感染性疾病的一个重要病因。

(一)病因

GBS寄居于母亲生殖道和胃肠道，带菌的孕产妇通常无临床症状，但也可以引起绒毛膜羊膜炎、子宫内膜炎等。新生儿感染多通过母婴传播，如羊膜早破可致上行感染，或接触了产道的细菌，而羊膜完整者胎儿吸入了受羊膜炎污染的羊水，也可致病。少数晚发的GBS感染可能为母婴之间、新生儿之间或新生儿与看护人员之间的接触感染。

(二)临床表现

1.早发型感染

早发型感染多为宫内感染,可在出生后不久发病,尤其是早产儿,在生后 6～12 h 发病,足月儿则晚至 24 h 以后。感染轻者为无症状的菌血症,重者表现为肺炎、败血症和脑膜炎。宫内感染严重者可表现为出生时窒息、昏迷或休克,常合并呼吸窘迫综合征和持续肺动脉高压。

呼吸道症状包括皮肤青紫、呼吸暂停、急促、鼻塞、三凹征等,胸部 X 线片有网状颗粒影、肺斑点浸润,少见胸膜渗出、肺水肿、心脏增大和肺血增多。有脑膜受累者可有拒奶、惊厥、嗜睡、昏迷、前囟隆起等,凡疑有早发或晚发新生儿败血症者均应做脑脊液检查。

2.晚发型感染

晚发型感染主要表现为脑膜炎、败血症和局部感染。表现为发热、呕吐、昏睡及惊厥。其他可合并有骨髓炎、关节炎、蜂窝织炎、泌尿系感染等。

(三)辅助检查

(1)确定诊断需靠细菌培养,阳性(自血液、脑脊液、尿液、局部病灶中)可确诊,而皮肤和黏膜的阳性只表示带菌。

(2)肺炎需要有胸部 X 线检查。

(3)血常规监测白细胞分类以及 C 反应蛋白。

(4)行 X 线、心电图检查,了解肺部及心脏情况,脑电图、颅脑 CT、颅脑 B 超、腰穿等检查,了解神经系统情况。

(四)诊断要点

(1)有肺炎、败血症和脑膜炎相关症状。

(2)早发型有母亲链球菌感染的证据,如母亲发热、血白细胞增高、阴道拭子培养阳性。

(3)从患儿血液、脑脊液或感染病灶处采集的体液标本分离或培养出 B 族链球菌感染可以确诊。

(五)治疗

1.抗感染治疗

抗感染治疗可选择大剂量青霉素或氨苄西林。GBS 对青霉素敏感,可作为首选药。青霉素耐药者可依据药物敏感试验选择抗生素。GBS 脑膜炎的治疗是青霉素每天 30 万 U/kg,氨苄西林(氨苄青霉素)每天 300 mg/kg,分2～4 次静脉给药,治疗 48 h 后再查脑脊液是否仍有细菌(90％在 36 h 内无菌),若仍有细菌生长,或提示有硬膜下积脓、脑脓肿、脑室炎、硬脑膜窦化脓性栓塞,有的学者建议继续使用青霉素(或氨苄西林),加庆大霉素持续治疗 2～3 周。GBS 对万古霉素、半合成青霉素、第三代头孢菌素和 β 内酰胺类抗生素等均有效,但不能证明比青霉素和氨苄西林(氨苄青霉素)更好。

2.支持疗法

注意保暖、静脉补液、纠正酸中毒和电解质紊乱。监测胆红素,及时给予光疗预防胆红素脑病。有休克者可选用血管活性药物。

(六)护理

1.护理评估

(1)评估患儿意识及精神状况,为患儿进行生命体征、体重的测量,了解患儿家属对疾病的

认知情况。

（2）询问患儿的既往史：了解其母孕期健康状况、家族史、过敏史、分娩方式、患儿出生后有无窒息史、胎龄及出生体重等。

（3）评估患儿的营养状况、大小便情况、睡眠情况及皮肤完整性等。

（4）评估患儿的病情：注意观察患儿有无皮肤青紫、呼吸暂停、急促、鼻塞、三凹征、拒奶、惊厥、嗜睡、昏迷、前囟隆起等症状。

（5）了解患儿的相关检查及结果，主要用于诊断的实验室检查，包括尿便培养、血培养、血常规、血生化等。

（6）心理-社会状况：了解患儿家属对患儿疾病拟采取的治疗方法、对治疗及可能导致并发症的认知程度、家庭经济承受能力，以提供相应的心理支持。

2.护理措施

（1）一般护理

1）休息：保持病房安静，减少噪声，一切必要的治疗、护理操作集中进行，动作要轻、稳、准，尽量减少对患儿移动和刺激，静脉穿刺最好采用留置针保留，减少反复穿刺。

2）合理喂养：根据患儿的每日所需热量计算奶量，保证机体营养所需。

3）预防感染：建立并严格执行消毒隔离制度，护理每个新生儿前后均应洗手，治疗器具使用后消毒液擦拭。每季度对工作人员进行咽拭子培养，带菌者和患感染性疾病者调离新生儿室。

（2）病情观察：一般预后良好。即使病情较严重的脑膜炎、脑炎，大多数病例也于数日内迅速恢复。

1）观察患儿生命体征及吃奶情况，奶后有无喷射状呕吐。

2）观察患儿精神反应，有无拒乳、嗜睡的表现。

（3）用药护理：严格执行医嘱，准确输注抗生素。使用前行过敏试验，阳性患儿禁用。使用后注意有无皮疹，寒战等不良反应。

（4）心理护理：对于患儿家属恐惧、无助、失望等不良情绪，一定要做好家属的解释和知情同意工作，取得患儿家属的理解与信任。耐心解答患儿家属关于患儿病情的疑问，减轻家属的恐惧和焦虑心理。

（5）健康教育：新生儿由于身体功能尚未发育完善，因此出院后应随时观察宝宝的精神反应、面色、呼吸，如有异常及时门诊就诊。注意大小便和睡眠情况，减少人员探望，避免交叉感染。延续护理做好对家属的健康指导工作，耐心细致地解答病情，介绍有关的医学知识，减轻家属的恐惧心理，取得家属理解和配合，指导家属掌握恢复期康复护理的方法，坚持定期随访。

二、柯萨奇病毒感染

柯萨奇病毒感染是由柯萨奇病毒引起的病毒性感染性疾病。粪-口传播是主要的传播途径，拥挤的居住条件和密切的接触可促进病毒的传播。

（一）病因

柯萨奇病毒是一种肠病毒，分为 A 和 B 两类，是一类常见的经呼吸道和消化道感染人体的病原体，感染后患儿会出现发热、打喷嚏、咳嗽等感冒症状。妊娠期感染可引起非麻痹性脊髓灰质炎性病变，并致胎儿宫内感染和畸形。

(二)临床表现

1.柯萨奇病毒 A 型感染

潜伏期为 1～3 d,临床为上呼吸道感染,起病急,包括流涕、咳嗽、咽痛、发烧、全身不适等症状。典型症状为疱疹性咽峡炎,即在鼻咽部、会厌、舌和软腭部出现小疱疹,黏膜红肿,淋巴滤泡增生、渗出,扁桃体肿大,伴吞咽困难,食欲下降。皮疹可为疱疹和斑丘疹,主要分布于躯干外周侧、背部、四肢背面,呈离心性分布,尤以面部、手指、足趾、背部皮疹多见,故称手、足、口三联征。柯萨奇病毒 A 型感染儿童多见。临床表现除上述外,主要特点为急性发热、皮疹。脑膜脑炎伴有 Guillain-Barre 综合征和急性病毒性心肌病。

2.柯萨奇病毒 B 型感染

引起特征性传染性胸肋痛即所谓 Bornholm's 病。可合并脑膜脑炎、心肌炎、发热、肝炎、溶血性贫血和肺炎。

(三)辅助检查

1.血清学检查

血清学检查并不是所有的血清型都适合的,只有属于以下情况之后的血清型才适合血清学检查。

(1)用于某一特定血清型的血清流行病学调查时。

(2)已发现特征性临床表现如流行性胸痛,明显指示采用某些特定抗原(如 B 组病毒)来检测抗体时;或手、足、口病通常由柯萨奇 A16 型病毒所引起时。

(3)已分离出病毒,作为确定血清型时。

(4)正在发生由单一血清型病毒引起流行时。

在所有的血清学检查方法中,中和试验是鉴定已分离病毒血清型最特异的方法。

2.血常规检查

血常规大多显示为白细胞总数正常或稍增多。

3.病毒分离法

病毒分离法是确诊的主要方法。其优点是节省、快速和准确。

(四)诊断

当新生儿有任何流行性的严重疾病,以及新生儿突然发生心肺功能严重障碍时,均应考虑柯萨奇病毒感染的可能,在夏秋季遇原因不明的发热和(或)皮疹,特别当患儿为婴幼儿时,也应怀疑柯萨奇病毒感染。因健康人群的肠道内常有此类病毒,如仅在患儿的粪便或肛拭中分离出柯萨奇病毒时,不能凭此而下结论,宜以下列几点为确诊依据。

(1)从患儿的各种体液或分泌物如脑脊液、血液、心包液、胸腔积液等,或尸检脏器如心、脑、肝、脾等中分离出病毒。

(2)用双份血清做中和试验(或其他血清学检查),抗体效价上升 4 倍以上。

(3)在患儿中的病毒分离率远高于未接触患儿的正常对照组。

(4)无其他已知病原体能引起此类综合征,而从患儿的咽洗液、咽拭、粪便、肛拭中能重复分离到同一病毒,并从周围接触者中也检出相同的病毒。

(五)治疗要点

目前尚缺乏特效治疗,包括一般及支持疗法。

(1)一般情况下,可试用利巴韦林或干扰素。

(2)新生儿心肌炎的进展迅速,应给吸氧,并保持安静,出现心力衰竭时及早应用快速洋地黄化疗法。

(3)有惊厥及严重肌痛者给予镇静剂或普鲁卡因局部封闭,如吗啡、哌替啶等麻醉剂不宜轻易采用。

(4)给予适当的抗菌药物,以防止继发细菌感染。

(5)如果有心肌炎伴心力衰竭、心源性休克、严重心律失常(如高度房室传导阻滞、病态窦房结综合征等)、心包炎患儿,则可以考虑肾上腺皮质激素。值得注意的是,激素可抑制机体免疫功能,有利于病毒的复制,因此,一般病例不宜采用。

(六)护理

1.护理评估

(1)评估患儿意识及精神状况,为患儿进行生命体征、体重的测量,了解患儿家属对疾病的认知情况。

(2)询问患儿的既往史:了解其母孕期健康状况、家族史、过敏史、分娩方式、患儿出生后有无窒息史、胎龄及出生体重等。

(3)评估患儿的营养状况、大小便情况、睡眠情况及皮肤完整性等。

(4)评估患儿的病情:食欲下降、嗜睡、腹胀、腹泻、呕吐、黄疸、肝脾大、全身红疹、鼻塞、流涕、呼吸增快、惊跳、抽搐或全身强直性痉挛、肌张力增高或减低、腱反射亢进等。

(5)了解患儿的相关检查及结果,主要用于诊断的实验室检查,包括尿便培养、血培养、血常规、血生化等。

(6)心理-社会状况:了解患儿家属对患儿疾病拟采取的治疗方法、对治疗及可能导致并发症的认知程度、家庭经济承受能力,以提供相应的心理支持。

2.护理措施

(1)一般护理

1)休息:保持病房安静,减少噪声,一切必要的治疗、护理操作集中进行,动作要轻、稳、准,尽量减少对患儿移动和刺激,静脉穿刺最好采用留置针,减少反复穿刺。

2)合理喂养:根据患儿的每日所需热量计算奶量,保证机体营养所需。

3)预防感染:患儿全身性感染、心肌炎、肺炎等预后较差,病死率较高。新生儿严重感染病死率可达 $80\%\sim90\%$。

(2)病情观察

1)观察患儿生命体征及吃奶情况,奶后有无喷射状呕吐。

2)观察患儿精神反应,有无拒乳、嗜睡的表现。

(3)用药护理:严格执行医嘱,准确输注抗生素。使用前行过敏试验,阳性患儿禁用。使用后注意观察有无皮疹、寒战等不良反应。

(4)心理护理:对于患儿家属恐惧、无助、失望等不良情绪,一定要做好对家属的解释和知情同意工作,取得患儿家属的理解与信任。耐心解答患儿家属关于患儿病情的疑问,减轻家属的恐惧和焦虑心理。

(5)健康宣教

1)指导患儿家属喂养时,若患儿出现呛咳或发绀时,要暂停进食,观察患儿面色及呼吸,待症状缓解后,可继续进食,喂奶结束后给予患儿轻拍背部,减少呕吐的情况。

2)新生儿由于身体功能尚未发育完善,因此出院后应随时观察宝宝的精神反应、面色、呼吸,如有异常及时就诊。

3)本病一般预后良好:向患儿家属介绍有关的医学知识,减轻患儿家属的恐惧心理,取得家属理解和配合,坚持定期门诊随访。

(李　磊)

第十七节　新生儿寒冷损伤综合征

新生儿寒冷损伤综合征(neonatal cold injure syndrome)简称新生儿冷伤(cold injury),因多有皮肤硬肿,故又称之为新生儿硬肿症(sclerema neonatorum),系由于寒冷和(或)多种疾病导致新生儿低体温及皮肤硬肿,重症者可有多器官功能衰竭,是新生儿危重症之一。早产儿多见。随着卫生事业发展和医疗条件及技术提高,发病率明显降低。

一、病因及发病机制

主要与寒冷、早产、窒息及重症感染有关。

1.寒冷和保温不足

新生儿尤其早产儿易发生的原因。

(1)新生儿尤其是早产儿的体温调节中枢发育不完善,体温调节功能差,体表面积相对大,皮下脂肪层薄,血管丰富,易散热。

(2)新生儿缺乏寒战的物理产热机制以及产热代谢的内分泌调节功能(如儿茶酚胺,甲状腺水平低下等),寒冷时主要通过棕色脂肪代偿产热,早产儿的棕色脂肪储备少,代偿能力有限,产热不足,因此,寒冷时易发生低体温。

(3)新生儿皮下脂肪中饱和脂肪酸含量比不饱和脂肪酸高,由于饱和脂肪酸熔点高,低温时易发生凝固,出现皮肤硬肿。

2.某些疾病

严重感染、缺氧、休克、肺炎、败血症、腹泻、窒息、严重先天性心脏病等疾病时易发生体温调节和能量代谢紊乱。

3.新生儿硬肿

新生儿硬肿时,由于低体温、缺氧、酸中毒、血流缓慢及血流量减少,抑制神经反射调节及棕色脂肪产热,使组织灌注不足和缺氧可引起肺出血、肾衰竭、DIC等多器官功能衰竭。

4.摄入不足

早产儿热量摄入不足,且糖原储存少,产热来源受限。

二、临床表现

寒冷季节发病较多,多见于冬春季节,与温度低下有关,我国北方省份多见,也可因感染及其他因素发生在夏季和南方地区。出生3 d内或早产新生儿多见。临床表现以低体温、皮肤硬肿和多器官功能损害为特征。

1. 低体温

体核温度(距肛门口约 5 cm 处的温度)常低于 35 ℃,伴有心率减慢;严重者体温低于 30 ℃,出现四肢和(或)全身冰冷。通常以腋-肛温差(TA-R)来判断棕色脂肪产热状态的指标:新生儿的腋窝下有较多的棕色脂肪,寒冷时可氧化产热,提高局部温度,此时腋温高于或等于肛温。

正常状态下,棕色脂肪不产热,TA-R<0 ℃;新生儿硬肿症初期,棕色脂肪代偿性产热增加,故 TA-R≥0 ℃,病程短,硬肿面积小,复温效果佳,预后良好,病死率低;而重度硬肿症时,棕色脂肪耗尽,则 TA-R<0 ℃,病程长,硬肿面积大,复温效果差,预后不良,病死率高。

2. 皮肤硬肿

皮肤硬、肿、冷,紧贴皮下组织,不易活动,触之橡皮样,局部颜色呈紫红色或苍黄,严重呈苍灰或发绀,伴黄疸者呈黄色。硬肿常呈对称性,发生的顺序依次为:小腿→大腿外侧→整个下肢→臀部→面部→上肢→躯干至全身。硬肿面积可按头颈部 20%、双上肢 18%、前胸及腹部 14%、背及腰骶部 14%、臀 8%、双下肢 26%进行计算,眼皮、手心、足底、阴囊、阴茎等因皮下脂肪少,不发生硬肿。

3. 多器官功能损伤

常有心音低钝,心率减慢,呼吸浅慢,尿量减少,严重时出现昏迷、休克、心力衰竭、肺出血、急性肾衰竭、DIC 等多脏器功能受损等表现。

三、治疗原则

1. 正确复温

正确复温是治疗的关键。根据体温下降的程度不同,选择相应的复温方法,复温原则为循序渐进、逐渐复温。

2. 补充足够热量和体液

充足的热量对维持正常体温十分重要。根据患儿病情选择经口喂养或静脉营养,应严格控制输液速度及液体入量。

3. 纠正脏器功能紊乱

及时处理循环衰竭、肾衰竭、DIC、肺出血。

4. 控制感染

根据血培养和药敏试验结果应用抗生素。

四、护理评估

1. 健康史

了解新生儿胎龄、分娩方式、Apgar 评分、体重、喂养、保暖等情况。是否有拒乳、不哭、尿少等。了解患儿体温、硬肿的范围及变化。

2. 身体状况评估

患儿有无反应低下,监测生命体征、尿量等变化,观察皮肤颜色,评估硬肿的范围及程度,注意有无心力衰竭及脏器出血。

3. 心理-社会因素评估

患儿家长心理状况,对疾病的病因、性质、护理、知识的了解程度,评估居住环境及经济状况。

五、常见护理诊断/问题

1.体温过低

体温过低与新生儿体温调节功能低下、寒冷、早产、缺氧及感染有关。

2.营养失调:低于机体需要量

营养失调与吸吮无力有关。

3.皮肤完整性受损

皮肤完整性受损与皮肤硬肿及水肿、局部血液循环障碍有关。

4.潜在并发症

潜在并发症有肺出血、DIC。

5.知识缺乏

家长缺乏正确保暖及育儿知识。

六、护理措施

1.复温护理

通过提高环境温度(减少散热或外加热)来恢复和保持正常体温。

(1)肛温在 30 ℃~35 ℃且 TA-R≥0 ℃的患儿,其棕色脂肪产热较好,此时可通过减少散热来促进体温回升,复温方法为:足月儿用温暖的襁褓包裹,置于 25 ℃~26 ℃的环境中,同时用热水袋保暖;早产儿则置于已预热为 30 ℃的温箱中,每小时测体温一次。一般在 6~12 h 内体温可恢复正常。

(2)肛温<30 ℃且 TA-R<0 ℃的患儿,其体温很低,棕色脂肪被耗尽,此时靠患儿自身的棕色脂肪产热难以恢复正常体温,因此,应将患儿置于箱温比肛温高 1 ℃~2 ℃的温箱中进行外加热,此后每小时提高箱温 0.5 ℃~1 ℃(箱温不超过 34 ℃)。一般在 12~24 h 内可使体温恢复正常。待肛温恢复至 35 ℃时,维持温箱温度于中性温度或用远红外辐射台快速复温,床面温度从 30 ℃开始,每 15~30 min 升高体温 1 ℃,逐渐提高台温(最高 35 ℃),体温恢复正常后置于中性温度的温箱中,辐射台环境温度易受对流影响,可用塑料薄膜覆盖患儿。如无上述条件,可采用热水袋、温水浴、电热毯或母亲怀抱等方法复温,但要注意防烫伤和闷捂窒息,如无效应转至上级医院。

2.合理喂养

从 210 kJ(50 kcal/kg·d)开始供给热量,当体温回升、消化功能好后增至 419 kJ(10 kcal)/(kg·d)。有吸吮能力者可经口喂养,吸吮无力者可用滴管、鼻饲或静脉营养来保证营养供给。重症伴有尿少、无尿或明显心肾功能损害者,应严格限制输液速度和液量。

3.预防感染,加强皮肤护理

严格遵守操作规程,做好消毒隔离,按医嘱使用对肾脏无毒副作用的抗生素;经常变换体位,防止坠积性肺炎;加强皮肤护理,保持皮肤的清洁和完整。

4.密切观察病情

①密切观察患儿的体温、脉搏、呼吸、硬肿范围及程度、尿量及有无出血等情况,详细记录出入水量;②在复温过程中用体温计测肛温和腋温,每 1~2 h 一次,体温正常 6 h 后改为每 4 h 一次,计算 TA-R,评估病情的进展和程度;③备好抢救药、氧气、吸引器、复苏囊和呼吸机等急救用物,如发现患儿呼吸困难、面色突然青紫、肺部湿啰音等肺出血症状,立即告知医生,及时

救治；④保证液体供给，严格控制输液速度，根据病情调节输液速度，严防因输液速度过快引起心力衰竭和肺出血。

5.健康教育

鼓励母乳喂养，保证足够的热量；介绍新生儿硬肿症的相关知识，指导患儿家长保持适宜的环境温度和湿度、患儿保暖及喂养的方法。

（李　磊）

第十八节　新生儿低血糖症

新生儿低血糖症（neonatal hypoglycemia）是指新生儿血糖值低于正常新生儿的最低血糖值。长期以来新生儿低血糖症的定义一直存在有争议，目前多数学者认为，全血血糖<2.2 mmol/L 应诊断为新生儿低血糖，而<2.6 mmol/L 为临床需要处理的临界值，而不考虑出生体重、胎龄和生后日龄等其他因素。

一、病因

1.糖原及脂肪储备不足

糖原及脂肪储备不足最常见于低出生体重儿（包括早产儿），由于低出生体重儿在胎儿期的糖原和脂肪储备量少，出生后为适应追赶性生长，其代谢所需的能量较正常新生儿相对高，特别是葡萄糖的需要量和利用率明显增高，其发生低血糖症概率也更高。

2.葡萄糖消耗增加

葡萄糖消耗增加主要见于新生儿窒息、新生儿呼吸窘迫综合征、新生儿败血症、新生儿硬肿症等疾病因素。新生儿患严重的疾病时，机体会出现各种应激状态来进行自我保护，在应激状态下机体对葡萄糖消耗率明显增加；严重疾病时机体消化吸收功能均减弱，均易发生低血糖症。

3.血胰岛素水平增高

血胰岛素水平增高常见于妊娠糖尿病母亲分娩的婴儿。妊娠糖尿病母亲怀孕期间血糖高，胎儿血糖也随之增高，胎儿胰岛细胞代偿性增生，使胎儿胰岛细胞分泌的大量胰岛素来维持血糖的稳定，出生后来自母体的糖原中断，代偿性增生的胰岛细胞仍分泌大量的胰岛素，可致低血糖的发生。

4.内分泌和代谢性疾病

内分泌和代谢性疾病常见于新生儿半乳糖血症患儿。因血中的半乳糖增加，葡萄糖含量相应减少，而导致低血糖。

二、治疗要点

新生儿血糖的监测及低血糖的早期治疗对防止神经系统损害有非常重要的作用。

1.尽早开奶

尽早开奶是预防新生儿低血糖发生和治疗无症状性低血糖的首要策略。应从生后1 h开始喂奶（或管饲），可喂母乳或配方奶，24 h内每2 h喂1次。

2.静脉营养供给

当血糖低至需要处理的临界值 2.6 mmol/L 时,应静脉输注葡萄糖治疗,缓慢推注 10％葡萄糖 2 mL/kg,速度为 1 mL/min,随后继续以糖速 6～8 mg/(kg·min)持续静脉输入,如低血糖不能缓解,则逐渐增加输注葡萄糖量至 10～12 mg/(kg·min),外周输注葡萄糖的最大浓度为 12.5％,如超过此浓度,应放置中心静脉导管,通过中心静脉导管输注糖速可增至 15 mg/(kg·min)。

3.药物治疗

如通过补充葡萄糖均不能维持正常血糖水平,可静脉使用激素(如氢化可的松)至症状消失、血糖恢复正常后 24～48 h 停止。持续性低血糖时可使用胰高血糖素、二氮嗪、生长抑素等。

三、护理评估

(一)健康史

1.评估患儿出生史

评估患儿出生史包括胎次、产次、胎龄、分娩方式、出生时间、出生体重、有无胎膜早破、羊水、脐带、Apgar 评分(有无窒息抢救)等。

2.了解患儿母亲情况

有无基础疾病、过去妊娠及分娩史、此次妊娠及分娩过程疾病和用药情况等。

(二)身体状况

1.无症状性低血糖

缺乏临床症状,仅为血糖值降低,无明显的症状和体征。

2.症状性低血糖

(1)交感神经兴奋:惊厥、震颤、眼球不正常转动、多汗等。

(2)交感神经抑制:反应低下、阵发性发绀、呼吸暂停、嗜睡、拒食等。

3.并发症

新生儿血糖的监测及低血糖的早期治疗对防止神经系统损害有非常重要的作用。若血糖监测不及时或延误治疗可引起神经系统不可逆的损害,甚至引起脑瘫。

(三)辅助检查

1.血糖测定

常用微量纸片法测定血糖值＜2.2 mmol/L 时,可诊断为低血糖。

2.影像学检查

CT、MRI 等影像学手段可直观发现神经系统损伤、发展及变化的过程。

(四)心理-社会状况评估

家长对新生儿低血糖病因的了解程度、心理反应、家庭经济状况等,有无因患儿住院而产生焦虑不安、抱怨的情绪;评估新生儿行为调节的能力等。

四、常见护理诊断/问题

1.营养失调:低于机体需要量

营养失调与葡萄糖利用增加导致低血糖有关。

2.潜在并发症

潜在并发症有神经系统损害、感染。

五、护理措施

(一)保证热能供给,防止低血糖

1.合理喂养

为保证能量供给,宜早期喂养,预防低血糖的发生。生后半小时内首先试喂 10％葡萄糖水,每次 5～10 mL/kg,连续 1～2 次后如无呕吐及其他反应即开始喂奶,有母乳时给予母乳喂养,无母乳时使用配方奶喂养,每间隔 2～3 h 喂奶 1 次。如出现反应差、少动且不哭,试喂10％葡萄糖水时吸吮和吞咽反射均较弱,及时监测血糖确认有低血糖症,报告医生后立即给予留置胃管鼻饲,以保证热能供给充足。

2.密切监测血糖变化

新生儿低血糖大多数缺乏临床症状,尽管无临床症状,仍可引起中枢神经系统损伤,每小时监测微量血糖 1 次至血糖稳定。

3.保证静脉通道的通畅,合理安排输液速度

外周静脉输注葡萄糖的最大浓度为12.5％,如超过此最大糖浓度时,应放置中心静脉导管,如外周中心静脉导管等,防止输注的药液对患儿血管和周围组织刺激引起化学性的损伤。

4.保持适宜的中性温度和湿度

为了降低患儿自身热能的消耗,需保持环境温度在 22 ℃～24 ℃,相对湿度在 50％～60％,此环境温湿度在安静状态下能使患儿的体温保持在 36.7 ℃～37.3 ℃,此时的代谢率和耗氧量最低,减少热能消耗。

(二)密切观察病情变化,防止神经系统损害

应密切观察患儿有无出现低血糖和神经系统受损的症状,如嗜睡、反应淡漠或激惹、苍白、多汗、哭声异常、体温不升、喂养困难、呼吸暂停、颤抖、眼球震颤、惊厥、肌张力异常等。如发现应及时通知医师,积极处理。

(三)预防感染

患儿需定期采血标本监测血糖值变化,采血时应做好皮肤的消毒,临床常用的消毒液为安尔碘,因其残留液会影响血糖测试的结果,故应采用75％酒精进行皮肤消毒,消毒直径需大于2 cm,晾干后才进行采血。新生儿常用足跟采血法。

新生儿足跟采血法适用于只需少量血样或静脉采血困难的新生儿。采血前先用温热毛巾将患儿足部包裹5 min,使之充血而方便采血;取足跟两侧面为穿刺点,注意勿在足跟中央穿刺采血(足跟中央血量少、还增加跟骨骨髓炎的危险),用酒精棉签消毒穿刺部位后用穿刺针快速刺入,深度小于2.5 mm。用棉签擦去第一滴血后轻轻挤压足跟,使血不断流出进入采血管,采取足够的血样后用棉球轻压并包裹穿刺部位止血。足跟采血常见的并发症为感染、蜂窝组织炎、跟骨骨髓炎、足跟部瘢痕形成等。因此操作时应严格执行无菌操作,避免反复同一部位多次穿刺。

(四)健康教育

1.向患儿家长介绍有关新生儿低血糖的知识

讲解新生儿低血糖的病因、主要表现、治疗和预后。告诉家长外周中心静脉置管的意义和

必要性，可能出现的并发症，并签署知情同意书。

2.指导家属坚持母乳喂养

向家长讲解母乳喂养的各种好处，教会患儿母亲正确的挤母乳方法、母乳的储存与运输方法、盛装母乳容器的选择和消毒方法等。鼓励家长参与新生儿的喂养护理。

3.做好出院宣教指导及预防宣教

指导家长出院后继续合理喂养，按时预防接种和定期健康检查。

（李　磊）

第十九节　新生儿休克

休克是有效循环血容量不足和心排出量减少的状态，是由多种病因引起的微循环障碍和组织供氧障碍，其特征为组织细胞缺血、缺氧及代谢紊乱进而引起多器官功能损害。休克是新生儿常见的危重临床综合征，病因复杂，进展迅速，初期临床表现不典型，一旦有明显的血压下降时，病情往往已较重并难以逆转，早期发现和及时干预可以有效挽救患儿生命。

一、病因

1.低血容量性休克

低血容量性休克见于宫内、产时或出生以后急性及亚急性失血和水、电解质丢失，如胎儿-母体输血、胎-胎输血、胎盘早剥、颅内出血、肺出血、外科术后急性及慢性失血等等。

2.心源性休克

心源性休克见于低氧血症、低血糖、低血钙及酸中毒致心肌损害、先天性心脏病、心律失常、心包积液及张力性气胸等。

3.感染性休克

感染性休克见于新生儿败血症等，革兰阴性菌感染最为常见。

4.窒息性休克

新生儿发生窒息后，缺氧致使心肌损害和酸性代谢物质堆积，有效血容量减少，外周血管通透性增加。

二、临床表现

常缺乏典型症状，主要有微循环障碍、组织及器官灌注不足及心排出量减少的表现，但并非所有休克都具备这些表现，血压降低往往提示晚期重度休克，另外，如心源性休克和充血性心力衰竭往往较难于区分。

1.微循环障碍的表现

（1）皮肤苍白或青灰，可见花斑纹。

（2）肢端发凉，指/趾端与肛门温度相差 6 ℃或以上。

（3）毛细血管充盈时间延长，前臂内侧＞3 s，足跟部＞5 s。

2.组织及器官灌注不足的表现

（1）体温过低，皮肤硬肿。

(2)反应差、嗜睡、肌张力降低,也可能表现为先激惹后抑制。

(3)心率>160 次/分钟或<100 次/分钟,心音低钝。

(4)气促、三凹征、肺部闻及啰音。

(5)尿少,<1 mL/(kg·h)。

3.心排出量减少的表现

(1)血压降低,早产儿血压<40 mmHg(5.33 kPa),足月儿血压<50 mmHg(6.67 kPa),脉压缩小。

(2)股动脉搏动减弱,严重者无法扪及。

三、新生儿休克评分

新生儿休克评分用于判断休克严重程度,3 分以下为轻度,中度为 4～7 分,重度为 8～10 分,评分依据中改变最早、最明显的是皮肤颜色和毛细血管再充盈时间,其次为四肢温度,而收缩压和股动脉搏动的改变则提示病情危重。

四、实验室检查和辅助检查

(1)血气分析常提示代谢性酸中毒。

(2)血清电解质和乳酸的测定,了解有无电解质紊乱和组织缺氧。

(3)新生儿休克容易发生弥散性血管内凝血,故早期也应进行检查。

(4)血常规、C 反应蛋白测定、血培养、肝肾功等检查可进一步了解患儿状况及明确病因。

(5)心电图和超声心动图检查对判断心源性休克也有重要意义。

(6)中心静脉压(CVP)的测定可作为休克种类区别的参考。CVP 反映右心房充盈压,新生儿正常范围为 5～8 mmHg,<5 mmHg 多提示低血容量休克,>8 mmHg 则可能是心源性休克和感染性休克。

五、治疗原则

1.改善循环

扩充血容量、使用血管活性药物,改善心排出量并维持血压。

2.对症支持

纠正酸中毒、呼吸支持、改善组织缺氧症状等。

3.病因治疗

积极治疗原发病,感染性休克选择敏感抗生素治疗,心源性休克增强心肌收缩力并减轻心脏负荷。

六、护理措施

1.抗休克治疗的护理

(1)扩容:通过输注生理盐水、低分子右旋糖酐、清蛋白或血浆等补充血容量来改善微循环,其中首选生理盐水。有效扩容的表现包括血压回升、皮肤灌注改善以及尿量增加,尿量 >1 mL/(kg·h)等。不同类型休克的扩容策略有所区别,低血容量休克应根据 CVP 和血压的情况调整扩容量,可先予生理盐水 10～20 mL/kg,0.5～1 h 内输入,目标是达到 CVP>5 mmHg 或血压恢复正常,生理盐水输入最多不超过 60 mL/kg。急性失血导致的休克可输血,6 mL/kg(全血)或 3~4 mL/kg(浓缩红细胞)可以提高 Hb 10 g/L,如为活动性出血,还应积极控制出血。其他类型的休克,特别是存在心功能不全时,则应控制输液总量和速度,避免加重心脏负荷。

(2)纠正酸中毒:通过扩容和改善循环往往能改善代谢性酸中毒的表现,如血气分析提示代谢性酸中毒仍存在,可予 5%的碳酸氢钠 2 mmol/kg(3~4 mL/kg)纠正酸中毒,但需注意避免过度纠酸出现代谢性碱中毒,pH>7.25 则不需要补碱。

(3)使用血管活性药物:在扩容和纠正酸中毒以后可应用血管活性药物改善组织血供。

1)多巴胺:首选该药。所用剂量不同,药理作用也有差异。剂量 5~10 μg/(kg·min)时,可兴奋肾上腺素能 β 受体和多巴胺受体,增加心肌收缩力,心排出量增加,选择性地扩张脑、心、肾等重要脏器的血管增加其血流量,增加尿量,心率增加则不明显;剂量>10 μg/(kg·min)时则主要兴奋肾上腺素能 α 受体,收缩外周血管,可提高血压,但会提高外周阻力,增加心脏压力负荷,心率增快。

2)多巴酚丁胺:主要作用于肾上腺素能 β_1 受体,可增强心肌收缩力,正性肌力作用强于多巴胺,多巴胺无效或心源性休克时使用,剂量为 5~15 μg/(kg·min),从小剂量开始。

3)异丙肾上腺素:主要兴奋肾上腺素能 β 受体,对 α 受体几乎不起作用,增强心肌收缩力,增快心率,缩短窦房结不应期,增快心脏传导系统的速度,扩张外周血管,房室传导阻滞和其他扩血管药物无效时使用,0.05~2 μg/(kg·min),从小剂量开始。主要不良反应是引起心律失常和心率增快,需注意监测心率和血压,维持心率 120~160 次/分钟。

(4)预防和治疗弥散性血管内凝血:早期可使用低分子肝素,防止血栓形成的同时不增加出血的风险,使用小剂量,皮下注射,输注血小板提高血小板水平,输注新鲜血浆、凝血酶原复合物和纤维蛋白原等补充凝血因子。

2.呼吸支持

加强呼吸道管理,保持呼吸道通畅,及时清理分泌物,必要时应用胸部物理治疗促进分泌物排出;并遵医嘱予合理的氧疗支持,出现呼吸困难、呼吸衰竭或有肺出血的征兆时应及时予机械通气。

3.维持体温稳定

体温过低的患儿予加强保暖,可予暖箱或辐射台保暖,各项操作集中进行,避免过分暴露患儿,体温不升者复温时应缓慢,防止体温升高过快减少有效循环血容量。

4.药物护理

建立静脉双通道或多通道,必要时予中心静脉置管,输注血管活性药物时应注意观察,各种药物应分开输注以防发生反应影响药效,严格按时间给予抗生素等药物以维持有效的血药浓度。

5.营养支持

不能经口摄入者予鼻饲,如有腹胀、呕吐及胃潴留时及时通知医生并遵医嘱予禁食,腹胀明显时可予胃肠减压。禁食期间应予静脉补充能量和液体。

6.密切观察病情

密切监测患儿的体温、呼吸、心率、经皮血氧饱和度、血压、皮肤颜色、毛细血管充盈时间、尿量等指标,特别是原发疾病危重的患儿,应严密观察病情变化,必要时行相关的实验室检查协助诊断,尽早识别休克的表现并积极处理,床旁备好抢救药品及设备,做好抢救准备。

7.加强基础护理

休克患儿往往呈嗜睡或昏迷状,并伴有循环障碍,应协助患儿翻身防止压疮,加强皮肤护理,可予新生儿抚触改善循环,做好口腔护理预防鹅口疮等。

(李　磊)

第二十节　新生儿充血性心力衰竭

充血性心力衰竭(congestive heait failuie,CHF)简称心力衰竭,是新生儿常见的危急重症,以血流动力学的异常为特征,多种因素如窒息、低氧血症、酸中毒及低血钙等会造成心肌收缩力减弱,而新生儿心肌结构和交感神经发育不成熟,心肌的代偿能力不足,动脉导管未闭时左向右分流致使肺血量增多,如无法通过心率增快、心肌肥厚和心脏扩大等代偿机制来满足机体代谢需要,心排出量绝对或相对不足,器官无法获得足够的灌注和氧合时,就会出现心力衰竭。

心力衰竭进展快,严重者可危及生命,在各种病因中以先天性心脏病引起的心力衰竭最为常见。

一、病因

1.液体摄入过量

液体摄入量过多或水钠潴留时循环血量增多以及左向右分流会导致容量负荷(前负荷)增加。

2.解剖结构缺陷或肺动脉高压

因血液流出道狭窄导致压力负荷(后负荷)增加。

3.电解质紊乱、缺血、酸中毒

电解质紊乱、缺血、酸中毒导致心肌收缩力减弱。

4.心房颤动及心室颤动

心房/心室颤动将引起心肌收缩紊乱。Ⅱ级以上房室传导阻滞、室上性及室性心动过速等心律失常也会影响心排出量。

5.严重贫血

严重贫血引起心排出量代偿性增加。

二、临床表现

发生心力衰竭时可引起心脏功能减退和体、肺循环淤血。除肺动脉瓣狭窄可引起单纯右心衰竭外,其余原因导致的左心衰竭和右心衰竭往往不能明确区分。心力衰竭常表现为全心衰竭,缺乏特异性,需引起重视。

1.心功能不全

(1)心率增快,安静时心率持续>160次/分钟,心功能受损时心音减弱,且可出现奔马律,待心力衰竭得到控制以后奔马律消失,胸部X线片显示心脏扩大或肥厚,心胸比>0.6。

(2)萎靡或烦躁不安,血压可正常,如心排出量减少明显,则血压下降,周围循环灌注不良,面色灰白发绀,皮肤可见花斑纹。

(3)慢性心力衰竭者食欲减退、食欲差,吸吮无力,喂养困难,饮入时气促、易疲劳,出汗多,体重不增。

2.左心衰竭,肺循环淤血

(1)气促,安静时呼吸持续>60次/分钟,呼吸表浅,有鼻扇、呻吟、三凹征等呼吸困难的表现,夜间呼吸困难比白天轻,夜间阵发性呼吸困难的发生率不高。

(2)肺部可闻及干湿啰音。

(3)胸部X线片显示肺水肿。

3.右心衰竭,体循环淤血

(1)肝脏大,肋下>3 cm或者较短时间内进行性增大,腋前线较明显,或使用洋地黄后缩小。

(2)颈部浅静脉扩张或头皮静脉扩张。

(3)尿量减少或轻度蛋白尿。

(4)眼睑及骶骨处有时可见水肿。

4.晚期心力衰竭

晚期心力衰竭的患儿可表现为心动过缓(心率<100次/分钟)、呼吸减慢或暂停等,严重心力衰竭的患儿心率和呼吸可能不增快。

三、治疗原则

1.抗心力衰竭治疗

使用正性肌力药物,包括洋地黄制剂、儿茶酚胺类药物和其他正性肌力药物,应用血管扩张剂和利尿剂等药物。

2.病因治疗

治疗原发病及解除诱因是纠正心力衰竭的重要措施。

3.一般治疗

(1)保暖,维持适中温度。

(2)抬高床头$15°\sim30°$。

(3)予以氧气吸入,但如果患儿为依赖动脉导管开放生存的先天性心脏病则用氧时需慎重。

(4)保持患儿安静,减少氧耗,烦躁不安时可使用镇静剂。

(5)控制液体入量,水肿时将液体入量限制在$40\sim80$ mL/(kg·d)。

(6)纠正电解质紊乱。

四、护理措施

1.抗心力衰竭治疗的护理

(1)正性肌力药物治疗

1)洋地黄类药物:其作用为抑制心肌细胞上的Na^+-K^+ ATP酶,增加细胞内Na^+,并通过Na^+-Ca^{2+}交换升高细胞内的Ca^{2+},作用于收缩蛋白加强心肌收缩力,增加心排出量,具有正性肌力、负性心率及负性传导的作用。

应用最多的制剂是地高辛,可口服或静脉,急性心力衰竭时也可使用毛花苷丙。使用地高辛或毛花苷丙等洋地黄类制剂时,严格按医嘱精确抽取相应剂量,用药时注意观察有无心率及心律的改变,心率＜100次/分钟时应通知医生并暂停用药。

2)儿茶酚胺类药物:常用多巴胺、多巴酚丁胺、肾上腺素和异丙肾上腺素等,为肾上腺素受体激动剂,可加快心率,加强心肌收缩力,增加心排出量。

3)其他正性肌力药物:米力农、安力农等。

(2)利尿剂:使用洋地黄类药物以后心力衰竭未完全控制或者有明显水肿者可使用利尿剂,减轻水钠潴留,减轻心脏的容量负荷。急性心力衰竭常使用呋塞米,需要长期使用利尿剂的患儿可联合使用噻嗪类和保钾利尿剂,如氢氯噻嗪和螺内酯。

(3)血管扩张剂:硝酸甘油、酚妥拉明、硝普钠等和血管紧张素转换酶抑制剂如卡托普利和依那普利,可扩张血管,降低心脏的压力负荷和容量负荷,常和正性肌力药物联合使用。

(4)钙拮抗剂及 β 受体阻滞剂:肥厚性心肌病可使用钙拮抗剂及 β 受体阻滞剂改善心室舒张功能,限制性心肌病通过使用利尿剂和对症处理改善心室舒张功能。

(5)运用心肌保护药物营养心肌,防止进一步损伤。

2.维持安静的环境

维持环境温度 24 ℃～26 ℃,湿度 55％～65％,以保证患儿体温维持在 36 ℃～37 ℃(体表温度)。保持环境安静,为患儿创造舒适的休息环境。

操作集中进行并注意疼痛管理,避免各种不良刺激,当患儿烦躁哭闹时,予以安抚,必要时通知医生予镇静剂。

3.严格记录出入量

使用输液泵精确控制输液总量和速度,记录患儿的尿量情况,每日测量患儿体重,观察有无水肿的表现,可予抚触改善循环。

4.呼吸道管理

抬高床头,头稍后仰,保持呼吸道通畅,给予氧气吸入,氧饱和度下降不能维持时可予正压通气,但依赖动脉导管未闭的患者用氧时需谨慎。及时清除口鼻腔的分泌物,分泌物黏稠时可予以雾化吸入后吸痰。

5.预防感染

遵守消毒隔离制度,严格无菌操作,防止交叉感染。

6.保证营养的供给

吸吮无力、喂养困难的患儿可采用鼻饲法或静脉补充营养。

7.密切观察病情

监测心率、心律、血压、血氧饱和度、呼吸等的变化,注意有无烦躁不安、呼吸急促、心率加快、面色青灰的情况,肝脏有无在短时间内迅速增大,观察周围循环,评估毛细血管充盈时间,颈静脉及头皮静脉有无扩张,病情变化时及时和医生沟通,做好抢救准备。

(李　磊)

第十一章　临床外科疾病护理

第一节　颅内压增高

颅内压是指颅腔内容物对颅腔壁所产生的压力。颅内压增高是由颅脑疾病导致颅腔内容物体积增加或颅腔容积缩小，超过颅腔可代偿的容量，导致颅内压持续高于 1.96kPa（200 mmH_2O），出现头痛、呕吐和视神经盘水肿 3 个主要临床表现的综合征。

一、评估/观察要点

(1)评估头痛的时间、性质及有无加重的诱因。

(2)评估呕吐的性质，是否为喷射状，是否与剧烈头痛同时发生，呕吐后头痛是否缓解。

(3)观察患者生命体征是否有典型的库欣反应(心率减慢、血压升高、呼吸深慢)。

二、护理措施

(一)一般护理

(1)体位：床头抬高 15°～30°,以利于颅内静脉回流,减轻脑水肿。昏迷患者取侧卧位,便于呼吸道分泌物排出。

(2)给氧：持续或间断给氧,降低 $PaCO_2$,使脑血管收缩,减少脑血流量,降低颅内压。

(3)饮食与补液：予以清淡饮食,适当限盐。成人每天补液量控制在 1 500～2 000 mL。保持每天尿量不少于 600 mL。控制输液速度,防止短时间内输入大量液体加重脑水肿。

(4)头痛剧烈的患者,可适当应用止痛剂,但禁用吗啡、哌替啶,以免抑制呼吸中枢。

(5)维持正常体温和防止感染：高热可使机体代谢率增高,加重脑缺氧,应及时给予有效的降温措施。遵医嘱应用抗生素预防和控制感染。

(二)密切观察病情

(1)密切观察患者意识、瞳孔的变化,以及有无头痛、呕吐、视神经盘水肿"三主征"以及库欣反应的出现。

(2)正确判断颅内高压与颅内低压,必要时随时复查 CT,有条件者行颅内压监测。

(三)降低颅内压,减轻脑水肿

(1)遵医嘱行脱水治疗、注意观察尿量,准确记录 24 h 出入量。

(2)遵医嘱行激素治疗,注意观察应激性溃疡、感染等不良反应。

(3)亚低温治疗者严格掌握适应证及禁忌证,密切监测体温变化。降温及复温均不宜过快,应循序渐进,预防寒战、冻伤、出血、感染等并发症。

(四)防止颅内压骤然升高的护理

1.卧床休息

保持病室安静,清醒患者不要突然坐起。

2.稳定患者情绪

避免情绪激动，以免血压骤升，增加颅内压。

3.保持呼吸道通畅

呼吸道梗阻时，患者用力呼吸致胸腔内压力增高，由于颅内静脉无静脉瓣，胸腔内压力可直接逆行传导到颅内静脉，增加颅内压；呼吸道梗阻使 $PaCO_2$ 增高，致脑血管扩张，脑血容量增多，也加重颅内高压。防止呕吐物吸入气道，及时清除呼吸道分泌物；舌根后坠影响呼吸者，及时安置口咽通气管；对意识不清、咳痰困难者，配合医师尽早行气管切开；做好基础护理，定时为患者翻身扣背，以防肺部并发症。

4.避免剧烈咳嗽和便秘

剧烈咳嗽和用力排便均可使胸腹腔内压力骤然升高而导致脑疝。颅内压增高患者因限制水分摄入及脱水治疗，常出现大便干结，鼓励患者多吃蔬菜和水果，促进肠蠕动以免发生便秘，对已发生便秘者切勿用力屏气排便，可用开塞露、缓泻剂或低压小量灌肠通便，禁忌高压灌肠，必要时戴手套掏出粪块。

5.控制癫痫发作

癫痫发作可加重脑缺氧及脑水肿，遵医嘱定时定量给予抗癫痫药物；一旦发作应协助医师及时给予抗癫痫及降颅内压处理。

6.躁动的处理

颅内压增高、呼吸道不通畅、尿潴留、便秘及冷、热、饥饿等不舒适均可引起患者躁动。积极寻找并解除引起躁动的原因，避免盲目使用镇静剂或强制性约束，以免患者挣扎而使颅内压进一步增高。适当加以保护，以防意外伤害。

(五)并发症的护理

脑疝是颅内压增高的危象和引起死亡的主要原因，常见有小脑幕切迹疝和枕骨大孔疝。一旦患者发生脑疝应做好以下急救护理。

(1)快速静脉输注 20％甘露醇注射液、呋塞米等强力脱水剂，并观察脱水效果。

(2)保持呼吸道通畅，吸氧。

(3)准备气管插管及呼吸机，对呼吸功能障碍者，行人工辅助呼吸。

(4)密切观察呼吸、心率、瞳孔变化。

(5)紧急做好术前特殊检查及术前准备。

（刘　娜）

第二节　颅脑损伤

一、颅骨骨折的护理

颅骨骨折是指颅骨受暴力作用所致颅骨结构改变。其临床意义不在于骨折本身，而在于骨折常同时并发脑、脑膜、颅内血管及脑神经的损伤，可合并脑脊液漏、颅内血肿及颅内感染等。

(一)评估/观察要点

1.评估

评估患者的神志、瞳孔、生命体征、肢体活动的情况。

2.专科情况

(1)观察有无高颅内压或低颅内压的临床表现。

(2)观察有无继发颅内出血和颅神经损伤的表现。

(3)观察有无脑脊液耳/鼻漏。

3.观察

观察有无癫痫并发症的发生。

(二)护理措施

1.病情观察

(1)明确有无脑脊液漏,分辨脑脊液与血液及鼻腔分泌物,观察并询问患者是否经常有腥味液体流至咽部引起的吞咽。

(2)密切观察有无颅内继发性损害。颅骨骨折可伴有脑组织和血管的损伤,引发癫痫、颅内出血、继发性脑水肿,应严密观察患者意识、瞳孔、生命体征及肢体活动情况。

(3)注意观察颅内低压综合征,如脑脊液大量外流可引起颅内压过低而导致颅内血管扩张致剧烈头痛、眩晕、呕吐、厌食、反应迟钝、脉搏细弱、血压偏低等。

头部抬高或坐位时头痛加重,平卧后好转,补充大量水分后可缓解,故应注意观察,遵医嘱及时给予对症处理。

2.颅底骨折合并脑脊液漏的护理

(1)指导患者正确卧位:如为前颅窝骨折且神志清醒者给予半坐位,昏迷患者确诊后应酌情抬高床头15°(或遵医嘱),患侧卧位;中、后颅窝骨折卧于患侧,以利于脑脊液漏的引流,借重力作用使脑组织移向颅底贴附在硬脑膜漏孔区,促使局部粘连而封闭漏口,体位维持到脑脊液漏停止后3~5 d。

(2)预防颅内感染:有脑脊液漏者按无菌伤口处理,头部要垫无菌巾,污染时随时更换,保持外耳、鼻的局部清洁。

(3)有脑脊液鼻漏者禁忌鼻饲、鼻内滴药和鼻腔吸痰等操作,以免引起颅内感染。

(4)避免用力咳嗽、打喷嚏、擤鼻涕、用力排便等动作,防止发生颅内感染和积气。切忌手掏、堵塞鼻腔和耳道。

(5)观察和记录脑脊液漏的漏出量:于鼻前庭或外耳道口放置一干棉球,随湿随换,记录24 h浸湿的棉球数以估计漏出液是否逐天减少。

3.出院指导

(1)颅骨骨折达到骨性愈合需要一定时间,线性骨折,一般成人需2~5年,小儿需1年。

(2)若有颅骨缺损,可在伤后半年左右做颅骨修补术,期间注意避免局部碰撞,保护骨窗。

(3)癫痫的预防和处理参见神经外科功能性疾病的护理中癫痫的护理。

(4)合并颅神经损伤的指导如下。

视神经损伤卧床休息,勿单独下地活动;勿用手揉眼睛、按压眼球;定期检查视力、视野,保护角膜。面神经损伤颜面神经麻痹时,患侧眼睛无法闭合或闭合不全,必要时使用眼罩,或遵医嘱使用眼药水。切忌用手揉擦、接触眼睛,进食要避免误吸,保持口腔清洁。嗅神经损伤一般不会影响正常工作和学习,积极进行原发病的治疗和康复。听神经损伤进行有目的、有计划的听觉功能训练。语言交流障碍者可根据失语不同类型及程度,采用渐进法进行训练。

(5)3~6 个月门诊复查,如原有症状加重、不明原因发热应及时就诊。

二、脑损伤的护理

脑损伤是指脑膜、脑组织、脑血管以及脑神经的损伤。脑损伤根据病理改变的先后分为原发性脑损伤和继发性脑损伤。原发性脑损伤,指暴力作用于头部后立即发生的脑损伤,主要有脑震荡、脑挫裂伤等;继发性脑损伤,指头部受伤一段时间后出现的脑受损病变,主要有脑水肿和颅内血肿等。本节重点介绍颅内血肿的护理。

(一)定义/概述

颅内血肿是颅脑损伤中最多见且最危险的继发性病变,包括硬脑膜外血肿、硬脑膜下血肿和脑内血肿。颅内血肿的主要危害是压迫、推移脑组织,引起进行性颅内压增高,形成脑疝,危及患者生命。其中除少数出血速度慢、血肿体积小、代偿能力强及脑水肿肿胀反应轻者外,一般均需及时施行手术清除血肿。

1. 根据血肿的来源和部位分类

(1)硬脑膜外血肿:出血积聚于颅骨与硬脑膜之间。

(2)硬脑膜下血肿:出血积聚在硬脑膜下腔,是最常见的颅内血肿。

(3)脑内血肿:出血积聚在脑实质内,有浅部和深部血肿两种类型。

2. 根据血肿引起颅内压增高及早期脑疝症状所需时间分类

(1)急性型:3 d 内出现症状。

(2)亚急性型:3 d 至 3 周之内出现症状。

(3)慢性型:3 周以上才出现症状。

(二)评估/观察要点

1. 评估

患者神志、瞳孔、生命体征及肢体活动情况。

2. 专科情况

(1)血肿位于后颅凹者,注意观察呼吸变化、后枕疼痛、呕吐等情况,硬膜外血肿者有无中间清醒期或意识好转期。

(2)评估有无剧烈头痛、频繁呕吐或躁动不安等颅内压增高或脑疝先兆症状。

(3)评估是否存在局灶性体征(如偏瘫、失语、癫痫)及发生时间。

3. 观察

观察有无颅内出血、肺部感染、脑疝并发症的发生。

(三)护理措施

1. 术前护理

(1)病情观察:严密观察患者生命体征、意识、瞳孔及肢体活动情况。

(2)绝对卧床休息,床头抬高 30°,以利于降低颅内压。进行护理操作时动作要轻柔,尽量减少搬动患者。

(3)积极做好手术前患者的各项工作,如剃头、清洁头部皮肤等。

(4)保持呼吸道通畅:持续低流量吸氧,改善脑缺氧。对意识障碍者,应采取平卧位,头偏向一侧,以利于呼吸道分泌物排出,防止呕吐物误吸引起窒息。舌后坠阻塞呼吸道时应放置口咽通气道或用舌钳将舌拉出,必要时可行气管切开或气管插管。

(5)迅速建立静脉通路:对脑疝患者立即静脉快速滴注脱水药物。

2.术后护理

(1)病情观察:严密观察患者意识、瞳孔及生命体征的变化并做好记录。术后 24 h 内易出现颅内再次出血,当患者意识障碍加重,伴脉搏缓慢、血压升高,要考虑颅内再次出血可能,应及时通知医生处理。

(2)体位:术后均应抬高床头 15°～30°,以利于静脉回流,减轻脑水肿,降低颅内压;实施钻孔引流术的患者,应取平卧位或头低脚高卧位 2～3 d,以便充分引流。

(3)引流管的护理:注意引流液量的变化,如果引流量突然增多应考虑颅内再次出血。注意保持引流通畅,避免引流管扭曲受压、打折等阻塞引流管的因素,观察引流液的量、色及性状。

(4)保持出入量平衡:术后注意补液速度不宜过快,根据出量补充入量,输液总量一般不宜超过 1 500 mL,以防止脑水肿的发生或发展。

(5)功能锻炼:术后患者常出现偏瘫或失语,应加强患侧肢体功能锻炼和语言训练。协助患者进行肢体的被动活动,按摩肌肉,防止肌肉萎缩。必要时可与康复科协作进行康复训练。

3.并发症的护理

(1)颅内出血:严密观察生命体征、瞳孔、意识的变化,一旦再次出血,应及时手术治疗。

(2)肺部感染:加强呼吸道管理,定时翻身扣背,保持呼吸道通畅,防止呕吐物误吸引起窒息和呼吸道感染,根据需要将床头抬高 15°～30°。

(3)脑疝:密切观察患者的意识、瞳孔、生命体征及肢体活动的变化,一旦发生脑疝立即静脉快速输入或静脉推入脱水剂如 20%甘露醇注射液、呋塞米注射液等,留置尿管,密切观察尿量及脱水效果。保持呼吸道通畅、吸氧,准备好气管插管、气管切开用物或呼吸机,每 15～30 min 密切观察病情变化。紧急做好术前检查、术前准备,病灶部位、性质明确者,应立即手术。

4.出院指导

(1)注意休息,避免过度劳累。

(2)限制烟酒及辛辣刺激性食物。

(3)避免挠抓伤口,待伤口痊愈(一般一个月)后方可洗头。

(4)形象受损者,可暂时戴帽、戴假发修饰,必要时可行整容、美容术。

(5)3～6 个月门诊复查,如原有症状加重、不明原因发热应及时就诊。

(刘 娜)

第三节 颅骨缺损

颅骨缺损是颅脑外伤和颅脑手术后常见的后遗症,脑组织因为失去了正常颅骨的屏障作用而易受伤,且颅骨缺损能引起各种症状并影响美观,常需颅骨修补成形术。

一、观察/评估要点

（1）评估颅骨缺损区情况,如脑组织膨出时的大小、硬度等。

（2）评估有无头痛、呕吐等颅内压增高的表现。

（3）观察头皮有无波动感,是否发热,局部是否有红、肿、热、痛等炎症表现。

（4）观察有无皮下积液、头皮感染、癫痫并发症的发生。

二、护理措施

（一）出院指导

（1）切口的观察及护理:注意切口有无肿胀、压痛以及植片有无浮动;注意有无排异反应等情况。注意敷料有无松动,如有少量积液应加压包扎,量多时应做好积液抽吸的配合工作。

（2）皮下积液:嘱患者勿抓摸头部,保持敷料清洁干燥,防止切口感染。发现敷料松动、渗出应及时更换,并注意无菌操作;观察切口有无红肿及头皮波动感,报告医生及时处理。

（3）头皮感染:密切观察感染征象,遵医嘱正确使用抗生素;协助医生及时处理,严格无菌操作,必要时手术取出植入骨瓣。

（二）出院指导

1.休息与活动

避免用脑过度,保证睡眠,生活规律,饮食营养应全面;肢体功能障碍者教会其功能锻炼的方法,回家后继续坚持锻炼;钛网修补的患者,因为钛是一种轻金属,可导热,告知其不应在高温环境下长期工作,夏天外出应戴遮阳帽,头部不可长时间暴晒。

2.专科指导

拆线后 3 周内不能洗头,避免抓破修补部位皮肤发生感染。在未达骨性愈合之前注意局部保护,外出时可佩戴帽子保护切口,避免头顶重物,避免碰撞头部以防骨瓣错位及骨折。

3.复诊

术后 1 月、半年、1 年应分别复查 CT,查看植入后的颅骨骨瓣有无异常及生长情况。

（刘　娜）

第四节　颅内肿瘤

一、脑膜瘤的护理

脑膜瘤是起源于脑膜及脑膜间隙的衍生物,发病率占颅内肿瘤的 19.2%,居第 2 位,女性:男性为 2:1,发病高峰年龄在 45 岁,儿童少见。50% 位于矢状窦旁,另外大脑凸面,大脑镰旁者多见,其次为蝶骨嵴、鞍结节、嗅沟、小脑桥脑角与小脑幕等部位,生长在脑室内者很少,也可见于硬膜外。

（一）评估/观察要点

（1）评估有无头痛、呕吐、视力减退等颅内压增高的症状以及有无癫痫发作史和精神症状。

（2）观察有无颅内出血、癫痫并发症的发生。

(二)护理措施

1.癫痫

癫痫常发生于肿瘤位于或靠近大脑中央前后区的患者,特别是术前有癫痫发作史的患者。

(1)术后给予抗癫痫治疗,术后麻醉清醒前可给予苯巴比妥钠 0.1g 肌内注射,直至患者能口服抗癫痫药物。

(2)癫痫发作时加强护理,防止意外损伤。参见本章第八节神经外科功能性疾病的护理中癫痫的护理。

2.颅内出血

颅内出血为术后最严重的并发症,如未及时发现和处理可导致患者死亡。术后 48 h 内,特别注意患者的意识、瞳孔、生命体征及肢体活动的变化。

如患者出现 GCS 评分下降、脉缓、血压升高、瞳孔不等大、偏瘫或颅内压显著升高表现,提示颅内出血,应立即报告医生,遵医嘱行脱水治疗的同时及早行 CT 复查,及时发现出血,及早手术处理。

(三)出院指导

1.饮食指导

嘱患者加强营养,进食高热量、高蛋白(鱼肉、鸡蛋、牛奶、豆浆等)、富含纤维素(韭菜、麦糊、芹菜等)、维生素饮食(新鲜蔬菜、水果等)、低脂肪、低胆固醇饮食。少食动物脂肪腌制品。限制烟酒浓茶、咖啡、辛辣等刺激性食物。

2.用药指导

遵医嘱按时、按量服药,不可突然停药、改药及增减药量(尤其是抗癫痫药,抗炎、脱水及激素类药物),以免加重病情。

3.休息与活动

适当休息,1~3 月后可恢复一般体力活动。鼓励患者树立信心,保持情绪稳定。适当参加社会活动,消除思想顾虑。行动不便者需有专人陪伴,以防跌伤。肢体活动障碍者,加强肢体功能锻炼。

4.复诊指导

3~6 月后门诊复查,如出现原有症状加重;头痛、头晕、恶心、呕吐、抽搐;不明原因持续高热;肢体乏力、麻木;手术部位有发红、积液、渗液等应及时就诊。

二、胶质母细胞瘤的护理

胶质母细胞瘤位于皮质下,呈浸润性生长,常侵犯几个脑叶,并侵犯深部结构。

发生部位以额叶最多见,其他依次为颞叶、顶叶,少数可见于枕叶/丘脑和基底节等。

(一)评估/观察要点

(1)评估有无头痛、呕吐、视力减退等颅内压增高的症状。

(2)评估有无癫痫发作史。

(3)评估有无淡漠、痴呆、智力减退等精神症状。

(4)评估有无偏瘫、偏盲、偏身感觉障碍及失语等肿瘤侵犯性破坏脑组织后造成的一系列局灶症状。

(5)观察有无癫痫、感染、颅内出血等并发症的发生。

(二)护理措施

1.术前护理

精神症状患者对外界的反应较为敏感,在交谈中对患者态度要诚恳、和蔼,做好耐心、细致的解释,以建立良好的护患关系。患者兴奋、狂躁时应尽量避免环境的不良刺激,如保持病室安静、安排陪护。同时加强巡视,指导陪护人员注意安全防护措施,防止患者自伤及伤人。

2.并发症的护理

发生肺部感染时,合理使用抗生素,鼓励患者咳嗽排痰,以增加肺活量,随时清除口鼻腔分泌物,保持呼吸道通畅;对咳嗽反射减弱或消失、痰多且黏稠不易抽吸者,吸痰前先行雾化吸入;呼吸道梗阻者应做气管切开。

三、垂体腺瘤的护理

垂体腺瘤是来源于腺垂体的良性肿瘤,是常见的颅内肿瘤之一。本病以青壮年多见,儿童仅占 10%。目前国际上将垂体腺瘤分为功能型和无功能型两类。功能型垂体腺瘤主要类型有:垂体泌乳素(PRL)腺瘤;垂体生长激素(GH)腺瘤;垂体促肾上腺皮质激素(ACTH)腺瘤;垂体促甲状腺激素(TSH)腺瘤;促性腺激素腺瘤;其他。

根据肿瘤的大小,将垂体腺瘤分为 3 类:微腺瘤≤1 cm,大腺瘤 1~3 cm,巨大腺瘤≥3 cm。

(一)评估/观察要点

(1)评估有无头痛、呕吐等颅内压增高的症状。

(2)评估有无视力、视野的改变。

(3)评估有无闭经、溢乳、不孕不育、巨人症、面容改变、肢端肥大、高血压、向心性肥胖、满月脸、饥饿、多食、多汗、畏寒、性欲下降等内分泌功能的改变。

(4)观察有无颅内出血、尿崩症、脑脊液鼻漏及垂体功能低下并发症的发生。

(二)护理措施

1.术前护理

(1)为预防术后切口感染,经口鼻蝶窦垂体腺瘤切除术患者,术前 3 d 常规使用漱口液漱口,氯霉素或呋麻滴鼻液滴鼻,每天 4 次,每次 2~3 滴,滴药时采取平卧仰头位,使药液充分进入鼻腔。

(2)患者有视力、视野障碍者外出时有专人陪伴。

(3)皮肤准备:经口鼻蝶窦垂体腺瘤切除术患者需术前 1 d 剪鼻毛,并清洁鼻腔,应动作轻稳,防止损伤鼻黏膜而致鼻腔感染。观察有无口鼻疾患,如牙龈炎、鼻腔疖肿等。并行大腿股内侧备皮 10~20 cm,以备手术中取皮下脂肪填塞蝶鞍。对于开颅肿瘤切除术的患者术日晨剃头。

(4)经口鼻蝶窦垂体腺瘤切除术者指导其术前练习张口呼吸。

(5)术前用药:术前 1 d 及术日晨给予 5% 葡萄糖注射液 500 mL＋氢化可的松 100 mg 静脉滴注。同时注意观察患者是否出现面色潮红、心率加快等症状,若有则减慢滴速,症状可缓解。

(6)心理护理:当患者出现头痛、呕吐、视力障碍、内分泌功能紊乱所致容貌和体型改变、性功能改变、溢乳时;患者产生恐惧、抑郁、焦虑和自卑心理时,护理人员应主动关心安慰患者,与患者及其家属及时交流,了解患者的心理反应。针对不同的原因给予相应的护理干预,对患者出现的不适感,给予相应的治疗护理,以减轻不适反应。

(7)物品准备:备好量杯及咸菜、橘汁、香蕉等含钾、钠高的食物。

2.术后护理

(1)经口鼻蝶窦入路手术患者护理如下。

体位:术后平卧位,拔出鼻腔填塞纱条后,若无脑脊液鼻漏,2～3 d可取半卧位。若有脑脊液鼻漏,待漏液停止后2～3 d可半卧位。

切口护理:如无脑脊液鼻漏者术后3 d左右拔除鼻腔引流条。如有鼻漏,术后5 d左右拔除鼻腔引流条。拔除鼻腔引流条后勿用棉球或纱布堵塞鼻腔。

口腔护理:由于口腔内有伤口,应每天做口腔护理,保持口腔内的清洁。由于术后用纱条填塞鼻腔止血,患者只能张口呼吸,易造成口腔干燥,此时应用湿纱布覆盖口唇,保持口腔湿润,减轻不适。

(2)并发症的护理如下。

颅内出血:常在术后24 h内发生。患者出现意识障碍、瞳孔及生命体征变化以及视物不清、视野缺损等提示有颅内出血可能,应及时通知医生处理。

尿崩症:易诱发高钠/低钠血症。患者表现为烦渴多饮,24 h尿量＞4 000 mL,或每小时尿量＞250 mL持续2 h,尿比密＜1.005。护理时应准确记录24 h出入量及每小时尿量,当患者尿量＞250 mL/h(儿童＞150 mL/h),尿比密＜1.005时应通知医生遵医嘱用药控制尿量;观察患者皮肤弹性、意识、生命体征变化。

患者表现为意识淡漠,系因出现高钠/低钠血症所致;鼓励低钠患者进食含钠高食物,如咸菜、盐开水。高钠患者多饮白开水,利于钠离子排除;按时输液,禁止摄入含糖液体,防止渗透性利尿,加重尿崩。

脑脊液鼻漏:由于术中损伤鞍隔所致。脑脊液鼻漏常发生于术后3～7 d,在拔除鼻腔填塞纱条后,观察患者鼻腔中有无清亮液体流出。因脑脊液含有葡萄糖,可用尿糖试纸检测,如呈阳性则提示有脑脊液鼻漏。

垂体功能低下:患者出现嗜睡、意识不清、体温不升、血压下降,及时通知医生给予激素替代治疗,并定期复查激素水平来指导用药。

(三)出院指导

1.专科指导

(1)教会患者观察记录出入量的方法,以便及时发现尿崩症。

(2)视力障碍者,注意防止烫伤、摔伤。

(3)垂体功能障碍患者遵医嘱坚持激素替代治疗,切不可随意漏服、更改剂量及间隔时间,更不可因症状好转而自行停药。

2.复查

术后3～6月门诊复查,若出现原有症状加重或头痛、呕吐、视力下降、尿崩症等异常时及时就诊。

四、听神经瘤的护理

听神经瘤起源于听神经鞘,是一种典型的神经鞘瘤,为常见的颅内肿瘤之一。

(一)评估/观察要点

(1)了解患者起病方式或主要症状。

(2)评估有无耳鸣、听力下降等前庭、耳蜗功能障碍症状。

(3)评估有无头痛、呕吐、复视视神经盘水肿等颅内压增高的症状。

(4)评估有无面部疼痛、抽搐、感觉减退、周围性面瘫等邻近颅神经受损的症状。

(5)评估有无动作不协调、走路不稳等小脑压迫症状。

(6)观察有无角膜炎、角膜溃疡,后组颅神经损伤等并发症的发生。

(二)护理措施

1. 术前护理

头昏、眩晕、平衡障碍者:嘱患者尽量卧床休息,不单独外出。病房设施简洁,保持地面干燥,以防患者跌倒或碰伤。避免大幅度摆动头部。耳鸣听力下降者:应保持环境安静,尽量减少或避免噪音。护理人员应关心、安慰患者,主动与其进行交流,与患者交谈时应有耐心,尽量靠近患者,并站在健侧,必要时重复谈话内容。

2. 术后护理

面瘫:观察患者能否完成皱眉、上抬前额、闭眼、露齿及鼓双颊等动作,并观察双侧颜面是否对称。对于患者因口角歪斜、进食不便流涎而表现的不良心理特征,做好耐心解释和安慰工作,尽量缓解其紧张的心理状态。加强眼部保护,日间滴抗生素眼药水,夜间涂眼药膏,以防止暴露性角膜炎。勿用冷水洗脸,可用温湿毛巾热敷面瘫侧(2~3 次/天),以改善血液循环。指导患者进行自我按摩,表情动作训练,并配合物理治疗,以促进神经功能恢复。同时,还应加强口腔护理,保持口腔清洁,注意随时清除口角分泌物,防止发生口腔感染。

平衡功能障碍:嘱患者不要单独外出,以防摔伤。主动关心、照顾患者,可给予必要的解释和安慰,加强心理护理。保持房间地面清洁、干燥、清除障碍物,以避免摔伤。指导患者进行平衡功能训练时,应循序渐进,从坐位到站立平衡,再到行走训练,并给予支持和鼓励,增进患者康复的信心。

面部带状疱疹:常因潜伏在三叉神经内的病毒被激发,活化后可沿感觉神经通路到达皮肤,引起该神经区域病毒感染所致。应予镇痛、抗病毒处理,局部保持干燥。

3. 并发症的护理

(1)角膜炎、角膜溃疡:术后伴有面神经、三叉神经损害,眼睑闭合不全,易发生角膜溃疡,严重者有造成失明的危险。必要时滴眼药水和药膏,戴眼罩,甚至通知医生行眼睑缝合术,以保护角膜。

(2)后组颅神经损伤:有后组颅神经损伤者伴有声音嘶哑、呛咳,术后三天暂禁食,必要时给予鼻饲饮食,防止呛咳引起误吸。有咽反射减弱或消失,可发生吞咽困难,咳嗽无力,患者主动排痰困难,需按时翻身、叩背、随时吸痰,定时雾化吸入,防止呼吸道阻塞和肺炎的发生。

4. 出院指导

(1)饮食指导:嘱患者加强营养。进食高热量、高蛋白、富含纤维素、维生素饮食,避免食用过硬不易咬碎或易致误咽的食物,不要用吸管进食饮水,以避免误入气管引起呛咳、窒息。

(2)专科指导:合并神经功能缺损的患者,术后半年至一年可有部分恢复,可选择必要的辅助治疗,如高压氧、针灸、理疗、中医药等。听力障碍的患者尽量不单独外出,以免发生意外,必要时可配备助听器,随身携带笔纸。步态不稳者继续进行平衡功能训练,外出专人陪同,防止摔伤。遵医嘱按时滴用氯霉素眼药水。眼睑闭合不全者,外出时需佩戴墨镜或眼罩保护,以防阳光和异物的伤害;夜间睡觉时可用干净湿手帕覆盖或涂眼膏,以避免眼睛干燥。并发面瘫、声音嘶哑而产生悲观心理者,家人及朋友应鼓励其正视现实,安慰开导患者,鼓励参加社会活动,消除负面心理。

(3)复诊:术后 3~6 个月门诊复查,如原有症状加重随时就诊。

五、脑干肿瘤的护理

脑干位于颅后窝,由中脑、脑桥、延髓三部分组成,是生命中枢的所在地,主管呼吸、心跳、意识、运动、感觉等。曾经脑干被视为手术禁区,近年来随着显微外科手术的发展,发现脑干有很大的可塑性,包括形态和功能。

(一)评估/观察要点

(1)评估患者的意识状态及有无呼吸功能障碍。

(2)评估有无复视、眼球外展运动障碍、面瘫及面部感觉减退、听力减退、眼球震颤眩晕、声音嘶哑、吞咽困难、对侧肢体瘫痪等神经功能障碍的表现。

(3)观察有无呼吸障碍、上消化道出血等并发症的发生。

(二)护理措施

1. 术前护理

心理护理:脑干是机体生命中枢所在,患者对疾病本身以及手术后的效果产生顾虑与恐惧。应向患者耐心地讲解脑干疾病相关知识,积极传达疾病信息,如介绍相关的病例、寻找相同疾病手术后的患者互相进行交流、向患者讲述手术前后的准备以及必要性,使其能理解和配合。

2. 术后护理

(1)体位:手术切口在后枕部,患者只能取侧卧位。为患者摆放体位时,于肩下放一软枕,使颈部伸直,以保持呼吸道通畅,减少呼吸困难。翻身时保持头、颈、躯干在同一水平线上,防止扭曲颈部,导致呼吸困难或呼吸骤停。

(2)饮食护理。①早期禁食:脑干手术后由于肿瘤的影响及手术的创伤造成后组颅神经麻痹或损伤,患者可能存在有吞咽困难及咳嗽反射降低,易出现严重的误吸甚至窒息。加之手术当天麻醉药物的作用,造成患者的呕吐,更加重了误吸的危险性,手术当天要严格禁饮食。②鼻饲流质:术后第 2 d,如患者不能自行进食,应给予鼻饲饮食,以提高机体的抵抗能力,促进身体的早日康复。

3. 并发症的护理

(1)呼吸障碍:脑干是重要的呼吸中枢,肿瘤浸润及手术的牵拉损伤均可造成呼吸功能障碍,患者表现为呼吸慢而浅,从而导致缺氧。在护理过程中,需严密监测呼吸及 SpO_2 的变化。当呼吸出现异常或 SpO_2 降低时,应嘱患者进行深呼吸,或给予间断的人工辅助呼吸。尤其是术后前几日内,由于夜间迷走神经兴奋,可导致睡眠呼吸暂停,应立即给予纠正。严重呼吸障碍的患者,若呼吸不规律,潮气量不足则应用呼吸机进行机械辅助通气。

(2)上消化道出血:患者出现消化道溃疡出血,常为手术应激性反应,可发生于术后 24 h 内,多数患者在术后 4~5 d 出现。轻者 24 h 左右自动停止,重者可持续 2~3 个月,严重者因大出血导致休克或胃穿孔死亡。为防止胃肠道出血的发生,术后常规给予抑制胃酸分泌的药物,如奥美拉唑、兰索拉唑等静脉滴注。应密切观察消化道情况,如患者出现恶心、呕吐、腹胀,甚至呕吐物及大便为咖啡色或鲜血样时应立即报告医生。遵医嘱予以止血药物如酚磺乙胺、凝血酶等。

4.出院指导

(1)带鼻饲管出院者,指导患者家属如何鼻饲以及选择营养丰富、高蛋白、高维生素的鼻饲食物,如牛奶、鸡汤、鱼汤、新鲜的果汁等。

(2)指导家属做好家庭安全保护,以防止摔倒等外伤的发生。

(3)嘱患者如出现吞咽困难、呼吸节律、肢体运动、构音障碍等症状加重的现象及时到医院就诊,以免延误病情。

(4)术后 3~6 个月到医院进行复查。

(刘　娜)

第五节　冠状动脉粥样硬化性心脏病

冠状动脉粥样硬化性心脏病(atherosclerotic coronary artery disease,CAD)简称冠心病,是冠状动脉内膜脂质沉着、局部结缔组织增生、纤维化或钙化,形成粥样硬斑块,造成管壁增厚、管腔狭窄或阻塞,使冠状动脉血流不同程度地减少,心肌血氧供应与需求失去平衡而导致的心脏病,主要侵犯冠状动脉主干及其近段的分支。

一、护理评估

1.症状评估

①疼痛的评估:患者是否有心绞痛发作史,发作时疼痛的部位,是否有放射痛;疼痛持续的时间,休息或含服硝酸甘油片后有无缓解;发作的频率,疼痛是否有诱发因素。②心肌梗死的评估:评估患者是否出现严重、压榨性的胸痛并向他处放射,持续时间在 30 min 以上,且硝酸甘油不能缓解;胸痛的出现是否与运动无关,是否伴有大汗、恶心、呕吐、心搏加快、心律失常,甚至出现心力衰竭等症状。

2.体征评估

评估患者有无心率增快、心律失常或有无高血压;有无心力衰竭等征象。症状未发作时可无特殊体征。

3.日常生活形态

了解患者是否吸烟,是否喜欢吃胆固醇高及动物脂肪高的食物,如蛋黄、动物内脏、鸡、鸭皮等;是否超过理想体重。

4.既往健康状况

患者是否有糖尿病、原发性高血压、慢性阻塞性支气管炎及下肢血管病等慢性疾病;是否系统地进行过治疗和用药情况。

5.辅助检查

①心电图检查:是对冠心病很有诊断价值的一种方法。静息心电图 S-T 段水平下移或下

斜形压低说明心肌缺血，ST 段弓背升高则揭示急性心肌梗死，陈旧性心肌梗死时出现病理性 Q 波。运动试验是确定心肌缺血的重要手段，S-T 段压低＞1 mm 以上为运动试验阳性，揭示冠心病存在。运动时明显 S-T 段压低或伴有低血压，常是左主干或三支病变等严重冠状动脉狭窄表现，也说明单纯内科治疗预后不良。②超声心动图检查：主要用于估测左心室功能及是否有节段性心室壁运动异常，心脏各瓣膜功能，同时也用于鉴别瓣膜乳头肌功能状态，室壁瘤室间隔穿孔等心肌梗死后并发症的存在。③选择性冠状动脉造影及左心室造影检查：是显示冠状动脉解剖及病理改变，明确诊断的最可靠的方法，可准确了解动脉狭窄及阻塞部位、程度、范围、病变远端冠脉血流通畅状况和侧支循环情况。为手术适应证的选择和手术方案的制订提供可靠依据。

6. 心理评估

患者对疾病的认识和对康复的期望值如何，家属对疾病的态度和此次手术的经费问题，以便有针对性地进行疏导。

二、治疗原则

1. 非手术治疗

一般治疗包括休息、吸氧、监护等；解除疼痛；溶解血栓疗法；消除心律失常；治疗心力衰竭和控制休克。

2. 介入治疗

经皮冠状动脉腔内成形术(PTCA)及冠脉内支架植入术。

3. 手术治疗

体外循环下冠状动脉旁路移植术和非体外循环下冠状动脉旁路移植术。

三、常见护理问题

(1)恐惧。

(2)有生命体征改变的可能。

(3)潜在并发症：出血、低心排出量综合征、心律失常。

(4)呼吸型态的改变。

(5)知识缺乏。

(6)活动无耐力。

四、护理措施

(一)非手术治疗及术前护理

1. 心理护理

既往心绞痛时产生的濒死感，使患者处于恐惧之中。此外，看到医护人员紧张的抢救工作以及身处陌生的、充满仪器的监护室也易使患者由此产生不安，以及对手术的担心、焦虑等情绪反应，护士应注意观察了解，及时疏导并强调避免情绪激动的重要性。减轻患者的思想负担，避免精神紧张诱发急性心肌梗死。

2. 饮食

指导患者正确饮食，避免饮食不当而增加心脏负担。嘱患者少食多餐，宜低脂、高维生素饮食同时控制钠盐的摄入，肥胖、糖尿病患者要控制食物总热量的摄入。

3.体位

心绞痛发作时绝对卧床休息,以后据患者病情、耐力情况逐渐增加活动量。

4.术前指导

指导患者学会手术后必须施行的活动,如训练有效的咳嗽、深呼吸、腹式呼吸、翻身及肢体的运动等有利于减少术后并发症。

(1)深呼吸训练:手术后正确的呼吸方式是横膈-腹部的呼吸。指导患者取坐位或仰卧位,屈膝以放松腹部肌肉,双手放于腹部中的外侧,经鼻吸气使上腹部向外膨胀,用嘴呼气并收缩腹肌将气体排出。

(2)咳嗽训练:患者取坐位或半卧位,上身稍向前倾,双手手指交叉按在胸壁伤口部位,咳嗽时以手支托伤口,令患者做1个深呼吸,张嘴将气呼出。然后,连作3次短呼吸,干咳1声,嘴保持微张,快速深呼吸后用力咳嗽1~2次。

(3)腿部运动:下肢肌肉运动包括肌肉压缩运动,收缩小腿(腓肠肌)和大腿的肌肉运动持续几秒钟再放松,如此重复至少做10次。股四头肌训练,膝关节弯曲90°至足掌平踏在床面上,再将小腿伸直置于床上,至少重复5次。

(4)翻身和起床:在床上移动和翻身以预防肺部并发症和压疮的发生,并能刺激肠蠕动减少腹胀。指导患者利用床栏翻身和由床上坐起,以减轻伤口受牵拉。翻身时,先转向一侧,上面的腿弯曲并在两腿间垫以枕头支托。

5.病情观察

(1)呼吸道准备:术前3周戒烟,合并呼吸道感染或呼吸功能不全者,应配合医生完成相应的治疗,以控制感染、改善呼吸功能。

(2)测上下肢血压:如发现双侧上肢血压不同,可能提示一侧锁骨下动脉狭窄,则不宜选该侧乳内动脉作桥血管;下肢血压低,股、足背动脉细弱,要考虑股动脉病变的可能(如夹层动脉瘤),行主动脉内球囊反搏术时要注意。

(3)了解下肢大隐静脉有无曲张,避免下肢静脉输液;如选用桡动脉,应避免在该处采血做血气检查。

6.用药护理

术前遵医嘱适当应用β受体阻滞剂、降压药以及冠状动脉扩张等药物,控制血压在正常范围,心率维持在60~80次/分钟。对糖尿病患者,术前监测血糖变化,控制空腹血糖在7.5 mmol/L以下。

7.保证充分休息和睡眠

术前1日建议患者少会客和避免紧张。睡前遵医嘱予以镇静药物,使患者得到充分睡眠。

8.介入治疗的护理

①持续 ECG 监护24 h,严密观察心率、心律等生命体征,注意有无心绞痛发作,ECG 有无缺血性改变及心肌梗死,严重心律失常等并发症。②监测血压的变化,冠状动脉介入治疗后患者血压多较术前有不同程度的下降,所以术后应维持收缩压在100 mmHg 以上或与术前持平。血压过低易增加支架内血栓形成的机会。③注意观察穿刺部位有无出血、渗血和皮下血肿形成,足背动脉搏动是否正常等。④遵医嘱持续静脉滴注硝酸甘油及口服钙拮抗剂及适量镇静剂,以防冠状动脉痉挛。遵医嘱予以抗凝治疗,并观察患者全身及穿刺部位有无出血及渗血。⑤6 h 后拔除血管鞘,应于血管鞘周围注射少量局麻药,以防止拔管时疼痛刺激引起迷走

神经张力增高而造成患者心动过缓、低血压、虚脱等情况的出现。⑥48 h 后如病情允许,可鼓励患者下床活动。

(二)术后护理

1.心理护理

CABG 的患者大多数年龄偏大,术后在 ICU 期间,面对陌生的设备和环境极易产生认知障碍(如错觉、幻觉、时间感觉障碍、谵妄)等精神症状。医护人员要给予患者悉心的照顾,尊重患者。各种操作尽量集中处理,动作轻柔并适当给予镇静药物。对思想负担较重的患者,术后易出现焦虑、抑郁、烦躁甚至绝望等情绪变化。护理人员应观察此类患者的情绪反应,尊重并理解其感受,对其进行开导鼓励,增强战胜疾病的信心。

2.饮食

术后拔除气管插管后 2～3 h,无呕吐者即可给患者进水,24 h 后则可逐渐恢复普通饮食。指导患者进食高蛋白、低脂肪、高维生素的饮食。肥胖、糖尿病患者要控制食物总热量的摄入。对于气管插管时间长等情况不能进食的患者,从术后第 3 日起开始遵医嘱静脉给予脂肪乳剂、氨基酸,糖的补充根据血糖水平而决定,或留置胃管鼻饲。

3.体位

斜坡卧位,以利呼吸和引流;抬高取血管侧肢体,以改善静脉回流,减轻患侧肢体水肿。

4.病情观察

(1)镇静、保温:术后镇静、止痛,能减轻患者术后应激反应引起的高血压、心率增快,从而减少心肌氧耗。遵医嘱应用异丙酚 5～15 mg/h 静脉泵入。术后早期维持适当的体温(37 ℃),有助于减轻应激反应的程度。

(2)维持循环稳定:观察神志、皮肤色泽、四肢温度、脉搏强弱、静脉充盈情况及尿量。患者清醒、安静,四肢温暖,脉搏洪大表示心排出量足够;四肢厥冷、黏膜苍白、少尿,常指示细胞灌注不足。循环不稳定,特别是低血压或高血压未及时纠正,容易引起围术期心肌梗死。故术后应严密监测动脉压、中心静脉压(CVP),重危患者放置 Swan-Ganz 漂浮导管测量心排出量。维持 CVP6～12 mmHg,肺毛细血管楔压(PCWP)10～15 mmHg,血细胞比容＞30％,血红蛋白 100g/L 以上。术后早期出现的高血压,需遵医嘱及时应用血管扩张剂硝普钠或硝酸甘油,并给予适当镇静。术后维持适合患者自身的血压(即要参考术前的基础血压),对术前合并高血压者术后血压控制在不低于术前血压 20～30 mmHg 为宜。

(3)积极防治心律失常:术后心电监测固定一个 R 波向上的导联,并每日描记 18 导联 ECG 1 次。及时观察各种原因引起的心肌缺血,T 波及 S-T 段改变和各种心率、心律等异常。冠状动脉旁路移植术后,常见的心律失常有房性期前收缩、房颤和室性期前收缩,可能是由于心肌缺血、低血钾、酸中毒和再灌注损伤等所致。术后应及时进行血气分析及血清电解质的监测,特别注意纠正低血钾、低氧血症和酸中毒。拔除气管插管后,可遵医嘱口服 β 受体阻滞剂以预防室上性心动过速,心率最好控制在 60～80 次/分钟;对多发室性期前收缩及时给予利多卡因或胺碘酮。

(4)呼吸道管理:CABG 术后早期死亡的重要原因之一是肺功能衰竭。因该类手术患者术前往往就有不同程度的老年性慢性支气管炎或通气功能障碍,所以应特别注意对呼吸功能的监测和支持:术后常规辅助呼吸 6～8 h,以减轻心脏做功和提高氧供;如血氧分压低,可加用 0.49 kPa(5 cmH₂O)的 PEEP。循环稳定、血气正常、肌力恢复正常后可脱离呼吸机。如拔

除气管插管后 PO_2 低，可采用鼻塞和面罩给氧。加强呼吸系统管理，协助翻身、叩背，指导患者主动咳嗽咳痰，保持呼吸道通畅，预防肺不张的发生。

5.潜在并发症的观察

(1)围术期心肌梗死：术后局灶性心肌梗死对患者影响较轻或不易被发现。严重时能引发低心排出量综合征或心律失常。所以术后应注意：观察有无心绞痛发作，如出现无原因的心率增快，血压下降；全导联 ECG 示有 S-T 段及 T 波的改变或出现心肌梗死的 ECG 特征；肌钙蛋白检查升高等。处理：梗死范围小，无其他临床表现，不需特殊处理；梗死范围大，有低心排出量综合征表现者，按低心排出量综合征处理。

(2)出血：心血管外科术后出血是较常见并发症，发生率 3%～5%。做好引流管护理，确保引流管通畅，以防积血残留在胸腔或心包腔内。密切观察引流液速度和颜色。如果引流液浓如血液，出血量不少于 4～5 mL/(kg·h)且连续 4 h 以上不减少，则应警惕术后大出血。大量出血用纤维蛋白原和钙剂等止血作用较强的药物后引流液突然减少，必须警惕急性心脏压塞。

(3)低心排出量综合征：主要表现为左房压和中心静脉压升高，血压低，心率快，末梢凉，尿量<0.5 mL(kg·h)，混合静脉血氧饱和度<60%。其原因是由于术前严重的左室功能不全(LVEF<40%)、缺血性心肌病、巨大室壁瘤、合并严重的瓣膜病，伴有心源性休克的急症手术；术中心肌保护欠佳以及围术期发生心肌梗死。处理：病因处理；积极补充血容量，纠正水、电解质及酸碱平衡紊乱和低氧血症；及时、合理、有效地应用正性肌力药物；经皮主动脉内球囊反搏(IABP)。

6.血糖的监测

冠心病患者常合并有糖尿病，手术本身亦可导致应激性血糖升高。血糖过高可致酮症昏迷及一系列代谢紊乱；过低可致脑细胞能量代谢障碍，出现脑死亡和昏迷。因此，CABG 术后常规检测血糖，以保持血糖稳定。脱离呼吸机前，1～2 h 监测血糖 1 次；拔除气管插管后，每日早、中、晚餐前常规检测。据此调整降糖药或胰岛素用量。

7.患肢的护理

注意观察患肢循环、温度及颜色等情况，抬高患肢 15°～30°。间断被动或主动活动患肢，防止血栓形成。

(三)出院指导

1.合理饮食，控制体重

饮食以低脂肪、高蛋白、低盐(每日食盐量<6g)，不吃或少吃咸菜及腌制品、高纤维素为宜，限制膳食中的高热量食品如脂肪、甜食等，增加水果、蔬菜的摄入。适当增加体育活动，如行走、慢跑、体操等，一般应每日坚持，以达到热量收支平衡控制肥胖的目的。

2.保健

术后一般恢复大约需要 6 周；胸骨愈合约 3 个月。在恢复期内，要避免胸骨受到较大的牵张，如举重物、抱小孩、拉重物、移动箱具等。并应注意以下几点。①保持正确姿势：当身体直立或坐位时，胸部应尽可能挺起，将两肩稍向后展，保持这种姿势在术后早期可能感觉有点不适。但如不这样，以后挺胸站立时，胸部会有被勒紧的感觉。②两上肢水平上抬：可使上肢肌肉保持一定的张力，避免肩部僵硬。出院后的 1 个月内，每日坚持 2 次做两上肢水平上抬是很重要的。③护袜：在恢复期内，穿弹力护袜能改善下肢血液供应，并减少体液在下肢聚集。在手术后 4～6 周内,离床活动时穿上,回到床上休息时再脱下。

3.生活

在术后 2 周左右如自我感觉恢复良好,可以开始做家务劳动,如清理桌面灰尘、管理花木、帮助准备食物等。回家后的头几个星期,应注意安静,避免与伤风感冒或患感染的人接触,避免被动吸烟。

4.服药指导

患者应完全遵照医生指导服用药物,注意以下几点:①要知道服用每种药物的名称和外观;②遵照医生的指导,按时服用药物;③未经医生准许,勿擅自停用或加用药物。

5.复诊

术后 3～6 个月复查 1 次。如出现心绞痛或心功能不全等应及时到医院就诊。

(刘　娜)

第六节　主动脉窦瘤破裂

主动脉瓣窦动脉瘤破裂又名 Valsalva 窦动脉瘤破裂,据报道发病率在东方国家高于西方国家,我国发病率占先天性心脏病的 1%～2%,是一种少见的先天性心脏病。在胚胎发育过程中,由于主动脉瓣窦的基部发育不全,窦壁中层弹性纤维和肌肉组织薄弱或缺失,使主动脉壁中层与主动脉瓣纤维环之间缺乏连续性,造成主动脉瓣窦的基底部薄弱,出生后主动脉血流压力将主动脉瓣窦的薄弱区逐渐外推膨出形成主动脉瘤样突出。最后在伴有或不伴有体力劳动或外伤的情况下发生破裂,即形成主动脉瓣窦动脉瘤破裂。主动脉瓣窦动脉瘤常呈风兜状,顶端有破口,窦瘤破裂多发生在右冠动脉瓣窦,次之为无冠动脉瓣窦,左冠动脉瓣窦则很少见。由于解剖学上的关系右冠动脉瓣窦动脉瘤多破入右心室腔(约占 70%),少数破入右心房腔,而无冠动脉瓣窦动脉瘤多数破入右心房腔(约占 70%),少数破入右心室腔。

一、病因

1.先天性因素

在胚胎发育时期,主动脉窦部组织发育不全,有薄弱部分,合并室缺时,右冠窦邻近的右室漏斗部失去支持,在受到高压血流的冲击即可发生瘤体破裂。室缺可能是窦瘤形成的一个重要因素。

2.后天性因素

目前普遍认为后天性因素还有由于感染性心内膜炎、梅毒等引起的窦瘤破裂。

二、临床表现

主动脉窦瘤(AAS)一般无症状。多在 10～50 岁破裂。男性多见。约 40% 有突发心前区疼痛史,常于剧烈活动时发生,随即出现心悸、气急,可迅速恶化至心力衰竭。较多的患者发病缓慢,劳累后气急、心悸、乏力等逐渐加重,以致丧失活动能力。

(1)未破裂的主动脉瓣窦动脉瘤不呈现临床症状,破裂后才呈现症状。少数患者由于破口甚少,仅有小量左向右分流,很长时间内患者可无自觉症状,这些患者常因心脏杂音而偶然发现,通过超声心动图、右心导管检查及主动脉造影而诊断。

(2)发病年龄多数在20~40岁之间,约有1/3的患者起病急骤,在剧烈劳动时突然感觉心前区或上腹部剧烈疼痛、胸闷和呼吸困难,病情类似心绞痛。病情迅速恶化者,发病后数日即可死于右心衰竭。

(3)多数病例破口较小,起病后可有数周、数月或数年的缓解期,然后呈现右心衰竭症状。

三、辅助检查

1.心电图

电轴左偏、左心室高压、肥大或左、右心室肥大。

2.胸部X线片

心影增大,肺动脉段突出,肺门充血,肺纹理增重。

3.超声心动图

主动脉窦呈局限隆起,波形中断,于舒张期脱入右心室流出道或右心房间隔下缘,二维可示破裂处,多普勒证实分流。

4.逆行升主动脉造影

可确诊,表现为动脉窦扩大畸形,右心室流出道和肺动脉或右心房有造影剂显影。

5.心脏检查

破入右心室的主动脉窦动脉瘤,在胸骨左缘第3、4肋间扪到震颤和听到粗糙Ⅳ级连续性杂音,向心尖传导;破入右心房者则偏向胸骨正中或右缘。周围血管体征为脉压增宽、水冲脉、枪击声等,并可有肝肿大等右心衰竭体征。

四、诊断与鉴别诊断

未破的AAS,一般无自觉症状。其诊断常因为室间隔缺损(VSD)或主动脉瓣关闭不全(AI)的症状而行主动脉造影,或在冠状动脉造影时偶然发现。偶尔因AAS引起右室流出道梗阻或三尖瓣功能异常而使患者就医,男性患者更应怀疑本病,因AAS中80%为男性。AAS破裂的典型症状为突发性胸痛,约95%破入右心系统,产生左向右分流。约20%的患者无明显症状,45%的患者逐渐出现呼吸困难、疲乏、胸痛和周围水肿,约35%的患者表现为急性症状。胸骨左缘可闻及连续性隆隆样杂音,伴有震颤,约半数患者肺部有啰音,并有肝大、腹腔积液、下肢水肿等充血性心力衰竭的体征。脉压增大,股动脉枪击音阳性。

(1)主动脉窦瘤未破裂前一般无症状。

(2)可剧烈活动时突发心前区疼痛,随即出现心悸、气急,迅速恶化至心力衰竭。亦有缓慢发病,劳累后心悸、气急、乏力,逐渐加重至丧失劳动能力。

(3)胸骨左缘3、4肋间震颤和粗糙Ⅳ级连续性杂音,并向心尖传导。可伴脉压增宽、水冲脉、动脉枪击音及肝肿大等右心力衰竭体征。

根据病史、心杂音的性质和传导方向,结合心电图、X线检查和超声心动图可做出诊断。需鉴别诊断的是动脉导管未闭、室间隔缺损伴主动脉瓣关闭不全、冠状动脉瘘、左冠状动脉起源于肺动脉等。逆行性升主动脉造影的特征为右冠状或无冠状动脉窦扩大畸形,右心室流出道和肺动脉或右心房早期显影,可资鉴别。心力衰竭,如不能控制,则尽早手术。

五、治疗

凡确诊为主动脉瓣窦动脉瘤者,无论破裂与否都应施行主动脉瓣窦动脉瘤切除术。对急性破裂者经内科治疗心力衰竭改善后即应尽早施行手术治疗,如心力衰竭未能控制更需早期施行手术。手术在体外循环结合低温和心肌保护下施行直视修补术,患者取仰卧位,胸骨正中切口纵向锯开胸骨,切开心包后在破入心脏表面可触及明显震颤感,必要时作心内探查。心脏切口途径按主动脉瓣窦动脉瘤破入腔室部位或伴发心脏畸形来决定采取右房、右室或主动脉切口。切开心脏显露病变,瘤体呈风兜样壁薄而光滑,顶部有 1 个或几个破口,破裂的动脉瘤有内外两口,内口位于主动脉瓣窦处,纵向剪开瘤壁,距内口 0.3~0.4 cm 处再环形剪除整个囊壁,保留内口周围较坚韧的囊壁组织以便缝合,缝合时先作"8"字连续缝合,然后囊壁两侧再加垫褥式缝合以加固缝线。经主动脉切口途径,可直接自冠状动脉开口灌注停搏液,且可精确检视瓣叶,囊状窦瘤可自右房或右室牵回主动脉内,切除多余瘤壁,窦瘤的切除与缝合方法与上述一致。对合并的嵴上型室间隔缺损,可经主动脉切口或右心室切口予以修补,如伴发主动脉瓣关闭不全,可同时作主动脉瓣成形术或主动脉瓣膜置换术。

六、护理

(一)护理评估和观察要点

(1)神志、面容、精神状况、营养状况。

(2)疼痛的性质、部位、频率、诱因。

(3)体温、脉搏、呼吸及血压的情况。

(4)有无面部、颈部和肩部静脉怒张、咳嗽、气急、吞咽困难、声嘶等征象,活动的耐受情况、体位。

(5)皮肤完整性、出入量是否平衡。

(6)有无感染的症状和体征。

(二)护理措施

1. 术前护理

(1)执行心脏大血管外科疾病患者一般护理常规。

(2)心理护理:积极主动关心患者,消除恐惧感,增强战胜疾病的信心。

(3)执行医嘱,及时完成各项检查。

(4)术前 3d,每日测 T、P、R 4 次,异常者及时告知医师。

(5)术前 1d 配血,并执行各项术前医嘱。

2. 术后护理

(1)24 h 持续动态监测生命体征的变化。

(2)呼吸系统管理:妥善固定呼吸机管道及气管插管,经常听诊两侧肺呼吸音,及时清理呼吸道分泌物。

(3)低心排综合征观察:主要症状有气急、心跳快、低血压、脉细无力、尿少、体温低、发绀等,注意补足血容量、加强扩管强心治疗,维持水电解质及酸碱平衡。

(4)胸腔引流管的护理:保持引流管通畅,每小时记录心包纵膈引流量并注意引流液的性质、浓度和温度,以判断有无活动性出血。

(5)观察意识变化,肢体色泽,温度及运动功能有无障碍。

(三)健康指导要点

(1)加强营养,少量多餐。

(2)注意休息,适量活动。

(3)预防感染。

(4)定期复查,不适随诊。

(四)注意事项

(1)对于急性发病,已有心力衰竭的患者,应积极指导患者配合医护人员做好术前准备,抓住时机,尽快手术。

(2)术后注意维持有效血容量,防止低心排。

(刘　娜)

第七节　肝损伤

一、概述

在腹部创伤中,肝损伤较为常见,占 15%～20%。肝脏是腹腔最大的实质性器官,质地脆而缺乏弹性,周围韧带的固定限制了它的退让余地,尽管位于右侧膈下和季肋深面,受到胸廓和膈肌保护,仍可在肋骨无损伤的情况下发生肝创伤。人自高处坠落,暴力虽未直接伤及肝脏,但仍可因惯性的反冲及应力作用,使肝脏发生严重的撕裂伤。肝脏因病变而肿大或变性时,受外力作用更易受损伤。

肝损伤后常伴有严重的出血性休克,因胆汁漏入腹腔引起胆汁性腹膜炎和继发感染,如处理不及时或不当,后果严重。

(一)病因

肝损伤时,根据腹壁有无穿透,可将其分为开放性损伤和闭合性损伤两种。

1.开放性损伤

因锐性外力,如利刃枪弹或弹片贯穿腹壁而损伤肝脏。

2.闭合性损伤

多因钝性外力,如打击、挤压、车祸、爆震或高处跌伤等原因使肝脏受到间接冲力作用而损伤。

(二)病理

肝外伤的主要病理改变是肝组织破裂出血、胆汁外溢和肝组织坏死。大量出血导致循环血量减少,出现不同程度的休克。呼吸动作可以加重创伤组织撕裂出血。胆汁外渗引起腹膜刺激症状和继发性胆汁性腹膜炎。大量血液和胆汁积聚于第三间隙,引起脉速、电解质紊乱,可能有代谢性酸中毒,肾衰竭和休克肺等。肝中央型破裂系深部实质破裂,肝表层组织损伤不明显,可以形成巨大的肝内血肿,造成较广泛的肝组织坏死和创伤性胆管出血。肝包膜下血肿大小不等,有时可容纳 2 000～3 000 mL 血液。

一般而言,肝右叶遭受创伤的机会较左叶高出 5～6 倍。因右肝膈面向前上方呈穹隆状,且右肝的表面积和体积均较左肝叶大,下胸及上腹部受挤压伤时,右肝呈向上的折力,下胸部肋骨骨折或前腹壁创伤时,肝右叶首当其冲。在所有的肝损伤中,右膈顶部伤占 38%～42%。

(三)临床表现

肝损伤的临床表现取决于肝损伤的病理类型及范围。主要表现是腹腔内出血或休克和腹膜刺激症状。

1.肝表浅裂伤

出血和胆汁外渗不多,甚至无胆汁明显外渗,在短期内多能自行停止,临床上一般仅有上腹部疼痛,可随时间推移症状减轻或消失。

2.中心型肝挫裂伤或贯通伤

多有广泛的肝组织碎裂和肝内较大的胆管及血管断裂,腹腔内较多的出血和胆汁,患者可有不同程度的休克、腹部剧痛、腹肌紧张、腹部压痛,常伴有恶心、呕吐、脉速、面色苍白等。严重肝脏裂伤或合并有大血管损伤时,伤后短期内即出现严重休克及意识不清,腹部逐渐膨隆、脉细速、呼吸困难等,如处理不及时常因失血过多而死亡。

3.肝包膜下血肿和中心型破裂

因血液和胆汁局限在肝包膜下或肝实质内,无腹肌紧张,有时可触及右上腹局限性压痛包块,肝大变形。叩诊肝浊音界扩大,伤员呈进行性贫血。如血肿与胆管相通,可表现为胆管出血;如因肝包膜张力过大而突然破裂,可出现急性腹痛和内出血等症状;如血肿出现继发性感染,则出现肝脓肿的临床表现。除有失血性休克外,腹部有不同程度的肌紧张、压痛和反跳痛、肝区叩击痛以及肠鸣音减弱或消失等腹膜刺激综合征。如腹腔内有大量出血和胆汁,可有明显的移动性浊音。

血液、胆汁刺激膈肌可引起呃逆和右肩牵涉痛。腹腔内大量积血时,直肠指检直肠膀胱陷窝饱满和触痛。肝损伤的同时可伴有右下胸皮肤擦伤和皮下淤血,也可能因肋骨骨折产生皮下气肿,故应注意检查有无其他合并伤,以免延误治疗。

(四)诊断要点

肝损伤的诊断应及时,特别当闭合性肝损伤合并有胸、腹部严重复合伤时,伤势重,病情复杂,应结合受伤的情况、临床表现和各种必要的诊断辅助方法迅速做出判断。

1.超声波检查

超声波检查是诊断肝破裂的首选方法。

2.腹腔穿刺

腹腔穿刺是一种安全、有效和操作简易的诊断方法,阳性率可达 90% 左右。当肝包膜下出血量少时,腹腔穿刺诊断可能有困难。

3.腹腔穿刺

灌洗术对诊断少量腹腔内出血者很有帮助,但临床应用少。

4.实验室检查

定时检查红细胞计数、血红蛋白和血细胞比容、白细胞计数及血清 GPT、GOT 值等,因为 GPT 选择性地在肝内浓缩,损伤后大量释放,所以 GPT 较 GOT 更具有特殊诊断意义。

5.X 线检查

如发现右下胸肋骨骨折、右侧膈肌抬高、肝脏阴影增大变形、升结肠阴影向内侧移位,均提示有肝损伤内出血的可能。

6.其他

如 CT、选择性肝动脉造影、放射性核素肝扫描、MRI 等。对肝内血肿、膈下感染、肝组织缺血坏死、胆管出血、肝脓肿等,常需要借助这些方法作进一步的检查及病灶定位。

(五)治疗

1.手术治疗

严重的肝外伤必须施行手术治疗,抢救的基本原则是及时诊断,加强复苏;早期手术,彻底清创、止血,消除胆汁溢漏和建立通畅的引流,如肝单纯缝合术、肝部分切除术、肝动脉结扎术和选择性肝动脉结扎术等。对于严重肝脏损伤者可急诊施行肝移植术。

2.非手术治疗

指证:①入院时意识清楚;②血流动力学稳定,收缩压在 90 mmHg 以上,脉率低于 100 次/分钟;③无腹膜炎体征;④B 超或 CT 检查确定为轻度肝损伤,且无其他内脏合并伤,可在严密观察下进行非手术治疗。

二、术前护理

(一)护理评估

1.健康史

(1)一般资料:年龄、生活饮食习惯、营养状况等。

(2)发病史:患者伤情及受伤后病情发展经过,包括受伤时间、地点,暴力的性质、大小、速度和作用部位以及就诊前的急救措施等。若伤员神志不清,应询问现场目击者及护送人员。

2.生理状态

(1)局部:疼痛部位、性质,有无腹膜刺激征、其程度和范围;有无肝浊音界变化或移动性浊音;有无肠鸣音减弱或消失,直肠指诊有无阳性发现。

(2)全身:受伤后意识状态、生命体征的变化,有无面色苍白、出冷汗、脉搏细速、血压不稳定等休克征象;有无合并伤等。

(3)辅助检查:血生化检查和 B 超、CT、X 线检查及诊断性腹腔穿刺检查等。

3.心理状态

(1)心理反应:肝损伤大多在意外情况下突然发生,伤口、出血等对视觉的刺激,造成伤者的恐惧和焦虑,有濒死感。伤者及家属损伤后治疗和可能发生的并发症的知晓程度和心理、经济承受能力。

(2)认知情况:伤者及家属对伤情的发展、治疗、护理方法了解情况。

(二)护理诊断

1.体液不足

体液不足与损伤后出血导致有效循环血量减少有关。表现为心悸、血压下降等。

2.疼痛

疼痛与肝外伤有关。主要表现为腹部剧痛、腹肌紧张、腹部压痛。

3.焦虑和恐惧

焦虑和恐惧与意外创伤的刺激、担心伤情预后和剧烈疼痛有关。表现为情绪紧张/表情淡漠、烦躁不安等。

(三)护理目标

(1)患者生命体征平稳,出血被控制。

(2)患者能配合完成应对疼痛的办法,自诉疼痛缓解或可以忍受。

(3)患者自诉恐惧或焦虑程度减轻或消失,情绪稳定。

(四)护理措施

1.急救

肝损伤特别是合并其他脏器损伤时,情况急、病情重,应迅速处理危及患者生命的情况,如心搏骤停、窒息、大出血、张力性气胸等。及时补液、输血是抢救严重肝外伤的重要措施,对已发生休克者应迅速建立静脉通道。给予林格乳酸盐溶液,经中心静脉或大的肢体静脉输入,必要时建立两条静脉通道。因肝外伤可合并下腔静脉损伤,故输液通道应选择上肢静脉。由于低温不利于凝血,可使用加温器使液体升温至 40 ℃输入,血型确定后再输入全血。对开放性损伤者,应妥善处理伤口、及时止血和包扎固定。

2.病情观察及护理

(1)严密观察生命体征的变化:每 15～30 min 观察记录脉搏、呼吸、血压 1 次;及时判断有无意识障碍。注意有无脉压缩小、脉搏减弱,呼吸运动是否受限,有无发热、寒战、四肢湿冷等。

(2)每 30 min 检查记录腹部的症状和体征:注意腹膜刺激征的程度和范围变化,有无恶心、呕吐等消化道症状及呕吐物的性状、数量、气味,肝浊音界有无缩小或消失,有无移动性浊音,有无排气、排便、肠鸣音变化等。

(3)注意观察患者排尿情况,记录尿的颜色、量及性质等。

(4)观察期间患者应绝对卧床休息,不随便搬动,待病情稳定后改为半卧位。同时禁用吗啡类镇痛药物,禁止灌肠,以免掩盖病情。

(5)配合医师动态观察红细胞计数、白细胞计数、血红蛋白和血细胞比容的变化,以判断腹腔有无活动性出血。

(6)观察期间如出现生命体征不稳定;持续剧烈腹痛,并进行性加重,同时伴恶心、呕吐等消化道症状;明显的腹膜刺激征;肝浊音界缩小或消失;腹胀、肠蠕动减弱或消失;腹部出现移动性浊音等情况,应通知医师,并做好紧急手术的准备。

(7)肝损伤初期应禁食,行胃肠减压,待病情稳定,肠蠕动恢复后可拔除胃管,进食流质饮食。禁食期间需及时补充液体,防止水、电解质和酸碱失衡。

(8)做好心理护理,解释手术的必要性,肝损伤后可能出现的并发症、相关的医疗和护理,以取得配合,稳定情绪,消除恐惧心理。

(五)护理评价

(1)患者的血容量是否充足,生命体征是否稳定。

(2)患者对疼痛的处理是否满意,有无疼痛加剧。

(3)患者情绪是否稳定,是否配合治疗和护理。

三、术后护理

(一)护理评估

1.手术情况

手术名称、麻醉方式、术中情况、引流情况。

2.生理情况

生命体征、伤口情况、引流是否通畅、引流液的情况、有无并发症。

3.心理情况

患者对术后康复知识的掌握情况、对术后不适的承受能力。

(二)护理诊断

1.舒适的改变

主诉疼痛、全身不适,与手术创伤、术后置管及体位不适有关。主要表现为痛苦面容、呼吸加快、血压升高等。

2.体液不足

体液不足与创伤所致大量出血和手术时体液丢失等因素有关。主要表现为引流管有多量血液流出、血压低、心率快等。

3.体温过高

体温过高与术后感染有关。

4.知识缺乏

知识缺乏与缺乏肝损伤后相关知识有关。表现为反复询问和不能配合治疗、护理。

5.潜在并发症

出血、感染、胆瘘、肝昏迷等。

(三)护理目标

(1)患者自诉疼痛缓解,感觉舒适,能掌握引流管的自护方法。

(2)患者体液保持平衡,生命体征稳定。

(3)患者能了解术后康复知识,如活动计划、术后饮食,配合治疗护理。

(4)患者术后未发生并发症或并发症得到及时发现和处理。

(四)护理措施

(1)术后给予平卧位,保持呼吸道通畅。行心电监护、给氧,肝动脉结扎及肝叶切除术后的患者要持续给氧24～72 h。每30 min观察记录脉搏、血压、呼吸的变化,平稳后1～2 h测量记录1次。及时准确记录尿量,保持输液通畅,维持体液平衡。对危重患者尤应注意循环、呼吸、肾功能的监测和维护。

(2)加强巡视,倾听患者主诉,观察有无高热、肋缘下疼痛、呃逆等膈下脓肿的表现。循环稳定后给予半卧位,以利引流。

(3)根据病情给予舒适卧位,协助定时翻身拍背,指导有效咳嗽,预防肺部并发症。鼓励并协助患者多翻身、多活动,预防肠粘连和压疮,促进肠蠕动恢复。

(4)有效引流可以减少渗出血液及胆汁在腹腔内聚积所致的感染,可以减少无效腔的形成。各种引流管标记应清楚,妥善固定,保持通畅,避免扭曲、滑脱。引流管一般术后3～4 d无渗出物时拔出,应密切观察引流液中有无血液、胆汁,并准确记录其颜色、数量、性质的变化。如引流管内引流液为大量鲜血或引流出胆汁,应及时通知医师处理。

(5)肝叶切除术后的患者,可能有不同程度的代谢紊乱、肝功能损害和凝血功能障碍,这与创伤程度、肝切除范围、失血量多少、休克时间长短和术后并发症有直接关系。因而术后5～7 d内应积极进行护肝治疗,防止出血、休克、感染、肠麻痹和肝衰竭。注意观察患者有无出血、水肿、意识改变等情况,补充维生素K和止血药物,必要时补充清蛋白、血浆或鲜血,有利于肝功能恢复。及时发现肝昏迷早期症状,给予谷氨酸钠或精氨酸,并控制蛋白的摄入。

(6)术后禁饮食期间,补充水、电解质,加强营养支持,维持酸碱平衡。肠功能恢复后,可给予高热量、高蛋白和易消化的饮食。

(五)护理评价

(1)患者的舒适程度,术后疼痛是否缓解。

(2)患者体液平衡情况,有无水、电解质、酸碱失衡或休克表现。

(3)患者掌握术后康复知识的程度。

(4)术后并发症得到及时发现和处理。

(六)出院指导

(1)宜进食富含蛋白质、维生素及高热量、易消化饮食,遵循循序渐进、少量多餐的原则,促进创伤愈合。应避免刺激性食物,禁止饮酒、吸烟。

(2)注意休息,鼓励患者适当活动,术后早期不可剧烈运动。

(3)交代复诊时间,如有不适应及时就诊。

(刘 娜)

第八节 门静脉高压症

一、概述

正常情况下,门静脉压力是 $1.27\sim2.35$ kPa($13\sim24$ cmH$_2$O),平均为 1.76 kPa(18 cmH$_2$O),门静脉高压时,压力可升高至 $2.94\sim4.90$ kPa($30\sim50$ cmH$_2$O)。

临床表现为脾大、脾功能亢进、进而发生食管胃底静脉曲张并发破裂、上消化道大出血以及腹腔积液等。

(一)解剖生理

1.门静脉组成

门静脉主干是由肠系膜上静脉和脾静脉汇合而成,后者又收集肠系膜下静脉血液,脾静脉血流约占门静脉血流的 20%。

2.肝脏的双重血液供应

即肝动脉和门静脉。以门静脉的血液供应为主,一般占肝总血量的 70%～75%。门静脉血含氧量较体循环静脉血高,故门静脉对肝的供氧量几乎和肝动脉相等。

3.门静脉在解剖上有三个特点

(1)门静脉系位于两个毛细血管网之间,一端是连接胃、肠、脾、胰的毛细血管网,另一端是肝小叶内的肝窦。

(2)门静脉系统内无静脉瓣膜控制血流方向。

(3)门静脉与腔静脉之间有四处交通支:①胃底、食管下段交通支;②直肠下端、肛管交通支;③前腹壁交通支;④腹膜后交通支。四处交通支中,最主要的是胃底、食管下段交通支。这些交通支在正常情况下都很细小,血流量很少。

(二)病因病理

1.病因

我国门静脉高压症患者中90%是肝硬化引起,亦可见于血管本身病变。根据门静脉血流受阻的部位分为以下两种。

(1)肝内型:窦前性,如血吸虫性肝硬化;窦后性,如肝炎、肝硬化、酒精性肝硬化。

(2)肝外型:肝前性,如门静脉主干及主要属支阻塞;肝后性,肝静脉流出道的阻塞。

2.病理

(1)肝炎后肝硬化:由于肝小叶内发生纤维组织增生和肝细胞再生所形成的压迫,肝小叶内的肝窦变窄或闭塞,使门静脉血流受阻于肝窦或窦后。

(2)血吸虫性肝硬化:由于血吸虫卵直接沉积于汇管区门静脉小分支内,使管腔变窄,门静脉血受阻于肝窦前。

(3)肝硬化后,肝动脉小分支和门静脉小分支之间的交通支大量开放,压力较高的肝动脉血直接注入门静脉系统,使门静脉压力更高。门静脉高压症形成后,可以发生下列病理变化。

(4)脾大、脾功能亢进:门静脉血流受阻时,首先出现脾充血肿大。长期的脾窦充血,使脾脏纤维组织增生及脾髓细胞再生,引起脾破坏血细胞的功能增加,血液中的红细胞、白细胞及血小板均减少。

(5)交通支开放:门静脉血流受阻时,由于门静脉无静脉瓣,门静脉与腔静脉之间的四处交通支显著充血、曲张。临床上最重要的是胃底、食管下段交通支静脉曲张。此处离门静脉与腔静脉主干较近,两端静脉承受压力差最大,因而受门静脉高压的影响最早,也最显著。该静脉曲张后,覆盖的黏膜变薄,受胃液反流的侵袭和粗糙食物的损伤,当患者腹压增高时,如咳嗽、恶心、呕吐、用力排便等,可导致曲张静脉破裂,引起急性大量出血。其他,如直肠上下静脉曲张、充血,形成继发性痔。前腹壁静脉曲张及腹膜后小静脉的曲张、充血,一般不引起严重的不良后果。

3.腹腔积液

由多种因素引起。

(1)肝硬化,肝功能减退、血浆清蛋白合成障碍,血浆胶体渗透压降低,导致水肿和腹腔积液。

(2)肝功能不全时,肾上腺皮质的醛固酮和垂体后叶的抗利尿激素在体内增高,促进肾小管对钠及水的重吸收增强,导致水、钠潴留。

(3)门静脉压力增高时,肝内淋巴回流受阻,压力增高而向腹腔漏出,形成腹腔积液。

(三)临床表现

1.脾大、脾功能亢进

脾大程度不一,巨大者可达脐下及超过中线。早期,脾大质软,活动;晚期由于纤维组织增生与周围组织粘连而质地变硬,活动受限。脾大可伴程度不一的脾功能亢进,表现为全血细胞减少,患者有贫血征和出血倾向。

2.呕血和黑便

食管胃底曲张静脉破裂突发大出血,是门静脉高压症中最凶险的并发症。出血量大,一次可达1 000~2 000 mL,可呈喷射状呕出鲜血,血液经胃酸及其他消化液的作用后,随粪便排出时呈柏油样的黑便。

肝功能损害引起凝血功能障碍,脾功能亢进,血小板减少及门静脉压力高使血管不能自行收缩,因此,一旦发生出血,难以自止。大出血可导致出血性休克及肝细胞缺氧,诱发肝昏迷。首次大出血,病死率达 25% 以上,50% 在 1~2 年内可再次并发大出血。

3.腹腔积液

腹腔积液是肝功能严重受损的表现。常伴有低蛋白血症,出现下肢水肿。

4.其他

如食欲减退、腹胀、腹泻、乏力、贫血、体重下降;可伴有肝大、肝掌、黄疸、蜘蛛痣、腹壁静脉曲张、痔等。

(四)诊断要点

(1)根据病史及临床表现诊断。

(2)辅助检查。

1)实验室检查:脾功能亢进者全血细胞计数减少,肝功能检查有不同程度的损害。

2)食管吞钡 X 线检查:可发现食管、胃底静脉曲张以及曲张的范围和程度。

3)B 超检查:可确定有无肝硬化、脾大以及腹腔积液。

4)纤维胃镜检查:可以直接观察食管、胃底部有无静脉曲张。

(五)治疗

门静脉高压症 90% 是肝硬化引起,肝硬化的治疗基本是内科问题。外科治疗的主要目的在于紧急制止食管、胃底曲张静脉破裂所致的上消化道大出血,消除或改善脾大、脾功能亢进。

1.非手术治疗

适用于有黄疸、有大量腹腔积液、肝功能严重受损的患者所发生的大出血。

(1)一般处理:绝对卧床休息,禁食、禁饮,保暖,吸氧,保持呼吸道通畅,防止呕血误吸引起窒息和吸入性肺炎,并监测生命体征的变化。

(2)补充血容量:快速补液、输血。

(3)应用止血剂。①全身用止血药:注射垂体后叶素,用垂体后叶素 20 U 加 5% 的葡萄糖 200 mL 静脉滴注,20 min 滴完。必要时 4 h 重复。它有较强的收缩内脏小动脉的作用,使门静脉血流量明显减少,短暂降低门静脉压力而达到止血目的。②局部用血管收缩剂:去甲肾上腺素 8 mg 加 500 mL 冷盐水,分次口服或胃管注入,低温可使胃黏膜血管收缩,减少血流量以达到止血目的。

(4)三腔二囊管(森斯塔肯-布莱克莫尔管)压迫止血:利用充气的气囊分别压迫胃底和食管下段曲张破裂的静脉,阻断静脉血来源,控制出血,并通过外压达到止血目的。

(5)大量补充 B 族维生素和维生素 C。

(6)硬化栓塞疗法:经纤维内镜将硬化剂直接注入曲张静脉内止血以及经内镜食管静脉结扎术。

2.手术治疗

适用于没有黄疸,没有明显腹腔积液的患者。

(1)分流术:即用手术吻合血管的方法,将门静脉和腔静脉系连接起来,使压力较高的门静脉系血液直接分流到腔静脉系中,以降低门静脉压力,制止出血。

门腔静脉分流术:将门静脉直接同下腔静脉进行侧侧或端侧吻合。

脾肾静脉分流术:脾切除后,将脾静脉断端与左肾静脉作端侧吻合。

脾腔静脉分流术:脾切除后,将脾静脉断端与下腔静脉的侧面吻合。

肠系膜上、下腔静脉分流术:将肠系膜上静脉与下腔静脉作端侧吻合。

分流术能有效将门静脉压力降低,但分流术会使门静脉向肝脏的灌注量减少,而加重肝的损害,来自肠道的蛋白质代谢产物被部分或全部吸收后不再经肝解毒而直接进入体循环,可引起肝性脑病甚至肝昏迷。因此,分流术仅适合于无活动性肝病及肝功能代偿良好者。

(2)断流术:在脾切除同时,阻断门、奇静脉间的交通支反常血流,来达到制止出血的目的。最有效的手术方式是贲门周围血管离断术。断流术直接阻断了食管、胃底交通支的反常血流,又保持了门静脉向肝的血流量。手术损伤亦较小。此手术方式为近来所提倡。

(3)脾切除术:脾切除可减少门静脉血流量和消除脾功能亢进。因此,对晚期血吸虫病肝硬化引起的脾大和脾功能亢进,行单纯脾切除术效果良好。

(4)腹腔-静脉转流术:用有活瓣的硅胶管将腹腔积液引流到腔静脉内,是处理肝硬化所致顽固性腹腔积液的手段。

(5)肝移植:是治疗门静脉高压症的理想方法。既换了病肝,又使门静脉系统血流动力学恢复到正常。

二、术前护理

(一)护理评估

1.健康史

(1)一般资料:一般情况、饮食习惯、营养状况等。

(2)既往史:有无慢性肝炎、肝硬化、血吸虫病、肝大、黄疸史,有无腹腔积液、肝昏迷、呕血及黑便史,出血的次数、量及治疗情况。

2.生理状态

(1)局部:腹围大小,有无腹腔积液、下肢水肿,有无肝、脾大和移动性浊音等。

(2)全身:有无生命体征的变化和肝性脑病的征象,有无呕血、黑便或出血性休克的表现及呕吐物或排泄物量、色泽;有无黄疸、肝掌、蜘蛛痣及皮下出血点。

(3)辅助检查:包括实验室检查及影像学检查等结果。

3.心理状态

(1)认知情况:患者对疾病的治疗、护理、预防再出血知识的了解程度。

(2)心理承受能力:患者对突然大出血是否感到紧张恐惧,心理及情绪状态的变化,对手术及预后所产生的焦虑反应及程度。

4.社会支持系统

家庭、社会对患者的支持程度,能否提供足够的心理和经济支持。

(二)护理诊断

1.有出血的危险

有出血的危险与曲张静脉破裂有关。

2.恐惧

恐惧与突然大量呕血、黑便有关。主要表现为表情紧张、烦躁不安、呼吸急促、易激动。

3.体液不足

体液不足与上消化道大出血有关。主要表现为血压下降、脉搏增快、四肢冷、面色苍白,甚至发生不可逆性休克而死亡。

4.潜在的危险性伤害

潜在的危险性伤害与三腔二囊管(森斯塔肯-布莱克莫尔管)有关。主要表现为口腔、鼻腔黏膜受损,气囊压迫气管而窒息。

5.体液过多(腹腔积液)

体液过多与低蛋白血症、血浆胶体渗透压降低及醛固酮分泌增加有关。主要表现为腹部膨隆、四肢水肿、尿少等。

6.营养失调:低于机体需要量

营养失调与腹胀、食欲减退、肝功能损害、蛋白质摄入受限、消化吸收功能障碍有关。表现为低蛋白血症、贫血、消瘦、凝血功能障碍等。

7.潜在并发症

(1)消化道大出血:与食管胃底静脉曲张有关。

(2)肝性脑病:与血氨升高有关。

8.知识缺乏

知识缺乏与缺乏对疾病的认识和预防知识有关。主要表现为缺乏自护能力,反复消化道出血。

(三)护理目标

(1)患者生命体征稳定,无出血征象发生。

(2)患者自述恐惧感减轻或消失,情绪稳定。

(3)患者的体液不足得到改善。

(4)患者未发生与放置三腔二囊管(森斯塔肯-布莱克莫尔管)有关的损伤及并发症。

(5)患者自觉腹胀减轻并能正确自我测量腹围。

(6)患者了解增进食欲的方法,营养摄入符合要求,肝功能、营养状况得到改善。

(7)患者未出现消化道出血、肝性脑病等并发症。

(8)患者能正确描述有关疾病的预防知识。

(四)护理措施

1.心理护理

门静脉高压患者因长期患病对战胜疾病的信心不足,一旦并发急性大出血,会极度焦虑、恐惧。医护人员要及时了解患者的心理状态,做好患者的心理护理。尽量满足患者的要求,多给予安慰和鼓励,减轻患者的焦虑、恐惧心理,稳定情绪,帮助患者树立战胜疾病的信心,使之能积极配合各项治疗和护理。

2.休息与活动

术前保证充分休息,必要时卧床休息,可降低肝脏的代谢率,减轻肝脏的负担,增进肝脏的血流量,有助于肝细胞修复,改善肝循环,保护肝功能。活动要适度,避免劳累,因劳累可使肝脏病变加重。

3.加强营养,保护肝功能

(1)根据病情的需要,提供适当的饮食指导。

(2)肝功能尚好者,宜给高蛋白、高热量、高维生素、低脂饮食;肝功能严重受损者,补充支链氨基酸,限制芳香族氨基酸的摄入。

（3）脂肪吸收不好的患者，应控制补充脂溶性维生素；缺乏维生素的患者，适当补充维生素；如有腹腔积液，宜低盐饮食，以免加重水、钠潴留。有肝昏迷先兆者，应暂时给予低蛋白饮食。

（4）有明显低蛋白血症者，可静脉输入人体清蛋白或血浆等，贫血及凝血功能障碍者可输鲜血，肌内注射或静脉滴注维生素 K。

（5）在出血性休克及肝性脑病的情况下，及时纠正休克，给予氧气吸入和保肝药物，适当使用肌苷、辅酶 A 等保肝药物，避免使用巴比妥类、盐酸氯丙嗪等有损肝脏的药物。并注意清除肠道内积血，防止肠道内血液在细菌作用下分解产氨，经肠道吸收而导致肝昏迷，可口服硫酸镁溶液导泻或酸性溶液灌肠，禁用碱性溶液灌肠，以减少氨的吸收，也可用肠道杀菌剂，减少肠道细菌数。

4. 减少腹腔积液的形成

（1）注意休息，协助患者取半卧位，改善呼吸，若有下肢水肿，可抬高患肢减轻水肿。

（2）向患者解释食钠过多的危害，使患者自觉进低盐饮食，减少腹腔积液形成。

（3）定时测量腹围、体重，详细记录 24 h 出入量，以便了解腹腔积液变化情况。

（4）遵医嘱补充清蛋白或输全血、血浆等，提高血浆胶体渗透压。

（5）遵医嘱合理使用利尿剂，如双氢克尿噻、氨体舒通，利尿期间，严密监测血电解质，避免低钠、低钾现象发生。

（6）协助医师行腹腔穿刺排放腹腔积液，排放腹腔积液的注意事项：①向患者说明腹穿的目的及方法；②密切观察病情变化；③严格无菌操作，以防继发感染；④每次放腹腔积液不宜超过 300 mL；⑤大量放腹腔积液后应卧床休息。

5. 观察出血倾向

预防上消化道出血如下。

（1）观察患者是否有呕血、黑便现象，及时发现内出血的征兆。

（2）指导患者休息与活动：长期卧床使胃肠活动减弱，引起食欲缺乏、便秘，活动过多又增加肝脏负担，患者入院后应及时得到护士有关休息与活动的科学指导并与患者一起制订出可行的活动计划，一旦出现头晕、心悸和出汗等不适，立即卧床休息。

（3）饮食护理：禁烟、酒，少喝咖啡和浓茶。免渣软食，注意食物的多样化和营养价值，避免进食粗糙、干硬、带骨、渣或多刺、油炸及辛辣食物，饮食不宜过热，以免损伤食管黏膜而诱发上消化道出血。

（4）避免引起腹压升高的因素：如剧烈咳嗽、便秘、用力排便、恶心、呕吐等。

6. 消化道出血的护理

（1）患者应安置在重症监护室或抢救室，绝对卧床休息，头偏向一侧，防止呕吐物误吸，引起窒息，并注意保持环境安静。

（2）做好心理护理，减轻患者焦虑，必要时遵医嘱使用镇静剂，稳定患者情绪减少再出血。

（3）尽快建立静脉通道，备血，快速补液、输血，补充血容量。保证心、脑、肝、肾等重要器官的血流灌注，避免不可逆的损伤。宜输新鲜血，因鲜血含氨量低、有凝血因子，有利于止血及防止诱发肝性脑病。

（4）止血：冰盐水加去甲肾上腺素胃内灌注及静脉输注垂体后叶素等止血药物。

（5）观察病情：给予心电监护，定时测量血压、心率、呼吸、中心静脉压、尿量，观察有无再次出血的可能,准确观察和记录出血特点,如出血前常有上腹部不适及恶心,随后呕吐血性胃内容物,注意呕吐和黑便的先后及色泽、量,观察有无皮肤湿冷、烦躁不安、血压下降、心率增快、尿量减少等休克表现。

(6)三腔二囊管(森斯塔肯-布莱克莫尔管)的护理:三腔二囊管是抢救门静脉高压症合并上消化道大出血所用的重要物品之一。该管有三腔:一通圆形气囊,充气后压迫胃底;一通椭圆形气囊,充气后压迫食管下段;一通胃腔,经此腔可行吸引、冲洗和注入止血药物。操作方法如下。

检查:置管前检查三腔二囊管有无老化、漏气、管腔是否通畅,气囊膨胀是否均匀,弹性是否良好,并分别作好标识。

解释:做好耐心解释工作,向患者解释三腔二囊管的目的、意义和方法,说明患者配合的方法,争取患者的主动配合。

插入:将检查过的三腔二囊管抽空气囊,涂上液状石蜡,从患者的一侧鼻孔缓慢插入,边插边让患者做吞咽动作,插入深度一般 50~60 cm,用注射器从管内抽到胃内容物证明已在胃腔内。

充气牵引:先向胃气囊充气 150~200 mL,用止血钳夹住管尾以免空气逸出,轻轻外拉三腔管使胃气囊压迫贲门胃底,在管端系粗纱绳,利用滑轮装置,在管端悬以 0.5kg 重物作牵引压迫。然后抽取胃液观察止血效果,若仍有出血,再向食管气囊充气 100~150 mL,同时压迫食管和胃底,胃管连接胃肠减压,持续引流,可观察压迫止血效果,观察胃内有无新鲜血液流出,若无鲜血且生命体征稳定,说明出血已止,若有鲜血,说明止血失效或发生再出血。置管后护理如下。

专人守护,保持有效牵引压迫,床边备气管切开盘和剪刀,若气囊破裂或漏气,气囊可上升阻塞呼吸道,引起呼吸困难甚至窒息,应立即剪断三腔二囊管并将之拉出,以保持呼吸道的通畅。

放置三腔二囊管时间不宜持续超过 3~5 d,以免因长时间压迫食管和胃底黏膜而使其糜烂、坏死。因此,每隔 12 h 应放气 20~30 min,使黏膜局部血液循环暂时恢复。严密观察神志、生命体征变化,保持胃肠减压管通畅,观察记录胃肠减压引流液的色、泽、量,判断止血效果。这是决定紧急手术与否的关键。加强鼻腔、口腔护理,及时清除口腔、鼻腔分泌物,以防吸入性肺炎发生,用液状石蜡润滑鼻腔,保持黏膜湿润,调整牵引绳,防止鼻翼及口唇部黏膜压伤。

拔管指征:出血停止 48~72 h 后可考虑拔管。拔管前应先排空食管气囊,再排空胃气囊,继续观察 12~24 h 无再出血后,让患者吞服液状石蜡 30~50 mL,缓慢轻巧地拔出三腔二囊管,切忌动作粗鲁,以免拔管时引起大出血。

7. 维持水电解质平衡

对腹腔积液和水肿患者,记录出入液量,限制钠的摄入量,每日钠的摄入量在 50~80 mg(氯化钠 1.2~2.0 g)之间,进液量约为 1 000 mL,少吃含钠高的食物,如咸菜、酱菜、酱油、罐头等。并且每天测腹围 1 次,每周测体重 1 次。使用利尿剂的患者,严密观察其水、电解质的变化,避免低钾、低钠现象。

8. 预防肝性脑病

减少肠道细菌量,避免胃肠道积血被分解产生氨,诱发肝性脑病。可服用甲硝唑或链霉素等肠道不吸收的抗生素,用轻泻剂刺激排泄或生理盐水灌肠,禁用肥皂水灌肠。

9.预防感染

使用广谱抗生素预防感染发生。

10.分流术前准备

除以上护理措施外,术前2~3 d口服肠道杀菌剂以减少肠道氨的产生,防止术后肝性脑病。术前1 d晚普通灌肠,避免术后因肠胀气压迫血管吻合口;脾肾分流术前要明确肾功能是否正常。

(五)护理评价

(1)患者有无呕血及黑便现象发生,生命体征是否正常。

(2)患者情绪是否稳定,是否配合治疗护理。

(3)体液不足是否得到改善。

(4)患者是否发生危险性的伤害。

(5)患者腹腔积液有无减少,是否掌握测量腹围方法。

(6)患者饮食是否合理,营养状况是否改善。

(7)患者是否出现消化道出血、肝昏迷等并发症。

三、术后护理

(一)护理评估

1.手术情况

手术名称、麻醉方式,术中出血、输血、补液情况,引流管放置情况。

2.生理状况

生命体征、意识、一般状态、伤口情况,有无出血或肝性脑病。

3.引流情况

各引流管是否通畅,引流液颜色、性质、量的变化。

4.心理和认知情况

患者对术后康复心理承受能力,对疾病的认识情况。

(二)护理诊断

1.生命体征的改变

生命体征的改变与手术创伤、失血、失液有关。主要表现为血压下降、脉搏增快、呼吸急促、体温增高或降低等。

2.疼痛

疼痛与手术创伤有关。主要表现为呻吟、表情痛苦、心率及呼吸加快、血压升高等。

3.清理呼吸道无效

清理呼吸道无效与伤口疼痛及留置胃管有关。主要表现为咽喉部不适,咳嗽引起伤口疼痛加剧,自主抑制咳嗽。

4.自理缺陷

自理缺陷与手术及置管有关。主要表现为生活不能自理。

5.潜在并发症

①腹腔内出血;②上消化道大出血;③肝性脑病;④肺部、胸腔、腹腔和伤口感染;⑤脾静

脉、肠系膜静脉血栓形成;⑥肝、肾功能损害。

6.知识缺乏

与缺乏术后康复知识有关。主要表现为向医护人员反复咨询。

(三)护理目标

(1)患者生命体征稳定。

(2)患者自诉疼痛减轻。

(3)患者能掌握有效咳嗽方法,呼吸道通畅。

(4)患者能逐步自理。

(5)患者能说出术后康复相关知识。

(四)护理措施

1.病情观察

(1)持续心电监护:监测心率、呼吸、血压变化,观察面色、肢端毛细血管网充盈时间等休克体征,并观察有无胃出血等症状。

(2)观察伤口敷料有无渗血、渗液,保持伤口敷料干燥。

(3)保持引流管通畅,观察并记录引流液颜色、性质、量,若引流出较多新鲜血液,应考虑是否发生内出血。一般术后 2～3 d,引流量可减少至每天 10 mL 以下,色清,即可拔管。

(4)分流术后患者定时测肝功能并监测血氨浓度,观察患者有无轻微的性格异常、定向力减退、嗜睡、谵妄等肝昏迷前驱症状。

(5)有腹腔积液者定时测量和记录腹围,并记录 24 h 出入量。

2.保护肝脏

缺氧可加重肝脏损害,因此,术后应予吸氧,禁用或少用吗啡、巴比妥类等损害肝脏的药物。

3.遵医嘱给予镇痛剂

并评估患者伤口疼痛情况,解释疼痛原因。

4.卧位与活动

脾切除术后患者血压平稳可取半卧位,分流术后患者 48 h 内取平卧位或 15°低坡卧位,避免过多活动,翻身时动作宜轻柔;手术后不宜过早下床活动,一般需卧床 1 周,以防血管吻合口破裂出血。

5.指导有效咳嗽

及时清除呼吸道分泌物,防止肺部感染。

6.饮食护理

术后禁食,在肠蠕动恢复拔出胃管后,可给流质饮食,后逐渐改为半流质饮食或普食。分流术后患者应限制蛋白质和肉类摄入,蛋白质每日摄入量不能超过 30g,避免诱发和加重肝性脑病,忌食粗糙和过热食物,禁烟酒。

7.发热

发热是术后常见反应,一般在 38 ℃左右,2～3 d 后恢复正常。脾切除术后发热可持续1～2 周,体温不超过 38 ℃,须加以注意,做好解释工作。

8.防止脾切除术后静脉血栓形成

术后 2 周内定期或必要时隔天复查 1 次血小板计数。术后血小板常迅速上升,应注意观察有无肠系膜静脉血栓形成征象,表现为腹痛、腹胀、便血。如血小板计数大于 $600\times10^9/L$,考虑给予抗凝处理,并注意用药前后凝血时间的变化。

9.预防感染

遵医嘱使用有效抗生素,防止感染的发生。

10.减少氨的产生和吸收,严防肝昏迷

分流术后为减少肠道细菌量,应用非肠道吸收的抗生素。用缓泻剂刺激排泄或生理盐水灌肠,保持排便通畅,促进氨自肠内排出。

11.加强基础护理

防止并发症。

(五)护理评价

(1)患者生命体征是否稳定,有无腹腔积液征。

(2)患者疼痛是否减轻。

(3)患者是否掌握并应用有效咳嗽方法,呼吸道分泌物能否及时排出。

(4)患者是否发生上消化道大出血、肝性脑病等并发症,发生后能否得到及时发现和处理。

(六)出院指导

1.健康教育

向患者讲解疾病的原因及相关知识,指导患者及其家属认识门静脉高压症的症状及严重程度。门静脉高压症的外科治疗并未解决肝硬化,术后再出血、肝性脑病的危险仍然存在,故需要终身保肝,切勿掉以轻心,一旦有出血征象,立即到医院就诊。

2.指导患者合理饮食

(1)进食高热量、含丰富维生素饮食。肝功能损害较轻者,可酌情摄取优质蛋白质饮食(50~70 g/d);肝功能严重受损及分流术后患者,限制蛋白质摄入(≤20 g/d),有腹腔积液患者限制水、钠的摄入。

(2)饮食要有规律,少量多餐。

(3)无渣饮食:避免食用粗糙、坚硬、多刺、油炸和辛辣的食物,以免损伤食管黏膜,诱发再出血。

3.活动

避免劳累和过度活动,保证充分休息。一旦出现头晕、心悸、出汗等症状,应卧床休息。

4.保持心情舒畅

避免情绪波动,诱发出血。

5.注意自我保护,养成良好卫生习惯

用软牙刷刷牙,避免牙龈出血;防外伤。

6.遵医嘱服用保肝药物

定期复查肝功能。

7.避免引起腹内压增高因素

如咳嗽、用力排便、提举重物等,以免诱发曲张静脉破裂出血。

8.指导制订计划

指导患者制订戒烟、酒计划,认识其重要性。患有严重食管静脉曲张的患者及其家属掌握识别出血先兆和拟订一份急救计划。列举出急救电话号码,向患者及其家属讲解该计划,帮助家属学会基本观察方法和主要急救措施。

（刘　娜）

第九节　肾损伤

一、病因

（一）开放性损伤

因刀、枪弹等锐器致伤，常伴有胸、腹等其他器官的损伤，损伤严重而复杂。

（二）闭合性损伤

因直接暴力（如撞击、跌打、挤压等）、间接暴力（如对冲伤、突然暴力扭转等）所致损伤。临床上闭合性肾损伤较多见。

（三）自发性肾破裂

肾本身病变，如肾积水、肾肿瘤、肾结核或囊性肾疾病等更易损伤，有时轻微的创伤也可造成严重的自发性肾破裂。

（四）医源性肾损伤

肾穿刺、内镜泌尿外科检查或治疗、开放性手术等情况损伤了肾。

二、临床表现

肾损伤的临床表现因损伤的程度不同而不同，但有时在多器官损伤时肾损伤常易被忽略。其主要症状如下。

（一）休克

休克是肾损伤后很重要的表现，可为创伤性或（和）失血性休克。早期休克可能为剧烈疼痛所致，但其后与大量失血有关。若短时间内迅速发生休克或快速输血 400 mL 后仍不能及时纠正休克时，常提示有严重的内出血，会危及生命，需要立即手术治疗。

（二）血尿

血尿为肾损伤最常见、最重要的症状，90％以上的患者可出现肉眼血尿。肾挫裂伤可出现少量血尿，严重肾裂伤则呈大量肉眼血尿，并有血块阻塞尿路。但血尿与损伤程度不成比例。肾挫伤或轻微肾裂伤会导致肉眼血尿，而严重的肾裂伤，如肾蒂损伤、肾动脉血栓形成等，也可仅有轻微血尿或无血尿。

（三）疼痛

患者患侧腰部、上腹部疼痛，可放射到同侧肩部、背部及下腹部。若腹膜破裂，大量尿液、血液流入腹腔，或合并有腹腔器官损伤时，可出现全腹压痛、肌紧张等腹膜刺激症状。当血块通过输尿管时可有剧烈的肾绞痛。

（四）腰腹部肿块

肾破裂时血液、尿液渗入肾周围组织使局部肿胀，形成肿块，有明显的触痛和肌强直。从肿块增长的大小可以推测肾损伤的严重程度。

(五)发热

出血、尿外渗容易继发感染,甚至形成肾周脓肿或化脓性腹膜炎,患者可出现发热、寒战等全身中毒症状。

三、辅助检查

(一)实验室检查

1.尿常规

可发现尿中含有大量红细胞,尿常规检查每高倍视野超过 3 个红细胞即为镜下血尿;还可呈肉眼血色。

2.血常规

肾损伤 24 h 内需动态监测血红细胞、血红蛋白与血细胞比容,若持续降低提示有活动性出血。白细胞增高提示有感染灶存在。

3.血清碱性磷酸酶

肾创伤后 8 h 血中碱性磷酸酶开始上升,16～24 h 上升最明显,24 h 后下降,因此对早期肾损伤的诊断有意义。

4.肾功能

需反复进行肾功能测定,早期防治肾衰竭。

(二)影像学检查

1.B 超检查

通过超声显示肾周有无液性无回声区域、肾影有无扩大、肾实质回声是否不均匀、集合系统有无移位、肾被膜有无中断等特征可提示肾损伤的部位和程度,有无包膜下和肾周血肿及尿外渗情况,还可显示肾蒂、对侧肾、其他器官的损伤情况。

2.CT 检查

可清晰显示肾皮质裂伤、尿外渗、肾周血肿范围等,还可了解肾周围器官的情况。作为首选检查。

3.排泄性尿路造影检查

可评价肾损伤的范围、程度和健侧肾功能。

4.动脉造影检查

在排泄性尿路造影效果不佳时使用。选择性肾动脉造影可显示肾动脉及肾实质损伤情况,针对存在肾动静脉瘘和创伤性动脉瘤者可针对损伤处进行超选择性血管栓塞,起到止血作用。因逆行肾盂造影易致感染,故不宜采用。

四、治疗

轻微的肾挫伤经绝对卧床休息即可康复。对于有大出血、伴有休克的患者应立即实施抢救措施,并做好手术准备。开放性肾损伤均需要手术,闭合性肾损伤在以下情况时需手术治疗:①经积极抗休克治疗后生命体征仍未改善,提示有活动性出血;②血尿逐渐加重,血红蛋白与血细胞比容继续降低;③腰部肿块明显增大;④合并有腹腔其他器官的损伤。手术方法根据肾脏损伤的程度行肾修补术或部分肾切除术、肾切除术、肾动脉栓塞术等。

五、护理

(一)护理评估

1. 健康史

重点询问患者受伤史,了解外力的大小、作用的部位、受伤时间、伤后排尿情况、有无血尿、有无昏迷及恶心呕吐等情况,以便全面估计患者的伤情,如患者失血过多、意识不清时应在采取抢救措施的同时向患者家属或陪同者了解相关情况。

2. 身体状况

(1)局部状况:损伤部位的皮肤情况,有无腰腹部疼痛与肿块,有无腹膜刺激症状,腰部肿块有无进行性增大。

(2)全身状况:患者的生命体征有无异常,尿色、尿量及性状有无改变,有无休克的症状与体征。

(3)辅助检查:患者的血、尿常规情况,以及 B 超、CT 检查结果。

3. 心理-社会状况

损伤使患者产生恐惧心理,患者担心损伤是否会给生命带来威胁、能否保住肾脏等问题,护士应评估患者有无上述心理状态,并了解患者家庭的经济情况能否支付治疗费用、创伤对患者工作的影响程度。即使在抢救过程中也应注意评估患者心理变化。

(二)常见护理诊断

1. 组织灌注量改变

组织灌注量改变与肾损伤或合并其他器官出血有关。

2. 血尿

血尿与肾受损有关。

3. 疼痛

疼痛与创伤、肾被膜膨胀有关。

4. 潜在并发症

感染。

5. 恐惧

恐惧与担心生命受到威胁或担心损失肾脏有关。

(三)护理目标

(1)患者生命体征平稳,休克得到控制。

(2)患者血尿减轻或消失。

(3)患者主诉疼痛得到控制或无疼痛。

(4)患者感染得到控制,体温开始下降或正常。

(5)患者恐惧减轻,配合治疗。

(四)护理措施

1. 维持组织灌注

当有肾创伤大出血合并休克患者时,应迅速配合医生进行抢救工作,同时做好急诊手术的术前准备。注意监测患者血压、脉搏、呼吸,观察有无精神不振、躁动、面色苍白、呼吸增快、血压下降、尿量减少等休克的症状和体征。保证输血和输液通畅,保证患者有效的循环血容量。

2.休息与活动

绝对卧床 2～4 周,待患者病情稳定、血尿消失后方可离床活动。由于肾组织比较脆,过早、过多离床活动可诱发再出血。肾挫伤 4～6 周才趋于愈合,即使几天内尿色转清、局部症状减轻、尿液检查恢复正常,仍需继续卧床休息到规定时间。若到规定的时间后患者血尿仍未消失,则需延长绝对卧床的时间。护士应告诉患者绝对卧床的意义,使其配合治疗,以取得较好的效果。

3.尿液与腰部肿块的观察

每 4 h 留一份尿液标本,按顺序比色动态观察尿液颜色变化的趋势,以判断病情进展情况。记录 24 h 尿量,尿量减少时应立即通知医生。观察患者腰部肿块肿胀的程度,有无增大。

4.疼痛的观察与护理

观察患者疼痛的部位与性质,必要时可遵医嘱给予止痛剂和镇静剂。单纯肾损伤如有腹膜刺激症状应高度警惕腹内器官损伤或肾损伤严重,应及时通知医生以决定是否手术治疗。

5.感染的观察与预防

遵医嘱应用广谱抗生素预防或控制感染,监测体温变化,体温超过 38.5 ℃时应采取降温措施。留置尿管的患者应严格按无菌操作,并按照护理常规进行尿管护理。

6.手术患者的护理

(1)监测生命体征:闭合性肾损伤约 40％合并休克,开放性肾损伤约 85％合并休克,加之手术创伤失血,患者更容易发生休克,因此手术后应严密监测患者血压、脉搏、呼吸、神志的变化,如患者出现血压下降、脉搏增快、呼吸浅快、神志模糊,应立即通知医生采取有效措施。

(2)活动:肾修补术患者术后需绝对卧床至少 2 周。肾切除术后生命体征平稳可给予半卧位,术后第 1 天开始逐渐增加活动量,引流管拔除后可指导患者离床活动。活动以循序渐进、患者能耐受为准,切忌突然增加活动量或不活动。

(3)监测尿量:尿量是观察患者有无休克及判断肾功能是否受损的重要指标,应准确记录 24 h 尿量,必要时监测每小时尿量,若患者尿量减少应及时通知医生采取措施。

(4)引流管的护理:观察引流液的量、色及性状,并做记录。有效固定,指导患者在翻身活动时加以保护,防止引流管脱落。保持引流通畅,每 2 h 挤压引流管 1 次。防止引流管扭曲、受压和堵塞,禁止将引流管提到超过引流平面的位置,防止逆行感染。

(5)有效止痛:创伤及手术使患者感觉疼痛明显,遵医嘱应用止痛药或使用患者自控的镇痛泵(PCA)。

(6)观察患者术后有无感染的发生:注意监测患者体温的变化及引流液和尿液的情况,每日测 4 次体温,保持伤口敷料的清洁与干燥,有渗出时及时更换。留置尿管期间做到每日 2 次会阴护理。保持引流管及尿管不可高于引流平面,否则会造成逆行感染。

7.心理护理

向患者讲解疾病的相关知识,告诉患者绝对卧床的意义与重要性,解除思想顾虑,使其配合治疗。

8.健康指导

指导患者注意休息,2～3 个月内不宜参加体力劳动或竞技运动,防止发生肾脏创面再度撕裂出血;多饮水,保持尿路通畅;注意观察尿液的颜色变化、伤侧腰部有无肿胀感觉,若出现异常情况及时到医院诊治。

肾切除患者注意保护健侧肾脏功能,减少使用对肾功能有损伤的药物。每年复查肾功能,及时发现并发症。

(五)护理评价

(1)患者生命体征是否平稳,是否发生肾损伤或其他器官出血。

(2)患者血尿是否减轻或消失。

(3)患者疼痛是否减轻或缓解。

(4)患者体温是否得到控制或正常。

(5)患者的恐惧感是否消失,是否对康复充满信心。

(张 翎)

第十节 良性前列腺增生

前列腺分为围绕尿道的腺体和外周腺体两部分。

一、病因

病因尚未完全明确。目前公认老龄和有功能的睾丸是发病的基础。上皮和基质的相互影响,各种生长因子的作用,随着年龄增长而出现的睾酮、双氢睾酮以及雌激素水平的改变和失去平衡是前列腺增生的重要因素。

二、临床表现

一般在 50 岁以后出现症状。症状与梗阻程度、病变发展速度,以及是否存在感染、结石、肾功能损害等有关,与前列腺增生后的体积并不成正比。前列腺增生的病程一般分为刺激期、代偿期和失代偿期 3 个阶段。

1. 刺激期

症状以尿频为主,特别是夜间排尿次数增多,是前列腺增生症最早出现的症状。膀胱残余尿量增多时,尿频亦加重,这与膀胱经常处在充盈状态、膀胱有效容量缩小有关。

2. 代偿期

症状以排尿困难为主,进行性排尿困难是前列腺增生最重要的症状,且发展缓慢。排尿困难症状由轻至重,经历排尿等待、迟缓、尿线细而无力、射程缩短、排尿时间延长、尿后滴沥、尿流中断等过程。

3. 失代偿期

主要表现为慢性尿潴留。梗阻加重到一定程度,膀胱失代偿,出现残余尿。过多的残余尿可使膀胱失去收缩能力,逐渐发生慢性尿潴留,并可出现充盈性尿失禁;在失代偿期阶段,逐渐出现肾积水和肾功能不全表现。

4. 其他症状

前列腺增生合并感染时,可出现尿频、尿急、尿痛等膀胱刺激症状,合并结石时症状更为明显;前列腺表面血管扩张、充血,可以发生无痛性血尿;长期排尿困难导致腹内压增高,发生腹股沟疝、脱肛或内痔等。

三、辅助检查

1. 尿流率检查

最大尿流率<15 mL/s,说明排尿不畅;<10 mL/s 则梗阻严重。评估最大尿流率时,排尿量必须超过 150 mL。

2. B 超检查

B 超检查可以直接测定前列腺的大小、内部结构、突入膀胱的程度,经直肠超声扫描更为精确。

超声检查还可测定膀胱残余尿量。

3. 血清前列腺特异抗原(PSA)测定

在前列腺体积较大、有结节或较硬时,应测定血清 PSA,以排除合并前列腺癌的可能。

4. 尿流动力学检查

如果排尿困难主要是由于逼尿肌功能失常引起,应进行尿动力学检查,测定排尿时膀胱内压的改变。

四、治疗

病变早期可以等待观察,不予治疗,但必须密切随诊,如症状加重,应及时进行治疗。

1. 药物治疗

适用于有轻的临床症状、残余尿<50 mL 的患者,包括 α 受体阻滞剂、激素、降低胆固醇药物以及植物药疗等。

其中以 $α_1$ 受体阻滞剂特拉唑嗪、5α 还原酶抑制剂非那雄胺为常用;前者可降低平滑肌的张力,减少尿道阻力,改善排尿功能;后者通过降低前列腺内双氢睾酮的含量使前列腺缩小,改善排尿功能。对症状较轻的病例有良好疗效。

2. 其他疗法

用于尿道梗阻较重而又不适宜手术者。激光治疗、经尿道气囊高压扩张术、经尿道高温治疗、体外高强度聚焦超声,适用于前列腺增生体积较小者。

3. 手术治疗

梗阻严重、残余尿量超过 60 mL 时应考虑手术治疗。有尿路感染和心、肺、脑、肝、肾功能不全时,宜先做尿液引流,尿道留置尿管或膀胱造口术,待全身情况改善后再进行手术。以往常用耻骨上经膀胱或经耻骨后等开放性手术方式切除前列腺,近年由于内镜技术的进步,目前开放性手术方式已逐渐被经尿道前列腺切除术所替代。

五、护理

(一)护理评估

1. 术前评估

(1)健康史及相关因素:了解患者吸烟、饮食、饮酒和性生活等情况;患者平时饮水习惯,是否有足够的液体摄入和尿量。注意评估患者排尿困难程度及夜尿次数,有无尿潴留情况,有无血尿及尿路刺激症状,是否有定时排尿或憋尿的习惯;有无并发疝、痔、脱肛等情况。注意有无高血压和糖尿病病史以及相关疾病的家族史。

（2）身体状况

1）局部：前列腺是否增大，表面是否光滑，是否坚韧。是否见有疝或痔形成或脱肛现象。

2）全身：判断有无合并感染的征象；注意重要内脏器官功能情况及营养状况，以评估患者对手术的耐受性。

3）辅助检查：根据直肠指检、B超和尿动力学等检查结果判断前列腺的大小和尿路梗阻程度。

（3）心理和社会状况：前列腺增生是一种症状进行性逐渐加重的疾病。尿频，特别是夜尿次数的增多将严重影响患者的休息与睡眠；排尿困难，甚至尿潴留、血尿等症状可造成患者肉体上的痛苦及较大的精神压力；留置尿管又给患者带来很多生活的不便；患者多希望能尽快得到治疗及希望护士能给予更多的照顾，帮助其解决手术前后生理及心理的问题。因此，应了解患者及其家属对其所采取的治疗方法、对手术及可能导致并发症的认知程度、家庭经济承受能力，以提供相应的心理支持。

2.术后评估

注意膀胱引流管是否通畅，膀胱冲洗液的颜色、血尿程度及持续时间；切口愈合情况；术后是否出现膀胱痉挛；水、电解质平衡状况，了解有无经尿道电切（TUR）综合征表现。

（二）护理问题

（1）排尿形态异常：与膀胱出口梗阻、逼尿肌受损、留置尿管和手术刺激有关。

（2）疼痛：与逼尿肌功能不稳定、导管刺激、血块堵塞冲洗管引起的膀胱痉挛有关。

（3）潜在并发症：TUR综合征、尿频、尿失禁、出血。

（三）护理措施

1.术中护理

（1）麻醉：连续硬膜外隙阻滞麻醉。

（2）体位：膀胱截石位。

（3）术中配合

1）患者采用截石位，双髋关节不能过于屈曲，保护腘神经。术前先将患者一侧腿放平，再放另一侧腿，防止双腿同时放，使回心血量骤增而引起不适。

2）冲洗液不能用电解质溶液，应用5％甘露醇或甘氨酸等非电解质溶液作为冲洗液，并在肌肉丰富处贴上电极负极板，防止导电。

3）水温同患者体温，冲洗连贯，不中断。

4）手术中注意观察生命体征等情况，警惕发生电切综合征。

2.保持尿液排出通畅

（1）观察排尿情况：注意排尿次数和特点，特别是夜尿次数。为保证患者的休息和减轻焦虑的心情，可遵医嘱给予镇静安眠药物。

（2）避免急性尿潴留的发生：鼓励患者多饮水、勤排尿。多摄入粗纤维食物，忌饮酒及辛辣食物，以防便秘。

（3）及时引流尿液：残余尿量多或有尿潴留至肾功能不全者，及时留置尿管引流尿液，改善膀胱逼尿肌和肾功能。做好留置导尿管或耻骨上膀胱造瘘的患者的护理。

（4）避免膀胱内血块形成

1）保证入量：鼓励术后患者多饮水，保证足够尿量。

2)做好膀胱冲洗的护理:前列腺切除术后都有肉眼血尿,术后需用生理盐水持续冲洗膀胱3～7 d。①冲洗速度,可根据尿色而定,色深则快、色浅则慢。随冲洗持续时间延长,血尿颜色逐渐变浅;若尿色深红或逐渐加深,说明有活动性出血,应及时通知医生处理。②确保冲洗及引流管道通畅,若引流不畅应及时做高压冲洗抽吸血块,以免造成膀胱充盈、痉挛而加重出血。③准确记录尿量、冲洗量和排出量,尿量-排出量-冲洗量。

3.缓解疼痛

前列腺术后患者可因逼尿肌不稳定、导管刺激、血块堵塞冲洗管等原因引起膀胱痉挛,导致阵发性剧痛。术后留置硬脊膜外麻醉导管者,按需定时注射小剂量吗啡有良好效果;也可口服硝苯地平、溴丙胺太林、地西泮或用维拉帕米加入生理盐水内冲洗膀胱。

4.并发症的预防与护理

(1)TUR 综合征:行尿道切除术的患者因术中大量的冲洗液被吸收可致血容量急剧增加,出现稀释性低钠血症,患者可在几小时内出现烦躁、恶心、呕吐、抽搐、昏迷,严重者出现肺水肿、脑水肿、心力衰竭等,称为 TUR 综合征。应加强观察,一旦出现,遵医嘱给予利尿剂、脱水剂、减慢输液速度,并对症处理。

(2)尿频、尿失禁:为减轻拔管后出现的尿失禁或尿频现象,一般在术后 2～3 d 嘱患者练习收缩腹肌、臀肌及肛门括约肌,也可辅以针灸或理疗等。尿失禁或尿频现象一般在术后1～2 周内可缓解。

(3)出血:加强观察。指导患者在术后 1 周,逐渐离床活动;避免增加腹内压的因素、禁止灌肠或肛管排气,以免造成前列腺窝出血。

5.其他

(1)对于拟行经尿道前列腺切除术(TURP)的患者,术前协助医生探扩尿道。

(2)导管护理:术后有效固定或牵拉气囊尿管,防止患者坐起或肢体活动时,气囊移位而失去压迫膀胱颈口的作用,导致出血。行开放性手术的患者,多留置引流管,不同类型的引流管留置的时间长短不一。

1)耻骨后引流管术后 3～4 d 待引流量很少时拔管。

2)耻骨上前列腺切除术后 5～7 d 拔除导尿管。

3)耻骨后前列腺切除术后 7～9 d 拔除导尿管。

4)TURP 术后 3～5 d 尿液颜色清澈即可拔除导尿管。

5)膀胱造瘘管通常在术后 10～14 d 排尿通畅时拔除。

(3)饮食:术后 6 h 无恶心、呕吐者,可进流质,1～2 d 后无腹胀即可恢复正常饮食。鼓励患者多饮水、进食富含纤维的食物,以免便秘。

(四)护理评价

(1)患者排尿形态是否恢复正常,排尿是否通畅、能否控制。

(2)患者疼痛是否减轻。

(3)患者是否发生并发症,若发生是否得到及时发现和处理。

(五)健康教育

1.生活指导

(1)采用非手术治疗的患者,应避免因受凉、劳累、饮酒、便秘而引起的急性尿潴留。

(2)预防出血:术后 1～2 个月内避免剧烈活动,如跑步、骑自行车、性生活等,防止继发

2.康复指导

(1)排尿功能训练:若有溢尿现象,患者应有意识地经常锻炼肛提肌,以尽快恢复尿道括约肌功能。

(2)自我观察:TURP患者术后有可能发生尿道狭窄。术后若尿线逐渐变细,甚至出现排尿困难,应及时到医院检查和处理。有狭窄者,定期行尿道扩张,效果较满意。附睾炎常在术后1~4周发生,故出院后若出现阴囊肿大、疼痛、发热等症状应及时去医院就诊。

(3)门诊随访:定期行尿液检查、复查尿流率及残余尿量。

3.心理和性生活指导

(1)前列腺经尿道切除术后1个月、经膀胱切除术2个月后,原则上可恢复性生活。

(2)前列腺切除术后常会出现逆行射精,不影响性交。少数患者可出现阳痿,可先采取心理治疗,同时查明原因,再进行针对性治疗。

(张　翎)

第十一节　上尿路结石

肾和输尿管结石称为上尿路结石,男性比女性多见。

一、病因

上尿路结石形成的原因通常包括代谢异常、泌尿系统梗阻、慢性泌尿系统感染等。

1.代谢异常

若患者的代谢出现了异常,可能会导致草酸盐、尿酸盐等形成结石的物质增加,尿液的酸碱度也会发生变化,当尿液减少时则会形成结石,引发上尿路结石。

2.泌尿系统梗阻

若患者的泌尿系统出现了梗阻,会对排尿造成影响,排出尿液的速度会变慢,导致尿液中的部分晶体聚积,无法顺利排出,引起上尿路结石。

3.慢性泌尿系统感染

若患者的泌尿系统已经发生了感染,会使部分组织坏死并脱落,并沉积在尿路中,引起上尿路结石。

二、临床表现

上尿路结石的主要症状是与活动有关的疼痛和血尿,也有肾结石长期存在而患者无明显症状,特别是较大的鹿角型结石。

1.疼痛

肾结石可引起肾区的疼痛伴叩击痛,有的平时无明显症状,在活动后出现腰部钝痛;较小的肾结石活动范围较大,进入肾盂输尿管连接部时可引起输尿管的剧烈蠕动而诱发肾绞痛,此外,输尿管结石也可刺激输尿管引起肾绞痛,并沿输尿管走行放射至同侧腹股沟、大腿内侧,乃至同侧睾丸或阴唇;若结石位于输尿管膀胱壁段或输尿管口,可伴有膀胱刺激症状以及尿道和阴茎头部的放射痛。肾绞痛一般见于活动后突然出现,结石越小症状越明显,患者表现为剧烈、难以忍受的疼痛,大汗,还可伴有恶心和呕吐。

2. 血尿表现

肉眼或镜下血尿,一般见于活动后出现,与结石对尿路黏膜的损伤有关。镜下血尿更为常见。若结石固定不动时也可无血尿。

3. 恶心、呕吐

肾绞痛时,输尿管管腔压力增高,管壁局部扩张、痉挛和缺血,由于输尿管与肠有共同的神经支配而引起恶心与呕吐的症状。

4. 膀胱刺激征

当结石伴有感染,或结石位于输尿管膀胱壁段时,可出现尿频、尿急和尿痛的膀胱刺激征。

5. 并发症表现

结石继发感染时可患急性肾盂肾炎或肾积脓,患者表现为发热、寒战等全身症状。结石引起一侧或双侧尿路梗阻时,可导致一侧肾脏功能受损、无尿或尿毒症。

三、辅助检查

1. 实验室检查

可见到肉眼或镜下血尿,伴有尿路感染时可为脓尿,细菌培养阳性。

2. 影像学检查

泌尿系统 X 线片能发现 95% 以上的结石,纯尿酸结石不显影;B 超检查可以显示结石的大小、位置,以及肾积水、囊性病等病变;排泄性尿路造影还可了解肾盂、肾盏的形态及肾脏功能的改变,有助于判定有无尿路异常结构改变;对于 X 线不显影的尿酸结石可以使用 CT 检查;放射性核素扫描及肾图检查不仅可以显示结石,而且也能表明梗阻和肾脏功能受损害的程度。

3. 内镜检查

对于不能确定的结石进行肾镜、输尿管镜和膀胱镜检查以确定有无结石存在,同时还可进行治疗。逆行肾盂造影也可显示梗阻的部位,一般只用在静脉尿路造影不确切时。

四、治疗

上尿路结石治疗根据结石的性质、形态、大小、部位、患者个体差异等因素的不同而选择不同的治疗方案。对于直径<0.6 cm,光滑,无尿路梗阻、感染的纯尿酸结石和胱氨酸结石可行保守治疗。直径<0.4 cm,光滑的结石 90% 能自行排出,直径 0.7 cm 以上的结石多不能自行排出。由基础疾病形成的结石应针对病因治疗。

此外,还可以选择体外冲击波碎石术(extracorporeal shock wavelithotripsy,ESWL)和手术治疗。手术治疗包括输尿管镜取石或碎石术、经皮肾镜取石或碎石术(per cutaneous nephrolithotomy,PCNL)和开放手术治疗。

五、护理

1. 护理评估

(1)健康史:评估患有结石的危险因素。询问既往史、用药史、手术史或其他治疗史,详细询问患者以前有无肾绞痛、恶心等不适症状,以及排尿有无尿频、尿急、尿痛等情况。

(2)身体状况：了解患者局部有无腰部的不适症状和肾绞痛,有无叩击痛,全身各器官的功能状态及营养情况。

(3)辅助检查：了解患者的各项检查有无阳性结果。

(4)心理-社会状况：护士应该详细了解患者的心理状态,评估患者的家庭情况和社会地位,了解其有何后顾之忧,以便有针对性地进行心理指导。

2.常见护理诊断

(1)焦虑：与缺乏疾病知识、担心复发有关。

(2)疼痛：与结石刺激和止痛效果不好有关。

(3)血尿：与结石对尿路黏膜的损伤有关。

(4)潜在并发症：感染、尿路梗阻。

3.护理目标

(1)患者对治疗有信心,积极配合。

(2)患者主诉无疼痛或疼痛减轻。

(3)患者掌握结石预防的相关知识。

(4)患者未出现发热等不适感觉。

4.护理措施

(1)保守治疗的护理

1)饮食指导：根据结石的成分指导患者调整饮食,同时向患者讲明饮食疗法的重要性。①草酸钙结石：宜低钙、低草酸、低脂肪饮食,多食含纤维素丰富的食物,避免大量服用维生素C,增加维生素 B_6 的摄取量；②磷酸钙结石：宜低钙饮食,少食生奶、乳制品、豆制品、虾皮等含钙丰富的食物,在低磷食物中,宜少食肉类、鱼类及骨头汤；③磷酸镁铵结石(感染性结石)：食用酸性食物,如蛋类、肉类、鱼类、谷类以及一些水果(干梅、葡萄、南瓜等)；④尿酸结石：低嘌呤饮食,限制肉类、家禽和鱼的摄入,以减少尿酸排于尿中；⑤胱氨酸结石：需限制蛋白质的摄取。

2)饮水指导：每日保证足够的饮水量,每天液体摄入 3 000～4 000 mL,维持每日尿量在 2 000 mL 以上。将全日饮水量平均分配,分别于晨起、餐间和睡前给予。大量饮水可促使小的结石排出,稀释尿液,防止尿石结晶形成,减少晶体沉积,延缓结石增长速度。若患者结石合并感染,大量的尿液可促进引流,利于感染的控制。

3)活动：活动可以促进结石的排出,如患者没有尿路梗阻,在指导患者大量饮水的同时,可让患者在身体允许的情况下进行一些跳跃活动或其他体育运动。

4)肾绞痛的护理：对于结石在泌尿系统的管道内移动刺激引起的绞痛,遵医嘱联合应用解痉与镇痛剂。肾区局部热敷以减轻疼痛。患者若伴有严重的恶心、呕吐时,应遵医嘱静脉补充液体和电解质。

5)血尿护理：有血尿的患者,护士应告诉其不必紧张,多饮水一般可减轻。

6)心理护理：结石的形成需要较长的时间,针对结石的保守治疗也需要较长的时间才能看到效果。因此护士要向患者详细讲解疾病知识,告诉患者坚持治疗的重要性,以增强患者治疗的信心。

(2)体外冲击波碎石的护理：术前不需特殊准备,术后护理如下。

1)饮食护理：部分患者会出现头晕、恶心、呕吐等症状,可指导患者卧床休息,适当禁食,从静脉补充营养和水分。若没有上述症状术后即可进食和饮水。

2)观察碎石排出情况:每次排尿后留于玻璃瓶内,同时用滤网或纱布过滤,以观察碎石的排出情况。

3)活动与体位排石:碎石后经常变换体位,适当活动可促进碎石排出。对于上盏结石可采取头低足高位、轻叩肾区,可促进结石的排出。

4)并发症的观察及护理:ESWL 术的并发症包括肾绞痛、血尿、尿路梗阻、发热、皮肤损伤等。部分巨大结石碎石后,细碎的结石迅速大量涌入输尿管,形成"石街",引起尿路梗阻,严重者可引起肾功能改变。对巨大结石,一般需多次碎石,碎石后 48 h,指导患者卧床休息,取患侧在下的侧卧位,多饮水,使结石随尿液缓慢、逐渐地排出。术后部分患者会出现发热,主要是由于术前感染扩散、术后出现梗阻合并感染所致,因此术后应监测患者的体温变化,超过 38.5 ℃时可采用物理降温;若患者出现寒战、高热应急查血常规和血培养,并遵医嘱给予药物降温。碎石术后患者局部皮肤会出现发红、发热等皮肤损伤,指导患者不要用手抓破,1～2 d 即可恢复。

(3)输尿管镜取石或碎石术的护理:术前准备同外科一般手术,术中需要携带泌尿系统 X 线片或静脉肾盂造影 X 线片,以利于术中结石的定位。术后护理内容如下。

1)饮食护理:术后 4～6 h 可进食和饮水,指导患者多饮水以自然冲洗尿路,防止泌尿系统感染,促进结石的排出。

2)尿管护理:术后留置尿管 1 枚,1～2 d 即可拔除。留置尿管期间保持会阴部清洁,遵医嘱应用抗生素,预防感染。

3)双 J 管护理:输尿管镜取石或碎石术后需留置双 J 管。

(4)经皮肾镜取石或碎石术的护理如下。

1)术前护理:重点是帮助患者建立战胜疾病的信心,使其心态恢复正常,以提高对手术的耐受力。

心理准备:术前应做好宣教工作,向患者详细讲解 PCNL 这项新技术的优越性,介绍成功康复患者的实例,以消除其怀疑、恐惧的心理。

手术体位的训练:患者在手术过程中分别需要采取截石位和俯卧位,患侧抬高 20°～25°。术前护士应指导患者进行手术体位的训练,尤其是俯卧位,一般患者难以耐受,但对于复杂的结石手术时间长,需要 1.5～3.5 h,且体位的改变对患者呼吸及循环系统的影响较大,因此应指导患者练习俯卧位从 30 min 开始,逐渐延长至 45 min、1 h、2 h,等等。通过训练使患者比较能忍受体位的改变,同时使呼吸及循环系统得到一定的适应,以减少术中、术后心血管意外发生的概率。

控制疼痛与感染:上尿路结石患者多数都存在肾绞痛,应及时采取止痛、对症处理。术前感染的控制是手术及术后患者安全的保证,不论患者有无感染术前均需应用广谱抗生素治疗。对于伴有感染的患者,如高热达 39 ℃以上应及时进行血培养及药敏试验,选择合适的抗感染药物,同时配合物理及药物降温,直至体温平稳、血常规白细胞数量正常 3 d 以上方可手术。

2)术后护理:术后重点是做好病情观察,协助患者顺利康复,及时发现并治疗并发症。

监测患者生命体征:术后给予患者去枕平卧位、禁食和水 6 h,心电监护 24 h。如果患者出现血压下降、心率增快、呼吸加快,应高度怀疑有出血的可能,及时通知医生采取措施。注意观察患者体温变化,术中冲洗易导致尿路细菌或致热源通过肾血管吸收入血而引起菌血症,患者术后会出现体温升高,甚至可达 39.5 ℃以上,因此应及时使用敏感抗感染药治疗并配合物理或药物降温。尽管术前使用抗生素，尿培养无细菌生长，但仍有部分患者经 PCNL 取出感染性结石后，出现菌尿，甚至出现感染性休克。因此应注意观察患者有无感染性休克及 DIC 的表现。

肾造瘘管及留置尿管的管理：①严密观察肾造瘘管及尿管引流尿液的颜色、性状和量，准确做好记录。出血是 PCNL 最常见、最严重的并发症之一，若不及时处理，患者很快会发生休克。大部分患者术后出血量不多，逐渐减少，术后第一天转清，不需要特殊处理。若引流尿液颜色鲜红，量较大，则可能有肾血管出血，立即夹闭肾造瘘管，使血液在肾、输尿管内，致压力升高，形成压力性止血，5～10 min 后再次观察若无进行性出血情况，6 h 和 8 h 后打开，引流液的颜色逐渐减轻，24 h 后一般可转为淡红色。②保持尿管的通畅，保证有效的引流。如出现造瘘管周围有渗尿应考虑尿管是否堵塞，可用手指向远端挤压造瘘管，或用注射器抽吸，或以无菌生理盐水少量、多次、低压反复冲洗。固定好肾造瘘，严防脱落。③注意观察腹部症状和体征：定期询问患者有无腹胀、腹痛等症状，腹部查体有无腹部压痛、反跳痛等体征，警惕因尿漏而引起腹膜炎。④执行留置尿管的护理常规。

活动指导：根据患者肾造瘘管及尿管引流尿液的情况指导患者活动，术后绝对卧床，给予患者肢体按摩，指导其双下肢被动和主动的活动，防止下肢深静脉血栓形成；交接班时注意评估并记录患者双下肢有无肿胀、麻木与疼痛，皮肤温度有无升高，足背动脉搏动是否明显，一旦出现上述任何情况都应及时汇报给医生。如术后 5～7 d 患者引流的尿液逐渐转清为淡粉色，甚至为黄色时可以指导患者在床上活动，注意观察引流尿液的情况，如无颜色加深，可指导患者增加活动量，从床边到离床活动。重点在于指导患者活动量从小到大逐渐过渡，防止突然增加活动后出现虚脱或体位性低血压，严重者会由于血液循环加速而导致栓子脱落诱发肺梗死、脑梗死以及诱发心肌梗死。认真做好患者指导，使患者正确认知，增加依从性，从而减少患者不良事件的发生。

（5）开放手术患者的护理

1）尿管护理：术后患者留置尿管 1 枚，除肾切除术外，肾盂切开取石术、输尿管切开取石术需要留置双 J 管，因此尿管留置时间较长，一般为 7～10 d，为充分引流膀胱尿液，减轻膀胱张力，防止尿液反流。按护理常规进行尿管护理，排气后指导患者多饮水，以冲洗尿路，尿管的拔除时间按医嘱执行。

2）休息与活动：肾实质切开取石术后患者需要绝对卧床休息 2～4 周，以减少出血。护士应向患者讲明绝对卧床的重要性，使患者配合治疗。

3）引流管的护理：开放性手术一般均留置引流管 1 枚，应保持引流管的通畅，充分引流渗出的液体。准确记录 24 h 引流量，若引流量较多，颜色较淡，则可能有尿液漏出，需保持尿管的通畅，告诉患者不必紧张，减少活动、卧床休息，可逐渐恢复。

（6）健康指导

1）饮食指导：指导患者大量饮水，根据结石成分、患者体质代谢状态等情况相应调节饮食构成。结石患者的预防重于治疗，合理的饮食可以有效降低结石患者的复发率，因此护士应向患者讲明饮食的重要性与详细内容，以提高患者的认识。

2）药物指导：根据医嘱做好药物预防的指导。

3）复查：碎石后半个月复查腹部 X 线片，观察碎石排出情况。必要时，重复碎石，间隔不得少于 7 d。

4)留置双 J 管的指导。

5)治疗基础疾病:有基础疾病的患者应指导其出院后到相应门诊进行诊治。

5. 护理评价

(1)患者情绪是否稳定,是否掌握结石相关的知识,能否积极配合治疗和护理。

(2)患者主诉疼痛是否缓解或减轻。

(3)患者血尿是否减轻或消失。

(4)并发症是否得到有效预防或及时被发现与处理。

（张　翎）

第十二节　肠造口护理

肠造口术是指利用外科手术方式在腹壁上人为开口,并把一段肠管拉出腹腔,开口缝于腹壁,用于排泄粪便或尿液。肠造口术是为挽救患者生命的一种治疗手段,但因其改变了正常的生理结构,患者及其家属往往对于肠造口难以接受。若造口位置不合适或患者未掌握正确的护理技术,则极易出现与造口相关的并发症。为患者选择理想的造口位置,指导患者掌握正确的护理技术,可有效避免造口相关并发症的发生,有助于培养患者良好的自理能力。

一、造口术前评估

造口术后患者不能控制粪便的排泄,患者需靠粘贴造口袋来收集排泄物,术前护士必须综合评估患者的情况,以便能更好地制订出有针对性的护理计划。

1. 生活自理能力

生活自理能力强者,术后很快能学会自我护理的方法,他们想尽快掌握造口护理方法,减少对他人的麻烦。生活自理能力差者,依赖性较强,日后往往需要有人帮助他护理造口。对生活自理能力差者,护士在术前指导患者确定护理人选,以便对其进行指导。

2. 视力

视力弱者,术后可选择透明的造口袋,以便观察排泄物的情况和造口袋的粘贴,底板可选择合适的预开孔造口袋或由家人裁剪好少量底板备用,底板的内圈可稍大些。失明者必须确定好护理人选。

3. 手的功能

术前了解患者是否有影响手的功能的疾病,如卒中后肢体偏瘫、强直性关节炎、帕金森病、外伤后遗症等。对手的灵活性差的患者,可选择一件式造口袋,方便操作。

4. 皮肤情况

观察患者造口周围的皮肤是否平整,有无皮肤褶皱、瘢痕、破损;有无银屑病、过敏性皮炎等全身性皮肤病。有全身性皮肤病时可请皮肤科医生会诊,给予治疗。过敏体质患者术前应做皮肤贴布试验,方法:在患者腹部粘贴 2 cm×2 cm 大小的一块造口底板材质,48 h 后剥离,并在刚刚剥离、1 h、24 h 的 3 个时段进行判断。结果判定:在刚刚剥离、1 h、24 h 均无皮肤变化者为阴性。刚刚剥离后发红,1 h 后消失则为剥离反应阳性。刚刚剥离后,1 h 后发红,24 h

后消失则为一时性刺激。刚刚剥离后、1 h后、24 h后不消失或严重者为过敏反应。注意:试验期间禁洗澡,禁剧烈体力活动,以免出汗。剥离反应阳性和一时性刺激可谨慎使用原产品底板,过敏反应时应更换造口袋品牌,也要做贴布试验。

5. 体型

肥胖患者的腹部易挡住患者的视线,术前造口定位时,造口位置应偏上,患者能自己看见造口,便于自我护理。身材矮小者选择造口袋不宜过长。

6. 教育状况

对教育程度高者,要想到各个细节,预计今后可能出现的问题,可用文字性的材料来补充指导内容。对教育程度低,尤其老年人要用最简便的方法来指导造口护理,使患者便于掌握。

7. 文化背景

要充分尊重个人信仰和风俗习惯,如印度人喜欢将造口定在左边,伊斯兰教徒认为腰围以上是清洁的,腰围以下是脏的,造口应定在腰围以下。

8. 职业特点

对年轻患者要考虑到患者康复后的工作,根据其职业特点选择合适的造口位置。如电工腰间需佩戴工具带、警察腰间佩戴枪带、体育教练常弯腰下蹲等,要从多方面考虑,最后确定位置。

9. 家庭

对于生活不能自理、视力障碍、手功能障碍、过度肥胖患者,术前由患者自己确定一位家庭成员负责其术后的造口护理,专科护士要对确定者进行指导,包括对患者的心理支持,家庭成员对造口者的支持非常重要。

10. 心理状况

因为造口术后失去了对排便的控制,这种失控严重影响到患者的自尊心。一旦患者知道自己必须行造口术时,会产生不同程度的心理创伤。造口治疗师应在术前安排足够的时间与患者沟通,了解患者的心理创伤程度,有针对性地行心理指导,可减轻患者的担忧,有接受手术的良好心态。必要时可安排造口者访视。

二、造口术后护理

(一)造口患者术后评估

造口术后早期,护理人员对造口及周围皮肤进行严密的观察与评估,并做好护理记录,是造口护理的重要部分。通过观察与评估,能了解造口及周围皮肤的情况,预防造口早期并发症的发生。

1. 造口的评估

(1)造口的颜色:红色或粉红色为正常的造口黏膜颜色,且有光泽,富有弹性;贫血患者的造口黏膜颜色呈苍白色;造口黏膜缺血时呈暗红色或暗紫色;黏膜局部发黑表明造口黏膜发生局部坏死。

(2)造口的高度:造口的正常高度为1～2 cm;造口黏膜的高度在皮肤的同一水平为平坦;造口黏膜的高度低于周围皮肤为造口回缩;造口黏膜高于皮肤5 cm以上为造口脱垂。造口高度可记录为平坦、回缩、突出或脱垂等。

(3)造口的形状及大小:造口的形状可记录为圆形、椭圆形或不规则形。造口的大小,可用造口测量尺量出造口的基底部而确定。圆形造口测量直径;椭圆形的造口测量最宽点和最窄点;不规则的造口可用图形来表示。造口的大小在术后 4～8 周会有变化,应每周评估并做好记录。

(4)造口的位置:记录造口的位置可以用右上腹、右下腹、左上腹、左下腹、伤口正中或脐部等术语来描述。

(5)造口的类型:术后应根据手术记录确认造口的类型,如横结肠造口、乙状结肠造口、回肠造口等。

(6)造口的模式:肠造口的模式是根据造口的形成结构来描述的。

1)单腔造口:肠管切断后,近端肠管被拉出腹腔,肠管外翻后缝合在腹壁上形成一个末端功能性单腔造口。多为永久性造口,如乙状结肠造口、回肠造口等。

2)襻式造口:肠管未被切断,整段肠襻被拉出腹腔,用支架管穿过肠系膜支撑于腹壁,防止肠管回缩,然后沿肠管纵行切开肠管而不是切断肠管,襻式造口有近端和远端两个开口,近端开口具有排泄功能,远端开口由于能分泌黏液称为黏液瘘管。

3)双口式造口:肠管切断后,两个断端均被拉出腹腔,两个开口作为一个整体固定于腹壁上,又称为"肩并肩"式的造口。

4)分离造口:两个造口完全分开,分别固定于腹壁的不同位置。近端造口具有排泄功能,必须选择适当的造口器材。远端造口仅分泌黏液,只需覆盖油纱布即可。

2.皮肤黏膜缝线的评估

一般在手术后 48 h 要更换一次造口袋,观察造口黏膜与皮肤缝线情况:如果造口黏膜与皮肤缝线处有碘纺纱或凡士林纱条保护者,应给予拆除后观察。造口黏膜与皮肤分离,记录为:时钟位 3 点至 5 点处有皮肤黏膜分离,有 1.5 cm×0.5 cm×0.5 cm 大小,或用图形表示。有变化时要随时做好记录。有患者可能对缝线过敏,缝线处出现红肿,患者主诉局部疼痛。皮肤黏膜缝线处也可能出现局部感染。

3.造口周围皮肤的评估

在每次更换造口袋时评估,观察造口周围皮肤有无异常,导致最常见皮肤损害的原因有:化学刺激、感染、过敏及外伤。

(1)化学刺激:常见于因粪水外溢导致的造口周围皮炎。表现为局部皮肤发红,表皮脱落、糜烂或溃疡。

(2)造口周围皮肤感染:最常见的是白念珠菌感染,症状为局部瘙痒及烧灼样疼痛,可见局限性环状红斑,周围有卫星状丘疹和脓疱;体癣也可发生在造口旁的皮肤上,表现为圆形红斑疹;造口旁皮肤还可发生毛囊炎,特别见于体毛较多的患者,表现为毛囊周围点状红斑脓疱。

(3)造口周围皮肤过敏:大多为接触性过敏,可能对造口用品有关,常表现为皮肤红斑和水疱,皮疹的部位仅限于过敏原接触的部位,患者感觉局部瘙痒及烧灼感。

(4)外伤:多由于更换造口袋时撕下粘胶用力过猛或更换频率过高,创伤的早期表现为皮肤发红,继之可出现表皮脱落、糜烂甚至溃疡。

4.造口功能恢复的评估

(1)回肠造口:一般在术后 48 h 开始排泄,最初排泄物量少,呈墨绿色。一般 72 h 后肠蠕动恢复,可能出现高排量阶段,每天的排出量可为 1500～2000 mL,要特别注意患者的水、电解质平衡,随着患者进食开始尤其是进半流饮食后,造口排出量会慢慢减少,排出物呈糊状。

(2)结肠造口:在术后 72 h 内有少量血性液流出,72 h 后肠蠕动慢慢恢复,造口袋内有气体排除,造口袋会鼓起,这是肠功能恢复的标志。随着患者进食流质,造口排出粪水,进食半流饮食,造口排出糊状粪便。患者进食普食后可排出成形大便。

(二)造口术后护理程序

1.指导患者及其家属更换造口袋的方法

肠造口术后,发给患者《造口护理手册》,让患者或家属通过手册了解造口袋的更换程序。首先术后 48 h 更换造口袋,指导患者及其家属如何排放造口袋内气体和粪水,造口袋夹的使用方法。以后每隔 3 日更换 1 次造口袋,示范更换造口袋的整个程序,边操作边指导患者及其家属如何清洗和测量造口大小,介绍去除造口底板、裁剪和粘贴造口袋的技巧和注意事项。出院前,患者可自行或与家人一同学习造口袋的更换,造口治疗师评估患者或家属的换袋技能,并给予纠正。

2.造口袋的更换

(1)目的:收集排泄物,观察其性状,记录排出量;观察造口黏膜、周围缝线及周围皮肤情况,观察有无并发症的发生;清洗造口周围皮肤,减轻异味,以增加患者的舒适。及时更换造口袋,防止粪水经底板渗漏污染腹部切口。

(2)评估:评估造口的大小、类型及并发症情况;评估患者的体力恢复情况及学习能力;评估患者视力、手的灵活性等。

(3)物品准备:根据评估情况选择合适的造口袋,术后早期选择两件式透明造口袋,透明造口袋易观察造口黏膜,两件式造口袋方便打开造口袋处理造口水肿;横结肠造口较大,可选择较软的一件式或大底板造口袋;还需准备剪刀、造口测量尺、温水、棉球及擦手纸,造口护肤粉、防漏膏。术后早期造口周围有缝线或造口周围有伤口时,要准备生理盐水棉球。

(4)环境准备:患者卧床期间,将床边隔帘拉上,或围上屏风保护患者的隐私;患者可以下床活动时,也可以选择在换药室更换造口袋。冬天要开空调或取暖设备。

(5)更换造口袋的时间:选择在餐前半小时或餐后 2 h,肠造口内排出物相对较少,方便造口袋的更换。尤其是回肠造口患者,如果选择在餐后短时间内换袋,不断有粪水排出,造成贴袋困难,有时刚换好的造口袋又发生渗漏的现象。尽量避开进餐时间换袋,因更换造口袋散发出的异味会影响同一病房患者的食欲。

(6)操作步骤准备:将准备好的用物携至床边,将物品放置于易取的位置;向患者及其家属解释更换造口袋的目的。

环境准备:拉床帘或屏风,必要时关好门窗;协助患者取合适的体位,术后早期取半卧位;解开腹部的衣物及腹带,露出造口,注意保暖,同侧铺上尿垫。

除袋:两件式造口袋要将底板连同造口袋除去,撕离时注意保护皮肤,一手用湿棉球或纸巾按压皮肤,另一手轻揭底板,当去除底板有困难时,要慢慢湿润后再去除,勿用力撕扯造成皮肤机械性损伤。

观察溶胶:根据底板溶胶的情况决定造口袋更换的频率,如果溶胶已到达底板的边缘,要增加更换的频率,反之,可减少更换的频率。

清洗:用软纸初步清洁后,再用温水清洁造口及周围皮肤,顺序应由外到内。术后早期或造口旁有切口时选用生理盐水棉球清洁,切忌用乙醇、碘酊或其他消毒液,因为会刺激造口周围皮肤,破坏皮肤的保护屏障。

观察造口黏膜及周围皮肤：观察造口黏膜的色泽，有无水肿等。观察有无皮肤黏膜分离、造口周围皮肤有无破损、过敏等情况。

测量：将造口的大小测量并将尺寸用笔划在造口底板上。①圆形造口：用造口测量尺测量造口的大小；②椭圆形造口：测量长和宽；③不规则造口：可用描摹的方法，将透明的塑料纸盖在造口上，用圆珠笔在塑料纸上画出造口的形状与大小，剪去中间的部分，将塑料纸中间的空缺部分划于造口底板上，两件式的底板要考虑使用腰带，扣环的位置必须在两侧腰部，一件式造口袋要注意开口的方向，卧位时开口向一侧，下床活动后造口袋开口朝下。在底板上划时，还要考虑到造口与腹部切口的关系，造口离腹部切口近时，向切口一侧倾斜，以免造口袋盖住切口。

裁剪底板：用剪刀尖部沿着记号比测出的造口大小大 1～2 mm 处剪下。因为开孔过小，会影响到造口黏膜的血供，患者活动时易摩擦造口黏膜引起损伤或出血；开孔过大则皮肤外露，排泄物持续刺激并损伤皮肤。再次清洗并擦干造口黏膜及周围皮肤：在测量造口大小及裁剪造口底板时，造口处可能会有排泄物排出，需再次清洗并擦干造口黏膜及周围皮肤，选用软纸轻轻擦拭，勿选用粗糙质硬的草纸，以免损伤黏膜引起出血，一旦出血，用棉球或软纸轻压一会即可。

洒造口护肤粉：造口周围皮肤有损伤时，在擦干皮肤后，撒上造口护肤粉，护肤粉会粘在皮损处起保护作用，并能吸收少许渗液，促进愈合。但必须将多余的护肤粉擦拭掉，否则会影响造口袋的粘贴。

涂防漏膏：当造口周围皮肤不平整时，使用防漏膏可以将皮肤填平，防止粪水渗漏至底板下。回肠造口因排出大量碱性小肠液，对皮肤腐蚀性大，应常规使用防漏膏。直接涂在皮肤凹陷或不平处，取湿棉球轻轻压平。由于防漏膏内含有乙醇成分，对皮肤破损处有刺激，患者感觉疼痛，在使用护肤粉后喷洒皮肤保护膜隔离可有效减轻疼痛。

粘贴：粘贴造口底板时，把底板保护纸撕下，按照造口位置由下而上粘贴，轻压内侧周围，再由内向外侧加压，使造口底板能紧贴在皮肤上。两件式造口袋要及时扣上，确保扣紧，防止从衔接处渗漏。使用开口袋，勿忘夹上夹子，将造口袋开口处反折后拉平，再夹上夹子。使用腰带者，松紧要适宜，在硬质扣环下垫纱布保护，防止皮肤损伤。

贴好造口袋后，让患者用自己的手掌轻轻按压造口处 10～20 min，通过手掌的温度增加底板的粘性。

整理与记录：处理污物，在护理病历上记录：排泄物的性质、颜色、量、气味；造口周围皮肤情况、患者的反应及接受能力。

(7)注意事项：术后早期更换造口袋时，动作要轻柔，勿按压腹部切口引起疼痛；腹带松紧适宜，防止过紧挤压造口袋，造成渗漏；开口袋中的粪便超过 1/3 时就要排放。当粪便超过 1/2 时，因重力的牵拉会导致造口底板的脱落。当造口袋明显胀气时，要及时排放，以免造成造口袋胀破，甚至发生底板的渗漏。

3.心理护理

在术后早期，有的患者不愿观看更换造口袋的过程，造口治疗师要对其进行个体化的指导，耐心地给予心理护理，对于术后不能接受造口的患者，先教会患者家属更换造口袋的方法，可以邀请造口访问者现身说法，鼓励患者观看和触摸自己的造口，使患者逐渐接受造口并掌握自我护理的方法。

4.出院指导

(1)随诊:告知患者造口护理门诊的时间和地点。患者出院后每2～3个月复诊1次,发现问题随时就诊。最好到原就诊医院造口门诊复查。造口边缘的缝线一般不用拆除,会自动溶解而脱落。但在术后1个月后仍未脱落,要到造口门诊处理。出院时带有造口支撑棒的患者,须告知拔管的具体时间及地点。

(2)造口用品的选择:介绍造口袋种类、特性和价格,指导患者选用合适的造口袋。介绍其他造口用品,如炭片、护肤粉、防漏膏、清香剂等,帮助患者选用合适的造口产品,提高患者的生活质量。

(3)造口用品的购买:造口用品有使用期限,勿一次性购买过多,以免失效。可以到就近医院的造口门诊购买,也可以到医药商店购买,还可以邮购等。

(4)造口袋的储存:要存放于阴凉干燥处,勿靠近取暖设备或阳光直射处,防止受热后影响粘贴。将造口用品集中放置,方便取用。造口会在手术后1～2周开始收缩,6～8周停止收缩。在此期间,每次更换造口袋要测量造口的大小,不能一次裁剪好多个造口袋,以免造成浪费。尤其是老年人,子女与老人分开两处住,又担心老人视力差或由于关节疾病无法使用剪刀,为了方便老人使用而预先剪好造口袋。

(5)造口的清洗:切勿选用任何消毒液清洁造口黏膜及周围皮肤,可能会造成黏膜及皮肤的损伤,也不需用温开水或冷开水清洁,只需用温水清洗便可。在清洗造口时发生黏膜出血不用太紧张,用湿纸巾轻按一会便可止血。但若造口排泄物有血,或血从造口内流出,需立即到医院就诊。

(6)造口黏膜的观察:要注意观察造口黏膜的颜色,如果出现暗红色、暗紫色或黑色,是紧急情况,要立即到医院的急诊就诊。

(7)开口式造口袋的清洁:打开造口袋的夹子,将粪便排放后用装有温水的冲洗器从开口处伸入冲洗造口袋。注意勿将水冲至造口黏膜处,防止水渗漏至底板下影响造口袋的粘贴。

(8)废弃造口袋的处理:现在市面上绝大部分厂家新生产的造口用品是不能溶于水的,所以每次更换下来的造口用品最好用报纸或胶袋装好放在垃圾桶,不能将其丢在厕所用水冲走,避免堵塞厕所。

(9)饮食指导:原则为均衡膳食。①适量的膳食纤维,尤其是曾有便秘的造口者,增加高膳食纤维的食物的摄入,能增加粪便量,促进肠蠕动,减轻排出困难。对于造口狭窄的患者,防止造口梗阻,应减少粗纤维食物的摄入,注意将高膳食纤维食物切细剁碎后烹调,并补充足够的水分软化大便。含膳食纤维较高的食物有根茎类(如芹菜、韭菜)、玉米、南瓜、红薯、竹笋、卷心菜、莴笋、豆芽等。②避免进食不易消化的食物:如柿子、糯米类(如粽子、汤圆、年糕、糍饭)等,这些食物进食后易引起肠梗阻。③少进食易产生异味的食物:如洋葱、蒜类、韭菜、红薯、花椰菜、芦笋、卷心菜、芝士、鸡蛋、鱼类及香辛的调味品(如辣椒、花椒、咖喱等)。④少进食易产生气体的食物:如豆类(如黄豆、赤豆、绿豆等)、瓜子、花生、萝卜、碳酸饮料、啤酒、豆浆、牛奶等。⑤补充充足的水分:每日补充水分1500～2000 mL,保持排便通畅。⑥尝试新品种的食物时,先少吃些,无腹泻等不适再加量。⑦出现腹痛、腹胀、恶心、呕吐等症状时,适当进行饮食调整,必要时到医院就诊。

回肠造口者的饮食指导:①防止造口堵塞:由于回肠造口的管径较小,高纤维的食物有可能会阻塞造口。②防止水电解质紊乱:回肠造口出现腹泻表现为排出大量无渣的粪水或水样便。注意少吃油腻的食物。在天气热时,增加水分的摄入,每日饮水量 2000～2500 mL,8～12 杯水、汤或果汁,排汗增多时每天喝 3000～4000 mL 水,其中 1000 mL 为盐水,补充丢失的钠和氯,防止出现水电解质紊乱。③服用药物的注意事项:某些坚硬或有胶囊包裹的药物,如避孕药,可能会不被吸收而由回肠造口排出,可以将药片磨碎或将胶囊去除后服用,但有些缓释药磨碎或去除胶囊后会影响药物的作用。一般的抗生素可能会导致稀粪或腹泻。而有些抑制胃酸分泌的药物也会引起腹泻或便秘,故不可随意服用。

（10）日常生活指导。

1）沐浴:当腹部手术切口的缝线拆除,切口完全愈合后,便可以沐浴。沐浴时,可贴着造口袋,也可以将袋除去,水分是不会由造口进入身体内的。如果当日正好要换袋,那么先除去旧的造口袋或底板沐浴,洗净擦干后换上新的底板。如果不需要换袋,或采用两件式的造口袋,沐浴时可用防水胶纸贴在造口底板的四周,避免水分渗入底板内而脱离。沐浴时最好选用中性沐浴液,防止损伤造口周围皮肤。沐浴后勿用油性润肤露涂抹造口周围皮肤,以免影响造口袋的粘贴。

2）穿着:造口者的衣着与平常无异,不需要重新制作,穿回手术前的服装即可。但要避免穿过紧的衣裤,腰带或皮带不能紧压造口,以免摩擦或压迫造口,影响肠造口的血液循环。

3）工作:一般在术后半年,当造口者身体及体力恢复后,便可以回到工作岗位,但最好避免搬运重物,以防增加腹内压而导致造口旁疝的发生,必要时可佩戴专用的造口腹带预防。

4）社交活动:当造口者体力恢复并掌握造口的护理方法后,就可以参与社交活动。患者应多参加造口联谊会,结识一些造口朋友,交流造口护理的经验和体会,使造口者减轻孤独感,树立积极的生活态度。

5）运动:肠造口者可以根据术前的爱好与身体的耐受力,选择一些力所能及的运动如散步、跑步等。某些球类运动或会有轻微碰撞的运动,如壁球、篮球等,可能需要佩戴肠造口护罩来保护造口,以免损伤肠造口。避免剧烈及有撞击性的运动,如拳击、摔跤等。

6）旅游:肠造口者在体力恢复后,可以外出旅游,应注意饮食卫生,防止腹泻,并随身携带常用的止泻药和抗生素。

外出时要带足够的造口用品,途中无法清洗,可丢弃。

造口袋应备一些在随身的行李中,不要全部托运,以便随时更换。

在飞机上由于压力的变化,胃肠气会多一些,宜选用开口袋或带有过滤炭片的造口袋;随身自备一瓶矿泉水,可以保证饮水,在意外时可以冲洗;。

7）性生活:在性行为之前,先清洁造口及更换一新的造口袋,以减少异味。此外,造口袋的选择上注意选择不透明的小型造口袋,也可以给造口袋套上一些漂亮的袋套,减少视觉上的刺激。必要时可寻求心理咨询。

8）生育:很多年轻女性在接受造口手术后仍可怀孕及生育,但应由产科及外科医生详细商量后决定。

（肖丽红）

第十二章　临床急危重症护理

第一节　脑梗死

脑梗死(cerebral infarction,CI)又称缺血性脑卒中,包括脑血栓形成、腔隙性脑梗死和脑栓塞等,是指因脑部血液循环障碍,缺血、缺氧所致的局限性脑组织的缺血性坏死或软化。好发于中老年人,多见于50~60岁以上的动脉硬化者,且多伴有高血压、冠心病或糖尿病;男性稍多于女性。通常有前驱症状,如头晕、头痛等,部分患者发病前曾有 TIA 史。常见表现如失语、偏瘫、偏身感觉障碍等。临床上根据部位不同可分为前循环梗死、后循环梗死和腔隙性梗死。

一、专科护理

(一)护理要点

急性期加强病情观察(昏迷患者使用格拉斯哥昏迷量表评定),防治脑疝;低盐低脂饮食,根据洼田饮水试验的结果,3级以上的患者考虑给予鼻饲,鼻饲时防止食物反流,引起窒息;偏瘫患者保持肢体功能位,定时协助更换体位,防止压疮,活动时注意安全,生命体征平稳者早期康复介入;失语患者进行语言康复训练要循序渐进,持之以恒。

(二)主要护理问题

1.躯体活动障碍

躯体活动障碍与偏瘫或平衡能力下降有关。

2.吞咽障碍

吞咽障碍与意识障碍或延髓麻痹有关。

3.语言沟通障碍

语言沟通障碍与大脑语言中枢功能受损有关。

4.有废用综合征的危险

废用综合征与意识障碍、偏瘫所致长期卧床有关。

(三)护理措施

1.一般护理

(1)生活护理:卧位(强调急性期平卧,头高足低位,头部抬高15°~30°)、皮肤护理、压疮预防、个人卫生处置等。

(2)安全护理:病房安装护栏、扶手、呼叫器等设施;床、地面、运动场所尽量创造无障碍环境;患者使用安全性高的手杖、衣服、鞋;制订合理的运动计划,注意安全,避免疲劳。

(3)饮食护理:鼓励进食,少量多餐;选择软饭、半流质或糊状食物,避免粗糙、干硬、辛辣等刺激性食物;保持进餐环境安静,减少进餐时的干扰因素;提供充足的进餐时间;掌握正确的进食方法(如吃饭或饮水时抬高床头,尽量端坐,头稍前倾)洼田饮水试验2~3分的患者不能使用吸管吸水,一旦发生误吸,迅速清理呼吸道,保持呼吸道通畅;洼田饮水试验 4～5 分的患者给予静脉营养支持或鼻饲,做好留置胃管的护理。根据护理经验,建议脑梗死患者尽量保证每日 6～8 瓶(3 000～4 000 mL)的进水量,可有效地帮助改善循环,补充血容量,防止脱水。

2. 用药护理

(1)脱水药:保证用药的时间、剂量、速度准确,注意观察患者的反应及皮肤颜色、弹性的变化,保证充足的水分摄入,准确记录 24 h 出入量,注意监测肾功能、水电解质。

(2)溶栓抗凝药:严格遵医嘱剂量给药,监测生命体征、观察有无皮肤及消化道出血倾向;观察有无并发颅内出血和栓子脱落引起的小栓塞。

(3)扩血管药:尤其是应用尼莫地平等钙通道阻滞剂时,滴速应慢,同时监测血压变化。

(4)使用低分子右旋糖酐改善微循环治疗时,可出现发热、皮疹甚至过敏性休克,应密切观察。目前临床不常用。

3. 心理护理

重视患者精神情绪的变化,提高对抑郁、焦虑状态的认识,及时发现患者的心理问题,进行针对性护理(解释、安慰、鼓励、保证等),以消除患者的思想顾虑,稳定情绪,增强战胜疾病的信心。

4. 康复护理

(1)躯体康复:①早期康复干预,重视患侧刺激、保持良好的肢体位置、注意体位变换、床上运动训练(Bobath 握手、桥式运动、关节被动运动、起坐训练);②恢复期功能训练;③综合康复治疗:合理选用针灸、理疗、按摩等辅助治疗。

(2)语言训练:①沟通方法指导,提问简单的问题,借助卡片、笔、本、图片、表情或手势沟通,安静的语言交流环境,关心、体贴、缓慢、耐心等;②语言康复训练,肌群运动、发音、复述、命名训练等,遵循由少到多、由易到难、由简单到复杂的原则,循序渐进。

二、健康指导

(一)疾病知识指导

1. 概念

脑梗死是因脑部的血液循环障碍,缺血、缺氧所引起的脑组织坏死和软化,它包括脑血栓形成、腔隙性脑梗死(腔梗)和脑栓塞等。

2. 形成的主要原因

年龄(多见于 50～60 岁以上)、性别(男性稍多于女性)、脑动脉粥样硬化、高血压、高脂血症、糖尿病、脑动脉炎、血液高凝状态、家族史等;脑栓塞形成的主要原因有风湿性心脏病、二尖瓣狭窄并发心房颤动、血管粥样硬化斑块、脓栓、脂肪栓子、异物栓子等。

3. 主要症状

脑血栓形成常伴有头晕、头痛、恶心、呕吐的前驱症状,部分患者曾有短暂性脑供血不足,发病时多在安静休息中,应尽快就诊,以及时恢复血液供应,早期溶栓一般在发病后的 6 h 之内;脑栓塞起病急,多在活动中发病。

4. 常见表现

脑血栓形成常表现为头晕、头痛、恶心、言语笨拙、失语、肢体瘫痪、感觉减退、饮水或进食呛咳、意识不清等;脑栓塞常表现为意识不清、失语、抽搐、偏瘫、偏盲(一侧眼睛看不清或看不见)等等。

5.常用检查项目

凝血象、血常规、血糖、血脂、血液流变学、同型半胱氨酸等血液检查,CT检查、MRI检查、DSA、TCD。

6.治疗

在急性期进行个体化治疗(如溶栓、抗凝、降纤),此外酌情给予改善脑循环、脑保护、抗脑水肿、降颅内压、调整血压、血糖、血脂、控制并发症、康复治疗等。脑栓塞治疗与脑血栓形成有相同之处,此外,需治疗原发病。

(二)康复指导

1.康复的开始时间

一般在患者意识清楚、生命体征平稳、病情不再发展后48 h即可进行。

2.康复护理的具体内容

(1)躯体康复:①早期康复干预,重视患侧刺激、保持良好的肢体位置、注意体位变换、床上运动训练(Bobath握手、桥式运动、关节被动运动、起坐训练);②恢复期功能训练;③综合康复治疗:合理选用针灸、理疗、按摩等辅助治疗。

(2)语言训练:①沟通方法指导,提问简单的问题,借助卡片、笔、本、图片、表情或手势沟通,安静的语言交流环境,关心、体贴、缓慢、耐心等;②语言康复训练,肌群运动、发音、复述、命名训练等,遵循由少到多、由易到难、由简单到复杂的原则,循序渐进。

康复训练所需时间较长,需要循序渐进、树立信心、持之以恒,不要急功近利和半途而废。家属要关心体贴患者,给予生活照顾和精神支持,鼓励患者坚持锻炼。康复过程中加强安全防范,防止意外发生。对于康复过程中的疑问请询问医生或康复师。

(三)饮食指导

(1)合理进食,选择高蛋白、低盐、低脂、低热的清淡食物,改变不良的饮食习惯,如油炸食品、烧烤等,多食新鲜蔬菜水果,避免粗糙、干硬、辛辣等刺激性食物,避免过度食用动物内脏、动物油类,每日食盐量不超过6 g。

(2)洼田饮水试验2～3分者,可头偏向一侧,喂食速度慢,避免交谈,防止呛咳、窒息的发生;洼田饮水试验4～5分者,遵医嘱给予鼻饲饮食,密切防止食物反流引起窒息。

(3)增加粗纤维食物摄入,如芹菜、韭菜,适量增加进水量,顺时针按摩腹部,减少便秘发生。患者数天未排便或排便不畅,可使用缓泄剂,诱导排便。

(四)用药指导

(1)应用溶栓抗凝降纤类药物的患者应注意有无胃肠道反应、柏油样便、牙龈出血等出血倾向。为保障用药安全,在使用溶栓、抗凝、降纤等药物时需采集凝血象,患者应予以配合。

(2)口服药按时服用,不要根据自己感受减药、加药,忘记服药或在下次服药时补上忘记的药量会导致病情波动;不能擅自停药,需按照医生医嘱(口服药手册)进行减量或停药。

(3)静脉输液的过程中不要随意调节滴速,如有疑惑需询问护士。

(五)日常生活指导

(1)患者需要安静、舒适的环境,保持平和、稳定的情绪,避免各种不良情绪影响。改变不良的生活方式,如熬夜、赌博等,适当运动,合理休息和娱乐,多参加有益的社会活动,做力所能及的工作及家务。

（2）患者起床、起坐、低头等体位变化时动作要缓慢，转头不宜过猛过急，洗澡时间不能过长，外出时有人陪伴，防止意外发生。

（3）气候变化时注意保暖，防止感冒。

（4）戒烟、限酒。

（六）预防复发

（1）遵医嘱正确用药，如降压、降脂、降糖、抗凝药物等。

（2）出现头晕、头痛、一侧肢体麻木无力、口齿不清或进食呛咳、发热、外伤等症状时及时就诊。

（3）定期复诊，动态了解血压、血脂、血糖和心脏功能，预防并发症和复发。

（曹俊杰）

第二节 重症肌无力

重症肌无力（myasthenia gravis，MG）是乙酰胆碱受体抗体（AChR-Ab）介导的，细胞免疫依赖及补体参与的神经-肌肉接头处（NMJ）传递障碍的自身免疫性疾病。病变主要累及神经-肌肉接头突触后膜上的乙酰胆碱受体。MG 在我国南方发病率较高，任何年龄均可发病，常见于 20～40 岁，女性多于男性。

发病诱因多为感染、精神创伤、过度疲劳、妊娠、分娩等。起病隐袭，多数患者眼外肌最先受累，受累肌肉呈病态疲劳，多于下午或傍晚劳累后加重，早晨或经休息后可减轻，呈现规律的"晨轻暮重"波动性变化。病情缓慢进行性发展逐渐累及其他脑神经支配的肌群，如面肌、延髓肌。颈肌及四肢近端肌群亦常受累。呼吸肌受累可有咳嗽无力、呼吸困难等表现，重者可出现呼吸肌麻痹而窒息死亡。

一、专科护理

（一）护理要点

此病具有晨轻暮重、休息后症状减轻的特点，应指导患者充分休息，避免疲劳。宜选择清晨、休息后或肌无力症状较轻时进行活动。进餐前充分休息或服药后进餐。密切观察病情，观察患者是否有重症肌无力危象发生，密切观察呼吸型态，防止呼吸肌麻痹而窒息，备好抢救物品，随时准备抢救。有躯体移动障碍的患者，注意肢体功能位的正确摆放，防止压疮。

（二）主要护理问题

1.有发生肌无力危象的危险

肌无力危象与病变累及延髓不能正常呼吸有关。

2.生活自理缺陷

生活自理缺陷与眼外肌麻痹、眼睑下垂或四肢无力、运动障碍有关。

3.有误吸的危险

误吸与病变侵犯咽、喉部肌肉造成饮水呛咳有关。

4.知识缺乏

缺乏疾病相关知识。

(三)护理措施

1.严密监测肌无力危象,及时配合抢救与护理

重症肌无力危象指呼吸肌受累时出现咳嗽无力甚至呼吸困难,需用呼吸机辅助通气,是致死的主要原因。重症肌无力危象分为三种类型。

(1)肌无力危象:是最常见的危象,疾病本身发展所致,多由于抗胆碱酯酶药量不足。如注射依酚氯铵或新斯的明后症状减轻则可诊断。

(2)胆碱能危象:较为少见,由于抗胆碱酯酶药物过量引起,患者肌无力加重,并且出现明显胆碱酯酶抑制剂的不良反应,如肌束颤动及毒蕈碱样反应。可静脉注射依酚氯铵 2 mg,如症状加重则应立即停用抗胆碱酯酶药物,待药物排除后可重新调整剂量。

(3)反拗危象:由于对抗胆碱酯酶药物不敏感而出现严重的呼吸困难、腾喜龙试验无反应,此时应停止抗胆碱酯酶药,对做气管插管或切开的患者可采用大剂量类固醇激素治疗,待运动终板功能恢复后再重新调整抗胆碱酯酶药物剂量。

2.一般护理措施

(1)休息与活动:指导患者充分休息,避免疲劳。活动宜选择清晨、休息后或肌无力症状较轻时进行,自我调节活动量,以省力和不感疲劳为原则。

(2)饮食护理:给予高热量、高蛋白、高维生素、富含钾、钙的软食或半流食,避免干硬和粗糙食物。进食时尽量取坐位,进餐前充分休息,或服药 15～30 min 后产生药效时进餐。给患者充足的进食时间,指导患者少量多餐,细嚼慢咽。

(3)生活护理:肌无力症状明显时,应协助做好洗漱、进食、个人卫生等生活护理,保持口腔清洁,防止外伤和感染等并发症。

3.用药护理

监测药物的疗效及不良反应,抗胆碱酯酶药物宜自小剂量开始,用药间隔时间尽可能延长,必须按时服用,有吞咽困难者应在餐前 30 min 口服,处于感染或月经前期常需增加药量。应用皮质类固醇激素应观察并发症。应用免疫抑制剂应监测血常规,注意肝、肾功能变化。

4.心理护理

重症肌无力症状影响着患者的正常生活,此病的病程长且易复发,患者往往精神负担重,易出现悲观、恐惧的情绪,影响治疗效果。护理人员对患者做好心理护理,可以增强患者战胜疾病的信心。

耐心解释病情,详细告诉本病的病因、临床过程、治疗效果,让患者了解只要配合治疗,避免诱因,预后较好。此外,也应告知患者家属给予情感支持,使患者保持良好心态,有助于其早日康复。

5.康复护理

(1)有严重语言障碍的患者给予语言康复训练,鼓励患者多与他人交流,并为其准备纸、笔、画板等交流工具,指导患者采用文字形式和肢体语言表达自己的需求。

(2)有躯体移动障碍的患者,注意保持肢体功能位的正确摆放,避免由于痉挛产生的异常姿势影响患者的生活质量,注意体位变换、床上运动训练(Bobath 握手、桥式运动、关节被动运动)、坐位训练、站立训练、步行训练,平衡共济训练等。

二、健康指导

(一)疾病知识指导

1. 概念

重症肌无力是乙酰胆碱受体抗体介导、细胞免疫依赖及补体参与的神经-肌肉接头处传递障碍的自身免疫性疾病。

2. 病因

本病是一种与胸腺异常有关的自身免疫性疾病,但可能与某些遗传因素也有关。

3. 主要症状

(1)多数患者眼外肌最先受累表现为眼睑下垂、斜视和复视。

(2)面肌受累时皱纹减少、表情动作无力。

(3)延髓肌受累时出现吞咽困难、进食时间延长、饮水呛咳、构音不清、咳嗽无力、呼吸困难。

(4)颈肌及四肢近端肌群受累时表现为屈颈抬头无力、四肢乏力。受累肌肉呈病态疲劳,呈规律的"晨轻暮重"波动性变化。

4. 常用检查项目

血、尿和脑脊液检查,重复神经电刺激、单纤维肌电图、AChR 抗体滴度检测、胸腺 CT、MRI 检查、甲状腺功能检查。

5. 治疗

(1)胸腺治疗:胸腺切除可解除患者自身免疫的始动抗原,适用于伴有胸腺肥大和高 AChR 抗体效价者;伴胸腺瘤的各型重症肌无力患者;年轻女性全身型 MG 患者;对抗胆碱酯酶药治疗反应不满意者。约 70% 的患者术后症状缓解或治愈。年龄较大或其他原因不适于做胸腺切除者亦可胸腺放射治疗。

(2)药物治疗:常用药物有胆碱酯酶抑制剂、肾上腺皮质激素和免疫抑制剂。肾上腺皮质激素可抑制自身免疫反应,减少 AChR 抗体的生成,改善神经-肌肉接头的传递功能。

(3)血浆置换:起效快,但疗效持续时间短,随抗体水平增高而症状复发且不良反应大,仅适用于危象和难治性重症肌无力。

(4)免疫球蛋白:大剂量静脉注射免疫球蛋白,可作为辅助治疗缓解病情。

(二)饮食指导

(1)进食高蛋白、高维生素、高热量、富含钾、钙的软食或半流食,避免干硬或粗糙食物。

(2)进餐时尽量取坐位,进餐前充分休息或在服药 15～30 min 后产生药效时进餐;进餐过程中如感到疲劳,可适当休息后再继续进食,要分次少量慢咽。

(3)在安静的环境下进餐,减少环境中影响患者进食的不利因素,如交谈、电视声响等,不要催促和打扰患者进食。

(三)用药指导

(1)本病病程长,需长期服药治疗,要严格遵医嘱服药,不可自行增减药量。避免因服药不当而诱发肌无力危象和胆碱能危象。

(2)抗胆碱酯酶药物:小剂量服用,逐步加量,以维持日常生活起居为宜。常用药物为溴吡斯的明、新斯的明。必须按时服用,应在餐前 30 min 口服。密切观察有无恶心、呕吐、腹痛、腹泻、出汗、流涎等不良反应。

(3)肾上腺皮质激素:临床多采用大剂量递减疗法,症状改善后维持用量,逐渐减量。长期服用糖皮质激素,要注意有无消化道出血、骨质疏松、股骨头坏死等并发症,必要时服用抑酸剂、胃黏膜保护剂。

(4)本病应禁忌服用氨基糖苷类抗生素(庆大霉素、链霉素、卡那霉素、阿米卡星等)、奎宁、普鲁卡因胺、普萘洛尔、氯丙嗪,以及各种肌肉松弛剂(氨酰胆碱、氯化琥珀胆碱)、镇静剂等,以免使肌无力加剧或诱发危象。

(5)免疫球蛋白不良反应有头痛、感冒样症状,1~2 d 内症状即可缓解。

(四)日常生活指导

1.生活规律

养成良好的作息习惯,按时睡眠,不要熬夜,注意劳逸结合,眼肌型重症肌无力的患者要注意眼睛的休息,不要用眼过度,少看电视。

2.增强营养

注意合理调整饮食,增加高蛋白、高脂肪的食物,加强营养,增强身体的抵抗能力。

3.注意锻炼

散步、打太极拳或其他的健身操等对重症肌无力患者增强身体免疫力有一定的帮助,患者可以根据自己的病情选择合适的锻炼方法,但不可操之过急。

4.预防感冒

患者本身抵抗力差,常因感冒诱发或加重病情,因此生活中注意预防感冒,做好保暖措施,避免加重病情。

(五)康复指导

患者进行康复训练时应遵循由少到多、由易到难、由简单到复杂原则,循序渐进。

(六)预防复发

(1)严格遵医嘱服药。

(2)避免各种诱因的发生。

(3)防止并发症。①预防误吸或窒息:掌握正确的进食方法,当咽喉、软腭和舌部肌群受累出现吞咽困难、饮水呛咳时,不能强行服药和进食,以免导致窒息或吸入性肺炎;②预防营养失调:家属应了解患者的吞咽情况和进食能力,记录每天进食量,发现患者摄入明显减少、体重减轻或消瘦、精神不振、皮肤弹性减退等营养低下表现时,应及时就诊;③预防危象:遵医嘱正确服用抗胆碱酯酶药,避免漏服、自行停药和更改药量,防止因用药不足或过量导致危象发生。

(4)育龄妇女应避免妊娠、人工流产,防止诱发危象。

(5)如出现下列症状时应立即就诊:①上呼吸道感染症状,如寒战、发烧、咳嗽、虚弱加重;②肌无力复发现象,如呼吸困难、无法将痰液咳出、吞咽困难等;③药物过量征象,如肌肉虚弱、腹部绞痛、严重腹泻。

(曹俊杰)

第三节 急性脊髓炎

急性脊髓炎是指各种感染引起自身免疫反应所致的急性横贯性脊髓炎性病变,又称急性横贯性脊髓炎,是临床上最常见的一种脊髓炎,以病损平面以下肢体瘫痪、传导束性感觉障碍和尿便障碍为特征。

一、病因

病因不清,多数患者出现脊髓症状前 1～4 周有呼吸道感染、发热、腹泻等病毒感染症状,但脑脊液未检出抗体,神经组织亦未分离出病毒,其发生可能为病毒感染后诱发的异常免疫应答,而不是感染因素的直接作用。病变可累及脊髓的任何节段,以胸$_{3～5}$最为常见,其次为颈段和腰段。病理改变主要为充血、水肿、炎性细胞浸润、白质髓鞘脱失、胶质细胞增生等。本病若无严重并发症通常 3～6 个月可恢复至生活自理;若合并压疮、肺部或泌尿系感染常影响康复,或遗留后遗症。部分患者可死于并发症;上升性脊髓炎患者往往短期内死于呼吸、循环衰竭。

二、临床表现

1.发病情况

本病见于任何年龄,但以青壮年为常见,尤以农村青壮年为多。一年四季均可发病,但在春初和秋末季节发病稍多。两性均可患病,男性略多。多数患者神经症状出现之前有发热或上呼吸道感染等病史,在神经症状出现时不伴发热。

2.起病形式

急性起病,起病时有低热,病变部位神经根痛,肢体麻木无力和病变节段束带感;亦有患者无任何其他症状而突然发生瘫痪。大多在数小时或数日内出现受累平面以下运动障碍、感觉缺失及膀胱、直肠括约肌功能障碍。以胸段脊髓炎最为常见,尤其是胸$_{3～5}$节段,颈髓、腰髓次之。

3.运动障碍的临床症状与体征

运动障碍以胸髓受损害后引起的截瘫最常见,如颈髓受损则出现四肢瘫,并可伴有呼吸肌麻痹。早期有脊髓休克期,若病变重、范围广或合并有尿路感染等并发症,脊髓休克期可能延长,有的可长期表现为弛缓性瘫痪,或脊髓休克期过后出现痉挛性屈曲性肢体瘫痪,此时肢体屈肌张力增高,稍有刺激,双下肢屈曲痉挛,伴出汗、竖毛反应和尿便自动排出等症状,称为脊髓总体反射。以上情况常提示预后较差,一些患者可终生瘫痪致残。

三、辅助检查

1.外周血和脑脊液检查

急性期仅有外周血和脑脊液白细胞稍增高。

2.腰椎穿刺检查

少数脊髓水肿严重者,脊髓腔可出现梗阻,腰椎穿刺时奎肯施泰特试验(Queckenstedt test)不通。

3.诱发电位检查

下肢体感诱发电位和运动诱发电位异常。

4. 脊髓造影或磁共振成像检查

脊髓造影或磁共振成像检查可见病变部位脊髓肿胀及异常信号等改变。

四、诊断

多青壮年发病,病前 2 周内有上呼吸道感染、腹泻症状或疫苗接种史,有外伤、过度疲劳等发病诱因。急性起病,迅速出现肢体麻木、无力,病变相应部位背痛和束带感。

1. 体检发现

(1)早期因"脊髓休克期"表现为弛缓性瘫痪,休克期后病变部位以下支配的肢体呈现上运动神经元性瘫痪。

(2)病损平面以下深浅感觉消失,部分可有病损平面感觉过敏带。

(3)自主神经障碍:尿潴留、充盈性尿失禁、排便失禁。休克期后呈现反射性膀胱、便秘,阴茎异常勃起等。

2. 辅助检查发现

(1)急性期外周血白细胞计数正常或稍高。

(2)脑脊液压力正常,部分患者白细胞和蛋白轻度增多,糖、氯化物含量正常。

(3)脊髓 MRI 示病变部位脊髓增粗,长 T_1、长 T_2 异常信号。

五、治疗

1. 药物治疗

(1)糖皮质激素:可用地塞米松 10~20 mg/d,静脉滴注,7~14 d 后可改为泼尼松 30~60 mg/d,口服,根据病情的逐渐好转而逐渐减量停用;也可加甲泼尼龙冲击治疗,成人 1 g/d,静脉滴注,连用 3~5 d,改为泼尼松口服。

(2)B 族维生素治疗:维生素 B_1 10~20 mg,3 次/日;维生素 B_6 10~20 mg,3 次/日;维生素 B_{12} 500 μg,1~2 次/日。

(3)硝酸士的宁:1~2mg/d,肌内注射,注意药物不良反应。

(4)大剂量免疫球蛋白治疗:0.4 g/(kg·d),静脉滴注,连续用 3~5 d 为一疗程。

(5)营养神经药物:可用胞磷胆碱钠 0.5~0.75 g/d,神经节苷脂 40~100 mg/d,静脉滴注,2 周为一疗程。

(6)恢复期肌肉痉挛治疗:可口服地西泮 2.5 mg,2~3 次/日;卡马西平 0.1~0.2 g,3 次/日或乙哌立松 25~50 mg,2~3 次/日。

2. 预防治疗

加强护理,定时翻身拍背,预防肺部感染、泌尿系感染及压疮的发生。

3. 护理治疗

排尿障碍的患者给予留置导尿管,3%的硼酸溶液冲洗膀胱,2 次/日。加强营养,保持水、电解质平衡。

4. 康复治疗

加强肢体的功能锻炼,及早进行被动、主动的功能锻炼,并可进行针灸、按摩、理疗等。

5. 并发症治疗

(1)肺部感染者:加强护理,保持呼吸道通畅,根据痰培养及药敏试验结果选择抗生素。

(2)泌尿系感染者:用 3%的硼酸溶液冲洗膀胱,选用适当抗生素进行治疗。

(3)并发压疮者:勤翻身,局部保持干燥,贴敷溃疡膜等。

六、护理措施

1.保持呼吸道通畅

(1)脊髓高位损伤或出现呼吸困难时,给予低流量吸氧(鼻导管、吸氧面罩)。

(2)呼吸道痰鸣音明显时,鼓励、指导患者有效咳痰,如咳痰无力,予以吸痰管吸痰、清除痰液,每日按时给予雾化吸入以稀释痰液,减轻或消除肺部感染,利于排痰,同时雾化后及时有效吸痰,减少痰液坠积、结痂。

(3)对于舌后坠者,给予口咽通气道固定后,予以吸痰管吸痰,同时注意口腔清洁。

(4)患者出现呼吸困难且呼吸无效时准备好气管插管、呼吸机,并及时通知医师。

2.病情监测

观察呼吸的频率、深度,判断呼吸无效的原因,如是否有呼吸困难,咳嗽是否有力,听诊气管、肺部有无痰鸣音,血氧饱和度的指标等,胸部 X 线片示肺部感染情况。

3.饮食指导

给予高蛋白、高维生素且易消化的饮食,多吃瘦肉、豆制品、新鲜蔬菜、水果和含纤维素多的食物,供给足够的热量与水分,以刺激肠蠕动,减轻便秘和肠胀气。

4.排泄异常的护理

(1)促进膀胱功能恢复:对于排尿困难或尿潴留的患者可给予膀胱区按摩、热敷或进行针灸、穴位封闭等治疗,促使膀胱肌收缩、排尿;当膀胱残余尿量少于 100 mL 时不再导尿,以防膀胱挛缩;排放尿液同时可采用一些方法刺激诱导膀胱收缩,如轻敲患者下腹部和听流水声。

(2)留置尿管的护理:①严格无菌操作,定期更换尿管和无菌接尿袋,每天进行尿道口的清洗、消毒,防止逆行感染;②观察尿的颜色、性质与量,注意有无血尿、脓尿或结晶尿;③每 4 h 开放尿管 1 次,以训练膀胱充盈与收缩功能;④鼓励患者多喝水,2 500~3 000 mL/d,以稀释尿液,促进代谢产物的排泄。

(3)便秘的护理:便秘患者保证适当的高纤维饮食与水分的摄取,依照患者的排便习惯,选择一天中的一餐前给缓泻剂,饭后因有胃结肠反时,当患者有便意时,指导并协助患者增加腹压引发排便,必要时肛入开塞露一两支,无效时,可予不保留灌肠,每天固定时间进行,养成排便规律,同样,开塞露、不保留灌肠适用于便秘者。

(4)排便失禁的护理:排便失禁患者选择易消化、吸收的高营养低排泄的要素饮食,同时指导患者练习腹肌加压与肛门括约肌的收缩,掌握进食后的排便时间规律,协助放置排便用品(便盆、尿垫);随时清洁排便后肛周皮肤。

5.做好皮肤护理,预防压疮、烫伤、冻伤

(1)每次换班时认真床头交接、检查皮肤,观察有无发红等情况;每日清洁皮肤,随时保持床单位的平整、干净、干燥。

(2)对排便异常患者,及时清理排泄物,温水擦洗,维持会阴、肛周皮肤的清洁、干燥,观察皮肤有无淹红、破溃。出现臀红、肛周皮肤浸渍者,可予赛肤润喷涂后轻轻按摩 1 min。

(3)翻身每 1~2 h 1 次,对骨凸或受压部位,如脚踝、足跟、膝部、股关节处、肘部等最易压的部位常检查,予以按摩,促进皮肤的血液循环。

(4)使用一些护理用具,如给予气垫床,通过电动气泵自动交替充气,改变全身受压点,减少压力集中于局部而造成的皮肤受损(注意气垫床并不能替代定时翻身);将骨隆突部位置入半开放小垫圈,使骨凸处半悬不受压(半封闭形小垫圈);安普贴平敷于骨凸或因受压发红部位或皮肤表浅破溃处,于 7～10 d 更换 1 次,可防止局部摩擦、减少受压,保护外周皮肤。

(5)了解患者是一侧痛、温度觉障碍,还是病变节段以下感觉障碍或自主神经功能障碍。根据感觉障碍情况正确护理:依据输液选择健侧、上肢的原则,输液前认真观察准备输液肢体一侧的皮肤情况,输液后随时观察输液肢体局部及皮肤情况,以免输液外渗而感觉减退造成严重损伤、自主神经功能障碍而皮肤红肿;给予洗漱、浸泡时,水温勿过热造成烫伤(比正常人感觉适度的温度要低),冰袋降温时间勿过长以免引起冻伤。自主神经功能障碍可致无外因肢体局部水肿,注意对皮肤的观察、保护。

6.肢体康复

(1)每次翻身后将肢体位置摆放正确,做被动或主动的关节运动。

(2)做物理治疗。指导训练仰卧时抬高臀部以便在床上取放便器。给予日常生活活动训练,使患者能自行穿脱衣服、进食、盥洗、排尿便、淋浴及开关门窗、电灯、水龙头等,增进患者自我照顾的能力。

(3)当患者第一次坐起时,尤其半身瘫痪者,应在起身之前,穿着弹性袜,以增加静脉血回流,逐渐增加坐位的角度,以防产生低血压。

(4)鼓励患者持之以恒,循序渐进。

7.用药护理

(1)了解患者使用激素治疗的时间,并观察应用激素治疗后原症状是否好转或加重,及时反馈给医师。用激素期间注意补钾,大剂量使用激素时,注意有无消化道出血倾向,观察粪便颜色,必要时做粪便隐血试验。

(2)患者临床症状的变化与脊髓损伤所致症状进行比较、区分,激素大剂量、长时间治疗会出现相应的不良临床症状,如面色潮红、情绪激动、入睡困难甚至心率增快等,患者对此不能正确认识,而且不能耐受,因此需要对用药进行详细的指导,以及通知医师给予必要对症处理,向患者讲明原因,是药物所致,而且随着药物的减量,症状也会减轻,停药后症状也会消失,药物必须按时使用,严禁骤然停药,否则会引发病情加重。

(迟佳鑫)

第四节　急性心肌梗死

急性心肌梗死(acute myocardial infarction,AMI)是指由于冠状动脉供血急剧减少或中断,引起相应的心肌细胞发生严重而持久的急性缺血性坏死。一旦明确诊断,应及时抢救,以挽救濒死心肌,防止梗死范围扩大,缩小心肌缺血范围,及时处理各种并发症,防止猝死。

一、病因

1.基本病因

急性心肌梗死是冠状动脉粥样硬化,造成一支或多支血管管腔狭窄和心肌血供不足,而侧支循环未充分建立。在此基础上,一旦血供急剧减少或中断,使心肌严重而持久地急性缺血达1 h以上,即可发生心肌梗死。

绝大多数心肌梗死是由于不稳定的粥样斑块破溃、出血和管腔内血栓形成,而使管腔闭塞。少数情况下粥样斑块内或其下发生出血或血管持续痉挛,也可使冠状动脉完全闭塞。偶为冠状动脉痉挛、冠状动脉栓塞、炎症、先天畸形所致。

2.诱因

(1)心排出量骤降:休克、脱水、出血、严重心律失常或外科手术等引起心排出量骤降,冠状动脉灌流量严重不足。

(2)心肌血氧需求量骤增:重体力劳动、情绪激动、饱餐、用力排便或血压剧升时,左心负荷增加,心肌血氧需求量骤增。

二、病情评估

1.病史收集

询问患者有无胸闷、心慌、呼吸困难、头晕、昏厥等不适,有无心排出量骤降和心肌需氧量骤增等诱因;询问患者既往有无高血压、高血脂和高胆固醇等病史。

2.临床表现

(1)先兆症状:约40%患者有频繁发作的心绞痛。

(2)胸痛:是AMI中最早和最突出的症状。表现为胸骨后心前区压榨样疼痛、发闷、不适或紧缩感,可放射至下颌、颈、背部,持续约半小时以上,常误诊为骨关节病;部分患者疼痛位于上腹部,被误认为胃穿孔、急性胰腺炎等急腹症。但也有15%～20%的患者无胸痛症状,特别是高龄患者。

(3)恶心、呕吐:多见于下壁梗死的患者。

(4)其他症状:如头晕、心悸、呼吸费力、大汗和濒死感觉等。

3.体征

一般可有不同程度的低血压,并出现心律失常、心力衰竭和心源性休克的体征,此外,还可出现心包摩擦音及收缩期杂音,常提示心脏组织结构受损。

4.辅助检查

(1)血液检查。心肌梗死时血液常规检查显示与组织坏死相对应的异常,12 h后红细胞沉降率加快,白细胞中度升高。血清心肌酶升高。肌酸磷酸激酶(CPK)在6～8 h开始升高,24 h达最高峰,2～3 d下降至正常。

(2)心电图检查

1)特征性改变:①在面向心肌坏死区的导联上出现宽而深的Q波;②在面向坏死区周围心肌损伤区的导联上出现ST段抬高呈弓背向上型;③在面向损伤区周围心肌缺血区的导联上出现T波倒置。心内膜下心肌梗死无病理性Q波。

2)动态性改变。①超急性期:发病数小时内,可出现异常高大两支不对称的T波;②急性期:数小时后,ST段明显抬高,弓背向上,与直立的T波连接,形成单向曲线,1～2 d内出现病理性Q波,同时R波减低,病理性Q波或QS波常持久不退;③亚急性期:ST段抬高持续数天至2周,逐渐回到基线水平,T波变为平坦或倒置;④恢复期:数周至数月后,T波呈"V"形对称性倒置,此可永久存在,也可在数月至数年后恢复。

(3)超声心动图:可了解心室各壁的运动情况,评价左心室梗死面积,测量左心室功能。

(4)放射性核素心肌显影:可判断心肌梗死的部位和范围。

三、护理诊断及预期目标

1.疼痛

疼痛与心肌缺血缺氧有关。

2.心排血量减少

心排血量减少与心肌梗死有关。

3.恐惧

恐惧与胸闷不适、疼痛的程度和持续的时间有关。

4.焦虑

焦虑与身心异常感觉、生活的改变和社会经济状况的影响有关。

5.自理缺陷

自理缺陷与疼痛、活动无耐力、医疗受限有关。

6.活动无耐力

活动无耐力与疼痛、虚弱、氧的供需失调及心律失常等有关。

7.知识缺乏

缺乏疾病及危险因素、治疗等相关知识。

8.预期目标

疼痛减轻或消失;患者有安全感和舒适感,情绪稳定;患者的生活需要得到满足,有一定自理能力;患者活动耐力增加;患者生命体征逐渐恢复正常;熟悉疾病相关知识。

四、护理措施

急救原则:改善心肌血液供应,挽救濒死心肌,缩小心肌梗死范围,保护和维持心脏功能;处理并发症,防止猝死。

(一)现场救护

1.体位护理

立即平卧,禁止搬运,以减轻心脏负荷。

2.心理护理

安慰患者,倾听其主诉。救护过程保持镇定,忙而不乱,动作迅速,使患者减轻紧张、疑虑、恐惧心理,使之信任感增加,解除濒死感,从而减轻血管痉挛,减少心肌耗氧量。

3.快速检测

进行心电图检查,测量血压。

4.减轻症状

吸氧、硝酸甘油舌下含服。

(二)院内救护

1.吸氧

立即给予氧气吸入,以提高动脉氧分压,限制梗死扩大范围,并间接起到止痛、镇静的作用。可采用鼻塞或面罩给氧,氧流量一般为 3～4 L/min,重者可达 6～8 L/min,浓度为 40%。

由于吸氧能迅速改善心肌缺氧，所以首要措施应是让患者得到充足的氧气。

2.使用硝酸甘油

硝酸甘油具有直接扩张冠状动脉，解除动脉痉挛，增加侧支循环血流，降低左心室前负荷的作用。因此，应尽早根据医嘱使用。可在建立静脉通路前，立即舌下含服 0.3～0.6 mg，若 5 min 后不缓解，可再同量含服 1 次，总共可以含 3 次；待建立静脉通路后，用硝酸甘油 20 mg 加入 5% 葡萄糖溶液中缓慢静脉滴注，但遇心动过速或血压下降，应停用此药。

3.镇痛、止痛

患者因疼痛会有不同程度的精神紧张、恐惧、焦虑，并伴濒死感。如不及时给予解除疼痛，将使心肌缺血坏死进一步加重，因此，应根据医嘱给予镇痛药，方法为：①吗啡 2～5 mg 肌内注射，如无缓解，30 min 后重复使用；②哌替啶 50～100 mg 肌内注射。

4.立即建立静脉通路

护士在现场抢救工作中，尽快建立静脉通路对抢救患者生命尤为重要，必要时建立 2 条静脉通路。

5.处理并发症

严重的并发症是导致心肌梗死患者死亡的原因。因此，能否及时正确处理并发症是抢救患者生命的重要措施。

6.密切观察病情

密切观察患者生命体征及胸痛症状的改变，并对以上观察及急救处理做好记录。持续心电监护，发现并发症的先兆及时报告医生。

7.心理护理

急性心肌梗死的患者可表现出恐惧、焦虑、忧虑、悲观失望、无奈、无助等心理。首先，护理人员要做到工作有条不紊、忙而不乱，以娴熟的护理技术打消患者的不安情绪。其次，要在患者接受的情况下，用通俗易懂的语言解释病情，使患者情绪稳定，同时积极提供有关心肌梗死的医学知识及心理卫生、心理治疗知识。再次，要针对不同患者的心理进行个性化的护理，同时根据病情指导听音乐、读报等，以分散其注意力，并认真做好生活护理，用心倾听患者的诉说，理解患者，同情患者。有一部分患者开朗乐观，属于较为自信的人，对疾病亦有一定的了解，能积极配合治疗，但由于过分自信，常对疾病的危险性认识不足或虽有认识却不以为然。对此类患者，心理护理的重点是进行健康教育，向患者详细解释疾病的发生机制，使患者了解急性心肌梗死瘢痕组织修复、侧支循环建立所需的时间，认识到即使在恢复期间或康复期，工作及活动均需量力而行，对高危因素如肥胖、吸烟、高胆固醇、糖尿病等应特别注意，以防诱发心肌梗死。

五、健康指导

1.改变不良的生活方式

引导患者回忆发病经过及主要病史，共同探讨冠心病发病的主客观因素，重视心理行为因素与发病的关系。针对患者具有的多种危险因素，进行以下教育。①培养和谐的性情及生活，戒烟戒酒，保持理想体质量（BMI<24 kg/m²），每天有适当的运动，减少食物的含盐量，采取低热量、低脂肪、低胆固醇的饮食，保持排便通畅、性生活规律等；②避免诱发因素：如劳累、精神紧张、饱餐、活动过量等。

2. 坚持治疗

指导患者学习和掌握所服药物的使用方法、疗效及不良反应,可帮助制订一个服药时间表,让患者能了解和记录自己所服药物的种类、剂量、时间和有关不良反应;应强调正规降压、降脂治疗的重要性,使患者充分认识到不遵从治疗的危害,并重视和担负起自我照顾的责任。

3. 定期复查

教会患者及其家属辨认病情变化和紧急自救措施,例如停止活动就地休息,含服硝酸甘油片等。如有突发心绞痛,胸痛时间延长,疼痛部位变化,疼痛不能忍受,静息状态下出现胸痛,含服硝酸甘油片不易缓解,不明原因的血压下降等情况,应及时报告和就医。

4. 指导患者进行康复锻炼

①最大活动量需逐渐增加,以不引起不适症状为原则;②避免重体力劳动,适当减轻工作量及精神负担;③避免剧烈劳动或竞赛性的运动;④在任何情况下,心绞痛发作时应立即停止活动就地休息。经常参加一定量的体力劳动及进行适当的身体锻炼,有助于侧支循环的建立,能加强对心血管系统的锻炼,患者可以参加社会活动。

(王晓云)

第五节　急性心力衰竭

急性心力衰竭(acute heart failure,AHF)指因某种原因在短时间内使心肌收缩功能障碍和(或)舒张功能障碍,使心脏泵血功能降低而导致心排出量减少,因而组织灌注不足和急性淤血的临床综合征。急性心力衰竭可以表现为急性起病或慢性心力衰竭急性失代偿状态。临床上以急性左心衰竭较为常见,表现为急性肺水肿,严重者发生心源性休克及心搏骤停等,抢救是否及时合理与预后密切相关。急性右心衰竭比较少见,多由大块肺栓塞引起,也可见于右室心肌梗死,或其他急性肺源性心脏病。

一、病因

心脏解剖或功能的突发异常,心脏收缩力突然严重减弱或左室瓣膜急性反流,心排出量急剧减少,左室舒张末压迅速升高,肺静脉回流不畅,导致肺静脉压快速升高,肺毛细血管压随之升高使血管内液体渗入到肺间质和肺泡内,形成急性肺水肿,导致急性左心衰竭。

1. 急性弥散性心肌损害

急性弥散性心肌损害如急性心肌炎、急性广泛性心肌梗死或心肌缺血等,可致心肌收缩无力。

2. 急性血流动力学障碍

急性血流动力学障碍,如急性瓣膜穿孔、高血压、梗阻性肥厚型心肌病、静脉输液过多、过快等。

3. 慢性心衰急性加重

在原有心脏病的基础上因为感染、心律失常、输液过多过快、电解质紊乱、酸碱平衡紊乱、妊娠、贫血、药物使用不当、体力或情绪负荷突发增加等引起慢性心衰急性加重。

二、临床表现

（一）以肺循环淤血及心排出量低为主要临床表现

患者突发的严重呼吸困难，呼吸频率常达到 30～40 次/分钟，强迫坐位，不能平卧，发绀、咳粉红色泡沫样痰、大汗、口唇轻微发绀、两肺可闻及哮鸣音与湿啰音，心率增快，听诊心尖部可闻及舒张期奔马律，第一心音低。病情危急，极重者可迅速发生心源性休克、昏迷而导致死亡。

（二）左心衰竭会导致不同程度的呼吸困难

1. 劳力性呼吸困难

左心衰竭最早出现的症状，主要表现为从事较重体力工作后突发呼吸困难，休息后能缓解。因运动增加回心血量，左心房压力增加，加重肺淤血。

2. 夜间阵发性呼吸困难

入睡后突发胸闷、憋气而惊醒，被迫坐起，轻者短时间能缓解，重者会出现"心源性哮喘"。因平卧增加回心血量，加重肺淤血；夜间迷走神经张力增加，小支气管收缩，膈肌上抬，减少肺活量。

3. 端坐呼吸

严重肺淤血表现患者不能平卧，静息状态下仍觉呼吸困难。

三、实验室及其他检查

1. 脑钠肽（BNP）

脑钠肽为心衰定量标志物，增高的程度与心力衰竭的严重程度呈正相关，可作为评定心衰的进程和预后的指标。

2. 心电图

心电图可帮助了解有无心律失常、急性心肌损伤等表现，指导用药。治疗心力衰竭的很多药物，急性心梗患者禁用或慎用。

3. 动脉血气

动脉血气了解酸碱平衡和机体缺氧情况。

4. 血常规

血常规了解患者感染情况，判断患者诱发因素，指导抗感染药物的使用。

5. 电解质

电解质了解患者有无电解质紊乱的情况，指导电解质补充。

6. 血清心肌坏死标志物

血清心肌坏死标志物了解心力衰竭等心肌损伤情况，指导临床用药。

7. 胸部 X 线或 CT

心影大小及外形是病因诊断的重要参考资料，根据心影扩大和动态改变也间接反映心脏功能状态。

8. 疾病危急值

（1）BNP＞1 000 pg/mL。

（2）胸部 X 线：急性肺水肿。

四、治疗原则

(1)迅速改善纠正组织缺氧,减轻心脏负荷,增加心排出量。

(2)纠正诱因、治疗病因,尽快改善症状。

(3)稳定血流动力学状态,同时避免或减少心肌损害。

五、护理评估

(1)评估患者的生命体征,有无交替脉和血压下降,意识与精神状态;是否采取半卧位或端坐位。

(2)评估患者的呼吸困难的特点和严重程度,皮肤黏膜发绀情况;有无咳嗽、咳痰、痰中带血或咳粉红色泡沫样痰,双肺有无湿啰音或哮鸣音;心脏是否扩大,心尖搏动的位置和范围,心率是否加快,有无心尖部舒张期奔马律、病理性杂音等;有无恶心、呕吐、食欲缺乏、腹胀、体重增加及身体低垂部位水肿等情况。评估患者心功能。评估患者有无呼吸道感染、心律失常、过度劳累等诱发因素。

(3)评估患者的发病时间及目前治疗方式,使用吗啡应该注意呼吸及意识的变化;使用利尿药物应注意水、电解质及酸碱平衡的情况;使用血管扩张剂应监测血压;使用洋地黄制剂应警惕洋地黄中毒等。

(4)评估患者所做的相关检查及结果:重点了解患者 BNP 及影像学检查,以判断有无心力衰竭及严重程度。查看血常规、电解质、动脉血气结果了解患者目前情况。

六、护理诊断

1.气体交换受阻

气体交换受阻与左心衰竭致肺淤血有关。

2.潜在并发症

潜在并发症包括心源性休克。

3.活动无耐力

活动无耐力与心排出量下降有关。

七、护理措施

1.一般护理

(1)体位:端坐位或半坐位,双下肢下垂,减少回心血量,减轻心脏负荷。患者常躁动,注意防止跌倒、坠床。

(2)氧疗:纠正缺氧,面罩加压给氧,维持血氧饱和度≥95％。如经上述方法给予氧疗后 PaO_2 仍<60 mmHg 时应做好机械通气治疗的准备。

(3)静脉通道:建立两条静脉通道,控制液体滴数,避免加重心衰,遵医嘱给药。

(4)完善心电图,急查血。

(5)持续心电、血压、血氧饱和度监测。

2.病情观察及处理

(1)保持呼吸道通畅:及时清除呼吸道分泌物,注意观察患者呼吸音、咳嗽、咳痰的情况。

(2)监测生命体征:注意观察心律、心率、血压、呼吸的变化,当患者出现血压下降、心率增快,应警惕心源性休克。

(3)观察意识及精神状态变化:由于心排出量减少,脑供血不足、缺氧以及二氧化碳潴留,可导致患者出现头晕、烦躁、迟钝、嗜睡、昏厥等症状,使用吗啡后尤其应该注意神志和呼吸的变化。

(4)记录 24 h 尿量,观察患者皮肤颜色、肢体水肿、出汗情况、情绪变化以及患者的主观感受。

(5)转运前做好风险评估,向患者及其家属做好告知:转运途中应严密观察血氧饱和度、呼吸频率、节律以及意识程度的改变。携带手动吸痰器,及时清除口鼻腔分泌物,保持呼吸道通畅。若使用人工气道,在转运途中应该妥善固定,防止脱出。

3.专科用药护理

(1)吗啡:可静脉缓慢推注,不仅可以使患者镇静、减少躁动带来的心脏负担,同时可以使小血管舒张而减少心脏负荷,而且可以松弛支气管平滑肌改善通气。可间隔 15 min 重复使用,共 2～3 次,老年体弱患者应减少剂量或改为肌内注射。使用后应该注意呼吸抑制和低血压的发生。

(2)快速利尿:利尿剂是急性心力衰竭时最常用的药物,通过排钠排尿减少心脏负荷,缓解肺淤血症状有显著效果,除利尿作用外还可扩张静脉。可使用呋塞米 20～40 mg 直接静脉推注,必要时可追加使用。使用后应该观察尿量的变化,在大量排尿的同时应该关注患者电解质补充情况,尤其钾的补充情况,低钾会导致恶性心律失常。患者若出现全身软弱无力、腹胀、腱反射消失、恶心呕吐等症状应考虑低钾、低钠。

(3)血管扩张剂:可以减低心脏前、后负荷,改善心功能,减低心肌耗氧量,常用药物有硝普钠、硝酸甘油、酚妥拉明及乌拉地尔。应从小剂量、低速度开始,保证血压平稳、可控地下降到预期范围,2 h 内血压下降不超过原血压的 20%～25%,若血压明显下降,心率显著增快并伴有出汗、胸闷、气急等症状应及时通知医师,立即停药,加快输液,抬高双下肢。同时应注意局部皮肤有无静脉炎及外渗的情况。其中硝普钠应该现配现用,避光输注。

(4)氨茶碱:能减轻支气管痉挛,同时有强心利尿的作用,使用时会出现心律失常、血压下降、尿量增多等情况,故需要密切监护。输注时应控制滴数。

(5)正性肌力药物:小剂量多巴胺[<5 μg/(kg·min)]可以减低外周血管阻力,扩张肾动脉、冠状动脉和脑血管;多巴酚丁胺可以增加心输出量,改善肺淤血情况。

(6)强心剂:毛花苷 C 0.2～0.4 mg 稀释后缓慢推注,洋地黄类药物使用前应注意患者心率需要>60 次/分钟,若出现恶心、呕吐、厌食、黄视、绿视应考虑是否出现中毒情况,近期使用过洋地黄制剂或急性心肌梗死不宜使用。

(7)碳酸氢钠:若患者出现酸中毒,需要使用碳酸氢钠纠正酸碱失衡。

4.心理护理

恐惧或焦虑可导致交感神经系统兴奋性增高,使呼吸困难加重,医护人员在抢救室必须保持镇静、操作熟练、忙而不乱,使患者产生信任与安全感。避免在患者面前讨论病情,以减少误解,必要时可留一名家属陪护,护士应与患者及其家属保持密切接触,提供情感支持。

八、健康指导

指导患者注意避免心力衰竭的诱因,如气候变化时要及时增减衣物,预防感冒。以乐观的态度对待生活,情绪稳定,切忌大起大落过于激动。控制活动强度,可做日常家务及轻体力劳动,活动要以不出现心悸、气急为原则。夜间睡眠充足,白天养成午睡的习惯。指导患者注意体重变化,观察足踝部有无水肿,有无气急加重,夜尿增多,厌食,上腹饱胀感,如有心衰复发,应及时就医。服用洋地黄类药物,指导患者自测脉搏,若有异常并出现厌食,视物模糊,应警惕洋地黄中毒反应,及时就医。在静脉输液前,主动告知医护人员病情,在输液时控制输液量和输液速度。

(王晓云)

第六节　上消化道大量出血

上消化道出血是指屈氏韧带以上的消化道,包括食管、胃、十二指肠或胰、胆管病变引起的出血,也包括胃空肠吻合术后的空肠病变所致的出血。上消化道出血可由消化系统疾病引起,也可由全身性疾病引起。

上消化道大量出血一般是指数小时内失血量超过 1 000 mL 或超过循环血容量的 20%,表现为呕血和(或)黑便,常伴血容量减少,引起急性周围循环衰竭,甚至导致失血性休克而危及患者生命。上消化道出血是常见的临床急症。密切观察病情,及早识别出血征象,迅速有效的抢救治疗、细致准确的临床护理,是抢救患者生命的关键环节。

一、病因

上消化道出血病因很多,最常见的是消化性溃疡出血,其次是食管胃底静脉曲张破裂出血,再次为急性胃黏膜病变、胃癌等引起的出血。食管贲门黏膜撕裂综合征引起的出血也不少见。

二、临床表现

上消化道大量出血的临床表现主要取决于出血量及出血速度。临床主要表现为呕血与黑便、失血性周围循环衰竭、发热、氮质血症、贫血和血常规异常。

急性大量出血后均有失血性贫血。但在出血的早期,血红蛋白浓度、红细胞计数与血细胞比容可无明显变化。在出血后,组织液渗入血管内,使血液稀释,一般经 3～4 h 以上才出现贫血,出血后 24～72 h 血液稀释到最大限度。贫血程度取决于失血量外,还和出血前有无贫血、出血后液体平衡状态等因素相关。

急性出血患者为正细胞正色素性贫血,在出血后骨髓有明显代偿性增生,可暂时出现大细胞性贫血,慢性失血则呈小细胞低色素性贫血。出血 24 h 内网织红细胞即见增高,出血停止后逐渐降至正常。白细胞计数在出血后 2～5 h 轻至中度升高,血止后 2～3 d 才恢复正常。但在肝硬化患者中,如同时有脾功能亢进,则白细胞计数可不升高。

三、治疗原则

上消化道大量出血为临床急症,应采取积极措施进行抢救。迅速补充血容量,纠正水、电解质失衡,预防和治疗失血性休克,给予止血治疗,同时积极进行病因诊断和药物治疗,包括局部用药和全身用药两部分。

（一）局部用药

经口或胃管注入消化道内，对病灶局部进行止血，主要如下。

(1)8～16 mg 去甲肾上腺素溶于 100～200 mL 冰盐水口服，强烈收缩出血的小动脉而止血，适用于胃、十二指肠出血。

(2)口服凝血酶，经接触性止血，促使纤维蛋白原转变为纤维蛋白，加速血液凝固，近年来被广泛应用于局部止血。

（二）全身用药

经静脉进入体内，发挥止血作用。

1.抑制胃酸分泌药

对消化性溃疡和急性胃黏膜损伤引起的出血，常规给予 H_2 受体拮抗剂或质子泵阻滞剂，以提高和保持胃内较高的 pH 值，有利于血小板聚集及血浆凝血功能所诱导的止血过程。常用药物有西咪替丁 200～400 mg，每 6 h 1 次；或雷尼替丁 50 mg，每 6 h 1 次；或法莫替丁 20 mg，12 h 1 次；或奥美拉唑 40 mg，每 12 h 1 次。急性出血期均为静脉用药。

2.降低门静脉压力药

①血管加压素及其拟似物：为常用药物，其机制是收缩内脏血管，从而减少门静脉血流量，降低门静脉及其侧支循环的压力。用法为血管升压素 0.2 U/min 持续静脉滴注，视治疗反应，可逐渐加至 0.4 U/min。同时用硝酸甘油静脉滴注或含服，以减轻大剂量用血管升压素的不良反应，并且硝酸甘油有协同降低门静脉压力的作用。②生长抑素及其拟似物：止血效果好，可明显减少内脏血流量，并减少奇静脉血流量，而奇静脉血流量是食管静脉血流量的标志。14 肽天然生长抑素，用法为首剂 250 μg 缓慢静脉滴注，继以 250 μg/h 持续静脉滴注。人工合成剂奥曲肽，常用首剂 100 μg 缓慢静脉滴注，继以 25～50 μg/h 持续静脉滴注。

3.促进凝血和抗纤溶药物

补充凝血因子如静脉注入纤维蛋白原和凝血酶原复合物对凝血功能异常引起出血者有明显疗效。抗血纤溶芳酸和 6-氨基己酸有对抗或抑制纤维蛋白溶解的作用。

四、护理措施

（一）基础护理

1.卧床休息

大量出血患者应绝对卧床休息，可将下肢略抬高，以保证脑部供血。呕血时头偏一侧，避免误吸。

2.饮食护理

对急性大出血患者应禁食。对少量出血而无呕吐、无明显活动性出血者可遵医嘱给予温凉、清淡无刺激性流食，这对消化性溃疡患者常常采用，因进食可减少胃收缩运动并可中和胃酸，促进溃疡愈合。出血停止后改用营养丰富、易消化的半流食、软食，开始少量多餐，以后改为正常饮食。

3.心理护理

护理人员对于大量出血患者应给予陪伴，以增加患者安全感，及时消除血迹并向患者及其家属解释检查、治疗的目的，使患者保持心情平静。

(二)疾病护理

1. 密切观察病情

(1)观察内容:体温、脉搏、呼吸和血压;精神和意识状态;呕血、黑便的量、性状、次数以及伴随症状;皮肤、指甲、肢端色泽、温暖与否,以及静脉充盈情况;记录 24 h 出入量,尤其是尿量;原发病有关症状和体征的观察,及早发现并发症。

(2)出血量的估计:①根据呕血与黑便的情况估计,大便隐血试验阳性提示每日出血量不少于 5～10 mL;出现黑便者,提示每日出血量在 50～100 mL;胃内积血量达250～300 mL可引起呕血;②根据全身症状估计:出血后 15 min 内无症状,提示出血量较少;一次出血量少于 400 mL 时为血容量轻度减少,可由组织间液与脾脏贮存的血液所补充,一般不引起全身症状;出血量超过 400～500 mL,可出现全身症状,如头晕、心悸、乏力等;若短时间内出血量超过全身血量的 20%(1 000 mL)时,可出现口渴、出冷汗、脉速、血压下降等周围循环衰竭的表现。③动态观察血压、心率:若患者由平卧位改为坐位时出现血压下降(下降幅度大于 15～20 mmHg)、心率加快(上升幅度大于 10 次/分钟),则提示血容量明显不足,是紧急输血的指征。若收缩压低于 80 mmHg,心率大于 120 次/分钟,往往提示已进入休克状态,需积极抢救。

(3)继续出血或再出血的征象:①反复呕血和(或)黑便次数增多,粪质稀薄,甚至呕血转为鲜红色、大便变成暗红色,伴肠鸣音亢进;②虽经输血、补液,临床观察或中心静脉压监护发现周围循环衰竭未能改善;③红细胞计数、血红蛋白测定与血细胞比容继续下降,网织红细胞计数持续增加;④无脱水或肾功能不全依据而氮质血症持续升高超过 3～4 d 者或再次升高。

2. 输液、输血及药物护理

迅速建立静脉通道,立即配血。配合医师迅速、准确地实施补充血容量,给予各种止血药物等等。输液开始宜快,定时观察输液、输血滴注速度,避免引起急性肺水肿。遵医嘱给予止血药,依病因不同予以垂体后叶素、西咪替丁等。

3. 应用气囊压迫止血,三(四)腔管的护理

插管前应配合医师做好准备工作,解释操作的过程及目的,如何配合等等,使其减轻恐惧心理,更好地配合。仔细检查三(四)腔管,确保管腔通畅,气囊无漏气,然后抽尽囊内气体备用。留置三(四)腔管期间:①应定时测气囊内压力,是否达止血要求。②当胃囊充气不足或破裂时,食管囊可向上移动,阻塞喉部可引起窒息,一旦发生应立即通知医师进行紧急处理。③定时抽吸食管引流管、胃管,观察出血是否停止,并记录引流液的性状、颜色及量。④放置三(四)腔管 24 h 后应放气数分钟再注气加压,以免黏膜受压过久。⑤保持插管侧鼻腔的清洁湿润,每日向鼻腔内滴 3 次液状石蜡;出血停止后,放出囊内气体,继续观察 24 h,未再出血可考虑拔管;拔管前口服液状石蜡 20～30 mL,抽尽囊内气体,以缓慢、轻巧的动作拔管。气囊压迫一般以 3～4 d 为限,继续出血者可适当延长。

(三)健康指导

(1)解释上消化道出血的原因及诱因。

(2)饮食知识:溃疡病应定时进餐,避免过饥、过饱;避免粗糙食物;避免刺激性食物,如醋、辣椒、蒜、浓茶等;避免食用过冷、过热食物。肝硬化不可进食粗糙、坚硬带刺食物,以营养丰富软食为主。

(3)戒酒、戒烟,避免劳累、精神紧张,保持乐观情绪。

（4）溃疡病避免服用阿司匹林、吲哚美辛、激素类药物等，肝硬化禁用损害肝脏的药物。

（5）坚持遵医嘱服药治疗溃疡病或肝硬化。定期门诊复查，如发现呕血、黑便时立即到医院就诊。

（王晓云）

第七节　休　克

休克是指机体在各种严重致病因素作用下引起有效循环血量急剧减少、组织血液灌注不足和急性微循环障碍，细胞缺血、缺氧、代谢障碍和器官功能受损为特征的综合征。休克并不是某一种独立的疾病，而是一组综合征。有效循环血量急剧减少、组织血液灌注不足及产生炎症介质是各类休克共同的病理生理基础，其最终结果是引起多系统器官功能障碍综合征（multiple organ dysfunction syndrome，MODS）。

一、病因与分类

根据休克的原因，分为低血容量性休克、感染性休克、心源性休克、过敏性休克、神经源性休克。

二、病情评估

（一）病史

询问休克症状的发生时间、程度及经过，是否进行抗休克治疗等。

（二）病情观察

虽然不同类型或不同阶段的休克表现均有所不同，但都存在一些相似的临床症状和体征，应重点观察以下内容。

1.神志

休克早期表现为精神紧张、烦躁不安，随着休克加重，可转变为表情淡漠、反应迟钝、神志不清，甚至发生昏迷。虽然脑组织对缺血、缺氧最敏感，但是在休克早期由于大脑血液供应的自主调节，可保持脑血供的稳定。而由于交感神经兴奋的原因表现为中枢神经系统兴奋性表现。当休克加重，动脉血压低于 70 mmHg 时，自主调节不足以维持大脑血供，则意识可很快消失，出现中枢神经系统抑制性表现。

2.末梢循环

末梢循环表现为皮肤黏膜苍白或发绀，四肢湿冷、毛细血管充盈时间延长。末梢循环的表现代表了体内微循环的改变。休克早期由于神经内分泌作用，大量小静脉和小动脉收缩。其中皮肤黏膜小动脉的收缩，致使灌流减少。表现为皮肤黏膜苍白，皮温下降，压迫指甲后再充盈时间超过 2 s。而小静脉的收缩在后期表现为组织局部的淤血，因此后期皮肤黏膜可出现发绀或花斑。

3.心血管系统

心血管系统表现为脉搏细速、血压下降、脉压减小。

4.呼吸系统

呼吸表现为早期呼吸深快,后期呼吸浅促。休克早期由于呼吸中枢的兴奋作用,可出现过度通气,甚至可能存在呼吸性碱中毒。但后期由于肺损伤的加重,出现典型的休克肺,表现为进行性呼吸困难,呼吸频率超过 30 次/分钟。严重时呼吸抑制,呼吸频率低于 8 次/分钟。

5.排尿

排尿表现为尿量减少,尿比重下降。肾脏是高血流量器官,对缺血非常敏感。休克时肾灌注减少,肾小球滤过也减少,故而尿量减少,每小时少于 30 mL。同时,由于肾小管缺血坏死,其重吸收水分和排泄废物能力下降,使得尿比重低于正常。

6.其他

出现酸中毒、电解质紊乱、弥散性血管内凝血(DIC)和多系统器官衰竭。

(三)辅助检查

1.血常规检查

红细胞计数、血红蛋白和红细胞比容测定可了解血液稀释或浓缩程度;白细胞总数与中性粒细胞计数可了解是否存在感染;血小板计数及凝血指标可判断是否存在 DIC。

2.血清电解质测定

常见血钠、血氯增高,血钾也常增高,但若发生非少尿型肾衰竭时,血钾也可降低。

3.肾功能检查

尿量、尿比重可提示是否存在休克;血尿素氮、肌酐提示肾功能状态。

三、护理诊断及预期目标

1.体液不足

体液不足与失血或失液、感染、过敏等因素有关。

2.组织灌注量改变

组织灌注量改变与有效循环血量锐减、微循环障碍有关。

3.生活自理缺陷

生活自理缺陷与机体重要器官功能减退有关。

4.躯体移动障碍

躯体移动障碍与体能下降、运动系统损伤有关。

5.皮肤完整性受损

皮肤完整性受损与躯体活动受限、末梢循环差有关。

6.焦虑

焦虑与突然发病、症状危重、担心预后有关。

四、护理措施

(一)急救原则

1.恢复有效循环血量

无论是哪种原因造成的休克,或是哪种病理状态的休克,其共同的特点是循环灌注不良。为防止休克发展并逆转病情,首要措施就是恢复有效循环血量,改善循环灌注。

(1)扩充血容量:静脉补液是治疗休克的基本措施,也是改善循环灌注最直接、最关键的方法。临床上常用的液体有：①晶体液，如等渗生理盐水、平衡盐溶液、乳酸林格液、低分子右旋糖酐等；②胶体液，如全血、血浆、清蛋白、羟乙基淀粉、右旋糖酐等。

（2）应用血管活性药物：当患者经过扩容后血压仍不回升，需给予血管活性药物。通过扩张血管或收缩血管以调节微循环血液灌注，是治疗休克的重要措施之一。血管活性药物分为血管扩张剂和血管收缩剂，前者用于增加灌注，改善循环，常用扩血管药有酚妥拉明、山莨菪碱、异丙肾上腺素等；后者用于升高血压，保证重要脏器血供，常用血管收缩药有间羟胺、去甲肾上腺素等。

2. 积极消除病因

休克患者存在组织灌注不良与代谢障碍，是抢救休克的关键。但也应迅速解除引起休克的原因。如大量失血造成的休克患者必须尽早止血；严重感染造成的休克应该尽快找到感染病灶并予以清除；过敏引起的休克应立即脱离致敏源，立即注射肾上腺素等急救药。但许多原发病的治疗，尤其是通过外科手术完成的治疗，需要以稳定的血压作为保障。因此，一般而言对于休克患者应先行液体复苏等方法扩充血容量，升高血压后再行手术治疗，以免术中由于血压过低而致死亡。但某些过于严重的原发疾病造成休克发展迅速，病情凶险，单纯扩容病情仍有恶化趋势。此时应在扩充血容量、抗休克的同时施行手术，才可有效治疗休克。如急性肝脾破裂患者严重失血性休克，应在积极输血、补液的同时迅速做好手术准备并施行手术。

3. 纠正代谢紊乱

休克早期，由于机体代偿机制可不出现代谢紊乱。随着休克的进展，微循环灌注严重不足，组织无氧代谢产生较多酸性物质而发生代谢性酸中毒。纠正休克患者酸碱紊乱的根本措施是液体复苏，而非直接给予碱液治疗。当酸中毒严重时，才考虑碱液治疗，常用药物为 5％碳酸氢钠，目前，对酸碱失衡的处理多主张"宁酸勿碱"。

4. 维护重要脏器功能

休克过程中组织和脏器功能逐渐受损，进而衰竭。在改善循环和对因治疗的同时，采取各种手段维护重要脏器功能也是休克治疗的重要方面。常用药物有糖皮质激素、三磷酸腺苷、辅酶 A、细胞色素 C、利尿剂、抗凝剂。

（二）急救护理

1. 体位

如遇患者俯卧或非平卧于现场时，应在适当保护头部并保证躯体成一直线的基础上翻转患者，使其恢复平卧位。或取休克卧位，即患者头部和腿均抬高 20°～30°，可增加回心血量，减轻呼吸负担。尽量避免过多搬动患者，以免加重出血以及引起血压波动。

2. 保持气道通畅

检查口腔有无松动义齿，若有应取出；同时清除口鼻腔内分泌物或异物，以防呼吸道阻塞。在排除了患者存在颈部损伤及骨折可能性的情况下，将患者头偏向一侧，以防在抢救中突发呕吐引起窒息。休克患者宜早氧疗，一般可采用鼻导管或面罩吸氧，氧浓度 40％～50％，氧流量 4～6 L/min。

3. 立即开放两条静脉通道

一路保证快速扩容输液；另一路保证各种药物按时、按量滴入。遵循先晶体后胶体的输液原则，一般先大量输入平衡盐溶液，再输入适量血浆，待交叉配血后可输全血；各种药物注意配伍、浓度、滴速等；纠正酸中毒应先用平衡盐溶液，休克严重时才考虑使用 5％碳酸氢钠。输液时注意对静脉的保护,遵循先难后易、先远后近的原则。给药应尽量选用静脉通路输液,避免使用皮下或肌内注射。密切观察血压和中心静脉压的变化,以便随时调整输液量及速度,快速输液时需警惕肺心病、心力衰竭等;静脉滴注升压药时应避免药液外渗,防止发生组织坏死;应用升压药时应注意监测血压,尤其是开始时应每 5～10 min 监测血压 1 次,直至平稳。

4. 去除病因

有外伤者应同时检查是否存在其他复合伤,如颅脑损伤、颈部损伤、胸部损伤、骨盆及四肢骨折、活动性出血等。如有开放性伤口,并大量出血,应立即止血、固定。

5. 及时观察和监测

休克的病情发展非常快,针对休克引起的各脏器功能状态的改变进行各项监测,把握其发展趋势,有助于对治疗方案的调整,也有助于保护各脏器功能。应做到每 15～30 min 测生命体征及意识状态,每小时测尿量、尿比重,每 4～6 h 测血流动力学指标、呼吸功能及血气分析 1 次,每 12～24 h 测出入液量。做到每时每刻专人护理,是抢救成功的重要保证。主要监测项目包括:①意识表情;②肢体温度、色泽;③血压、脉压与中心静脉压;④脉搏;⑤呼吸;⑥浅静脉、颈静脉充盈情况;⑦瞳孔;⑧尿量。通过严密观察,发现病情变化线索,利于病情判断。如四肢湿冷是外周阻力改变的线索;中心静脉压是血容量的线索;脉压变化是心排血量的线索;尿量变化作为了解内脏血流灌注的线索。

6. 保暖

以衣物或被褥覆盖,从而减少体温流失,但不必在体表加温,不用热水袋,以免减少重要生命器官的血液供应。但感染性休克高热时,可行降温,以减少机体对氧的消耗。

7. 计出入量

给患者插导尿管留置导尿,以便能准确记录出入液量,一方面了解肾血流灌注量和肾功能,另一方面可作为补液计划的重要依据,决定补液量的多少。

8. 心理护理

保持安静、整洁、舒适的环境,减少噪声,保证患者休息;护士积极主动配合救治,做到忙而不乱,快而有序,以稳定患者及其家属情绪,取得其信任和合作;及时做好安慰和解释,指导患者配合治疗,树立其战胜疾病的信心;将患者病情危险性和治疗、护理方案及预期治疗前景告诉家属,让其心中有数,并协助医护人员做好患者的心理支持。

(王晓云)

第八节　弥散性血管内凝血

弥散性血管内凝血(disseminated intravascular coagulation,DIC)是一种综合征,不是一种独立的疾病。是在各种致病因素的作用下,在毛细血管、小动脉、小静脉内广泛纤维蛋白沉积和血小板聚集,形成广泛的微血栓,导致循环功能和其他内脏功能障碍,消耗性凝血病,继发性纤维蛋白溶解,产生休克、出血、栓塞、溶血等临床表现。DIC 患者发病的严重程度不一,有的患者临床症状十分轻微,体征也不是很明显;而急性 DIC 在 ICU 病房中的发病率较高,或一般都会运送患者到 ICU 中进行抢救。DIC 起病急、病情危重且进展快、预后差,病死率高达

50%～60%,临床上应做到早诊断、早处理。

一、常见病因及发病机制

造成 DIC 的病因很多。根据资料分析,在中国以感染最常见,恶性肿瘤(包括急性白血病)次之,两者占病因的 2/3。而国外报告中则以恶性肿瘤,尤其是有转移病变的占首位。DIC 发病的常见病因也有广泛组织创伤、体外循环及产科意外。

二、临床表现

(一)DIC 的分期和发展过程

1.高凝期

各种病因导致凝血系统被激活,凝血酶生成增多,微血栓大量形成,血液处于高凝状态,仅在抽血时凝固性增高,多见于慢性型、亚急性型,急性型不明显。

2.消耗性低凝期

凝血酶和微血栓的形成使凝血因子和血小板因大量消耗而减少,同时因继发性纤溶系统功能增强,血液处于低凝状态,因而此时出血症状明显。

3.继发性纤溶亢进期

凝血酶及凝血因子Ⅻa 等激活了纤溶系统,使大量的纤溶酶原变成纤溶酶,再加上 FDP 形成,使纤溶和抗凝作用大大增强,故此期出血十分明显。

(二)DIC 的分型及各型的特点

根据 DIC 发病的快慢和病程长短可分为 3 型,主要和致病因素的作用方式、强度与持续时间长短有关。

1.急性型

(1)突发性起病,一般持续数小时或数天。

(2)病情凶险,可呈暴发型。

(3)出血倾向严重。

(4)常伴有休克。

(5)常见于暴发型流脑、流行性出血热、病理产科、败血症等。

2.亚急性型

(1)急性起病,在数天或数周内发病。

(2)进展较缓慢,常见于恶性疾病,如急性白血病(特别是早幼粒细胞白血病)、肿瘤转移、主动脉弓动脉瘤、死胎滞留及局部血栓形成等。

3.慢性型

临床上少见。

(1)起病缓慢。

(2)病程可达数月或数年。

(3)高凝期明显,出血不重,可仅有瘀点或瘀斑。

(4)常见于恶性肿瘤、胶原病、慢性溶血性贫血、巨大血管瘤等疾病。

(三)常见临床表现

DIC 的发病原因虽然不同,但其临床表现均相似,除原发病的征象外,主要有出血、休克、栓塞及溶血四方面的表现。DIC 的临床表现主要为出血、多脏器功能障碍、休克和贫血。其中最常见者为出血。

三、治疗

由于 DIC 的病情严重,发展迅速,病势凶险,必须积极抢救,否则病情发展为不可逆性。原发病与 DIC 两者互为因果,治疗中必须严密观察临床表现及实验室化验结果的变化,做到同时兼顾。

1.消除病因及原发病的治疗

治疗原发病是治疗 DIC 的根本措施,也是首要原则,控制原发病的不利因素也有重要意义,例如积极控制感染、清除子宫内死胎及抗肿瘤治疗等。输血时应预防溶血反应。其他如补充血容量、防治休克、改善缺氧及纠正水、电解质紊乱等,也有积极作用。消除 DIC 的诱因也有利于防止 DIC 的发生和发展。

2.肝素治疗

①在 DIC 后期,病理变化已转为以纤维蛋白溶解为主而出血主要涉及纤溶及大量 FDP 的关系,而不是凝血因子的消耗;②有明显肝肾功能不良者;③原有严重出血如肺结核咯血、溃疡病出血或脑出血等;④手术创口尚未愈合;⑤原有造血功能障碍和血小板减少者。有上列情况时,应用肝素要特别谨慎,以免加重出血。

3.抗血小板凝集药物

低分子右旋糖酐降低血液黏滞度,抑制血小板聚集,一般用量为 $500 \sim 1\,000$ mL 静脉滴注,主要用于早期 DIC,诊断尚未完全肯定者。

4.补充血小板及凝血因子

DIC 时凝血因子和血小板被大量消耗,是 DIC 出血的主要因素。所以,积极补充凝血因子和血小板是 DIC 治疗的一项重要且十分必要的措施。

5.抗纤溶药物的应用

在 DIC 后期继发性纤溶成为出血的主要矛盾,可适当应用抗纤溶药物;但在 DIC 早期,纤溶本身是一种生理性的保护机制,故一般不主张应用抗纤溶药物。早期使用反而有使病情恶化可能。这类药物应在足量肝素治疗下应用。只有当已无凝血消耗而主要为继发性纤溶继续进行时,方可单独应用抗纤溶药物。常用的药物包括氨甲苯酸(对羧基苄胺)或氨甲环酸等。

6.其他

国内在治疗 DIC 并发休克的病例中,有人报道用山莨菪碱、东莨菪碱或酚苄明能解除血管痉挛。对于疏通血脉,低分子右旋糖酐有良好疗效。

四、护理措施

(一)心理护理

因为 DIC 的病情变化极迅速,患者及其家属都会出现焦虑、恐惧等心理。

(1)护士应对清醒的患者进行心理护理,并对家属做好安抚工作,及时向患者解释病情,在解释时还应注意减少疑虑,避免使用一些难懂的专业术语,更不能有一些不良的情绪影响到患者。

(2)抢救时应保持安静,医护人员态度要认真、亲切、细心,护理操作时要准确、敏捷,以增强患者的信任感和安全感。

（3）指导患者一些适用的放松技巧等，若患者病情允许，可以在病床上读书或看报纸等。

（二）基础护理

（1）按原发性疾病患者常规护理。

（2）卧床休息，保持病室环境清洁舒适并安静。定期开窗通风，减少刺激。

（3）给予高蛋白、高维生素、易消化的食物，有消化道出血的患者应禁食，不能进食者可给予鼻饲或遵医嘱给予静脉高营养。

（4）定期采集血标本，通过实验室检查协助临床诊断，以判断病情变化和治疗的综合疗效。

（5）做好口腔、会阴等基础护理，预防并发症的发生。

（6）保持呼吸道通畅，对于昏迷的患者应及时清理口腔、鼻腔内的分泌物。

（7）对于意识障碍且躁动的患者，可在家属知情同意后采取适当的安全保护措施，如使用床护栏、约束带等。

（三）病情观察

（1）观察出血症状：患者可能出现广泛自发性出血，皮肤黏膜瘀斑，伤口、注射部位渗血，内脏出血如呕血、便血、泌尿道出血、颅内出血、意识障碍等症状。应观察出血部位、出血量。

（2）观察有无微循环障碍症状：皮肤黏膜缺氧发绀、尿少无尿、血压下降、呼吸循环衰竭等症状。

（3）观察有无高凝和栓塞症状：如静脉采血时，血液迅速凝固应警惕血液高凝状态。内脏栓塞可引起相关的症状，如肾栓塞引起腰痛、血尿、少尿，肺栓塞引起呼吸困难、发绀，脑栓塞引起头痛、昏迷等。

（4）观察有无黄疸、溶血症状。

（5）观察实验室临床诊断结果，如血小板计数、凝血酶原时间、血浆纤维蛋白含量等。

（6）观察原发性疾病的病情有无进展。

（四）对症护理

1. 出血患者的护理

（1）保持患者皮肤清洁、干燥，避免用力抓、碰。

（2）按医嘱给予抗凝剂、补充凝血因子、成分输血或抗纤溶中医药治疗。按时给药，严格控制剂量如肝素，监测凝血时间等实验室各项指标，周密观察治疗综合疗效，随时按医嘱调整剂量，预防患者出现不良反应。

（3）凡是执行有创操作时，都应避免反复穿刺，力争一针见血，并在操作后妥善按压，如有渗血应加压包扎。

（4）吸痰时动作轻柔，防止损伤气道黏膜。

（5）保持口腔、鼻腔的湿润，防止出血。

2. 微循环衰竭患者的护理

（1）使患者处于休克体位，以利于回心血量和呼吸的改善。

（2）建立两条或两条以上的静脉通道，按医嘱给药，纠正酸中毒，保持水、电解质平衡，保持血压稳定。

（3）严密监测体温、心率、脉搏、呼吸、血压、皮肤色泽及温度、尿量、尿色变化，准确记录24 h的出入液量。

(4)保持呼吸道通畅,吸氧,改善患者的缺氧症状。

(5)随时准备好各种抢救仪器和设备,如抢救车、喉镜、气管插管、呼吸机、吸引器等。

3.使用肝素的护理要点

(1)用药前要先测定凝血时间,用药后 2 h 再次测定凝血时间。凝血时间在 20 min 表示肝素剂量合适;凝血时间短于 12 min,提示肝素剂量不足;若超过 30 min 则提示过量。

(2)注意过敏反应的发生,轻者出现鼻炎、荨麻疹和流泪,重者可引起过敏性休克、支气管痉挛。

(3)正确按时给药,严格掌握剂量。肝素使用过量可引起消化道、泌尿系统、胸腔或颅内出血,部分患者还可能发生严重出血。若大出血不止,则须用等量的鱼精蛋白拮抗。注射鱼精蛋白速度不宜太快,以免抑制心肌,引起血压下降、心动过缓和呼吸困难。

(王晓云)

第九节　低血糖危象

一般正常人血糖浓度饱餐后很少超过 8.89 mmol/L(160 mg/dL),饥饿时很少低于 3.33 mmol/L(60 mg/dL),此为血糖内环境稳定性。当某些病理和生理原因使血糖降低,引起交感神经兴奋和中枢神经异常的症状及体征时,称为低血糖危象。

一、病因及发病机制

(一)引起低血糖的病因

引起低血糖的病因有很多,根据低血糖发作的特点可分为空腹低血糖、餐后低血糖、药物引起的低血糖三类。

(二)发病机制

血糖是脑细胞能量的主要来源,短暂的低血糖可导致脑功能不全,而严重和持续较长时间的低血糖可引起脑死亡。低血糖使交感神经和肾上腺髓质兴奋,释放大量肾上腺素,引起心慌、心悸、大量出汗等症状,继而脑细胞因葡萄糖供应不足伴氧供不足而发生功能障碍。

二、病情评估

1.临床表现

(1)交感神经兴奋的表现:患者心动过速、心悸、烦躁、震颤、面色苍白、出冷汗等。

(2)中枢神经功能障碍的表现:患者表现为意识模糊、头晕、头痛、焦虑、精神不安以致精神错乱、癫痫发作,甚至昏迷、休克和死亡。

2.实验室检查

血糖<2.8 mmol/L。

3.诊断要点

存在低血糖危险因素的患者,突然出现交感神经系统过度兴奋症状(冷汗、心悸、饥饿感、面色苍白、手颤)、脑功能障碍(视物模糊、躁动不安、意识障碍、偏瘫、失语、昏迷)、血糖<2.8 mmol/L。

三、护理诊断及预期目标

1. 活动无耐力

活动无耐力与低血糖所致软弱、手足抽搐、步态不稳有关。

2. 急性意识障碍

急性意识障碍与低血糖所致神经系统能量缺少有关。

3. 有受伤的危险

受伤与脑细胞供能不足而致的脑功能下降有关。

4. 自理缺陷

自理缺陷与脑功能障碍有关。

预期目标：患者保持最佳活动水平，活动时不发生低血糖；意识恢复正常；不发生外伤；生活能自理。

四、急救处理

1. 血糖测定

凡怀疑低血糖危象的患者，应立即做血糖测定，并在治疗过程中动态观察血糖水平。

2. 升高血糖

如患者尚清醒，有吞咽运动时，可饲以糖水；如患者昏迷或抽搐时，立即静脉注射50％葡萄糖溶液50 mL，并继以10％葡萄糖溶液500～1 000 mL静脉滴入，视病情调整滴速和输入液量，患者清醒后，应尽早进食果汁及食物。必要时可静脉滴注氢化可的松和（或）肌内注射胰高血糖素。

3. 病情监护

监测患者的生命体征，尤其是血压的变化。

4. 治疗原发病

寻找病因，治疗原发病。

五、护理措施

1. 采取头高脚低位

头部抬高15°～30°，并偏向一侧。抬高头部有利于脑水肿的消除，头偏向一侧可防止舌后坠和误吸。

2. 保持呼吸道通畅

有假牙者，取出假牙，痰多者，使用吸痰器吸痰，有舌根后坠者，可使用口咽管，或使用舌钳。如呼吸道不通畅，缺氧严重时，可配合医生行气管插管。密切观察患者的神志、瞳孔、生命体征及病情变化，并做好记录，持续多功能心电监护。

3. 病情观察

①密切观察生命体征及神志变化，观察尿、便情况，记录出入量，观察治疗前后的病情变化，评估治疗效果；②对于有抽搐患者，除补糖外可酌情用适量镇静剂，并注意保护患者，防止外伤；③昏迷患者应按昏迷常规护理，临床上可见到低血糖症抢救成功后再度发生昏迷的病例，因此患者清醒后，仍需要观察12～48 h，以便及时处理。

六、健康教育

(1)定期监测血糖,防患于未然。

(2)寻找低血糖原因,治疗原发病,消除诱因。

(3)正确掌握胰岛素注射技术或合理口服降糖药,合理控制饮食。

(4)发病时,及时测血糖,及时正确地采取急救措施,及时挽救生命。

(王 谊)

第十节 高血压危象

高血压危象是发生在高血压病或症状性高血压过程中的一种特殊临床危象,是指在高血压病程中,由于某种诱因,使外周小动脉发生强烈痉挛,血压急剧升高,收缩压可达 250 mmHg 或更高,舒张压可达 140 mmHg 或更高,并伴有重要器官不同程度的功能障碍所引起的一系列临床表现。损害未能在短期内逆转,则致残率和病死率均很高,是心脑血管疾病的急重症之一。

一、病因与发病机制

1.病因

本病可发生于缓进型或急进型高血压、各种肾性高血压、嗜铬细胞瘤及妊娠高血压综合征、头颅外伤等,也可见于主动脉夹层动脉瘤和脑出血的患者。

2.诱因

①精神创伤、寒冷刺激、过度疲劳、情绪激动等;②高血压患者突然停用降压药物;③绝经期和月经期所致的内分泌功能紊乱;④应用拟交感神经药物,均为高血压危象的诱发因素。

二、病情评估

1.高血压危象的早期发现

高血压危象起病急,发展快,但一般历时短暂,可逆性强,及时采取有效降压措施后可转危为安,故应早期发现,及时救护。凡是血压急剧增高,伴头疼、恶心、呕吐或视力模糊等症状时,均应警惕高血压危象的发生。

2.病史收集

通过病史收集,可发现患者有高血压病史和导致高血压危象发生的诱因。

3.临床表现

患者血压在原来高血压基础上,显著增高,收缩压大于 26.7 kPa(200 mmHg),舒张压大于 16.0 kPa(120 mmHg)。伴发自主神经功能失调表现:可有口干、手足震颤、多汗、心率增快及烦躁不安等表现。靶器官急性损害表现如下。①中枢神经系统受损:剧烈头痛、头晕、恶心、呕吐、视力模糊、抽搐或昏迷,眼底检查可见视网膜小动脉痉挛和视神经盘水肿等;②心脏受损:胸闷、呼吸困难、咳嗽、咳泡沫样痰、心绞痛甚至心肌梗死;③肾脏受损:尿频、尿少或无尿、排尿困难以及血尿或蛋白尿等。

三、护理诊断及预期目标

1.头痛

头痛与血压急剧增高、颅内压升高有关。

2.有受伤的危险

受伤与头晕、视力模糊、意识障碍有关。

3.焦虑和（或）恐惧

焦虑和（或）恐惧与患者担心疾病预后有关。

4.知识缺乏

缺乏与本病防治相关的知识。

预期目标：患者头痛减轻或消失，情绪稳定，积极配合治疗，对治疗有信心；患者知晓高血压有关知识，未发生受伤。

四、护理措施

（一）妥善安置，初步处理

(1)绝对卧床休息，取半卧位或将床头抬高 30°，以达到体位性降压作用。

(2)保持呼吸道通畅，吸氧。

(3)做好心理护理和生活护理，保持安静，避免诱发因素。

（二）迅速降压

1.降压幅度

降压的幅度取决于临床情况，可随基础血压、病情、血压升高速度及严重程度而不尽相同。但总的治疗方针是尽快将血压降至安全水平，收缩压为 21.3～24 kPa(160～180 mmHg)，舒张压为 13.3～14.6 kPa(100～110 mmHg)。

2.降压药的选择

由于临床表现不同，各种降压药作用迥异，故应强调个体化原则。一般选用降低外周血管阻力而不影响心排出量的强效、速效药物。硝普钠、硝酸甘油、压宁定等，可根据病情选择使用。

（三）严密观察病情

1.严密观察生命体征

严格按要求定时测量血压并做好记录，最好进行 24 h 动态血压监测并进行心电监护，注意观察脉搏、呼吸、神志、瞳孔及尿量的变化。

2.严密观察用药效果

用药过程中注意观察药物的疗效与不良反应，严格按规定和临床情况调节药物剂量和用药速度，严防血压下降过快。使用利尿剂时，要注意观察有无电解质紊乱，如低血钾、低血钠等表现。硝普钠应用的注意事项：①本品对光敏感，注意避光保存，现配现用，新配溶液为淡棕色，如变为暗棕色、橙色或蓝色，应弃去；②溶液内不宜加入其他药品；③用药过程中，应经常测血压，根据血压情况调整剂量；④出现眩晕、大汗、头痛、肌肉抽搐、神经紧张或焦虑、烦躁等症状时为血管过度扩张征象应停止输液；⑤本药在体内被代谢为氰化物，故不可长时间使用（一般不超过 1 周），以免引起神经系统中毒反应。

(四)对症救护

1.防治抽搐

如有烦躁不安、抽搐者给予地西泮、巴比妥钠类等镇静药,并加强护理,防止坠床或意外伤。

2.防治脑水肿

高血压脑病时及时给予脱水剂,如甘露醇、山梨醇等快速静脉滴注,亦可注射快速利尿剂以降低颅内压,防止并发症。

(五)加强基础护理

保持安静、舒适的环境,避免不良刺激。给予清淡、易消化饮食。限制钠盐摄入。多吃蔬菜、水果,保持大便通畅。

五、健康教育

(1)指导患者养成良好的生活习惯,戒烟限酒,进食清淡、低脂、低盐饮食,控制体质量,适当安排休息与活动,避免过度劳累。

(2)保持情绪稳定,避免精神刺激。

(3)遵医嘱定时服用降压药物,即使血压降至正常也不能擅自停药。服药的剂量应遵医嘱,不可随意增加。学会自我监测血压,如出现头痛、恶心、呕吐、视力模糊等及时到医院就诊。

(王　谊)

第十一节　甲状腺功能亢进危象

甲状腺功能亢进危象简称甲亢危象,是甲状腺功能亢进未进行适当治疗,在各种诱因的刺激下产生大量甲状腺激素释放入血,使病情突然加重而产生的威胁患者生命的严重急症,必须及时抢救,否则患者可因高热、心力衰竭、肺水肿及水电解质紊乱而死亡。

一、诱因与发病机制

1.诱因

(1)外科诱因:甲状腺功能亢进症患者,在手术过程中或术后4～16 h内发生危象者,则与手术有直接关系。术后16 h以上发生危象者,应积极寻找病灶或其他诱发因素,如输血、输液反应等。

(2)内科诱因:指手术以外的诱因引起者,目前的甲亢危象多属于此类。

2.发病机制

甲亢危象的发病机制及病理生理尚未完全阐明,目前认为可能与下列因素有关,其发病机制可能是综合性的。其中多种原因诱发血中甲状腺激素含量急剧增加,是本危象发病的病理生理基础、血游离甲状腺激素浓度增加、并由此加重了已经受损的肾上腺皮质及心脏等器官功能的损害,再加上应激因素引起儿茶酚胺增加或敏感性增高,从而出现甲亢危象的一系列症状和体征。

二、病情评估

1.甲亢危象的早期发现

甲亢患者在发生危象前常有一些先兆症状,如明显乏力、出汗增多、中度发热、活动后心慌、心率每分钟 120 次以上及脉压增大。部分患者心律不齐,心脏扩大。少数患者出现神志模糊、嗜睡等。均应警惕甲亢危象的发生。

2.详细了解病史

患者有甲亢病史但未得到适当治疗,在感染、精神刺激等诱因作用下导致原有的甲亢症状和体征加重。

某些甲亢危象以躁动、谵妄、剧烈呕吐和腹泻为主要表现,常被某些诱发疾病的症状所掩盖,容易误诊,应予警惕。

3.临床表现

(1)全身症状:高热,体温急剧升高,可达 39 ℃以上,甚至高达 42 ℃。一般降温措施无效。皮肤潮红、大汗淋漓、继而汗闭、皮肤苍白、严重脱水甚至休克。高热是甲亢危象与重症甲亢的重要鉴别点。

(2)中枢神经系统症状:极度烦躁不安、表情淡漠、焦虑、谵妄甚至昏迷。

(3)心血管系统症状:心动过速,心率可达每分钟 160 次以上,与体温升高程度不成比例。常出现心律失常,如室性早搏、心房纤颤或阵发性室上性心动过速等。

(4)胃肠道症状:恶心、呕吐、腹痛或腹泻十分严重,腹泻每日可达 10～20 次,食欲极差,体质量锐减,有的伴有黄疸及肝功能异常。

(5)水与电解质紊乱:患者可出现脱水和电解质紊乱,以低血钠和低血钾最为常见。

(6)少数患者临床表现不典型,其特点是表情淡漠、嗜睡、反射降低、低热、恶病质、明显无力、心率慢、脉压小,突眼和甲状腺肿常是轻度的,最后陷入昏迷而死亡。

4.实验室检查

(1)血常规:感染时白细胞显著增多,中性粒细胞多达 80%。

(2)甲状腺功能检查:血清甲状腺激素水平明显升高,以游离 T_3、T_4 增高为主,但一般在甲亢范围内,故认为甲亢危象时甲状腺功能检查对其诊断帮助不大,加上危象时病情危重,不宜等待该结果,应及时抢救。

(3)肝功能:血清谷丙转氨酶升高,结合与游离胆红素升高

三、护理诊断及预期目标

1.体温过高

体温过高与甲状腺素升高引起的高代谢症候群有关。

2.有体液不足的危险

体液不足与甲状腺素升高引起的水、电解质紊乱有关。

3.焦虑

焦虑与甲状腺素升高引起的中枢神经系统功能紊乱有关。

4.营养失调:低于机体需要量

营养失调与基础代谢率增高、蛋白质分解加速有关。预期目标:患者体温恢复正常,情绪稳定;患者能认识到营养的重要性,摄取足够的营养和水分。

四、护理措施

(一)基础护理

(1)安置患者于安静、清爽、舒适、室温偏低的环境中,绝对卧床休息,避免一切不良刺激。对烦躁不安者,可遵医嘱给予适量镇静剂以促进睡眠。

(2)甲状腺危象时代谢率高,患者常大汗淋漓,潮湿的衣服可增加患者的烦躁与不适。护士应予以理解和关心,协助患者勤更衣,保持干燥舒适,病房应通风良好,室温保持在 20 ℃,以减少出汗。指导患者多喝水以补充丢失的水分,但要避免饮浓茶、咖啡、酒等兴奋性饮料。协助患者擦浴,更换轻便、宽松、干爽的衣服。

(二)心理护理

由于甲亢的患者在一般情况下,中枢神经系统都会处于兴奋状态,患者多表现极度烦躁、失眠、紧张、焦虑。护士应耐心、细心地与患者沟通,不可激惹患者。还应积极地与家属沟通,取得家属的支持与配合,杜绝各种可能刺激患者的信息,使患者保持愉快心情。

(三)专科护理

1.密切观察各项生命体征

如心律、血压、血氧饱和度、脉率、体温、中心静脉压、呼吸、尿量等。还应观察患者甲状腺是否肿大,眼球是否突出等。

2.监测体液及电解质平衡情况

准确地记录液体的出入量。

3.适当降温

使用冰毯、冰帽、温水擦浴等方法使患者降温。

4.保持呼吸道通畅

可将床头抬高,以利于呼吸;给氧;必要时可协助医生行气管插管或切开、呼吸机辅助呼吸。

5.维持足够的营养

注意呕吐、腹泻情况。提供高热量、高蛋白、高糖类和富含维生素的食物,并少食多餐。

6.监测精神状态

保持环境温湿度适宜、安静舒适。若患者出现抽搐,应加强保护性措施,给予安慰和支持,必要时可通知医生适当镇静。

(四)健康教育

甲状腺危象期的病死率高,这与并发症的存在与否、处理得当和及时与否有密切关系。因此,强调预防、健康教育十分重要。

1.警惕诱因

向患者及其家属介绍甲状腺危象的常见诱因,预防感染、避免精神刺激、过度劳累,对重症甲亢患者或甲亢患者有上述危象诱因存在时,应警惕甲状腺危象的发生。

2.专科护理配合

(1)药物治疗的配合:告诉患者注意观察和监测抗甲状腺药物治疗甲亢的主要不良反应,如骨髓抑制所致的白细胞减少、急性粒细胞缺乏,肝功能损害,皮肤过敏等。

(2)外科手术前的准备与配合:甲亢患者需做择期手术者,应酌情应用抗甲状腺药物治疗

2～3 个月,使甲亢症状得到控制,心率维持正常,血清游离 T_3(FT_3)、游离 T_4(FT_4)降至正常,手术前服用复方碘溶液 2～3 周;对急症手术来不及使甲亢得以较好控制的患者,可用普萘洛尔及大剂量碘溶液做术前准备,手术后尽快使用抗甲状腺药物,并密切观察病情变化。

(3)放射性碘治疗的配合:宜先用抗甲状腺药物使患者症状控制后再改用放射性碘治疗。由于放射性碘治疗显效较慢,甲亢病情严重者,应在未显效期间暂时用药物治疗甲亢,以防止在显效前出现甲状腺危象,并密切观察病情变化。

3.饮食护理配合

患者宜采用高蛋白、高热量、高维生素、低碘、低纤维素的饮食,避免进食辣椒、芥末等辛辣的调味刺激品,禁饮浓茶、咖啡等兴奋性饮料。

4.定期复查

在病程中,如病情发生异常变化时应随时就诊。随着诊断技术的发展及治疗方法的改进,甲状腺危象已很少见了,且预后也明显改善;但如发现晚,处理不当,仍可导致死亡,其病死率仍高达 20%～50%。因此,预防危象的发生、早期诊断及早期治疗和护理有很重要的意义。

(王晓云)

第十二节　糖尿病酮症酸中毒

糖尿病酮症酸中毒(diabetic ketoacidosis,DKA)是糖尿病最常见的急性并发症之一,是体内胰岛素严重缺乏引起的高血糖、高血酮、酸中毒的一组临床综合征。最常发生于 1 型糖尿病患者,2 型糖尿病患者在某些情况下亦可发生。本症主要是由于糖代谢紊乱,体内酮体产生过多,导致血中 HCO_3^- 浓度减少,失代偿时,则血液 pH 下降,引起酸中毒症。

一、常见诱因

1.感染

呼吸道感染最为常见,如肺炎、肺结核等;泌尿系统感染,如急性肾盂肾炎、膀胱炎等;此外还有阑尾炎、腹膜炎、盆腔炎等。

2.糖尿病

未得到有效控制的糖尿病和未被诊断治疗的 1 型糖尿病患者。

3.妊娠

尤其在妊娠后半阶段,孕妇对胰岛素的需求显著增加,有诱发酮症、甚至酮症酸中毒的可能。

4.其他

急性心肌梗死、心力衰竭、脑血管意外、外伤、手术、麻醉及严重的精神刺激。某些疾病如库欣病、肢端肥大症、胰升糖素瘤,某些药物如糖皮质激素的应用等。

二、临床表现

1.初期

患者常感到口渴、尿多,烦躁不安、头痛、乏力、恶心、呕吐、食欲减退,也有少部分患者表现为无腹肌紧张的全腹不固定疼痛。

2.后期

患者则可能出现精神萎靡或烦躁,神志渐恍惚、嗜睡,甚至严重者可出现休克、酸中毒、抽搐、昏迷;严重酸中毒时出现深而规则的大呼吸,无呼吸困难感,但呼气有烂苹果味。脱水程度不一,皮肤湿冷且弹性差,脉快,心律失常,双眼球凹陷,电解质不平衡,血压低或偏低。临床上通常将患者舌干的程度定为估计其脱水程度的重要而敏感的体征。

三、治疗原则

主要的指导思想是,尽快补液以恢复血容量,纠正失水状态,降低血糖,纠正电解质及酸碱平衡失调,同时积极寻找和消除诱因,尽量防治并发症,降低病死率。

1.补液

补液为重症 DKA 首要治疗措施,既有利于脱水的纠正,也有助于酮体的消除和血糖的下降。

(1)补液总量:一般按患者体重(kg)的 10% 估算,成人 DKA 一般失水 4~6 L。

(2)补液种类:开始应以 0.9% 氯化钠溶液为主,起始输液时若血糖未严重升高或经治疗血糖下降至 13.9 mmol/L 后,应输入 5% 葡萄糖或糖盐水、糖胰岛素液以消除酮体。

(3)补液速度:遵守"先快后慢"原则。前 4 h 输入总失水量的 1/3~1/2,在前 12 h 内输入量为 4 000 mL,达输液总量的 2/3。其余部分在 24~28 h 内补足。

2.胰岛素治疗

小剂量胰岛素疗法,输注胰岛素每小时 0.1 U/kg,血中浓度可达 120 U/mL,该浓度可有效地降低血糖,也能对酮体生成产生最大的抑制效应,用药过程中要严密监测血糖和患者的基本生病体征,尤其是对合并感染或原有胰岛素抵抗的患者。

3.纠正电解质及酸碱平衡失调

通常在经过输液和胰岛素治疗后,酮体水平下降,酸中毒可自行纠正,一般不必补碱。若需要补碱,也不宜过多过快,一般采用等渗碳酸氢钠溶液。根据血钾和尿量情况补钾:治疗前血钾低于正常,每小时尿量＞40 mL,应立即开始补钾,临床上习惯在前 2~4 h 通过静脉输液每小时补钾约 13~20 mmol/L;在酸中毒纠正后,血钾值仍有继续降低的可能,所以即使血钾正常,也应立即开始补钾;血钾正常,尿量每小时小于 30 mL 时,暂缓补钾,待尿量增加后再开始补钾;若血钾高于正常,暂缓补钾。治疗过程中密切监测血钾值和尿量,以调整补钾的量及速度。病情恢复后仍应继续口服钾盐数天。

4.针对感染、心力衰竭、心律失常等进行对症治疗

(1)治疗中胰岛素剂量使用较大,易造成血糖下降速度过快,导致血浆渗透压骤然降低,造成细胞水肿,不利于细胞功能恢复。

(2)密切观察治疗中的病情变化,定时检测生命指标、血糖、渗透压、CO_2 结合力的变化,并及时进行有效的处理。

(3)患者昏迷期要加强临床护理。防治并发症并防止意外的发生。

四、护理措施

1.一般护理

应绝对卧床休息,立即配合抢救治疗,通过补液改善循环血容量和组织灌注,纠正脱水状

态是抢救 DKA 成功的关键,应快速建立两条静脉通道,纠正水、电解质及酸、碱平衡失调,纠正酮症症状。

遵医嘱补液:先用等渗盐水溶液迅速补液。当血糖下降至 13.9 mmol/L 时,输液可改为 5%葡萄糖液或糖盐水、糖胰岛素。

2. 及时、准确应用胰岛素

密切观察胰岛素的进入量,遵循每小时每千克体重 0.1 U 的原则,临床上已普遍使用注射泵较精确地输入胰岛素。在配制的过程中必须用胰岛素注射器抽取,以确保剂量准确;并且应注意胰岛素的类型,用人胰岛素如优泌林或诺和灵时,只有短效常规型能够用于静脉注射,而中效、混合型只能用于皮下注射,这是在临床上容易被忽略的地方。

3. 严密观察生命体征并记录

因病情重,应及时观察早期变化,以利于采取紧急措施进行抢救。严密观察瞳孔的大小、呼吸的频率和节律,做好血糖、尿糖、血酮体、尿酮体的监测和记录,定时测定电解质、血气分析等各项指标,记录 24 h 出入液量,严密观察有无低血糖症状,严防低血糖发生。

4. 防治并发症

(1)感染:因感染是本病的诱因及并发症,所以,应积极地寻找感染源,防治感染。密切观察患者的体温、血白细胞计数、静脉穿刺部位和尿及痰的色、质、量等,如有感染应立即报告医生并遵医嘱给予抗生素。

(2)心力衰竭:心律失常、年老、合并冠状动脉病变,应注意预防因补液过多导致心力衰竭和肺水肿。

(3)脑水肿:初期快速、大量的输液能导致水从细胞外转移到细胞内而形成脑水肿,故临床上通常用输液泵来精确输液的速率。护士应密切评估患者是否出现神经或知觉功能下降的症状,如意识状态改变、疼痛不敏感、抽搐等,应立即报告并协助医生进行抢救。

5. 做好口腔护理和皮肤护理

尤其是昏迷患者,要防止口腔炎症的发生,及时清除口、鼻腔分泌物,以免协助患者翻身时,分泌物逆流入气道或肺内,造成患者呛咳或促进坠积性肺炎的形成。

6. 饮食护理

DKA 患者应鼓励其多喝水,每天所需的总热量应根据患者的标准体重和劳动强度来计算,按脂肪、蛋白质、糖类的适当比例及患者的口味制订不同食谱,早餐 1/5、中餐 2/5、晚餐 2/5 的热量提供,若昏迷患者不能自主进食,可留置胃管,鼻饲流质饮食。

7. 心理护理

患者血糖波动受情绪影响很大,所以保持患者心情愉快,有助于控制血糖。护理工作中要多安慰患者,鼓励其树立信心,经常对其及家属进行糖尿病教育,使患者尽量多掌握关于糖尿病的知识,从而避免并发症的发生,提高生活质量。

（王晓云）

第十三节　原发性脑出血

脑实质内出血称为脑出血。临床上可分为损伤性和非损伤性两大类,非损伤性又称原发性或自发性脑出血。局灶性原发性脑内出血的主要病因是高血压。高血压伴发脑内小动脉病变,当血压骤升时破裂出血,又称高血压性脑出血,是脑血管病患者中病死率和致残率最高的疾病。

一、病因与诱因

脑出血的危险因素及病因以高血压、脑血管淀粉样变性、脑动静脉畸形、脑动脉瘤、肿瘤卒中、凝血功能障碍等多见。其次,应用抗凝药物或溶栓药物、肿瘤出血、毒品及滥用药物等也可引发。有报道发现低血清胆固醇血症(低于 4.14 mmol/L(160 mg/dL))是脑出血的危险因子,会增加脑内出血的发生率及病死率,尤其在男性,其机制尚不清楚。

二、病情评估

(一)临床表现

原发性脑出血多见于 50 岁以上高血压患者。常在白天活动时,或在过度兴奋或情绪激动时发病。脑出血发生前常无预感,个别人在出血前数小时有短暂的手脚行动不便,言语含糊或短暂意识模糊。绝大部分患者突然起病,在数分钟到数小时内病情发展到高峰。临床表现根据出血部位、累及范围及全身情况而定。发病时感到剧烈头痛伴频繁呕吐,可合并胃肠道出血,呕吐物呈栗壳色。意识逐渐模糊,常于数十分钟内转为昏迷。呼吸深沉带有鼾声,脉搏缓慢而有力,面色潮红或苍白,全身大汗淋漓,大小便失禁,血压升高(收缩压达 180 mmHg 以上)。若意识障碍不深时可见明显偏瘫、失语等情况。但在深昏迷时四肢呈弛缓状态,局灶体征较难发现,需与其他昏迷状态相鉴别。

(二)辅助检查

1.影像学检查

(1)头颅 CT:是诊断脑出血的最重要依据,为疑似脑出血病例的首选检查。头颅 CT 可明确出血的部位及大小。出血病灶为高信号,发病 1～2 d 内出血灶周边水肿尚不明显,3～5 d 后,血肿周边水肿明显,1 周后血肿逐步消退。若出血量不大,一般可在 4～6 周血肿完全消除,替代以低密度的脑组织损伤区。

(2)头颅 MRI:是更为敏感的检查,除可检出血肿外,尚可显示导致出血的某些病理状况,如肿瘤、动静脉畸形或感染等。

(3)脑血管检查:脑血管检查有助于了解脑出血病因和排除继发性脑出血,指导制订治疗方案。

2.实验室检查

常规的实验室检查排除相关系统疾病,协助查找病因。最好同时完成各项手术前检查,为一旦需要的紧急手术做好准备工作,包括血常规、血生化、凝血常规、血型及输血前全套检查、心电图及胸部 X 线等检查,部分患者还可选择毒理学筛查、动脉血气分析等检查。

三、救治与护理

(一)救治原则

急性期的主要治疗目标是抢救生命,防止再出血和降低颅内压。注意调整血压,改善脑缺氧,控制脑水肿,防止脑疝形成,预防各种并发症。

1.内科治疗

脑出血患者在发病的最初数天内病情往往不稳定,应常规持续生命体征监测(包括血压监测、心电监测、氧饱和度监测)和定时神经系统评估,密切观察病情及血肿变化,定时复查头部CT,尤其是发病3 h内行首次头部CT患者,应于发病后8 h、最迟24 h内再次复查头部CT。

脑出血治疗的首要原则是保持安静,稳定血压,防止继续出血,根据情况,适当降低颅内压,防治脑水肿,维持水电解质、血糖、体温平衡;同时加强呼吸道管理及护理,预防及防止各种颅内及全身并发症。

高血压脑出血患者激素治疗尚有争议。研究显示能增加并发症发生的风险(如感染、消化道出血和高血糖等)。如果影像学表现有明显水肿亦可考虑短期激素治疗,可选用甲泼尼龙、地塞米松或氢化可的松。

2.外科治疗

外科治疗脑出血在国际上尚无公认的结论,目前外科治疗的主要目标在于及时清除血肿、解除脑压迫、缓解严重颅内高压及脑疝、挽救患者生命,并尽可能降低由血肿压迫导致的继发性脑损伤和致残。

(二)护理要点

1.一般护理

(1)体位:患者立即卧床,避免情绪激动。床头抬高15°～30°,减轻脑水肿。为防止出血加重,要保持患者安静,避免不必要的搬运。

(2)呼吸道管理:解除气道梗阻,保持呼吸道通畅,勤吸痰。昏迷患者通常需要做气管内插管或气管切开术。

(3)严密观察:观察意识、瞳孔、血压、心律及血氧饱和度等生命体征。

(4)基础护理:重视基础护理,防治泌尿道、呼吸道感染及压疮等并发症。昏迷患者需安置鼻饲管,以利抽吸胃内容物,防止呕吐引起的窒息。若无消化道出血,可予胃管内补给营养品及药物。保持电解质平衡,维持营养及适当的入水量。

(5)防治感染:若并发感染,应根据医嘱使用适当的抗菌药物。

2.控制颅内压

密切观察患者意识、瞳孔及肢体运动情况变化。若患者意识障碍逐渐加重、频繁呕吐、血压升高及心率减慢,往往提示脑水肿加重及可能出现脑疝。因此,控制脑水肿、降低颅内压极为重要。立即建立静脉通路,通畅给药途径。对于烦躁不安的患者,给予必要的肢体约束,安置床挡,防止患者发生坠床等不安全情况。

(1)脱水:在血肿稳定后,每4～6 h静脉滴注20%甘露醇250 mL。

(2)利尿:呋塞米(速尿)20～40 mg静脉推注,每日2～4次。既可降低颅内压,又能降血压。观察并记录尿量和尿液的颜色,监控肾功能及水电解质情况。

(3)其他药物:10%复方甘油或甘油果糖均可应用。肾上腺糖皮质激素如地塞米松,有提高机体应激和消水肿作用,但不能显示有效降低颅内压,并有增加感染机会,故不推荐应用。

3.保护脑细胞

可使用冰袋、冰帽对患者头部进行物理降温,最好使其体温下降至35 ℃。降低机体体温,使脑代谢率降低、耗氧量减少,有利于保护脑细胞和减轻脑水肿。有研究认为,出血性脑水肿与出血灶周围的脑组织存在脑血流降低和缺血性改变有关,主张在脑出血时应用脑细胞保护剂,但效果不肯定。一般不主张应用扩血管药。改善微循环的药物是否有效有待证实,因其会增加脑血流,增高颅内压。

4.健康教育

给予患者有针对性的语言训练,被动及主动肢体活动。其他如针灸、体疗等也有助于恢复脑功能。定期检查和治疗脑出血的各种危险因子,特别是高血压病,是预防脑出血发病及复发的最重要措施。

(王晓云)

第十四节　急性重症哮喘

急性重症哮喘是指哮喘急性发作,短时间进入危重状态,发展为呼吸衰竭,并出现一系列并发症,危及生命。表现为反复发作性伴有哮鸣的呼气性呼吸困难、胸闷或咳嗽。

一、病因

病因尚不十分清楚,患者过敏体质及外界环境的影响是发病的危险因素。常因接触变应原等刺激物、呼吸道感染、寒冷干燥的气候、服用某些药物或食物等诱发。

二、病情评估

根据哮喘急性发作期的临床表现,一般将其分为轻度、中度、重度和危重度哮喘,重度哮喘包括后两者。

三、救治与护理

(一)救治原则

尽快纠正低氧血症,解除支气管痉挛,控制呼吸道感染,上述治疗无效时,应及时建立人工气道,进行呼吸机辅助呼吸。

1.氧疗

及时给予鼻导管给氧,纠正缺氧。如患者低氧血症明显,同时 $PaCO_2 < 35$ mmHg,可经面罩或鼻罩给氧,使 $PaO_2 > 60$ mmHg。只有出现 CO_2 潴留时才需限制吸氧浓度在30％以下。当吸入氧浓度＞50％时,则要严格控制吸入氧浓度和高浓度氧疗的时间,注意预防氧中毒。

2.应用解痉药物

(1)β_2 受体激动药:可舒张支气管平滑肌,是控制哮喘急性发作的首选药物。

(2)氨茶碱:该药具有舒张支气管平滑肌作用及强心、利尿、扩张冠状动脉、兴奋呼吸中枢和呼吸肌的作用。

(3)抗胆碱药:溴化异丙托品溶液雾化吸入,可与 β_2 受体激动药联合吸入治疗,尤其适于夜间哮喘的患者。

3.糖皮质激素

糖皮质激素是控制和缓解哮喘严重发作的重要治疗药物。常用甲泼尼龙或地塞米松静脉注射。

4.补液

根据患者失水及心脏情况,静脉给予 2 000~3 000 mL/d 等渗溶液,以纠正失水,使痰液稀释,必要时加用气道内湿化。

5.纠正酸中毒

常用 5%碳酸氢钠静脉滴注或缓慢静脉注射纠正酸中毒。但要注意避免补碱过多而形成碱血症。

6.机械通气

当患者出现二氧化碳潴留,提示病情危重,已有呼吸肌疲劳。应注意有无肺不张、气胸、纵隔气肿等并发症。如果患者病情继续恶化,神志改变,意识模糊,$PaO_2 < 60$ mmHg,$PaCO_2 > 50$ mmHg,要及时行气管插管或气管切开,给予辅助机械通气治疗。患者并发气胸则需立即胸腔穿刺抽气或行胸腔闭式引流防止肺萎陷。

急性加重的哮喘能导致呼吸衰竭,并且需要辅助通气。对于气管插管和通过呼吸机进行机械通气支持的患者,近 30 年的治疗策略是首先避免机械通气并发症,其次是纠正高碳酸血症。过度肺膨胀是低血压及气压伤的主要原因,而机械通气的适当设置是改善肺过度膨胀的重要手段。机械通气支持的哮喘患者的标准疗法包括:配合吸入性支气管扩张药物、糖皮质激素等药物治疗,改善通气功能障碍。猝死在机械通气的急性重症哮喘患者中发生率很低,其常常与插管前心脏呼吸骤停有关。气管插管的重症哮喘患者常因后续病情的恶化而增加死亡风险,这些患者应该在入院前积极处理。

(二)护理要点

1.呼吸管理

(1)体位:帮助患者取舒适体位,半坐卧位或端坐卧位,或安放跨床小桌供患者伏案休息;昏迷或休克患者取平卧位,头偏向一侧。

(2)给氧:当患者出现呼吸困难,伴有发绀、气促明显时,及时给予面罩或鼻罩吸氧。吸入氧浓度根据呼吸困难程度随时调整,一般为 25%~40%,并应注意湿化和加温。湿化可使痰液稀释从而容易咳出,温化可避免气道黏膜受冷空气刺激。

2.用药护理

遵医嘱及时给予各种治疗药物,在观察药物疗效的同时还应密切注意其不良反应。

(1)β_2 受体激动药:当患者呼吸浅快导致吸入法难于奏效时,应改为注射给药。用药过程中应注意观察患者有无头晕、头痛、心悸、手指颤抖等不良反应。

(2)氨茶碱:静脉注射该药的速度过快或剂量过大时,可引起心动过速、心律失常、血压下降等严重不良反应甚至心脏停搏。

(3)糖皮质激素:该类药最快也要 4~6 h 才能起效,因此要及早用药并同时应用支气管舒张剂。

(4)其他:在哮喘急性发作期间,勿使用吗啡制剂和镇静剂等抑制肺泡通气的药物,以免增加引起呼吸停止的风险。

3.严密观察病情

(1)心电监护：重症哮喘患者可出现各种心律失常，甚至出现室性心动过速、室扑及室颤等严重心律失常，故给予心电监护，可尽早发现异常，及时处理。

(2)呼吸功能监测：注意观察呼吸频率、深度、节律的改变；监测氧饱和度和血气分析的情况；注意观察患者咳痰的色、量、质；听诊呼吸音，哮鸣音是哮喘患者的典型体征。

(3)其他监测：对患者生命体征、临床表现、呼吸困难程度、血气和心电图进行监测。

4.心理护理

患者因为严重的呼吸困难，常有焦虑、恐惧等情绪，护士要多关心患者，对病情给予必要的解释，使患者情绪稳定，保持安静，防止情绪激动诱使哮喘持续发作。

(三)预防

一级预防指通过去除周围环境中的各种致喘因子，达到预防哮喘的目的；二级预防指在哮喘患者无临床症状时给予早期诊断和治疗，防止其病情的发展；三级预防指积极地控制哮喘症状，防止其病情恶化，减少并发症，改善哮喘患者的预后。

（王晓云）

第十五节　急性创伤

急性创伤的定义分为广义和狭义之分，广义的急性创伤是指人体受到突发外界物理性、化学性或生物性致伤因素作用或侵袭后发生组织结构破坏和功能障碍。狭义的急性创伤是指人体突发遭受到机械性因素所造成的组织结构性破坏和功能障碍。严重创伤常为多部位、多组织的多发伤，病情危重，伤情复杂变化迅速，病死率高。

一、病因

交通事故、高空坠落、机械事故、打架斗殴、重物挤压等各种物理性致伤因素。

二、临床表现

创伤对机体是一种强烈、有害的刺激和损害，使局部损伤影响到全身，造成全身的功能和代谢改变。

1.局部表现

局部表现包括疼痛、肿胀、功能障碍、创面或伤口等。

2.全身表现

全身表现包括低血压、低氧合症、低血容量性休克、内环境紊乱等。

3.机体外伤特征性表现

多根肋骨骨折出现反常呼吸的连枷胸；腹部脏器破裂出现的腹膜刺激征；泌尿系统损伤出现的血尿以及颅骨骨折出现的脑脊液外漏等。

三、实验室及其他检查

1. 患者生命体征稳定者

患者生命体征稳定者可根据受伤部位进行及时性 X 线、CT 检查等。

2. 生命体征不稳定者

对生命体征不稳定者可行床边 B 超、X 线以及各种诊断性穿刺术检查等。

3. 其他检查

其他检查包括心电图、血常规、电解质、肝肾功能、血糖、糖化血红蛋白、血型、交叉配血、输血前检查等,有助于了解患者的全身状态,为患者急诊手术做术前准备。

四、治疗原则

急性创伤的伤情严重,发病机制错综复杂,病变相互影响,形成恶性循环,若处理不当,将严重威胁患者生命安全,在就诊过程中要遵循"先救命、后治伤"的原则。

1. 保持呼吸道通畅

清理呼吸道分泌物,维持正常氧合和通气功能。

2. 控制出血

紧急控制明显或隐蔽性活动性内出血,避免再出血诱因。

3. 加强监护

及时发现和纠正休克。

4. 抗休克治疗

及时给予输液、输血扩充血容量,保持机体正常血液循环。

5. 急诊手术治疗

做好术前准备,一旦需要手术干预,分秒必争。

五、护理评估

(1)评估患者的生命体征、意识状态。

(2)评估患者的伤情,包括创伤严重程度(CRAMS 评分);了解受伤部位,检查受伤处有无伤口、出血;有无血肿、异物、青紫、瘀斑、肿胀、疼痛及功能障碍;有无合并伤及其他脏器损伤等;有无休克及其他并发症发生。

(3)评估患者的发病时间及目前的治疗方式,做好需要急诊手术患者的术前准备工作。

(4)评估患者所做的相关检查及结果,包括血液检查、影像学检查。

六、护理诊断

1. 体液不足

体液不足与伤后失血、失液有关。

2. 潜在并发症

潜在并发症包括低血容量性休克。

七、护理措施

1. 一般护理

(1)平卧位,快速进行伤情评估:评估内容包括 C(循环)、R(呼吸)、A(腹部)、S(脊柱)、H

（头部）、P（骨盆）、L（四肢）、A（动脉）、N（神经），同时根据患者的意识、生命体征、面色、受伤部位与程度，迅速做出正确判断。

（2）保持呼吸道通畅：头偏向一侧，迅速清除口鼻腔分泌物，确保呼吸道通畅、防止窒息，必要时配合行气管插管术。怀疑有颅底骨折的患者通过鼻腔吸引切勿过深。

（3）建立静脉通道：建立两条以上的大口径静脉留置针通道，必要时配合医生行中心静脉置管术。

（4）控制出血：对有明显外伤出血的患者，立即用无菌敷料包扎止血，减少出血量，对于残端或内脏外露的切勿还纳，可用大小合适的无菌器械覆盖。

（5）完善心电图及采集血标本：了解患者目前机体情况，同时做好术前准备。

（6）留置尿管、胃肠减压。

2.病情观察及处理

（1）保持呼吸道通畅，维持患者呼吸功能。

（2）积极抗休克治疗：保持输液通畅，积极补充有效循环血量，按照医嘱输液，必要时输血。注意不要在受伤肢体的远端建立静脉通道，以免补充的液体进入损伤区。

（3）严格遵守无菌技术：开放性伤口遵医嘱给予破伤风抗毒素治疗，对于活动性较大的出血伤口应该及时清创缝合。

（4）维持水、电解质和酸碱平衡：保护重要脏器，给予营养支持，配合医生对各脏器损伤的治疗。

（5）缓解疼痛：遵医嘱使用镇静、止痛药物，肢体受伤给予绷带、夹板、石膏、支架等维持有效固定和制动姿势，避免因为活动而加重病情。

（6）伤情瞬息万变：病情观察不能局限于目前诊断，由于外伤受力部位、方式、力量、体位不同可造成各种意想不到的伤害，护士要全面掌握各种外科体征及表现，给医生诊断提供依据。

（7）严密监测生命体征及其变化：记录输液量、尿量及各项抢救措施，发现病情变化，及时通知医生处理。

（8）转运前做好风险评估：向患者及其家属做好告知。转运途中应严密观察生命体征以及意识程度的改变。

3.专科用药护理

（1）先晶后胶，以晶为主，提高血容量，疏通微循环，防治DIC。

（2）尽快配血，尽早输血，尽量输新鲜全血。

（3）大量输液、输血会加重患者低体温，直接影响休克的复苏，应主要保暖。

4.心理护理

患者会有不同程度紧张和恐惧心理，这些不良情绪会使心率、呼吸加快、加重出血，同时减低机体抵抗力和应激能力。此时护士应沉着、冷静、有条不紊，以高超的技能、娴熟的操作、和蔼的态度取得患者信任，积极配合治疗，同时安慰家属情绪。

5.健康指导

（1）普及安全知识，加强安全防护意识，避免受伤。一旦受伤，应及时到医院就诊，接受正确的处理，以免延误抢救。

（2）伤后恢复期加强功能锻炼，促进机体功能恢复，防止肌肉萎缩和关节僵硬等并发症的发生。

6.抢救配合要点

(1)严重污染伤口应及早配合行清创术,防止感染加重。

(2)外漏组织严禁回纳体内,可用大小适宜的无菌容器包裹。

(3)防治挤压综合征:若受压肢体出现肿胀、压痛、皮温下降、感觉异常、出现茶褐色或血尿,应警惕挤压综合征,通知医生及时处理。

(王晓云)

第十六节 一氧化碳中毒

一氧化碳(carbon monoxide,CO)为含碳物质不完全燃烧所产生的一种无色、无味和无刺激性的气体,不溶于水。吸入过量一氧化碳引起的中毒称为一氧化碳中毒(carbon monoxide poisoning),又称煤气中毒,是我国北方气体中毒致死的主要原因之一。

一、中毒机制

一氧化碳经呼吸道吸入后,立即与血红蛋白(hemoglobin,Hb)结合形成稳定的碳氧血红蛋白(carboxyhemoglobin,COHb)。碳氧血红蛋白不仅不能携带氧,而且还影响氧合血红蛋白的解离,阻碍氧的释放和传递,导致低氧血症,引起组织缺氧。急性CO中毒可导致不同程度的脑缺氧和脑血液循环障碍。

二、护理评估与判断

(一)病史及诱因

评估一氧化碳的接触史,注意了解患者的居住环境、室内炉火、烟囱、通风情况、同居室其他人是否发病及中毒时间等。

(二)症状与体征

一氧化碳中毒症状与空气中CO浓度、血中COHb浓度、CO接触时间及患者既往健康情况有关。急性一氧化碳中毒分为轻、中、重度三种临床类型。

1.轻度中毒

血液COHb浓度为$10\%\sim20\%$。患者表现为头晕、头痛、恶心、呕吐、四肢无力、全身乏力、心悸等。患者如能及时脱离中毒环境,吸入新鲜空气或给予氧疗,症状一般很快消失。

2.中度中毒

血液COHb浓度为$30\%\sim40\%$。患者除上述症状外,表现为口唇黏膜呈樱桃红色,出现呼吸困难、胸闷、多汗、脉速、运动失调、腱反射减弱、视物不清、烦躁、谵妄、嗜睡、浅昏迷等,此时,患者对光反射、角膜反射可迟钝。患者经积极治疗可恢复正常,且无明显并发症。

3.重度中毒

血液COHb浓度大于50%。患者迅速出现深昏迷、各种反射消失或呈去大脑皮质状态。还可出现呼吸抑制、脑水肿伴惊厥、肺水肿、消化道出血、心律失常、心力衰竭、休克等。部分患者可发生压迫性肌肉坏死(横纹肌溶解症),坏死肌肉释放的肌球蛋白可引起急性肾小管坏死和肾衰竭。患者病死率高,抢救存活者亦多有不同程度的后遗症出现。

(三)辅助检查

1.血液

COHb 定性测定。

2.脑电图检查

可见弥散性不规则性慢波、双额低幅慢波及平坦波。

3.头部 CT 检查

头部 CT 检查可发现大脑皮层下白质,包括半卵圆形中心与脑室周围白质密度减低或苍白球对称性密度减低。

三、护理措施

(一)急救处理原则

1.现场急救

迅速脱离中毒环境,将患者转移至空气清新的环境。轻症患者予以呼吸新鲜空气、对症处理,短时间即可恢复。重症患者应采取平卧位,解开衣扣,松开腰带,保持呼吸道通畅,注意保暖,同时观察患者的意识和生命体征。如发生呼吸心搏骤停,应立即给予心肺复苏。

2.氧疗

给氧能加速 COHb 解离和 CO 排出,是治疗一氧化碳中毒最有效的方法。现场氧疗的原则是高流量、高浓度。①吸氧:神志清醒患者可应用鼻导管或面罩给予吸氧,氧流量5~10 L/min;②高压氧治疗:可减少神经、精神后遗症,减轻组织水肿,防治肺水肿,能够降低病死率。高压氧治疗应早期应用,最好在中毒后 4 h 进行。

3.防治脑水肿

严重 CO 中毒后 2~4 h,即可出现脑水肿,24~48 h 达高峰,并可持续多天。应用甘露醇、呋塞米等脱水治疗。适当补充能量合剂、细胞色素 C、脑活素等,促进脑细胞代谢。

4.对症支持治疗

昏迷者应保持呼吸道通畅,若发生呼吸障碍,可应用呼吸兴奋剂,必要时行气管插管或气管切开给予呼吸机辅助通气。高热者给予物理降温或亚低温疗法。抽搐频繁者,可应用地西泮、苯妥英钠等镇静药物。纠正休克、代谢性酸中毒、水和电解质紊乱,积极防治神经系统、心脏并发症及迟发性脑病的发生。

(二)急救护理措施

1.紧急护理措施

①保持呼吸道通畅;②高热和抽搐患者,注意防止坠床和损伤;③遵医嘱及时给予输液和药物治疗。

2.病情观察

①严密观察患者的生命体征,重点是呼吸和体温;②密切观察瞳孔大小,准确记录出入液量,正确调节输液滴数,防治脑水肿、肺水肿及水、电解质紊乱等并发症的发生;③注意神经系统的改变,观察患者有无急性痴呆性木僵、癫痫、失语、惊厥、肢体瘫痪等,同时注意保护受压部位皮肤,预防压疮的发生。

3.氧气吸入的护理

给予高流量氧气吸入的时间不宜过长,一般不应超过 24 h,防止发生氧中毒和二氧化碳潴留。

4.高压氧治疗的护理

①进高压舱前的护理:向患者及其家属介绍进舱须知、一般性能、治疗效果、治疗过程中可能出现的不良反应及预防方法。②陪舱护理:重症患者进入高压氧舱后,如带有输液,陪舱人员应注意开始加压时,要将液体平面调低,并注意输液速度的变化。患者取平卧位,头偏向一侧。陪舱人员应密切观察患者的神志、瞳孔、呼吸、心率、血压的变化,及时清理呼吸道分泌物,保持患者呼吸道通畅。抽搐、躁动患者要做好受伤的防范。减压时,舱内温度会降低,注意保暖,同时应调高输液的液体平面,以免减压时液体平面过低造成空气进入体内。

5.健康教育

①加强预防一氧化碳中毒的宣传:家庭用火炉要安装烟筒,且保证其室内结构严密不漏气,室外结构通风良好;避免在封闭的室内吃炭火锅;请专业人士安装人工煤气、液化气和天然气热水器,使用时要保持良好的通风,不要密闭房间,洗浴时间切勿过长;车在停驶时开空调切不可将车窗全部关闭;厂矿使用煤气或生产煤气的车间,要加强通风,配备一氧化碳浓度监测和报警设备;进入高浓度一氧化碳的环境执行紧急任务时,要戴好特制的一氧化碳防毒面具,系好安全带。②一氧化碳中毒的患者易出现后遗症,出院后如患者出现精神及神经症状,应及时与经治医师联系,及时就诊。对于痴呆或智力障碍患者,应嘱其家属悉心照料,并教会家属对患者进行语言和肢体锻炼的方法。

（王晓云）

第十七节　急性酒精中毒

酒精,又称乙醇,是无色、易燃、易挥发的液体,具有醇香气味,可与水或其他多数有机溶剂混溶。急性酒精中毒是指由于短时间摄入大量酒精或含酒精饮料后出现的中枢神经系统功能紊乱状态,多表现行为和意识异常,严重者损伤脏器功能,导致呼吸循环衰竭,进而危及生命,也称为急性乙醇中毒。

一、中毒机制

急性酒精中毒有以下机制。①抑制中枢神经系统功能:乙醇具有脂溶性,可通过血-脑屏障作用于大脑神经细胞膜上的某些酶,影响细胞功能。乙醇对中枢神经系统的作用呈剂量依赖性。小剂量可产生兴奋效应。随着剂量增加,则产生抑制作用,可依次抑制小脑、网状结构和延脑中枢,引起共济失调、昏睡、昏迷及呼吸和循环衰竭。②干扰代谢:乙醇在肝脏代谢产生的代谢产物可影响体内多种代谢过程,可使乳酸增多、酮体蓄积,造成代谢性酸中毒,另外,还可使糖异生受阻,引起低血糖症的发生。

二、护理评估与判断

(一)病史及诱因

询问陪同人员,患者是否过量饮酒。

(二)症状与体征

急性酒精中毒的临床表现与饮酒量及个人耐受性有关,急性酒精中毒程度临床分级如下。

1.轻度(单纯性醉酒)

仅有情绪、语言兴奋状态的神经系统表现,如语无伦次但不具备攻击行为,能行走,但有轻度运动不协调,嗜睡能被唤醒,简单对答基本正确,神经反射正常存在。

2.中度

具备下列之一者为中度酒精中毒:①处于昏睡或昏迷状态或 Glasgow 昏迷评分大于 5 分小于等于 8 分;②具有经语言或心理疏导不能缓解的躁狂或攻击行为;③意识不清伴神经反射减弱的严重共济失调状态;④具有错幻觉或惊厥发作;⑤血液生化检测有以下代谢紊乱的表现之一者,如酸中毒、低血钾、低血糖;⑥在轻度中毒基础上并发脏器功能明显受损表现,如与酒精中毒有关的心律失常(频发期前收缩、心房纤颤或房扑等),心肌损伤表现(ST-T 异常、心肌酶学 2 倍以上升高)或上消化道出血、胰腺炎等。

3.重度

具备下列之一者为重度酒精中毒:①处于昏迷状态,Glasgow 评分等于小于 5 分;②出现微循环灌注不足表现,如脸色苍白,皮肤湿冷,口唇微紫,心搏加快,脉搏细弱或不能触及,血压代偿性升高或下降(低于 90/60 mmHg 或收缩压较基础血压下降 30 mmHg 以上),昏迷伴有失代偿期临床表现的休克时也称为极重度;③出现代谢紊乱的严重表现,如酸中毒(pH≤7.2)、低血钾(血清钾≤2.5 mmol/L)、低血糖(血糖≤2.5 mmol/L)之一者;④出现重要脏器如心、肝、肾、肺等急性功能不全表现。

急诊酒精中毒患者苏醒后常有头晕、头痛、乏力、恶心、食欲缺乏等症状,少数患者可出现低血糖、肺炎、急性肌病等并发症。偶见患者酒醒后出现肌肉突然肿胀、疼痛,伴有肌球蛋白尿,甚至发生急性肾衰竭。具备以下两点可以临床诊断急性酒精中毒。

(1)明确的过量酒精或含酒精饮料摄入史。

(2)呼出气体或呕吐物有酒精气味并有以下之一者:①表现易激惹、多语或沉默、语无伦次、情绪不稳、行为粗鲁或攻击行为、恶心、呕吐等;②感觉迟钝、肌肉运动不协调、躁动,步态不稳,明显共济失调,眼球震颤,复视;③出现较深的意识障碍如昏睡、浅昏迷、深昏迷,神经反射减弱、颜面苍白、皮肤湿冷、体温降低、血压升高或降低,呼吸节律或频率异常,心搏加快或减慢,大小便失禁等。临床确诊急性酒精中毒:在(1)的基础上血液或呼出气体酒精检测乙醇浓度≥11 mmol/L(50 mg/dL)。

中毒程度分级以临床表现为主,血中乙醇浓度可供参考,血中乙醇浓度不同种族、不同个体耐受性差异较大,有时与临床表现并不完全一致,乙醇成人致死剂量在 250~500 g,小儿的耐受性较低,致死量婴儿 6~10 g,儿童约 25 g。乙醇的吸收率和清除率有个体差异并取决于很多因素,如年龄、性别、体重、体质、营养状况、吸烟、饮食、胃中现存食物、胃动力、是否存在腹腔积液、肝硬化以及长期酗酒等。

三、护理措施

(一)急救处理原则

1.清除毒物

可用催吐、洗胃、导泻等清除胃肠道内残留的乙醇。应用葡萄糖溶液、维生素 B_1、维生素

B_6等,以促进乙醇转化为醋酸,达到解毒的目的。当血清乙醇浓度>5 000 mg/L,伴有酸中毒或同时服用其他可疑药物时,应及早行血液透析或腹膜透析治疗。

2.保护大脑功能

应用纳洛酮0.4~0.8 mg缓慢静脉注射或静脉滴注,对昏迷患者有催醒作用,可缩短昏迷时间。

3.对症支持治疗

一般轻症患者无须特别治疗,使其卧床休息,注意保暖,醒酒后可自行恢复正常。兴奋躁动患者应给予适当约束,共济失调者应严格限制其活动,以免摔伤或撞伤。对烦躁不安或过度兴奋者,可应用小剂量地西泮,禁用吗啡、氯丙嗪及苯巴比妥类镇静药。

(二)急救护理措施

1.病情观察

观察患者的体温、脉搏、呼吸、血压等基本生命体征。注意保暖,维持正常体温;保持呼吸道通畅,及时清除分泌物及呕吐物;给予心电监护,及时发现心律失常和心肌损害;观察神志变化,对昏迷患者做好坠床的防护和皮肤护理。

2.健康教育

开展反对酗酒的宣传教育。早期发现的酗酒者,劝其尽早戒酒,进行相关并发症的防治和康复治疗,增加文娱体育活动,以戒除酗酒不良嗜好。

(王晓云)

第十八节　中　暑

中暑是指当人在高温环境下,由于体温调节中枢功能障碍、汗腺功能衰竭和水电解质丧失过多而引起的以中枢神经和(或)心血管功能障碍为主要表现的急性热损伤性疾病。

一、护理评估与判断

(一)病史及诱因

重点询问患者有无引起机体产热增加、散热减少或热适应不良的原因存在,如是否在高温环境中长时间工作、有无足够防暑降温措施、是否及时补充水分等。中暑的常见诱因包括年老、体弱、产妇、营养不良、疲劳、肥胖、饥饿、发热、甲状腺功能亢进、糖尿病、帕金森病、心血管病、广泛皮肤损害、先天性汗腺缺乏症及应用阿托品等。

(二)症状与体征

1.先兆中暑

在高温环境下工作一定时间后,出现口渴、乏力、大汗、头晕、头痛、眼花、耳鸣、胸闷、心悸、恶心、注意力不集中、体温正常或略升高。如及时脱离高温环境,休息片刻,即可恢复正常。

2.轻度中暑

先兆中暑症状加重,出现面色潮红、皮肤灼热、胸闷、心悸,同时体温上升至38 ℃以上,有时还可出现面色苍白、大汗淋漓、皮肤湿冷、脉搏细速、血压下降等早期周围循环衰竭的表现。

此时如进行及时有效的处理,数小时后可恢复正常。

3.重度中暑

重度中暑分为热痉挛、热衰竭、热射病三型,但临床上常难以严格区分,可多种类型混合存在。

(1)热痉挛:多见于健康青壮年人。在高温环境下进行剧烈劳动,大量出汗后出现肌肉痉挛性、对称性和阵发性疼痛,持续约 3 min 后缓解,常在活动停止后发生。多发生在四肢肌肉、咀嚼肌、腹直肌,最常见于腓肠肌,也可发生于肠道平滑肌。患者意识清楚,体温无明显升高。症状的出现可能与严重体钠缺失和过度通气有关。热痉挛可以是热射病早期的表现。

(2)热衰竭:此型最常见,常发生于老年人、儿童和慢性疾病患者。在严重热应激时,因机体对热环境不适应而引起脱水、电解质紊乱、外周血管扩张、周围循环容量不足,发生虚脱。表现为大汗淋漓、疲乏、无力、眩晕、恶心、呕吐、头痛、呼吸增快、肌痉挛、心动过速、直立性低血压或昏厥等。此时体温可轻度增高,中枢神经系统损害不明显。热衰竭可以是热痉挛和热射病的中间过程,如不治疗可发展成热射病。

(3)热射病:又称中暑高热,是一种致命性急症,主要表现为高热、无汗和意识障碍。分为劳力性热射病和非劳力性热射病两型。劳力性热射病多发生于高温、高湿、无风天气进行体力劳动或剧烈运动的健康年轻人,由于机体产热过多,散热不良而引起。严重者可出现休克、心力衰竭、脑水肿、肺水肿、急性肾衰竭、急性肝衰竭、DIC、多脏器功能衰竭,甚至死亡。非劳力性热射病多发生在小孩、老年人和有基础性疾病的人群,表现为皮肤干热和发红,84%~100%患者无汗,体温高达 40 ℃~42 ℃,甚至更高。热射病是中暑最严重的类型,其病死率与温度上升程度有关,老年人和有基础疾病的患者病死率高于普通人群。

(三)辅助检查

发病早期因脱水致血液浓缩可出现血红蛋白升高、红细胞比积增加,血小板发病初期正常,继而迅速下降,白细胞、中性粒细胞增高,其增高的程度与中暑的严重程度相关,合并感染者明显升高,可伴有 C-反应蛋白、降钙素原、白介素-6 升高。可有谷草转氨酶升高、谷丙转氨酶升高、肌酐和尿素升高。血清电解质检查可有高钾、低钠、低氯血症。尿常规可有不同程度的蛋白尿、血尿、管型尿改变。严重病例常出现肝、肾、胰脏和横纹肌损害的实验室改变。有凝血功能异常时,应考虑 DIC。尿液分析有助于发现横纹肌溶解和急性肾衰竭。

二、主要护理措施

(一)急救处理原则

急救处理原则为尽快使患者脱离高温环境、迅速降温和保护重要脏器功能。

1.现场救护

(1)脱离高温环境:立即将患者转移到通风良好的阴凉处或 20 ℃~25 ℃的房间内,协助患者松解或脱去外衣,平卧休息。

(2)降温:轻症患者可反复用冷水擦拭全身,直至体温低于 38 ℃;可应用扇子、电风扇或空调帮助降温。口服含盐清凉饮料或淡盐水。降温以患者感到凉爽舒适为宜。对有循环功能紊乱者,可经静脉补充 5% 葡萄糖盐水,但滴注速度不能太快,并加强观察,直至恢复。

一般对于先兆中暑和轻度中暑的患者,经现场救护后均可恢复正常,但对疑为重度中暑者,应立即送往医院救治。

2.后送途中救护

(1)后送指征:①患者体温>40 ℃;②对患者行降温措施(抬到阴凉地方、洒水、扇风等持续 15 min)后体温仍>40 ℃;③患者意识障碍无改善;④缺乏必要的救治条件。

(2)后送降温方法:①将救护车空调温度调至最低或打开车窗;②给予 15 ℃～20 ℃温水(可就近获取井水、山泉水、河水等)反复全身擦拭,促进散热,同时配合持续扇风。如有冰块可进行头部降温,以及腋下、腹股沟等大血管区域冰敷降温;③清醒患者口服 4 ℃～10 ℃生理盐水或林格液 500～1 000 mL,0.5～1 h 监测体温 1 次。

(3)转运途中的监护与生命支持:①吸氧,采用面罩或鼻导管吸氧,氧流量为 3～5 L/min,持续监测 SpO₂,维持 SpO₂ 在 90%以上;②保持呼吸道通畅,防止窒息。

(4)转运途中联络:转运途中患者出现病情变化应随时联络后方医院协助治疗。预计到达医院前 30 min,联络后方医院,做好接应准备。

3.医院内救护

(1)热痉挛:轻症者可口服补液盐,脱水者应静脉输注生理盐水溶液。痉挛严重时,可静脉推注 10%葡萄糖酸钙 10～20 mL。

(2)热衰竭:①迅速降温;②补液,纠正水、电解质紊乱。

(3)热射病:早期有效治疗是决定预后的关键。有效治疗的关键点:一是迅速降低核心温度,二是血液净化,三是防治 DIC。具体救治措施为"九早一禁",即早降温、早扩容、早血液净化、早镇静、早气管插管、早纠正凝血功能紊乱、早抗感染、早肠内营养、早免疫调理,在凝血功能紊乱期禁止手术。

1)降温:快速降温是抢救重度中暑患者的关键,降温速度决定患者预后。降温目标:使核心体温在 10～40 min 内迅速降至 39 ℃以下,2 h 降至 38.5 ℃以下。降温措施包括物理降温和化学降温。

2)循环监测与液体复苏:连续监测血压、心率、呼吸频率、脉搏血氧饱和度、血气,每小时尿量及尿液颜色,必要时监测中心静脉压。液体复苏首选晶体液,输液速度控制在使尿量保持 200～300 mL/h;在尿量充足的情况下,第一个 24 h 输液总量可达 6～10 L,动态监测血压、脉搏和尿量,调整输液速度;注意监测电解质,及时补钾;补充碳酸氢钠碱化尿液。

3)血液净化:具备以下一条可考虑行持续床旁血滤,如有以下两条或两条以上者应立即行血滤治疗:①一般物理降温方法无效且体温持续高于 40 ℃大于 2 h;②血钾>6.5 mmol/L;③肌酸激酶(CK)>5 000U/L,或上升速度超过 1 倍/12 h;④少尿、无尿,或难以控制的容量超负荷;⑤Cr 每日递增值>44.2 μmol/L;⑥难以纠正的电解质和酸碱平衡紊乱;⑦血流动力学不稳定;⑧严重感染、脓毒血症;⑨合并多脏器损伤或出现多器官功能不全综合征(MODS)。如其他器官均恢复正常,仅肾功能不能恢复的患者,可考虑行血液透析或腹膜透析维持治疗。

4)其他:保持呼吸道通畅,给予吸氧,昏迷或呼吸衰竭者行气管插管,用人工呼吸机辅助通气;适当应用抗生素预防感染;控制心律失常;出现躁动、抽搐者,给予镇静药;纠正凝血功能紊乱。由于热射病患者早期常合并有凝血功能紊乱,易发生 DIC,因此,应尽可能减少手术操作。

(二)急救护理措施

1.紧急护理措施

心力衰竭患者给予半卧位,血压过低患者取平卧位,昏迷患者保持呼吸道畅通,充分供氧,必要时机械通气治疗。

2.保持有效降温

(1)现场降温:①迅速脱离高温高湿环境,转移至通风阴凉处,将患者平卧并去除全身衣物;②用凉水喷洒或用湿毛巾擦拭全身;③扇风,加快蒸发、对流散热;④持续监测体温。

(2)后送途中降温:①打开救护车内空调或开窗;②用凉水擦拭全身;③输液;④持续监测体温。

(3)病房内降温:①室温调节在 20 ℃~24 ℃;②快速静脉输液;③使用降温毯;④冰块置于散热较快的区域(双侧颈部、腹股沟和腋下);⑤用 4 ℃生理盐水 200~500 mL 进行胃灌洗或(和)直肠灌肠;⑥血液净化;⑦联合使用冬眠合剂等;⑧有条件可用血管内降温仪或将患者浸入冷水浴中(水温为 15 ℃~20 ℃)。

3.密切观察病情变化

(1)降温效果的观察:①降温过程中应密切监测肛温,每 15~30 min 测量一次,根据肛温变化及时调整降温措施。②观察末梢循环情况,以确定降温效果。如患者高热而四肢末梢湿冷、发绀,提示病情加重;经治疗后体温下降、四肢末梢转暖、发绀减轻或消失,则提示治疗有效。③如出现呼吸抑制、深昏迷、血压下降应停用药物降温。

(2)并发症的监测:①监测水、电解质失衡情况;②留置导尿,监测尿量、尿色、尿比重,以了解肾功能状况,出现浓茶色尿和肌肉触痛常提示有横纹肌溶解;③监测动脉血气和凝血功能,中暑高热患者,动脉血气结果应予校正,严密监测凝血酶原时间、凝血活酶时间、血小板计数和纤维蛋白原,以防 DIC;④密切观察神志、瞳孔、脉搏、呼吸的变化,警惕脑水肿;⑤密切监测血压、心率的变化,有条件者可应用脉搏指示连续心排血量(PICCO)监测中心静脉压、肺动脉楔压、心排出量及外周血管阻力指数等,以指导合理补液防止肺水肿,防治休克。降温时,应维持收缩压在 90 mmHg 以上,注意有无心律失常发生,必要时应及时给予处理。

(3)观察与高热同时存在的其他症状:如是否有寒战、大汗、咳嗽、呕吐、腹泻、呕血、便血等,以协助明确诊断。

4.对症护理

(1)口腔护理:高热患者应加强口腔护理,预防感染和溃疡。

(2)皮肤护理:高热大汗者应及时更换潮湿的衣裤及被褥,注意保持皮肤清洁卫生,定时翻身,防止压疮。

(3)高热惊厥护理:将患者置于保护床内,做好坠床和碰伤的防护工作。发生惊厥时,注意防止舌咬伤;床边备好开口器和舌钳子。

(刘 鹃)

第十九节 有机磷农药中毒

有机磷农药(organophosphorus pesticide,OPs)属有机磷酸酯或硫代磷酸酯类化合物,在我国目前普遍生产和广泛使用,对人、畜、家禽均有毒性。其性质大多呈油状或结晶状,色泽呈淡黄色至棕色,有蒜味。一般难溶于水,不宜溶于多种有机溶剂,在酸性环境中稳定,在碱性条件下易分解失效。但甲拌磷和三硫磷耐碱,敌百虫遇碱则变成毒性更强的敌敌畏。急性有机磷农药中毒(acute organophosphorus pesticide poisoning,AOPP)为临床常见疾病,据 WHO 估计每年全球有数百万人发生 AOPP,其中约 20 万人死亡,且大多数发生在发展中国家。我国每年发生的中毒病例中 AOPP 占 20%～50%,病死率为 3%～40%。AOPP 起病急、进展快,及时、规范的干预及救治可明显降低 AOPP 的病死率。

一、毒物分类

OPs 的毒性按大鼠急性经口进入体内的半数致死量(LD50)分为四类。①剧毒类:LD50 <10 mg/kg,如甲拌磷、内吸磷、对硫磷等;②高毒类:LD50 10～100 mg/kg,如甲基对硫磷、甲胺磷、氧乐果、敌敌畏等;③中毒类:LD50 100～1 000 mg/kg,如乐果、乙硫磷、敌百虫、二嗪农、毒死蜱等;④低毒类:LD50 1 000～5 000 mg/kg,如马拉硫磷、辛硫磷、氯硫磷等。

二、病因

1.生产或使用不当

主要在 OPs 精制、出料和包装过程中防护不到位,或因生产设备密闭不严造成化学物泄漏,或在事故抢修过程中 OPs 污染手、皮肤、吸入呼吸道引起的中毒。在使用过程中,施药人员因药液污染皮肤或湿透衣服由皮肤吸收,或吸入空气中 OPs 造成的中毒。

2.生活性中毒

主要由于误服或自服杀虫药,饮用被杀虫药污染的水源或食用污染的食物所致。此种中毒途径一般要比由呼吸道吸入或从皮肤吸收中毒发病急、症状重。滥用有机磷杀虫药治疗皮肤病或驱虫也可发生中毒。

三、护理评估与判断

(一)病史及诱因

询问有无口服、喷洒或其他方式与有机磷农药的接触史,了解毒物的种类、剂量、中毒方式、中毒时间和中毒经过等。患者身体污染部位、呼出气味或呕吐物中闻及有机磷农药特有的大蒜臭味更有助于诊断。

(二)症状与体征

急性中毒发病时间与毒物种类、剂量和侵入途径密切相关。皮肤吸收中毒者常在接触后 2～6 h 发病,吸入中毒者常在 30 min 内发病,口服中毒者多在 10 min 至 2 h 内发病。

1.毒蕈碱样症状

毒蕈碱样症状又称 M 样症状,出现最早,主要是副交感神经末梢兴奋所致,表现为平滑肌痉挛和腺体分泌增加。

临床表现为:恶心、呕吐、腹痛、腹泻、尿频、大小便失禁、多汗、全身湿冷、流泪、流涎、流涕、心率减慢、瞳孔缩小(严重时呈针尖样缩小)、气道分泌物增加、支气管痉挛,严重者可出现肺水肿。此类症状可用阿托品对抗。

2.烟碱样症状

烟碱样症状又称 N 样症状,是由于乙酰胆碱在横纹肌神经肌肉接头处过度蓄积,持续刺激突触后膜上烟碱受体所致。

临床表现:颜面、眼睑、舌、四肢和全身横纹肌发生肌纤维颤动,甚至全身肌肉发生强直性痉挛。患者常有肌束颤动、牙关紧闭、抽搐、全身紧缩和压迫感,而后期则出现肌力减退和瘫痪,严重时呼吸肌麻痹引起周围性呼吸衰竭。

乙酰胆碱还可刺激交感神经节,促使节后神经末梢释放儿茶酚胺,引起血压升高、心率增快和心律失常。此类症状不可应用阿托品对抗。

3.中枢神经系统症状

中枢神经系统受乙酰胆碱刺激后可出现头晕、头痛、共济失调、疲乏、烦躁不安、谵妄、抽搐、昏迷等症状。

(三)辅助检查

1.全血胆碱酯酶活力(CHE)测定

CHE 测定是诊断有机磷农药中毒的特异性实验指标,对判断中毒程度轻重、疗效评价和预后估计均极为重要。以正常人血胆碱酯酶活力值为 100%,急性有机磷农药中毒时,CHE活力降至 70% 以下即有意义,但 CHE 活力下降程度并不完全反应病情的轻重,其高低也并不完全与病情严重程度相平行。

2.毒物检测

患者血、尿、粪便或胃内容物中可检测到 OPs 或其特异性代谢产物成分,OPs 的动态血药浓度检测有助于 AOPP 的病情评估及治疗。通过明确的 OPs 接触史,典型临床表现,结合胆碱酯酶活力测定,一般无须毒物检测即可临床诊断此病。

四、护理措施

(一)急救处理原则

1.现场急救

①立即将患者脱离中毒现场,迅速脱去污染的衣物。先用肥皂水彻底清洗污染的皮肤、毛发、外耳道、手部和指甲,再用温水冲洗干净。忌用热水,以免加速毒物的吸收。眼部污染时,除敌百虫污染必须用清水冲洗外,其他均可先用 2% 碳酸氢钠溶液冲洗,再用生理盐水彻底冲洗,至少持续 10 min,洗后滴入 1% 阿托品 1~2 滴。②AOPP 患者早期可能因胆碱能危象而出现呼吸功能衰竭,部分患者出现心搏骤停。因此,在现场环境安全,患者脱离中毒环境后,应初步评估患者生命体征,维持生命体征稳定,呼吸、心跳停止者立即行心肺复苏术,同时给予足量解毒剂应用。③无催吐禁忌证时尽早进行现场催吐。④有条件的可在现场予以解毒剂,保持气道通畅,开通静脉通道,并尽快将患者转运至有救治条件的医疗机构。

2.阻止毒物吸收

被 OPs 污染的皮肤、毛发等尚未清洗或清洗不彻底者,应彻底清洗,以终止与毒物的接触,避免毒物继续经皮肤黏膜吸收。眼部接触者应立即用清水或生理盐水冲洗。经消化道接触者,应尽快予以洗胃、吸附等肠道去污措施。

3.解毒剂的应用

遵循早期、足量、联合、重复用药,以复能剂为主,抗胆碱能药为辅的原则。

4.血液净化

目前,血液净化在 AOPP 的治疗中尚存争议。推荐对重度 AOPP 患者应尽早行血液灌流治疗,血液透析或 CRRT 治疗仅在合并肾功能不全或 MODS 等情况时进行。

5.对症治疗

重度有机磷杀虫药中毒患者常伴有多种并发症,如酸中毒、低钾血症、严重心律失常、休克、消化道出血、肺内感染、DIC、MODS等,应及时予以对症治疗。

(二)急救护理措施

1. 紧急护理措施

及时有效地清除呼吸道分泌物,必要时行气管插管或气管切开,正确应用机械通气,维持有效通气功能。

2. 洗胃护理

洗胃要早、彻底和反复进行,直至洗出液无味澄清为止。洗胃时要密切观察患者生命体征的变化,若发生呼吸、心搏骤停,应立即停止洗胃并进行抢救。

3. 用药护理

(1)应用胆碱酯酶复能剂的观察和护理:①早期用药,首次应足量给药。②轻度中毒可应用复能剂,中度以上中毒必须复能剂与阿托品联合应用。两种解毒药同时使用时,阿托品的剂量应减少,以免发生阿托品中毒。③复能剂应用过量、注射过快或未经稀释使用时,可发生中毒,抑制胆碱酯酶,发生呼吸抑制,用药时应稀释后缓慢静脉推注或静脉滴注。④复能剂在碱性溶液中不稳定,易水解成剧毒的氰化物,禁与碱性药物配伍使用。⑤碘解磷定药液刺激性强,不宜肌内注射给药。

(2)应用阿托品的观察与护理:①阿托品不能作为预防用药;②阿托品兴奋心脏的作用强,中毒时可导致室颤,应注意观察,防止阿托品中毒;③大量使用低浓度阿托品输液时,可发生血液低渗,导致红细胞破坏,发生溶血性黄疸;④"阿托品化"和阿托品中毒的剂量接近,因此在使用过程中应严密观察病情变化,注意区别"阿托品化"和阿托品中毒。

(3)应用盐酸戊乙奎醚(长托宁)的观察与护理:在抢救急性有机磷农药中毒应用盐酸戊乙奎醚时,亦要求达到阿托品化,其判定标准与使用阿托品治疗时相近,但不包括心率增快。长托宁与阿托品区别如下:①拮抗腺体分泌、平滑肌痉挛等 M 样症状的效果更强;②除拮抗 M 受体外,还有较强的拮抗 N 受体作用,可有效解除肌纤维颤动或全身肌肉强直,而阿托品对 N 受体几乎无作用;③具有中枢和外周双重抗胆碱效应,且中枢作用强于外周作用;④不引起心动过速,可避免药物诱发或加重心肌缺血;⑤半衰期长,无须频繁给药;⑥每次所用剂量小,中毒发生率低。

4. 维持有效呼吸功能

中毒早期,呼吸道有大量分泌物且常伴有肺水肿;中毒后期,可有呼吸肌麻痹或呼吸中枢抑制,导致呼吸衰竭。因此,及时有效地清除呼吸道分泌物,保持呼吸道通畅,必要时行气管插管或气管切开给予呼吸机辅助通气可达到维持患者有效通气的目的。

5. 病情观察

(1)生命体征的观察:严密观察患者的体温、脉搏、呼吸、血压的变化,警惕呼吸困难的发生。

(2)神志、瞳孔的观察:有机磷农药中毒后多数患者会出现意识障碍。瞳孔缩小是有机磷农药中毒的体征之一,瞳孔扩大则为达到"阿托品化"的判定指标之一。严密观察神志、瞳孔的变化,可准确判断病情,为治疗提供依据。

(3)中毒后"反跳":乐果和马拉硫磷等有机磷农药口服中毒者,经抢救临床症状好转,可在数日至 1 周后,病情突然急剧恶化,再次出现有机磷农药急性中毒的症状,甚至发生昏迷、肺水肿或突然死亡,称为中毒后"反跳"现象,其病死率占急性有机磷农药中毒者的 7%~8%。因此,应严密观察反跳的先兆症状,如胸闷、流涎、出汗、言语不清、吞咽困难等,若出现上述症状,应迅速通知医生及时给予处理。发生反跳后应积极寻找可能导致反跳的原因并予以去除,同时可重新按照胆碱能危象予以解毒剂治疗。

(4)迟发性多发性神经病:少数患者在急性重度中毒症状消失后 2~3 周可发生感觉型和运动型多发性神经病变,主要表现为肢体末端烧灼、疼痛、麻木以及下肢无力、瘫痪、四肢肌肉萎缩等,称为迟发性多发性神经病。目前认为此种病变不是胆碱酯酶受抑制的结果,而是因有机磷农药抑制神经靶酯酶并使其老化所致。尚无特效的治疗方法,早期、及时应用糖皮质激素、B 族维生素及神经生长因子,中药调理,并配合针灸、理疗及肢体功能训练,可有助于神经功能恢复。

(5)中间综合征:是指急性重度有机磷农药中毒所引起的一组以肌无力为突出表现的综合征。因其发生时间介于急性症状缓解后与迟发性多发性神经病之间,故被称为中间综合征。常发生于急性中毒后 1~4 d,主要表现为屈颈肌、四肢近端肌肉以及第 3~7 对和第 9~12 对脑神经所支配的部分肌肉肌力减退,出现眼睑下垂、眼外展障碍和面瘫。病变累及呼吸肌时,常引起呼吸肌麻痹,并迅速进展为呼吸衰竭,若不及时处理,甚至死亡。中间综合征的治疗以对症支持治疗为主,早期识别,及时、正确的高级生命支持(特别是呼吸支持)为救治的关键。

6.心理护理

护士应了解患者中毒的原因,根据不同的心理特点给予不同的心理疏导,以诚恳的态度为患者提供心理上、情感上的支持,同时对于自杀患者尊重其隐私,做好再次自杀的防范工作,做好家属的思想工作,使其协助共同促进患者的康复。

(刘　鹃)

第十三章　中医康复护理

第一节　促脉证（阵发性心房颤动）

脉来数而时一止，止无定数。自觉心悸，或快速，或跳动过重，或突发突止，阵发性，可伴胸闷不适，心烦寐差，颤抖乏力，头晕等症。西医学中的房颤可参照本病进行健康教育和康复指导。

一、病因及诱因

因体虚劳倦，七情所伤，感受外邪、药物不当。病位在心，与肝、脾、肾、肺密切相关，基本病机为气血阴阳亏虚，心失所养；或痰、饮、瘀、火扰心，心神不宁。

二、常见证候要点

1.气阴两虚证

心中悸动，五心烦热，失眠多梦，短气，咽干，口干烦躁。舌红少苔，脉细数。

2.心虚胆怯证

心悸怔忡，善惊易恐，坐卧不安，恶闻声响，多梦易醒。舌质淡红，苔薄白，脉细弦。

3.痰热内扰证

心悸，睡眠不安，心烦懊恼，胸闷脘痞，口苦痰多，头晕目眩，胸闷或胸痛。舌红苔黄腻，脉滑数。

4.气虚血瘀证

心悸怔忡，气短乏力，胸闷心痛阵发，面色淡白，或面唇紫暗。舌质暗淡或有瘀斑，脉细弦。

5.气滞血瘀证

心悸，心慌不安，窜行左右，心慌多与情绪因素有关，伴有胁胀，喜叹息。舌暗或紫暗，苔白，脉弦。

三、健康教育和康复指导

（一）生活起居

(1)合理安排休息与活动，制定合理作息时间，不宜晚睡，睡前不宜过度兴奋。最好在上午、下午各有一次卧床休息或短暂睡眠的时间，以30分钟为宜。

(2)季节交替温差变化大时，注意预防感冒。

(3)发作期静卧休息，缓解期适当锻炼，根据情况制订活动计划，活动量应按循序渐进的原则，以不引起胸闷、心悸等不适症状为度，活动中密切观察患者心率、呼吸、血压变化，如有头晕、气促、汗出、胸闷痛等症状要停止活动，休息缓解。

（二）饮食指导

饮食原则：清淡饮食，忌辛辣、烟酒、咖啡之品。辨证施膳如下所示。

1.气阴两虚证

宜食益气养阴、活血通络之品,如西洋参、麦冬、天冬等。忌食破气耗气、生冷性凉、油腻厚味、辛辣之品,避免煎炸食物。食疗方:太子参鹌鹑汤。

2.心虚胆怯证

宜食滋阴清热养阴安神之品,如人参、茯苓、黄芪等。忌食辛辣香燥食物。食疗方:柏子玉竹茶。

3.痰热内扰证

宜食清化痰热,补中益气,滋养心阴之品,如荸荠、甘蔗、薏苡仁等。食疗方:山药莲子粥。

4.气虚血瘀证

宜食补气、化瘀通络,行气活血之品,如山药、菱角、鲢鱼等。忌食破气耗气、生冷酸涩、油腻厚味、辛辣等食物。食疗方:当归红枣鸡脚汤。

5.气滞血瘀证

宜食行气活血之品,如山楂、桃仁、木耳等。少食红薯、豆浆等壅阻气机之品。食疗方:陈皮桃仁粥等。

(三)用药护理

1.内服中药

气阴两虚型、心虚胆怯型及气虚血瘀型中汤药剂宜热服;痰热内扰型中汤药剂宜温服;利水药需浓煎空腹或饭前服用;活血化瘀类中成药宜饭后服用。

2.注射给药

自我观察药物反应,如出现纳差、恶心、呕吐、头痛、乏力、黄绿视、心律失常等症状,及时报告医生。

3.外用中药的使用

使用前注意皮肤干燥、清洁,注意观察用药后的反应,如出现灼热、发红、瘙痒、刺痛等局部症状时,请及时告知医务人员。过敏体质者慎用。

(四)情志调理

(1)平淡情志,避免七情过激和外界不良刺激。

(2)保持心情舒畅,树立战胜疾病的信心。

(3)掌握调节情绪及自我心理疏导的方法,如转移注意力等。

(五)康复指导

(1)穴位按摩,取神门、心俞、肾俞、三阴交、内关等穴;伴汗出者可加合谷穴。

(2)适当活动,配合导引术、太极拳等疗法,要适量、适度。

(六)高危情景的识别与应对

若出现喘促、悸动不安、口唇发绀、汗出肢冷等症状,及时告知医务人员,卧床休息,停止运动,舒畅情志,避免过度紧张。配合医务人员做好治疗和护理。

(杨世梅)

第二节　心衰病(心力衰竭)

心衰是以心悸、怔忡、气喘、水肿为主要表现的一类病证,其病位在心,涉及肺、脾、肾诸脏,是本虚标实之证。西医学中的慢性心力衰竭可参照本病进行健康教育和康复指导。

一、病因及诱因

本病病位在心,常由于感染、心悸、劳逸失调、情志不畅、过量过快补液等因素诱发。以喘促、胸闷、心悸、神疲乏力、尿少肢肿为主要临床表现。

二、常见证候要点

1.气阴虚、血瘀水停证

胸闷气喘,心悸,动则加重,乏力自汗,两颧泛红,口燥咽干,五心烦热,失眠多梦。舌红少苔,或紫暗,有瘀点、瘀斑,脉沉细、虚数或涩、结代。

2.气阳虚、血瘀水停证

胸闷气喘、心悸、咳嗽、咳稀白痰,肢冷、畏寒,尿少浮肿,自汗,汗出湿冷。舌质暗淡或绛紫,苔白腻,脉沉细或涩、结代。

三、健康指导

(一)生活起居

(1)注意休息,劳逸结合,防止受凉,顺应四时,遵循春生、夏长、秋收、冬藏的规律,春夏应夜卧早起,秋季应早卧早起,冬季应早卧晚起。

(2)在保证夜间睡眠时间的基础上,尽量安排有规律的起床和入睡时间,最好在上午、下午各有一次卧床休息或短暂睡眠的时间,以 30 分钟为宜,不宜超过 1 h。

(二)饮食指导

饮食原则:低盐、低脂、限钠、低热量、清淡饮食,多食富含维生素、适量纤维素的食物,少量多餐,避免辛辣刺激、肥甘厚味之品。控制钠盐摄入量:轻度者每日食盐不超过 5 g,中度者每日不超过 3 g,重度者每日不超过 1 g。辨证施膳如下所示。

1.气阴虚、血瘀水停证

宜食甘凉、益气养阴、活血利水之品,如银耳、百合、枸杞等。忌食辛辣、温燥、动火之品。食疗方:莲子百合瘦肉汤。

2.气阳虚、血瘀水停证

宜食温热、益气温阳、活血利水之品,如海参、鸡肉、羊肉等。忌生冷、寒凉、黏腻之品。食疗方:山药莲子羊肉汤。

(三)用药护理

1.内服中药

(1)根据医师诊疗要求,辨证施护指导中药汤剂及中成药服用方法,汤剂宜浓煎,每剂 100 mL 分上下午服用。服药期间不宜进食辛辣刺激之品,以免影响药效。红参、西洋参宜另煎,宜上午服用。

(2)中成药适用于慢性稳定期患者,宜饭后半小时服用,以减少对胃黏膜的刺激,服药期间根据治疗药物服用注意事项、禁忌，做好饮食调整。

（3）使用洋地黄类药物应注意有无食欲不振、恶心、呕吐、头痛、乏力、黄视、绿视及心悸，应及时告知医生。

2.注射给药

（1）根据医嘱辨证选择适宜中药输注的静脉。用药前需询问过敏史。中药注射剂应单独输注，须使用一次性精密输液器；与西药注射剂合用时，建议用生理盐水间隔，注意观察有无不良反应。

（2）输液过程严格控制滴速，根据要求准确记录出入量，24 小时入量比出量少 200～300 mL 为宜。

（3）使用利尿剂，应定时监测血电解质。

3.外用中药的使用

使用前注意皮肤干燥、清洁，必要时局部清创。应注意观察用药后的反应，如出现灼热、发红、瘙痒、刺痛等局部症状时，应及时报告医师，协助处理；如出现头晕、恶心、心慌、气促等症状，应立即停止用药，同时采取必要的处理措施，并报告医师。过敏体质者慎用。

（四）情志调护

中医认为，喜可使气血流通、肌肉放松。过喜则容易损伤心气使心阳暴脱。心衰患者应保持愉悦的心情，避免七情致病。阴虚患者心情较急躁，常常心烦易怒，这是阴虚火旺，火扰神明之故，故应遵循《黄帝内经》中"恬淡虚无""精神内守"之养神大法。平素在生活中，对非原则性问题，少与人争，以减少激怒，要少参加争胜负的文娱活动。阳气不足者常表现出情绪不佳，易于悲哀，故必须加强精神调养，要善于调节自己的情感，去忧悲、防惊恐、和喜怒，消除不良情绪的影响。

（五）康复指导

1.饮食指导

保持大便通畅，多食纤维素含量高的食物，便秘者可顺时针按摩腹部，多食润肠通便类食物如松子仁粥、枸杞粥、蜂蜜水等。

2.休息及锻炼

动静结合，根据心功能情况，进行适当活动和锻炼。活动中若出现明显胸闷、气促、眩晕、面色苍白、发绀、汗出、极度疲乏时，应停止活动，就地休息。

（1）心功能Ⅳ级者：绝对卧床休息。1～2 d 病情稳定后从被动运动方式活动各关节到床上主动活动，再到协助下床坐直背扶手椅，逐步增加时间。在日常生活活动方面，帮助床上进食、洗漱、翻身、坐盆大小便等。

（2）心功能Ⅲ级：卧床休息，严格限制一般的体力活动。床边站立，移步，扶持步行练习到反复床边步行，室内步行。在日常生活活动方面，帮助床边进餐、坐椅、上厕所，坐式沐浴到患者自行顺利完成。

（3）心功能Ⅱ级：多卧床休息，中度限制一般的体力活动，避免比较重的活动。室外步行，自行上 1 层楼梯，逐步过渡到通过步行测验，制定步行处方。在日常生活活动能自行站位沐浴、蹲厕大小便，可进行轻松的文娱活动，如广播操、健身操、太极拳等，参加科室医护组织的健身操锻炼。

（4）心功能Ⅰ级：不限制一般的体力活动，但必须避免重体力活动。增加午睡和晚上睡眠时间,全天控制在 10 小时内为宜,鼓励患者参加科室医护组织的健身操锻炼。

3.恢复期

可采用静坐调息法,有助于降低基础代谢率,减少心脏耗氧量。方法:患者取坐位,双手伸开,平放于大腿上,双脚分开与肩等宽,膝关节、髋关节均成 90°,沉肩坠肘,含胸收腹,双眼微闭,全身放松。

病重者可盘坐于床上。有意识地调整呼吸,采用自然腹式呼吸,要求呼吸做到深、长、细、匀、稳、悠。呼气时轻轻用力,使腹肌收缩,膈肌上抬。呼气完毕后不要憋气,立即吸气,使胸廓膨胀,膈肌下移,腹壁鼓起,要求做到自然柔和,缓慢松弛,避免紧张。呼气和吸气时间之比为 3:2,每分钟呼气 10~15 次,疗程视病情而定。

(六)高危情景的识别与应对

(1)患者突发呼吸困难,端坐呼吸,咳粉红色泡沫痰,面色灰白、发绀,大汗、皮肤湿冷者立即通知医生,配合抢救。

(2)使用洋地黄类药物服用前监测心率、脉率<60 次/分钟,应停用。如出现食欲不振、恶心、呕吐、头痛、乏力、黄视、绿视及各型心律失常等不适症状时,应立即将洋地黄类药如地高辛及排钾利尿剂如呋塞米、吲达帕胺、氢氯噻嗪等药暂停服用,及时告知医生。

(杨世梅)

第三节　内耳性眩晕

眩晕是指因清窍失养,临床上以头晕、眼花为主症的一类病证。眩即眼花,晕即头晕,两者常同时并见,故统称为眩晕。其轻者闭目可止,重者如坐舟车,旋转不定,不能站立,或伴有恶心、呕吐、汗出、面色苍白等症状;严重者可突然仆倒。

本病病位在清窍,与肝、脾、肾三脏关系密切。西医学中的内耳性眩晕可参照本病进行健康教育和康复指导。

一、病因及诱因

眩晕以内伤为主,多与风阳升动、上扰神明、劳逸失调、情志不调有关。以头晕、眼花为主要临床表现。

二、常见证候要点

1.风痰上扰证

眩晕有旋转感或摇晃感、漂浮感,头重如裹,伴有恶心呕吐或恶心欲呕、呕吐痰涎,食少便溏。舌苔白或白腻,脉弦滑。

2.阴虚阳亢证

头晕目涩,心烦失眠,多梦,面赤,耳鸣,盗汗,手足心热,口干。舌红少苔,脉细数或弦细。

3.肝火上炎证

头晕且痛,其势较剧,目赤口苦,胸胁胀痛,烦躁易怒,寐少多梦,小便黄,大便干结。舌红苔黄,脉弦数。

4.痰瘀阻窍证

眩晕而头重昏蒙,伴胸闷恶心,肢体麻木或刺痛,唇甲发绀,肌肤甲错,或皮肤如蚁行状,或头痛。舌质暗有瘀斑,苔薄白,脉滑或涩。

5.气血亏虚证

头晕目眩,动则加剧,遇劳则发,面色苍白,爪甲不荣,神疲乏力,心悸少寐,纳差食少,便溏。舌淡苔薄白,脉细弱。

6.肾精不足证

眩晕久发不已,听力减退,耳鸣,少寐健忘,神倦乏力,腰酸膝软。舌红,苔薄,脉弦细。

三、健康教育和康复指导

(一)生活起居

(1)病室保持安静,舒适,空气新鲜,光线不宜过强。

(2)眩晕轻时可适当休息,不宜过度疲劳。眩晕急性发作时,应卧床休息,闭目养神,减少头部晃动,切勿摇动床架,症状缓解后方可下床活动,动作宜缓慢,防止跌倒。

(3)为避免强光刺激,外出时佩戴变色眼镜,不宜从事高空作业。

(4)戒烟限酒。

(二)饮食指导

饮食原则:宜清淡、高维生素、高钙、低脂肪、低胆固醇、低盐饮食。辨证施膳如下所示。

1.风痰上扰证

宜食祛风化痰、健脾和胃之品,如天麻、淮山药、芡实等。食疗方:淮山瘦肉粥。

2.阴虚阳亢证

宜食滋阴潜阳之品,如芥菜、菊花、芦笋等。食疗方:杞菊决明子茶。

3.肝火上炎证

宜食平肝潜阳、清火息风之品,如枸杞、鸡骨草、菊花等。食疗方:鸡骨草猪横脷汤。

4.痰瘀阻窍证

宜食活血化痰、通络开窍之品,如藕、香菇、田七粥等。食疗方:西洋参田七煲瘦肉。

5.气血亏虚证

宜食补益气血、健运脾胃之品,如红枣、党参、莲子等。食疗方:莲子粥。

6.肾精不足证

宜食补肾填精、充养脑髓之品,如黑芝麻、核桃、甲鱼等。忌食煎炸炙烤及辛辣烟酒。食疗方:黑芝麻核桃羹。

(三)用药护理

1.内服中药

(1)中药与西药的服药时间应间隔1～2小时,中药宜温服,肝火上炎证宜凉服。

(2)眩晕伴有呕吐时宜姜汁滴舌后服,并采用少量频服。

2.注射给药

如发生不良反应,请及时告知医务人员。如出现头晕、恶心、心慌、气促等症状,应立即停止用药,并及时告知医务人员。

（四）情志调理

学会自我情绪控制方法,如听舒缓音乐,分散心烦焦虑感,增强信心,积极面对疾病。

（五）康复指导

(1)坚持体育锻炼,选择适当运动,如快走、慢跑、导引术、太极拳、八段锦等。肾气不足者可多搓擦肾俞、揉按丹田、提拉耳垂等以健肾壮腰、养身延年。

(2)可选用降压操或眩晕康复操进行锻炼,以不感劳累为度。

(3)避免突然或强力的头部运动,可减少眩晕的发生。

（六）高危情景的识别与应对

若出现头痛剧烈、眩晕、血压剧升、肢体麻木、半身不遂、舌强症状,应及时告知医务人员,绝对卧床休息,保持情绪稳定,配合医务人员治疗和护理。

（杨世梅）

第四节　原发性高血压眩晕

眩晕是指因清窍失养,临床上以头晕、眼花为主症的一类病证;眩即眼花,晕即头晕,二者常同时并见,故统称为眩晕。其轻者闭目可止,重者如坐舟车,旋转不定,不能站立,或伴有恶心、呕吐、汗出、面色苍白等症状;严重者可突然仆倒。西医学中的原发性高血压可参照本病进行健康教育和康复指导。

一、病因及诱因

本病病位在清窍,多与风阳升动、上扰神明、劳逸失调,情志不调有关。以眩晕、头痛、心悸气短、呕吐痰涎为主要临床表现。

二、常见证候要点

1. 肾气亏虚证

腰脊酸痛(外伤性除外),胫酸膝软和足跟痛,耳鸣或耳聋,心悸或气短,发脱或齿摇,夜尿频、尿后有余沥或失禁。舌淡苔白,脉沉细弱。

2. 痰浊中阻证

头晕头痛、胸闷心悸,泛泛欲吐,或呕吐痰涎,手足麻木。舌苔厚滑或浊腻,脉滑。

3. 肝阳上亢证

头痛而胀、眩晕眼花,面红目赤,急躁动怒,少寐多梦,口干口苦,常因烦劳与恼怒使症状加剧。舌质红,苔黄、脉弦。

三、健康教育和康复指导

（一）生活起居

1. 病室环境

病室保持安静,舒适,空气新鲜,光线不宜过强。

— 425 —

2.眩晕

轻者可适当休息,不宜过度疲劳。眩晕急性发作时,应卧床休息,闭目养神,减少头部晃动,切勿摇动床架,症状缓解后方可下床活动,动作宜缓慢,防止跌倒,严重者需协助做好生活护理,保持皮肤清洁,口腔无异味。

(二)饮食指导

饮食原则:清淡、高维生素、高钙、低脂肪、低胆固醇、低盐。辨证施膳如下所示。

1.肾气亏虚证

宜食补虚益精、益肾降压之品,如肉苁蓉、杜仲、黄芪等。忌食过于寒凉或过于辛辣、燥之品。食疗方:核桃山楂茶。

2.痰浊中阻证

宜食清淡化痰之品,如山楂、荷叶、山药等。忌食生冷、寒凉、肥甘厚味、油腻、烟酒等食物,以防助湿生痰。食疗方:海带冬瓜苡仁汤。

3.肝阳上亢证

宜食平肝潜阳、降压之品,如芹菜、菊花、夏枯草等。忌食肥甘厚味、动物内脏、公鸡肉、猪头肉等动风之品及辛辣、温燥、烟酒助火之食物。食疗方:枸杞决明子茶。

(三)用药指导

1.内服中药

(1)中药与西药的服药时间应间隔1~2小时,肾气亏虚证中药宜温服,肝阳上亢证宜凉服。

(2)眩晕伴有呕吐者宜姜汁滴舌后服,并采用少量频服。

(3)遵医嘱服用调节血压的药物,密切观察患者血压变化情况。

2.注射给药

静脉滴注扩血管药应遵医嘱调整滴速,并监测血压、心电图、肝肾功能等变化,指导患者在改变体位时要动作缓慢,预防体位性低血压的发生,如出现头晕、眼花、恶心等应立即平卧。

3.外用中药的使用

中药沐足时注意空腹及餐后1小时内不宜泡洗。药液以浸过患者双足踝关节为宜,药液温度一般以37 ℃~40 ℃为宜,泡洗时间不宜过长,以20~30分钟为宜。浸泡过程中如出现红疹、瘙痒、心悸、汗出、头晕目眩等症状,立即报告医师,遵医嘱配合处理。

(四)情志调护

中医认为怒伤肝,肝阳上亢者勿动怒,使肝气条达,利于患者早日康复。肾在志为恐和惊,有"惊恐伤肾"之说,肾气不足者应注意避恐避惊。患者应保持情绪稳定,勿动怒,避免抑郁忧伤、情绪紧张及不良刺激。掌握自我排解不良情绪的方法,如音乐疗法、谈心释放法等。

(五)康复指导

(1)注意休息,劳逸结合,不可过劳,顺应四时,遵循春生、夏长、秋收、冬藏的规律,春夏应夜卧早起,秋季应早卧早起,冬季应早卧晚起。痰浊中阻者洗澡应洗热水澡,程度以全身皮肤微微发红、通身汗出为宜。

(2)保持大便通畅,多食纤维素含量高的食物,便秘者可顺时针按摩腹部,多食润肠通便类食物如松子仁粥、枸杞粥、蜂蜜水等。

(3)眩晕患者不宜从事高空作业,避免游泳、乘船及各种旋转幅度较大的动作和游戏。

(4)保持愉悦的心情,避免七情致病,根据不同证型选择不同的音乐。如肝阳上亢者,可给予商调音乐,有良好制约愤怒和稳定血压作用,如《江河水》《汉宫秋月》等;如肾气亏虚者,可给予羽调的音乐,有滋阴潜阳的作用,如《二泉映月》《寒江残雪》等。

(5)坚持体育锻炼,增强体质,如练太极拳、八段锦、降压操等。注重肾脏的养生可多搓擦腰眼、揉按丹田;肾主藏精,开窍于耳,所以经常进行双耳锻炼法如提拉耳垂、手摩耳轮法等可起到健肾壮腰、养身延年的作用。

(六)高危情景的识别与应对

患者出现头痛剧烈、眩晕、血压剧升、肢体麻木、半身不遂、舌强症状,应及时告知医生,采取相应处理措施。呕吐、痰涎较多者,应将头侧向一边,并及时清除,保持气道通畅,以防窒息和吸入性肺炎。

(杨世梅)

第五节 颈椎病眩晕

眩晕是指颈椎间盘和继发性椎间关节退行性变对颈部血管和软组织构成压迫,从而引起椎-基底动脉系统缺血而出现眩晕为主症,伴有耳鸣、呕吐、头痛、视力障碍、猝倒等一系列症状的疾病。西医学中的颈椎病可参照本病进行健康教育和康复指导。

一、病因及诱因

本病主要与颈椎退行性变、发育性颈椎管狭窄、慢性劳损等因素有关。

二、常见证候要点

1. 风火上扰证

颈、肩、上肢窜痛麻木,以痛为主,头有沉重感,颈部僵硬,活动不利,恶寒畏风。舌淡红,舌苔薄白,脉弦紧。

2. 瘀血阻窍证

颈、肩部、上肢刺痛,痛处固定,伴有肢体麻木。舌暗,舌苔薄,脉弦。

3. 痰浊中阻证

头晕目眩,头重如裹,四肢麻木不仁,纳呆。舌暗红,舌苔厚腻,脉弦滑。

4. 肝肾阴虚证

眩晕头痛,耳鸣耳聋,失眠多梦,肢体麻木,面红目赤。舌质红少津,舌苔薄,脉弦。

5. 气血亏虚证

头晕目眩,面色苍白,心悸气短,四肢麻木,倦怠乏力。舌淡,舌苔薄,脉弦。

三、健康教育和康复指导

(一)生活起居

(1)病室宜安静、舒适,有良好的通风环境。

（2）注意卧床休息，不宜使用高枕。头痛时宜静卧休息，减少活动。

（3）注意颈部保暖，勿吹风受寒或淋雨受湿。

（4）避免长时间低头劳作，伏案工作时，每隔1～2小时，活动颈部，如仰头或将头枕靠在椅背上或转动头部。

（5）避免长时间半躺在床头，曲颈斜枕看电视、看书。

（6）有失眠症状，就寝前听舒缓的音乐以放松情绪，寝前饮热牛奶，或睡前用温水泡足，或按摩双足涌泉穴，以促使睡眠。

（二）饮食指导

饮食原则：宜营养丰富，适当多食温性类食物。忌厚味、生冷、寒凉之品。戒烟、酒。饮食有节，不宜过饱或过饥。辨证施膳如下所示。

1.风火上扰证

宜食清热泻火之品，如苦瓜、冬瓜、绿豆等。食疗方：海带绿豆汤。

2.瘀血阻窍证

宜食行气活血之品，如山楂、木耳、田七等。食疗方：田七瘦肉汤。

3.痰浊中阻证

宜食化痰通络之品，如陈皮、半夏、瓜蒌等。食疗方：枇杷叶炖瘦肉。

4.肝肾阴虚证

宜食补肝肾之品，如猪腰、板栗、龙眼等。食疗方：栗子龙眼汤。

5.气血亏虚证

宜食补益气血之品，如红枣、黄芪、阿胶等。食疗方：黄芪当归羊肉汤。

（三）用药护理

中药汤剂应饭前或饭后温服，中药与西药间隔半小时以上，忌空腹服中药。

（四）情志调理

针对患者的不同心理，做好安慰解释工作，使患者树立战胜疾病的信心，消除恐惧、焦虑心理，保持情绪稳定，和畅气血。

（五）康复指导

（1）预防各种诱因的发生，避免颈部劳累、受寒，不宜长时间伏案工作，保持正确坐姿，合理用枕，选择合适的高度与硬度，保持良好的睡眠体位。

（2）防止外伤，有病早治。特别对于颈部外伤、落枕等都要及时彻底治疗，防止产生后遗症。

（3）增强体质，加强体育锻炼，尤其要增加颈部肌力锻炼，如做"米"字操等。

（4）若伴有肢体麻木无力，指导患者按摩肌肉，加强各关节活动。

（5）使用围领和颈托时，观察症状有无缓解，待症状消失一段时间后，可减少围领和颈托的使用时间，并最终除去，以防长期应用引起颈背部肌肉萎缩、关节僵硬。

（六）高危情景的识别与应对

告知患者若出现头晕、头痛、呕吐，应及时告知医务人员，卧床休息，保持心情舒畅，配合医务人员治疗及护理。

（杨世梅）

第六节　脑梗死急性期的中风

因素体痰热内盛、阴虚阳亢或气血亏虚所致,以饮食失宜、情志失和、劳倦为诱因;以突然昏仆、不省人事、口舌歪斜、半身不遂、语言謇涩,或仅见口眼歪斜为主要临床表现。

一、病因及诱因

(一)内因

内伤积损,劳欲过度,饮食不节,情志所伤。

(二)外因

外感风邪。中风病位在心脑,涉及肝、肾。

二、常见证候要点

(一)中脏腑

1.痰湿(浊)蒙窍证

意识障碍,半身不遂,口舌歪斜,言语謇涩或不语,痰鸣辘辘,面白唇暗,肢体瘫软,手足不温,静卧不烦,二便自遗。舌质紫暗,苔白腻,脉沉滑或细。

2.痰热内闭证

意识障碍,半身不遂,口舌歪斜,言语謇涩或不语,鼻鼾痰鸣,或肢体拘急,或躁扰不宁,或身热,或口臭,或抽搐,或呕血。舌质红,舌苔黄腻,脉弦滑数。

3.元气败脱证

昏不知人,目合口开,四肢松懈瘫软,肢冷汗多,二便自遗。舌卷缩,舌质紫暗,苔白腻,脉沉缓、沉微。

(二)中经络

1.风痰阻络证

头晕目眩,痰多而黏。舌质暗淡,舌苔薄白或白腻,脉弦滑。

2.风火上攻证

眩晕头痛,面红耳赤,口苦咽干,心烦易怒,尿赤便干。舌质红绛,舌苔黄腻而干,脉弦数。

3.气虚血瘀证

面色苍白,气短乏力,口角流涎,自汗出,心悸便溏,手足肿胀。舌质暗淡,舌苔白腻,有齿痕,脉沉细。

4.阴虚风动证

眩晕耳鸣,手足心热,咽干口燥。舌质红而体瘦,少苔或无苔,脉弦细数。

5.痰瘀互结证

头晕目眩,咳痰或痰多。舌强言謇或不语。舌质暗红,苔黄腻,脉弦滑。

三、健康教育和康复指导

(一)生活起居

(1)病室宜安静、整洁、光线柔和,避免噪声、强光等一切不良刺激。

(2)指导患者起居有常,慎避外邪,保持大便通畅,养成定时排便的习惯。

(3)注意安全。防呛咳窒息、防跌倒坠床、防烫伤等意外。做好健康宣教,增强患者及其家属的防范意识。

(二)饮食指导

饮食原则:中脏腑昏迷或吞咽困难者,根据病情予禁食或鼻饲喂服,以补充足够的水分及富有营养的流质,如米汤、匀浆膳、混合奶等。饮食忌肥甘厚味等生湿助火之品。辨证施膳如下所示。

1.风痰阻络证

宜食息风化痰、活血通络之品,如香菇、藕、黑大豆等。食疗方:莲藕瘦肉汤。

2.风火上攻证

宜食清热平肝、潜阳息风之品,如夏枯草、菊花、绿豆等。食疗方:天麻瘦肉汤。

3.气虚血瘀证

宜食益气活血、健脾通络之品,如黄芪、山药、田七等。食疗方:红枣黄芪炖生鱼汤。

4.阴虚风动证

宜食育阴息风、活血通络之品,如甲鱼、百合、银耳等。食疗方:枸杞炖甲鱼汤。

5.痰瘀互结证

宜食活血祛瘀、化痰通络之品,如南瓜、石花菜、小油菜等。食疗方:天麻橘红饮。

(三)情志调理

(1)关心尊重患者,多与患者沟通,了解其心理状态,及时予以心理疏导。

(2)解除患者因突然得病而产生的恐惧、焦虑、悲观情绪,主动关心患者,积极沟通、有效疏导,使患者心中的焦躁、痛苦释放出来。

(3)鼓励家属多陪伴患者,亲朋好友多探视,多给予情感支持。

(4)鼓励病友间相互交流治疗体会,提高认知,增强治疗信心。

(四)用药护理

1.内服汤剂

(1)服药时间:每剂药分 2～3 次服用,具体服药时间可根据药物的性能、功效、病情,遵医嘱的服药时间服用。

(2)服药温度:用温服法。

(3)服药剂量:每次服用 200 mL,老年人、儿童应遵医嘱服用。

2.内服中成药

(1)温开水送服,散剂用水或汤药冲服。

(2)服用胶囊不能锉碎或咬破。

(3)合剂、口服液等不能稀释,直接服用。

(4)关注用药后的不良反应。

3.中药注射剂

(1)用药前询问药物过敏史。

(2)按药品说明书推荐的要求、给药速度予以配制及给药。

(3)中药注射剂应单独使用,现配现用。

(4)观察用药反应。

(5)发生过敏反应者立即停药;明确告知患者及其家属,避免再次用药。

4.外用中药的使用

(1)使用前清洁皮肤。

(2)应注意观察用药后的反应,过敏体质者慎用。

(五)康复指导

1.安全防护

康复锻炼时必须有人陪同,防外伤,防跌倒,防坠床。

2.落实早期康复计划

(1)肢体运动。上肢:协助患者肩关节前伸、外展、内收、内旋、外旋,向不同方向移动,肘、腕关节屈伸、桡侧偏移的活动,掌指关节屈伸对指、握拳、松拳等功能训练。下肢:帮助髋关节屈伸、外展、内收、内旋、外旋和膝关节屈伸,足趾关节屈伸。

(2)语言功能:配合医生进行语言康复训练。鼓励患者开口说话,增强患者的信心,对遗忘性患者应有意识地反复进行,以强化记忆。

(3)吞咽功能训练:对轻度患者一般先用糊状或胶状食物进行训练,少量多次,逐步过渡到普通食物;对中、重度患者采用间接训练为主,如张合运动、咽部冷刺激、空吞咽训练、呼吸功能训练等。

3.沟通

康复过程中经常和康复治疗师联系,及时调整训练方案。

(六)高危情景的识别与应对

突然出现头痛剧烈或意识不清、呕吐、视物模糊、语音謇涩、肢体麻木乏力加重、血压持续上升时,应立即寻求医疗救治。

(杨世梅)

第七节　脑梗死恢复期的中风

中风是因气血逆乱,产生风、火、痰、瘀,导致脑脉痹阻或血溢于脑之外,临床以突然昏仆、半身不遂、口舌歪斜、言语謇涩或不语、偏身麻木等为主症。发病2周至6个月处于恢复期。西医学中的脑梗死恢复期可参照本病进行健康教育和康复指导。

一、病因及诱因

本病病位在脑,是由于脏腑功能失调,正气虚弱,在情志过极、劳倦内伤、饮食不节、用力过度、气候骤变的诱发下,致瘀血阻滞、痰热内生、心火亢盛、肝阳暴亢、风火相煽、气血逆乱、上冲犯脑而形成本病。

二、常见证候要点

1.风痰阻络证

半身不遂,口舌歪斜,舌强语謇或失语不语,偏身麻木或头晕目眩。舌质暗淡,舌苔薄白或白腻，脉滑。

2.气虚血瘀证

肢体偏枯不用，肢软无力，面色萎黄。舌质淡紫或有瘀斑，苔薄白，脉沉细、细缓或细。

3.肝肾亏虚证

半身不遂，患肢僵硬，拘挛变形，舌强不语，或偏瘫，肢体肌肉萎缩。舌红、脉细，或舌淡红、脉沉细。

4.阴虚风动证

半身不遂，口舌歪斜，舌强语謇或不语，偏身麻木，烦躁失眠，眩晕耳鸣，手足心热。舌红绛或暗红，少苔或无苔，脉细弦或细弦数。

三、健康教育

（一）生活起居

（1）病室环境宜安静、阳光充足、空气清新、温暖。

（2）生活起居有常，避风寒，防外感，注意保暖，随天气变化增减衣被。协助生活所需。

（3）保持大便通畅，养成定时排便的习惯。

（二）饮食指导

饮食原则：以清淡、少油腻、易消化食物为主，适当多进食新鲜蔬菜水果，有便秘者多进食粗纤维食物。少食辛辣刺激、肥甘厚腻食物，禁食公鸡、猪头肉等动风食物，戒烟酒。神志障碍或吞咽困难者，根据病情予禁食或鼻饲喂服，以补充足够的水分及富有营养的流质饮食，如果汁、米汤、肉汤、菜汤、匀浆膳等。饮食忌肥甘厚味等生湿助火之品。注意饮食宜忌，如糖尿病患者注意控制葡萄糖及碳水化合物的摄入，高血脂患者注意控制总热量、脂肪、胆固醇的摄入等。辨证施膳如下所示。

1.风痰阻络证

宜食健脾化痰、祛风之品，如陈皮、薏苡仁、淮山药等。食疗方：淮山薏苡仁瘦肉汤。

2.气虚血瘀证

宜食补中益气、活血化瘀之品，如黄芪、田七、木耳等。食疗方：人参田七瘦肉汤。

3.肝肾亏虚证

宜食滋养肝肾之品，如猪肝、猪腰、枸杞等。食疗方：枸杞猪肝汤。

4.阴虚风动证

宜食滋润清补之品，如百合、莲子、银耳等。食疗方：莲子百合炖瘦肉。

（三）用药护理

1.内服中药

（1）胶囊：如活血化瘀的通心络胶囊、脑安胶囊、丹灯通脑胶囊等。脑出血急性期忌服。

（2）丸剂：可服用安宫牛黄丸。服药期间饮食宜清淡，忌食辛辣油腻之品，以免助火生痰。

（3）汤剂：中药汤剂应饭前或饭后温服，中药与西药间隔半小时以上，忌空腹服中药。

2.注射给药

醒脑静注射液含芳香走窜药物，开启后立即使用，防止挥发；生脉注射液，用药宜慢，滴速＜30滴/分钟，并适量稀释；脑水肿患者静脉滴注中药制剂时不宜过快，一般不超过30～40滴/分钟为宜。

3.外用中药的使用

三菱莪术散穴位贴敷治疗(通经活络、调节脏腑),适用于经脉痹阻引起的半身不遂,也可用于中风引起的便秘。每日1~2次,每次2小时,贴敷后观察局部皮肤情况,如有皮疹、奇痒或局部肿胀等过敏现象时,应立即停止用药,并将药物拭净或清洗,遵医嘱内服或外用抗过敏药物。

(四)情志调理

1.语言疏导法

运用语言,鼓励病友间多沟通、多交流。鼓励家属多陪伴患者,家庭温暖是疏导患者情志的重要方法。

2.移情易志法

通过游戏、音乐等手段或设法培养患者某种兴趣、爱好,以分散患者注意力,调节其心境情志,使之闲情怡志。

3.五行相胜法

在情志调护中,要善于运用《内经》情志治疗中的五行制约法则,即"怒伤肝,悲胜怒;喜伤心,恐胜喜;思伤脾,怒胜思;忧伤肺,喜胜忧;恐伤肾,思胜恐"。同时,要注意掌握情绪刺激的程度,避免刺激过度带来新的身心问题。

(五)康复指导

(1)指导患者体位的摆放,侧卧位时,注意保持上肢伸展及患肢不受压,保证肢体功能位,防止关节僵直和萎缩。

(2)言语謇涩患者可训练有关发音肌肉,先做简单的张口、伸舌、露齿、鼓腮动作,再进行软腭提高训练,再做舌部训练,还有唇部训练,指导患者反复进行抿嘴、噘嘴、叩齿等动作。

(3)防止肩关节僵硬,平卧于床上,两手相握,肘部保持伸直,以健侧手牵拉患侧肢体向上伸展,越过头顶,直至双手能触及床面。

(4)指导患者做防止前臂伸肌挛缩的运动,具体运动如下:仰卧,屈膝,两手互握,环抱双膝,臀部稍用力伸展,使双肘受牵拉而伸直,臂也受牵拉伸展,重复做这样的运动,也可以只屈患侧腿,另一腿平置于床。

(六)高危情景的识别与应对

告知患者若出现肢体乏力加重、头痛剧烈、喷射状呕吐,应及时告知医务人员,卧床休息,保持心情舒畅,配合医务人员治疗及护理。

(杨世梅)

第八节　脑出血的中风

中风因其发病突然,亦称为"卒中"。是以猝然昏仆、不省人事、半身不遂、口眼㖞斜、语言不利为主症的病证。病轻者可无昏仆而仅见半身不遂及口眼㖞斜等症状,临床症状不一,变化多端而迅速。西医学中的脑出血可参照本病进行健康教育和康复指导。

一、病因及诱因

本病病位在脑,涉及肝肾。由阴虚肝亢,痰瘀阻窍,痰热腑实,瘀阻脑府,血随气升,气虚血瘀,元气败脱,逆乱于上,溢出脉道,痰瘀闭窍所致。是以剧烈头痛、猝然昏仆、不省人事、半身不遂、口眼歪斜、语言不利为主症的病证。

二、常见证候要点

1.阴虚阳亢证

突然昏仆、不省人事,或头晕头痛、口眼歪斜,或半身不遂、舌强语謇、耳鸣目眩、手足心热。舌质红,少苔或无苔,脉细或细数。

2.痰瘀阻窍证

突然昏仆、不省人事,或头痛如针刺固定不移、口眼歪斜、语言不利、口角流涎、手足麻木,甚则半身不遂,或兼见手足拘挛。舌质紫暗或瘀斑,苔腻,脉弦滑。

3.痰热腑实证

神志欠清或昏糊,肢体强急,痰多而黏,半身不遂,口舌歪斜,口气臭秽,伴腹胀,便秘,小便短黄。舌质暗红,苔黄腻,脉弦数或滑数。

4.瘀阻脑府证

头痛剧烈、夜间为甚,颈项强直。舌质暗红或瘀斑,脉弦涩或弦紧。

5.气虚血瘀证

头晕目眩,面色无华,少气懒言,言语不利,口眼歪斜,半身不遂或肢体痿软不用。舌质红,苔黄腻,脉弦数或滑数。

6.元气败脱证

突然昏仆,不省人事,目闭口张,鼻鼾息微,手撒肢冷,汗多,大小便自遗,肢体软瘫。舌痿,脉细弱或脉微欲绝。

三、健康教育和康复指导

(一)生活起居

(1)病室宜环境安静,光线、温湿度适宜。阴虚阳亢证、痰瘀阻窍证、痰热腑实证患者多喜凉爽,所以病室温度宜低,减少声光刺激。

(2)急性期应绝对卧床休息,勿随意变动体位。有昏迷、抽搐等症者,床旁加床栏,以防跌仆。

(3)中脏腑患者,床头抬高 $15°\sim30°$,翻身时尽量少动头部,头偏向一侧,以利排痰,避免痰涎堵塞气道而窒息。

(4)生命体征平稳后,应尽早进行被动或主动的床上、床边及床下活动。

(5)加强口腔、眼睛、皮肤及会阴的护理。用盐水或中药液清洗口腔;眼睑不能闭合者,覆盖生理盐水纱布;保持床单位清洁,定时为患者翻身拍背;尿失禁者给予留置导尿,定时进行膀胱冲洗。

(二)饮食指导

饮食原则:以低盐、低脂、低胆固醇饮食为宜,多吃新鲜蔬菜和水果等富含维生素及纤维素的食物,细嚼慢咽,不宜进食过饱。忌食辛辣厚味、生冷之品。辨证施膳如下所示。

1.阴虚阳亢证

宜食滋阴潜阳之品,如沙参、百合、玉竹等。食疗方:沙参百合炖瘦肉等食物。

2.痰瘀阻窍证

宜食活血化瘀、化痰通络之品,如山楂、黑木耳、川芎等。食疗方:天麻炖鱼头汤。

3.痰热腑实证

宜食化痰通腑之品,如芹菜、枸杞叶、川贝等。食疗方:川贝陈皮鹧鸪汤。

4.瘀阻脑府证

宜食养心安神、活血祛痰之品,如莲子、白合、大枣等。食疗方:莲子百合瘦肉汤。

5.气虚血瘀证

宜食活血化瘀、行气通络之品,如红枣、枸杞、田七等。食疗方:党参枸杞炖羊肉汤。

6.元气败脱证

早期应禁食。病情好转后给予低盐、高蛋白、高热量流质或半流质饮食。神志不清或昏迷、不能进食的患者,给予鼻饲全流质饮食。

(三)用药护理

1.内服用药

(1)中药汤剂一般饭后1小时温服。

(2)服药后如出现恶心呕吐、不适及时告知医护人员。

(3)服用浓氯化钠溶液和氯化钾口服液时用适量的温水兑开,餐后服用。

2.注射给药

(1)使用缓解脑血管痉挛的药物,如尼莫地平注射液等,可能出现皮肤发红、多汗、心动过缓、胃肠不适等反应,如有上述情况及时告知医护人员。

(2)使用降压药如硝普钠或硝酸甘油注射液,出现出冷汗、心慌、胸闷等及时告知医护人员,注意安全。

(3)使用脱水药,如甘露醇注射液、甘油果糖注射液、呋塞米注射液后会出现尿量增加、口渴等不适症状。

3.外用中药的使用

使用前注意皮肤干燥、清洁。注意观察用药后的反应,如出现灼热、发红、瘙痒、刺痛等局部症状时,应及时告知医务人员。过敏体质者慎用。

(四)情志调理

(1)中风患者多心火暴盛,家属应耐心做好情志调护。减少亲属的探视,保证安静的休息环境。

(2)对神志清醒患者及其家属进行精神安慰,使其消除紧张、恐惧、焦虑等不良情绪,积极治疗。

(3)昏迷患者,可使用呼唤疗法,嘱患者最亲近的人在其耳边轻声呼唤,或讲一些能触动患者情感的人和事。

(五)康复指导

(1)保持大便通畅,鼓励患者多饮水,多吃营养丰富、易于消化的粗粮及粗纤维食物,或进行腹部按摩促进胃肠蠕动:患者仰卧位,用摩法沿腹部升结肠、横结肠、降结肠顺序进行顺时针环形按摩3分钟。按揉中脘、天枢、双侧足三里等穴,约3分钟。

（2）坚持语言的功能锻炼，应该一字一字地进行，一点一点地增加，然后逐渐增加说话的难度，反复地练，能收到较好的效果。

（3）坚持进行患肢的功能锻炼，以主动运动为主，辅以被动运动，锻炼时先活动大关节再活动小关节，肩关节、髋关节以旋转为主，肘关节、膝关节以屈伸为主。

（4）康复期可进行适当的体育锻炼，增强体质，但应注意劳逸结合，以微微出汗、不疲劳为宜，可选择一些低强度的运动，如散步、打太极拳及八段锦等。

（六）高危情景的识别与应对

若出现喷射性呕吐、躁动不安或神志改变等症状持续加重时，及时告知医务人员。卧床休息，忌进食及下床等动作，配合医务人员做好治疗和护理。加强精神调理，避免过度忧郁。

（杨世梅）

第九节　积聚（肝硬化）

积聚，腹腔内可触及有形可征的包块，因七情、饮食、寒湿等诱发。西医学中的肝硬化可参照本病进行健康教育和康复指导。

一、病因及诱因

本病病位在肝脾，因七情、饮食、寒湿等诱发。以胁痛、腹胀、黄疸、纳呆为主要临床表现。

二、常见证候要点

1. 湿热内阻证

皮目黄染，黄色鲜明，恶心或呕吐，口干苦或口臭，胁肋灼痛，或纳呆，或腹胀，小便黄赤，大便秘结或黏滞不畅。舌苔黄腻，脉弦滑或滑数。

2. 肝脾血瘀证

胁痛如刺，痛处不移，朱砂掌，或蜘蛛痣色暗，或毛细血管扩张，胁下积块，胁肋久痛，面色晦暗。舌质紫暗，或有瘀斑瘀点，脉涩。

3. 肝郁脾虚证

胁肋胀痛或窜痛，急躁易怒，喜太息，口干口苦，或咽部有异物感，纳差或食后胃脘胀满，腹胀，嗳气，乳房胀痛或结块，便溏。舌质淡红，苔薄黄或薄白，脉弦。

4. 脾虚湿盛证

纳差或食后胃脘胀满，便溏或黏滞不爽，腹胀，气短，乏力，恶心或呕吐，自汗，口淡不欲饮，面色萎黄。舌质淡或齿痕多，舌苔薄白或腻，脉沉细或细弱。

5. 肝肾阴虚证

腰痛或腰酸膝软，眼干涩，五心烦热或低热，耳鸣，耳聋，头晕，眼花，胁肋隐痛，劳累加重，口干咽燥，小便短赤，大便干结。舌红少苔，脉细或细数。

6. 脾肾阳虚证

五更泄，腰痛或腰酸腿软，阳痿，早泄，耳鸣，耳聋，形寒肢冷，小便清长或夜尿频数。舌质淡胖,苔润,脉沉细或迟。

三、健康教育和康复指导

（一）生活起居

(1)居所保持整洁,空气清新,起居有常,避免劳累,保证充足的睡眠。

(2)积极治疗原发疾病,戒酒,纠正不良生活习惯。

(3)在医师指导下用药,避免加重肝脏负担和肝功能损害。

（二）饮食指导

饮食原则:清淡、易消化、低脂、半流质饮食,不食山芋、土豆等胀气食物,勿暴饮暴食,忌食生冷辛辣、煎炸油腻、粗硬之品,禁烟酒。并发肝性脑病者予低蛋白饮食,禁食动物蛋白;长期使用利尿剂者,摄入含钾高的食物,如柑橘、橘汁、蘑菇等。辨证施膳如下所示。

1.湿热内阻证

宜食清热利湿之品,如西瓜、苦瓜、鲤鱼等。食疗方:银花薏仁陈皮瘦肉粥。

2.肝脾血瘀证

宜食理气活血化瘀之品,如金橘、柚子、山楂等。食疗方:山楂红花饮。

3.肝郁脾虚证

宜食疏肝健脾之品,如山药、扁豆、佛手等。食疗方:佛手扁豆粥。

4.脾虚湿盛证

宜食健脾利湿之品,如山药、薏苡仁、赤小豆等。食疗方:砂仁茯苓生姜粥。

5.肝肾阴虚证

宜食滋补肝肾之品,如枸杞、甲鱼、桑椹等。食疗方:桑椹熟地粥。

6.脾肾阳虚证

宜食温补脾肾之品,如韭菜、胡桃、肉桂等。食疗方:肉桂淮山羊肉粥。

（三）用药护理

1.内服中药

(1)合并食管静脉曲张者中药汤剂宜温服。

(2)脾虚湿盛者中药汤剂宜浓煎,少量频服;湿热内阻者中药宜温服。

2.注射给药

如发生不良反应,请及时告知医务人员。如出现头晕、恶心、心慌、气促等症状,应立即停止用药,并及时告知医务人员。

3.外用中药的使用

使用前注意皮肤干燥、清洁,注意观察用药后的反应,如出现灼热、发红、瘙痒、刺痛等局部症状时,应及时告知医务人员。过敏体质者慎用。

（四）情志调理

(1)对疾病有正确的认识,不思少虑,防止思多伤脾。

(2)充分认识疾病和情志的关系,积极面对疾病,采用移情易性、澄心静志疗法,以疏导情志,稳定情绪。

(3)积极参与社会活动,多与家人、同事、朋友沟通,建立良好的人际关系,争取社会支持,以利康复。

(4)病情稳定时,进行体育锻炼,如导引术、太极拳、八段锦、五禽戏等。

(五)康复指导

(1)注意锻炼身体,保持心情愉快,避免精神刺激。

(2)饮食上少食肥甘厚味及辛辣之品。

(3)积极治疗,定期门诊复查。

(六)高危情景的识别与应对

若出现胁痛、腹胀、黄疸等症状持续加重时,或出现呕血、黑便时,避免过度紧张,及时告知医务人员,配合医务人员做好治疗和护理。

(杨世梅)

第十节　吐酸病(胃食管反流病)

吐酸又称泛酸,是指以泛吐酸水为主症的病证。可出现反酸、烧心、胸骨后疼痛或不适、嗳气等典型症状,或同时出现咽喉不适、咳嗽等食管外症状。

多由饮食不节、肝气犯胃、肝火内郁、脾胃虚弱而成。西医学中的胃食管反流病可参照本病进行辨证论治和施护。

一、病因及诱因

本病病位在肝胃。常因肝气犯胃、胃失和降诱发。以烧心、反酸、嘈杂、胸骨后灼痛、嗳气、胃脘胀满为主要临床表现。

二、常见证候要点

1.肝胃郁热证

烧心,反酸,胸骨后灼痛,胃脘灼痛,脘腹胀满,嗳气反食,心烦易怒,嘈杂易饥。舌红,苔黄,脉弦。

2.胆热犯胃证

口苦咽干,烧心,脘胁胀痛,胸痛背痛,反酸,嗳气反流,心烦失眠,嘈杂易饥。舌红,苔黄腻,脉弦滑。

3.中虚气逆证

反酸或泛吐清水,嗳气反流,胃脘隐痛,胃痞胀满,食欲不振,神疲乏力,大便溏薄。舌淡,苔薄,脉细弱。

4.气郁痰阻证

咽喉不适如有痰梗,胸膺不适,嗳气或反流,吞咽困难,声音嘶哑,半夜呛咳。舌苔白腻,脉弦滑。

5.瘀血阻络证

胸骨后灼痛或刺痛,后背痛,呕血或黑便,烧心,反酸,嗳气,胃脘隐痛。舌质紫暗或瘀斑,脉涩。

三、健康教育和康复指导

(一)生活起居

(1)季节变化时注意胃区保暖,避免受凉。

(2)由于反流易发生在夜间,睡眠时应抬高床头 30°。

(3)餐后宜取直立位或 0.5～1.5 小时后进行散步,运动时间 30～40 分钟,以身体发热、微汗、不感到疲劳为宜。

(4)睡前不进食,晚餐与入睡的间隔不少于 3 小时;腹部按摩:仰卧位双腿屈曲,用右手的掌心在腹部按顺时针方向做绕圈按摩,也可从上腹往下腹缓缓按摩,每天进行 3～4 次,每次 5～10 分钟。

(二)饮食指导

饮食原则:烧心反酸的患者忌食生冷,少食甜、酸之品,戒烟酒、浓茶、浓咖啡、韭菜、茴香等,不宜过饱或过量饮水;胸骨后灼痛的患者忌食过热、过烫的食物以免损伤食管黏膜,忌食辛辣、肥甘、煎炸之品,戒烟酒;胃脘胀满的患者宜少量多餐,控制饮食摄入量,可进少量清淡易消化流食。

辨证施膳如下所示。

1.肝胃郁热证

宜食疏肝解郁、和胃清热之品,如菠菜、芹菜、苦瓜等,食疗方:绿豆莲鸽汤;肝气犯胃者宜食理气降气之品,如萝卜、佛手、生姜等,食疗方:橘皮粥。

2.胆热犯胃证

宜食疏肝利胆、清热和胃之品,如猕猴桃、甘蔗(不宜空腹食用)、白菜、蚌肉、生姜等。食疗方:番茄金针蛋花汤。

3.中虚气逆证

宜食补中益气、健脾和胃之品,如粳米、莲藕、香菇、山药、猪肚、莲子等。食疗方:党参淮山猪肉汤。

4.气郁痰阻证

宜食理气止郁、健脾化痰之品,如扁豆、佛手、萝卜等。食疗方:菊花鸡肝汤。

5.瘀血阻络证

宜食活血化瘀、理气通络之品,如莲藕、丝瓜、红糖等。食疗方:当归田七乌鸡汤。

(三)用药护理

1.内服中药

(1)中药汤剂宜餐后少量频服为宜。

(2)中成药遵医嘱按时按量服用,如有不适,告知医护人员。

2.注射给药

如发生不良反应,请及时告知医务人员。如出现头晕、恶心、心慌、气促等症状,应立即停止用药,并及时告知医务人员。

3.外用中药的使用

使用前注意皮肤干燥、清洁。注意观察用药后的反应,如出现灼热、发红、瘙痒、刺痛等局部症状时,请及时告知医务人员。过敏体质者慎用。

(四)情志调理

(1)避免忧思恼怒,保持乐观情绪。针对不良情绪,采用移情相制疗法,转移注意力,淡化、消除不良情志。

(2)患者间多沟通,交流疾病防治经验,提高对疾病的认识,增强治疗信心。

(五)康复指导

(1)起居有常,注意四时气候变化,防寒保暖。

(2)保持良好的情绪,避免不良情绪对疾病康复的影响。

(3)取适宜体位,注意饮食有节。

(六)高危情景的识别与应对

若出现烧心、反酸、嘈杂、胸骨后灼痛、嗳气、胃脘胀满等症状持续加重时,注意休息,取适宜体位,加强精神调理,避免过度忧郁与恼怒,及时告知医务人员,配合医务人员做好治疗和护理。

(杨世梅)

第十一节　胃脘痛(慢性胃炎)

胃脘痛,又称胃痛,是以上腹胃脘部近心窝处疼痛为主症的病证,常因感受外邪、饮食不调、情志不畅等诱发,病位在胃,涉及肝、脾。

一、病因及诱因

本病病位在胃,多与饮食不调、情志刺激、脾胃虚弱和感受外邪有关。以上腹部近心窝处疼痛为主要临床表现。

二、常见证候要点

1.肝胃郁热证

胃脘不适或灼痛,心烦易怒,嘈杂反酸,口干口苦,大便干燥。舌质红,苔黄,脉弦或弦数。

2.脾胃湿热证

脘腹痞满,食少纳呆,口干口苦,身重困倦,小便短黄,恶心欲呕。舌质红,苔黄腻,脉滑或数。

3.脾胃气虚证

胃脘胀满或胃痛隐隐,餐后明显,饮食不慎后易加重或发作,纳呆,疲倦乏力,少气懒言,四肢不温,大便溏薄。舌淡或有齿印,苔薄白,脉沉弱。

4.脾胃虚寒证

胃痛隐隐,绵绵不休,喜温喜按,劳累或受凉后发作或加重,泛吐清水,神疲纳呆,四肢倦怠,手足不温,大便溏薄。舌淡苔白,脉虚弱。

5.胃阴不足证

胃脘灼热疼痛,胃中嘈杂,似饥而不欲食,口干舌燥,大便干结。舌红少津或有裂纹,苔少或无,脉细或数。

6.肝郁脾虚证

胃脘部胀痛或隐痛,脘腹胀满,纳差食少,嗳气,胃中嘈杂,反酸,便溏或腹泻,神疲乏力,失眠多梦。舌淡,苔薄白,脉弦或脉细。

7.脾虚湿热证

脘腹痞满,食少纳呆,少气懒言,身重困倦,小便短黄。舌质红,苔黄,脉滑或数。

三、健康教育和康复指导

(一)生活起居

(1)生活规律,劳逸结合,适当运动,保证睡眠。急性发作时宜卧床休息。

(2)养成良好的饮食卫生习惯,改变以往不合理的饮食结构。

(3)注意保暖,避免腹部受凉,根据气候变化及时增减衣服。

(二)饮食指导

饮食原则:质软、少渣、易消化、定时进食、少量、多餐。宜细嚼、慢咽,减少对胃黏膜的刺激。忌食辛辣、肥甘、过咸、过酸、生冷之品,戒烟酒、浓茶、咖啡。辨证施膳如下所示。

1.肝胃郁热证

宜食疏肝清热之品,如栀子、杏仁、莲子等。食疗方:菊花饮。

2.脾胃湿热证

宜食清热除湿之品,如荸荠、马齿苋、赤小豆等。食疗方:赤豆粥。

3.脾胃气虚证

宜食补中健胃之品,如瘦猪肉、桂圆、山药等。食疗方:莲子山药粥。

4.脾胃虚寒证

宜食温中健脾之品,如猪肚、鱼肉、生姜等。食疗方:桂圆糯米粥。

5.胃阴不足证

宜食健脾和胃之品,如蛋类、山药、白扁豆等。忌油炸食物、羊肉、狗肉、酒类等助火之品。食疗方:山药枸杞薏苡仁粥。

6.肝郁脾虚证

宜食健脾疏肝理气之品,如山楂、百合、白萝卜等。食疗方:山药薏苡仁芡实粥。

7.脾虚湿热证

宜食健脾和胃,清热除湿之品,如冬瓜、大枣、鲫鱼等。食疗方:鲫鱼汤。

(三)用药护理

1.内服中药

(1)中药汤剂一般宜饭后温服。脾胃虚寒者,中药汤剂宜热服。

(2)胃肠舒片,口服,成人一次3～5片,一日3～4次。须密封保存。

2.注射给药

如发生不良反应,请及时告知医务人员。如出现头晕、心慌、气促等不适,应立即停止用药。

3.外用中药的使用

使用前注意皮肤的干燥、清洁,注意观察用药后的反应,如出现灼热、发红、瘙痒、刺痛等局部症状时,请及时告知医务人员。过敏体质者慎用。

(四)情志调理

(1)保持乐观情绪,树立战胜疾病的信心。

(2)家属多陪伴患者,给予患者心理支持。

(3)掌握控制疼痛的简单方法,减轻身体痛苦和精神压力。

(五)康复指导

(1)生活规律,劳逸结合,保证睡眠,保持乐观情绪。

(2)禁烟、酒、浓茶、咖啡等刺激性食物。

(3)胃气壅滞者,暂时禁食;缓解后逐渐给予全流质或半流质饮食。

(4)虚寒性胃脘痛者,给予热敷或药熨胃脘部,或艾灸,或中药穴位贴敷。

(六)高危情景的识别与应对

如胃痛剧烈,伴有恶心呕吐或呕血、黑便时应立即禁食,停服任何药物,立即到医院就诊。

(杨世梅)

第十二节 呕 吐(急性胃炎)

呕吐,是胃失和降,气逆于上,迫使胃内容物从口中吐出的一种病证,因外邪侵袭、饮食所伤、情志失调、脾胃虚弱等诱发。

西医学中的急性胃炎可参照本病进行健康教育和康复指导。

一、病因及诱因

本病病位在胃。常因外邪侵袭、饮食所伤、情志失调、脾胃虚弱等诱发。以呕吐、胃脘疼痛、脘腹胀满等为主要临床表现。

二、常见证候要点

1.饮食伤胃证

呕吐酸腐、胃脘疼痛,脘腹胀满,恶心,厌食,嗳气,大便不爽。舌质红或暗红,苔厚腻,脉滑。

2.风寒袭胃证

突然呕吐,胃脘剧痛,吐出物清稀而无酸腐,头身疼痛,恶寒发热,口淡不渴,大便不调,或伴有肠鸣泄泻。舌质淡红或舌尖红,苔白腻,脉弦。

3.暑湿伤胃证

胸脘满闷疼痛,恶心呕吐,头身重痛,发热汗出,口渴或口中黏腻,小便短赤,大便不爽。舌质红,苔白腻或黄腻,脉濡。

4.浊毒犯胃证

呕吐频繁,胃脘灼热疼痛或痞闷,心烦不寐,口干口苦,大便秘结,小便短赤。舌质红或暗红,苔黄厚腻,脉滑或滑数。

5. 湿浊中阻证

恶心呕吐，脘痞不食，头身困重，胸膈满闷，或心悸头眩，身热不扬，大便黏腻不爽。舌淡红或暗红，苔白腻，脉滑。

6. 脾胃虚弱证

呕吐清水，胃脘隐痛，或脘腹满闷，纳谷不振，神疲乏力，大便稀溏。舌淡红，苔薄白，脉细弱。

三、健康教育和康复指导

（一）生活起居

（1）急性发作时宜卧床休息，保证睡眠。

（2）保持口腔清洁，呕吐后及时用温水漱口。

（3）注意保暖，避免腹部受凉，根据气候变化及时增减衣服。

（二）饮食指导

饮食原则：呕吐严重者 4～6 小时应禁食。呕吐停止后应遵循流食-半流食-软食-普食的原则。少食多餐、细嚼慢咽。辨证施膳如下所示。

1. 饮食伤胃证

宜食消食导滞之品，如山楂、炒麦芽、陈皮等。忌油腻、炙煿之品，如肥肉、烤肉、炸油条等。食疗方：山楂麦芽饮。

2. 风寒袭胃证

宜食温中散寒之品，如生姜、茴香、葱白等。忌寒凉之品，如鸭肉、螃蟹、香蕉等。食疗方：紫苏葱白生姜粥。

3. 暑湿伤胃证

宜食清暑化湿之品，如紫苏叶、荷叶、藿香等。忌食助湿化热之品，如羊肉、狗肉及煎熏烤炸之品。食疗方：银花扁豆花饮。

4. 浊毒犯胃证

宜食化浊解毒之品，如苇根、竹茹、绿豆等。忌食火热之品，如羊肉、狗肉、韭菜等。食疗方：土茯苓苏叶冬瓜饮。

5. 脾胃虚弱证

宜食健脾养胃之品，如白扁豆、芡实、山药等。忌食易损伤脾胃之品，如咖啡、辣椒、酒类等。食疗方：太子参淮山生姜粥。

6. 湿浊中阻证

宜食利湿化浊之品，如砂仁、白豆蔻、红豆等。忌油炸食物、狗肉、辣椒等助火之品。食疗方：荷叶苏叶冬瓜生姜饮。

（三）用药护理

1. 内服中药

勿空腹服用，服药前宜先进食少量易消化食物，如稀粥等，以减少药物对胃肠道刺激；呕吐严重者中药汤剂宜浓煎，少量频服。服药期间禁食辛辣刺激之品，以免影响药效。

2. 注射给药

如发生不良反应，请及时告知医务人员。如出现头晕、恶心、心慌、气促等症状，应立即停止用药,并及时告知医务人员。

3.外用中药的使用

使用前注意皮肤干燥、清洁,注意观察用药后的反应,如出现灼热、发红、瘙痒、刺痛等局部症状时,请及时告知医务人员。过敏体质者慎用。

(四)情志调理

(1)采用移情相制疗法,转移其注意力。

(2)病友间多沟通交流疾病防治经验。

(五)康复指导

(1)注意生活起居,避免受寒或过于劳累。

(2)讲究饮食卫生,做到饮食有节。

(3)饮食一般宜软、易消化,切忌过饱。

(4)保持心情舒畅,增强治疗信心。

(六)高危情景的识别与应对

若出现呕吐、胃脘疼痛、脘腹胀满等症状,及时告知医务人员,注意休息,加强精神调理,避免过度忧郁与恼怒,配合医务人员做好治疗和护理。

(杨世梅)

第十三节　消渴病(2 型糖尿病)

消渴病是以多饮、多食、多尿、乏力、消瘦为主要临床表现的一种疾病。"消"意为消灼气血津液、消灼肌肉筋骨等,"渴"为此病诸多症状中具有代表性的症状。西医学中的 2 型糖尿病可参照本病进行健康教育和康复指导。

一、病因及诱因

消渴病的病因比较复杂,禀赋不足、饮食失节、情志失调、房劳过度等原因都可导致消渴。消渴病变的脏腑主要在肺、胃、肾,其病机主要在于阴津亏损,燥热偏胜,而以阴虚为本,燥热为标,两者互为因果。

二、常见证候要点

辨证原则:首辨阴阳,再辨六经,后分经腑、表里、寒热、虚实、标本。

(一)阳证

年龄较轻,精神状态佳,体形壮实,肌肉丰满,面有光泽。舌色尚鲜活,脉大、浮、数而尚有力。

1.阳明肺胃热盛,兼气阴两伤证

口干咽燥,食欲亢进,身恶热。舌干红,苔黄燥,脉洪大。

2.瘀热互结,兼气阴两伤证

多饮多食多尿,便干便秘,口唇紫暗。舌质暗红,边有瘀斑,脉沉而涩。

3.少阳失枢,胆火内郁证

口渴咽干,口苦,纳呆,或心烦,失眠,心神不安;右胁部胀痛;胃脘部痞胀,症状繁杂。舌红或暗,苔薄黄,脉弦细。

(二)阴证

年龄较大,精神较差,体形瘦弱或虚胖,肌肉松弛,面色萎黄或晦暗。舌色暗,脉沉、涩、弱、弦而无力。

1.太阴阳明虚寒证

微渴,纳呆,食谷欲呕,或呕吐痰涎清水,手足冷汗出,便溏,喜温喜按。舌淡苔白,脉沉弱。

2.少阴阳虚寒湿证

小便频数量多,饮一溲一,尿有泡沫,神疲倦怠,畏寒肢冷,少气懒言。舌淡苔白滑,边有齿印,脉沉迟。

(三)阴阳寒热错杂证

1.中焦寒热错杂证

微渴,纳呆,胃脘痞满,满而不痛,呕逆肠鸣,下利。舌色稍淡,苔白腻或微黄,脉弦细数。

2.厥阴寒热错杂证

口渴,饥而不欲食。舌暗红或边红,苔白或黄,脉弦,重按无力。

三、健康教育和康复指导

(一)生活起居

(1)顺应四时及时增减衣物,慎起居。阳证者居室环境宜安静、温度不宜过高;阴证者居室环境宜温暖向阳、通风、干燥,避免寒冷、潮湿刺激。

(2)避免劳累,戒烟限酒。

(3)保持眼、口腔、会阴、皮肤等清洁卫生。

(二)饮食指导

饮食原则:控制总热量,合理均衡分配营养物质,定量用餐。忌甜食及肥甘厚味食物。辨证施膳如下所示。

1.阳明肺胃热盛,兼气阴两伤证

宜食清热益气、养阴生津之品,如绿豆、苦瓜、西洋参等。食疗方:生地龙骨汤。

2.瘀热互结,兼气阴两伤证

宜食益气养阴、活血通腑之品,如麦冬、石斛、田七等,便秘者可多食新鲜蔬菜及火龙果。食疗方:石斛瘦肉汤。

3.少阳失枢,胆火内郁证

宜食和解少阳之品,如槐米、芦荟、夏枯草等。食疗方:冬瓜炒竹笋。

4.太阴、阳明虚寒证

宜食温中散寒、健脾燥湿之品,如生姜、胡椒、淮山药等。食疗方:山药芡实瘦肉饮。

5.少阴阳虚寒湿证

宜食温补元阳、散寒除湿之品,如茯苓、淮山药、羊肉等。食疗方:生姜羊肉煲。

6.中焦寒热错杂证

宜食和中降逆消痞之品,如山楂、麦芽、谷芽等。食疗方:麦芽谷芽瘦肉汤。

7. 厥阴寒热错杂证

宜食暖肝祛寒、温通经络之品，如韭菜、枸杞、当归等。食疗方：当归生姜羊肉汤。

（三）用药护理

(1)服用降糖药时，严格按医嘱执行，保证给药途径、给药时间、用药剂量准确，注意观察血糖变化和用药后效果。

(2)注射胰岛素时，剂量必须准确，严格执行无菌操作，以防感染。密切监测患者的血糖变化，出现异常及时报告医生，警惕患者出现低血糖。

(3)中药汤剂宜根据病性确定服药时间、温度和方法，注意观察服药后的效果。特殊中药饮片如附子要掌握正确煎煮方法，防止中毒。

（四）情志调理

(1)积极表达内心感受，增强战胜疾病的信心。

(2)争取家属理解支持，避免不良情绪的影响。

(3)积极参加形式多样、寓教于乐的病友活动，多参与社会活动。

（五）康复指导

(1)制定切合实际的运动计划，选择合适的有氧运动方式，如太极拳、八段锦、散步、游泳等。做到定时，量力而行，循序渐进，持之以恒。

(2)运动选择在饭后 1 小时（第 1 口饭计时）左右，空腹不宜运动，运动时随身携带糖果，运动前血糖＜5.5 mmol/L 时需适量补充含糖食物，如饼干、面包等。运动时间为每周至少 150 分钟，如一周运动 5 d，每次 30 分钟，运动后心率（次/分钟）＝170 －年龄（次/分钟），如心率过快要适当调整运动方式。

(3)注意糖尿病足的预防：注意足部皮肤的完整性，每天认真检查足部肤色，注意有无水疱、擦伤等损伤，如有皮肤红肿、化脓应立即就医。注意足部保暖，宜穿柔软的浅颜色棉质袜子，穿合适鞋子，不光脚走路，慎用热水袋、取暖器暖手脚，以免烫伤发生足部溃疡等。

（六）高危情景的识别与应对

1. 低血糖

(1)低血糖可表现为心悸、焦虑、出汗、饥饿感，或神志改变、认知障碍、抽搐和昏迷等。要注意，老年患者发生低血糖时常表现为行为异常或其他非典型症状，夜间低血糖常因难以发现而得不到及时处理，有些患者屡发低血糖后，可表现为无先兆症状的低血糖昏迷。

(2)应对措施：定时定量进餐，有可能误餐时应提前做好准备；如运动量增加应适当增加碳水化合物摄入；常规备用少量食品或含糖食物；糖尿病患者及家人应熟悉低血糖的症状表现及应急处理措施，以便及时给予救治。

2. 糖尿病酮症酸中毒（DKA）

(1)临床表现：主要表现有多尿、烦渴多饮和乏力症状加重等，或出现食欲减退、恶心、呕吐，常伴头痛、烦躁、嗜睡等症状，呼吸深快、呼气中有烂苹果味（丙酮气味）；病情进一步发展可出现严重失水现象，如尿量减少、皮肤黏膜干燥、眼球下陷、脉快而弱、血压下降、四肢厥冷等，甚至出现昏迷。

(2)应对措施

1)立即到医院就诊，进行小剂量胰岛素静脉滴注治疗方案。

2）清醒者鼓励饮水，昏迷者要尽快到医院进行抢救治疗。

3）保持良好的血糖控制，预防和及时治疗感染及其他诱因，有利于本病的早期诊断和治疗。

（杨世梅）

第十四节　消渴病肾病（糖尿病肾病）

中医文献中没有消渴病肾病这一病名，根据本病的临床表现，可归于"消渴""水肿""虚劳"范畴。西医学中的糖尿病肾病可参照本病进行健康教育和康复指导。

一、病因及诱因

糖尿病可由不同途径影响肾脏，其中肾小球硬化症与糖尿病有直接关系，故称糖尿病肾病。

二、常见证候要点

1. 气虚证

神疲乏力，少气懒言，自汗易感。舌胖有印，脉弱。

2. 血虚证

面色无华，唇甲色淡，经少色淡。舌胖质淡，脉细。

3. 阴虚证

怕热汗出，或有盗汗，咽干口渴，大便干，手足心热或五心烦热。舌瘦红而裂，脉细数。

4. 阳虚证

畏寒肢冷，腰膝怕冷，面足浮肿，夜尿频多。舌胖苔白，脉沉细缓。

5. 血瘀证

定位刺痛，夜间加重，肢体麻痛，肌肤甲错，口唇舌紫，或紫暗、瘀斑。舌下络脉色紫怒张，脉细涩。

6. 痰湿证

胸闷脘痞，纳呆呕恶，形体肥胖，全身困倦，头胀肢沉。舌苔白腻，脉滑。

7. 湿浊证

食少纳呆，恶心呕吐，口中黏腻，口有尿味，神志呆钝，或烦闷不宁，皮肤瘙痒。舌苔白腻，脉濡滑。

8. 湿热证

恶心呕吐，身重困倦，食少纳呆，口干口苦，脘腹胀满，口中黏腻。舌苔黄腻，脉滑数或濡数滑、弦滑。

9. 脾肾两虚证

全身浮肿，以下半身为重，面色苍白，尿少纳呆。舌淡胖，苔白，脉沉迟。

三、健康教育和康复指导

(一)生活起居

(1)保证病室空气流通,避免交叉感染。

(2)做好个人卫生。

(3)对患者生活自理能力程度进行评估,定期监测血糖。采用中低强度的有氧耐力运动项目,如步行、慢跑、骑车等。

(4)指导患者进行中医养生功的锻炼,如八段锦、太极拳等。

(5)透析前健康教育。让患者充分了解透析的最佳时机、血液透析和腹膜透析方式的适应证、禁忌证、优缺点等。

(二)饮食指导

饮食原则:根据出入量加强个体化饮食管理,减少粥和汤的摄入,饮水量应根据患者每日尿量而定,一般以前一日总出量加 500 mL 水量为宜,增加动物蛋白的摄入。辨证施膳如下所示。

1. 气虚证

宜食补气之品,如瘦肉、白扁豆、鹌鹑等。食疗方:黄芪瘦肉粥。

2. 血虚证

宜食补血之品,如动物血制品、红皮花生、黑豆等。食疗方:猪肝菠菜粥。

3. 阴虚证

宜食清凉类之品,如银耳、莲子、玉竹等。食疗方:银耳莲子粥。

4. 阳虚证

宜食性质温热、具有补益肾阳、温暖脾胃作用之品,如鸡肉、韭菜、生姜、干姜、花椒等。食疗方:韭菜白米虾。

5. 血瘀证

宜食活血化瘀之品,如玫瑰花、油菜等。食疗方:桃仁拌黑木耳。

6. 痰湿证

宜食化痰利湿之品,如木瓜、扁豆、鲫鱼等。不宜多吃酸涩食物。食疗方:红豆薏苡仁茯苓汤。

7. 湿浊证

宜食祛湿化浊之品,如花生等。食疗方:薏苡仁瘦肉汤。

8. 湿热证

宜食清热化湿之品,如赤小豆、薏苡仁、冬瓜等。食疗方:薏苡仁鲫鱼汤。

9. 脾肾两虚证

宜食用健脾益肾之品,可选用山药、红枣、肉桂等炖服。食疗方:红枣煲鸡粥。

(三)用药护理

(1)内服中药中药汤剂宜浓煎,少量频服。

(2)注射给药如发生不良反应,请及时告知医务人员。如出现头晕、恶心、心慌、气促等症状,应立即停止用药,并及时告知医务人员。

(3)外用中药的使用使用前注意皮肤干燥、清洁。注意观察用药后的反应,如出现灼热、发红、瘙痒、刺痛等局部症状时,请及时告知医务人员。过敏体质者慎用。

(四)情志调理

(1)多与患者沟通,使其了解本病与情志的关系,保持乐观稳定的情绪。

(2)护理干预,存在颅内出血的危险时,应立即报告医生,观察患者有无抑郁、焦虑症状,针对不同的情志问题,采用释疑解惑、以情胜情等方法进行干预。

(五)健康指导

(1)注意调摄,起居有常,随气候变化增减衣服。

(2)适当参加体育锻炼,严防感冒。

(3)劳逸适度,尤应节制房事,戒怒,以保护元气。

(4)控制血糖,饮食宜富营养易消化之物,忌暴饮暴食和食海鱼、虾、蟹、辛辣刺激之品。

(5)出院后仍需继续服药调理,并定期门诊复查,以防复发。

(六)高危情景的识别与应对

若出现精神萎靡、头晕头痛、呕恶、烦躁不安、精神恍惚等症状,以卧床休息为主,保持心情平和,情绪稳定,注意安全,并及时告知医务人员,遵医嘱配合医护人员做好治疗及护理。

(杨世梅)

第十五节　喘证(重症肺炎)

喘证是以呼吸困难,甚则张口抬肩,鼻翼扇动,不能平卧为临床特征的一种病证。西医学中的重症肺炎可参照本病进行健康教育和康复指导。

一、病因及诱因

由于外感或内伤,导致肺失宣降,肺气上逆或气无所主,肾失摄纳,病位在肺、脾、肾。

二、常见证候要点

1.痰热壅盛证

喘促气粗,痰黄而稠黏,心胸烦闷,口干而渴。舌红,苔黄腻,脉滑数。

2.毒热瘀阻证

气息喘促,张口抬肩,昏厥痰壅,口唇青紫,高热、烦躁不安,口渴便秘,甚则神昏谵语。舌质红绛,苔黄,脉滑数。

3.正虚喘脱证

咳逆甚剧,张口抬肩,鼻扇气促,端坐不能平卧,稍动则喘剧欲绝,心慌动悸,烦躁不安,面唇青紫,汗出如珠。舌淡,苔薄白,脉浮大无根,或见歇止,或模糊不清。

4.肺肾两虚证

喘促日久,心悸怔忡,动则喘咳,气不接续,胸闷如窒,不能平卧,痰多而黏,或心烦不寐,唇甲发绀。舌紫或舌质红,少苔,脉结代。

三、健康教育和康复指导

(一)生活起居

(1)保持病室安静整洁,每日定时通风,要适寒温,顺应气候变化,尤其在季节交替之时,注意增减衣服,避免外邪入侵。

(2)注意卧床休息。发作时取半卧位或端坐位,痰多及时咳出痰液,配合医护人员给予治疗。

(3)喘证减轻后可适当进行体育锻炼,如太极拳、导引术、散步、慢跑等以增强体质,并适时根据本人的身体状况调整运动的方式及时间,劳逸结合。

(4)控制诱发因素,避开花粉尘埃,防范宠物毛发。

(二)饮食指导

饮食原则:宜清淡、富营养,合理搭配,保持大便通畅。发作期暂禁食,持续发作者予鼻饲饮食。喘憋多汗者,予流质饮食,补充水分。辨证施膳如下所示。

1. 热毒瘀阻证

宜食清热解毒之品,如绿豆、金银花、菊花等。食疗方:金银花茶。

2. 痰热壅盛证

宜食清肺化痰之品,如雪梨、黄皮、橘红等。食疗方:雪梨银耳百合汤。

3. 正虚喘脱证

宜食补肺益气之品,如淮山药、党参、猪肺等。食疗方:淮山瘦肉汤。

4. 肺肾两虚证

宜食益气定喘、补肾纳气之品,如猪腰、核桃、党参等。食疗方:人参胡桃粥。

(三)用药护理

1. 内服中药

(1)中药汤剂宜温服,具体服药时间可根据药物的性能、功效、病情遵医嘱选择适宜的服药时间。

(2)留置胃管者少量多次注药,注入后应短暂夹闭胃管,防止药液溢出,观察用药后的效果及有无胃潴留情况发生。

2. 注射给药

中药注射剂应单独输注,须使用一次性精密输液器,输注前后予生理盐水冲管;注意观察有无不良反应。

3. 外用中药的使用

使用前注意皮肤干燥、清洁,必要时局部清创。应注意观察用药后反应,如出现灼热、发红、瘙痒、刺痛等局部症状时,应及时报告医师,协助处理;如出现头晕、恶心、心慌、气促等症状,应立即停止用药,并报告医师。过敏体质者慎用。

(四)情志调护

保持情绪稳定和乐观,忌嗔、郁、忧等,保证机体气机调畅,气血冲和。

(五)康复指导

(1)起居有常,注意四时气候变化,防寒保暖。

(2)控制诱发因素。

（3）饮食宜清淡富有营养，戒烟酒。

（4）保持良好的情绪，防止七情内伤，诱发疾病发作。

（5）积极治疗原发病，指导康复期用药。

（六）高危情景的识别与应对

若突然发生胸痛，呼吸困难，甚至烦躁不安、大汗、发绀、呼吸加快、脉搏细速等症状时立即取半卧位或坐位，保持情绪稳定，立即告知医务人员并配合治疗。

（杨世梅）

第十六节　胁痛（胆囊炎、胆石症）

胁痛，常因饮食失调、情志不遂所致，以一侧或两侧胁肋部疼痛为主要临床表现。西医学中胆囊炎、胆石症、胆道感染等可参照本病进行健康教育和康复指导。

一、病因及诱因

胁痛常因饮食失调、情志不遂所致，以一侧或两侧胁肋部疼痛为主要临床表现。病位在胁部。

二、常见证候要点

1. 肝气郁结证

右胁部疼痛、胀痛或窜痛，常呈阵发性加剧；胸闷、嗳气、恶心、呕吐、口干、咽干，大便秘结。舌质淡红，苔薄白或微黄，脉弦。

2. 肝胆湿热证

右上腹持续性胀痛，阵发性加剧或绞痛；胸脘胀满，恶心、呕吐，口干、咽干，不思饮食，发热恶寒，或寒热往来，面目发黄，尿赤如茶。舌质红，苔黄或黄腻，脉弦数。

3. 肝胆火毒证

除具有肝胆湿热证候外，尚有右上腹持续性疼痛不解，痛连肩背，拘急拒按；高热寒战，口干唇燥，尿黄便结，甚则神昏谵语。舌质红绛，苔黄干或黄燥，脉细数。

三、健康教育和康复指导

（一）生活起居

保持病室安静、整洁，温湿度适宜，尽量避免外来因素的刺激，保持平静心态，为排便造就一个合适的环境。

伴有发热时，卧床休息。病情缓解后可逐渐恢复正常活动。

（二）饮食指导

饮食原则：清淡易消化、富含营养，戒烟酒、浓茶、咖啡。忌食生冷、辛辣刺激、肥甘厚腻之品。辨证施膳如下所示。

1. 肝气郁结证

宜食疏肝解郁之品，如陈皮、佛手、柑橘等。食疗方：佛手瘦肉汤。

2.肝胆湿热证

宜食清热祛湿之品,如绿豆、冬瓜、薏苡仁等。食疗方:薏苡仁瘦肉汤。

3.肝胆火毒证

宜食清热解毒之品,如绿豆、苦瓜、芹菜等。食疗方:绿豆汤。

(三)用药护理

1.内服中药

(1)中药汤剂服用:宜饭后温服,每剂药分 2~3 次服用,成人一般每次服用 200 mL,心衰及限制入量的患者每次宜服 100 mL,老年人、儿童应遵医嘱服用。

(2)中成药服用:遵医嘱按时按量服用,如有不适,告知医护人员。

2.注射给药

如发生不良反应,请及时告知医务人员。如出现头晕、恶心、心慌、气促等症状,应立即停止用药,并及时告知医务人员。

3.外用中药的使用

使用前注意皮肤干燥、清洁,注意观察用药后的反应,如出现灼热、发红、瘙痒、刺痛等局部症状时,应及时报告医务人员。过敏体质者慎用。

(四)情志调理

保持情志平和、心情舒畅,避免忧思、恼怒。中医认为情志抑郁,或暴怒伤肝,肝失条达,疏泄不利,气机郁结,络脉阻痹,而致胁痛。

(五)康复指导

(1)生活要有规律,注意休息,避免劳累。

(2)性情开朗,避免恼怒、忧思。

(3)恢复期可练习太极拳、八段锦等运动。

(4)坚持体育锻炼,增强体质。

(六)高危情景的识别与应对

如出现神志改变、腹痛加剧、上腹绞痛、寒战、高热、休克等症状,立即告知医务人员。

(杨世梅)

第十七节　筋瘤(下肢静脉曲张)

筋瘤是由于静脉壁软弱、静脉瓣缺损、浅静脉压力高等原因导致下肢静脉迂曲扩张、色素沉着、血栓性浅静脉炎、皮肤硬化、溃疡等为主要表现的疾病。西医学中下肢静脉曲张等可参照本病进行健康教育和康复指导。

一、病因及诱因

筋瘤是因血脉瘀滞所致下肢筋脉曲张,如蚯蚓盘曲于下肢,伴有坠胀、疼痛、皮肤瘙痒为主要表现的疾病。

二、常见证候要点

1. 劳倦伤气证

久站久行或劳累时瘤体增大,下坠不适感加重;常伴气短乏力,脘腹坠胀,腰酸。舌淡,苔薄白,脉细缓无力。

2. 湿热下注证

瘤色鲜红,疼痛拒按,下肢轻度肿胀;伴喜凉,口渴,小便黄赤。舌质红,苔黄腻,脉弦数。

3. 气滞血瘀证

青筋盘曲,状如蚯蚓,表面色青紫,患肢肿胀疼痛。舌质红,舌有瘀点,脉细涩。

4. 寒湿凝筋证

瘤色紫暗,喜暖,下肢轻度肿胀;伴形寒肢冷,口淡不渴,小便清长。舌淡暗,苔白腻,脉弦细。

三、健康教育和康复指导

(一)生活起居

保持病室安静、整洁,温湿度适宜,尽量避免外来因素的刺激,保持平静心态。伴有发热时,卧床休息。病情缓解后可逐渐恢复正常活动。

(二)饮食指导

饮食原则:清淡易消化、富含营养,戒烟酒、浓茶、咖啡,忌暴饮暴食。忌食生冷、辛辣刺激、肥甘厚腻之品。辨证施膳如下所示。

1. 劳倦伤气证

宜食补中益气、活血舒筋之品,如黄芪、桂圆、鸡肉等。食疗方:黄芪桂圆瘦肉汤。

2. 湿热下注证

宜食清热利湿、活血化瘀之品,如当归、薏苡仁、绿豆等。食疗方:当归薏苡仁瘦肉汤。

3. 气滞血瘀证

宜食行气活血、祛瘀散结之品,如田七、黑木耳、山楂等。食疗方:田七瘦肉汤。

4. 寒湿凝筋证

宜食暖肝散寒、益气通脉之品,如黄芪、羊肉、狗肉等。食疗方:黄芪羊肉汤。

(三)用药护理

1. 内服中药

(1)中药汤剂服用:宜饭后温服,每剂药分 2~3 次服用,成人一般每次服用 200 mL,心衰及限制入量的患者每次宜服 100 mL,老年人、儿童应遵医嘱服用。

(2)中成药服用:遵医嘱按时按量服用,如有不适,告知医护人员。

2. 注射给药

如发生不良反应,请及时告知医务人员。如出现头晕、恶心、心慌、气促等症状,应立即停止用药,并及时告知医务人员。

3. 外用中药的使用

使用前注意皮肤干燥、清洁,注意观察用药后的反应,如出现灼热、发红、瘙痒、刺痛等局部症状时,应及时报告医务人员。过敏体质者慎用。

(四)情志调理

保持心情舒畅,避免忧思、恼怒,安心配合治疗。

(五)康复指导

(1)恢复期可行太极拳、八段锦等运动。

(2)坚持体育锻炼,增强体质。

(3)指导患者进行患肢功能锻炼,促进患肢血液循环,促进下肢消肿。

(4)睡觉或休息时取头高脚低位,避免长时间同一姿势,坐时应避免将一腿搁在另一腿膝盖上。

(5)指导患者术后正确穿弹力袜 3~6 个月,3~6 个月后日常生活不必穿戴弹力袜,但需要长时间站立活动时建议穿戴弹力袜,预防静脉曲张复发。

(六)高危情景的识别与应对

出现下列情况,如下肢肿胀,平卧或抬高患肢仍无明显消退等症状,立即报告医务人员。

(杨世梅)

第十八节　股肿(下肢深静脉血栓形成)

股肿主要是因为创伤或产后长期卧床,以致肢体气血运行不畅,气滞血瘀,瘀血阻于脉络,脉络滞塞不通,营血回流受阻,水津外溢,聚而为湿,发为本病。西医学中下肢深静脉血栓形成可遵照本病进行健康教育和康复指导。

一、病因及诱因

股肿是因瘀血阻于脉络,痹着不通,营血逆行受阻,水津外溢,导致下肢胀痛,皮色发白,肢体增粗为特征的疾病。

二、常见证候要点

(一)气滞血瘀证

(1)髂股静脉病变时,整个下肢肿胀疼痛,皮肤苍白或紫络,扪之烘热,腿胯部疼痛固定不移,全身发热。舌暗或有瘀斑,苔白,脉数。

(2)小腿深静脉病变时,腓肠肌胀痛,触痛,胫踝肿胀,行走困难,全身可有低热。舌暗或有瘀斑,苔白或腻,脉数。

(二)气虚血瘀证

患肢肿胀久不消退,按之不硬而无明显凹陷,沉重麻木,皮肤发凉,颜色苍白,青筋显露,倦怠乏力。舌淡而有齿痕、瘀斑,苔薄白,脉沉而涩。

三、健康教育和康复指导

(一)生活起居

保持病室安静、整洁,温湿度适宜。尽量避免外来因素的刺激。伴有发热时,卧床休息。

病情缓解后可逐渐恢复正常活动。

(二)饮食指导

饮食原则:饮食宜营养丰富、易消化,忌食油腻、肥甘、辛辣之品,严格戒烟。辨证施膳如下所示。

1.气滞血瘀证

宜食行气活血之品,如田七、黑木耳、山楂等。食疗方:田七瘦肉汤。

2.气虚血瘀证

宜食益气活血之品,如当归、大枣、红糖等。食疗方:当归瘦肉汤。

(三)用药护理

1.内服中药

(1)中药汤剂服用宜饭后温服,每剂药分2~3次服用,成人一般每次服用200 mL,心衰及限制入量的患者每次宜服100 mL,老年人、儿童应遵医嘱服用。

(2)中成药服用遵医嘱按时按量服用,如有不适,告知医护人员。

2.注射给药

如发生不良反应,请及时告知医务人员。如出现头晕、恶心、心慌、气促等症状,应立即停止用药,并及时告知医务人员。

3.外用中药的使用

使用前注意皮肤干燥、清洁,注意观察用药后的反应,如出现灼热、发红、瘙痒、刺痛等局部症状时,应及时报告医务人员。过敏体质者慎用。

(四)情志调理

保持情志平和、心情舒畅,避免忧思、恼怒。

(五)康复指导

(1)生活规律,注意休息,避免劳累。

(2)性情开朗,避免恼怒、忧思。

(3)恢复期可练习太极拳、八段锦等运动。

(4)坚持体育锻炼,增强体质。

(5)严格禁烟,防止烟草中尼古丁刺激引起血管收缩。

(六)高危情景的识别与应对

若出现下肢肿胀,平卧或抬高患肢仍无明显消退等症状,立即告知医务人员。

(杨世梅)

第十九节 咳嗽病(支气管炎)

咳嗽是因邪客肺系,肺失宣肃,肺气不清所致。以咳嗽、咳痰为主要临床表现。西医学中的呼吸道感染、肺炎、急或慢性支气管炎等可参照本病进行健康教育和康复指导。

一、病因及诱因

本病病位在肺,涉及脾、肾,有外感、内伤两大类。外感咳嗽为六淫外邪侵袭肺系;内伤咳嗽为脏腑功能失调,内邪干肺。不论邪从外入,或自内而发,均可引起肺失宣肃,肺气上逆作咳。

二、常见证候要点

(一)外感咳嗽

1.风寒袭肺证

咳嗽声重,咳痰稀薄色白,恶寒,或有发热,无汗。舌苔薄白,脉浮紧。

2.风热犯肺证

咳嗽气粗,咳痰黏白或黄,咽痛或声音嘶哑,或有发热,微恶风寒,口微渴。舌尖红,苔薄白或黄,脉浮数。

3.风燥伤肺证

干咳少痰,咳痰不爽,鼻咽干燥,口干。舌尖红,苔薄黄少津,脉细数。

(二)内伤咳嗽

1.痰热郁肺证

咳嗽气粗,痰多稠黄,烦热口干。舌质红,苔黄腻,脉滑数。

2.痰湿蕴肺证

咳声重浊,痰多色白,晨起为甚,胸闷脘痞,纳少。舌苔白腻,脉濡滑。

3.肝火犯肺证

咳呛气逆阵作,咳时胸胁引痛,甚则咯血。舌质红,苔薄黄少津,脉弦数。

4.肺阴亏耗证

咳久痰少,咳吐不爽,痰黏或夹血丝,咽干口燥,手足心热。舌红,少苔,脉细数。

三、健康教育和康复指导

(一)生活起居

(1)保持室内空气清新,温湿度适宜,避免尘埃和烟雾等刺激,注意保暖,避免受凉。

(2)咳嗽严重者卧床休息,痰多者取侧卧位,经常变换体位,以助排痰。

(3)咳痰多、呼吸有臭味者,加强口腔护理,可用中西药液漱口。

(二)饮食指导

1.风寒袭肺证

宜食疏风散寒、宣肺止咳之品,可配食葱、姜、蒜等。忌食生冷瓜果、腌菜及肥甘油腻之品。食疗方:生姜葱白饮。

2.风热犯肺证

宜食疏风清热、宣肺止咳之品,如梨、枇杷等新鲜水果。食疗方:鲜芦根煎水。

3.风燥伤肺证

宜食疏风清肺、润燥止咳之品,如玉竹、杏仁、橄榄等。食疗方:百合梨粥。

4.痰热郁肺证

宜食清热肃肺、豁痰止咳之品,如川贝、鲜芦根等。食疗方:鲜竹沥水。

5.痰湿蕴肺证

宜食健脾燥湿、理气化痰之品,如茯苓、陈皮等。食疗方:乌梅绿豆汤。

6.肝火犯肺证

宜食清肺泻热、化痰止咳之品,如桑白皮、山栀子等。忌辛辣动火之品。食疗方:天冬梨汁。

7.肺阴亏耗证

宜食养阴清热、润肺止咳之品,如沙参、麦冬、玉竹等。食疗方:百合银耳羹。

(三)用药护理

1.内服中药

(1)中药汤剂一般宜温服。

(2)风寒、阳虚者中药宜热服,服药后加盖衣被,以助微微汗出。

(3)痰热郁肺、肝火犯肺者中药宜凉服。

(4)咳甚影响休息者,遵医嘱服镇静剂。

2.注射给药

使用注射剂时注意观察有无胸闷、心慌、腹泻、皮疹等过敏反应。如有上述情况,应立即停止用药,并及时告知医务人员。

3.外用中药的使用

使用前注意皮肤干燥、清洁,必要时局部清创。应注意观察用药后的反应,如出现灼热、发红、瘙痒、刺痛等局部症状时,应及时报告医师,协助处理;如出现头晕、恶心、心慌、气促等症状,应立即停止用药,同时采取必要的处理措施,并报告医师。过敏体质者慎用。

(四)情志调理

(1)保持心情愉快,避免精神刺激,学会自我调节。

(2)内伤久咳,缠绵反复,易产生忧虑情绪,必要时寻求医生的帮助。

(五)康复指导

(1)适当户外活动,平时注意锻炼身体,以增强体质,改善肺功能。

(2)注意四时气候变化,随时增减衣服,注意寒暖,预防感冒。

(3)体质虚弱者,可以做呼吸操、保健操,打太极拳等,以增强体质,提高抗病能力。

(4)改善生活环境,消除烟尘及有害气体的污染。

(5)有咳嗽病史的患者可做鼻部保健按摩。方法是:按摩鼻翼两侧、迎香穴、鼻尖,各20~40次。

(6)自觉遵守社会公德,他人面前咳嗽应捂嘴,不随地吐痰,防止病菌经飞沫、空气传播。

(7)积极治疗原发病,定期门诊随诊,病情变化及时就医。

(六)高危情景的识别与应对

若出现下列情况之一者及时告知医务人员:胸痛气促、久咳、痰中带血时;痰呈黄绿色脓性痰,或大咯血时;年老久病,痰不易咳出,出现体温骤降、汗出、尿少、头昏、心悸、嗜睡、四肢不温等脱证时。并立即卧床休息,保持心情平和,情绪稳定,配合医务人员做好治疗和护理。

(杨世梅)

第二十节 胃疡(消化性溃疡)

胃疡,以经常性胃脘疼痛为主要表现的内疡类疾病。常因恼怒、饮食不节或外邪侵扰、药物刺激等诱发。西医学中的消化性溃疡可参照本病进行健康教育和康复指导。

一、病因及诱因

本病主要发生在胃和十二指肠。多因情志郁怒,饮食不节,或因外邪侵扰,药物刺激等,使脾胃失健,胃络受损而出现溃疡,以胃脘疼痛,嗳气、反酸,纳呆为主要临床表现。

二、常见证候要点

1.肝胃不和证

胃脘胀痛,窜及两胁;善太息,遇情志不遂胃痛加重;嗳气频繁;口苦;性急易怒;嘈杂泛酸。舌质淡红,苔薄白或薄黄,脉弦。

2.脾胃气虚证

胃脘隐痛;腹胀纳少,食后尤甚;大便溏薄,肢体倦怠,少气懒言,面色萎黄,消瘦。舌淡苔白,脉缓弱。

3.脾胃虚寒证

胃脘隐痛,喜暖喜按,空腹痛重,得食痛减,纳呆食少,畏寒肢冷,头晕或肢倦,泛吐清水,便溏腹泻。舌体胖,边有齿痕,苔薄白,脉沉细或迟。

4.肝胃郁热证

胃脘痛势急迫,有灼热感,口干口苦,吞酸嘈杂,烦躁易怒,便秘,喜冷饮。舌质红,苔黄或苔腐或苔腻,脉弦数或脉弦。

5.胃阴不足证

胃脘隐痛或灼痛,似饥而不欲食,口干而不欲饮,口干舌燥,纳呆干呕,失眠多梦,手足心热,大便干燥。舌红少津裂纹、少苔、无苔或剥脱苔,脉细数。

三、健康教育和康复指导

(一)生活起居

(1)病室安静、整洁,空气清新无异味。

(2)生活规律,劳逸结合。

(3)急性发作时宜卧床休息。

(4)注意保暖,避免腹部受凉,根据气候变化及时增减衣服。

(5)避免服用止痛药物,尤其是非甾体抗炎药,以免掩盖病情及加重对胃黏膜的损害。避免服用对胃肠有刺激的药物,如解热镇痛药、泼尼松等。

(6)观察大便颜色、性状,有无出血情况发生。

(二)饮食指导

饮食原则:忌油炸、辛辣食物、酒类等助火之品。避免过饥过饱。辨证施膳如下所示。

1.肝胃不和证

宜食疏肝理气之品,如佛手、山楂、萝卜等。忌食壅阻气机的食物,如豆类、红薯、南瓜等。

食疗方：萝卜汤。

2.脾胃气虚证

宜食补中健胃之品，如大枣、白扁豆、山药。食疗方：大枣山药粥。

3.脾胃虚寒证

宜食温中健脾之品，如桂圆、大枣、生姜等。食疗方：姜汁羊肉汤。

4.肝胃郁热证

宜食疏肝清热之品，如薏苡仁、莲子、菊花等。食疗方：荷叶粥。

5.胃阴不足证

宜食健脾和胃之品，如莲子、山药、白扁豆等。食疗方：山药百合大枣粥。

（三）用药护理

1.内服中药

(1)脾胃虚寒证汤剂宜热服，对有特殊治疗需要的应遵医嘱服用。

(2)邓氏胶七散宜空腹服用。

2.注射给药

如发生不良反应，请及时告知医务人员。如出现头晕、心慌等不适，应立即停止用药。

3.外用中药的使用

使用前注意皮肤的干燥、清洁，注意观察用药后的反应，如出现灼热、发红、瘙痒、刺痛等局部症状时，请及时告知医务人员。过敏体质者慎用。

（四）情志调理

(1)家属多陪伴患者，给予患者心理支持。

(2)掌握调节情绪及自我疏导的方法，如转移注意力等。

(3)掌握控制疼痛的简单方法，减轻身体痛苦和精神压力。

（五）康复指导

(1)生活规律，劳逸结合，保证睡眠，保持乐观情绪。

(2)禁烟、酒、浓茶、咖啡等刺激性食物和药物。

(3)指导患者学会自身病情观察，若出现腹痛、黑便、呕血等，立即就医。

（六）高危情景的识别与应对

若出现呕血或便血时立即告知医务人员，及时配合治疗与护理。

（杨世梅）

第二十一节　胸痹心痛

胸痹心痛病是由于心脉挛急、狭窄或闭塞而引起膻中穴位处或左胸膺部疼痛不适为主症的一类疾病，常由劳累、情绪波动、饱餐等因素诱发。临床分厥心痛和真心痛两种类型。胸痹心痛相当于现代医学之冠心病范畴，其中厥心痛相当于冠心病心绞痛，真心痛相当于冠心病急性心肌梗死。

一、病因及诱因

本病病位在心,常因劳逸过度,情志失调,饱餐、寒冷等诱发。以胸闷胸痛,甚则胸痛彻背,喘息不得卧为主要临床表现。

二、辨证分型

1.气滞血瘀证

主症:胸闷胸痛,时痛时止,窜行左右,疼痛多与情绪因素有关,伴有胁胀,喜叹息,舌暗或紫暗,苔白,脉弦。

2.气阴两虚证

主症:胸闷隐痛、时作时止,心悸气短,倦怠懒言,面色少华,头晕目眩,遇劳则甚。舌暗红、少津,脉细弱或结代。

3.热毒血瘀证

胸痛发作频繁、加重,口干口苦,口气浊臭,烦热,大便秘结。舌紫暗或暗红,苔黄厚腻,脉弦滑或滑数。

4.痰阻血瘀证

胸脘痞闷如窒而痛,或痛引肩背,气短,肢体沉重,形体肥胖痰多,纳呆恶心。舌暗,苔浊腻,脉弦滑。

5.气虚血瘀证

胸痛、胸闷,动则尤甚,休息时减轻,乏力气短,心悸汗出。舌体胖有齿痕,舌质暗有瘀斑或瘀点,苔薄白,脉弦或有间歇。

三、住院环境

1.病室环境

病室环境安静、阳光充足,空气清新,温、湿度适宜,多通风换气,严禁吸烟。气阴两虚者室温不宜过高,痰浊中阻者保持室内干爽,湿度不宜过大;气虚血瘀者病室宜阳光充足,温、湿度适宜;热毒血瘀者室温不宜过高,保持一定的湿度。

2.患者卧床休息

协助生活所需,限制探视。

四、饮食护理

1.一般要求

低盐低脂清淡饮食,多吃新鲜蔬菜和水果等富含维生素及纤维素的食物,忌生冷刺激、肥甘厚味之品。

2.气滞血瘀证

气滞血瘀宜食活血化瘀、行气通络之品,如生山楂、桃仁、大蒜、橘皮、米酒、三七、红花、玫瑰花、当归、川芎等;忌食生冷、寒凉、油腻食物。多食如田七丹参茶,桃仁粥,川芎黄芪粥,玫瑰花粥,党参田七炖鸡,三七红枣鲫鱼汤等。

3.气阴两虚证

气阴两虚宜食益气养阴、活血通络之品,如木耳、香菇、龙眼肉、鸭肉、山药、荸荠、柿子、甘蔗、大枣、甲鱼、百合、莲子、西洋参、麦冬、天冬、玉竹、枸杞子等;忌食辛辣、温燥、动火之食物。多食如生脉饮,灵芝银耳冰糖羹,人参粳米粥,黄芪粥、莲子粥、山药粥、豆制品,红枣炖兔肉等。

4.热毒血瘀证

热毒血瘀宜食活血通脉、清热解毒之品,如枸杞子、绿茶、黑芝麻、银耳、芹菜、桑葚、决明子、葛根等;忌食辛辣、温燥、动火之食物。多食如菊花山楂决明饮,芹菜葛根粉粥,菊花决明子粥,何首乌桑葚蒸龟肉等。

5.痰浊中阻证

化瘀通络,化痰祛湿,宜食橘皮、橘子、薏苡仁、荷叶、山楂、萝卜、莱菔子、石菖蒲、半夏、杏仁、蘑菇、豆腐、洋葱、海带、茯苓等;忌食生冷、油腻及难消化之食物。多食如薏苡仁桃仁粥,石菖蒲炖猪心,山楂荷叶薏苡汤等。

6.气虚血瘀证

气虚血瘀宜食益气活血之品,如橘皮、橘子、薏苡仁、荷叶、山楂、萝卜、莱菔子、半夏、黄芪、丹参、川芎、茯苓等;忌食生冷、油腻及难消化之食物。多食如丹参粥、黄芪粥、人参田七炖鸡蛋、田七煲猪脚筋汤、西洋参炖田七等。

五、情志护理

调摄情志,防止七情内伤。避免情绪紧张及不良刺激。指导患者掌握自我排解不良情绪的方法,如转移法、音乐疗法、谈心释放法等。

六、服药调护

(1)严格按照医嘱的剂量、时间、方法服药,并观察用药疗效和不良反应。如硝酸酯类可产生轻度的头痛、头晕、头部跳痛等不良反应,应避光保存,注意有效期,偶尔可出现直立性低血压或昏厥。

(2)中药汤剂一般宜饭后 1~2 小时温服。服药后适当卧床休息,避免过劳。热毒血瘀者中药汤剂宜饭后 1~2 小时稍凉服用。

七、病症治疗及护理

观察胸痛发作的时间、程度、部位、性质,伴发症状、是否有牵涉痛、辐射痛,心电图有无变化等。

1.胸痛

(1)胸痛发作时,立即舌下含服麝香保心丸或硝酸甘油片;用手指点穴按摩内关、神门、阴郄、郄门穴。

(2)给予低流量持续吸氧,使患者保持镇静。

(3)观察心电图的变化,如有异常及时报告。

2.厥脱

(1)将头部、下肢分别抬高 30°~40°实施各项基础护理。

(2)密切观察生命体征、神志、尿量,保持静脉输液通畅;遵医嘱行 24 小时心电监护。

3.心力衰竭

(1)取头高脚低位,氧气吸入。

(2)肺水肿时取半卧位或双下肢下垂位。

（3）宜给予低钠、低脂、易消化的流质或半流质饮食。

（4）遵医嘱准确及时用药,控制液体入量及补液速度。

4.心悸

（1）严密观察心率、心律、脉搏的变化。

（2）观察抗心律失常药物的不良反应。

5.紧急情况应对措施

（1）胸痛剧烈或处于急性发作期者,应嘱其绝对卧床休息,避免不必要的搬动,限制探视,安慰患者,防止情绪波动。

（2）疼痛者,遵医嘱给予及时有效解除疼痛的药物。

（3）喘促不得卧者,给予吸氧,半卧位。

（4）发现严重心律失常时,及时报告医师,配合处理。

（5）心搏骤停时立即采取应急措施,并即刻报告医师进行抢救。

八、出院指导

（1）提高社会适应能力,保持心情愉快,避免各种不良情绪的影响。

（2）注意休息,劳逸结合,顺应四时,遵循春生、夏长、秋收、冬藏的规律,春夏应夜卧早起,秋季应早卧早起,冬季应早卧晚起。

（3）保持大便通畅,多食纤维素含量高的食物,便秘者可顺时针按摩腹部,多食润肠通便类食物,如松子仁粥、杞子粥、蜂蜜水等。

（4）坚持体育锻炼,增强体质。"厥心痛""真心痛"病中属心气虚的患者,不宜饭后"百步走",因饭后血液多集中在消化道以帮助消化食物,而饭后活动则使血液分布到四肢,造成相对的心脏供血不足而诱发"厥心痛"。

（5）饮食调养:低盐、低脂、清淡饮食,忌辛辣燥热食物,如辣椒、姜、葱等,对于牛肉、狗肉、鸡肉、鹿肉等温阳食物宜少食用。

可多食水果、蔬菜,如香蕉、西瓜、柿子、苦瓜、番茄、莲藕。可少量饮酒,以活动血脉,提高情绪。多食一些能行气的食物,如佛手、橙子、陈皮、荞麦、韭菜、茴香、大蒜、火腿、刀豆、香橼等。

（6）药物养生:常用以香附、乌药、川楝子、小茴香、青皮、郁金等疏肝理气解郁的药为主组成的方剂,如越鞠丸等。若气郁引起血瘀,当配伍活血化瘀药。大便干燥者,用麻子仁丸或润肠丸;口干舌燥者,用麦门冬汤;心烦易怒者,宜服丹栀逍遥散。

（7）遵医嘱按时服药,定时门诊复查。

（杨世梅）

第二十二节 痿 证

痿证是指肢体筋脉弛缓,软弱无力,日久因不能随意运动而致肌肉萎缩的一种病证,西医学符合重症肌无力诊断又表现为痿证患者均可参考本病护理。

一、病因及诱因

病因以邪热伤津或气阴不足为主,在肝、脾、肾。

二、辨证分型

1.脾胃虚损证

眼睑下垂,四肢倦怠乏力,吞咽困难,纳差便溏,少气懒言。舌胖嫩、有齿印,苔薄白或浊厚,脉虚大或弱。

2.脾肾亏虚证

眼睑下垂,四肢倦怠乏力,吞咽困难,纳差便溏,少气懒言,腰膝酸软,小便清长。舌胖嫩、有齿印,苔薄白或少苔,脉弱。

3.脾虚湿热证

眼睑下垂,下肢软弱无力,不能久立,甚则行动不利,喜凉恶热,胸脘痞闷,纳差便溏。舌胖嫩、有齿印,苔黄腻,脉滑数或濡数。

三、健康指导

(1)注意休息,平时可多做深呼吸和咳嗽训练,慎防感冒、感染,注意保暖。

(2)按时、按量服药,中药汤剂宜温服。

(3)保持情绪稳定,要有耐心配合治疗。

(4)育龄妇女应避免妊娠、人工流产等。

(5)外出时随身携带药物,最好有家人陪同。注意安全,防止跌伤。

(6)出现脾胃症状时要及时就诊,在专科医师指导下服药。

四、饮食调养

原则:少食寒凉、多食温补。痿证(重症肌无力)患者饮食调养很重要,正确的饮食指导有利于疾病的早日康复。

1.少食寒凉

避免食用芥菜、萝卜、绿豆、海带、紫菜、西洋菜、黄花菜、西瓜、苦瓜等寒凉之品。少吃冷饮以免损伤脾胃,苦味食品也应少吃,因苦能泻热、容易伤胃。

2.多食温补

痿证患者脾胃虚损,多食甘温补益之品,能起到补益、和中、缓急的作用。常用补益食物:①牛肉、猪肉、狗肉、兔肉、鸡肉等;②鱼类、鸡蛋、牛奶等;③菜心、韭菜、生姜、番茄、栗子、核桃仁等;④苹果、橙子、柚子、葡萄、石榴、桃子、枇杷果、龙眼肉等。

五、饮食验方

(1)北黄芪 60 g,党参 30 g 或五爪龙 60 g 煲瘦肉或猪脊骨。

加减:失眠者加百合 30 g;湿气重者加薏苡仁 30 g;腹泻者加淮山药 30 g;心烦、燥热者加龙眼肉 30 g 或制何首乌 20 g;复视者加枸杞子 30 g,或金钗石斛 10 g,煲瘦肉 100 g;或膨鱼鳃一个分 4 次煲瘦肉。

(2)日常饮食方

1)黄芪党参煲猪腿(猪瘦肉)汤

组成:黄芪30～60 g,党参15～30 g,猪腱(或猪瘦肉)250 g,生姜、食盐各适量。

功效:补脾益损。

适应证:脾胃虚损之重症肌无力,其他神经肌肉疾病、肌肉萎缩属脾胃虚损者亦可。

2)淮山杞子芡实薏米汤

组成:淮山药30 g,枸杞子15 g,芡实30 g,薏苡仁30 g,猪瘦肉适量。

功效:健脾祛湿。

适应证:脾胃虚损之重症肌无力,长期服用激素、抗胆碱酯酶药物治疗有肥胖虚肿及胃肠不适者。

3)牛腱(即牛肉肌腱)健脾补肾汤

组成:牛腱90 g,切碎,用水一碗余,浸泡20分钟,水变至淡红色,牛腱之营养物质逐渐被水溶解,再煮滚,慢火熬,15分钟,去渣,服肉汁。可根据个人口味加生姜2片,食盐少许。也可配药材淮山药、枸杞子,煲汤或炖服;或配黄芪、党参、巴戟天、大枣、生姜慢火煮至牛肉烂熟,加适量盐调味,食肉喝汤;或配党参、川杜仲、生姜慢火煮至牛肉熟烂,加适量盐调味食肉喝汤。

功效:补益脾肾。

适应证:脾胃虚损、脾肾虚损之重症肌无力者辅助治疗。

4)猪瘦肉汤:广州珠江三角洲水热地湿地区,部分患者服牛肉后有燥热感,可改服猪瘦肉汤。

组成:猪瘦肉90 g,切碎,用水一碗余,浸泡20分钟,水变至淡红色,猪瘦肉之营养物质逐渐被水溶解,再煮滚,慢火熬,15分钟,去渣,服肉汁。可根据个人口味加生姜2片,食盐少许。

功效:健脾益气,补而不燥。

适应证:适用于各种慢性虚损性消耗性疾病的辅助治疗,其制法简单且功效确切,尤其适于重症肌无力患者及神经肌肉疾病的患者。

5)五爪龙煲猪脊骨

组成:五爪龙30～60 g,猪脊骨120 g,大枣、生姜、食盐各适量。功效:将五爪龙洗净,若是鲜品需蒸晒去青味,方能为饮片药用。加水1 000 mL,煲滚后慢火煎煮至250 mL。

6)鱼胶(鱼鳔)煲猪瘦肉:鱼胶,广东方言"鱼卜",常用淡水鱼如鲩鱼、大头鱼、鲤鱼的鱼鳔;咸水海鱼的鱼鳔多叫鱼胶。

制法:鱼胶30 g,猪瘦肉90 g,生姜、食盐各适量,煲汤至奶白色。如果是新鲜的鱼胶,稍用花生油煎后去腥味,再煲汤。

7)马铃薯番茄煲瘦肉(猪脊骨)汤

制法:马铃薯250 g,番茄50 g,猪瘦肉(猪脊骨)150 g,食盐适量。加水1 000 mL,先煲马铃薯猪瘦肉,番茄后下,慢火煎煮至250 mL。

功效:补脾益气解毒。

适应证:脾胃虚损兼有感染的肌肉疾病患者。

六、避免使用的药物

(1)庆大霉素、链霉素、妥布霉素、卡那霉素、新霉素、四环素、土霉素、杆菌肽、多黏霉素等。

(2)异丙嗪、地西泮、安乃近、吗啡、乙醚、普鲁卡因等。

(3)奎宁、奎尼丁、氯丙嗪、奋乃静。

（4）箭毒、琥珀酰胆碱、胸腺素、卡慢舒、康宁克通（慎用）、免疫增强药（慎用）。

（5）蟾酥及中成药，如六神丸、喉症丸、喉痛灵、珍珠层粉（慎用）。

（6）儿童重症肌无力患者应在医师指导下服用免疫增强药。

七、出院指导

①饮食有节，调养脾胃，起居有常，不妄劳作；②舒畅情志，保持乐观情绪；③坚持服药和定期复查，发现异常及时就医；④多进行功能锻炼。

（杨世梅）

第二十三节　水　肿

一、病因及诱因

病位在肺、脾、肾。常因脾肺肾对水液宣化输布功能失调，使体内水湿滞留，泛滥肌肤所致，以头面、四肢、腹部，甚至全身水肿为主要临床表现。

二、辨证分型

1.风水泛滥证

眼睑颜面水肿，继则四肢及全身皆肿，来势迅速，多有恶寒、发热、肢节酸楚、小便不利等症。偏于风寒者恶寒重，咳喘，痰白，舌苔薄白，脉浮紧甚或脉沉；偏于风热者，咽喉红肿疼痛或有身热，舌质红，脉浮滑数甚或脉沉。

2.湿热证

遍体水肿，皮肤绷紧光亮，胸脘痞闷，烦热口渴，尿赤便干，舌红苔黄腻，脉沉数。

3.阳虚水泛证

全身重度水肿，腹大胸满，卧则喘促，伴畏寒神倦，面色萎黄或苍白，纳少，尿短少。舌淡胖、边有齿痕，舌苔白，脉沉细或结代。

4.阴虚证

全身水肿不甚或无水肿，头晕颧红，五心烦热，口干咽燥，大便干结，小便短赤。舌红，苔少或无苔，脉细数。

三、一般护理

（1）保持病室安静、整洁，温湿度适宜，尽量避免外来因素的刺激，保持平静心态，创造舒适的治疗环境。

（2）重症患者绝对卧床休息。病情好转后，可适当散步、打太极拳、八段锦等，运动的方式和次数，要视患者本人的身体状况而定。

四、饮食护理

1.一般要求

水肿初期遵医嘱给予无盐饮食，肿势消退后可改低盐饮食。腹胀者，少食产气多的食物，如土豆、萝卜、洋葱等。

2.风水泛滥证

宜清淡,外感症状明显者给予半流质饮食,如马齿苋粥、赤小豆粥等,有呕吐、发热时增加饮水量,可选用冬瓜汤,葱白粥等;尿少者可频服赤小豆汤,或白茅根、浮萍草、石韦各60 g,水煎代茶,以利消肿。

3.湿热证

宜清淡而富含营养,多选清热解毒、利水消肿食物,如冬瓜粥、绿豆粥、西瓜汁等,亦可用车前草100 g或白茅根、车前草、玉米须水煎代茶饮。

4.阳虚水泛证

饮食宜温热,适当加入姜、葱、大蒜、韭菜等作料。多食补中益气之品:如南瓜、莲子、龙眼肉、牛羊肉等,少食牛奶、豆类、红薯等,忌食生冷瓜果、凉拌菜等,淡酒有助于温阳通气,可少少饮之。

5.阴虚证

宜食用滋阴食物,如百合、甲鱼、银耳等,可选用生地黄粥、麦冬粥、沙麦粥,忌食燥热动火伤阴之品,忌烟、酒。

五、情志调护

中医学认为"广思伤脾""忧伤肺""恐伤肾",要消除患者恐惧、忧郁、急躁、悲观等情绪,保持心情舒畅,采取一种积极健康的心态,积极配合治疗。如多听轻音乐,学习一些放松自己的方法,同时还可以降低血压。

六、服药调护

1.阳水兼风

中药宜热服,盖被,饮热粥或姜糖水后安卧,以助汗出。

2.阴水证

中药宜温服,若伴恶心、呕吐者,在服药前生姜擦舌,或少量频服。

七、病症治疗及护理

1.水肿

(1)重症患者应绝对卧床休息,因水肿而致胸闷憋气者,可取半卧位,下肢水肿重者,适当抬高患肢;重症患者做好口腔及皮肤护理,对长期卧床的患者,应预防压疮的发生。

(2)水肿严重者,经常变换体位,眼睑及面部水肿时,可垫高枕;阴囊水肿者,用提睾带托起。

(3)饮水量视尿量而定,一般以总入量多于前一日总出量500 mL为宜,高热、呕吐、泄泻者则适当增加入量;准确记录24小时出入量,定期测量体重和血压。

2.恶心、呕吐

(1)发生呕吐时,患者取坐位或侧卧位,意识不清者取仰卧位,头偏向一侧;呕吐后用温开水或银连含漱液漱口,保持口腔清洁,防止口腔感染。

(2)及时清理呕吐物及更换被呕吐物污染的衣被;观察记录呕吐物的量、颜色、性状、气味及呕吐次数,如呕吐物有异常时,要及时通知医师。

（3）可按压内关、足三里、三阴交等穴位；或遵医嘱给予维生素 B_6、维生素 B_1 穴位注射足三里。

3.紧急情况应对措施

密切观察病情变化，出现下列情况之一者及时通知医师：如呼吸、血压、水肿、少尿、呕恶、厌食、口有尿味、头痛、乏力、贫血、出血等的变化。

（1）卧床休息，保持心情平和，情绪稳定。

（2）及时告知医务人员。

（3）遵医嘱及时正确留取血、尿标本送检，以辅助判断病情，积极治疗水肿，以控制病情，延缓病情的发展。

八、出院指导

（1）注意调摄，起居有常，随气候变化增减衣服。

（2）适当参加体育锻炼，严防感冒。

（3）劳逸适度，尤应节制房事，戒怒，以保护元气。

（4）忌盐，肿退后逐渐增加，饮食宜富营养、易消化之物，忌暴饮、暴食和食海鱼、虾、蟹、辛辣刺激之品。

（5）出院后仍需继续服药调理，并定期复查，以防复发。

（杨世梅）

第二十四节　虚　劳

一、病因及诱因

病位在肾，涉及膀胱、三焦。常因暴病及肾，损伤肾气或肾病日久所致，以急起少尿甚至无尿，继而多尿，或精神萎靡，面色无华，口中尿味等。

二、辨证分型

1.脾肾两虚证

浊毒瘀阻体倦乏力、肢体水肿，腹胀便溏，腰膝酸软，夜尿清长，恶心呕吐，纳呆厌食，口黏，口有尿臭味。舌淡，苔白厚腻，脉沉迟。

2.脾肾衰败证

浊毒瘀阻体疲乏力、肢体高度水肿、面色灰滞、恶心呕吐，纳呆厌食，口有尿臭味，尿少或无尿。舌淡，苔白厚腻，脉沉迟。

三、一般护理

（1）保持病室安静、整洁，温、湿度适宜，尽量避免外来因素的刺激，保持平静心态，创造良好的休息环境。肾阳虚者，病室向阳，避免潮湿阴冷。

（2）重症患者绝对卧床休息。

(3)减少探视,以防交叉感染。

四、饮食调护

(1)饮食宜低盐、低脂及富含优质蛋白之品,如鱼(淡水鱼)类,牛奶、鸡蛋白等。忌生冷、肥腻、煎炸等食物,以防伤脾。

(2)如因恶心、呕吐症状影响食欲者,应少食多餐,三餐之间增加辅食,以藕粉、土豆泥等富含淀粉的食物为主,保证每日摄入充足热量。

(3)脾肾两虚,浊毒瘀阻证:可常食糯米加健脾益气的药同烹成粥,如党参粥、黄芪粥、莲子粥、山药粥等,或可使用四君子鸭(鸭子与白术、茯苓、炙甘草同煎)加土茯苓、丹参、桃仁。

(4)脾肾衰败,浊毒瘀阻证:选择温性食物,如羊肉、狗肉、鸡肉或以姜、葱等助餐。肾阳衰微者可食补肾利水食物,如紫河车、乳类、黑芝麻、核桃等。

五、情志调护

见"水肿"部分。

六、服药调护

(1)中药汤剂宜浓煎,少量频服。

(2)应用大黄煎剂灌肠治疗时,观察用药后效果及反应,并注意保护肛门周围皮肤。

七、病症治疗及护理

1. 水肿

同"水肿"内容。

2. 恶心、呕吐

同"水肿"内容。

3. 口有尿臭味

勤漱口,可选用中草药制剂——银连含漱液漱口或给予中药煎汤含漱,预防口腔感染。

4. 紧急情况应对措施

密切观察病情变化,出现下列情况之一者及时通知医师:肢体高度水肿、呕恶、厌食、头晕、眼花、倦怠乏力、心慌气短、面色、口唇苍白等症状。

(1)病情严重者要减少活动,以卧床休息为主。

(2)注意安全,防止突然改变体位而诱发昏厥。

(3)保持心情平和,情绪稳定。

(4)及时告知医务人员。

(5)遵医嘱及时正确留取血,做好成分输血的准备。

八、出院指导

(1)积极治疗原发病,增强抵抗力,减少感染的发生,避免使用损伤肾的食物和药物。

(2)要根据肾功能检查结果采用合理饮食。

(3)向患者及其家属详细讲解食物选择的范围、烹调方法、进食量等。

(4)注意保暖,避免风寒侵袭,预防继发感染。

(杨世梅)

第二十五节　尿　血

尿血是因下焦湿热，阴虚火旺、疫毒或药毒伤肾所致，以尿中混有血液，或夹有血块为主要临床表现，称为尿血，亦称为溺血、溲血。随出血量多少的不同，尿可呈淡红色、鲜红色或茶褐色。

一、病因及诱因

病位在肾与膀胱。由于下焦湿热，阴虚火旺、疫毒或药毒伤肾所致，以尿中混有血液，或夹有血块为主要临床表现。

二、辨证分型

1.风邪外袭证

尿黄赤、发热恶风，咽喉肿痛，咳嗽口干。舌红，苔薄黄，脉浮。

2.下焦湿热证

尿黄赤灼热、身体多壮实或肥胖，口苦口干，胸脘痞闷，大便硬结或不爽。舌红，苔黄腻，脉滑数。

3.阴虚内热证

尿短赤、头晕颧红，五心烦热，口干咽燥，大便干结。舌红，苔少或无苔，脉细数。

4.脾肾阳虚证

尿血日久，尿色不红，神疲乏力畏寒肢冷，面色苍白，纳呆。舌淡胖，苔白，脉沉迟。

三、一般护理

(1)保持病室安静、整洁，温、湿度适宜，尽量避免外来因素的刺激，保持平静心态，创造良好的住院环境。

(2)严重血尿者宜卧床休息。

四、饮食调护

1.风邪外袭证

多吃新鲜水果，忌食膏粱厚味之品。发热者多喝冬瓜汤、葱白粥等。

2.下焦湿热证

下焦湿热证宜清淡而富含营养，多选清热解毒、利湿之食物，如冬瓜粥、绿豆粥、西瓜汁，亦可用白茅根、车前草、玉米须水煎代茶饮。

3.阴虚内热证

阴虚内热证宜食用滋阴食物，如百合、甲鱼、银耳、田鸡、燕窝等，可选用生地黄粥、麦冬粥、沙麦粥。忌食燥热动火伤阴之品，忌烟、酒。

4.脾肾阳虚证

脾肾阳虚证宜温热或温补食物，适当加姜、葱、大蒜、韭菜等。可食补中益气，如南瓜、莲子、龙眼肉、大枣、牛肉、羊肉等。忌食生冷瓜果、凉拌菜等。

五、服药调护

(1)服药后要多喝水,多排尿。

(2)风邪外袭及阳虚证者宜热服中药。

(3)下焦湿热及阴虚内热证者宜凉服中药。

六、病症治疗及护理

1.尿血

(1)尿血重症患者应绝对卧床休息。

(2)观察尿血的色、质、量,有无血块、尿频、尿痛、恶寒、发热、腰腹疼痛、汗出肢冷、气短息微、脉沉细弱等。

(3)如出现无痛性血尿时,也应报告医师。

2.紧急情况应对措施

密切观察病情变化,出现下列情况之一者及时通知医师:小腹急痛、面色苍白、冷汗、四肢厥冷等变化。应对措施如下。

(1)卧床休息,保持心情平和,情绪稳定。

(2)出现血脱时,立即建立静脉通道,并抽血标本查血型及交叉配血,以备输血。

(3)遵医嘱用急救药。

(4)遵医嘱可以炒热的盐包,敷下腹部,或遵医嘱给予针刺止痛。

七、出院指导

(1)向患者讲解尿血的诱因,以防复发。保持乐观情绪,避免不良情绪刺激。

(2)生活起居有常,注意休息,避免过劳。

(3)避免外感邪气耗伤正气,随季节气候变化及时增减衣被。

(4)养成良好的饮食习惯,平素饮食宜清淡,多食新鲜水果、蔬菜,进食有规律,勿暴饮暴食。忌食辛辣生冷刺激之品,戒烟、酒。

(5)注意个人卫生,保持外阴清洁。

(6)指导患者自行观察小便的情况,有异常及时就医。

(杨世梅)

第二十六节　痫　病

痫病是因先天胎中受惊,元阴不足,使气血逆乱;或后天因素,使脏腑受伤,神机受损,元神失控所导致的,以突然意识丧失,发则仆倒,不省人事,两目上视,口吐涎沫,四肢抽搐,或口中怪叫,醒后一如常人为主要临床表现的一种发作性疾病。

一、病因及诱因

病位在心,涉及肝、脾、肾。由于先天遗传、七情失调,以及惊恐、饮食失调、脑部外伤、六淫所干、他病之后所致。常见诱因有劳作过度、精神刺激、暴饮暴食、感染、过度换气、月经来潮。

二、辨证分型

1.肝火痰盛型

病发前多有眩晕,头痛而胀,胸闷乏力,喜伸欠等先兆症状,或无明显症状,旋即仆倒,不省人事,面色潮红、紫红,继之转为发绀或苍白,口唇发绀,牙关紧闭,两目上视,项背强直,四肢抽搐,口吐涎沫,或喉中痰鸣,或发怪叫,甚则二便自遗。发作后感到疲乏、头痛,可有急躁易怒,两胁疼痛。舌质红,苔黄腻,脉弦数或弦滑。

2.脾虚痰盛型

发病则面色晦暗青灰而黄,手足清冷,双眼半开半合,昏愦,偃卧,拘急,或抽搐时作,口吐涎沫,一般不啼叫,或声音微小。醒后周身疲乏,或如常人。舌质淡,苔白腻,脉多沉细或沉迟。

3.肝肾阴虚型

痫病频作,神思恍惚,面色晦暗,头晕目眩,两目干涩,耳轮焦枯不泽,健忘失眠,腰膝酸软,大便干燥。舌红,苔薄黄,脉沉细而数。

三、生活起居注意事项

(1)病房安静、减少干扰,多卧床休息。
(2)合理安排作息,保证充足睡眠。
(3)避免发作的诱因,如睡眠不足、压力过大等。

四、饮食调护

饮食要有规律,每餐按时进食,进食清淡、易消化、富含营养的食物,多食蔬菜水果,避免辛辣等刺激性强的食物,戒烟、酒。避免饥饿和暴饮暴食。对于强直-痉挛发作的患者一次饮水不要过量,以免诱发发作。

1.肝火痰盛型

肝火痰盛型以清热、润肺、甘寒化痰为主,如柑橘、陈皮、雪梨、荸荠、冬瓜等,忌羊肉、公鸡等辛辣煎炸肥甘之品或暴饮暴食。

2.脾虚痰盛型

脾虚痰盛型以软烂及少食多餐为原则,平时可常用山药、芡实、薏苡仁、大枣煮粥,宜多食蔬菜、水果、瘦肉、鸡蛋等营养食品。

3.肝肾阴虚型

肝肾阴虚型可常食柑橘、枇杷、竹笋、荸荠等,还宜进食滋阴平肝潜阳之食物,如甲鱼、蚕蛹等。

五、情志调护

痫病是一种慢性疾病,病情反复发作,因此患者常产生忧虑、自卑心理,家属应鼓励患者保持乐观情绪,消除紧张、恐惧等不安因素,树立战胜疾病的信心。

六、服药调护

(1)遵医嘱按时、按量服药。
(2)抗痫药物需连续服用数年,一般是在最后一次发作控制后2~5年方可遵医嘱逐步停药。停药过程不少于 3 个月。

(3)应在医师指导下停药或换药，不可骤停、骤换，以免引起复发。

(4)中药的煎服：一般先把干燥硬质的中药在冷水中浸泡 30 分钟，煎药时间视药物的性质而定。肝火痰盛型汤剂宜饭后温服；脾虚痰盛型汤剂宜饭前温热分服；肝肾阴虚型汤剂宜饭前温服。

七、发作期护理

(1)注意患者安全，要把患者从有火、水、热、电器等危险地方移开，防止受伤和出现意外。

(2)将患者平卧、头偏向一侧，尽量使唾液或呕吐物流出口外，解开衣领及裤带，以利呼吸道通畅，防止窒息和吸入性肺炎。

(3)将毛巾、手帕折叠成条状或用缠以纱布的压舌板或筷子塞入上下白齿之间，以防舌咬伤。

(4)不要用力按压患者肢体，谨防骨折或脱白。

(5)对精神运动性发作的某些自动症患者，要防止其自伤、伤人或毁物。

(6)必要时向就近的正规医疗机构求助。

八、紧急情况应对措施

(1)痫证发作前多有躯体感觉性先兆，包括刺痛、麻木、感觉缺失等。

(2)意识丧失前感到头晕、恐惧、心慌、感觉异常、精神异常、恶心、胃部不适等。可单项或多项出现，先兆症状一般时间短促。

(3)有发作先兆的患者应做好心理准备，同时告知家属或周围人，因为发作不可避免，有条件及时将患者扶至床上，来不及就顺势使其躺下，防止意识丧失而跌伤，迅速移开周围硬物、锐器，以减少发作时对身体的伤害。

九、出院指导

1.心理指导
同本部分"情志调护"内容。

2.饮食指导
(1)饮食要有规律，每餐按时进食，避免饥饿和暴饮暴食。
(2)对于强直-痉挛发作的患者一次饮水不要过量，以免诱发发作。
(3)进食清淡、易消化、富含营养的食物，多食蔬菜水果，避免辛辣等刺激性强的食物，戒烟、酒。

3.休息、活动指导
(1)发作控制或症状缓解、无精神异常者可适当安排活动与轻松的工作。
(2)发作较频繁者，应限制在室内活动，必要时卧床休息并加护栏保护，防止跌伤。
(3)避免患者独处。

4.随访
定期专科门诊复查。

（杨世梅）

第二十七节 哮 病

哮病多因外邪、饮食、情志、劳倦等因素,使气滞痰阻、气道挛急、狭窄所致。以发作性喉中哮鸣有声,呼吸困难、甚则喘息不能平卧为主要表现。支气管哮喘、喘息性支气管炎可参照本病。

一、病因及诱因

病位在肺、脾、肾,乃宿痰内伏于肺,复因外感、饮食、情志、劳倦等诱因引发,以致痰阻气道,气道挛急,肺失肃降,肺气上逆所致。

二、辨证分型

1.寒哮型

喉中哮鸣有声,呼吸急促,喘憋气逆,痰多色白多泡沫,易咳,口不渴或喜热饮,恶寒,天冷或受寒易发,肢冷,面色青晦。舌苔白滑,脉弦紧。

2.热哮型

喉中哮鸣如吼,咳痰黄稠,胸闷,气喘息粗,甚则鼻翼翕动,烦躁不安,发热口渴,或咳吐脓血腥臭痰,胸痛,大便秘结,小便短赤。舌红苔黄腻,脉滑数。

3.风哮型

时发时止,发作时喉中哮鸣有声,反复发作,止时如常人,发病前多有鼻痒、咽痒、喷嚏、咳嗽等症状。舌淡苔白,脉浮紧。

4.虚哮型

喉中哮鸣如鼾,声低,气短息促,动则喘甚,发作频繁,甚至持续喘哮,咳痰无力。舌质淡或偏红,或紫暗,脉沉细或细数。

5.肺脾气虚型

气短声低,喉中时有轻微哮鸣,痰多质稀,色白,自汗,怕风,常易感冒,倦怠乏力,食少便溏。舌质淡,苔白,脉细弱。

6.肺肾两虚型

气短息促,动则为甚,吸气不利,咳痰质黏起沫,脑转耳鸣,腰膝酸软,心慌,不耐劳累,或五心烦热,颧红,口干。舌质红,少苔,脉细数。

三、住院环境

(1)保持室内空气新鲜、流通,减少尘埃和烟雾刺激。病室周围避免可能诱发哮病发作的花草树木,枕头、被褥不宜用羽绒制品。

(2)气促时要卧床休息,采取舒适的体位,如抬高床头,半坐卧位或端坐位,胸部置软枕或小长桌,横跨两腿外侧,可伏案而卧。

(3)病情好转后,可适当散步、打太极拳等,运动的方式和次数,要视患者本人的身体状况而定。

四、饮食调护

(1)宜清淡、易消化饮食,少吃多餐。

(2)哮病发作时,可给予半流质或软食,缓解后可给予普食,多食薏苡仁、扁豆、山药、核桃、白果等益肺健脾补肾的食物,避免过饱。

(3)忌食辛辣、刺激性食物及海鲜、鱼虾、生冷之品,戒烟、酒。

五、情志调护

(1)中医学认为,"思伤脾""忧伤肺",脾主运化,肺主气、司呼吸,应消除患者紧张及恐惧心理,避免忧思、恼怒,保持心情舒畅。采取一种积极健康的心态。

(2)关心体贴患者,与患者和家属共同制订和实施康复计划,帮助患者树立战胜疾病的信心。

六、服药调护

(1)中药汤剂一般应温热服用,冷哮宜热服。

(2)哮喘发作时暂勿服药,间歇时服。哮喘发作有规律者,可在发作前1～2小时服药以缓解症状,服药后注意观察效果和反应。

(3)学会正确使用各种气雾剂,了解药物作用和不良反应。

七、哮喘先兆症状

鼻塞、咽痒、咳嗽、打喷嚏、流鼻涕等黏膜过敏反应症状及有胸闷感时,应及时告诉医师采取预防措施。

八、哮喘发作注意事项

(1)采取舒适体位,胸前予支撑物,如小桌,横跨两腿外侧,可省力,达到相对舒适。

(2)因哮喘机体处于缺氧状态,吸氧可减轻哮喘。

(3)发作期间,情绪要稳定,避免紧张,加重哮喘。

(4)如出现心悸、恶心、呕吐,可能是药物作用所致,应告诉医师。

(5)有其他病史,如冠心病及高血压,应告诉医师,以便于用药。

九、出院指导

(1)平时慎起居,避风寒,防感冒,居室内禁放花草、地毯等,禁止养宠物。

(2)注意四时气候变化,注意肺俞穴保暖,坚持适度体育锻炼,增强抗病能力,流感流行时尽量少去公共场所。

(3)找出过敏原后,避免诱发因素,戒烟、酒,一旦发现鼻痒、打喷嚏、咳嗽,须积极治疗,及时防治上呼吸道感染。

(4)保持乐观情绪,避免激动、忧虑、紧张,学会自我调节。

(5)饮食宜清淡,富有营养,多进食健脾补肺益肾之品,忌食海鲜发物等易引发过敏的食物。

(6)根据病情遵医嘱采取冬病夏治,如穴位敷贴等,以达到扶正祛邪、防病治疗的目的。

(杨世梅)

第二十八节 风温肺热病

风温肺热病多因人体正气虚弱,或过分劳倦、起居不当、感受风热毒邪所致。以发热、恶风、头痛、咳嗽、咳痰为主要临床表现。病位在肺,涉及心、肾。流行性感冒、肺炎、支气管肺炎等可参照本病。

一、病因及诱因

由于人体正气不强或劳倦、受凉之后,肺卫防御功能减弱,在气候剧变、冷热失常的情况下,外感风热时邪,邪从口鼻而入,侵犯肺脏,或感受风寒,郁而化热,邪热蕴肺,而致发病。

二、辨证分型

1. 邪犯肺卫型

发病急骤、发热、恶寒、无汗或少汗,咳嗽、痰白或黄,口渴。舌边尖红,苔薄白或微黄,脉浮数。

2. 痰热壅肺型

高热不退,咳嗽,咳痰黄稠或咳铁锈色痰,胸痛,呼吸气促,口渴烦躁、小便黄赤,大便干燥。舌红,苔黄,脉洪数。

3. 痰浊阻肺型

咳嗽,咳声重浊,胸闷,咳白黏痰,伴有疲倦纳呆,腹胀,大便溏。舌淡红,苔白腻,脉滑。

4. 正虚邪恋型

干咳少痰,口燥咽干,腹胀,神倦纳差。舌淡红,苔白腻,脉细滑。

三、生活起居注意事项

(1)保持室内空气新鲜流通,减少尘埃和烟雾刺激。

(2)急性期应绝对卧床休息,以减轻机体能量的消耗。

(3)病情好转后,可适当散步、打太极拳等,运动的方式和次数,要视患者本人的身体状况而定。

四、饮食调护

(1)宜营养丰富的流质或半流质饮食,多饮水,以利毒素从尿液中排出。

(2)可多食润肺化痰的食物,如玉竹粥、藕粥、枇杷叶粥等。可配食阿胶粥、木耳、百合、沙参、麦冬等以润肺生津。

(3)忌肥甘、油腻、煎炸、甜食、辛辣刺激性饮食,戒烟酒。

五、情志调护

中医学认为"思伤脾""忧伤肺",脾主运化,肺主气、司呼吸,应注意保持良好的精神状态,防止忧郁伤肺,加重病情。

六、服药调护

(1)中药汤剂一般应温热服用。

（2）解表药物服用后应加盖衣被或同时进食热饮，以助药力，注意观察汗出情况，遍身微微出汗为宜。

（3）高热者可在头部、腋下、脐窝处放置冰袋或冷袋，或行乙醇擦浴。

（4）气促者，给予氧气吸入，流量一般在每分钟 3～4 L，缺氧症状改善后可停止。

（5）尽量将痰液咳出，注意观察痰液的颜色和性质，并根据要求正确留取痰液标本送检，以明确诊断和做细菌药物敏感试验。

（6）早、晚及餐后用清水漱口，保持口腔清洁。

七、出院指导

（1）定期门诊复查，如有病情变化，随时来院就诊。

（2）遵医嘱定时服药，所带汤药以文火煎煮，用瓦罐煲，每天 1 剂。

（3）注意保暖，气候变化较大时，适时增减衣被，避免受凉及淋雨。

（4）加强体育锻炼，增强体质，如保健操、呼吸操、太极拳等。可自夏天起进行耐寒锻炼，冷水擦面、擦背、擦身，循序渐进，增强体质及耐寒能力。也可每日晨起坚持鼻部保健按摩，方法是：按摩鼻翼两侧迎香穴、鼻尖，各 20～40 次。

（5）保持心情舒畅，避免劳累和精神刺激。

（6）合理安排饮食和起居，注意休息，多饮水，加强营养，宜清淡，易消化，富含营养的食物，忌辛辣、燥热、过甜或过咸食物。

（杨世梅）

第二十九节　湿　疮

一、病因及诱因

湿疮是一种由内外因素引起的过敏性炎症性皮肤病。常见于湿疹。病位在皮肤。病因多种，由内外因素引起，过敏体质是发病的基础因素，禀性不耐，风湿热邪客于肌肤所致。临床表现：皮疹呈多种形态，对称分布，发无定处，有明显渗出倾向，剧烈瘙痒，易变成慢性特征的变态反应性皮肤病。

二、辨证分型

1.湿热蕴肤型

发病急，皮损潮红灼热，瘙痒无休，渗液流滋；伴身热、心烦、口渴、大便干、小便短赤；舌红，苔薄白或黄，脉滑或数。

2.脾虚湿蕴型

发病较缓，皮损潮红，瘙痒，抓后糜烂流滋，可见鳞屑；伴纳少，神疲，腹胀便溏；舌淡胖，苔白或腻，脉濡缓。

3.血虚风燥型

病程久，皮损色暗或色素沉着，剧痒，或皮损粗糙肥厚；伴口干不欲饮，纳差腹胀；舌淡，苔白,脉细弦。

三、生活起居注意事项

(1)环境要舒适,保持室内通风,空气流通,病室温度宜20 ℃～22 ℃,湿热蕴肤者,室内宜干燥;脾虚湿蕴者,室温略高。

(2)适当休息,保证充足的睡眠。

(3)保护皮肤,宜穿着宽松柔软的棉质衣服,保持皮肤清洁,勤换衣服,避免摩擦,皮损处忌用热水、肥皂水清洗。避免搔抓,防止感染。

四、饮食调护

(1)宜清淡、易消化饮食,多食蔬菜和水果,忌食辛辣及海鲜、虾、牛肉、羊肉等发物及辛香之品,如香菜、韭菜、芹菜、葱、蒜。禁忌进食诱发或加重本病的食物。

(2)湿热蕴肤者,饮用清热利湿止痒的汤水,土茯苓、鱼腥草与肉类煲汤。

(3)脾虚湿蕴者,饮用健脾利湿止痒的汤水,用茯苓、白术、白芍、太子参煲汤。

(4)血虚风燥者,饮用养血润肤止痒的汤水,如当归、乌梢蛇煲汤。

五、情志调护

由于病情反复发作,多劝慰使之情绪稳定,减轻急躁、忧虑心情,增强治愈疾病的信心。

六、服药调护

中药汤剂宜温服,服用清热利湿、健脾止痒药时,注意观察用药后反应。

七、病症治疗及护理

(1)皮损部位剧痒难以入寐时遵医嘱针刺及用药。

(2)局部皮肤糜烂渗出时,遵医嘱中药液湿敷。

八、紧急情况及应对措施

1.密切观察

病情变化,出现下列情况之一者及时通知医师:皮疹浸润成片、痒甚,糜烂渗出加重,或发热等不适。

2.应对措施

不要恐慌,报告医师,按医嘱及时用药,观察用药后效果。

九、出院指导

(1)向患者讲解本病的预防知识,注意环境卫生,保持皮肤清洁,寻找可诱发和加重病情的因素,并尽量避之。

(2)注意饮食调理,避免辛辣及海鲜、虾、牛、羊肉等发物及辛香之品。

(3)患病期间,暂缓预防注射。

(4)适当参加体育锻炼,增强体质及抗病能力,减少疾病反复。

(杨世梅)

第三十节 白 疕

白疕是一种易于复发的慢性红斑鳞屑性皮肤病，以皮肤上出现红色丘疹或斑块，上覆以多层银白色鳞屑为临床特征。常见于银屑病。

一、病因及诱因

病位在皮肤。因营血亏损，化燥生风，肌肤失养所致。病因多方面，与遗传因素、过度饮食引起代谢障碍、感染病毒，以及自身内分泌功能、神经精神因素、免疫因素等有关，中医学认为因情志内伤、饮食失节所致。以皮肤上起红色斑片，上覆多层白色皮屑，抓去皮屑可见点状出血为主要临床表现。

二、辨证分型

1.血热内蕴型

皮疹多呈点滴状，发展迅速，颜色鲜红，层层银屑，剧烈瘙痒，抓之有点状出血；伴口干舌燥，咽喉疼痛，心烦易怒，大便干燥，小便黄赤；舌质红，苔薄黄，脉弦滑或数。

2.血虚风燥型

病程较久，皮疹多呈斑片状，颜色淡红，鳞屑减少，干燥皲裂，自觉瘙痒；伴口咽干燥；舌质淡红，苔少，脉沉细。

3.气滞血瘀型

皮损反复不愈，皮疹多呈斑块状，鳞屑较厚，颜色暗红；舌质紫暗有瘀点、瘀斑，脉涩或细缓。

4.湿毒蕴阻型

湿毒蕴阻多见于脓疱型。皮损发生在腋窝、腹股沟等皱褶部位，红斑糜烂，痂屑黏厚，瘙痒剧烈；舌质红，舌苔黄腻，脉滑。

5.火毒炽盛型

全身皮肤潮红、肿胀、灼热痒痛，大量脱皮，或有密集小脓疱，伴壮热、口渴、头痛、畏寒、大便干燥、小便赤黄；舌红绛，苔黄腻，脉弦滑数。

三、生活起居注意事项

(1)环境要舒适，保持室内通风，空气流通，病室温度宜20 ℃～22 ℃。

(2)注意休息，劳逸结合，保证充足的睡眠。

(3)重症患者需卧床休息，如出现大量脱屑、皮肤潮红等症状时，宜安排单人房间，严格床边隔离，做好生活护理。

(4)保护皮肤，宜穿着宽松柔软的棉质衣服，保持皮肤清洁，勤换衣服，避免摩擦，皮损处忌用热水、肥皂水清洗。避免搔抓，防止感染。

四、饮食调护

饮食宜清淡，多食新鲜蔬菜、水果及豆制品，少食油腻食物，忌鱼腥、辛辣刺激等食物和酒类。

五、情志调护

此病较顽固,易复发,应多与患者沟通,避免急躁不安情绪,忌怒,心情舒畅,保持良好情绪,使其配合治疗。

六、服药调护

中药汤剂一般温服为宜。血虚风燥者可饭后服。血热内蕴者宜偏凉服。合并其他疾病时,专科用药也应同时服用。

七、病症治疗及护理

(1)换药前温水洗浴,再用软毛巾轻轻搓去鳞屑,不宜硬剥。禁用碱性肥皂和热水烫洗。换药时严格消毒,防止继发感染。

(2)对顽固性皮损,涂药后宜用保鲜薄膜敷贴,保持药物疗效。

(3)皮损肥厚者,瘙痒剧烈时遵医嘱给予中药制剂、膏外搽。

(4)紧急情况及应对措施

(1)密切观察病情变化,出现下列情况之一者及时告知医师:突然出现全身弥散性潮红、大量脱屑、伴有高热或痛痒剧烈、烦躁不安。

(2)应对措施:准确及时用药,协助医师对症处理。

八、出院指导

(1)向患者讲解本病特点、用药常识、预防复发措施及注意事项。

(2)向患者说明不良情绪对本病的危害,指导患者采用心理咨询,以缓解紧张、焦虑、自卑等情绪。

(3)室温宜凉爽,忌热水烫澡,避免搔抓皮肤。

(4)合理调配饮食,忌食辛辣刺激发物。

(5)合理进行体育锻炼及适当的文体活动,提高机体免疫力,增强战胜疾病的信心。

(6)指导患者掌握疾病的演变规律,必要时加以记录,定期复查,为医师治疗疾病提供线索。

(杨世梅)

第三十一节　紫癜病

紫癜病(原发性血小板减少性紫癜、过敏性紫癜)是由于血络受伤,血液溢出于肌肤之间,主要表现为皮肤瘀斑、瘀点等。现代医学的原发性血小板减少性紫癜和过敏性紫癜可参照本病的护理健康教育。

一、病因及诱因

病位主要在肌肤、脾、肾,与肝密切相关,常因热盛迫血、阴虚火旺和气不摄血而血溢于肌肤所致。

二、辨证分型

1.血热妄行型

皮肤出现瘀斑、瘀点,色深红,或伴有鼻衄,齿衄,便血,尿血,或有发热,口渴,便秘。舌红或绛,苔黄,脉弦数。

2.风热伤络型

起病较急,皮肤紫斑色鲜红,呈腰部以下对称性分布,略高出皮肤或有痒感。伴有发热、腰痛、关节肿痛等。舌质红,苔略黄,脉浮数。

3.阴虚火旺型

皮肤瘀斑、瘀点,色鲜红,时发时止,颧红,心烦,口渴,手足心热,或有潮热,盗汗,腰酸。舌质红,苔少,脉细数。

4.气不摄血型

反复发作紫斑,色淡红。久病不愈,神疲乏力,面色苍白或萎黄,食欲缺乏。舌质淡,苔薄白,脉细弱。

三、生活起居注意事项

(1)环境:居室清洁、安静,定时通风。注意防寒保暖,避免感冒。

(2)休息:急性发作或有明显出血时应严格卧床休息,避免碰撞。

(3)长期卧床的患者应做好防压疮护理,保持皮肤清洁,勤剪指甲,内衣宜柔软、宽大、舒适。

(4)保持大便通畅,防止便秘导致肛裂出血。勿用牙签剔牙和用力擤鼻涕、挖鼻孔,以免造成或加重出血。

四、饮食调护

(1)饮食应营养丰富,少量多餐。以易消化、高热量、高维生素食物为宜。

(2)如有消化道出血,应给予半流质或流质饮食,宜凉不宜热。

(3)脾虚可稍多进肉、蛋、禽、牛奶、豆浆等健脾益气的滋补品。

(4)有热者可给予蔬菜、水果、绿豆汤、莲子粥,忌用发物如鱼、虾、蟹、腥味之食物,忌酒。

(5)紫斑与某些食物有关者,应绝对忌口。

(6)阴虚火旺者宜食养阴生津降火食物,如甲鱼、银耳等,可选用玄参、麦冬等煎水代茶饮。

(7)气不摄血者饮食应营养丰富、易消化、清淡,少食多餐,温热服用。宜进益气健脾的食物,如大枣、豆浆等,忌食生冷瓜果及辛辣、油腻食物。

五、用药护理

长期服用肾上腺皮质激素者,应密切观察血压、血糖、白细胞及血小板的变化,遵医嘱逐渐减量,不可突然减药、停药。

六、急性大出血治疗护理

(1)密切观察患者生命体征、意识的变化,发现异常及时通知医师。

(2)密切观察出血的部位、出血量,有无视物模糊、头痛、恶心、呕吐等症状,发现异常及时通知医师。

（3）绝对卧床休息，避免碰撞外伤。

（4）遵医嘱给予止血、输血治疗。

六、出院指导

（1）保持环境清洁，空气清新，温、湿度适宜，远离过敏原及相关刺激因素。

（2）指导患者合理安排生活起居，注意四时气候变化，防止受凉感冒。平时注意劳逸结合，避免过度劳累，节制房事。

（3）保持乐观情绪，加强锻炼，可做保健操、打太极拳等，以增强抗病能力。发病较急、出血严重者需绝对卧床。缓解期应注意休息，避免过劳，避免外伤。慢性紫癜者，可根据体力情况，适当进行锻炼。

（4）饮食宜细软，清淡、富营养、易消化饮食，少量多餐，定时、定量。如有消化道出血，应进半流质或流质饮食，忌食烟、酒、辛辣、刺激之物。

（5）定期复查血常规。

（杨世梅）

第三十二节　肾风

肾风是指肾受风邪所致的疾患，以面部浮肿、腰痛、色黑为主要临床表现。西医学中的局灶节段性肾小球硬化可参照本病进行健康教育和康复指导。

一、病因及诱因

病位在肾。本病的发生多因肾虚不能固摄，或因感受风邪、封藏失职所致。

二、常见证候要点

1. 风伏肾络证

面目或四肢浮肿，遇风发病或遇风复发或遇风加重或迁延日久不愈，四肢关节不适，尿中泡沫增多，面色晦暗，腰膝酸软，倦怠乏力。舌质淡，苔薄黄或白，脉浮或细沉细。

2. 湿热蕴结证

遍体浮肿，胸脘痞闷，烦热口渴，小便短赤，或大便干结或溏滞不爽。舌质红，苔黄腻，脉沉数或濡数。

3. 肾络瘀阻证

肾病迁延不愈，反复发作，浮肿时发时止，面色黧黑或面色无华，骨痛。舌质暗或有瘀斑瘀点，脉沉细涩或沉细弦。

4. 肾虚湿瘀证

四肢浮肿不甚，面、唇、肤色晦滞黧黑，腹部青筋暴露，手足心热，腰膝酸软，或妇女经色暗红有紫块，或经少经闭，小便黄赤。舌质红或紫暗，苔黄腻，脉细涩或细弦。

5. 气阴两虚证

浮肿日久，面目四肢浮肿不甚，气短乏力，手足心热，口干咽燥，头目眩晕，腰膝酸软，时见自汗或盗汗,小便短赤。舌红少苔或舌淡而边有齿痕,脉细数或细弦。

6.脾肾阳虚证

全身浮肿,腰以下为甚,按之凹陷不易恢复,脘腹胀闷,纳呆便溏,面色萎黄,神倦肢冷,或腰部冷痛,小便短少。舌质淡胖,苔白滑或白腻,脉沉缓或沉弱或沉细或沉迟无力。

三、护理

(一)生活起居

(1)保持病室静谧清爽,起居有时;顺应四时,避免六淫邪气入侵。

(2)保持口腔、皮肤、会阴清洁,防止感染。

(3)避免肾损害加重因素,如过度劳累等。慎用对肾脏有损害的药物和食物。

(4)定期监测血压,控制血压于合理范围。

(5)适当运动有利于增强体质,如太极拳、八段锦等。

(6)进行中医特色的自我保健方法,如穴位按摩等。

(二)饮食指导

饮食原则:浮肿、高血压时应低盐饮食,建议每日盐摄入量控制在 2~3 g,忌食腌制品、含盐量高的蔬菜(如茴香等)。

高度浮肿时遵医嘱短期内无盐饮食。当肾功能不全(GFR≤50 mL/min)时,应限制蛋白质摄入,蛋白质 0.6~0.8 g/(kg·d),且优质蛋白占 50% 以上。极低蛋白饮食[0.3~0.4 g/(kg·d)]患者,还应配合 α-酮酸治疗。必要时,可以麦淀粉替代部分主食,保证热量摄入充分。辨证施膳如下。

1.风伏肾络证

宜食祛风通络之品,如木瓜、丝瓜、樱桃等。食疗方:丝瓜瘦肉汤。

2.湿热蕴结证

宜食清热利湿之品,如薏苡仁、冬瓜、鲫鱼等。食疗方:薏苡仁冬瓜炖龙骨。

3.肾络瘀阻证

宜食活血散结、补气行气之品,如山楂、桃仁、金橘等。食疗方:党参田七炖乌鸡。

4.肾虚湿瘀证

宜食益肾活血、清热利湿之品,如山药、桃仁、樱桃等。食疗方:杜仲茯苓猪骨汤。

5.气阴两虚证

宜食益气养阴之品,如莲子、黑米、枸杞等。食疗方:银耳莲子百合粥。

6.脾肾阳虚证

宜食健脾益肾、温阳利水之品,如山药、薏苡仁、泥鳅等。食疗方:白术山药煲瘦肉。

(三)用药护理

1.内服中药

(1)服补益类中药,应注意观察有无外感、伤食、气滞、湿困等征象,以防补益药滋腻助邪。

(2)应用活血消症类中药,注意观察皮肤、黏膜、口腔等部位有无出血情况,肾穿刺前后应遵医嘱停用。

(3)祛风除湿中药如雷公藤多苷片,遵医嘱观察患者服药后有无胃肠道不适反应,并观察月经周期的改变,若出现月经紊乱、闭经等异常表现,及时向医生反映。

2.外用中药的使用

应用芒硝贴敷、双柏水蜜中药热奄包治疗及中药熏蒸时，观察药后效果及反应，并注意保护皮肤，防止烫伤。

3.遵医嘱按时按量服药

不能擅自更改药物及剂量，服用激素及免疫抑制剂的患者，重视防止六淫邪气的侵袭，若有不适随时告知医护人员。

（四）情志调理

（1）本病病程长，病情易反复，易抑郁善忧，情绪不宁，可采用顺情从欲方法，疏导不良情绪，以化郁为畅，疏泄情志。

（2）使用激素、免疫抑制剂的患者担心副作用，心理压力大，可多与家属及医务人员沟通，了解心理状况，做好针对性解释工作，给予心理支持。当表现为郁怒、躁动等肝阳亢盛、血压增高现象时，应及时做好心理疏导，避免言语、行为、环境因素等不良刺激。

（3）采用自我放松、分心移情的方法，如听音乐、放松操等；生活中培养兴趣爱好，参与力所能及的家务和社会活动，如种植花草、烹饪、棋艺等。

（五）康复指导

（1）了解疾病的诱发因素，以防复发。保持乐观情绪，避免情志刺激。

（2）生活起居有常，注意休息，避免过劳。

（3）避免外感邪气以耗伤正气，随季节气候变化及时增减衣被，使用激素、免疫抑制剂治疗及注射环磷酰胺、感冒流行期间患者要戴口罩，避免去公共场合活动，并注意保暖。

（4）注意个人卫生，保持外阴清洁。

（5）肾穿术后半年内腰部注意保暖，不宜负重。不宜进行游泳等剧烈运动。

（6）自行观察小便的情况，有异常及时就医。

（六）高危情景的识别与应对

若出现血尿及水肿进行性加重时及时告知医务人员。头晕、血压增高时宜卧床休息，遵医嘱配合医护人员做好治疗及护理。

（杨世梅）

第十四章　用血质量管理

第一节　临床用血质量安全管理办法

为了加强和规范临床输血管理,促进临床科学合理用血,确保临床输血安全,根据《中华人民共和国献血法》《医疗机构临床用血管理办法》《临床输血技术规范》》等法律法规,制订临床用血管理办法如下。

一、输血科工作标准要求

(1)输血科负责血液接收、贮存、发放、输血相关检测;参与输血相关疾病诊断与治疗;指导临床输血;开展临床输血质量管理、教学和科研工作;宣传输血新知识,推广输血新技术。

(2)根据临床用血需要,制订用血计划,定期向供血机构申报用血计划,做好血液储存、发放工作。

(3)按照卫生部《临床输血技术规范》的要求,为临床输血提供血型鉴定、交叉配血、血清抗体筛选和输血相关实验室诊断。

(4)输血科负责临床用血制度执行情况的监督检查,开展临床输血疗效的评估,建立临床输血预警系统。

(5)及时向供血机构反馈血液质量和服务质量等问题。

(6)做好无偿献血、互助献血、临床用血政策的宣传,并配合做好相关事宜。

(7)建立输血不良反应报告处理规程,有专人负责对临床输血不良反应进行调查与处理。遇到重大输血事故或血液质量问题应及时向医院临床用血管理委员会、供血机构和当地卫生行政部门报告。

(8)建立与实施输血文案保存管理规程。从血液入库、配血到发放的全过程记录应完整,保证其可追溯性。记录内容真实、项目完整、清晰可辨,更改应留有原记录痕迹并有更改者签名。记录保存应符合国家相关规定,患者用血记录至少保存 10 年。

(9)建立和使用临床输血计算机信息管理系统。血液入库、贮存、发放等整个过程应实行计算机管理。

二、发放血液标准要求

(1)用血科室要指定医护人员前来取血,认真查对。发血时按先后次序,逐袋发出。

(2)发血原则是按血液失效期的先后顺序发血。过期血和不合格血液严禁发出。凡已发出的血液不予调退。

(3)特殊血液成分用血,需提前预约。

(4)发出的血液应做到四查(查有无溶血、凝块、污染、热合渗漏)、七对(对成分类别、血型、血量、采血日期、有效日期、血袋编号、批准文号),当面交接清楚。

(5)每袋血液发出前,发血人员应再次检查复核。要求做到:①血液质量良好;②血袋完整无损;③包封严密;④标签、各项检验报告单填写清楚、完整;⑤血型和交叉配血试验无误。

（6）严格执行大量用血审批报告制度,血袋回收制度。

（7）发血者经与取血者共同认真查对患者姓名、床号、住院号、血型;查对血液种类（血浆、血细胞、全血等）、血液血型、血袋号;核对交叉配血试验结果、血量。确保无误,两人共同签名后才可发出。血液发出后,须将血液标本保留 7 d,待患者无不良反应后,按院感要求处理。

（8）输血后,如无输血不良反应发生,血袋由临床科室做好登记,保存 24 小时后按医废处理。

三、鉴定血型及交叉配血试验标准要求

（1）必须严格按照《临床输血技术操作规范》进行操作。

（2）鉴定血型及交叉配血时,室温宜在 24 ℃左右。

（3）操作过程必须十分细致,并应使用合格的试剂。

（4）对供、受者的标本都应做 ABO 正反定型,Rh(D)血型。

四、临床紧急用血原则

发放未进行交叉配血试验或部分交叉配血试验的血液,随后立即完成血交叉试验,紧急发血必须遵循下列原则。

（1）如有时间完成患者的 ABO 与 Rh 血型检测,可给 ABO 与 Rh 血型相合的血制剂。以前的血型记录不作为发放何种血制剂的依据。

（2）尽快完成血交叉试验,如在试验的任何一步发现不相合,应迅速通知主管医生。

五、临床大量输血原则

（1）经输血科医生同意,血交叉试验可适当简化。

（2）对 Rh 阴性的患者,最好给予 ABO 相同 Rh 阴性的血制剂。如紧急情况下不能提供足够所需的血液,征得家属同意,可行配合性输血抢救。

六、溶血性输血反应的处理标准要求

1.溶血性输血反应（HTR）

（1）马上停止输血以限制输注的血液量,并通知主管医生。

（2）在患者的床边检查所有的标签、输血单、患者的资料,确定输注的血液是否用于指定的患者。

（3）从患者那里抽取新的贴有标签的标本（防止溶血）,并将标本、血袋（不管是否含有血液）、输血器材、静脉输注液及所有有关的标签和单子尽快地送交输血科。

2.必要核查

（1）检查前几天患者的标本和献血员血液的一致性,如不一致,立即通知主管医生。查寻特定的记录以决定患者的标本和献血员的血液及成分是否被认错或发放不正确,排除对另外患者的危险可能性及特定的诊断以后,再逐步检查输血操作步骤以发现错误。

（2）如输入的不配合红细胞没有迅速被破坏,则输血后直接抗人球蛋白试验（DAT）阳性或带有混合外观。

如果在反应后数小时抽取标本,由于抗体和补体结合的红细胞可能被迅速破坏,故 DAT

试验可能阴性。非免疫性溶血可能产生血红蛋白血症,但 DAT 试验应该阴性。

3.实验调查

将输血前后的患者血清和血袋中的红细胞重新做血交叉试验,结果阳性则表明输血前的血交叉试验发生错误,可能是拿错献血员的标本或观察血交叉试验结果错误。如果有可能,则最好拿取输血前献血员的红细胞和输血前后的患者血清做血交叉试验,如输血后标本出现阳性结果则提示有迟发性溶血性输血反应(HTR)的可能,特别是标本在输血后几天抽取。

4.非免疫性溶血反应调查

(1)检查血袋中血浆是否含有游离血红蛋白,如存在则必须考虑有可能是以下因素造成的,如运送、保存、处理时不合理的温度损伤红细胞、注射药物或高渗溶液、细菌污染等。

(2)患者和献血员内在的酶缺陷(G-6-PD)或镰型红细胞贫血或 PNH 患者也可能引起血管内溶血,并非输血造成。

(3)考虑由高渗或低渗溶液进入循环造成的渗透性溶血。

七、记录和电脑化管理

(1)设立质量控制记录手册,登记每天试剂质控结果、各种冰箱水浴箱温度。

(2)设立规章制度手册,要求包括各种常规工作制度、安全制度、人事制度、奖罚制度、紧急情况的处理原则。

(3)其他手册,包括试剂进出登记、血液及成分收发登记、紧急发血签名单、电话通知记录、机器维修保养记录。

(4)有最后接受前资料的显示系统。系统的修改必须被授权和文件记录,在操作和软件中的所有改变都应以完整的技术细节和可理解的语言记录提供给使用者。

(5)每个试验的真实观察结果应立即被记录,完成试验的结论也应被记录。

(6)通过网络加强与各临床科室、血液中心、国内外同行的联系,探讨各种疑难输血病例,选择组织配型相合的供体。

八、输血前临床科室管理要求

(1)凡患者血红蛋白低于 100 g/L 和血球压积低于 30% 的属输血适应症。临床输血一次用血、备血量超过 1 600 mL 时要履行报批手续,需经输血科医师会诊,由科室主任签名后报医务科批准(急诊用血除外)。急诊用血事后应当按照以上要求补办手续。

(2)申请输血由经治医师逐项填写《临床输血申请单》,由主治医师核准签字,连同受血者血样于预定输血日期前送交输血科备血。

(3)决定输血治疗前,经治医师应向患者或其家属说明输同种异体血的不良反应和经血传播疾病的可能性,征得患者或家属的同意,并在《输血治疗同意书》上签字。《输血治疗同意书》放入病历。无家属签字的无自主意识患者的紧急输血,应报医院职能部门或主管领导同意、备案,并记入病历。

(4)对于 Rh(D)阴性和其他稀有血型患者,应采用自身输血、同型输血或配合型输血。

(5)确定输血后,医护人员持输血申请单和贴好标签的试管,当面核对患者姓名、性别、年龄、病案号、病室/门诊、床号、血型和诊断,采集血样。

(6)由医护人员或专门人员将受血者血样与输血申请单送交输血科,双方进行逐项核对。对输血申请单、血样填写内容不全、缺项,输血科不得接收。

九、质量安全管理

1. 安全管理标准

安全管理标准：制订针对生物、化学的安全操作程序，并监测培训和执行情况。

（1）职工防护：限定工作环境，减少接触有潜在传染危险的人员，教育和保护来访者，培训清洁工，受血液污染的仪器交给维修者前应去除污染；免费给乙肝抗体阴性的员工接种乙肝疫苗和检测各种感染性的抗体。

（2）安全防护措施：科学处理废物。各种废物应按一般垃圾、受污染品、锐利品等分门别类放置，并可依照丢弃、焚烧等原则分别处理；对突发事件应予以登记，并在职员和监督人的要求下随时进行各种感染性指标的检测。

2. 管理要求

（1）建立详细的质量管理操作手册，该手册必须参考国家卫生部指定书籍或出版物的标准，本部门的所有人员都必须拥有手册的复印件和修改的版本或掌握其中内容。科主任至少每年一次检查并证实手册中的医疗和技术操作。

（2）任何输血部门都应当使用一个检查程序，这个程序以文件形式监测所有种类成分的输血实践，这个程序以文件形式监测所有种类成分的输血实践，这个程序也应包括评估申请、使用（包括血液成分的丢弃）、满足患者需求的处理政策和服务技能的标准。

（3）所有用于防腐和储存血液及成分的容器、抗凝剂和所用于检测血标本和试剂应当满足或超过国家的标准。如果用于检测 ABO 血型的试剂红细胞和用于抗人球蛋白试验质控的 IgG 致敏的红细胞是被当地部门提供的，应有使用满意的文件注明。

3. 质量安全控制

（1）抗血清和试剂细胞（除谱细胞）必须在每天使用前与相对应的细胞和血清做阳性和阴性对照，以检测其活性。

（2）照射血液及成分用的设备要求 6 个月检查一次照射剂量的准确性和一致性，防止射线外漏；存放血液及其成分的普通冰箱、冷冻冰箱必须每 8 h 记录一次温度；血清学试验专用离心机应每 6 个月检查一次转速，成分分离用的离心机也必须在每次修理后校正其转速和温度。

（陈 芸）

第二节 红细胞 ABO 血型系统

一、ABO 血型系统的抗原及抗体

1996 年，国际输血协会（ISBT）将红细胞表面抗原分为 23 个血型系统、5 个血型关联和 2 个血型系列。血型系统指由一个或数个基因所编码的数个相关联抗原的组成。目前，国际输血协会对红细胞血型系统的命名有 2 种方法：一种是 6 位数字法，如 001 001 为 ABO 血型系统的 A 抗原；另一种是字母加数字法，如 RH1 为 Rh 血型系统 D 抗原。

1. ABO 血型抗原

（1）ABO 抗原的遗传：ABO 血型系统的产生及定位由 3 个分离位点的基因所控制，即

ABO、Hh、Sese 基因。基因 Hh 和 Sese 紧密相连在第 9 对染色体上。现在一般接受"三复等位基因"学说:认为在决定 ABO 血型遗传的基因座上,有 A、B、O 三个等位基因。ABO 遗传座位在第 9 号染色体的长臂 3 区 4 带。A 和 B 基因对于 O 基因而言为显性基因,O 基因为隐性基因。父母双方如各遗传给子代一个基因,则可组成 6 个基因型:OO、AA、AO、BB、BO、AB;4 种表现型:A、B、O、AB。

(2)ABO 抗原的发生:5~6 周胎儿红细胞已可测出 ABH 抗原。新生儿 A、B 抗原位点较成人少,一般在生后 18 个月时才能充分表现出抗原性,但抗原性也仅为成人的 20%。此外,ABH 抗原频率亦随种族而不同。

(3)ABO 分泌型:ABH 抗原不仅存在于红细胞膜上,也可存在于白细胞、血小板及其他组织细胞上。ABH 血型特异物质存在于唾液(含量最丰富)、尿、泪液、胃液、胆汁、羊水、血清、精液、汗液、乳汁等体液中,但不存在于脑脊液。这些可溶性抗原又被称为"血型物质"。凡体液中有血型物质者为分泌型(可以中和或抑制抗体与具有相应抗原的红细胞发生凝集),无血型物质者为非分泌型。

血型物质意义:①测定唾液血型物质,可辅助鉴定血型;②中和 ABO 血型系统中的"天然抗体",有助于检查免疫性抗体,鉴别抗体的性质;③检查羊水可预测胎儿 ABO 血型等。

2.ABO 系统抗体

(1)天然抗体与免疫性抗体:天然抗体是在没有可觉察的抗原刺激下而产生的抗体,以 IgM 为主,又称完全抗体或盐水抗体;也可能是由一种无觉察的免疫刺激产生而得。免疫性抗体有 IgM、IgG、IgA,但主要是 IgG。抗 A 和抗 B 可以是 IgM 与 IgG,甚至是 IgM、IgG、IgA 的混合物,但主要是 IgM,而 O 型血清中以 IgG 为主。

(3)抗 A、B 抗体:O 型人血清中不仅有抗 A、抗 B 抗体,还含有一种抗 A、B 抗体。它与 A 型或 B 型红细胞都能凝集,但当用 A 或 B 型红细胞分别吸收时,不能将其分为特异的抗 A 和抗 B。它与两种红细胞反应的活性不能通过特异吸收来分离。即使用 A 和 B 型红细胞反复吸收,它仍保持与 A 和 B 型红细胞都发生反应的活性。所以,不可能在抗 A 和抗 B 的混合液中找到抗 A、B 具有的血清学活性。这可能是 O 型血清中的抗 A、B 是一种直接针对 A 和 B 抗原的共同抗体结构。

二、ABO 血型系统的亚型

亚型是指属同一血型抗原,但抗原结构和性能或抗原位点数有一定差异。ABO 血型系统中以 A 亚型最多见,A 亚型主要有 A1 和 A2,占全部 A 型血的 99.9%,其他 A 亚型(A3、AX、AM)为数少;作 ABO 血型鉴定时,应加 O 型血清,以防对 A 亚型误定型。B 亚型(B3、BM、BX)比 A 亚型少见,临床意义不大。

1.A1、A2 亚型基本特征

A1 亚型的红细胞上具有 A1 和 A 抗原,其血清中含有抗 B 抗体;A2 亚型的红细胞上只有 A 抗原,其血清中除含抗 B 抗体外,还有少量抗 A1 抗体。在直接凝集反应中,A1、A2 亚型两种红细胞的 A1 与 A 抗原均能与抗 A 试剂发生凝集反应。但抗 A1 不仅存在于 A2 亚型,在 B 型和 O 型人的血清中除含抗 A 外还有抗 A1,所以可以从 B 型人血清中获取抗 A1 试剂。

2.A1、A2 亚型的鉴定方法

以抗 A1 试剂可区别 A1、A2 血清。方法是:①可从 B 型人血清获取抗 A1 试剂。B 型血清有抗 A、抗 A1,其中抗 A 抗体能与 A 型红细胞的 A1、A2 抗原凝集,如吸收抗 A 就只剩下抗 A1。②鉴定 A1、A2 亚型,凡与抗 A1 试剂发生凝集反应者为 A1 如果同时还与抗 B 凝集,则为 A1B 型;不与抗 A1 试剂凝集者,为 A2 或 A2B 型。

3. A1、A2 亚型鉴定的意义

目的是防止误定血型。尽管我国 A2、A2B 型在 A 与 AB 型中所占比例少于 1%,但定型时易将弱 A 亚型误定为 O 型。如果给其输入 O 型血,不会有太大问题。但是如果把弱 A 亚型误定为 O 型,并输给 O 型人,则受血者的抗 A 抗体就可能与输入的弱 A 亚型的红细胞起反应,引起血管内溶血性输血反应。因此,应避免将弱的 A 亚型定为 O 型。如 AX 型红细胞与 B 型血清(抗 A 抗体)不发生凝集,但与 O 型血清可发生程度不一的凝集,这可能是因为 O 型血中抗 A 效价比 B 型血抗 A 效价高。故现做 ABO 血型鉴定时,应加 O 型血清(内含抗 A、抗 B 及抗 AB),以防将 AX 型误定为 O 型。

三、ABO 血型鉴定

1. 原理

常用盐水凝集法检测红细胞上存在的血型抗原,以及血清中存在的血型抗体,依据抗原抗体存在的情况判定血型。常规的方法有:①正向定型,用已知抗体的标准血清检查红细胞上未知的抗原;②反向定型,用已知血型的标准红细胞检查血清中未知的抗体。结果判定:凡红细胞出现凝集者为阳性,呈散在游离状态为阴性。

2. 鉴定方法

(1)生理盐水凝集法:①玻片法,操作简单,适于大量标本检查,但反应时间长,被检查者如血清抗体效价低,则不易引起红细胞凝集。因此,不适于反向定型;②试管法,由于离心作用可加速凝集反应,故反应时间短,而且借助于离心力可以使红细胞接触紧密,促进凝集作用,适于急诊检查。红细胞亚型抗原性弱,如抗 A 抗 B 标准血清效价低时,易造成漏检或误定。如加用 O 型(抗 A、B)血清和反向定型,可避免此类错误。

玻片法凝集结果判断:红细胞呈均匀分布,无凝集颗粒,镜下红细胞分散。在低倍镜下凝集程度强弱判断标准:①呈一片或几片凝块,仅有少数单个游离红细胞为(++++);②呈数个大颗粒状凝块,有少数单个游离红细胞为(+++);③数个小凝集颗粒和一部分微细凝集颗粒,游离红细胞约占 1/2 为(++);④肉眼可见无数细沙状小凝集颗粒,于镜下观察,每凝集团中有 5~8 个以上红细胞凝集为(+);⑤可见数个红细胞凝集在一起,周围有很多的游离红细胞(±);⑥可见极少数红细胞凝集,而大多数红细胞仍呈分散分布为混合凝集外观;⑦镜下未见细胞凝集,红细胞均匀分布为(-)。

试管法凝集结果判断。①观察:先观察试管上层液有无溶血现象,再斜持试管轻轻摇动或弹动,使管底的红细胞慢慢浮起,观察有无凝集;再用低倍镜观察凝集强弱程度,如轻微凝集或不见凝集,必须将反应物倒于玻片上,再以低倍镜观察。②判断:完全凝集的管,上层液体清亮无色,底部有红细胞凝块,管底细胞呈花边状,轻弹试管凝块不散开。完全不凝的管,上层液体清亮、无色,底部有血细胞均匀地沉到管底,边缘整齐,用手指轻弹试管,红细胞像一缕烟似的立即上升,即成为均匀悬液。

(2)凝胶微柱法:是红细胞抗原与相应抗体在凝胶微柱介质中发生凝集反应的免疫学方法。血型抗体为单克隆抗体,加入试剂、标本,用专用离心机离心后可直接用肉眼观察结果或用血型仪分析。此法操作标准化,定量加样,可确保结果的准确性。

3.抗 A、抗 B 和抗 AB 标准

血清标准:血清均采自健康人,并应符合下述条件。①特异性:只能与相应的红细胞抗原发生凝集,无非特异性凝集。②效价:我国标准抗 A 和抗 B 血清效价均在 1:128 以上。③亲和力。我国标准要求抗 A 对 A1、A2 及 A2B 发生反应开始出现凝集的时间分别是 15 s、30 s 和 45 s;抗 B 对 B 型红细胞开始出现凝集的时间为 15 s。凝集强度为 3 min 时,凝块不小于1 mm。④冷凝集素效价:在 1:4 以下。⑤无菌。⑥灭活补体。

4.血型鉴定

操作时一般注意事项:①所用器材必须干燥清洁、防止溶血,凝集和溶血的意义一样。为避免交叉污染,建议使用一次性器材。标准血清从冰箱取出后,应待其平衡至室温后再用,用毕后应尽快放回冰箱保存。②加试剂顺序:一般先加血清,然后再加红细胞悬液,以便核实是否漏加血清。③虽然 IgM 抗 A 和抗 B 与相应红细胞的反应温度以 4 ℃最强,但为了防止冷凝集现象干扰,一般在室温 20 ℃～24 ℃内进行试验,而 37 ℃条件,可使反应减弱。④幼儿红细胞抗原未发育完全、老年体弱者抗原性较弱,最好采用试管法鉴定血型;⑤玻片法反应时间不能少于 10 min,否则较弱凝集不能出现,造成假阴性。⑥正、反定型结果一致才可发报告。⑦反定型法:先天性免疫球蛋白缺陷长期大量应用免疫抑制,血型抗体可减弱或消失;血清中存在自身免疫性抗体、冷凝集素效价增高、多发性骨髓瘤、免疫球蛋白异常均可造成反定型困难;新生儿体内可存在母亲输送的血型抗体,且自身血型抗体效价又低,因而出生 6 个月以内的婴儿不宜做反定型。老年人血清中抗体水平大幅度下降或被检者血清中缺乏抗 A 和(或)抗 B抗体,可引起假阴性或血型鉴定错误。

四、交叉配血法

最重要的是 ABO 血型配合。必须在 ABO 血型相同,且交叉配血无凝集时才能输血。

1.目的

检查受血者与供血者是否存在血型抗原与抗体不合的情况。

2.原则

主侧加受血者血清与供血者红细胞;次侧加受血者红细胞与供血者血清,观察两者是否出现凝集。

3.方法内容

(1)盐水配血法:简便快速。主要缺点是只能检出不相配合的完全抗体,而不能检出不完全抗体。

(2)抗球蛋白法配血法:又称 Coombs 试验。是最可靠的确定不完全抗体的方法,但操作繁琐。抗球蛋白法配血法是最早用于检查不完全抗体的方法。直接抗球蛋白法可检查受检者红细胞是否已被不完全抗体致敏;间接抗球蛋白法可用于鉴定 Rh 血型及血清中是否存在不完全抗体。本法虽较灵敏,但也有一定限度,且操作复杂,不利于急诊检查和血库的大批量工作。

试剂:抗球蛋白试剂盒,包括抗广谱、抗 C3、抗 IgG 3 种试剂。阳性对照:IgG 型抗 D 致敏5%RhD 阳性红细胞生理盐水悬液。阴性对照:正常人 5%红细胞生理盐水悬液。

注意事项:①标本采集后应立即进行试验,延迟试验或中途停止可使抗体从细胞上丢失。

②抗人球蛋白血清应按说明书最适稀释度使用,否则可产生前带或后带现象而误为阴性结果。③阴性对照凝集:可能是抗人球蛋白血清处理不当,仍有残存的种属抗体,或被细菌污染,应更换血清重做试验。核实阴性结果方法:在该试管中加 1 滴 IgG 致敏红细胞,如结果为阳性,则表示试管内的抗球蛋白血清未被消耗,阴性结果可靠。④阳性对照不凝集:可能是抗人球蛋白血清或用于致敏红细胞的不完全抗 D 血清失效,或红细胞未洗净带人球蛋白所致,应更换血清或洗净红细胞后重做。⑤如需了解体内致敏红细胞的免疫球蛋白的类型,则可分别以抗IgG、抗 IgM 或抗 C3 单价抗球蛋白血清进行试验。

(3)聚凝胺法配血法:可以检出 IgM 与 IgG 两种性质的抗体,能发现可引起溶血性输血反应的几乎所有规则与不规则抗体,故本法已逐渐推广使用。配血原理:聚凝胺分子是带有高价阳离子多聚季胺盐,溶解后带有很多正电荷,可以中和红细胞表面负电荷,有利于红细胞凝集,低离子强度溶液也能减低红细胞的 Zeta 电位,可进一步增加抗原抗体间的吸引力。当血清中存在 IgM 或 IgG 类血型抗体时,与红细胞发生紧密结合,此时加入枸橼酸盐解聚液以消除聚凝胶的正电荷,使 IgM 或 IgG 类血型抗体与红细胞产生凝集不会散开。如血清中不存在 IgM或 IgG 类血型抗体,加入解聚液可使非特异性凝集消失。

(4)凝胶配血法:又称微管(板)凝胶抗球蛋白试验。此法在凝胶中进行,保持了传统抗球蛋白试验的准确性,同时具有简便、可靠的特点。全自动血型分析仪进行的交叉配血,也是利用凝胶配血。其他可检出不完全抗体的方法有蛋白酶法、胶体介质法等。

4.质量控制

(1)血液标本:交叉配血的血液标本,受血者标本应为新鲜血,供血者标本应为血袋两端刚剪下小管中的血液。

(2)选用方法:用试管法做交叉配血。

(3)溶血现象:配血管出现溶血现象,为配血不合。

五、ABO 血型鉴定及交叉配血中常见错误

1.分型血清方面的原因

(1)自制分型血清抗体:效价太低、亲和力不强,造成定型不准确。

(2)患者纤维蛋白原增高或为异常蛋白血症:如多发性骨髓瘤、巨球蛋白血症等,可产生缗钱状假凝集。新生儿脐血中含有华通(氏)胶或操作中使用了质量差的玻璃管(瓶),误认其脱下的胶状硅酸盐为串钱状凝集。

(3)患者输入了高分子血浆代用品或静脉注射造影剂等药物:可引起红细胞聚集,易误认为凝集。

(4)血清中可能存在的不规则抗体:如 A2 和 A2B 型患者血清内有抗 A1 抗体,能凝集 A1红细胞。此外还有抗体等。有些癌症患者(如胃癌、胰腺癌等)血中含有大量可溶性 A 或 B 物质,这些物质可中和抗血清的抗体,从而抑制反应,造成假性不凝集。克服的办法是红细胞先洗涤后再试验。

(5)婴儿尚未产生自己的抗体或有从母亲获得的血型抗体:新生儿不宜用血清作反定型。

(6)老年人血型抗体水平下降:某些免疫缺陷患者或慢性淋巴细胞白血病,遗传性无丙种球蛋白血症以及有些用了免疫抑制剂的患者,由于免疫球蛋白下降,血型抗体也下降甚至缺如。可出现反向定型错误。

2.红细胞方面的原因

(1)用近期内输过血的患者血液做对照红细胞:此时,患者血液红细胞为混合型细胞。

(2)患者红细胞被大量抗体包被:例如某些自身免疫疾病或新生儿溶血病患者的红细胞,或红细胞悬浮于高浓度蛋白的介质中,红细胞都会自发地发生凝集。

(3)红细胞膜有遗传性或获得性异常。

(4)抗原变异:A 或 B 的弱抗原易判为不凝集(假阴性),而由细菌引起的获得性类 B 抗原易误判为阳性。有些细菌含有乙酰基酶,能使特异性 A 型物质末端的 N-乙酰氨基半乳糖水解成半乳糖,从而使 A 型获得类 B 抗原后易误定为 AB 型。由于患白血病或某些恶性肿瘤(如 Hodgkin 病)使 A 或 B 抗原变弱。婴儿及老年人的红细胞抗原也较青壮年为弱。

(5)血清中有高浓度血型物质:当用血清配制红细胞悬液时,血型物质则会中和分型血清中的抗体,而不再与红细胞抗原起反应。

(6)红细胞被细菌污染:细菌的酶消化了红细胞表面的唾液酸,暴露了人人都有的 T 抗原,被具有抗 T 活性的 IgM 凝集。

(7)嵌合体现象:混合细胞群见于异卵双生子。如有 98%O 型红细胞,2%B 型红细胞会定为 O 型,但血清中只有抗 A 抗体。

3.操作方面的原因

(1)操作器材:玻璃器皿不洁或使用了严重污染的血清、红细胞,可出现假阳性。试管污染洗涤剂会造成假阴性。

(2)红细胞与血清比例和离心:红细胞与血清比例不当、过度离心或离心不足可引起假阳性或假阴性。

(3)溶血现象:误认为溶血现象为阴性结果。

(4)试验温度:温度过高会造成假阴性。ABO 血型系统的 IgM 抗体最适温度为 4 ℃～22 ℃,如达 37 ℃凝集力即下降。

(5)信息记录差错:标本、试剂、标签、加样弄错,或出现记录错误。大批标本检查时搞错标本号,张冠李戴最易造成错误。

六、ABO 血型系统主要临床意义

(1)输血:是治疗与抢救生命的重要措施。输血前必须检查血型,选择血型相同的供血者,进行交叉配血,结果完全相合才能输血。

(2)新生儿溶血病:母婴 ABO 血型不合引起的新生儿溶血病(常为第 1 胎溶血),主要依靠血型血清学检查作出诊断。

(3)器官移植:受者与供者必须 ABO 血型相符才能移植。

(陈　芸)

第三节　红细胞 Rh 血型系统

Rh 血型系统是红细胞血型中最复杂的系统,其临床的重要性仅次于 ABO 血型系统。

一、Rh 系统的命名

1. 起源

1940 年，Landsteiner 和 Wiener 发现用恒河猴（rhesusmonkey）的红细胞免疫家兔所得抗血清能与约 85％白种人红细胞发生凝集反应，认为这些人红细胞含有与恒河猴红细胞相同的抗原，即命名为 Rh 抗原。但 Levine 与 Stetson 却从一名新生儿溶血病胎儿的妇女血清中发现了与这种抗原反应的抗体。虽然，landsteiner 用动物血清鉴别的抗原和 Levine 用人抗体确定的抗原仍不完全相同，但因为 Rh 这个术语已普遍采用，故一直沿用至今。因此，把 Landsteiner 用动物血清鉴别的那种抗原命名为 LW 抗原。但目前，普遍用采自人体的血清抗体，而不用免疫动物得到的抗体。

2. Rh 系统的命名及遗传

有 Fisher-Race、Wiener、Rosenfield 3 种命名法。Fisher-Race 命名法又称 CDE 命名法，这种学说认为 Rh 遗传基因位于第 1 号染色体的短臂上，Rh 血型有 3 个紧密相连的基因位点，每一位点有一对等位基因（D 和 d，C 和 c，E 和 e），这 3 个基因是以一个复合体形式遗传。3 个连锁基因可有 8 种基因组合，即 CDe、cDE、cDe、CDE、Cde、edE、cde 和 CdE，两条染色体上的 8 种基因组合可形成 36 种遗传型。

Rh 抗原命名为 C、D、E、c、d、e，虽从未发现过 d 抗原及抗 d 活性，但仍保留"d"符号，以相对于 D。因此，Rh 抗原只有 5 种，有相应 5 种抗血清，可查出 18 种 Rh 表现型。临床上，习惯将有 D 抗原者称 Rh 阳性，而将虽有其他 Rh 抗原而无 D 抗原者称为 Rh 阴性。D 阴性人中最常见的基因型为 cde/ede。

二、Rh 的抗原与抗体

1. Rh 系统抗原

Rh 抗原：已发现 40 多种 Rh 抗原，与临床关系最密切的 5 种为 D、E、C、c、e，这 5 种抗原中 D 的抗原性最强，对临床更为重要。

DU（弱 D）：为一组弱 D 抗原。尽管 DU 的抗原性较 D 为弱，但仍是 Rh 阳性细胞，所以将 DU 血输给 Rh 阴性受血者时，仍有引起产生抗 D 的可能性，因此应将 DU 型供血者做 Rh 阳性处理，而 DU 型受血者归入 Rh 阴性则较为安全。如果把 DU 血输给有抗 D 者，也可以产生严重的溶血性输血反应。

－D-：－D-/－D-遗传基因型红细胞只有 D 抗原，而缺乏 C、c、E、e 抗原。此型能与抗 D 抗体在盐水中凝集。

2. Rh 系统抗体

Rh 抗体中，除偶尔可见天然的抗 E、抗 CW 抗体外，其余各种 Rh 抗原的抗体多系输血或妊娠时，由外来红细胞免疫刺激后产生。这些抗体均为 IgG，但在免疫应答的早期，也可有 IgM 成分。

D 抗原是非 ABO 红细胞抗原中免疫性最强的抗原，可以引起抗 D 的产生，抗 D 与 D 红细胞产生严重的溶血反应。习惯将 D 阴性者认为是 Rh 阴性，多不再进行其他 Rh 抗原检测，除 D 抗原外，通常抗 E 和抗 c 比较多见。抗 CW 及抗其他 Rh 抗原的抗体偶尔也可引起迟发性溶血性输血反应或新生儿溶血病。

三、Rh 系统血型鉴定

红细胞 Rh 表型可用特殊的具有抗 D、C、c、E 和 e 抗血清检测来鉴定。虽然 Rh 血型系统中有许多种抗原，但常规只用抗 D 血清检查有无 D 抗原。

当有特殊需要如家系调查、父权鉴定、配血不合等情况时才需用抗 C、抗 c、抗 E、抗 e 等标准血清做全部表型测定。Rh 抗体属 IgG，不能在盐水介质中与红细胞发生凝集，因此必须采用以下几种鉴定方法。

1.低离子强度盐水试验

可提高抗 D 抗体与 D 阳性红细胞结合率，并提高其灵敏度。

2.酶介质法

木瓜酶或菠萝蛋白酶可以破坏红细胞表面的唾液酸，使红细胞膜失去电荷，缩小红细胞间的距离；同时酶还可以部分地改变红细胞表面结构，使某些隐蔽的抗原得以暴露，增强凝集性；且对 IgG 的作用大于 IgM，故有利于检出不完全抗体。

(1)试剂：IgG 型抗 D 标准血清、1%木瓜酶(或菠萝蛋白酶)溶液、5%D 阳性红细胞生理盐水悬液、5%D 阴性红细胞生理盐水悬液。

(2)注意事项：①Rh 血型系统的抗体多由获得性免疫产生，血清中很少有天然抗体，故不需要做反定型。②对照：酶易失活，故每次试验都要设置阳性对照。若阳性对照不出现凝集，表明酶或抗血清已经失效。酶活性过强出现假阳性结果，因而要设立阴性对照，以排除假阳性。只有在阳性对照管出现凝集而阴性对照管不凝集的情况下，才说明被检管的结果是可靠的。③结果阴性：说明被检红细胞上无相应抗原，但由于 DU 抗原性弱，因此，如被检者无凝集，还应进一步检查以排除 DU 的可能。

四、交叉配血法

Rh 血型系统的交叉配血的原则与 ABO 血型系统的交叉配血相同。由于此系统的抗体为不完全抗体，故应选用酶介质法、抗球蛋白法或聚凝胺法等。

五、质量控制

(1)严格设定试剂和抗原阳性和阴性对照系统。

(2)严格控制反应条件：试验介质、浓度、温度、离心、反应时间等条件。

(3)受检者红细胞必须洗涤干净，以免血清蛋白中和抗球蛋白，出现假阴性。

六、Rh 血型系统临床意义

抗 Rh 抗体主要通过输血或妊娠免疫而产生，较大量的 Rh 阳性(D 抗原阳性)细胞进入 Rh 阴性者体内后，2～5 个月内血浆中可测到抗体；如经再次免疫，3 周内抗体浓度可达高峰。受血者或孕妇血浆中含有 Rh 抗体时，当再与含相应抗原血液相遇，将引起严重输血反应或新生儿溶血病(常为第 2 胎溶血)。因此，Rh 抗体具有十分重要的临床意义。

(陈　芸)

第四节　血红蛋白测定

一、氰化高铁血红蛋白(HiCN)测定法

(一)原理

血红蛋白(除硫化血红蛋白外)中的亚铁离子(Fe^{3+})被高铁氰化钾氧化成高铁离子(Fe^{2+}),血红蛋白转化成高铁血红蛋白。高铁血红蛋白与氰离子(CN^-)结合,生成稳定的氰化高铁血红蛋白(hemiglobincyanide,HiCN)。氰化高铁血红蛋白在波长 540 nm 处有一个较宽的吸收峰,它在 540 nm 处的吸光度同它在溶液中的浓度成正比。常规测定可从 HiCN 参考液制作的标准曲线上读取结果。

(二)试剂

HiCN 试剂:氰化钾(KCN):0.050 g;高铁氰化钾[$K_3Fe(CN)_6$]:0.200 g;无水磷酸二氢钾(KH_2PO_4):0.140g;非离子表面活性剂[TrionX-100,Saponic218 等]0.5~1.0 mL。

上述成分分别溶 F 蒸馏水中,混合,再加蒸馏水至 1 000 mL,混匀。试剂为淡黄色透明溶液,pH 在 7.0~7.4。血红蛋白应在 5 min 内完全转化为高铁血红蛋白。

(三)操作

1.标准曲线制备

将市售氰化高铁血红蛋白(HiCN)参考液稀释为四种浓度(200 g/L,100 g/L、50 g/L、25 g/L),然后以 HiCN 试剂调零,分别测定各自在 540 nm 处的吸光度。以血红蛋白浓度(g/L)为横坐标,其对应的吸光度为纵坐标,在坐标纸上描点,绘制标准曲线。

2.常规检测血红蛋白

先将 20 μL 血用 5.0 mL HiCN 试剂稀释,混匀,静置 5 min 后,测定待检标本在 540 nm 下的吸光度,查标准曲线求得血红蛋白含量。

(四)附注

(1)血红蛋白测定方法很多,但无论采用何种方法,都必须溯源至 HiCN 的结果。

(2)试剂应贮存在棕色硼硅有塞玻璃瓶中,不能贮存于塑料瓶中,否则会使 CN^- 丢失,造成测定结果偏低。

(3)试剂应置于 4 ℃~10 ℃保存,不能放 0 ℃以下保存,因为结冰可引起试剂失效。

(4)试剂应保持新鲜,至少一个月配制一次。

(5)氰化钾是剧毒品,配试剂时要严格按剧毒品管理程序操作。

(6)高脂血症或标本中存在大量脂质可产生混浊,可引起血红蛋白假性升高。血白细胞数>$20×10^9$/L,血小板计数>$700×10^9$/L 及异常球蛋白增高也可出现混浊,均可使血红蛋白假性升高。煤气中毒或大量吸烟引起血液内碳氧血红蛋白增多,也可使测定值增高。若因白细胞数过多引起的混浊,可离心后取上;清液比色;若因球蛋白异常增高(如肝硬化患者)引起的混浊,可向比色液中加入少许固体氯化钠(约 0.25 g)或碳酸钾(约 0.1 g),混匀后可使溶液澄清。

(7)测定后的 HiCN 比色液不能与酸性溶液混合(目前大都用流动比色,共用 1 个废液瓶,尤须注意),因为氰化钾遇酸可产生剧毒的氢氰酸气体。

(8)为防止氰化钾污染环境,比色测定后的废液集中于广口瓶中处理。废液处理:①首先以水稀释废液(1:1),再按每升上述稀释废液加次氯酸钠(安替福民)35 mL,充分混匀后敞开容器口放置 15 h 以上,使 CN^- 氧化成 CO_2 和 N_2 挥发,或水解成 CO_3^{2-} 和 NH_4^+ 再排入下水道。②如果没有安替福民,可用"84"消毒液 40 mL 代替,除毒效果基本相同。③碱性硫酸亚铁除毒:硫酸亚铁和 KCN 在碱性溶液中反应,生成无毒的亚铁氰化钾,取硫酸亚铁($FeSO_4 \cdot 7H_2O$)50 g,氢氧化钠 50 g,加水至 1 000 mL,搅匀制成悬液。每升 HiCN 废液,加上述碱性硫酸亚铁悬液 40 mL,不时搅匀,置 3 h 后排入下水道。但除毒效果不如前两种方法好。

(9)HiCN 参考液的纯度检查

1)波长 450~750 nm 的吸收光谱曲线形态应符合文献所述,即峰值在 540 nm,谷值在 504 nm。

2)A_{540nm}/A_{504nm} 的吸光度比值应为 1.59~1.63。

3)用 HiCN 试剂作空白,波长 710~80 nm 处,比色杯光径 1.000 cm 时,吸光度应小于0.002。

二、十二烷基硫酸钠血红蛋白(SLS-Hb)测定法

由于 HiCN 试剂含剧毒的氰化钾会污染环境,对环境保护不利。为此,各国均相继研发不含 KCN 的测定血红蛋白方法,如 SLS-Hb 现已应用于血细胞分析仪上,但其标准应溯源到 HiCN 量值

(一)原理

除 SHb 外,血液中各种血红蛋白均可与十二烷基硫酸钠(sodium lauryi sulfate,SLS)作用,生成 SLS-Hb 棕色化合物,SLS-Hb 波峰在 538 nm、波谷在 500 nm。本法可用 HiCN 法标定的新鲜血,再制备本法的标准曲线。

(二)试剂

(1)60 g/L 十二烷基硫酸钠的磷酸盐缓冲液称取 60 g 十二烷基硫酸钠溶解于 33.3 mmo/L磷酸盐缓冲液(pH 为 7.2)中,加 Trion-X10070 mL 于溶液中混匀,再加磷酸盐缓冲液至 1 000 mL,混匀。

(2)SLS 应用液:将上述 60g/L SLS 原液用蒸馏水稀释 100 倍,SLS 最终浓度为2.08 mmol/L。

(三)操作

(1)准确吸取 SLS 应用液 5.0 mL 置于试管中,加入待测血 20 μL,充分混匀。5 min 后置 540 nm 下以蒸馏水调零,读取待测管吸光度,查标准曲线即得 SLS-Hb 结果。

(2)标准曲线绘制:取不同浓度血红蛋白的全血标本,分别用 HiCN 法定值。再以这批已定值的全血标本,用 SLS-Hb 测定,获得相应的吸光度,绘制出标准曲线。

(四)参考区间

男:131~172 g/L;女:113~151 g/L;新生儿:180~190 g/L;婴儿:110~120 g/L;儿童:120~140 g/L。

(五)附注

(1)注意选用 CP 级以上的优质十二烷基硫酸钠[$CH_3(CH_2)_3$]SO_4Na,MW 288.38。本法配方溶血力很强,因此不能用同一管测定液同时测定血红蛋白和白细胞计数。

（2）如无 Triton－X100 可用国产乳化剂 OP 或其他非离子表面活性剂替代。

（3）其他环保的血红蛋白测定方法还很多,如碱羟血红蛋白等。

（六)临床意义.

生理性增加:新生儿、高原地区居住者。

生理性减少:主要见于婴幼儿、老年人及妊娠中晚期等。

病理性增加:真性红细胞增多症、代偿性红细胞增多症,如先天性青紫性心脏病、慢性肺部疾病、脱水。

病理性减少:各种贫血、白血病、产后、手术后、大量失血。

在各种贫血时,由于红细胞内血红蛋白含量不同,红细胞和血红蛋白减少程度可不一致。血红蛋白测定可以用于了解贫血的程度。如需要了解贫血的类型,还需做红细胞计数和红细胞形态学检查及红细胞其他相关的指标测定。

（陈　芸)

第五节　红细胞检验

一、红细胞计数(RBC)

1.测定方法

血细胞计数仪法或显微镜计数法。

2.标本准备

末梢血 20～100 μL 或乙二胺四乙酸二钾(EDTA-2K)抗凝静脉血 1mL,或紫帽真空管静脉采血,供全血细胞分析或血常规(CBC)全项测定,也可用于涂片染色显微镜检查。

3.参考范围

成年男性:$(4.5\sim5.5)\times10^{12}$/L$(10^6/\mu L)$,或$(4.3\sim5.9)\times10^{12}$/L$(10^6/\mu L)$;成年女性:$(4.0\sim5.0)\times10^{12}$/L$(10^6/\mu L)$,或$(3.8\sim5.2)\times10^{12}$/L$(10^6 \mu L)$。

4.临床意义

主要用于贫血的形态学分类、红细胞增多症诊断、失水或血液黏度评价。

（1）增多

1）各种原因失水所致的血液浓缩:红细胞、血红蛋白和红细胞比容积均相对增加。

2）真性红细胞增多症:病因不明,红细胞和血红蛋白显著增多,血液黏度增高,网织细胞相对数不增多,红细胞形态正常或有轻度大小不匀。伴有白细胞和血小板计数增多。

3）缺氧代偿:①新生儿(胎儿期代偿);②高原生活,严重者可致高原病;③心脏疾病,如慢性充血性心力衰竭,尤以发绀型先天性心脏病(右向左分流)为甚;④慢性阻塞性肺疾病(COPD)、广泛的肺结核、肺纤维化症、Pickwickian 综合征(主要表现为肥胖、嗜睡、换气不足和红细胞增多);⑤某些先天性或获得性血红蛋白异常症,如高铁血红蛋白症(MHb)、硫化血红蛋白症(SHb)、慢性一氧化碳中毒(COHb)等。

4）内分泌性:如 Cushing 综合征、男性化卵巢疾病如多囊卵巢综合征(PCOS)、嗜铬细胞瘤、肾上腺肿瘤等。

5)某些肿瘤:如肾癌、肾腺瘤、肾囊肿,肝、子宫、肺、胃、前列腺的良性肿瘤或恶性肿瘤。可能与血浆或肿瘤组织中的红细胞生成素增多有关。

6)其他:①神经性,如小脑肿瘤、电休克;②某些药物,如雄激素及其衍生物、肾上腺皮质激素使用等;③骨髓纤维化,早期增多,后期减少。

(2)减少:见于各种原因所致的贫血或血液稀释(如快速输液后、妊娠贫血等)。血细胞计数仪法测定必须进行质量控制。

如有冷凝集素存在,红细胞计数结果将显著降低,而 Hb 测定则不受影响;当 RBC 与 Hb 的对应关系相差悬殊时应疑及此。取制备的计数用红细胞稀释液 1 滴在显微镜下观察,见有红细胞凝集现象;此时可将红细胞稀释液置 37 ℃加温 15 min 后再计数。如确证为冷凝集现象,应建议临床做冷凝集试验和肺炎支原体抗体检测。

二、血红蛋白(Hb)

1.测定方法

氰化高铁血红蛋白(HiCN)或十二烷基磺酸钠血红蛋白(SDS-Hb)光度法。不同方法溶血剂不同,必须专用,不可替代或混用;还必须定期用标准品定标,否则将产生较大的误差并影响相关参数的计算值。

2.标本准备

末梢血或 EDTA-2K 抗凝静脉血,同 RBC;或紫帽真空管静脉采血。

3.参考范围

成年男性 130~180 g/L(13~18 g/dL),成年女性 120~160 g/L(12~16 g/dL)。

4.临床意义

用于贫血诊断和鉴别诊断、红细胞增多症诊断,失血、失水、溶血、血液黏度评价和某些致红细胞增多的肿瘤如肾、肝等肿瘤的发现线索。

(1)增多:失水所致的血液浓缩,缺氧代偿如新生儿(胎儿期代偿)、高原生活和高原病、慢性心肺疾病,急性和慢性心肺功能不全,尤以先天性发绀型心脏病为甚。某些肾、肝等肿瘤,真性细胞增多症等。

(2)减少:各种原因的贫血或血液稀释。是贫血诊断的主要依据,对小细胞贫血早期的诊断较 RBC 和红细胞比容积(HCT)更为敏感。贫血诊断标准(WHO),平原地区,Hb(g/L):成年男性≤130、成年女性≤120、妊娠妇女≤110;6 个月至 5 岁≤110、6~14 岁≤120。贫血临床分级 Hb(g/L):轻度 120~90、中度 60~90、重度 30~60、极重度小于 30。

三、红细胞比容积(HCT)

1.测定方法

用离心法测定者称为红细胞比积或比容,均为比容积的简称;因是离心力的压缩容积,又称红细胞压积(packed cell volume,PCV)。细胞计数仪法为单个红细胞体积的累加,故本书称为红细胞比容积,用占全血的百分数表示。名称虽有不同,但都是指红细胞占全血的比例(%)。

2.标本准备

细胞计数仪法同 RBC;Wintrobe 法 EDTA-2K 抗凝静脉血 2 mL 或紫帽真空管静脉采血。

3.参考范围

成年男性 39%～50%（平均 45%），成年女性 35%～47%（平均 41%）。

4.临床意义

主要用于失水和血液黏度评价、贫血的诊断和鉴别诊断。

（1）增多：失水所致的血液浓缩，缺氧代偿如新生儿（胎儿期代偿）、高原生活、慢性心肺疾病，急性和慢性心肺功能不全，尤以先天性发绀型心脏病为甚。某些肝、肾等肿瘤，真性红细胞增多症等。

（2）减少：各种原因的贫血或血液稀释。

四、红细胞指数(EI)

1.测定方法

根据 RBC,Hb,HCT 的计算值。计算公式：平均红细胞体积（mean corpuscular volume, MCV）＝HCT/RBC，单位 1。平均红细胞血红蛋白量（mean corpuscular hemoglobin,MCH）＝Hb/RN，单位 pg。平均红细胞血红蛋白浓度（MCHcon centration,MCHC）＝MCH/MCV ＝Hb/HCT，单位 pg/fL 或 g/L。用公式 MCH/MCV 时单位为 pg/fL；用公式 Hb (g/L)/HCT(%)时单位为 pg/fL。临床习惯用百分比（%）表示，因为简便直观；pg/fL 数×100（%）或 g/L 数×1/10（%）即是。

2.参考范围

成年 MCV 80～100 fL,MCH 26～34 pg,MCHC 31%～35%。

3.临床意义

或称红细胞平均值，主要用于贫血的形态学分类。贫血的病因学与红细胞的体积和形态密切相关。

五、红细胞体积分布宽度(RDW)

1.测定方法

红细胞分布直方图的基底宽度，细胞仪自动计算，可用 MCV 的 SD 表示，但须结合 MCV 评价；故较常用 MCV 的变异系数（CV）值表示，即 MCV 的标准差（SD）与 MCV 的比率，是相对值。

计算公式为：RDW（CV%）＝SDw/MCV

2.参考范围

正常成人 11%～14.5%，或小于 15%。

3.临床意义

反映红细胞体积的变异，RDW 小于 14.5%表明红细胞体积为均一性，即大小均匀；大于 15%反映红细胞体积为非均一性，即大小不匀。用于贫血的形态学分类。RDW 作为缺铁性贫血（IDA）的早期诊断指标，比贮存铁各项指标的测定简便快捷，特别适合于日常的诊疗工作。

当发现 Hb 和 MCV 正常，而有 RDW 增大时，即可对铁不足做出判断。此时应给予铁剂治疗以补足储备铁，使 RDW 恢复正常，避免发展为临床期贫血。

六、红细胞分布直方图

1.测定方法

即红细胞体积频数分布图,血细胞计数仪在红细胞计数过程中,自动测定红细胞体积并自动绘制分布直方图。

2.临床意义

反映 MCV 和 RDW 改变,用于贫血类型和治疗反应的判定,较用数字表示更为直观。分析红细胞参数时须结合红细胞体积分布直方图。

(1)单峰,正态分布,峰值为 80~100 fL(MCV 正常)

1)基底较集中(RDW 正常),见于正常人或均一性正细胞性贫血,如慢性疾病、慢性肝病、非贫血性血红蛋白病、慢性白血病、化疗、遗传性球形红细胞增多症、失血等。

2)基底拉宽(RDW 增大),为非均一性正细胞性贫血,见于混合性贫血、铁或叶酸缺乏早期、血红蛋白病贫血、骨髓纤维化、铁粒幼细胞性贫血等。

(2)单峰,负偏态分布,峰值小于 80 fL,甚或小于 60 fL(MCV 减小)

1)基底比较集中(RDW 不大),为均一性小细胞性贫血,见于杂合子地中海贫血、慢性疾病。

2)基底特别向左拉宽(RDW 增大),提示小细胞性大小不匀,为非均一性小细胞性贫血,见于缺铁性贫血、维生素 B_{12} 缺乏性贫血、铁粒幼细胞性贫血、β 地中海贫血、地中海贫血(HbH)病、红细胞碎片(见于微血管病性溶血性贫血)。

(3)单峰,正偏态分布,峰值大于 100 fL(MCV 增大)

1)基底比较集中(RDW 不大),为均一性大细胞性贫血,见于再生障碍性贫血、白血病前期,非贫血性红细胞酶或膜缺陷。

2)基底分散特别向右拉宽(RDW 增大),提示大细胞性大小不匀,为非均一性大细胞性贫血,见于恶性贫血、巨幼细胞性贫血、家族性维生素 B_{12} 吸收不良性贫血,也见于免疫性溶血性贫血、冷凝集素血症、慢性淋巴细胞白血病、红白血病。

(4)双峰,峰值分别小于 80 fL 和大于 100 fL(双峰平均 MCV 可在正常范围)

1)基底向左右拉宽(RDW 增大),MCV 正常、偏大或偏小,为混合性贫血(铁缺乏和叶酸或维生素 B_2 同时缺乏的营养性贫血、孕产妇贫血等)的特征性分布。

2)缺铁性贫血和巨幼细胞性贫血有效治疗过程中也可出现双峰,新峰值接近于 80~100 fL。

七、显微镜标本异常红细胞及其意义

血细胞形态检查包括细胞大小、均一性、染色性、异常形态、白细胞和血小板质和量、异常细胞以及血液寄生虫。由于制片等因素正常可见有少量变异型细胞,如增多,排除人工假象则属于病理状态,有助于诊断。

1.叶缘形红细胞

红细胞边缘呈叶缘状或锯齿状为正常红细胞变异型。

2.碎裂红细胞

碎裂红细胞见于不稳定血红蛋白病、弥散性血管内凝血(DIC)、静脉内纤维蛋白沉积物、微血管病性溶血性贫血、心脏瓣膜病、严重灼伤、尿毒症、转移性恶性肿瘤、重症缺铁性贫血或失血、正常新生儿。

3. 棘状红细胞

棘状红细胞见于先天性无 β 脂蛋白血症、终末期肝病、红细胞丙酮酸激酶缺陷症(PKD)、肾衰竭、个别病例使用肝素后。

4. 球形红细胞

球形红细胞见于遗传性球形红细胞增多症、免疫性或其他原因的溶血状态。

5. 椭圆红细胞

椭圆红细胞少量见于正常,增多见于椭圆形红细胞增多症、缺铁性贫血(IDA)、巨幼细胞性贫血、地中海贫血、HbS 或 HbC 病、其他溶血性贫血。

6. 靶形红细胞

靶形红细胞见于血红蛋白病(地中海贫血、HbS,HbC,HbD 病)、铁缺乏、肝病、卵磷脂胆固醇酰基转移酶(LCAT)缺陷症。

7. 镰状红细胞

镰状红细胞病(HbS)及其变异型如镰状红细胞并发 β 地中海贫血(S/β)、并发 HbD 病(血红蛋白 SD 病)或并发 HbC 病(血红蛋白 SC 病)。

8. 口形红细胞

红细胞裂口如口唇样,见于遗传性口形红细胞增多症、酒精中毒、Rh 全部缺乏症(一种罕见血型)。

9. 三角形红细胞

酒精中毒、罕见于 HbC 病、地中海贫血、非酒精性肝病、血栓性血小板减少性紫癜(TTP)、抗有丝分裂化疗。

10. 离心红细胞

血红蛋白离心性不对称分布,见于红细胞 6-磷酸葡萄糖脱氢酶缺陷症(G-6-PD)。

11. 咬痕红细胞

红细胞边缘有缺口如咬痕,见于 Heinz 体溶血性贫血、苯偶氮吡啶、磺胺等药物和氧化剂引起的高铁血红蛋白(MetHb,MHb)症、不稳定血红蛋白病如 HbKoln,地中海贫血等。

12. 泪滴红细胞

红细胞如泪滴状,见于骨髓增殖性疾病、全骨髓萎缩症、恶性贫血、地中海贫血。

13. 半影红细胞

Heinz 体溶血性贫血、氧化剂损伤的氧化性溶血性贫血。

八、贫血的诊断和鉴别诊断程序

贫血是常见症状,引起贫血的原因很多,鉴别诊断须结合病史包括饮食习惯、用药史,女性月经、妊娠及分娩史,慢性疾病史、家族史等;体格检查须注意肝、脾、淋巴结肿大和黄疸;实验室初步检查应包括全血细胞分析(CBC)、网织细胞计数(RET)、胆红素(BIL)、肝肾功能、尿常规、粪常规和隐血。按以下方法鉴别,对多数贫血可及时正确诊断。

(一)依据 HGB(Hb)水平确定贫血有无

(1)有贫血男性 Hb<130 g/L,女性 Hb<120 g/L,孕妇 Hb<110 g/L(平原地区)。

(2)无贫血男性 Hb≥135 g/L,女性 Hb≥125 g/L。

（3）界限值男性 Hb130～135 g/L，女性 Hb120～125 g/L，可能有铁不足，尤其是女性。应定期检验 CBC 或血清铁蛋白（FER）。

（二）确定贫血原因

根据 MCV 和 RDW 贫血形态学分类，结合白细胞和血小板计数及形态学变化，必要的临床资料（如肝、脾、淋巴结有无肿大等）及其他检验检查探讨病因。

1.均一性细胞性贫血

MCV 小于 80fL，RDW 小于 14.5%，结合 RBC 分析。

（1）RBC 大于 5×10^{12}/L β 地中海贫血：血涂片可见靶形红细胞、异形红细胞，红细胞渗透脆性降低、自溶血试验溶血增强，血清铁正常或升高；Hb 电泳 HbA_2 大于 3.5% 可确证。

（2）RBC 小于 5×10^{12}/L 进行铁代谢试验

1）血清铁（SI）大于 9.8 μmol/L（55μg/dL），小于 26.85 μmol/L（150μg/dL）；铁蛋白（FER）大于 12 μg/L（12 ng/mL），小于 50 μg/L（50 ng/mL）β 地中海贫血可能，继续"1（1）"项检查，Hb 电泳确证。

2）SI 小于 9.8 μmol/L（55 μg/dL），总铁结合力（TIBC）大于 71.6 μmol/L（400 μg/dL），铁饱和度（IS）小于 25%，FER 小于 12 μg/L（12 ng/mL）为缺铁性贫血（IDA）早期或 β 地中海贫血。后者并发铁不足时 HbA_2 降低，须与 IDA 鉴别。铁剂试验治疗 1 个月后复查 Hb 电泳，如 HbA2 大于 3.5% 可确证。

3）SI 大于 9.8 μmol/L（55 μg/dL），TIBC 小于 71.6 μmol/L（400 μg/dL），IS 小于 40%，FER 大于 12 μg/L（12 ng/mL）多为慢性疾病贫血（自身免疫性疾病、感染性疾病、恶性疾病或铁利用障碍等），结合基础疾病诊断，必要时进行骨髓穿刺铁染色和细胞学检查。

2.非均一性小细胞性贫血

MCV 小于 80fL，RDW 大于 15%。

（1）最多见于 IDA：测定铁代谢试验 FER 小于 12 μg/L（12 ng/mL）或铁剂试验治疗有效，可确证。如不支持诊断，则须复查 CBC 和继续"2（2）"项检查。

（2）血涂片染色血细胞形态学检验

1）有破裂细胞和红细胞碎片

①微血管病性溶血性贫血：弥散性血管内凝血（DIC），有基础疾病可资鉴别，尤其是腺癌、革兰阴性杆菌或阳性球菌败血症。血栓性血小板减少性紫癜（TTP），有多量破碎红细胞、血小板减少、短暂性神经系体征。溶血性尿毒综合征（HUS），结合临床化学检验诊断。

②免疫性血管炎：如系统性红斑狼疮（SLE）及其他胶原血管炎、洛矶山斑点热等，结合免疫学和免疫组化学检验诊断。

③其他：如心脏瓣膜病、惊厥或子痫、行军性血红蛋白尿、严重灼伤等，结合基础疾病诊断。

2）无破裂细胞和红细胞碎片

①黑种人：红细胞镰状变试验或 Hb 电泳。阳性，镰状红细胞/β 地中海贫血（S/β）。用 Hb 电泳确证，阴性，诊断 IDA。铁代谢试验，FER 小于 12 μg/mL（12ng/mL），或铁剂试验治疗有效，可确证。②非黑人：诊断 IDA。铁代谢试验，FER 小于 12 μg/mL（12ng/mL）或铁剂试验治疗有效可确证。

3.均一性正细胞性贫血

MCV 大于 80 fL 而小于 100 fL，RDW 小于 14.5%。

(1)网织细胞计数（RET）并计算网织细胞生成指数（RPI）

1）RPI 等于或大于 3 为高增生性贫血，见于急性溶血或失血。继续"3(2)"项检查。

2）RPI 小于 3 提示红细胞无效增生或低增生性（增生不良性）贫血，继续"3(7)"项检查。

(2)测定血清结合珠蛋白（HPG）、胆红素（BIL）、乳酸脱氢酶（LDH）和尿路上皮膀胱癌（UBC）

1）HPG 大于 250 mg/L（25 mg/dL）提示为失血性贫血：应进一步寻找出血原因和出血部位，如消化道出血或月经过多等。

2）HPG 小于 250 mg/L（25 mg/dL）提示溶血性贫血：血清 BIL 升高，一般 17.1～85.5 μmol/L（1.0～5.0 mg/dL），主要为间接胆红素（IBIL）升高；LDH 同工酶 1,2 组分（LDH_1，LDH_2）升高；中等以上溶血可见尿 UBC 升高。急性血管内溶血可见游离血红蛋白血症和血红蛋白尿症，慢性血管内溶血尿含铁血黄素可为阳性。

(3)末梢血涂片红细胞形态学检查：简单的血涂片染色显微镜检查，对多数血液学异常可做出比较正确的评价，对 IDA 和大细胞性贫血结合病史诊断的正确率可达 90% 以上。因此，不可以因为有血细胞分析仪而忽略血细胞形态学的检验和研究。

1）镰状红细胞增多：可为镰状红细胞病或特征，主要见于黑种人，纯合子 SS，或双杂合子 SC,SD,so,S/β。用红细胞镰状变试验（纯合子镰变 100%，杂合子可达 50%）。

2）结晶红细胞增多：红细胞内有方形结晶，可能为纯合子 HbC 病，少见。靠 Hb 电泳确证。

3）靶形红细胞增多：有以下三种可能性。①肝病，结合肝酶（AST,ALT,LDH,ALP,CCT）、人血白蛋白（ALB）和球蛋白（GLB）、血浆凝血酶原时间（PT）诊断；②HbC 特性或疾病，用 Hb 电泳确证；③地中海贫血，红细胞脆性降低、RET 增高。β 地中海贫血 Hb 电泳可见 HbA2 增高（3.5% 以上）、HbF 增高或正常；α 地中海贫血可见 HbA2 减低（2.5% 以下）、HbF 减少。

4）球形红细胞增多：直接抗球蛋白试验（D-AG）。①遗传性球形红细胞增多症，根据 MCHC 通常在 34% 以上、RET 不增多，脾大、有黄疸史，渗透脆性增大和自溶血增强等可确证；②获得性球形红细胞增多症，无遗传性球形红细胞增多症证据，则可能为温反应性抗体或冷反应性抗体的自身免疫性溶血性贫血，继续"6(2)"项检查。

5）椭圆形红细胞增多：重复检验除外人工假象，如渗透脆性增加，可诊断遗传性椭圆形红细胞增多症。

6）棘状红细胞增多：①获得性棘状红细胞增多症，见于终末期肝病，查肝病生化组并结合临床确证；②先天性棘状红细胞增多症，见于遗传性无 β 脂蛋白血症，查血 β 脂蛋白或低密度脂蛋白确证。

7）口形红细胞增多：重复检验以除外人工假象，结合阳性家族史、轻度贫血和黄疸，可诊断遗传性口形红细胞症。

8）破裂红细胞增多：见于微血管病性溶血性贫血、免疫性血管炎及心脏瓣膜病、行军性血红蛋白尿、严重灼伤等，参见"2(2)"项。

9）疟原虫：结合临床资料诊断疟疾。非"3(3)"项 1）～9），则继续"3(4)"项检查。

(4)D-AG 试验

1）阳性：继续"6(2)"项检查。

2)阴性

①遗传性球形红细胞症:MCHC通常大于34%,红细胞渗透脆性增大。②获得性脾功能亢进症:结合病史、有脾大,超声波和CBC检查以诊断。③异常血红蛋白病:Hb电泳确证;如为否定结果,继续"3(5)~(7)"项检查。

(5)红细胞酶异常:如丙酮酸激酶(PK)、6-磷酸葡萄糖脱氢酶(G－6－PD)等缺陷症,用酶学筛查和酶化学确证,参见溶血性贫血有关试验。在溶血危象时测定可能为假阴性结果应注意。

(6)叶酸和维生素B_{12}测定

1)叶酸、维生素B_{12}单独或共同缺乏,全血细胞减少、骨髓红细胞系高度增生、巨细胞变等,为巨幼细胞性贫血的特征。叶酸和维生素B_{12}治疗应有明显疗效,参见"6(1)"项。

2)叶酸、维生素B_{12}水平不减低。①骨髓病性贫血:全骨髓萎缩或骨髓成分受白血病、骨转移癌、骨结核或组织胞浆菌等病灶排挤所致。②骨髓增生不良:骨髓红细胞系低增生,前体细胞减少,为单纯红细胞再生障碍性贫血;全血细胞系低增生,非造血细胞增多,为再生障碍性贫血。③内分泌疾病:如黏液性水肿、慢性淋巴细胞性甲状腺炎(桥本病)、Addison病、垂体功能减退症等,骨髓有轻度低增生。结合临床及相关抗体和激素测定诊断。

(7)铁代谢和肾功能试验

1)血清铁(SI)小于9.8 $\mu mol/L$(55 $\mu g/dL$),总铁结合力(TIBC)大于71.6 $\mu mol/L$(400 $\mu g/dL$),铁饱和度(IS)小于25%,铁蛋白(FER)小于12 $\mu g/L$(12 ng/mL),IDA早期(红细胞匀质期),可进行铁剂试验治疗以确证。

2)SI小于9.8 $\mu mol/L$(55 $\mu g/dL$),TIBC小于71.6 $\mu mol/L$(400 $\mu g/dL$),IS小于40%,FER大于12 $\mu g/L$(12 ng/mL)提示为慢性疾病贫血如自身免疫性疾病、感染或肿瘤等,结合基础疾病和相关检验诊断。

3)SI大于26.85 $\mu moi/L$(150 $\mu g/dL$),TIBC小于250$\mu g/dL$,IS大于25%,FER大于50 $\mu g/L$(50 ng/mL)提示铁利用障碍。①先天性,表现为铁粒幼细胞性贫血,骨髓铁染色可证明;②获得性,如铅、异烟肼、乙醇等中毒,结合作业史、血和尿铅测定或用药史、酗酒史等诊断。

4)SI大于55$\mu g/dL$而小于150$\mu g/dL$,FER大于12ng/mL而小于50 ng/mL。提示β地中海贫血,电泳HbA_2大于3.5%可确证。

5)血清尿素氮(BUN)、肌酐(CRE)升高。提示肾性贫血,骨髓低增生。由于红细胞生成素(EPO)缺乏和自身中毒所致。如无"3(7)项1)~5)"情况,继续"6(1)"项。

4.非均一性正细胞性贫血

MCV大于80 fL而小于100 fL,RDW大于15%。可能为IDA或叶酸缺乏的早期,或混合性贫血、铁粒幼细胞性贫血。叶酸、铁代谢或骨髓细胞学检查有助于诊断。

(1)血清FER小于12 ng/mL,红细胞叶酸小于200 ng/mL:提示铁和叶酸缺乏性混合性贫血,红细胞分布直方图可能有双峰,试验治疗可确诊。

(2)血清FER大于12 ng/mL,红细胞叶酸小于200 ng/mL:提示早期叶酸缺乏,可进行叶酸试验治疗。

(3)血清FER大于50 ng/mL,红细胞叶酸小于200 ng/mL:提示铁利用障碍和叶酸缺乏的铁粒幼细胞性混合性贫血或叶酸缺乏性贫血,可试验治疗以确证。

(4)血清FER小于12 ng/mL,红细胞叶酸大于200 ng/mL:提示IDA早期,进行铁剂试验治疗确证。

(5)血清 FER 大于 12 ng/mL 而小于 50 ng/mL,红细胞叶酸大于 200 ng/mL,此外还须结合以下情况考虑诊断:黑种人,可能为 HbS 疾病(纯合子 SS)或 HbS 性状(杂合子 SC),可用红细胞镰状变试验或 Hb 电泳确证;非黑人,末梢血可见幼红细胞和幼粒细胞,提示骨髓纤维化,血涂片可见有核红细胞和幼稚白细胞,骨髓穿刺或活检可证明。

(6)血清 FER 大于 50ng/mL,红细胞叶酸大于 200ng/mL:提示铁粒幼细胞性贫血,如骨髓铁染色,可见细胞内外铁和环核铁粒幼红细胞增多可诊断。

5.均一性大细胞性贫血

MCV 大于 100 fL,RDW 小于 14.5%。可能为骨髓增殖异常综合征、慢性肝病、急性白血病、红细胞酶或膜缺陷或细胞毒化疗后。结合临床,血液学和骨髓细胞学检验鉴别诊断。

6.非均一性大细胞性贫血

MCV 大于 100%,RDW 大于 15%。

(1)维生素 B_{12} 和叶酸测定

1)血浆维生素 B_{12} 大于 221.1 pmol/L(300 pg/mL)而小于 737.0 pmol/L(1 000 pg/mL),叶酸小于 4.5 nmol/L(2 ng/mL),红细胞叶酸小于 200 ng/mL 提示叶酸缺乏性巨幼细胞性贫血,骨髓红细胞系高度增生,巨幼细胞变、中性粒细胞分叶过多,叶酸治疗有明显疗效。

2)血浆维生素 B_{12} 小于 300 pg/mL,叶酸大于 2 ng/mL,红细胞叶酸大于 200 ng/mL 提示维生素 B_{12} 缺乏性巨幼细胞性贫血或恶性贫血。可有神经精神症状。可进行胃酸检验、维生素 B_{12} 吸收试验、抗内因子抗体、骨髓细胞学检验以鉴别和确证,或维生素 B_{12} 试验治疗。

3)血浆维生素 B_{12} 小于 300 pg/mL,红细胞叶酸小于 200 ng/mL 提示叶酸和维生素 B_{12} 缺乏性巨幼细胞性贫血,骨髓高增生性,巨幼细胞变;叶酸和维生素 B_{12} 联合试验治疗,不可单独使用叶酸,因可加重维生素 B_{12} 缺乏和神经系症状。非以上各项,继续"6(2)"项检查。

(2)直接抗球蛋白试验(D-AG)

1)D-AG 阳性。

①原发性温反应性抗体:为特发性温抗体型免疫性溶血性贫血。②继发性温反应性抗体:见于以下方面。感染,如伤寒杆菌、巨细胞病毒(MCV)、乙型肝炎病毒(HBV)感染、传染性单核细胞增多症;肿瘤,如恶性淋巴瘤、淋巴细胞白血病、多发性骨髓瘤;结缔组织病,如 SLE、类风湿性关节炎(RA)、结节性动脉周围炎(PN)等。③药物性温反应性抗体:结合青霉素、奎宁、奎尼丁、氯普吗嗪、异烟肼、磺胺、甲基多巴等使用史诊断。

2)D-AG 阴性。

①抗补体阳性见于如下几种。原发性冷凝集素综合征:特发性冷凝集素血症,原因不明,女性多见;继发性冷凝集素综合征:感染,如支原体、传染性单核细胞增多症;肿瘤,如恶性淋巴瘤、慢性淋巴细胞白血病;结缔组织病,如 SLE 等。冷凝集素试验可确证;原发性阵发性寒冷性血红蛋白尿症(PCH);继发性阵发性寒冷性血红蛋白尿症(PCH)。多由感染(麻疹、水痘、先天性梅毒等)引起。IgG 型双相性溶血素(dL 抗体),冷热溶血试验(Donath-landsteinertest,D-LT)可确证。②抗补体阴性:有可能为试验误差,重复 D-AG 试验。非以上各项,继续"6(3)"项。

(3)骨髓穿刺或骨髓活检,重复查 CBC,血液学专家会诊,监测。

(陈　芸)

<h1 style="text-align:center">第六节　全血采集</h1>

良好的献血服务和熟练的全血采集技术直接关系到献血者安全及血液质量。全血采集工作的基本流程包括献血者核对评估→血液采集→血液的贴签和留样、热合→献血告知→血液的暂存→交接核对→献血现场整理等。

一、献血者核对与评估

1. 核对

(1)采血前需核对献血者身份证或其他有效证件、姓名、性别、年龄、体检日期及结果、初筛结果、上次献血时间、血型、采血量、献血码和检验结果等。

(2)为保证献血者在有效的间隔期内献血,采血前还应该检查献血者双侧肘窝部是否有新穿刺痕迹,有条件的还应该进行献血间隔期的实时查询;全部合格者方可献血。

2. 评估

(1)与献血者沟通:在血液采集过程中应当加强与献血者的沟通,尤其是进行每一项主要操作之前,应当与献血者沟通并取得配合。

(2)献血评估:询问献血者的既往献血经历、近日休息等情况,评估出现献血不良反应的可能性和不适合献血的情况。

(3)观察献血者面色是否苍白;观察面部表情和肢体语言是否处于紧张、害怕甚至恐惧状态;如发现这些不利情况,则不急于采血,做好宽慰工作,待献血者解除思想顾虑,充分放松后开始准备采血。

(4)采血护士在采血前需认真检查血袋的质量,内容包括有无破损、霉变、是否在有效期内、血液保存液外观是否正常等。

(5)献血量的评估:通过体检咨询,结合献血者意愿确定献血量。我国每次献全血量为200～400 mL,允许误差值为±10%。塑料血袋血量难以用容积计算,故采用称重法计算采血量,全血相对密度按1.050计算。

二、静脉穿刺部位的选择及消毒

为保证采血顺利,应选择合适的穿刺静脉及其部位。

(一)采血静脉选择

采血均选择上肢肘窝部静脉,采血者应熟练掌握其解剖特点。选择时注意以下几点。

(1)选择清晰可见、粗大、充盈饱满、弹性好、较固定、不易滑动的静脉。

(2)肘正中静脉和贵要静脉符合上述特点,是经常选用的静脉,头静脉也是肘窝部较大的静脉,但易滑动,在前两支静脉不易触及时选用。

(3)献血者较肥胖或静脉处于较深部位时,静脉不显露,这时可用手指触摸其准确位置,或用止血带在肘窝上方5cm处系紧,使静脉充盈可触及。

(二)穿刺部位的选择及消毒

(1)要选择皮肤无损伤、炎症、皮疹、皮癣、瘢痕的区域为穿刺部位。

(2)使用有效的消毒剂(2.0%碘酒和75%酒精等)对穿刺部位进行消毒;必要时可先用肥

皂水清洗双臂和手,重点清洗肘窝部位,然后用清水冲洗干净并拭干,再用有效的消毒剂消毒;消毒时用无菌棉拭蘸取适量 2.0％碘酒,要以穿刺点为中心,自内向外螺旋式旋转涂拭,切忌往返涂拭;消毒面积不小于 6 cm×8 cm,作用 1～3 min 后,再用 75％酒精以同样方式脱碘,宜消毒 2 遍。

(3)消毒溶液涂抹后要充分干燥(至少需要 30 s)才能进行静脉穿刺;消毒后的部位,在进针前禁止用手指再次触摸;不应靠近已消毒的皮肤讲话;若必须再次确认穿刺部位或不慎触碰,触摸后要按操作规程再次消毒。

(4)对碘酒和酒精过敏的献血者应采用其他有效的消毒剂进行消毒。

三、采血步骤

(一)采血静脉穿刺选择

选好静脉穿刺部位并做好消毒,即可进行采血操作,其过程如下:

(1)在上肢静脉穿刺部位消毒区上方 6～10 cm 处系止血带或用血压计袖带系紧并加压至40～60 mmHg,以能阻断静脉回流而不阻断动脉血流为宜,此时表浅静脉充盈,显露清楚。

(2)移动采血管上的滑动夹在距针头 15 cm 处夹住采血管,防止空气进入血袋;脱去护针帽;采血者以一只手绷紧采血部位皮肤,另一只手拇指、示指、中指持采血针柄,针头斜面向上或稍侧斜,减少皮肤阻力,针与皮肤成 30°～50°角刺入皮肤;当针头刺入皮肤后改变角度呈10°,沿静脉走行方向平稳刺入静脉,针尖进入静脉后,可见血液流出,阻力明显减少时须沿静脉方向向前推进 0.5～1 cm,使针头斜面全部处于静脉内,有血液从采血针流入采血管道内,穿刺成功。

(二)采集血液并混匀

(1)静脉穿刺成功后,保持针头位置稳定,松开夹子,观察血流通畅,使血液直接流入采血袋;然后用胶布固定针头位置,并用创可贴覆盖穿刺部位;血液开始流入采血袋时将血袋摇动后放于采血秤(摇摆器)上,将血液与抗凝剂充分混合;嘱献血者做松握拳动作,10～12 s 1 次。

(2)密切观察血流情况,并有规律地摇动血袋,宜采用连续混合采血秤,如果采用手工混合,应当至少每 90 s 混合 1 次,使血液与保存液充分均匀混合;遇有血流不畅时,应及时分析原因并作相应处理,校正针头位置,以防采血中断;当不易观察血流时,则注意观察穿刺部位有无异常以及血袋重量是否增加。

(3)采集过程中,观察献血者有无精神不安、面色苍白、出冷汗等表现;一旦发现异常或发生献血不良反应应立即停止采血,对献血者进行及时护理及处置。

(4)如果出现穿刺不成功、血肿、血流不畅等情况,不必惊慌,要分析原因并采取相应措施及时纠正。

1)检查是否有血肿,若无血肿,征求献血者同意后可以适当调整针头,观察血流情况。

2)若调整针头后仍无法恢复正常血流,则必须停止采血。

3)避免过度抽动针头或挤压献血者血管以防止形成小凝块并释放入血液循环。

4)禁止向同侧手臂的其他血管穿刺。

5)向献血者耐心解释血流慢的原因,告知献血者可能出现穿刺处青紫,取得献血者的理解和支持。

6)需第二次穿刺时,应当在征得献血者同意后,在另一手臂选择穿刺部位和静脉,消毒,使用新采血袋的采血针进行穿刺。

7)必要时请其他医护人员帮助处理。

(三)采血结束

(1)采血量达到要求时,嘱献血者松拳,松开止血带,合闭止流夹,用创可贴或消毒棉球、纱布轻按静脉穿刺点,拔出针头后即加重按压。

(2)嘱献血者用 3 个手指用力压住针眼 10 min 或用弹力绷带包扎穿刺点 20 min。

四、血袋及血液标本标识

血液采集过程中,采血者可完成血袋及血液标本贴献血条形码标识、采血记录等工作。

(一)标识

(1)一次只能对来源于同一献血者的一份血袋、标本管和献血记录进行标识。

(2)经核对后,正确将唯一性条形码标识牢固粘贴在采血袋、转移袋、留样标本管、血袋辫子样导管、献血记录单、无偿献血证上;贴完后需再次核对条形码是否一致。

(3)不再使用的献血条形码应当遵循管理程序进行收回、销毁,防误用。

(二)现场记录

献血信息:献血者登记卡除了包括献血者个人资料、身体检查记录外,还应包括献血者献血记录。一般可记 30 次以上的献血记录,包括所献血液情况、联系方式和有无献血反应等。

五、献血后护理和健康指导

采血后对献血者进行及时、正确的护理,不仅是对献血者精神上的安慰和体贴,也可减少或避免献血不良反应的发生。采血后的护理应包括医护人员对献血者的现场护理及健康指导。

(一)献血者现场护理

(1)可用创可贴、消毒棉球等敷料覆盖穿刺后的针眼,并将敷料位置固定。

(2)检查静脉穿刺孔部位有无渗血或出血等异常现象,如有,则应抬高手臂,并用手指继续压迫渗血或出血部位,并更换被血污染的创可贴或棉球。

(3)献血后献血者应在原座椅(床)上休息 5～10 min,然后慢慢起来,无不适后到休息室处继续休息 10～15 min,并饮用适量饮料,其间医务人员应密切观察献血者情况,无异常反应并得到医务人员许可后方可离开。

(4)注意观察献血者,若发现献血者有不良反应,则按《献血不良反应》处理。如头晕、面色苍白、出冷汗等现象,应立即送入邻近的急救室平卧,取头低位,饮一些糖水,稍加休息,一般即可恢复;若未能恢复则应请医师进行紧急治疗。

(5)所有医务人员均应对献血者表示感谢,并鼓励其在法定间隔期之后再次来献血;所有医务人员都有责任观察献血者的反应,并且能够解答献血者的问题。

(二)献血后注意事项和健康指导

将主要内容印制成书面材料,当面告知并将其发给每位献血者。

(1)保护好穿刺部位上的敷料至少 4 h 不脱落,以防穿刺部位被擦伤或污染引起感染。

(2)献血后 24 h 内不要做剧烈运动或重体力劳动以及高空作业和过度疲劳,以防发生意外。

(3)献血后半小时内不要吸烟。

(4)献血后 4 h 内多饮些水或其他饮料,在随后的几天内也应多摄入液体,有助于血容量恢复。

(5)献血后当日避免饮酒,避免暴饮暴食,食用易消化的食物和水果。

(6)部分献血者献血后有疲劳或困倦感,这属正常的生理反应,或因情绪波动所致,不必担心;献血者应保持冷静,情绪稳定,要保证有充足的睡眠。

(7)若发现采血部位局部或全身自觉症状异常,应及时与采血机构取得联系,必要时采血机构应访视,根据具体情况作适当处理。

六、留取血液检测标本

(一)标本留取时间和方法

(1)检测结果用于判定血液能否放行的标本只能在献血时同步留取,不得在献血者健康检查时提前留取。

(2)采血完毕拔出针头后单手持针将静脉穿刺针插入真空采血管,握持血袋的手抬高,松开止血钳,留取 5 mL(核酸检测需留取 8 mL 或 10 mL)血样;上下颠倒均匀摇动血液检测标本留样管 5~8 次,以使抗凝剂与试管内血液充分混匀,样品应无溶血、无凝集。

(3)如果使用带有留样袋的采血袋,可在血液流入采血袋前完成标本留取。静脉穿刺成功后,松开留样袋夹子,使最先流出的血液流入留样袋,留取量为 15~20 mL,然后夹闭留样袋夹子,松开阻塞件下端止流夹,使血液流入采血袋;将留样袋的留样针插入真空采血管,留取血样用做血液检测标本。

(二)热合辫子样管

(1)采血完毕留取检测标本后保持采血管道注满全血,按封管热合器操作规程用热合方式分离针头。

1)在距离采血针头近端 5 cm 处热合离断,针头连带血液标本一起掰掉,放入试管架;然后在血袋塑料导管上自离血袋远端至近端顺序用热合机封 4 段辫子样管:每段 15~20 cm,最后一个热合点距离血袋应有 15~20 cm 的距离。

2)核对辫子样管条码与血袋条码是否一致,然后剪下远端第一段辫子样管,该段辫子样管需交接给检验科作留样保存;余下三段辫子样管则按热合处折成三折,用胶圈捆好,并绑在该血袋的导管上,留作临床配血或血型复检用。

(2)注意在热合过程中不能用力牵拉或扭转导管,应待封口颚松开 1~2 s 后,方可取出已封口的导管。

(3)若使用血袋导管内血液作为检测标本,应在完成采血后,立即将血袋导管末端进行热合,确保血袋导管内充满抗凝全血。

(4)若为滤白全血袋则只需热合一段保留至少 15 cm 掰下保存,其余三段辫子样管在去白后的红细胞袋塑料导管热合留取。

(5)拔出标本管上针头,从血液标本试管上轻轻把针头拔出,放入利器盒内。

(三)血液、血液检测标本管存放

(1)采集后的血液、血液检测标本应立即放入(4±2)℃冷藏箱或已预冷的贮血箱中进行降温、冷藏。

（2）用于制备浓缩血小板的全血应放置在（22±2）℃环境下保存。

七、献血结束后的工作

（一）献血证、纪念品发放和致谢

（1）发给献血者无偿献血证和纪念品，并表示感谢，同时鼓励其定期献血。

（2）告知无偿献血后的优惠政策、待遇及办理程序。

（3）在适当时回访或召开无偿献血者联谊会。

（二）献血现场整理

本班献血工作结束时，整理献血现场。

（1）献血相关信息应及时录入计算机管理信息系统。

（2）清点采集血液、标本、献血登记表数量，应当一一对应，保证准确无误。

（3）做好血液暂存、运输和交接工作。

（4）清点记录物料消耗。

（5）做好医疗废物的封装、标识、运输以及交接等工作。

（6）关闭采血秤和热合机，切断电源。

（7）整理清洁现场，用消毒剂擦拭操作台及采血器材，清洁地面。

（三）填写记录和核查工作

（1）填写相关记录。

（2）记录采血时间。① 全血采集时间：200 mL＞5 min，300 mL＞7 min 或 400 mL＞10 min，所采集的全血不可用于制备血小板，应给予特殊标识；② 全血采集时间：200 mL＞7 min，300 mL＞10 min 或 400 mL＞13 min，所采集的全血不可用于制备新鲜冰冻血浆。

（3）再次核查献血者身份、血袋、血液标本和相关记录，确保无误。

（陈　芸）

第七节　应急采血和供血

发生突发公共事件时，启动采供血应急预案，保障临床急救用血。应急预案启动后，应该根据预案制定的内容和要求，有序地开展献血者的招募、血液的紧急采集、制备、检验等工作，确保患者抢救的需要。

一、应急采供血条件

应急采供血又分为两种情况。

（1）发生突发公共事件时，采供血机构本身未受到破坏或损坏，只是对采供血量的需求显著增加，此时主要通过动员招募更多的献血者，增加采供血工作人员和相关资源，增加工作量和工作节奏，可以达到应急采供血的目的和效果。

（2）突发公共事件也造成了采供血机构的损害甚至严重损害，采供血机构本身的采供血能力降低,如果信息管理系统被破坏,部分甚至整个采供血过程需要人工进行。这种情况下,如果血液需求量大量增加,则需要启动人工操作、人工记录和信息系统恢复后的信息补录,工作效率必然降低,差错概率会显著增加,而采供血能力甚至还不能达到日常的水平。如果血站遭受毁灭性的打击,如房屋和各种设备出现严重破坏,电力中断、通信联络系统中断、网络系统中断,所有血液采集、制备、检验、储存和供血能力瘫痪,因此可能需要启动城际、甚至省际血液联动保障机制,通过外地采供血机构的血液供应支持。

二、应急采供血操作

(一)采供血机构本身未受到破坏或损坏时的应急采血和供血

突发公共事件造成的人员伤亡不是特别大,采供血机构没有受到损害或自身的损害也不严重,根据《血站质量管理规范》和《血站质量实验室管理规范》的要求,关键设备均有备份,因此,靠本地采供血机构自身能够完成应急采供血,以保障应急血液供应。

1. 应急采血

要求全体职工提前时间上班,立即召开紧急会议,向各部门通报事件相关信息、下达指令,紧急通知中心全体工作人员取消轮休,公休假日,迅速赶到各自的岗位,按照中心应急预案规定的职责,立即进入应急工作状态。而且全体职工要全天 24 h 保持通信工具畅通。

(1)突发公共事件时的血液需求分析:根据血液库存量及上级相关指挥部门发布的事件严重程度、有关人员伤亡及医疗机构血液需求信息,分析并初步判断血液需求量,以便安排献血者动员及招募工作。

(2)血源动员和招募:通过各种媒体资源及时向公众发布突发公共事件消息及血液库存和需求信息,同时,也要告知公众无偿献血地点和时间等信息,以方便公众无偿献血。这是最有效的血源动员和招募手段。

当出现献血者过多,超过血液采集能力或需求时,可采取登记预约献血的形式,登记献血者信息,特别是联络方式,以便需要时可及时招募献血。

(3)血液采集:发生突发卫生事件时,一旦需要,要及时调整采血工作模式,增加采血工作人员和采血点数量,延长采血工作开始时间,招募志愿者参与辅助性工作如咨询、指导填表、引导献血等。这样可以使短期采供血能力倍增。

(4)血液成分制备:要求血液成分制备人员及时到岗,合理分组,轮流作业,血液成分及时分离制备,加强血液制备过程、制备时间、冷链保护等关键控制点的质量监控,忙而不乱,确保制备的血液成分的质量。

(5)血液检测和批放行:为保证及时、足量的血液供应,应急时的"批"概念应该缩小,尽可能快速完成检测工作,缩短检测结果和报告发放的时间,以便于批放行。

2. 应急供血

(1)应急血液发放:要求血液发放人员全体、及时到岗,按照应急预案的要求和急救医疗机构的应急血液需求,及时发放血液和血液成分。

(2)应急血液运输:所有送血车和送血司机随时处于待命状态,检查车况使之处于正常使用状态、备足燃油。必要时可要求医疗机构派车取血,以保证血液及时供应。

(3)输血科的应急保障:输血科要及时与医务管理部门、临床急救科室联系,及时掌握本院收治伤病员的信息,并与采供血机构密切沟通联络,以便及时获得所需血液。

(二)采供血机构受到损害时的应急采血和供血

突发公共事件性质和程度严重,伤病员多,血液需求量增加非常大,或者本采供血机构受到严重的损害,靠本地采供血机构自身完不成应急采供血,完全不能满足血液需求,只能通过上级政府和相关管理部门协调,由外市或者外省调剂血液来供应。此时的主要任务和业务工作就是血液和血液成分的运输和交接管理,包括血站与血站之间的血液交接,血站与医院血库之间的血液交接。因为目前全国大多数血站使用不同的采供血信息管理系统,互相不通用,外来血液的信息和发往医院的血液信息无法录入血液管理系统。因此要进行手工记录,或者要临时开发简单的信息管理程序,暂时对血液信息进行记录和关联,待公共事件过后或采供血机构自身的系统恢复后再经过核对后补录入血液信息管理系统,恢复正常运作。

三、献血者动员过多或血液采集过多的问题及对策

(一)采集过多的问题

一般在突发公共事件发生时,因为有效的动员和招募,由最初的血液供应不足突然转变为血液供应过多,如果没有充分的分析、评估和协调,极可能出现血液过剩而报废,造成不必要的浪费。

(二)主要对策

(1)要从多方面组织分析、研判,对伤员用血的一些规律进行预判,对患者后续治疗不同时期的血液品种和数量需求进行研判,这些对指导血液采供都非常重要。在突发公共事件发生时,由于血液储备量少的原因,初期可能缺血;待广泛宣传、社会动员后,许多公民积极踊跃献全血,后期又出现红细胞过多、或偏型。

(2)在血液调剂方面也要做得更加细致,能够按照各地对血液品种和数量的不同需求进行按需调配,可避免血液保障中出现的血液过多、不足或偏型的情况。

(陈 芸)

第八节 急性溶血性输血反应

急性溶血性输血反应(acute hemolytic transfusion reactions,AHTR)是最严重的输血不良反应之一。

AHTR 是在输血后数分钟至数小时内(<24 h)发生的溶血反应,故又称为即时溶血性输血反应(immediate hemolytic transfusion reactions)。

一、原因

(一)ABO 血型不合的输血

临床出现 ABO 血型不合输血的原因,主要是由于工作人员责任心不强,违反操作规程,引起配血或输血错误;或者因为技术方面和其他原因造成血型鉴定的错误。

1.血型定型试剂质量问题

如试剂效价太低、亲和力不强等。

2.被检红细胞发生变化

(1)某些细菌(如大肠埃希菌)可产生"类B"抗原,当这类细菌感染时,"类B"抗原吸附于红细胞膜上,可误定为B型或AB型。

(2)在急性白血病或其他恶性肿瘤患者和某些老年人中,红细胞血型抗原可以减弱或消失。

(3)某些细菌或细菌酶污染红细胞后,激活红细胞膜上无活性的T抗原,可与正常血清中抗T抗体发生全凝集现象。

3.受血者血浆异常而出现假凝集

(1)某些患肝病、传染病、多发性骨髓瘤等疾病的患者血浆中白蛋白或球蛋白比例增高,患感染、外伤、肿瘤等疾病的患者血浆中纤维蛋白原增加,容易使红细胞呈缗线状凝集。

(2)某些自身免疫性疾病、支原体肺炎、病毒性肺炎患者,血清中有高效价抗体,容易引起非特异性凝集。

(3)患者在输血前输注右旋糖酐等大分子物质,也易造成假凝集现象。

4.技术操作不当造成差错

(1)如红细胞浓度过高,则抗原过剩,抗体不足,每个红细胞均结合少量抗体,不足以形成凝集;如红细胞浓度过低,则细胞间距离较大不易聚集在一起。

(2)反应时间不足,使凝集尚未出现,造成假阴性反应;反应时间过长,血清浓缩,细胞集聚,造成假阳性反应。

(二)A、B、AB型患者输注O型全血

当O型供血者血浆中抗A、抗B抗体效价较高时,则可以引起A、B、AB型受血者红细胞破坏溶解,发生溶血现象。

(三)输注不相容血浆

当输入不相容血浆量较大或血浆中抗体效价较高时,可引起受血者红细胞溶解破坏。

(四)献血者之间血型不合

在短时间内,一次输注大量多个献血者血液,可因献血者之间血型不合而发生溶血。

(五)A2亚型不合

(1)如A2型患者输注过A1型血液或妊娠过A1型胎儿,则可能产生免疫性抗A1抗体,当再次输入A1型血时,可能发生急性溶血反应。

(2)1‰~2‰ A2型及25‰ A2B型人血清中有天然抗A1抗体(IgM),当输入A1型血液时,可发生血管内溶血。

(六)Rh血型不合

血清中很少有抗Rh抗原的天然抗体,但是多次输血或多次妊娠,可产生特异性免疫性抗体;当血清中抗体效价较高时,再次输入不相容血液,也可发生急性溶血反应。

(七)其他稀有血型不合

如Lewis、MNS、Kell、Kidd、Duffy血型不合,可引起急性溶血反应。

(八)其他

一般血清学方法未能发现的血型抗体。

二、发病机制

AHTR 是血管内溶血,其免疫机制是输入不相容的血液成分(红细胞/血浆)时,受者/供者血浆中的血型抗体与供者/受者红细胞膜上血型抗原结合成免疫复合物,导致补体活化,形成攻膜复合物,随后由攻膜复合物穿透红细胞膜造成孔道,红细胞因细胞内容物外流或水分进入细胞内,导致渗透压改变而迅速溶解,血红蛋白直接释放入血浆。

三、症状与体征

(1)一般只要输入 10~50 mL 异型血,即可引起急性溶血反应。

(2)主要表现寒战、发热、头疼、腰背疼、腹痛、胸部压迫感、呼吸困难、发绀、血红蛋白尿、黄疸等。

(3)严重者发生休克、弥散性血管内凝血和急性肾衰竭。

(4)如患者处于全麻状态下,出现不能解释的手术区广泛渗血及低血压,可为急性溶血反应的唯一表现。

(5)个别因免疫功能低下的患者,血中抗体效价低,误输入少量异型血而不出现典型急性溶血反应症状,容易被忽视。

四、诊断

(一)根据临床表现分析

在临床输血过程中或输血后患者出现寒战、高热、腰背剧痛、面红,尿呈酱油状或茶色;或在全麻状态下手术野出现过度渗血、出血不止,不明原因的血压下降等应考虑急性溶血反应。

(二)实验室检查

当疑有急性溶血反应时,立即进行下列各项检查:

(1)核对供者配血试管的血标本,患者血标本和血袋标签是否相同。

(2)用输血前、后患者血液标本重复 ABO 血型和 Rh 血型鉴定,并分别于低温(<10 ℃)、室温(20 ℃~25 ℃)和体温(37 ℃)条件下与所输的剩余血液重复交叉配血试验。

(3)立即取静脉血 5 mL,离心后观察血浆颜色,如血管内溶血>25 mL 时,则血浆呈红色。

(4)测定血浆游离血红蛋白,溶血后血浆游离血红蛋白立即升高,1~2 h 达到高峰。

(5)血浆结合珠蛋白测定,血管内溶血后,血浆结合珠蛋白可立即降低。

(6)观察输血后每一次尿的颜色,或隐血试验,血管内溶血>50 mL 即可出现血红蛋白尿,4 h 后开始减少,血红蛋白尿可仅见于第一次尿。

(7)溶血反应后 5~7 h,测血清胆红素明显升高。

(8)用输血后患者血液标本做直接抗球蛋白试验。

(9)立即将患者血液做涂片检查,可发现大量红细胞碎片。

五、鉴别诊断

(一)细菌污染性输血反应

(1)输血开始后不久患者出现发热、寒战,直接抗球蛋白试验阴性,应首先考虑细菌污染性输血反应,并检查血袋剩余血有无溶血、变色、凝块、气泡等细菌污染现象。

(2)细菌学诊断:将血袋剩余血涂片染色找细菌以及分别取受血者血液、血袋剩余血和所输注液体分别在 4 ℃、室温和 37 ℃条件下做需氧菌和厌氧菌培养。

（二）非免疫性因素引起的溶血

1. 原因

（1）血液温度的影响：血液冻至 −3 ℃以下，复温解冻时会发生严重溶血；血液加温至 50 ℃，也会发生溶血。

（2）机械损伤：通过小口径针头、导管、过滤器进行强力或加压快速输血，体外循环等均可能造成机械损伤而发生溶血。

（3）添加药物：低张（或高张）盐水、5％葡萄糖液或某些药物加入血液或与血液同时输注，可发生溶血。

2. 特点

（1）输注前已溶血的血液输入人体后，大多数患者耐受良好，通常表现为无症状血红蛋白尿（无发热、寒战、低血压等症状），但也有发生 DIC 甚至死亡的病例。

（2）发生非免疫性溶血时，患者直接抗球蛋白试验阴性；检查血袋剩余血可发现游离血红蛋白。

（3）输入过期血液，除血红蛋白尿以外，还可能发生短暂低血压、呼吸困难和肾功能改变等症状。

六、治疗

（一）停止输血

发现或怀疑急性溶血反应，应立即停止输血，保留静脉输液通路，严密观察血压、尿色、尿量和出血倾向；立即采集患者血液标本，连同输注剩余血送检复查。

（二）补充血容量

尽早输注低分子右旋糖酐、晶体液（生理盐水、5％葡萄糖液或平衡液）补充血容量，每日补液应在 3 000 mL 以上。

（三）换血疗法

发生严重急性溶血反应时，应尽早实行换血疗法，即红细胞交换输血。

1. 目的

换血可移除血液中部分异型红细胞、免疫复合物和游离血红蛋白，减轻溶血反应过程。

2. 血液选择

输入血液宜选择同型或 O 型洗涤红细胞，也可输同型新鲜红细胞（储存 5 d 内）。

3. 换血量

换血量的多少应根据病情轻重和误输异型血量多少而定，一般输异型血 200～300 mL，换血量应为 2 000～3 000 mL，输入血量应多于放血量。

4. 血浆置换

如无条件换血，可进行血浆置换以降低异型红细胞输入所致抗体效价，置换液选用 AB 型新鲜冰冻血浆，一次置换 1～1.5 个血浆容量。

（四）应用利尿药

在充分补液的同时，尽早使用利尿剂，以保证每小时尿量＞100 mL；利尿剂可选用依他尼酸钠、呋塞米等静脉注射；20％甘露醇或利尿合剂静脉滴注。

(五)应用碱性药

保持尿为微碱性,防止游离血红蛋白和红细胞基质在肾小管沉积。

(六)预防 DIC

除应用右旋糖酐外,可用双嘧达莫 400～600 mg 静脉滴注或尽早应用小剂量肝素治疗,先静脉滴注 4 000 U,然后 1 500 U/h,维持 6～24 h。

(七)糖皮质激素

能减轻输血反应症状,防止过敏性休克,也可防止和减轻因致敏或回忆性反应而再次加重溶血;可用氢化可的松 300～600 mg 或地塞米松 10～30 mg 静脉滴注。

(八)其他治疗措施

为了预防急性肾衰竭还可用扩张肾血管药物,如静脉滴注多巴胺或苄胺唑啉等。

七、预防

(1)防止同名同姓、床位相邻或住同一床位的前后两位患者之间混淆,造成错采血液标本。

(2)认真填写血袋、配血试管标签和患者血标本试管的标签,严防差错。

(3)发血时,由发血者与取血者共同核对患者姓名、血型、献血者号、血型与配血单是否相符。

(4)输血前,应由 2 名工作人员在床边核对患者血型与献血者血型是否相符,与配血单是否相符。

(5)认真做好患者血液标本及献血者血液标本的血型鉴定和交叉配血试验。

(6)对一次大量输血者,献血者之间的血液应做交叉配血试验。

(7)尽量不将 O 型全血输给 A、B、AB 型患者。

(8)对反复多次输血或多次妊娠的患者,输血前应做不规则抗体筛选试验。

(9)采用一些新的身份识别技术可以降低人为差错,如无线射频识别技术和条形码技术等。

(陈 芸)

第九节 非溶血性发热性输血反应

非溶血性发热性输血反应(non-hemolytic febrile transfusion reaction,NHFTR)是指在输全血或输血液成分期间,或输血后 1～2 h 内体温升高 1 ℃以上,并以寒战、发热为主要临床表现,用其他原因不能解释的不良反应。其发生率约为 0.2%(每输注 500 U 的全血或血液成分发生一次 NHFTR)。

一、原因

(一)热原反应

热原包括细菌性热原、药物中的杂质、非蛋白质的有机或无机杂质、采血或输血器上的残留变性蛋白质等;由于消毒技术提高和普遍使用一次性采血袋、输血器材,该原因所致的

NHFTR 已较少见。

（二）免疫反应

（1）大多数非溶血性发热性输血反应与多次输入 HLA 不相容的白细胞、血小板而引起的抗原抗体有关；由于多次接受输血或妊娠，受血者血中产生白细胞、血小板抗体及淋巴细胞毒抗体，再次接受输血，发生抗原抗体反应，激活补体，进一步引起白细胞、血小板溶解而释放热源，导致发热反应。

（2）血浆中的免疫球蛋白和结合珠蛋白等物质，能激发产生同种抗体，引起发热反应。

（三）细胞因子

血液制品在储存过程中，白细胞会产生多种细胞因子，包括白细胞介素-1（IL-1）、白细胞介素-6（IL-6）和肿瘤坏死因子-α（TNF-α）等，这些细胞因子随着储存时间延长而增多，输入人体会引起发热反应。

二、症状和体征

（1）一般在输血开始 15 min 至 2 h，突然出现发热、畏寒、出汗，体温可达 38 ℃～40 ℃。有的患者可伴有恶心、呕吐、皮肤潮红、心悸和头疼。血压无变化，30 min 至 2 h 后症状逐渐缓解。

（2）在全麻状态下，发热反应很少出现。

（3）有隐性心血管病的老年患者可能会诱发呼吸道并发症、低血压、甚至休克。

（4）如果体温超过 40 ℃，伴有血压下降，或发热时间持续 18～24 h 或更长，则应考虑其他原因所致。

三、诊断

（1）输血开始至 2 h 以内体温升高 1 ℃ 以上，并伴有发热症状者。

（2）受血者有多次输血或妊娠史，既往有输血发热史，受血者或献血者血清中可检出 HLA、粒细胞和血小板抗体。

（3）需与轻症急性溶血性输血反应和细菌污染输血反应相鉴别。

四、治疗

1. 一般处理原则

（1）在输血治疗过程中，一旦发生发热反应，应立即停止输血，并缓慢输注生理盐水保持静脉通路。

（2）将受血者血样及剩余血液制品一起送输血科或检验科进行相关实验室检查。

（3）注意受血者保暖，并密切观察患者，每 15～30 min 测体温一次。

（4）如受血者出现轻度发热反应而病情需要继续输血时，应重新更换血液制品（如洗涤红细胞）输注，输注的速度应减慢，严密观察受血者生命体征。

2. 退热药的应用

一般可选用阿司匹林、对乙酰氨基酚等退热药；如患者伴有血小板减少时，应避免使用阿司匹林类退热药。

3. 其他治疗

伴有严重寒战者，可用哌替啶肌注或皮下注射。

五、预防

(1)采、输血器材和血液制备过程应做到无热原,采血和输血过程严格遵守无菌操作规定。

(2)反复发生 NHFTR 的患者,采用去除白细胞的血液制品输注。由于在储存前去除白细胞($<5×10^6$)的血液制品,可以减少细胞因子的释放,因此比输血前去除白细胞的血液制品效果好。

(3)输血前用药的疗效尚不确定,不推荐常规使用药物预防非溶血性发热性输血反应。

(4)如受血者血液中存在抗白细胞抗体时,则应该与供血者血液进行白细胞交叉配血试验,选择合适的血液制品供者。一般选用粒细胞免疫荧光试验检测粒细胞特异性抗体,用淋巴细胞毒试验检测 HLA 抗体。

(陈 芸)

第十节 输血过敏反应

过敏反应(hypersensitivity)是常见的输血不良反应之一。临床表现多样,轻者可表现为单纯性荨麻疹、血管神经性水肿,严重者可出现呼吸障碍、休克等症状。

一、原因

(一)IgA 抗体和 IgA 同种异型抗体(抗 A2m 抗体)

(1)多次输血可使 IgA 缺乏的患者产生类特异性抗 IgA 抗体(抗 α 抗体),当再次输血时可发生严重的过敏性休克。

(2)多次输血也可以使受血者产生亚特异性 IgA1 抗体或 IgA2 抗体(抗 $α_1$ 抗体或抗 $α_2$ 抗体)、同种异型抗体(抗 A2m 抗体),也可引起过敏性输血反应。

(二)过敏性体质

(1)有过敏体质患者,平时对某些物质(如花粉、尘埃、牛奶、鸡蛋等)过敏,输注血浆时,会发生过敏反应。

(2)对某些药物(如青霉素)过敏的患者,如接受使用过过敏药物的供血者血液时,则可能会引起严重的过敏反应。

(3)对镍金属过敏的患者,因使用含有镍金属的钢针输血器输血而发生过敏性输血反应。

(三)被动获得性抗体

(1)极少数过敏体质献血者,体内已产生对某些物质的抗体,可随血液输入受血者,当受血者接触到相关过敏原时,即可发生过敏反应。

(2)献血者因多次妊娠产生高效价的抗 HLA 抗体,如输入该血液时,可引起严重的过敏反应。

(四)IgG 同种异型抗体

由于不同个体间 IgG 重链(γ-链)抗原性的差异,经输血或多次妊娠产生同种异型抗体(抗 Gm 抗体),当再次输入血浆或免疫球蛋白时,可引起过敏反应。

(五)免疫球蛋白多聚体

(1)静脉注射的免疫球蛋白制品中多聚体含量增多（＞5％），可激活补体，产生血管活性物质，引起过敏反应。

(2)静脉注射免疫球蛋白制品中可能含有炎性介质，促进释放纤维蛋白溶酶、血管舒缓素、激肽释放酶原激活物等，可激活补体，引起过敏反应。

(六)冷球蛋白血症或冷凝集素综合征

冷球蛋白血症或冷凝集素综合征患者输血时，其体内的冷球蛋白或冷抗体可能会与血液制品反应而引起过敏反应。

二、临床表现与诊断

输血引起的过敏反应一般发生在输血开始几分钟后，也可以发生在输血中或输血后。

1.轻度过敏反应

(1)出现全身皮肤瘙痒、皮肤红斑、荨麻疹、血管神经性肿（多见于面部）和关节痛等症状。

(2)大约 10％的患者出现呼吸道症状而无皮肤表现，例如出现喉头水肿引起声嘶、喘鸣以及喉部"肿物阻塞"感；支气管收缩可引起喘息、胸闷、胸骨后疼痛、呼吸困难、焦虑或发绀，肺部可闻哮鸣音。

(3)部分患者胃肠道受累可出现恶心、呕吐、腹痛、腹泻等。

(4)血液检查可见嗜酸性粒细胞增多。

2.重度过敏反应

(1)重度过敏反应多与 IgA 抗体有关，往往在开始输血时（输注＜10 mL）即出现症状；呼吸道症状如支气管痉挛、喉头黏膜水肿、呼吸困难、发绀等明显，更严重者出现过敏性休克。

(2)部分患者还会出现心血管系统功能紊乱，出现低血压、心动过速、意识丧失、心律失常和心搏骤停等；少数患者可伴有发热、寒战、恶心、呕吐、腹泻、腹痛等。

3.如怀疑 IgA 缺乏的患者

应检查其血清中 IgA 的含量（血液标本的采集应在输血前进行）。

三、治疗

(一)轻度过敏反应

(1)减慢输血速度，保持静脉通道通畅，严密观察病情变化。

(2)口服或肌注抗组胺药物，如苯海拉明、氯苯那敏、异丙嗪（非那根）或类固醇等药物，一般经过处理后症状很快会消失。

(3)H_2 受体阻断剂西咪替丁或雷尼替丁静脉注射可以对 H_1 受体阻断剂起到辅助作用，联合使用效果更好。

(4)可以适当使用糖皮质激素治疗。

(5)经正确处理 15～30 min 后症状缓解，症状缓解后可以继续输血。

(二)重度过敏反应

(1)立即停止输血，保持静脉通道畅通。

(2)有支气管痉挛者，皮下注射肾上腺素 0.5～1.0 mg，严重或持续者，静脉注射或静脉滴注糖皮质激素、氨茶碱等。

（3）有喉头水肿者,应立即气管插管或气管切开,以防窒息。

（4）有过敏性休克者,积极进行抗休克治疗。

（5）加强支持治疗,采取头低脚高仰卧位,吸氧、心电监护,监测生命体征等。

四、预防

（1）有过敏史者,在输血前半小时,口服抗组胺药,如苯海拉明、盐酸异丙嗪、糖皮质激素等。

（2）对 IgA 水平低下或检出抗 IgA 抗体的受血者,应选用缺乏 IgA 的献血者血液及血液制品。

（3）输注洗涤的血液制品,可以预防既往有输血过敏史的患者再次输血时发生过敏反应。

（4）不使用有过敏史的献血者血浆。

（5）使用输血加温器可以预防冷球蛋白血症引起的过敏反应。

（陈　芸）

第十一节　红细胞的制备和保存

红细胞是血液的主要成分之一,具有运输 O_2 和 CO_2 的生理功能。红细胞制剂的种类很多,应用较广。目前,国内外常用的制剂主要有浓缩红细胞、悬浮红细胞、去白细胞红细胞、洗涤红细胞、冰冻红细胞、冰冻解冻去甘油红细胞等。红细胞制剂的制备有手工法和机采法,其原理都是依据血液成分的相对密度不同(红细胞为 $1.090\sim1.092$,血小板为 $1.030\sim1.042$,血浆为 $1.025\sim1.030$,白细胞为 $1.070\sim1.090$)来进行分离的。根据分离的不同成分选择不同的离心力,根据相对离心力和离心半径换算出转速。我国将从 200 mL 全血分离制备的红细胞制剂定义为 1 单位。

一、浓缩红细胞

浓缩红细胞以往也称为压积红细胞或少浆血,是将采集到多联塑料血袋内的全血中的大部分血浆分离出后剩余部分所制成的红细胞成分血。浓缩红细胞是早期的红细胞制剂,可以在全血有效保存期内的任何时间分离制备而成。全血是将符合要求的献血者体内一定量外周静脉血采集至塑料血袋内,与一定量的保养液混合而成的血液制剂。

塑料血袋是由医用聚氯乙烯(PVC)树脂粉($65\%\sim68\%$)、油状增塑剂($30\%\sim35\%$)、稳定剂($1\%\sim2\%$)和其他辅佐料等制成。血袋袋体应无色或微黄色,无明显杂质、斑点、气泡,单层膜厚度 $0.4\sim0.5$ mm。血袋内表面应光滑,外表面有条纹或毛玻璃状,这有利于防止血袋在高压蒸汽灭菌及储存时表面彼此粘连。采血管和转移管内外表面光洁,无明显条纹、扭结和扁瘪,热合线应透明、均匀。血袋中保养液及添加液应无浑浊、杂质、沉淀。血袋上贴有相应的产品标识,包括:产品名称、型式代号、采血袋公称容量和国家标准编号。塑料血袋依据数目不同,可分为单袋(S)、双联袋(D)、三联袋(T)和四联袋(Q)等。单袋是由袋体、采血管、采血针、保护帽、隔膜管和护帽等部分组成的密封系统。双联袋是在单袋的基础上,袋头一端经转移管连接一个转移袋,转移管内有阻塞件(俗称折断即通管,供阻止抗凝液和血液流入转移袋)。三联袋是在二联袋转移管上用三通管并连一个子袋,形成一个母袋和两个子袋。四联袋可分为两种结构,一种是在三联袋的基础上在转移管上增加一个三联管和子袋;另一种是在三联袋主袋头上连接装有红细胞添加剂的子袋。二联袋、三联袋、四联袋均称多联血袋,用于血液及其成分的采集、分离、转移和储存。

(一)制备方法

(1)用多联采血袋采集献血者全血于主袋内。

(2)将装有全血的多联袋在 2 ℃~6 ℃低温离心机内离心,离心力 5 000×g,离心 7 min,沉淀红细胞。

(3)轻轻取出离心后的全血,在低温操作台上用分浆夹将大部分血浆分入空的转移袋内。

(4)用高频热合机切断塑料袋间的连接管,制备成浓缩红细胞。

(5)红细胞的采集还可以使用血细胞分离机,采集时依据仪器的操作说明进行操作即可,血细胞分离机的使用方法将在"单采血小板的制备"中进行详细说明。

(二)特点及保存

浓缩红细胞含有全血中全部红细胞、白细胞、大部分血小板和部分血浆,具有补充红细胞的作用。浓缩红细胞应储存在具有可视温度显示、温度超限声、光报警装置的专用低温储血冰箱内,最好有 24 h 连续温度监测电子记录的自动温度监测管理系统。浓缩红细胞的储存温度为 2 ℃~6 ℃,储存期因保养液不同而不同,采用 ACD-B、CPD 血液保养液的浓缩红细胞保存期为 21 d,采用 CPDA-1 血液保养液的浓缩红细胞保存期为 35 d。由于浓缩红细胞含有一定量白细胞,输用的患者有可能发生非溶血性发热反应。

1943 年,Loutit 及 Mollison 等发明 ACD 保养液(枸橼酸、枸橼酸钠、葡萄糖保养液),并于 1947 年正式应用。ACD 保养液 pH 较低(pH 5.03),可防止高压灭菌时葡萄糖的氧化反应。它有两种配方,即 A 方和 B 方。A 方是 B 方的浓缩液,是以前广泛使用的血液保养液,可使血液在 2 ℃~6 ℃条件下保存 21 d,该保养液中含有足量的葡萄糖,使红细胞通过新陈代谢不断产生 ATP,维持红细胞的功能完整。低温贮存,可以减慢代谢速度,从而使葡萄糖不致迅速被消耗,并使抑制糖酵解的中间产物不致产生过多。ACD 保养液中的枸橼酸的量应该足以结合一单位血中含有的钙离子,而达到完全抗凝的目的,枸橼酸盐也有阻止糖酵解的作用。由于 ACD 保养液 pH 较低,对红细胞有酸损伤作用,使红细胞在保存期 2,3-二磷酸甘油酸(2,3-DPG)很快下降,库存 1 周后,红细胞 2,3-DPG 可下降 50％以上,这是它的不足之处。

1957 年 Gibson 发现 ACD 保养液酸性过强,对红细胞有损伤作用,而发明 CPD 保养液(枸橼酸盐、磷酸盐、葡萄糖保养液)保存血液的新方法。磷酸盐使保养液的 pH 有所提高(pH 5.63)。此种保养液比 ACD 保养液红细胞存活率要高,同时使红细胞 2,3-DPG 下降缓慢,有利于氧的释放。磷酸盐也可被利用于能量代谢,保存一周后 2,3-DPG 不变,2 周后约下降 20％。在 4 ℃时可保存全血 21 d,红细胞体内存活率在 80％以上。目前各国陆续放弃 ACD 而推广使用 CPD 保养液。

1975 年,瑞士伯尔尼输血中心在 CPD 保养液中加入腺嘌呤,制成 CPDA(枸橼酸盐、磷酸盐、葡萄糖、腺嘌呤)保养液。红细胞对腺嘌呤的需要是特异的,它可以将腺嘌呤转变成一磷酸腺苷(AMP),并进一步磷酸化生成 ATP,为红细胞新陈代谢活动提供高能化合物的物质来源,从而大大延长血液在 4 ℃时的保存时间,可达 35 d。CPDA-2(枸橼酸盐、磷酸盐、葡萄糖、腺嘌呤)保养液保存血液可使保存期限延长至 42 d。

二、悬浮红细胞

悬浮红细胞又称添加剂红细胞,是将采集到多联塑料血袋内的全血中的大部分血浆分离后,向剩余物内加入红细胞添加液制成的红细胞成分血。悬浮红细胞适用于大多数需要补充红细胞、提高血液携氧能力的患者。

(一)制备方法

多联采血袋一般主袋内含有抗凝剂枸橼酸盐-葡萄糖(ACD)或枸橼酸盐-磷酸盐-葡萄糖(CPD),末袋是红细胞保养液。全血采集于多联袋的主袋内,与抗凝剂充分混合后制备。首先应检查血袋是否漏血,全血的标签是否内容完整、清晰、格式规范,以及样品管和血袋上的编号和血型是否一致。多联袋可制备多种成分,悬浮红细胞仅为其中的一种,制备过程如下。

(1)装有全血的多联袋在低温大容量离心机内离心,温度控制在 $2\ ℃\sim6\ ℃$,离心力一般为 $5\ 000\times g$,离心 7 min,以沉淀红细胞。

(2)轻轻取出离心后的血袋悬挂于分离支架上或放入分浆夹内,将上层不含血细胞的血浆分入空的转移袋内,注意不能把红细胞分入血浆中。

(3)把末袋(红细胞保养液袋)中的保养液加入主袋红细胞内,充分混合即为悬浮红细胞。

(4)用高频热合机切断塑料袋间的连接管,封闭红细胞悬液袋上的所有管道。因为多联袋是密闭无菌的无热源系统,以上操作可在清洁区内进行。

(二)特点及保存

悬浮红细胞含有全血中全部的红细胞、一定量白细胞、血小板、少量血浆和保养液,它是目前临床应用最为广泛的红细胞制剂。悬浮红细胞的储存温度为 $2\ ℃\sim6\ ℃$,红细胞保养液为 ACD-B、CPD 血液的悬浮红细胞保存期为 21 d,红细胞保养液为 CPDA-1 或 MAP 的悬浮红细胞保存期为 35 d,红细胞保养液为 0.9%氯化钠溶液的悬浮红细胞保存期为 24 h。其他特点和浓缩红细胞相同。

三、去白细胞红细胞

去白细胞红细胞分为两种,去白细胞浓缩红细胞和去白细胞悬浮红细胞。去白细胞浓缩红细胞是使用白细胞过滤器清除浓缩红细胞中几乎所有的白细胞,并使残留在浓缩红细胞中的白细胞数量低于一定数值的红细胞成分血;或使用带有白细胞过滤器的多联塑料血袋采集全血,并通过白细胞过滤器清除全血中几乎所有的白细胞,将该去白细胞全血中的大部分血浆分离出后剩余部分所制成的红细胞成分血。

去白细胞悬浮红细胞是使用白细胞过滤器清除悬浮红细胞中几乎所有的白细胞,并使残留在悬浮红细胞中的白细胞数量低于一定数值的红细胞成分血;或使用带有白细胞过滤器的多联塑料血袋采集全血,并通过白细胞过滤器清除全血中几乎所有的白细胞,将该去白细胞全血中的大部分血浆分离出后,向剩余物内加入红细胞添加液制成的红细胞成分血。

大多数患者因输血或妊娠,体内产生白细胞抗体,这些抗体大部分属于人类白细胞抗原(HLA)系统的同种抗体,当再度输入全血或其他含有白细胞的血液成分时,有可能产生发热性非溶血性输血反应(FNHTR)等输血不良反应。一般认为 400 mL 全血制备的去白细胞红细胞,白细胞残余量小于 5×10^{8} 个可避免因白细胞抗体所致的 FNHTR,白细胞残余量小于 5×10^{6} 个可以预防 HLA 抗体所致的同种免疫和与白细胞携带病毒相关疾病的传播。

（一）制备方法

去白细胞红细胞的制备一般是通过白细胞过滤器实现的。血液过滤器经历了三代发展，各种不同功能的滤器相继问世。滤器按其使用分两类：一类可供采供血机构使用；另一类供医疗机构使用；有的两者可以通用。

（1）采供血机构多使用一次性去白细胞塑料血袋进行去白细胞红细胞的制备，这种塑料采血袋就是在多联袋内连接有白细胞滤器。

操作方法根据一次性去白细胞塑料血袋生产方说明书的要求进行。将采集到多联采血袋主袋中的全血轻轻上下颠倒混匀后，挂到工作台的挂钩上，打开主袋与白细胞滤器连通夹，使采集的全血通过白细胞过滤器流通到去白细胞储血袋内，用高频热合机切断白细胞滤器与去白细胞储血袋间的连接管。再根据要制备的红细胞制剂种类分离血浆，加入保养液，即可得到相应的去白细胞红细胞。

（2）医疗机构使用的白细胞滤器根据白细胞过滤器生产方说明书的要求进行过滤操作。

1）检查白细胞过滤器外包装是否有破损，旁路夹、盐水夹及血袋夹是否完好，并关上旁路夹及血袋夹。

2）轻轻摇动血袋混匀后挂到工作台的挂钩上，按无菌操作要求将白细胞过滤器与血袋连通。

3）打开血袋夹，血液在自身重力作用下通过白细胞过滤器流入下端血袋中。

4）用高频热合机热合血袋导管。

（3）去白细胞红细胞的制备应当在密闭环境中进行，白细胞过滤应在采血后 48 h 内根据白细胞过滤器要求时限内完成。如需在室温进行过滤时，室温应控制在 18 ℃～25 ℃，并尽快放回既定保存温度（2 ℃～6 ℃）的环境中，从取出到放回的时间应小于 3 h。

（二）特点及保存

目前常用的第三代滤器，白细胞去除率可达 99%，一般可使白细胞降低至 $1.0×10^6$～$1.0×10^5$ 个。还可以减少有效细胞的损失，红细胞回收率大于 90%，血小板回收率大于 85%，并且有效细胞的生理活性得以保持。

去白细胞红细胞储存温度为 2 ℃～6 ℃，红细胞保养液为 ACD-B、CPD 的去白细胞红细胞保存期为 21 d，红细胞保养液为 CPDA-1 或 MAP 的去白细胞红细胞保存期为 35 d，红细胞保养液为 0.9%氯化钠溶液的去白细胞红细胞保存期为 24 h。

四、洗涤红细胞

洗涤红细胞是采用物理方式在无菌条件下将保存期内的全血、悬浮红细胞用大量等渗溶液洗涤，去除几乎所有的血浆成分和部分非红细胞成分，并将红细胞悬浮在氯化钠注射液或红细胞添加剂中所制成的红细胞成分血。制备洗涤红细胞时一般使用生理盐水或红细胞添加剂反复洗涤，它不仅降低白细胞和血小板，而且使血浆蛋白的含量降低，是一种减除白细胞与血浆蛋白的良好方法。

（一）制备方法

1.四联袋洗涤红细胞

四联洗涤袋为 4 个容积为 300 mL（或 350 mL）的单袋，用塑料管道相连的密闭系统。每袋内装有 100～150 mL 注射用生理盐水，各袋之间用导管夹夹住，彼此不相通。

(1)用无菌接驳机将待洗涤的红细胞袋和洗涤溶液联袋无菌接驳连通。

(2)将首袋内的洗涤溶液加入红细胞袋内,夹紧导管,混匀。

(3)将多联血袋轻轻放入离心机内离心。

(4)离心后将血袋轻轻取出,避免振荡,垂直放入分浆夹,把上清和白膜层分入空袋中,夹紧导管,热合并切断相连接的导管,弃去废液袋。

(5)重复以上步骤,反复洗涤红细胞 3 次。

(6)将适量的(50 mL/单位)红细胞保养液或生理盐水加入已完成洗涤的红细胞内,混匀,热合。

2.开放式洗涤法

若无封闭盐水袋装置,可以用普通医用生理盐水,在百级超净台内连接洗涤。

(1)在超净台上按无菌操作要求将生理盐水加入被洗涤的红细胞袋内,混匀。

(2)在 2 ℃~6 ℃以 1 160×g 的离心力离心 8 min。

(3)在超净台上将上清液及白膜倒入废液袋中,再加入生理盐水并混匀。

(4)在 2 ℃~6 ℃以 5 000×g 的离心力离心 6 min。

(5)如此重复(3)(4)步骤反复洗涤 3~6 次。最后一次分出上清与白膜后,在洗涤红细胞中加入红细胞量一半的生理盐水,配制成约为 70%比积的红细胞悬液。

3.机器洗涤法

采供血机构目前普遍应用机器洗涤红细胞。自动细胞洗涤机上有光电管控制,洗涤效果优于手工洗涤。洗涤时选择适用于血细胞洗涤设备所规定的储存期以内的红细胞,按照细胞洗涤设备操作说明书进行制备。

(二)特点及保存

一般认为,洗涤红细胞终产品中红细胞回收率≥70%,血浆清除率≥98%,白细胞清除率≥80%。该制剂不仅可降低白细胞引起的 FNHTR 反应,也可以减少或避免血浆蛋白所致的过敏反应,适用于对血浆蛋白、白细胞和血小板产生抗体的患者,也可用于自身免疫性溶血性贫血和阵发性睡眠性血红蛋白尿需输血的患者。

洗涤红细胞的储存温度为 2 ℃~6 ℃。由于洗涤红细胞在一个开放的系统中进行制备,且经过生理盐水洗涤去除 98%血浆等物质后,保养液也随之去除,不利于红细胞长时间的生存和功能的维护,故添加液为 0.9%氯化钠溶液的洗涤红细胞保存期为 24 h。在密闭系统中洗涤且最后以红细胞保养液混悬时洗涤红细胞保存期与洗涤前的红细胞悬液相同。

五、冰冻红细胞

冰冻红细胞(frozen red blood cells)是将自采集日期 6 d 内的全血或悬浮红细胞中的红细胞分离出,并将一定浓度和容量的甘油作为冰冻保护剂与其混合后,使用速冻设备进行速冻或直接置于-65 ℃以下的条件下保存的红细胞成分血。红细胞深低温保存是 Smith 首先发明的。1953 年 Mollison 使用冰融红细胞首次成功。同期,Tullis 用 Cohn 分离机洗涤冻融后的红细胞,以后逐渐推广应用,人们逐步认识到冰冻红细胞是长期保存红细胞的一种理想方法。红细胞代谢速度取决于保存温度,若把保存温度降至使红细胞代谢达到几乎停止时,红细胞代谢消耗少,从而可避免代谢毒性产物的积累,以达到延长红细胞保存期的目的。但是血液在零度以下会结冰,在细胞内形成冰晶,破坏细胞内结构,使细胞外液渗透压升高,促进细胞脱水,最终引起细胞的解体死亡。

所以必须在冰冻过程中加防冻剂，一般常用的防冻剂根据它们能否穿透细胞膜分为两种：一是细胞内防冻剂，能自由地通过细胞膜，具有高的溶解度及对细胞的毒性低。它们能与水形成氢键，从而有很高的溶解热，可降低溶液的冰点，增加不冻水量。如甘油、二甲基亚砜（DM-SO）。二是细胞外防冻剂，保护作用与小分子类似（除了不能穿透细胞膜外），能使溶液的冰点降低，增加不冻水量，还可能影响冰的形成，如羟乙基淀粉（HES）、乳糖。冰冻红细胞常用防冻剂为甘油。甘油可降低细胞在冷冻过程中电解质浓度，防止细胞膜脂蛋白复合物的变性及类脂质的丢失，从而避免溶血的发生；甘油的存在可避免红细胞冷冻时冰晶对细胞膜及细胞结构的机械损伤。

冰冻红细胞使用时应通过解冻去甘油过程制备成冰冻解冻去甘油红细胞，方可输注。冰冻解冻去甘油红细胞（deglycerolized red blood cells）是采用特定的方法将冰冻红细胞融解后，清除几乎所有的甘油，并将红细胞悬浮在一定量的氯化钠溶液中的红细胞成分血。

（一）制备方法

过去常用的主要有两种方法：高浓度甘油慢冻法和低浓度甘油超速冷冻法。两种方法都是以全血或红细胞成分血为材料。高浓度甘油慢冻法，甘油的最终浓度为 40%，红细胞冰冻及保存温度为 -65 ℃以下。输注前洗脱甘油的方法不同，可分为盐水洗涤法和糖浆洗涤法。低浓度甘油超速冷冻法，由美国纽约血液中心 Rowe 首先建立，甘油的最终浓度为 20%，制备时红细胞需快速（1.5～2.0 min）冷冻并保存在 -196 ℃液氮中。输注前从液氮中取出，立即在 45 ℃水浴中振荡快速解冻，利用细胞洗涤机或标准离心机分次洗涤。目前采供血机构多使用商品化的复方甘油溶液来制备冰冻红细胞，200 mL 全血分离的红细胞加复方甘油溶液 160 mL，400 mL 全血分离的红细胞加 320 mL。制备方法分为手工法和机器法。

复方甘油溶液配方（每 1 000 mL 注射用水含）：甘油 570 g，乳酸钠 30 g，磷酸氢二钠 2 g，氯化钾 0.3 g。

制备方法如下。

1.红细胞甘油化

（1）将拟冰冻保存的全血或红细胞成分血离心去除上清液。

（2）用无菌接驳机将待冰冻的红细胞袋和容量适当、适宜冰冻保存的转移袋接驳连通，将红细胞移至转移袋后，缓慢滴加复方甘油溶液至红细胞袋内，边加边振荡，使其充分混匀。

（3）热合转移袋，室温中静置平衡 30 min 后，放入速冻机速冻，含 20% 甘油的冰冻红细胞在 -120 ℃以下保存，含 40% 甘油的冰冻红细胞在 -65 ℃以下低温冷冻保存箱中冰冻保存。

2.冰冻红细胞解冻去甘油

（1）冰冻红细胞取出后，立即放入 37 ℃～40 ℃恒温水浴箱中，轻轻振动使其快速融化，直至红细胞完全解冻。

（2）用无菌接驳机将冰冻红细胞袋和洗涤盐液袋接合连通，根据渗透压梯度递减方法手工洗涤：在无菌条件下缓慢滴加 9% 氯化钠溶液至红细胞袋内，边加边振荡，使其充分混匀后离心；取出离心后的血袋，避免振荡，垂直放入分浆夹中，将上清液转移至空袋内；在无菌条件下缓慢滴加 0.9% 氯化钠溶液至红细胞袋内，边加边振荡，使其充分混匀后离心；取出离心后的血袋，避免振荡，垂直放入分浆夹中，将上清液转移至空袋内，热合并切断相连接的导管，弃去废液袋。重复洗涤 3 次，确保最后 1 次的洗涤上清液无明显溶血迹象。

3. 注意

使用自动化设备制备冰冻红细胞和冰冻解冻去甘油红细胞时,按照设备使用说明书进行操作。

(二)特点及保存

冰冻红细胞最大优点是可以长期保存,保存期长达 10 年。冰冻红细胞解决了血液储存期短的问题,为稀有血型患者用血和自身储血创造了条件。由于操作过程复杂,需要一定设备,制剂的价格较高,所以大规模推广使用受到一定限制。当前采供血机构已将冰冻红细胞作为一种血液制剂常规供应。低浓度甘油超速冷冻的红细胞未被广泛使用,因为运输、储存这类红细胞需维持在 $-120\ ℃$ 以下温度。高浓度甘油冰冻红细胞在 $-65\ ℃$ 以下保存,超低温冰箱即可保存,应用较多。冰冻解冻去甘油红细胞的储存温度为 $2\ ℃\sim6\ ℃$,因其是冰冻红细胞融解去甘油制备而成,添加液多为 0.9% 氯化钠溶液,故保存期为 24 h,并应在保存期内尽早输注。

六、其他红细胞制剂

(一)年轻红细胞

年轻红细胞(young red blood cells)是一种具有较多的网织红细胞、酶活性相对较高、平均细胞年龄较小的红细胞成分。年轻红细胞的存活期明显长于成熟红细胞,半存活期为 44.9 d,而成熟红细胞仅为 29 d。年轻红细胞是 20 世纪 80 年代国外研究的新的红细胞制剂,制备方法分为用血细胞分离机制备和用离心结合手工分离方法制备两种。

1. 制备方法

红细胞在成熟衰老过程中细胞体积逐渐变小、密度变大,而年轻红细胞则比成熟红细胞体积大、重量轻,根据这一点采用离心法制备年轻红细胞。

(1)离心、特制挤压板法采集全血于多联袋主袋内,离心力可选择 $1\ 670\times g$、$1\ 960\times g$、$2\ 280\times g$ 分别离心 5 min。将离心后的主袋放入特制挤压板上,先分出上层血浆,再分离红细胞袋上层的红细胞至收集袋,即可获得年轻红细胞。

(2)离心分离钳法采集 24 h 内的全血,3 000 r/min 离心 10 min,去除上层血浆,其余部分混匀,移入长形无菌空袋,并置于离心桶内以 3 000 r/min 离心 30 min。用分离钳将红细胞上层 45% 和底部 55% 分开,将上部的红细胞与白膜和部分血浆混匀,移入另一无菌空袋即为年轻红细胞。

(3)血细胞分离机制备年轻红细胞,把浓缩红细胞引入分离机的加工袋中,用生理盐水洗涤红细胞 2 次,制备时离心速度为 650~700 r/min,全血流速 60 mL/min,收集速度为 5 mL/min,收集最先流出的红细胞,收集量为原来的一半,即为年轻红细胞,所得年轻红细胞的平均年龄为 30 d。

2. 特点及保存

年轻红细胞主要由网织红细胞和年龄较轻的红细胞组成,一般年龄为 30~40 d。可测定丙酮酸激酶活性,间接评价红细胞年龄。输入患者体内相对延长存活期,对长期依赖输血的贫血患者、重型珠蛋白生成障碍性贫血患者疗效较好。还可减少输血频率和患者体内铁的蓄积,预防和延缓血色病的发生。年轻红细胞的储存温度为 $2\ ℃\sim6\ ℃$,保存期同悬浮红细胞。

(二)辐照红细胞

辐照红细胞(iradiated red blood cells)是使用照射强度为 25~30 Gy 的 γ 射线对红细胞

制剂进行照射,使红细胞制剂中 T 淋巴细胞失去活性所制成的红细胞成分血。该制剂可以防止输血相关移植物抗宿主病(TA-GVHD)的发生。输血相关移植物抗宿主病发生机制:在正常情况下,受血者把输入供血者的白细胞视为异物加以排斥,使供血者的淋巴细胞在受血者体内不能生存或增殖、分化,故通常输注全血或血液成分时,不发生 TA-CVHD。当受血者先天性、继发性细胞免疫功能低下或受损时,或输入供、受者 HLA 单倍型相同(亲属供者)血液的患者,因输入含有大量免疫活性的淋巴细胞红细胞成分,受血者不能识别供血者的淋巴细胞,或没有能力排斥供血者淋巴细胞,使供血者的淋巴细胞在受血者体内得以生存。由于供、受者之间的免疫遗传学存在差异,供血者的淋巴细胞受到受者组织抗原的刺激而增殖分化,并把受者的某些组织当作异体组织来识别,进而发生复杂的免疫反应,使受者组织受到损害,产生一系列临床病理症候群,引起 TA-GVHD。用于辐照红细胞的射线一般是 γ 射线。放射性同位素衰变中产生射线常以电子粒子或次级电子的形式产生电离辐射作用,快速、敏捷地穿透有核细胞,直接损伤细胞核的 DNA 或间接依靠产生离子或自由基的生物损伤作用。γ 射线能使水分子电离成自由基,这些离子和自由基通过化学结合损伤细胞,主要作用于细胞核的 DNA,低剂量的放射线可发生单股 DNA 损伤,高剂量时可使核 DNA 产生不可逆的损伤并干涉其修复过程,使淋巴细胞丧失有丝分裂的活性或停止增殖。血液经 γ 射线照射后,淋巴细胞完全失去活性或死亡。将其输给严重免疫损害或免疫缺陷的患者,或供、受者 HLA 单倍型相同(亲属供者)的患者,就不会发生 TA-GVHD。辐射作用只发生在辐照的瞬间,在辐照完成后这种杀伤作用就不存在了,辐照后的红细胞并没有放射活性,因此对受血者无任何放射损伤作用。随着预防 TA-GVHD 的意识不断提高,国内外应用 γ 射线照射血液日益增多,发达国家应用率已高达 95%。

1.制备方法

辐照红细胞是通过血液辐照仪进行制备的,不同仪器的操作方法不同,使用时依据厂家使用说明书进行操作。一般为打开血液辐照仪电源后,进行初始化运行。将待辐照的红细胞放入仪器专用罐内,扣好盖子,放入血液辐照仪。根据辐照仪说明书的要求设置辐照剂量及时间后进行辐照,结束后取出红细胞制剂,即为辐照红细胞。

2.特点及保存

辐射的最佳剂量,应该既能灭活淋巴细胞,又能保持其他细胞的正常功能和活力。经过多年的实验研究及临床实践,目前认为用 25～30 Gy γ 射线辐照红细胞,可以防止 TA-GVHD 的发生。我国要求红细胞制剂的辐照应在血液采集后的 14 d 内完成,且冰冻解冻去甘油红细胞及血浆不需要辐照处理,经辐照后的血液制剂储存温度、保存期及质量控制要求不变,目前医疗机构多控制在辐照后 7 d 内使用。

(陈　芸)

第十二节　血小板的制备和保存

血小板是血液有形成分中相对密度最小的一种血细胞,比重约为 1.040。利用较大的比重差,用离心法可以从全血中提取较纯的血小板制剂。目前血小板制备方法有三种:第一种是手工浓缩血小板制备法,从献血者采集的全血中手工分离血小板;第二种是全血成分分离机浓缩血小板制备法,从献血者采集全血后使用全血成分分离机分离血小板;第三种是血细胞分离机单采血小板制备法,从单献血者收集可供 1 个或 2 个患者 1 次输注治疗剂量的血小板。血小板的种类主要有 3 种,浓缩血小板、单采血小板和去白细胞单采血小板。

一、浓缩血小板

浓缩血小板(concentrated platelets)是采集后置于室温保存和运输的全血于采集后 6 h 内,或采集后置于 20 ℃~24 ℃保存和运输的全血于 24 h 内,在室温条件下将血小板分离出,并悬浮于一定量血浆内的成分血。主要用于血小板减少或血小板功能异常的患者,是一种替代性治疗。其目的是止血和预防出血。常用的制备方法有三种:一种方法为新鲜采集的全血,于 4~6 h 内分离富血小板血浆(platelet rich plasma,PRP),再进一步分离为浓缩血小板,简称 PRP 法;另一种方法是从白膜中提取血小板,称为白膜法;第三种是机分法,采集全血后用全血细胞分离机分离浓缩血小板。

(一)制备方法

1. PRP 法

(1)将全血采集于多联血袋主袋内。

(2)采集后 6 h 内,于 20 ℃~24 ℃轻离心,以离心力 1 220×g 离心 5 min 或 700×g 离心 10 min,使红细胞下沉,大部分血小板比重较轻而保留于血浆中为 PRP 层。

(3)将上层 PRP 分入转移空袋内。

(4)把末袋内的红细胞保养液加入主袋压积红细胞内,用热合机热合切断主袋与末袋之间的连接塑料管。

(5)把装有 PRP 的次空袋协同另转移袋重离心,温度 20 ℃~24 ℃,以离心力 4 650×g 离心 6 min 或 3 000×g 离心 20 min,使血小板下沉于底部。

(6)分离上层少血小板血浆进入转移袋内。留下 40~60 mL 血浆即为制备的浓缩血小板。

(7)在室温静置 1~2 h,使血小板自然解聚重新悬浮形成悬液,放 20 ℃~24 ℃血小板振荡器中保存。

2. 白膜法

(1)全血采集于多联血袋主袋内。

(2)置 20 ℃~24 ℃离心,离心力 2 100×g,离心 14 min。

(3)把离心后的主袋置于分浆器,先将大部分血浆分入第 2 袋,然后将适量血浆及白膜层挤入第 3 袋,夹住第 2、3 袋之间的塑料管。

(4)将第 4 袋内红细胞保养液加入主袋内,使之与主袋内红细胞混匀,热合主袋与第 4 袋之间的塑料管。

(5)将第 3、4 袋置于 20 ℃~24 ℃轻度离心 280×g,离心 10 min。

(6)第 3 袋上层悬液分入第 4 袋即为浓缩血小板。

3. 机分法

根据全血成分分离机型号不同,操作方法不尽相同。现简述全血成分分离机制备浓缩血小板过程。

（1）将全血采集于多联血袋主袋内。

（2）采集的全血放入离心杯内平衡后离心，温度控制在 20 ℃～24 ℃。

（3）全血成分分离机设置为血小板分离程序。

（4）离心好的血袋置于血袋悬挂架上，按照操作程序制备浓缩血小板。

4. 注意事项

采血时要求针见血，在要求时限内完成。采血过程中要不间断地轻摇血袋，使血液与抗凝剂充分混匀。从采血到制备的整个过程，均要求在 20 ℃～24 ℃环境中，严禁把血放入 4 ℃贮存。制备过程中应严格控制离心速度和离心时间。

（二）特点及保存

不同方法制备的浓缩血小板回收率略有差异：白膜法制备的血小板回收率较低，但白细胞污染量较少；PRP 法制备的血小板回收率较高，但白细胞污染量较多；而全血成分分离机制备的血小板回收率高，效果最好。

血小板性质脆弱，离体几个小时就会发生变形、破裂和损伤。研究发现，pH 的变化直接影响血小板保存的质量。储存血小板血浆 pH 低于 6.0，这种改变是不可逆的。血小板保存袋的组成成分、表面积的大小，影响着 CO_2 透出和 O_2 的进入，进而影响 pH 变化。所以运用透气好的血小板保存袋使 CO_2 充分散发出来而降低碳酸在袋内的堆积，就可避免 pH 较大幅度的下降，同时振荡也有利于气体通过保存袋袋壁进行交换和避免形成血小板聚集，维持血小板较好的形态。血小板在 2 ℃～6 ℃ 8 h 后，会发生不可逆的形态改变（从盘形到球形），易产生聚集和破坏。故浓缩血小板的储存温度为 20 ℃～24 ℃，并持续振荡。一般使用血小板振荡保存箱储存血小板，振荡频率是 60 次/分钟，振幅 5 cm。浓缩血小板的保存天数因其保存袋不同而异，使用普通血袋的浓缩血小板保存期为 24 h，使用血小板专用血袋的浓缩血小板保存期为 5 d，国外使用的血小板保存袋最长可保存血小板 7 d。当密闭系统变为开放系统时，血小板保存期为 6 h，且不超过原保存期。

为达到治疗目的，提高输血疗效，临床上常将多个浓缩血小板给一个患者输注，由此混合浓缩血小板应运而生。混合浓缩血小板（pooled platelets）是采用特定的方法将 2 袋或 2 袋以上的浓缩血小板合并在同一血袋内的成分血，其储存温度及要求与浓缩血小板一致。

二、单采血小板

单采血小板（apheresis platelets）是使用血细胞分离机在全封闭的条件下自动将符合要求的献血者血液中的血小板分离并悬浮于一定血浆内的单采成分血。血细胞分离机的原理是利用各种血液成分比重、体积等因素的不同，通过离心作用，将血小板分离出来，将其他血液成分回输给献血者。

（一）制备方法

单采血小板的制备是通过血细胞分离机实现的，不同型号的血细胞分离机，具有不同的操作程序，现简述血细胞分离机制备单采血小板过程。

1. 开机

打开血细胞分离机电源开关，机器进行自检。自检结束后，选择献血者信息按钮，分别对应输入献血者性别（女/男）、身高、体重，系统会计算出总容量；确认信息后，对应输入献血者红细胞压积（30～55）及血小板预计数（150～600），触按确认信息，为献血者选择合适的操作后准备安装配套管路。

2.安装管路

打开配套管路包装,按照操作说明安装管路。检查安装,管道无扭曲后关紧机门,进行管路测试。测试后按指示连接抗凝剂袋,安装结束后等待采血。

3.供血者

清洗手臂,核对身份之后按仪器操作要求进行静脉穿刺。

4.静脉采血

进行静脉穿刺后开始采血,程序自动开始运行,抗凝后的血液被泵入抽取管路,直到血液到达离心机。在收集袋贴上有供血者的血型、编号等内容的标签。操作者在操作过程中要全程监控单采机并对单采过程进行记录。开始采血之后,检查供血者血流情况:压力过低时嘱咐供血者握紧放松拳头;观察机器显示时间、收集量,必要时根据压力情况调节采集泵速;当血流不畅时,操作人员应寻找原因并及时解决。在采血过程中要注意观察供血者的生命体征及反应。

5.回输模式

每轮采集结束后,机器自动进入回输模式,回输泵抽取抗凝血液于回输管路中开始回输,此时供血者应放松拳头。在每次循环完成后进行产品收集,直到完成采集设定量,整个单采过程结束。

6.结束操作

完成收集后进行回输程序,抽空环形管道并将剩余血液回输至献血者体内。密封产品袋及抗凝剂袋,解除供血者臂上的袖带拔出采血针,安排供血者前往休息。热合采集产品,进行包装。

(二)特点及保存

单采血小板浓度大于 $2.5 \times 10^{11}/L$,具有纯度高、体积小、白细胞污染率低及红细胞含量少等特点。由于使用单一来源的高浓度血小板给患者输注,大大减少了输血传播疾病的概率,同时也减少了多种异体抗原对患者的刺激,降低了同种抗体的产生率,使发热性非溶血性输血反应率下降,临床疗效显著优于浓缩血小板。我国规定健康献血者全血献血间隔不少于 6 个月;单采血小板献血间隔不少于 2 周;不大于 24 次/年,因特殊配型需要,由医生批准,最短间隔时间不少于 1 周;单采血小板献血后应与全血献血间隔不少于 4 周;全血献血后与单采血小板献血间隔不少于 3 个月。因为血小板的恢复比红细胞快,且单采血小板对健康献血者无害,故健康献血者一年内可多次捐献单采血小板,增加血小板来源。单采血小板的储存要求同浓缩血小板一样,应置于血小板振荡保存箱内 20 ℃～24 ℃振荡保存。单采血小板使用血小板专用血袋保存期 5 d,使用普通血袋保存期为 24 h。

三、去白细胞单采血小板

去白细胞单采血小板(apheresis platelets leukocytes reduced)是使用血细胞分离机在全封闭的条件下自动将符合要求的献血者血液中的血小板分离并去除白细胞后悬浮于一定量血浆内的单采成分血。清除血小板制剂中白细胞的方法很多,但没有任何一种方法能去除血小板中的所有白细胞。使用各种滤器减除血小板中白细胞,已普遍在国内外临床应用。按其滤器的材料不同可分为几种,如 Immugard Ⅰ G500 是以棉絮为主要原料;Cellselecterypur 是以醋酸纤维素为材料；Sepace Ⅱ PL100 是以聚酯为原料等。它们减除白细胞的原理是以吸附为基础。以 Sepace ⅡPL 为例，滤器结构分为两层，前期过滤层用以去除微小凝块，主要过滤层用以去除白细胞。该滤器可滤除白细胞$(98.8\pm0.9)\%$，血小板回收率$(99.0\pm0.7)\%$。

（一）制备方法

以往去白细胞单采血小板的制备，可使用床旁型血小板去白细胞滤器，其具有操作简便等优点，可有效地减少同种免疫的发生，降低亲白细胞病毒的传播。使用方法与医疗机构从红细胞中滤除白细胞的方法相同，这里不再赘述。使用血细胞分离机制备去白细胞单采血小板的方法与制备单采血小板一致，只是在仪器所使用的采集管道的血小板收集管路上连接有过滤白细胞的圆锥状滤器，同时机器的离心盘上有相应的支架固定。在采集血小板的过程中当白细胞经过该滤器时，由于体积和比重大于血小板而不能通过，达到去除白细胞的效果。

（二）特点及保存

临床上很多疾病需要反复多次输注血小板，血小板制剂中含有大量白细胞，并证实大部分属淋巴细胞，因此反复输随机献血者血小板的患者，较容易产生 HLA 抗体，有 $30\%\sim70\%$ 的患者可形成同种免疫，出现血小板输注无效，有的患者输注血小板后还会产生发热或其他输血不良反应。目前已证实输注去白细胞血小板可减少同种免疫及血小板输注无效的发生。去白细胞血小板应置于血小板振荡保存箱内 20 ℃～24 ℃振荡保存，使用血小板专用血袋保存期为 5 d，使用普通血袋保存期为 24 h。目前一些采供血机构应用白细胞滤器去除浓缩血小板、混合浓缩血小板中的白细胞。

（陈　芸）

第十三节　血浆的制备和保存

血浆可单采或在制备其他成分如红细胞制剂和血小板制剂时从全血中分离获得。目前国内常用的血浆制剂，根据制备方法及血浆来源的不同分为 4 种：新鲜冰冻血浆、单采新鲜冰冻血浆、冰冻血浆、病毒灭活血浆。新鲜冰冻血浆（fresh frozen plasma，FFP）是采集后储存于冷藏环境中的全血，最好在 6 h（保养液为 ACD）或 8 h（保养液为 CPD 或 CPDA-1）内，将血浆分离出并速冻呈固态的成分血。单采新鲜冰冻血浆（apheresis fresh frozen plasma）是使用血细胞分离机在全封闭的条件下自动将符合要求的献血者血液中的血浆分离出并在 6 h 内速冻呈固态的单采成分血。冰冻血浆（frozen plasma and frozen plasma cryoprecipitate reduced）主要是在全血的有效期内，将血浆分离出并冰冻成固态的成分血。病毒灭活血浆又分为病毒灭活新鲜冰冻血浆（fresh frozen plasma methylene blue treated and removed）和病毒灭活冰冻血浆（frozen plasmamethylene blue treated and removed）是采用亚甲蓝病毒灭活技术对采集的新鲜冰冻血浆或冰冻血浆进行病毒灭活并冰冻成固态的成分血。

一、制备方法

（一）新鲜液体血浆和新鲜冷冻血浆的制备

新鲜冰冻血浆、冰冻血浆的制备方法一致，均是通过将多联血袋内全血离心分离出血浆部分并冻结而制成,只是制备时间有所不同:新鲜冰冻血浆最好在全血采集后 6 h(保养液为 ACD)或 8 h(保养液为 CPD 或 CPDA-1)内制备,冰冻血浆主要为全血有效期内制备,在此一并介绍。

1.新鲜液体血浆

(1)将多联采血袋主袋内全血在 2 ℃～6 ℃经第 1 次强离心(离心力为 5 000×g,离心 7 min)用分浆夹将血浆分入空的转移袋。

(2)如血浆中红细胞混入量少(目视观察),热合连接管,将血浆立即放入速冷箱内快速冷冻制成。

(3)如血浆中红细胞混入量较多,将血浆第 2 次强离心后,把上清血浆移入第 3 袋(已移空的红细胞保养液袋)中,立即速冻(血浆制剂经过快速冷冻在 1 h 内使血浆核心温度降低到 −30 ℃以下)并冷贮。

2.新鲜冷冻血浆单采

新鲜冰冻血浆是冰冻血浆的来源之一,它是利用仪器采集制备而成。应用血细胞分离机采集时,因型号不同操作不同,一般是在单采血小板时附带采集血浆,冰冻制成单采新鲜冰冻血浆。也可应用单采血浆机按照操作程序直接采集血浆,冰冻制成单采新鲜冰冻血浆。

(二)病毒灭活血浆的制备

病毒灭活的方法有很多种,如补骨脂清洁剂法、维生素 B_2 光照射法、巴斯德法等,目前我国采供血机构多采用亚甲蓝(MB)光照法进行血浆病毒灭活,现简要介绍操作过程。用无菌接驳机将待病毒灭活血浆与商品化病毒灭活血袋接合连通,将血浆移入光照袋与亚甲蓝充分混合后,置于医用血浆病毒灭活光照柜中,根据操作说明设置参数进行光照。光照处理后的血浆经病毒灭活装置配套用输血过滤器过滤,滤除亚甲蓝和绝大部分白细胞,即得病毒灭活血浆。

二、特点及保存

各种血浆制剂均含有正常人血浆蛋白成分,新鲜冷冻血浆和单采新鲜冰冻血浆含有全部凝血因子,包括不稳定的第 Ⅴ 因子和第 Ⅷ 因子。由全血制备的冰冻血浆除含有正常人的血浆蛋白成分外,仅含有稳定的凝血因子。病毒灭活血浆对于输注的患者来说比较安全,降低了输血传播疾病的风险性,但病毒灭活血浆因亚甲蓝光照处理,也消耗了 30%～40% 的凝血 Ⅴ 因子和 Ⅷ 因子。各种血浆制剂的储存要求为 −18 ℃以下冷冻储存。新鲜冰冻血浆、单采新鲜冰冻血浆和病毒灭活新鲜冰冻血浆的保存期为血液采集之日起 1 年,冰冻血浆和病毒灭活冰冻血浆的保存期为血液采集之日起 4 年。为防止纤维蛋白析出,各种血浆制剂应于使用前在 37 ℃恒温水浴箱迅速融化,或使用恒温解冻箱进行融化。目前市面上的恒温解冻箱(解冻仪)有水浴式、干式之分。水浴式恒温解冻箱为避免血浆在解冻时与水直接接触造成污染,必须在操作前给血浆进行套袋处理;干式恒温解冻箱避免了血浆与水的直接接触,且具有摇摆功能,操作简单,但存在融化时间长、融化量少等问题。血浆融化后可在 2℃～6 ℃保存 24 h,不应再冰冻保存。血浆制剂一经解冻最好立即输注。

(陈 芸)

第十四节　冷沉淀凝血因子的制备和保存

冷沉淀凝血因子（cryoprecipitated antihempohilie factor）是将保存期内的新鲜冰冻血浆在 1 ℃～6 ℃融化后，分离出大部分的血浆，并将剩余的冷不溶解物质在 1 h 内速冻呈固态的成分血。它是由美国女科学家 Pool 博士在 1964～1965 年期间发现的，其被融化至 37 ℃时呈溶解的液态，主要含有 FⅧ、纤维蛋白原以及血管性血友病因子（Von Willebrand factor，vWF）等成分。随着现代科技的不断发展，基因重组的Ⅷ因子等凝血因子已在临床应用，其具有纯度高、无免疫原性及无血源传播疾病风险等优点。

一、制备方法

1. 离心法

（1）将新鲜冰冻血浆从冰箱取出，置 2 ℃～6 ℃冰箱中过夜融化或在 1 ℃～6 ℃水浴装置中融化。

（2）融化后的血浆袋于 2 ℃～6 ℃以离心力 2 000×g 离心 10 min，使冷沉淀凝血因子下沉于血袋底部。

（3）离心后立即将上层血浆（少冷沉淀血浆）移入空袋内，留下 40～50 mL 血浆与沉淀物混合，1 h 内速冻制成冷沉淀凝血因子。

2. 虹吸法

将新鲜冰冻血浆置于 1 ℃～6 ℃恒温水浴槽，浸没于水中。另一空袋悬于水浴槽外，且位置低于新鲜冰冻血浆袋，两袋之间形成一定的高度落差。新鲜冰冻血浆融化时，上清血浆随时被虹吸入空袋中，冷沉淀凝血因子遗留在新鲜冰冻血浆袋中。待融化后仅有 40～50 mL 血浆与沉淀物时，将冷沉淀凝血因子和血浆（少冷沉淀血浆）袋之间的导管热合分离后，1 h 内速冻制成冷沉淀凝血因子。

3. 注意事项

血浆冷冻时可使细胞破裂，释放促凝血活性物质，有可能激活凝血系统，影响Ⅷ因子的稳定性。故制备冷沉淀凝血因子的血浆提倡用 2 次重度离心的方法，以去除血浆中的红细胞；为了减少血浆Ⅷ因子活性的损失，最好使用速冻冰箱或血浆速冻机快速冷冻，一般在 1 h 内迅速冻结。冷沉淀凝血因子制备过程中，应使血浆处于 1 ℃～6 ℃的环境，用冰块或冷水浴控制温度，尽量减少血浆或冷沉淀凝血因子制剂在室温的停放时间。

二、特点及保存

冷沉淀凝血因子除含Ⅷ因子、纤维蛋白原及其他共同沉淀物外，还含有各种免疫球蛋白、抗-A、抗-B 以及变性蛋白等。冷沉淀凝血因子的储存温度为−18 ℃以下，保存期为自血液采集之日起 1 年。解冻后尽早输注。

（陈　芸）

第十五节　血小板输注

血小板输注(platelet transfusion)用于预防或治疗血小板数量减少或功能缺失患者的出血或出血倾向,恢复和维持人体的正常止血和凝血功能。血小板输注并不适用于所有血小板计数减少的情况,在某些情况下如血栓性血小板减少性紫癜和肝素诱导性血小板减少性紫癜等可能并不适宜输注血小板。因此,应用血小板输注治疗之前,应查明引起血小板减少的原因,权衡利弊后再做出决定。

一、血小板输注的适应证

(一)预防性血小板输注(prophylactic platelet transfusion)

各种慢性血小板生成不良性疾病如恶性血液病、再生障碍性贫血、大剂量放化疗后、造血干细胞移植后等可引起血小板计数减少,增加患者出血风险。若血小板计数低下并伴有如发热、感染、败血症、凝血机制紊乱如 DIC、抗凝剂治疗、肝衰竭等因素时,出血危险性则更大。预防性血小板输注的目的就是降低血小板计数低下患者出血的风险和程度,其适应证如下。

(1)对于无出血危险因素的低增生性血小板减少症患者,血小板计数$\leqslant 10 \times 10^9/L$ 时输注,以降低出血风险。

(2)对于存在出血危险因素,如发热、败血症、凝血功能障碍、贫血、广泛紫癜等的低增生性血小板减少症患者,血小板计数$< 20 \times 10^9/L$ 时输注。

(3)侵入性操作如留置导管、胸腔穿刺、肝活检、腰穿、支气管肺泡冲洗、剖腹手术等前,血小板计数$< 50 \times 10^9/L$ 时输注(不适用于骨髓穿刺或活检)。

(4)中枢神经系统手术或眼部手术前,血小板计数$< 100 \times 10^9/L$ 时输注。

(5)对于采用体外循环的心脏手术患者无血小板计数减少时,不需常规预防性输注血小板;若存在血小板计数减少所致的围手术期出血或血小板功能异常时,建议预防性输注血小板。

(6)血小板功能异常同时伴有出血风险的患者。

(7)血小板功能异常、拟进行有创操作或手术的患者。需要强调的是,预防性血小板输注不可滥用,不应常规应用于骨髓穿刺或活检操作前,也不应用于长期骨髓造血功能衰竭而病情稳定的患者。

(二)治疗性血小板输注(therapeutic platelet transfusion)

(1)血小板计数减少并导致出血输注血小板使血小板计数$> 75 \times 10^9/L$;在多发性复合外伤、眼部或中枢神经系统损伤时,应使血小板计数$> 100 \times 10^9/L$。

(2)先天性或获得性血小板病,伴有明显出血倾向。

二、血小板输注的禁忌证

血栓性血小板减少性紫癜(thrombotie thrombocytopenic purpura,TTP)、溶血尿毒综合征(HUS)、肝素诱导性血小板减少症(heparin-induced thrombocytopenia,HIT)均为血小板输注的禁忌证。血小板输注可能加重 TTP,因此除非有威胁生命的出血,否则是禁忌使用的,可通过血浆输注、血浆置换和药物等治疗 TTP。HIT 是药物诱导的免疫性血小板减少症,常引起严重血栓,由于可导致急性动脉栓塞故不应输注血小板。通常输注血小板对提高特发性血小板减少性紫癜(idiopathic thrombocytopenic purpura,ITP)或输血后紫癜(post-transfusion purpura,PTP)患者的血小板计数是无明显效果的。

三、血小板输注的剂量及用法

(一)剂量

给成人预防性输注血小板时,不应常规输注双人份机采血小板,推荐使用一人份机采血小板(即一个治疗量)或同等量,并及时评价疗效。如果不出现血小板输注无效,这将使体内血小板水平至少增加 $20×10^9/L$。当血小板用于治疗活动性出血,可能需要更大剂量。

对于严重的血小板减少症且关键部位如中枢神经系统(包括眼部)出血的患者,考虑给予1人份以上的单采血小板输注。血小板输注的剂量和频率取决于个体情况,视病情而定。年龄较小的儿童(<20 kg),给予 10~15 mL/kg 直至一个治疗量机采血小板;年龄较大的儿童,应当使用一个治疗量机采血小板。

(二)用法

血小板输注要求:①输注前仔细检查血袋是否有破损渗漏、血小板有无聚集呈云雾状或者颜色有变化等;②输注前要轻摇血袋、混匀,立即输注,输注速率越快越好,以患者可以耐受的最快速度输入;③应用新的一次性输血器输注血小板,而不能使用已用于其他血液成分的输血器,血小板输注应用过滤器(滤网直径 170 μm);④输注时间不应超过 60 min,一般 15~30 min;⑤输血前、中、后密切观察患者有无异常反应;⑥严禁向血小板中添加任何溶液和药物;⑦因故未及时输用不能放冰箱,可在室温下短暂放置,最好置于血小板振荡箱保存;⑧要求 ABO 同型输注(血小板膜上有红细胞抗原);⑨Rh 阴性患者需要输注 Rh 阴性血小板;⑩若患者有脾大、感染、DIC 等导致血小板减少的非免疫因素存在,输注剂量可适当加大。

四、特制血小板制剂的临床应用

(一)移除大部分血浆的血小板

该制剂适用于不能耐受过多液体的儿童及心功能不全患者,也可用于对血浆蛋白过敏者。

(二)洗涤血小板

用生理盐水或其他等渗溶液将机采血小板洗涤去除血浆蛋白等成分,并可在一定程度上洗去血小板表面吸附的血浆中的可溶性抗原成分,防止血浆蛋白引起的过敏反应,并在一定程度上降低血小板抗原引起的同种免疫,增强输注效果,适用于对血浆蛋白(例如有 IgA 抗体)过敏者。若在洗涤液中加入血小板添加剂,可延长血小板的保存期,更利于随时供应临床。

(三)去白细胞血小板

在单采血小板过程中、血小板贮存前或输注时过滤白细胞,可大大降低血小板制剂中的白细胞含量。当每次输注血小板时白细胞残留量<$5×10^6$时,可大大减少因血细胞 HLA 抗原引起的同种免疫,减少因白细胞而引起的发热等输血反应。

(四)辐照血小板

以剂量为 25~30 Gy ^{60}Co 或^{137}Cs 照射血小板,可灭活其中有免疫活性的淋巴细胞,适用于有严重免疫损害的患者,通过控制射线剂量抑制细胞抗原性而不影响血小板功能,从而大大降低 TA-GVHD。若将白细胞过滤和射线照射结合起来,可预防绝大多数因血小板输注而引起的同种免疫。

(五)冰冻血小板

该制剂主要用于自体血小板的冻存,属自体输血范畴。例如,急性白血病患者化疗后获得缓解,单采其血小板进行冰冻保存,再次化疗后因血小板减少引起出血,将自体冰冻保存的血小板解冻后回输给患者。我国少数血站将同种异体血小板冻存,以便急诊时应用,但输注剂量要适当加大。

五、血小板输注的疗效评价

血小板输注的疗效评价应结合临床情况和实验室检测指标来综合判断。许多因素影响血小板输注效果,因此需对血小板输注效果进行正确评价,及时发现问题并分析原因、采取对策。一旦患者对血小板输注效果不佳而又找不到其他原因时,则应考虑到药物性抗体的作用;多数情况下只有通过临床试验来判断,例如停用相关药物后再输注血小板,输注效果明显改善,血小板计数升高。

血小板输注效果的判断包括:①临床止血效果;②循环血中血小板数;③患者体内血小板存活时间;④血小板功能检测。

治疗性血小板输注与预防性血小板输注评价方法有所不同,但均需进行临床表现和实验室指标方面的比较。对治疗性输注,应观察、比较输注前后出血速度、程度的变化;而对预防性输注,则应确认不会产生血小板减少性出血。如果因为患者在出血而输注血小板,衡量其有效性的最重要指标是临床止血效果。除临床指标外,实验室检测指标可定量,判断血小板输注疗效的主要根据是输注后血小板计数纠正指数(CCI)和血小板恢复百分率(PPR)。

输后 1 h 输注后血小板计数纠正指数(CCI)可了解输入血小板量是否足够,判断是否输注无效;而输后 24 h 输注后血小板计数纠正指数(CCI)可了解血小板寿命(存活率),决定血小板输注频率。临床经验表明:若输后 1 h 输注后血小板计数纠正指数(CCI)下降,说明该患者可能存在血小板抗体或脾大;若 20～24 h 内 CCI 下降,其主要原因可能是发热、感染、败血症、DIC 等因素。

一次成功的血小板输注在病情稳定患者身上血小板回收率约 67%,但是判断输注血小板成功的 PPR 标准为:输注 1 h 后 PPR>30%,输注 20～24 h 后 PPR>20%;CCI 标准则为:输注 1 h 后 CCI>7.5×10^9/L,输注 20～24 h 后 CCI>4.5×10^9/L。

六、血小板输注的前景

1.慎重决定预防性血小板输注

虽然预防性血小板输注可以减少血小板计数低下患者出血的危险,但盲目进行预防性血小板输注不仅增加血小板的采供压力和患者的经济负担,而且长期输注血小板可能导致血小板输注无效以及因输注血小板感染疾病的可能。近年来,国内外提倡限制性输血,美国血库协会(AABB)建议对病情稳定、无出血风险的患者,可适当降低血小板输注阈值。加强患者血液管理,提高每一次血小板输注的质量。

2.机采单个供者血小板应用为主

与手工采血小板相比,机采血小板具有产量高、纯度高、白细胞和红细胞污染率低等优点,由于可准确测得血小板数量,输注剂量更易于科学合理掌握,此外机采血小板贮存期较手工采血小板长,不需临时募集大量献血者。临床应用有显著优势:可快速提高患者血小板计数;患者接触异体抗原和受免疫的机会大大降低,因此可显著降低血小板输注无效发生的概率;易通过配型挑选相合性供者,提高输注疗效。随着血细胞分离机的广泛普及和消耗性器材的成本降低,机采血小板的应用将越来越多。

3.去除血小板 HLA 抗原

可用氯喹或枸橼酸解离技术去除血小板膜表面 HLA 抗原,以降低其免疫原性。但不同方法对血小板膜 HLA 抗原去除的程度差异很大,而且可能使血小板质量受损。

4.血小板分型供者库

血小板输注无效的免疫因素主要是同种免疫,而同种免疫又以人类血小板抗原(HLA)占绝大多数,其次为 HPA,再次为 ABO 抗原,因此可通过 HLA 同型输注而降低同种免疫的发生,从而有效防止免疫性血小板输注无效。这可通过建立 HLA 分型供者库或将已知 HLA 型别的血小板冰冻保存而得以实现。一旦患者需要,只需测定其 HLA 型别,便可从库中找到相应血小板供者或血小板,达到有效输注目的。

5.配合型血小板输注

为了解决血小板输注产生的同种免疫反应,最好的对策是对患者进行血小板抗体筛查、进而对体内存在血小板抗体的患者进行"配合型血小板输注"。理想的血小板交叉配合试验应包括 HLA 型和 HPA 型均能检测,达到配合型血小板输注,可使血小板输注效果大大提高。目前国内外已有不少单位建立了 HPA、HLA 已知型单采血小板供者资料库,可为血小板输注无效(platelet transfusion refractoriness,PTR)患者提供 HPA、HLA 配合型供者血小板并获较好的疗效。

在时间和血小板供者有限的情况下,应该尽量选择位点最匹配的供者单采血小板。必须指出进行配合型血小板输注时要严格掌握适应证,应排除 DIC、发热、感染、活动性出血、脾大及脾功能亢进等临床非免疫性因素。因为由这些因素造成 PTR 的患者,输入的血小板被消耗或破坏,使配合型血小板输注也达不到良好效果。

(陈　芸)

第十六节　血浆输注

一、新鲜冰冻血浆输注

新鲜冰冻血浆(fresh frozen plasma,FFP)是全血采集后 6 h(ACD 保养液)或 8 h(CPD 保养液)内,在全封闭的条件下分离血浆并速冻呈固态的成分血。该制剂内含全部凝血因子,包括不稳定的 FV 和 FⅧ。一般 200 mL FFP 内含有血浆蛋白 60～80 g/L,纤维蛋白原 2～4 g/L,其他凝血因子 0.7～1.0 IU/mL。FFP 在−18 ℃以下可保存 1 年,1 年后成为普通冰冻血浆。

(一)适应证

FFP 主要用于预防或治疗体内各种凝血因子缺乏引起的出血或出血倾向,包括:①PT 和

APTT 延长所致的微血管出血；②大量输血时持续出血，实验室证据提示凝血功能障碍；③紧急逆转华法林以停止出血或拟行手术；④先天性或获得性 FV 或 FXI 缺乏所致的出血或拟行手术或有出血风险的侵入性操作前；⑤抗凝血酶（AT）、肝素辅因子Ⅱ、蛋白 C、蛋白 S 缺乏症无相应浓缩制剂时；⑥血栓性血小板减少性紫癜（TTP）或溶血尿毒综合征（HUS）等疾病的血浆置换治疗；⑦大面积创伤、烧伤。

（二）禁忌证

（1）对输注血浆已发生过敏反应或已知对蛋白过敏的患者。例如缺乏 IgA 而已产生抗-IgA 患者禁用血浆。

（2）对血容量正常的年老体弱、重症婴幼儿、有严重贫血或心功能不全的患者，因易发生输血相关循环超负荷（transfusion-associated circulatory overload，TACO）的危险应慎用血浆。

（三）剂量及用法

1. 剂量

血浆输注剂量取决于凝血功能的监测及患者具体情况。在纠正严重凝血功能障碍时，一般按 10～15 mL/kg 剂量进行血浆输注，并参考临床症状和凝血检查结果适当调整，避免无目的长期使用。

2. 用法

FFP 在 37 ℃水浴中融化，不断轻轻地摇动血袋，直到血浆完全融化为止。融化后的 FFP 在 24 h 之内应用输血器输注，以患者可以耐受的最快速度输注。

（四）注意事项

（1）FFP 在临床的不合理应用包括扩充血容量、营养支持、治疗免疫功能缺陷、提高白蛋白水平、增强抵抗力、消除水肿等，并不推荐将 FFP 应用于患者无出血而仅为纠正实验室凝血指标异常。

（2）FFP 不能在室温下放置使之自然融化，以免有大量纤维蛋白析出。

（3）融化后的 FFP 应尽快输用，以避免血浆蛋白变性和不稳定凝血因子丧失活性。

（4）FFP 输注前不必做交叉配血试验，但应首选输注 ABO 同型的血浆。如果在紧急情况下无同型血浆，可输注与受血者 ABO 血型相容的血浆，即要求供血者血浆与受血者红细胞相容：AB 型血浆可安全地输给任何型的受血者；A 型血浆可以输给 A 型和 O 型受血者；B 型血浆可输给 B 型和 O 型受血者；O 型血浆只能输给 O 型受血者。

（5）FFP 输注前肉眼检查为淡黄色的半透明液体，如发现颜色异常或有凝块不能输注。

（6）FFP 一经融化不可再冰冻保存，如因故未能及时输注，可在（4±2）℃暂时保存，但不能超过 24 h。

二、普通冰冻血浆输注

普通冰冻血浆（frozen plasma，FP）的来源主要包括从保存已超过 6～8 h 的全血中分离出来的血浆、或保存期满 1 年的 FFP。普通冰冻血浆在－18 ℃以下可保存 5 年，与 FFP 的主要区别是缺少不稳定的 FV 和 FⅧ，其适应证主要为 FV 和 FⅧ以外的凝血因子缺乏患者的替代治疗，可用于稳定的凝血因子缺乏的补充，如 FⅡ、FⅦ、FⅨ、FⅩ缺乏；或手术、外伤、烧伤、肠梗阻等大出血或血浆大量丢失的情况；血浆置换。

三、血浆输注的疗效评价

血浆输注的疗效评价主要是观察患者输注血浆后临床出血症状和体征的改善情况；以及结合 PT、APTT 或其他凝血相关实验室检查，显示凝血功能的改善；如凝血功能检查正常而患者出血不止，则须进行必要的止血功能和抗凝物质检测。

（陈　芸）

参 考 文 献

[1] 李丽君. 急诊重症救治[M]. 2版. 西安:陕西科学技术出版社,2016.

[2] 谢红珍,周梅花. 临床常见急危重症护理观察指引[M]. 北京:人民军医出版社,2015.

[3] 阮满真,黄海燕. 危重症护理监护技术[M]. 北京:人民军医出版社,2013.

[4] 张建平,雍文兴,吕娟,等. 中西医结合急危重症学[M]. 兰州:甘肃科学技术出版社,2015.

[5] 任延军,孙荣丽,李晓峰,等. 急危重症综合救治学[M]. 石家庄:河北科学技术出版社,2013.

[6] 孙亮,李炎,刘杰. 重症医学临床护理实用手册[M]. 武汉:湖北科学技术出版社,2013.

[7] 安兵,胡丽华,游波,等. 临床外科急危重症治疗学[M]. 北京:人民军医出版社,2011.

[8] 车虹彩. 现代产科急危重症诊疗学[M]. 石家庄:河北科学技术出版社,2013.

[9] 朱秀勤,李帼英. 内科护理细节管理[M]. 北京:人民军医出版社,2015.

[10] 黄艺仪,李欣,张美芬. 临床急诊急救护理学[M]. 北京:人民军医出版社,2015.

[11] 刘艳萍. 现代心血管病护理[M]. 郑州:河南科学技术出版社,2014.

[12] 臧萍,田红霞,陈志霞,等. 临床护理常规与操作规范[M]. 石家庄:河北科学技术出版社,2014.

[13] 林兆奋. 重症监护掌中宝(医师分册)[M]. 北京:人民军医出版社,2013.

[14] 左秀兰. 综合临床护理学[M]. 石家庄:河北科学技术出版社,2012.

[15] 张培荣,杜金云,李安民. 临床急危重症诊疗学[M]. 石家庄:河北科学技术出版社,2013.

[16] 李秀云,汪晖. 临床护理常规[M]. 北京:人民军医出版社,2012.

[17] 高小莲,胡慧. 内科护理学[M]. 武汉:武汉大学出版社,2013.